门静脉高压 BAVENO 国际共识

Portal Hypertension VII

第 7 届 Baveno 共识研讨会论文集
Proceedings of the 7th Baveno Consensus Workshop

门静脉高压的个体化治疗
Personalized Care in Portal Hypertension

主　编　Roberto de Franchis

主　译　祁小龙

副主译　陈金军　罗薛峰　祁兴顺　王　宇　吴　斌

人民卫生出版社
·北京·

版权所有，侵权必究！

图书在版编目（CIP）数据

门静脉高压 BAVENO 国际共识 /（意）罗伯托·德·弗
朗希塞主编；祁小龙主译. -- 北京：人民卫生出版社，
2024. 10. -- ISBN 978-7-117-36970-1

Ⅰ. R657. 3

中国国家版本馆 CIP 数据核字第 2024KH5188 号

人卫智网	www.ipmph.com	医学教育、学术、考试、健康， 购书智慧智能综合服务平台
人卫官网	www.pmph.com	人卫官方资讯发布平台

图字：01-2023-0520 号

门静脉高压 BAVENO 国际共识
Menjingmaigaoya BAVENO Guojigongshi

主　　译：祁小龙
出版发行：人民卫生出版社（中继线 010-59780011）
地　　址：北京市朝阳区潘家园南里 19 号
邮　　编：100021
E - mail：pmph @ pmph.com
购书热线：010-59787592　010-59787584　010-65264830
印　　刷：廊坊一二〇六印刷厂
经　　销：新华书店
开　　本：787×1092　1/16　　印张：29　　插页：4
字　　数：940 千字
版　　次：2024 年 10 月第 1 版
印　　次：2024 年 11 月第 1 次印刷
标准书号：ISBN 978-7-117-36970-1
定　　价：188.00 元

打击盗版举报电话：**010-59787491**　E-mail：**WQ @ pmph.com**
质量问题联系电话：**010-59787234**　E-mail：**zhiliang @ pmph.com**
数字融合服务电话：**4001118166**　E-mail：**zengzhi @ pmph.com**

译者名单^(按姓氏汉语拼音排序)

陈金军　南方医科大学南方医院
邓　晗　汕头大学医学院附属粤北人民医院
丁　敏　大连医科大学附属第二医院
杜　创　中国医科大学附属盛京医院
杜蜀梅　四川大学华西医院
范惠珍　宜春市人民医院
方晓寒　青岛大学附属医院
冯丽娟　首都医科大学附属北京友谊医院
伏恬波　四川大学华西医院
高　翔　南方医科大学南方医院
高方博　中国人民解放军北部战区空军医院
何佳佳　四川大学华西医院
黄　菊　四川大学华西医院
李　喆　中国人民解放军北部战区总医院
李良平　四川省人民医院
李淑香　首都医科大学附属北京友谊医院
李异玲　中国医科大学附属第一医院
李悦榕　首都医科大学附属北京友谊医院
刘国峰　四川大学华西医院
刘苗霞　南方医科大学南方医院
吕　勇　空军军医大学西京医院
罗薛峰　四川大学华西医院
罗雨欣　河北医科大学第二医院
彭　颖　陆军军医大学第一附属医院
祁小龙　东南大学附属中大医院
祁兴顺　中国人民解放军北部战区总医院
綦灵宇　山东省立医院
饶　伟　青岛大学附属医院
宋健康　南方医科大学南方医院
孙军辉　浙江大学医学院附属第一医院
田玉龙　中国医科大学附属第一医院
汪春雨　首都医科大学附属北京友谊医院
汪芳裕　中国人民解放军东部战区总医院
王　民　首都医科大学附属北京友谊医院
王　省　中山大学附属第三医院
王　宇　首都医科大学附属北京友谊医院

王冰琼　首都医科大学附属北京友谊医院
王丽君　青岛大学附属医院
王孟春　中国医科大学附属盛京医院
魏　娟　中国人民解放军北部战区总医院
吴　斌　中山大学附属第三医院
武丽娜　首都医科大学附属北京友谊医院
解　曼　青岛大学附属医院
邢　闲　四川大学华西医院
许　敏　中国医科大学附属第一医院
晏玉玲　四川大学华西医院
杨　丽　四川大学华西医院
尧登华　四川大学华西医院
尹宇航　中国人民解放军北部战区总医院
张　笛　四川省人民医院
张　峰　南京鼓楼医院
张冠华　首都医科大学附属北京友谊医院
张晓丰　南方医科大学南方医院
张晓岚　河北医科大学第二医院
张远鉴　南方医科大学南方医院
赵有为　山东省第一荣军优抚医院
郑晓杰　中国人民解放军北部战区总医院
周　玲　南方医科大学南方医院
朱　强　山东省立医院
诸葛宇征　南京鼓楼医院

翻译秘书
李小果　兰州大学第一医院

编者名录

Juan G. Abraldes, MD, MMSc Liver Unit, Division of Gastroenterology, University of Alberta, Edmonton, AB, Canada

Laia Aceituno, MD Liver Unit, Hospital Universitari Vall d'Hebron, Vall d'Hebron Institute of Research (VHIR), Vall d'Hebron Barcelona Hospital Campus, Universitat Autònoma de Barcelona, Barcelona, Spain

Centro para la Investigación Biomédica en Red de Enfermedades Hepáticas y Digestivas (CIBERehd), Madrid, Spain

Agustín Albillos, MD Department of Gastroenterology and Hepatology, Hospital Ramón y Cajal, Instituto Ramón y Cajal de Investigación Sanitaria (IRYCIS), Centro de Investigación Biomédica Red de Enfermedades Hepáticas y Digestivas (CIBEREHD), Universidad de Alcalá, Madrid, Spain

Wayne W. H. Bai, MBChB Waikato District Health Board, University of Auckland, Auckland, New Zealand

Anna Baiges, MD Barcelona Hepatic Hemodynamic Laboratory, Liver Unit, Hospital Clínic, IDIBAPS, CIBERehd, Health care provider of the European Reference Network on Rare Liver Disorders (ERN Liver), Barcelona, Spain

Jasmohan S. Bajaj, MD Division of Gastroenterology, Hepatology and Nutrition, Virginia Commonwealth University and McGuire VA Medical Center, Richmond, VA, USA

Rafael Bañares, MD, PhD Faculty of Medicine, Complutense University of Madrid, Madrid, Spain

Digestive Disease Service, Hospital General Universitario Gregorio Marañón, Facultad de Medicina, Universidad Complutense, Madrid, Spain

CIBERehd, ISCiii, Madrid, Spain

Ana Barreira, MD Liver Unit, Hospital Universitari Vall d'Hebron, Vall d'Hebron Institute of Research (VHIR), Vall d'Hebron Barcelona Hospital Campus, Universitat Autònoma de Barcelona, Barcelona, Spain

Universitat Autònoma de Barcelona, Barcelona, Spain

Centro para la Investigación Biomédica en Red de Enfermedades Hepáticas y Digestivas (CIBERehd), Madrid, Spain

Marta Barrufet, MD Interventional Radiology Unit, CDI, Hospital Clinic, Barcelona, Spain

Department of Radiology, Hospital Clínic de Barcelona, Barcelona, Spain

Chiara Becchetti, MD Department of Visceral Surgery and Medicine, Inselspital, Bern University Hospital, University of Bern, Bern, Switzerland

Hepatology, Department for BioMedical Research, Visceral Surgery and Medicine, University of Bern, Bern, Switzerland

Lina Benajiba, MD Centre d'Investigations Cliniques, INSERM, CIC1427, Université Paris Cité, Hôpital Saint-Louis, AP-HP, Paris, France

Patricia Bermudez, MD Department of Radiology, Hospital Clínic de Barcelona, Barcelona, Spain

Interventional Radiology Unit, CDI, Hospital Clinic, Barcelona, Spain

Annalisa Berzigotti, MD, PhD Department of Visceral Surgery and Medicine, Inselspital, Bern University Hospital, University of Bern, Bern, Switzerland

Jaime Bosch, MD University Clinic for Visceral Surgery and Medicine, Inselspital-Bern, University Hospital of Bern, University of Bern, Bern, Switzerland

Department of Biomedical Research, University of Bern, Bern, Switzerland

IDIBAPS, Centro de Investigación Biomédica en Red de Enfermedades Hepáticas y Digestivas (CIBERehd), Barcelona, Spain

Department of Hepatology, University Clinic for Visceral Surgery and Medicine, Inselspital, Bern University Hospital, University of Bern, Bern, Switzerland

Charlotte Bouzbib, MD Groupement Hospitalier APHP-Sorbonne Université, Service d'Hépato-Gastro-Entérologie, Hôpital Pitié-Salpêtrière, Paris, France

Sorbonne Université, INSERM, Centre de Recherche Saint-Antoine (CRSA), Institute of Cardiometabolism and Nutrition (ICAN), Paris, France

Brain-Liver Pitié-Salpêtrière Study Group (BLIPS), APHP-Sorbonne Université, Paris, France

Christophe Bureau, MD Service d'Hépato-Gastroentérologie, CHU Toulouse cedex et Université Paul Sabatier, Toulouse, France

Seth M. Buryska Division of Gastroenterology and Hepatology, Mayo Clinic, Rochester, MN, USA

Vincenza Calvaruso, MD Section of Gastroenterology and Hepatology, Department of Health Promotion, Mother and Child Care, Internal Medicine and Medical Specialties (PROMISE), University of Palermo, Palermo, Italy

Gastroenterology and Hepatology Unit, Department of Health Promotion Sciences, Maternal and Infant Care, Internal Medicine and Medical Specialities (PROMISE), University of Palermo, Palermo, Italy

Andrés Cardenas GI & Liver Transplant Unit, Institut de Malalties Digestives I Metaboliques, Hospital Clínic Barcelona, University of Barcelona, Barcelona, Spain

Gastroenterology, Hepatology and Endoscopy, University of Barcelona, Barcelona, Spain

Institut d'Investigacions Biomèdiques August Pi-Sunyer (IDIBAPS), Barcelona, Spain

Ciber de Enfermedades Hepáticas y Digestivas (CIBERehd), Barcelona, Spain

Antonio Colecchia, MD Department of Gastroenterology, Verona University Hospital, Verona, Italy

Gennaro D'Amico, MD Gastroenterology Unit, Ospedale V Cervello, Palermo, Italy

Clinica La Maddalena, Palermo, Italy

Alessandra Dell'Era, MD Department of Biomedical and Clinical Sciences, University of Milan, Milan, Italy

Gastroenterology and Endoscopy Unit, ASST Fatebenfratelli Sacco, Milan, Italy

Angels Escorsell Digestive Diseases Unit, FGS Hospital de la Santa Creu i Sant Pau, Barcelona, Spain

CiberEHD, Madrid, Spain

Jonathan A. Fallowfield, MD Translational Liver Research, Centre for Inflammation Research, The Queen's Medical Research Institute, University of Edinburgh, Edinburgh, UK

Hector Ferral, MD Department of Radiology, Section of Interventional Radiology, Louisiana State University, New Orleans, LA, USA

NorthShore University HealthSystem, Evanston, IL, USA

Roberto de Franchis, MD, AGAF Department of Clinical and Biomedical Sciences, University of Milan, Milan, Italy

Sven Francque, MD Department of Gastroenterology and Hepatology, Antwerp University Hospital, Edegem, Belgium

Translational Science in Inflammation and Immunology, Faculty of Medicine and Health Sciences, University of Antwerp, Antwerp, Belgium

Laboratory of Experimental Medicine and Paediatrics, Faculty of Medicine and Health Science, University of Antwerp, Wilrijk, Belgium

Ron C. Gaba, MD, MS Division of Interventional Radiology, Department of Radiology, College of Medicine, University of Illinois at Chicago, Chicago, IL, USA

Juan Carlos Garcia-Pagàn, MD, PhD Barcelona Hepatic Hemodynamic Laboratory, Liver Unit, Hospital Clínic, Institut de Investigacions Biomèdiques August Pi i Sunyer (IDIBAPS), University of Barcelona, Barcelona, Spain

CIBEREHD (Centro de Investigación Biomédica en Red Enfermedades Hepáticas y Digestivas), Barcelona, Spain

Health Care Provider of the European Reference Network on Rare Liver Disorders (ERN-Liver), ERN-Liver, Barcelona, Spain

Guadalupe Garcia-Tsao, MD, FAASLD Digestive Diseases Section, School of Medicine, Yale University, New Haven, CT, USA

Digestive Diseases Section, Yale University, New Haven, CT, USA

Digestive Diseases Section, VA-CT Healthcare System, West Haven, CT, USA

Joan Genescà, MD Liver Unit, Hospital Universitari Vall d'Hebron, Vall d'Hebron Institute of Research (VHIR), Vall d'Hebron Barcelona Hospital Campus, Barcelona, Spain

Universitat Autònoma de Barcelona, Barcelona, Spain

CIBERehd-Instituto de Salud Carlos III, Barcelona, Spain

Andrea De Gottardi, MD Department of Gastroenterology and Hepatology, Ente Ospedaliero Cantonale, Lugano, Switzerland

Faculty of Biomedical Sciences, Università della Svizzera Italiana, Lugano, Switzerland

Jordi Gracia-Sancho, MD Liver Vascular Biology, IDIBAPS Research Institute, Hospital Clínic Barcelona, CIBEREHD, Barcelona, Spain

Hepatology, Department for Biomedical Research, University of Berne and Inselspital, Bern, Switzerland

Antonio Guerrero, MD Servicio de Gastroenterología, y Hepatología, Hospital Universitario Ramón y Cajal, Instituto Ramón y Cajal de Investigación Sanitaria (IRYCIS), CIBERehd, Universidad de Alcalá, Madrid, Spain

Guohong Han, MD Department of Liver Diseases and Digestive Interventional Radiology, National Clinical Research Center for Digestive Diseases and Xijing Hospital of Digestive Diseases, Fourth Military Medical University, Xi'an, China

Department of Liver Diseases and Interventional Radiology, Digestive Diseases Hospital, Xi'an International Medical Center Hospital, Northwest University, Xi'an, China

Ziv J. Haskal, MD Department of Radiology and Medical Imaging/Interventional Radiology, University of Virginia School of Medicine, Richmond, VA, USA

Virginia Hernandez-Gea, MD Barcelona Hepatic Hemodynamic Laboratory, Liver Unit, Hospital Clinic-IDIBAPS, Health Care Provider of the European Reference Network on Rare Liver Disorders (ERN-Liver), Barcelona, Spain

Centro de Investigación Biomédica Red de Enfermedades Hepáticas y Digestivas (CIBERehd), Barcelona, Spain

Luis Ibáñez-Samaniego, MD Digestive Diseases Department, Hospital General Universitario Gregorio Marañón, Facultad de Medicina, Universidad Complutense, Madrid, Spain

Centro de Investigación Biomédica en Red (CIBERehd), ISCiii, Madrid, Spain

Jidong Jia, MD Beijing Key Laboratory of Translational Medicine on Liver Cirrhosis, Beijing, China

National Clinical Research Center of Digestive Diseases, Beijing, China

Liver Research Center, Beijing Friendship Hospital, Capital Medical University, Beijing, China

Kosuke Kaji Department of Gastroenterology, Nara Medical University, Kashihara, Nara, Japan

Jean-Jacques Kiladjian, MD Centre d'Investigations Cliniques, INSERM, CIC1427, Université Paris Cité, Hôpital Saint-Louis, AP-HP, Paris, France

Aleksander Krag, MD Centre for Liver Research, Department of Gastroenterology and Hepatology, Odense University Hospital, Odense, Denmark

Institute of Clinical Research, University of Southern Denmark, Odense, Denmark

Wim Laleman, MD PhD Department of Gastroenterology and Hepatology, Section of Liver and Biliopancreatic Disorders, University Hospitals Leuven, Leuven, Belgium

Department of Gastroenterology and Hepatology, University Hospital Gasthuisberg, KU Leuven, Leuven, Belgium

Hélène Larrue Servie d'Hépatologie Hôpital Rangueil CHU Toulouse cedex et Université Paul Sabatier, Toulouse, France

Sabela Lens, MD Liver Unit, Hospital Clínic de Barcelona, Universidad de Barcelona, IDIBAPS, Barcelona, Spain

Centro de Investigación Biomédica Red de enfermedades hepáticas y digestivas (CIBERehd), Madrid, Spain

Xuefeng Luo, MD Department of Gastroenterology and Hepatology, Sichuan University-University of Oxford Huaxi Joint Centre for Gastrointestinal Cancer, West China Hospital, Sichuan University, Chengdu, China

Department of Gastroenterology and Hepatology, West China Hospital, Sichuan University, Chengdu, China

Yong Lv, MD Department of Liver Diseases and Digestive Interventional Radiology, National Clinical Research Centre for Digestive Diseases and Xijing Hospital of Digestive Diseases, Fourth Military Medical University, Xi'an, China

Military Medical Innovation Center, Fourth Military Medical University, Xi'an, China

Mattias Mandorfer Vienna Hepatic Hemodynamic Lab, Division of Gastroenterology and Hepatology, Department of Internal Medicine III, Medical University of Vienna, Vienna, Austria

Yuly P. Mendoza Hepatology, University Clinic for Visceral Surgery and Medicine, Inselspital Bern University Hospital, University of Bern, Bern, Switzerland

Hepatology, Department for BioMedical Research, University Clinic for Visceral Surgery and Medicine, University of Bern, Bern, Switzerland

Graduate School for Health Sciences (GHS), University of Bern, Bern, Switzerland

Schalk Van der Merwe, MD Department of Gastroenterology and Hepatology, Section of Liver and Biliopancreatic Disorders, University Hospitals Leuven, KU Leuven, Leuven, Belgium

Vincenzo La Mura, MD Fondazione IRCCS Ca' Granda Ospedale Maggiore Policlinico, Angelo Bianchi Bonomi Hemophilia and Thrombosis Center, Milan, Italy

Università degli Studi di Milano, Department of Pathophysiology and Transplantation, Milan, Italy

Fondazione IRCCS Ca' Granda, Ospedale Maggiore Policlinico, Dipartimento di Scienze Biomediche per la Salute and CRC AM e A Migliavacca per lo Studio delle Malattie del Fegato, University of Milan, Milan, Italy

Sarwa Darwish Murad, MD, PhD Department of Gastroenterology and Hepatology, Erasmus MC University Medical Center Rotterdam, Rotterdam, The Netherlands

Tadashi Namisaki, MD Department of Gastroenterology, Nara Medical University, Kashihara, Nara, Japan

Pol Olivas, MD Barcelona Hepatic Hemodynamic Laboratory, Liver Unit, Hospital Clínic-IDIBAPS, Health Care Provider of the European Reference Network on Rare Liver Disorders (ERN-Liver), CIBERehd, Barcelona, Spain

Centro de Investigación Biomédica Red de Enfermedades Hepáticas y Digestivas (CIBERehd), Madrid, Spain

Naaventhan Palaniyappan, MD NIHR Nottingham Biomedical Research Centre,

Nottingham University Hospitals NHS Trust, University of Nottingham, Nottingham, UK

Valerie Paradis, MD Department of d'Anatomie Pathologique, Hôpital Beaujon, Clichy, France

Pathology Unit, Hôpital Beaujon, Assistance Publique-Hôpitaux de Paris, Clichy, France

David Patch, MD Royal Free Hospital, London, UK

Valeria Perez-Campuzano, MD Barcelona Hepatic Hemodynamic Laboratory, Liver Unit, Hospital Clínic, Institut de Investigacions Biomèdiques August Pi i Sunyer (IDIBAPS), University of Barcelona, Barcelona, Spain

CIBEREHD (Centro de Investigación Biomédica en Red Enfermedades Hepáticas y Digestivas), Barcelona, Spain

Salvatore Piano, MD Unit of Internal Medicine and Hepatology, Department of Medicine—DIMED, University of Padova, Padua, Italy

Massimo Pinzani, MD University College London, Institute for Liver and Digestive Health, Division of Medicine, Royal Free Hospital, London, UK

Aurelie Plessier, MD Université de Paris cité, AP-HP, Hôpital Beaujon, Service d'Hépatologie, DMU DIGEST, Centre de Référence des Maladies Vasculaires du Foie, FILFOIE, Valdig an EASL consortium, ERN RARE-LIVER, Centre de recherche sur l'inflammation, Inserm, UMR 1149, Paris, France

Mónica Pons, MD Liver Unit, Hospital Universitari Vall d'Hebron, Vall d'Hebron Research Institute (VHIR), Vall d'Hebron Barcelona Hospital Campus, Universitat Autònoma de Barcelona, Barcelona, Spain

Centro para la Investigación Biomédica en Red de Enfermedades Hepáticas y Digestivas (CIBEREHD), Madrid, Spain

Massimo Primignani, MD First Gastroenterology Unit, IRCCS Ca' Granda Policlinico Foundation, Milan, Italy

Bogdan Procopet, MD Gastroenterology Department, 3rd Medical Clinic, "Iuliu Hatieganu" University of Medicine and Pharmacy, Cluji-Napoca, Romania

Gastroenterology and Hepatology Department, Regional Institute of Gastroenterology and Hepatology "Octavian Fodor", Cluji-Napoca, Romania

Pierre Emmanuel Rautou, MD Service d'Hépatologie, and Inserm UMR1149, Hôpital Beaujon, Clichy, France

Thomas Reiberger, MD Division of Gastroenterology and Hepatology, Department of Medicine III, Medical University of Vienna, Vienna, Austria

Cristina Ripoll First Department of Internal Medicine, Martin Luther University Halle-Wittenberg, Halle (Saale), Germany

Internal Medicine IV, Jena University Hospital Friedrich-Schiller University, Jena, Germany

Kyle E. Robinson, MD Division of Gastroenterology and Hepatology, Mayo Clinic, Rochester, MN, USA

Susana G. Rodrigues, MD Hepatology, University Clinic for Visceral Surgery and Medicine, Inselspital Bern, University of Bern, Bern, Switzerland

Hepatology, Department for BioMedical Research, Visceral Surgery and Medicine, University of Bern, Bern, Switzerland

Marika Rudler Groupement Hospitalier APHP-Sorbonne Université, Service d'Hépato-Gastro-Entérologie, Hôpital Pitié-Salpêtrière, Paris, France

Unité de Soins Intensifs d'Hépato-Gastro-Entérologie, Groupement Hospitalier APHP-Sorbonne Université, Paris, France

Sorbonne Université, INSERM, Centre de Recherche Saint-Antoine (CRSA), Institute of Cardiometabolism and Nutrition (ICAN), Paris, France

Brain-Liver Pitié-Salpêtrière Study Group (BLIPS), APHP-Sorbonne Université, Paris, France

Barcelona Hepatic Hemodynamic Unit, Liver Unit, Hospital Clinic, University of Barcelona, Barcelona, Spain

Marvin Ryou, MD Division of Gastroenterology, Hepatology and Endoscopy, Brigham and Women's Hospital, Harvard Medical School, Boston, MA, USA

Shiv K. Sarin, MD Institute of Liver and Biliary Sciences, New Delhi, India

Filippo Schepis, MD Hepatic Hemodynamic Laboratory, Division of Gastroenterology, AOU of Modena, Modena, Italy

University of Modena and Reggio Emilia, Modena, Italy

Marco Senzolo, MD Gastroenterology and Multivisceral Transplant Unit, Department of Surgery, Oncology and Gastroenterology, Padua University Hospital, Padua, Italy

Vijay Shah, MD Division of Gastroenterology and Hepatology, Mayo Clinic, Rochester, MN, USA

Akash Shukla, MD Department of Gastroenterology, Seth GS Medical College & KEM Hospital, Mumbai, India

Puneeta Tandon, MD, FRCP(C), MSc (Epi) Division of Gastroenterology (Liver Unit), University of Alberta, Edmonton, AB, Canada

Luis Tellez, MD Servicio de Gastroenterología y Hepatología, Hospital Universitario Ramón y Cajal, Instituto Ramón y Cajal de Investigación Sanitaria (IRYCIS), Centro de Investigación Biomédica Red de Enfermedades Hepáticas y Digestivas (CIBEREHD), Universidad de Alcalá, Madrid, Spain

Dominique Thabut, MD Groupement Hospitalier APHP-Sorbonne Université, Service d'Hépato-Gastro-Entérologie, Hôpital Pitié-Salpêtrière, Paris, France

Sorbonne Université, INSERM, Centre de Recherche Saint-Antoine (CRSA), Institute of Cardiometabolism and Nutrition (ICAN), Paris, France

Brain-Liver Pitié-Salpêtrière Study Group (BLIPS), APHP-Sorbonne Université, Paris, France

Hôpital de la Pitié-Salpétrière, APHP, UPMC, Sorbonne University, Paris, France

Maja Thiele, MD, PhD FLASH Center for Liver Research, Department of Gastroenterology and Hepatology, Odense University Hospital, Odense, Denmark

Department of Clinical Research, University of Southern Denmark, Odense, Denmark

Ferran Torres Medical Statistics Core Facility, IDIBAPS, Hospital Clinic, Barcelona, Spain

Biostatistics Unit, Faculty of Medicine, Universitat Autònoma de Barcelona, Barcelona, Spain

Jonel Trebicka, MD Translational Hepatology, Department of Internal Medicine I, University Clinic Frankfurt, Frankfurt, Germany

Department of Internal Medicine B, University of Münster, Münster, Germany

European Foundation for the Study of Chronic Liver Failure—EF Clif, Barcelona, Spain

Diraj Tripathi, MD Liver Unit, University Hospitals, Birmingham NHS Foundation Trust, Birmingham, UK

Institute of Immunology and Immunotherapy, University of Birmingham, Birmingham, UK

Emmanuouil A. Tsochatzis, MD UCL Institute for Liver and Digestive Health and Sheila Sherlock Liver Unit, Royal Free Hospital and UCL, London, UK

Laura Turco, MD Division of Internal Medicine for the Treatment of Severe Organ Failure, IRCCS Azienda Ospedaliero-Universitaria di Bologna, Bologna, Italy

Fanny Turon, MD Barcelona Hepatic Hemodynamic Laboratory, Liver Unit, Hospital Clínic, IDIBAPS, CIBERehd, Health care provider of the European Reference Network on Rare Liver Disorders (ERN Liver), Barcelona, Spain

Dominique-Charles Valla, MD Service d'hépatologie Hôpital Beaujon, Clichy, France

Emma Vanderschueren, MD Department of Gastroenterology and Hepatology, Section of Liver and Biliopancreatic Disorders, University Hospitals Leuven, KU Leuven, Leuven, Belgium

Marina Vilaseca, PhD Laboratory for Cellular Epigenomics, Riken, Yokohama, Kanagawa, Japan

Càndid Villanueva Gastrointestinal Bleeding Unit, Department of Gastroenterology, Hospital de Sant Pau, Biomedical Research Institute Sant Pau (IIB Sant Pau), Barcelona, Spain

Universitat Autònoma de Barcelona, Barcelona, Spain

Centro de Investigación Biomédica en Red de Enfermedades Hepáticas y Digestivas (CIBERehd), Barcelona, Spain

Élise Vuille-Lessard, MD Department of Visceral Surgery and Medicine, Inselspital, Bern University Hospital, University of Bern, Bern, Switzerland

Sarah Wang, MD Division of Gastroenterology (Liver Unit), University of Alberta, Edmonton, AB, Canada

Ian Wanless, MD Department of Pathology, Dalhousie University, Halifax, NS, Canada

Li Yang, MD Department of Gastroenterology and Hepatology, Sichuan University-University of Oxford Huaxi Joint Centre for Gastrointestinal Cancer, West China Hospital, Sichuan University, Chengdu, Sichuan, China

Hitoshi Yoshiji, MD Third Department of Internal Medicine, Department of Gastroenterology, Endocrinology and Metabolism, Nara Medical University, Nara, Japan

Alberto Zanetto, MD Gastroenterology and Multivisceral, Transplant Unit, Department of Surgery, Oncology, and Gastroenterology, Padua University Hospital, Padua, Italy

Hepatic Hemodynamic Laboratory, Division of Gastroenterology, AOU of Modena and University of Modena and Reggio Emilia, Modena, Italy

译者序

　　1958 年 6 月 30 日,《人民日报》以《第一面红旗——记江西余江县根本消灭血吸虫病的经过》为题,报道了当地消灭血吸虫病的消息。毛泽东得知这一消息后,夜不能寐、欣然提笔,写下光辉诗篇《七律二首·送瘟神》。

　　中华人民共和国成立之初,新生的人民共和国遭遇了血吸虫病这一"瘟神"的侵袭。在血吸虫病严重流行的区域,患者相继死亡,人烟凋敝,田地荒芜。虽然如今血吸虫性门静脉高压正逐渐淡出历史舞台,但病毒性肝炎引起的肝硬化门静脉高压依然对中国居民的肝脏健康构成威胁。中国因乙型肝炎引起的肝硬化患病率高达 71.15%。庆幸的是,随着乙型肝炎疫苗接种计划的实施以及公共卫生教育和宣传的加强,乙型肝炎患者的数量已经得到有效控制。然而,近年来,由代谢相关脂肪性肝病导致的肝硬化门静脉高压患者却越来越多。预计到 2030 年,全球代谢相关脂肪性肝病人群将大幅增加,其中,中国的患病人群增幅最大。

　　面对严苛的防治形势,中国专家学者对门静脉高压防治优化的探索从未停止。1970 年,裘法祖提出了高位食管支及胃后静脉的重要意义,创立了贲门周围血管离断术。20 世纪 80 年代,陈孝平提出了保留一部分病肝的原位辅助性部分肝移植术,并成功应用于乙型肝炎相关肝硬化及血吸虫性肝硬化门静脉高压患者。2016 年,针对门静脉高压诊断技术有创、操作复杂且价格高昂的问题,中国专家在国际上首先提出并验证了虚拟肝硬化门静脉高压诊断新技术。随后,进一步探索了基于肝脏血管组技术的人工智能模型,明确了以血管几何特征诊断门静脉高压的可行性。此外,针对传统测压导管头端易嵌顿造成测压偏差等问题,中国专家利用自主专利技术转化了首款新型测压球囊导管(CHESS 封堵球囊导管)。为了提高肝硬化门静脉高压患者的内镜检查体验,中国专家研发了可拆卸式磁控胶囊内镜,该技术具有良好的安全性和患者耐受性,且不需要麻醉,大大提高了患者的满意度。为了明确卡维地洛预防肝硬化门静脉高压前期人群的失代偿事件效果,中国专家发起了首个针对该人群的随机双盲安慰剂对照试验。此外,中国专家首次揭示了靶向门静脉 5- 羟色胺受体 1A 可降低门静脉高压,为疾病治疗提供了新靶点和新策略。

　　2022 年 6 月,全球首本聚焦门静脉高压和肝硬化的国际期刊《门静脉高压与肝硬化(英文)》(*Portal Hypertension & Cirrhosis*)由中华医学会创办,作为中国肝脏健康联盟(CHESS)的官方合作期刊,期刊旨在搭建世界一流的学术创新和共享平台。2024 年 7 月,中国第一个省级肝硬化门静脉高压重点实验室在河北省邢台市成立。此外,CHESS 还致力于打造国际一流的肝脏健康技术转化生态,创办全国门静脉高压科普教育基地,推动肝病研究者发起的随机对照试验(LiverRCT$_{\text{IIT}}$ 项目),以及培养肝病领域的青年人才(青柑学者项目)。

　　尽管中国专家在门静脉高压管理方面已经付出了大量时间和努力,但仍面临诸多挑战。首先,该疾病诊疗技术的临床应用尚不规范,如肝静脉压力梯度检测的标准化和规范化,高风险人群的筛查,卡维地洛的用药时机选择。其次,多学科协作在临床实践中难以持续开展,缺乏有效的学科间合作和沟通,导致患者的综合评估和个性化治疗难以落实。此外,高质量的门静脉高压研究仍然匮乏,对于关键科学和临床问题也缺乏明确的定义和系统的研究。相比之下,《门静脉高压 BAVENO 国际共识》(*Portal Hypertension VII*)强调技术规范的重要性、提倡多学科深度协作,直面待解决的临床问题,并重视高质量临床研究的开展。本书共分为十一部分,涵盖了肝静脉压力梯度作为金标准的价值及其适应证、无创诊断方法在慢性进展期肝病和临床显著门静脉高压中的应用、对因治疗和对症治疗对肝硬化病程的影响、首次肝硬化失代偿事件的预防、急性静脉曲张破裂出血的处理、预防进一步失代偿、内脏静脉血栓形成及其他肝脏血管性疾病的诊断和治疗等内容。这些内容提供了门静脉高压在临床实践和基础研究领域的全面且前沿的理论知识,有助于优化中国门静脉高压当前临床管理并推动领域向前发展。

正如前辈和先驱们在成功应对血吸虫性门静脉高压时书写的辉煌篇章,希望我们这一代人也能够在抗击病毒性和代谢相关脂肪性肝硬化门静脉高压的征程中,有所破、有所立!我亦期待在这一波澜壮阔的门静脉高压斗争史中,留下我们青年人的时代印记。

祁小龙

CHESS 创始人

《门静脉高压与肝硬化(英文)》创刊主编

2024 年 10 月 3 日

Baveno Ⅶ会议致力于纪念 4 位近期去世的 Baveno 传奇人物，他们为 Baveno 事业的成功作出了巨大的贡献。

Tom Boyer

Andrew K. Burroughs

Roberto J. Groszmann

Luigi Pagliaro

原著前言

自 1990 年起，每隔 5 年我们就会举办一次 Baveno 会议，至今已连续举办了 7 届，最近一次就是 Baveno Ⅶ会议。该系列会议旨在定义门静脉高压相关的关键事件，回顾分析与门静脉高压的自然病史、诊断和治疗模式有关的现有证据，并为将来进行的临床试验和患者管理提供循证学依据。历届 Baveno 会议均取得了成功，并形成了以静脉曲张和静脉曲张出血事件管理为主的相关共识意见。在全球范围内，基于 Baveno Ⅰ～Ⅵ会议的共识报告在医学文献中的被引用次数已超过 4 300 次。

作为前期会议的延续和扩展，Baveno Ⅶ会议原定于 2020 年 3 月 20—21 日举办。然而，由于 COVID-19 的流行和随之带来的不利影响，迫使组织者将会议举办日期推迟至 2021 年 10 月底，并将举办形式从线下会议改为线上举行。尽管受到了诸多限制，许多近年来在门静脉高压及其并发症领域作出重要贡献的专家们仍参加了此次线上会议。其中，大部分专家也参加了此前举行的 Baveno 会议。

2016 年，在 Baveno Ⅵ会议结束后不久，受到 Baveno 会议精神的启发，我们成立了 Baveno 协作组，旨在建立一个门静脉高压管理专家的协作网络，并致力于形成一个持续的、高质量的研究议程。2019 年，欧洲肝脏研究协会（European Association for the Study of the Liver，EASL）批准将 Baveno 协作组正式纳入为 EASL 的官方联盟成员。

肝硬化患者的病情发展可以分为不同阶段，主要包括代偿期和失代偿期。从代偿期过渡到失代偿期的标志是腹水、静脉曲张破裂出血及显性肝性脑病等并发症的出现。基于可预测肝硬化并发症发展的无创性诊断方法，Baveno Ⅵ会议提出了代偿期进展性慢性肝病（compensated advanced chronic liver disease，cACLD）的新概念。在代偿期肝硬化/cACLD 患者中，又至少可分为合并/不合并临床显著门静脉高压（clinically significant portal hypertension，CSPH）等两个阶段。处于以上不同阶段的患者，其结局、诊断和治疗需求都各有不同。有据于此，Baveno Ⅶ会议的主题被设定为"门静脉高压的个体化管理"。会议安排与历次会议基本相似，共 4 个分会场 9 个部分，每个部分各有一个关键主题，包括：肝静脉压力梯度（hepatic venous pressure gradient，HVPG）作为"金标准"的价值及其适应证，无创诊断方法在 cACLD 和 CSPH 方面的临床应用，对因治疗和对症治疗对肝硬化病程的影响，首次肝硬化失代偿事件的预防，对急性静脉曲张破裂出血的处理，肝硬化失代偿期病情恶化的预防，内脏静脉血栓形成以及其他肝脏血管性疾病的诊断和治疗。专家组对于上述每一个主题都进行了系统性的文献回顾，之后予以了积极的讨论并达成了一系列共识/推荐意见。会议期间还举办了 7 场国际知名专家的专题讲座，主题包括危险分层的新概念，门静脉高压的临床分期及其预后，生活方式及遗传因素对 cACLD 进展的影响，进展性肝实质毁损（parenchymal extinction lesion，PEL）的研究进展，能否逆转肝纤维化发生及逆转机制，ACLD 的肝脏血管生成及进展，以及改善和逆转肝纤维化进展的药物等。

以上讲座都严格地按照会议的既定安排顺利完成。每次会议所达成的共识声明附了相应的章节之后。我们尽可能地对现有证据的可信度进行了评估，并根据 GRADE 分级对这些建议进行了分级推荐，将证据水平从 A（高）到 D（低）排列，推荐强度分为 1（强）和 2（弱）两个级别。与 Baveno Ⅵ类似，推荐意见分别被标注为了"不变""修订"或"新增"。

在此，我们要热烈地感谢那些在会议中作专题报告、担任会议主席和专家组成员的朋友们，以及在过去 3 年中为此次会议的筹备和本书的撰写付出了辛苦的朋友们。

此外，我们还要感谢以下组织对 Baveno Ⅶ会议的宣传和支持：①国际级学会：欧洲肝脏研究协会（European Association for the Study of the Liver，EASL）；②国家级学会：美国肝病研究协会（American

Association for the Study of Liver Disease，AASLD）、西班牙肝脏研究协会（Spanish Association for the Study of the Liver，AEEH）、法国肝脏研究协会（French Association for the Study of the Liver，AFEF）、意大利医院胃肠科医师和内镜医师协会（Italian Association of Hospital Gastroenterologists and Endoscopists，AIGO）、意大利肝脏研究协会（Italian Association for the Study of the Liver，AISF）、西班牙肝脏和消化系统疾病生物医学研究网络协会（Spanish Network of Biomedical Investigation in Liver and Digestive Diseases，CIBERehd）、奥地利胃肠病学和肝病学会（Austrian Society for Gastroenterology and Hepatology，ÖGGH）、瑞士肝脏研究协会（Swiss Association for the Study of the Liver，SASL）、意大利胃肠病学会（Italian Society of Gastroenterology，SIGE）；③国际研究专家组：Decision，Galaxy，Microb-Predict。

感谢 EASL 及其平台所用的 Meta-Fusion，感谢 Cyriac Couvas，感谢 Meta-Fusion 工作人员在会议期间提供的技术支持。

还要感谢 Annamaria Sorresso，Denise Santi，以及 ADB Eventi e Congressi 的工作人员，他们出色地组织了这次会议。

最后，还要感谢所有赞助此次会议的公司，感谢来自 Springer 出版社的 Catherine Mazars 对此次会议的支持与合作，并感谢 Springer 出版社及时并出色地完成了本书的出版。

临床与生物医学系　　　　　　　　　　　　　　　　　　　　　　　　　　Roberto de Franchis
米兰大学
米兰，意大利

（饶伟 译，祁小龙 审校）

致敬 Thomas D. Boyer 博士（1943—2018）

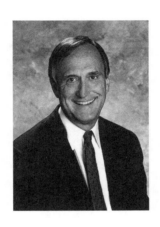

Tom Boyer 是一位杰出的肝病学家，成就卓著的科学家，富有激情的导师，也是 Baveno 联盟的好朋友。

1974—1976 年，Tom Boyer 在美国南加州大学担任肝脏研究员并与传奇人物 Telfer "Pete" Reynolds 共事了 3 年，在此期间，他锻炼了自己的临床肝脏学技能并对肝脏研究产生了热情。之后，他成为了加州大学旧金山分校的胃肠病研究员，并在 Rudi Schmidt 实验室提升了基础科研能力。随后，他继续留在加州大学旧金山分校任教，并迅速脱颖而出，在 1981 年晋升为该校的医学教授和胃肠病学主任。1990 年，他来到埃默里大学担任医学教授和生物化学副教授。最后，他来到亚利桑那州图森市，并于 2008—2014 年间担任亚利桑那大学医学部主席，之后转任肝脏研究部主任。为了表彰他在肝病学方面作出的杰出贡献，亚利桑那大学将该校的肝脏研究部更名为 "Thomas D. Boyer 肝脏研究所" 以示敬意。

Tom 教授不仅是一名杰出的临床医生，同时也是一名优秀的科学家，他不仅在氧化应激与药物解毒等生物学领域进行了大量的基础科研工作，还进行了相关的临床研究工作。事实上，他真正热爱的事业是在肝硬化、门静脉高压和肝硬化并发症等领域进行以患者为导向的研究，并在上述领域完成了诸多领先的研究工作，还常常担任多中心合作试验的负责人。

Tom 教授拥有着非凡的才华和兴趣，也使他成为著名的肝病教科书 *Zakim and Boyer's Hepatology* 的联合主编之一，该书目前已出版到了第 7 版。同时，他也是一位真正的领导者，曾任美国肝病研究协会（AASLD，2002 年）和国际肝脏研究学会（2008—2010 年）的主席。2012 年，基于他对 AASLD 所作出的杰出贡献，Tom 教授荣获了 AASLD 的杰出服务奖。

2000—2015 年，Tom Boyer 积极参与了 Baveno 共识会议。他总是站在会场的后面并发表极具洞察力的评论，从而推动对共识建议的修订。我们将永远怀念他的判断力与坦率。

令人遗憾的是，Tom 教授缺席了此次 Baveno Ⅶ 会议。从他之前所发表的海量文献当中，我们可以看出，他原本可以为此次会议的每个专家组作出相应贡献。在肝静脉压力梯度（HVPG）测量方面（第 1 专家组），Tom 教授是最早几位发表经过肝脏直接进行门静脉压力测量结果的研究者之一，此外，他在基于 HVPG测量所作出的贡献对整个肝病的临床诊疗都产生了重大影响。Tom 教授参与了针对不同病因肝硬化患者的病因学和非病因学治疗的多中心研究（第 3 和 4 专家组）。他完成了多项有关经颈静脉门体分流术（TIPS）的研究（第 5、6、7、8 和 9 专家组）。事实上，他还与介入放射科医生 Ziv Haskal 教授共同编写了两版关于

TIPS 的 AASLD 指南。此外，Tom 教授还完成了两项影响深远的随机对照试验，分别是第 2 个北美范围内特利加压素治疗肝肾综合征的安慰剂对照试验（第 7 专家组）以及远端脾肾分流与 TIPS 治疗食管胃底静脉曲张破裂出血的多中心对照试验（第 6 专家组）。

值得注意的是，Tom Boyer 从未缺席 Baveno 会议中最为重要的研究领域和焦点问题。在一篇关于静脉曲张破裂出血临床试验的社论标题中，他很好地表达了这一点，他总结为：最终的受益者，是患者。这一切让我们永远铭记在心。Baveno 联盟也将永远怀念 Tom Boyer 教授。

纽黑文市，康涅狄格州，美国　　　　　　　　　　　　　　　　　　　Guadalupe Garcia-Tsao
西黑文市，康涅狄格州，美国

（饶伟 译，祁小龙 审校）

纪念 Andrew K. Burroughs 教授，医学博士（1953—2014）

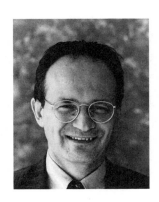

    作为 Baveno 联盟的创始人之一，Andrew K. Burroughs 教授是一位了不起的临床医生，一名真正的欧洲人，也是许多人的挚友。多年来，为了表彰 Andrew Kenneth Burroughs（A.K.B.）教授，大家都已经发表过不少的文字或口述类纪念性文章，下文也只是其中的一小部分。

    很难相信教授在 2014 年就已经去世了，尤其在类似 Baveno 会议的特殊场景里，他仍然音容宛在。在这里，我不打算对 Andy 所取得的临床和科学成就进行描述，毕竟，他的这些成就在文献和网站上都已经有了详细记录。

    我想做的是分享一些与 Andy 共事以及共用办公室的个人体验。在此之前，先简单介绍一下自己。

    1993 年，作为一名年轻而又懵懂的实习生，我来到了皇家自由学院。当时我被告知并迅速意识到是在一个非常出色的人手下工作，他拥有两种关键的领导特质：既有抱负又懂得鼓舞人心。

    首先，他使肝病学变得非常有趣。他精力充沛，还极有感染力。也可以这么说，他很难理解当遇到一个教科书般的临床病例时（通常有意想不到的转折！），为什么其他人没能产生和他一样的激情。

    Andy 不习惯早起而更喜欢当"夜猫子"，或与一大群慕名来访的学者一起讨论论文和修订摘要，或与世界各地的同道们分享肝病学相关的知识和经验，这也意味着他真正地秉承了 Dame Sheila Sherlock 教授的精神和遗志。

    当我还是他的住院医师时，我们时常会在那些安静的晚上查房。此时，我就能够独自"占有"他并向他提一些刁钻的问题，毫无疑问，这种做法会使他很生气，但他却总能泰然处之。

    Andy 对每个人都非常慷慨。他最引以为豪的成就之一是，所有的访问学者在结束访问前都能够发表文章，而他的人文关怀还远远不只体现在论文著作方面。在召开国际性学术会议时，他也都会把他的年轻同事们（包括我在内）介绍给各个领域内的知名教授们。无论在门静脉高压，肝移植，还是在其他领域，他都不仅仅是有着浓厚的兴趣，还往往会被视为权威专家呢！

    Andy 也是一个有趣的矛盾体。他的办公室就像一整张的提示卡片，到处都有旧的会议袋、期刊等，所有这些东西都是随意摆放的，这也使得你需要足够的运气才能找到一个座位。

    甚至有一次，我趁他在度假时扔掉了他的 10 个至少已经用了 5 年的会议袋，都装满了会议摘要集之类的资料。当然，后来他也知道了这件事，我毫不怀疑他会注意到，但是他居然说没什么印象。

    如果到他家里拜访，特别是在周末的时候，你会遇见一位典型的意大利酒吧老板，没刮胡子，穿着背心和长裤，非常放松，通常会在餐桌上放着一些美味的意大利奶酪，当然，还得再来上一杯酒。

当他向你展示他精心制作的集邮册时，那些邮票都被精美地陈列在一个个出奇整洁的小房间里，而这却与他的办公室形成了鲜明的对比！

回顾过去，我在多年以前就已经意识到 Andy 是一个很有远见的人。他一直都在探讨 ETOH 相关性肝炎的肝移植问题，也很早就认识到高级执业护士在提供医疗保健服务中的作用。同时，他也早就意识到医疗保健数字化是无法避免的趋势，尽管他并不是最早接受此类新技术的那批人。

他始终都支持着那些弱势群体。这一点从他历次参加肝移植术前评估会议以及他与患者及其家属的互动沟通上就已经得到了充分的体现。许多人可能不知道，他监督出版了由英国皇家内科医师协会编写的肝移植受者写给器官捐赠者家属的信件集，这是一本非常振奋人心的书。

对我自己而言，在 Andy 健在的时候，每一天都是上学的日子，而在他去世之后，他仍然还在引导着我和我的同事。很明显，我们之中没有人是不可替代的，为退休而存钱或许是错误的，毕竟，谁都难以预见未来。如果你想做一些事情，特别是想和家人一起做时，那就尽快去做吧，因为当你最终离开这个世界的时候，他们才是最怀念你的那部分人。在我们这群人当中，许多人都把自己看作是 Andy 大家庭的一部分，是的，我们永远怀念他。

伦敦，英国   David Patch

（饶伟 译，祁小龙 审校）

致敬 Roberto J. Groszmann 教授

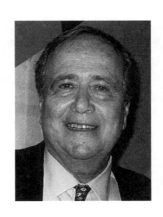

Roberto J. Groszmann 教授

于 1939 年生于阿根廷布宜诺斯艾利斯市，于 2021 年卒于美国康涅狄格州纽黑文市。

Roberto Groszmann 教授是门静脉高压科学研究之父，于 2021 年初去世，这对于任何一个他曾为之努力、闪耀并获得巨大进步而作出重要贡献的门静脉高压联盟来说，都是一个令人悲痛的消息。参加 Baveno Ⅶ 会议的所有工作人员和组织者希望在这个特殊场合里对他表示敬意，以表彰和感谢他 40 多年来持之以恒地在门静脉高压的机制和治疗中所作出的杰出贡献。

尽管 Roberto 出生于阿根廷的布宜诺斯艾利斯市，但他总是非常自豪地说，他在美国的科学界长大。1965 年，在与 Aida 结婚后不久，他就去了芝加哥接受研究生培训，随后又荣获了华盛顿特区的博士后奖学金，并在 Jay Cohn 实验室开始了门静脉高压的血流动力学研究。在回到阿根廷从事了 4 年的科研工作后，他又因为政治动荡和国内暴力等原因于 1975 年再次回到了美国。最终，他在耶鲁大学担任助理教授并度过了余生。尽管他在 2009 年就已退休，但之后仍然作为名誉教授参与了许多科研、编辑和教学工作。

他在门静脉高压的研究方面作出了重要贡献，也是该领域真正进行转化研究的第一人。而对于全世界所有对门静脉高压研究感兴趣的人而言，他在弗吉尼亚州西黑文市成立的实验室，被公认为是一座照亮地平线的"灯塔"。许多人都曾有幸在这里与他一起完成实验，并在之后的职业生涯中接受过他的指导和建议，其中也包括不少当今世界的业界领袖。

Roberto Groszmann 教授作出的贡献是极其惊人的。在此就简单举几个例子：早在近 50 年前，他就最早提出了肝硬化和门静脉高压患者存在内脏血管高动力循环的学术观点，表现为肠系膜静脉、门静脉和肝脏的血运障碍。随后，他又建立了大鼠实验模型，并以此开始研究该高动力循环及其导致门静脉高压进展的作用机制，从而为使用血管活性药物和非选择性 β 受体阻滞剂治疗门静脉高压提供了理论依据。随后，他又致力于内脏血管扩张的分子机制研究，包括一氧化氮和细菌易位作用的初步研究，以及对肠系膜床和门静脉侧支循环的离体灌注研究，这些研究有助于更好地理解包括慢性肝病中内脏或肝脏血流调节机制在内的诸多基础理论。在 21 世纪之交，他又通过一系列出色的转化试验深入研究了肝硬化患者肝血管张力增加和内皮功能障碍的机制，为此类患者提供了新的治疗靶点。而在临床研究方面，Roberto 教授在合作研究领域收获颇丰，特别是 Timolol 研究，这是一项由 NIH 资助、为期 10 年的国际性研究，集结了以下强大的团队：耶鲁团队（Roberto 和 Lupe Garcia-Tsao），波士顿团队（Norman Grace），伦敦皇家自由医院（Andy Burroughs 和 David Patch），巴塞罗那肝脏血流动力学实验室（Juan Carlos Garcia-Pagàn 和本人）。这些团队的精诚合作，除了在科学研究方面上作出突出的贡献，如引入了"具有临床意义的门静脉高压"的概念之外，还在其他许多方面也起到了关键性的影响，包括在 Roberto de Franchis 教授的热情和勤劳工作下而诞生并最终得以顺利举办的 Baveno 系列会议。Roberto Groszmann 教授也深入参与了以上所有的会议活动，我们都将永远记得在这些会议期间生动和深入的讨论：从早餐开始直到深夜，在轻松的氛围中吃过晚餐后，年轻的学员和研究者们可以同他坐在一起，深深地沉醉于门静脉高压的奥秘和魔力当中。现如今，他们中的许多人都已经从 Roberto Groszmann 的手中接过了新的使命——为实现"门静脉高压患者可以获得更好的治疗"这一终极目标而不断奋斗。

最后，我再提一句，Roberto Groszmann 教授不仅是一位伟大的科学家、医生和教师，他还拥有着诸多的优良品质：喜欢与他的家人、宠物狗以及在工作中或工作过程中所结识的终身挚友在一起，这些人后来也都成为了他这大家庭的一部分。Roberto Groszmann 教授为人热情，照亮了我们的生活，激励着我们努力工作，为我们的职业生涯提供帮助，还在生活中的诸多方面给予了宝贵的建议，他是我们许多人生命中最宝贵的朋友。Baveno 联盟将会永远铭记他，我们也将深切地怀念他。

伯尔尼，瑞士   Jaime Bosch
巴塞罗那，西班牙

（饶伟 译，祁小龙 审校）

致敬 Luigi Pagliaro 教授（1931—2020）

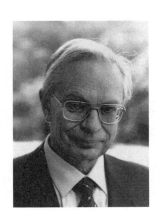

Luigi Pagliaro 教授才华横溢，毕生致力于患者管理、临床研究、教学和指导工作。

1954 年，Luigi Pagliaro 教授于医学院毕业，他最初专注于病毒性肝炎的临床研究，并于 1968 年成为了首批证实病毒性肝炎肝硬化病理组织学演变的学者之一。

Luigi Pagliaro 教授是一名杰出的临床研究人员。自 20 世纪 80 年代初以来，他指导了大量的研究人员，并创建了一个在临床肝病学界享有盛誉的研究团队。他在临床研究领域作出了杰出贡献，并在主流医学期刊上发表了 243 篇文章。

1970 年，Luigi Pagliaro 教授创建了意大利肝脏研究协会（Italian Association for the Study of the Liver，AISF）。自 1973 年以来，他在巴勒莫担任 V. Cervello 医院临床医学部主任，并使该医院很快成为意大利最重要的肝病学研究中心之一，特别是在病毒性肝炎、肝硬化和门静脉高压等领域，享有着公认的临床盛誉和研究水平。1978 年，在帕多瓦举行的 EASL 年会中，他被推选为主席。他在巴勒莫大学担任了 30 年的全职医学教授，直到 2003 年身为该校的名誉医学教授而光荣退休。

Luigi Pagliaro 教授是意大利在学术界和医学界开展临床医学方法论和循证医学（evidence-based medicine，EBM）教学和传播工作的先驱。1986 年，在埃里切召开的一次为肝病学家和统计学家举办的具有深远影响的会议上，他首次在肝病学研究中运用了荟萃分析。而且，他还意识到，个体患者的循证医学仍具有局限性，并超出了现有证据的范畴，同时也强调了建立健全的临床专业知识体系和患者偏好的重要性。

除了批判性思维外，Luigi Pagliaro 教授对临床医学的奉献精神以及他在患者的人性化管理方面的非凡能力，将永远被人们铭记。他的人道主义精神和谦逊的品质是他性格中的基石。当他走进病房查房时，总是面带微笑，低头问候患者，并予以女性和学生充分的尊重。他总习惯于亲自把椅子放在患者旁边，并以此迅速地与其建立一段共同合作和充满关爱的关系。他的办公室总是向患者及其家属自由开放。他对待患者友好和关爱的方式，已经成为数百名与他共事的医生的典范，并对后者的职业生涯和临床诊疗工作产生影响。他始终致力于内科学和肝病学领域的创新工作以便更好地造福患者。

Luigi Pagliaro 教授对需要帮助的员工、学生和合作者都给予了不遗余力的支持，并热情地鼓励他们开展新的临床研究。所有与他共事过的人以及那些来自意大利和世界各地与他合作过的人，都会记得这个既有远见卓识又有为人准则的人。

　　数十年来，Luigi Pagliaro 教授始终致力于教学、培训和研究工作，他留下的遗产是无法用语言来形容的。

　　Luigi Pagliaro 教授于 2020 年 9 月 7 日与世长辞，离开了他的妻子 Enza 和两个孩子（Antonio 和 Laura），家人在他的整个职业生涯中都给予了有力的支持。

　　黑暗就像一场梦。在那里，我会与曾经的人们再次相逢。（韩国·高银）

巴勒莫，意大利   Gennaro D'Amico

（饶伟 译，祁小龙 审校）

目　录

第一部分　专家讲座

第 1 章　简介：Baveno Ⅰ至 Baveno Ⅶ及未来

Roberto de Franchis

　　1986 年以来,关于门静脉高压的国际共识会议已经召开了 10 次。自 Andrew Burroughs 教授在荷兰的格罗宁根市组织的第 1 次国际会议之后[1],其余 9 次为:分别于 1990 年和 1995 年在意大利巴韦诺市召开的 Baveno Ⅰ[2]和 Baveno Ⅱ[3,4]会议,1992 年在意大利米兰市召开的有关门静脉高压胃镜表现的会议[5],1996 年在美国雷斯顿市由 AASLD 举办的共识会议[6],分别于 2000 年和 2005 年在意大利斯特雷萨市和巴韦诺市召开的 Baveno Ⅲ[7,8]和 Baveno Ⅳ[9,10]会议,2007 年在美国亚特兰大市召开的由 AASLD 和 EASL 联合主办的共识会议[11],2010 年在意大利斯特雷萨市召开的 Baveno Ⅴ会议[12,13]以及 2015 年再次在巴韦诺市召开的 Baveno Ⅵ会议[14,15]。此次所召开的 Baveno Ⅶ会议是第 11 次关于门静脉高压的国际共识会议,也是第 7 次以 Baveno 命名的会议。

Baveno Ⅰ～Ⅵ会议

参加 Baveno 研讨会

　　参加历次 Baveno 研讨会的人数分别为:Baveno Ⅰ的 205 人,Baveno Ⅱ的 252 人,Baveno Ⅲ的 385 人,Baveno Ⅳ的 485 人,Baveno Ⅴ的 314 人,Baveno Ⅵ的 243 人,以及本次 Baveno Ⅶ的 509 人。国际参与者的占比稳步上升,从 Baveno Ⅰ的 19% 上升至 Baveno Ⅶ的 87%。参会代表的所属国家数量也从 Baveno Ⅰ时的 18 个增加到 Baveno Ⅴ和Ⅶ时的 50 个。

来自 Baveno 研讨会的出版物

　　历次 Baveno 研讨会的会议报告都已分别于 1992 年(Ⅰ)、1996 年(Ⅱ)、2000 年(Ⅲ)、2005 年(Ⅳ)、2010 年(Ⅴ)、2015 年(Ⅵ)发表在《肝病学杂际》(*Journal of Hepatology*)上[2,3,7,9,12,14]。自 Baveno Ⅱ会议开始,研讨会论文集则分别由 1996 年[4]和 2001 年[8]的 Blackwell Science、2006 年[10]的 Blackwell Publications、2011 年[13]的 Wiley-Blackwell 以及 2016 年[15]的 Springer 出版。

Baveno 共识在医学文献中的影响力

　　图 1.1 显示了 1993 年 1 月—2021 年 10 月 22 日期间 Baveno Ⅰ～Ⅵ 共识报告被医学文献引用次数的变化趋势。总体来说,这些报告的总被引次数为 4 395 次,而且,从 2015—2021 年,被引用次数增加了 1 倍多。

　　Baveno 会议的论文集也获得了同行们的积极关注,例如:2016—2021 年,Baveno Ⅵ共识的论文集"门静脉高压Ⅵ:门静脉高压的扩大共识"的章节下载量就超过了 40 000 次。

Baveno 会议中定义和建议的修订

　　对于每一次 Baveno 会议中所提出来的新定义和建议而言,其有效性都在该会后的几年内得到验证,Baveno Ⅵ会议也不例外。例如,在 Baveno Ⅵ会议中,大家就提出了一项新型分类方法,即如何通过无创检查来区分代偿性进展期慢性肝病(compensated advanced chronic liver disease,cACLD)患者中的静脉曲张的

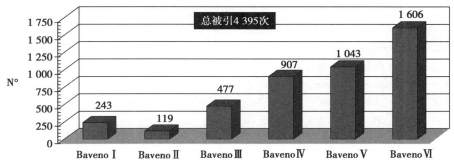

图 1.1　Baveno Ⅰ～Ⅵ报告的引用量（数据来源于 Scopus 2021-10-22 ）

高风险（high-risk varix，HRV）人群，亦被称为 Baveno Ⅵ标准。该标准指出，如 cACLD 患者的肝硬度＜20kPa（瞬时弹性成像检测值）且血小板计数＞150 000/mm³，那么，其出现 HRV 的概率将＜5%，也就无须接受内镜筛查。如果上述分类标准成立的话，那将具有非常重要的临床意义，毕竟，这些符合 Baveno Ⅵ标准的患者将无须进行内镜筛查，从而可以大大降低内镜检查的医疗负担。2016—2021 年，全球一共进行了 30 多项研究以检测 Baveno Ⅵ标准的有效性。本书中发表的一项荟萃分析[16]亦显示，基于 Baveno Ⅵ标准而排除 HRV 的总阴性预测值为 0.99，而在不同研究中因此而避免进行的内镜检查量占比为 8%～60%。

超越 Baveno Ⅶ研讨会的 Baveno 联盟

受到 Baveno 会议良好氛围的启发，2016 年我们成立了 Baveno 联盟，其目的在于建立一个包括目前 Baveno 研讨会框架在内的永久性的研究小组网络，以充分利用包括多年来共同合作所建立的联系、个人关系和彼此的协同效应等在内的各种优势。其目标是促进门静脉高压的病理生理学、诊断、无创性评估和管理方面的研究进展。2019 年，Baveno 联盟被官方认定为 EASL 研究团队。在 Baveno 联盟内开展的合作研究也首次在 Baveno Ⅶ会议上向公众所展示，并将作为 Baveno 联盟认定的科研成果予以出版。按照这一思路，Baveno Ⅶ研讨会上所提出的若干研究项目也将成为 Baveno 联盟未来的研究方向。我们相信，Baveno 联盟将成为未来继续友好合作的理想模式，也将始终都是 Baveno 整个团队的标志。

Baveno Ⅰ～Ⅶ 会议是以下各方共同努力的结果

会议发言人和会议主席

阿根廷：J Vorobioff；澳大利亚：G Krejs，M Mandorfer，M Peck，T Reiberger；比利时：S Francque，W Laleman，F Nevens；加拿大：J Abraldes，J Heathcote，S Ling，N Marcon，G Pomier Layrargues，P Tandon，I Wanless；中国：G Han，J Jia，X Luo，FY Lee，HC Lin，J H Lo；丹麦：U Becker，F Bendtsen，E Christensen，C Gluud，A Krag，S Møller，TIA Sørensen，M Thiele；埃及：G Shiha；法国：L Benajiba，B Bernard-Chabert，C Bureau，P Calès，L Castéra，JJ Kiladjian，D Lebrec，R Moreau，V Paradis，JP Pascal，A Plessier，P E Rautou，M Rudler，C Silvain，D Thabut，D Valla，JP Vinel；德国：K Binmøller，W Fleig，G Richter，C Ripoll，M Rössle，T Sauerbruch，M Schepke，D Schuppan，M Staritz，J Trebicka，A Zipprich；大不列颠：AK Burroughs，E Elias，J Fallowfeld，P Hayes，J O'Beirne D Patch，D Tripathi，E Tsochatzis，D Westaby；印度：YC Chawla，A Kumar，SK Sarin，A Shukla；以色列：I Gralnek；意大利：E Ancona，M Angelico，G Balducci，G Barosi，G Battaglia，M Bolognesi，L Bolondi，L Cestari，GC Caletti，V Calvaruso，F Cosentino，G D'Amico，R de Franchis，A Dell'Era，A Gatta，G Gerunda，V La Mura，A Liberati，A Maffei Faccioli，C Merkel，M Merli，G Minoli，A Morabito，L Pagliaro，A Peracchia，S Piano，M Pinzani，M Primignani，O Riggio，P Rossi，C Sabbà，D Sacerdoti，F Salerno，F Schepis，M Senzolo，GP Spina，F Tinè，A Tripodi，L Turco，V Ziparo，M Zoli；日本：I Yoshiji；挪威：L Aabakken；巴基斯坦：S Abid；葡萄牙：P Alexandrino；罗马尼亚：B Procopet；西班牙：A Albillos，S Augustin，A Baiges，R Bañares，M Barrufet，A Cardenas，A Escorsell，JC Garcia-Pagàn，

J Genescà，P Ginés，J Gracia，V Hernandez-Gea，S Lens，M Navasa，J Piqué，R Planas，J Rodès，L Tellez，F Turon，C Villanueva；瑞士：A Berzigotti，J Bosch，A de Gottardi，AS Gomes Rodrigues，Hadengue，P Gertsch，C Sieber，R Wiest；瑞典：C Søderlund；荷兰：H Janssen，F Leebeek；SD Murad，H van Buuren；美国：J Bajaj，A Blei，T Boyer，N Chalasani，M Fallon，H Ferral，R Gaba，G Garcia-Tsao，N Grace，R Groszmann，JM Henderson，Y Iwakiri，P Kamath，WR Kim，D Kravetz，L Laine，B Mittman，A Sanyal，V Shah，B Shneider，J Talwalkar，G van Stiegmann。

　　组织成员：S Covre，A M Sorresso，D Santi，G Sabattini，ADB Eventi e Congressi。

（解曼　范惠珍 译，祁小龙 审校）

参考文献

1. Burroughs AK, editor. Methodology and review of clinical trials in portal hypertension, excerpta medical congress service No. 763. New York: Oxford; 1987.
2. de Franchis R, Pascal JP, Ancona E, et al. Definitions, methodology and therapeutic strategies in portal hypertension. J Hepatol. 1992;15:256–61.
3. de Franchis R. Developing consensus in portal hypertension. J Hepatol. 1996;25:390–4.
4. de Franchis R, editor. Portal hypertension Ⅱ. Proceedings of the Second Baveno international consensus workshop on definitions, methodology and therapeutic strategies. Oxford: Blackwell Science; 1996.
5. Spina GP, Arcidiacono R, Bosch J, et al. Gastric endoscopic features in portal hypertension: final report of a consensus conference. J Hepatol. 1994;21:461–7.
6. Grace ND, Groszmann R, Garcia-Tsao G, et al. Portal hypertension and variceal bleeding: an AASLD single topic symposium. Hepatology. 1998;28:868–80.
7. de Franchis R. Updating consensus in portal hypertension: report of the Baveno Ⅲ consensus workshop on definitions, methodology and therapeutic strategies in portal hypertension. J Hepatol. 2000;33:846–52.
8. de Franchis R, editor. Portal hypertension Ⅲ. Proceedings of the Third Baveno international consensus workshop on definitions, methodology and therapeutic strategies. Oxford: Blackwell Science; 2001.
9. de Franchis R. Evolving consensus in portal hypertension—report of the Baveno Ⅳ consensus workshop on methodology of diagnosis and therapy in portal hypertension. J Hepatol. 2005;43:167–76.
10. de Franchis R, editor. Portal hypertension Ⅳ. Proceedings of the Fourth Baveno international consensus workshop on definitions, methodology and therapeutic strategies. Oxford: Blackwell Publications; 2006.
11. Garcia-Tsao G, Bosch J, Groszmann R. Portal hypertension and variceal bleeding, unresolved issues. Summary of an American Association for the study of liver disease and European Association for the study of the liver single-topic conference. Hepatology. 2008;47:1764–72.
12. de Franchis R, Baveno V Faculty. Revising consensus in portal hypertension: report of the Baveno V consensus workshop on methodology of diagnosis and therapy in portal hypertension. J Hepatol. 2010;53:762–8.
13. de Franchis R, editor. Portal hypertension V. Proceedings of the Fifth Baveno international consensus workshop on definitions, methodology and therapeutic strategies. Oxford: Wiley-Blackwell; 2011.
14. de Franchis R, on behalf of the Baveno Ⅵ Faculty. Expanding consensus in portal hypertension: report of the Baveno Ⅵ consensus workshop: stratifying risk and individualizing care for portal hypertension. J Hepatol. 2015;63:743–52.
15. de Franchis R, editor. Portal hypertension Ⅵ. Proceedings of the Ⅵth Baveno consensus workshop: stratifying risk and individualizing care. New York: Springer; 2016.
16. Bai W, Abraldes JG. Varices and screening endoscopy. In: de Franchis R, editor. Portal Hypertension Ⅶ. Proceedings of the Ⅶth Baveno consensus workshop: personalized care for portal hypertension. New York: Springer; 2022.

第 2 章 风险分层中的新概念

Juan Gonzalez Abraldes

引言

风险预测模型是综合多种因素以评估一个个体发生相应结果风险的相关工具[1]。在理想情况下,风险预测模型应提供有用的信息来指导决策,也包括制订治疗决策[2]。值得注意的是,即便风险预测研究与旨在了解因果关系的研究都会用到诸如回归分析等统计学方法,但两者是完全不同的工具[3]。事实上,用于预测结局的变量并不一定就与其结局有必然的因果关系。

本章介绍了一些与风险预测模型有关的概念,而这些模型将有助于改善门静脉高压的个性化治疗。

风险预测与概率性思维

为了更好地理解风险预测模型的局限性,我们必须承认的是,临床工作中的大多数事件,其实都是不确定的[4],而只不过是发生在一系列随机事件之后的结局[5,6]。例如,一个代偿期肝硬化患者可能已经发展到了一个失代偿期高风险的阶段(如:门静脉压力梯度已达 24mmHg),但临床上仍会在较长时间内处于代偿期的状态。相反,一个理论上为低风险的患者却可能会发生导致失代偿期表现的随机事件(如:一次感染)。所以说,患者是否发生失代偿期的相关事件,其本身就具有内在的随机性,我们最多只能通过风险预测模型来预测其发展趋势。

作为风险预测问题的诊断

当一个患者所获得的诊断还能对其临床结局有一定预测意义的时候,这无疑是最有价值的,而且,如果该诊断还能影响其干预措施的话,那就具有更大作用了[1]。例如,一旦被诊断出临床显著门静脉高压(clinically significant portal hypertension,CSPH),不仅意味着该患者有发展为失代偿期的风险,还意味着接受 β 受体阻滞剂将有利于改善其预后[7,8]。但由于诊断 CSPH 的"金标准"(即肝静脉导管测压[9,10])在临床工作中难以广泛开展,这就使得我们需要更为简单的工具来预测 CSPH 的发生[11]。

在使用这些工具时,传统的诊断相关指标对其临床干预并没有太大的帮助[12]。例如,灵敏度是指假设某种疾病可能发生的情况下运用某种预测工具提前推断其可能发生的概率[13],这与实际的临床问题却并无联系。这也就意味着预测结果可被分为阴性和阳性,并且是一个逆向的分析过程,因为信息的流向是与之相反的(从疾病 / 状况的存在到预测结果)。而相关的临床问题则可通过提供正向的预测来解决:在既定的诊断测试 / 诊断模型中患者被赋予某些量值,那么,就自然能够预测出该给定的患者出现目标疾病的概率了。这就是 ANTICIPATE 研究中所采用的方法[11],该研究运用了不同的风险预测模型来预测 CSPH。图 2.1 显示了一个基于瞬时弹性成像检测所得的肝硬度值(通过 TE 测量 LSM)和血小板计数的模型,该模型后来在 Pons 等的研究中已经得到了验证[14]。据该模型,假定一个患者通过 TE 所测得的 LSM 值为 24kPa,且血小板计数达 135×10^9/L,那么,他出现 CSPH 的风险约为 65%。

决策阈值和风险分层

该方法的优点之一是模型所给出的概率携带自己的误差测量值。事实上,对于一个 CSPH 风险概率为

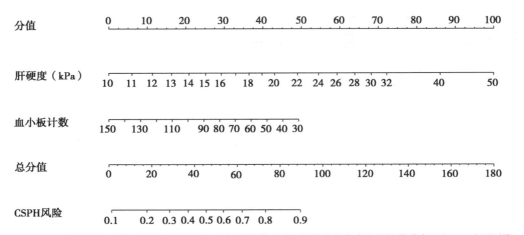

图 2.1　基于瞬时弹性成像测得的肝硬度和血小板计数值而建立的具有临床意义的门静脉高压（CSPH）预测模型（以列线图表示）。该模型基于 ANTICIPATE 研究[11]，随后 Pons 等在一个独立的研究样本中（酒精性和丙型肝炎肝硬化）验证了该模型[14]。为了计算发生 CSPH 的概率，从每个预测因素的横轴到第一条线（"分值"）做一根垂直线，之后将所得总分相加，最终，再从"总分值"线到风险线描出一条垂直线，即得出现 CSPH 的风险值

65% 的患者，我们可以预测，如果不对患者进行 β 受体阻滞剂的治疗，则出现错误的概率为 65%，而如果使用 β 受体阻滞剂治疗患者，则出现错误的概率为 35%。对这些错误率的了解，可以帮助我们对在特定风险水平所实施干预措施的优点 / 危害性进行合理的效用分析，这也是建立风险阈值的基础。因此，制定这些阈值和随后的风险分层，是独立于模型构建过程的[15]，同时，该定义将取决于所采用的干预措施 / 决策。如果干预措施的效用发生了变化，那么，决策阈值也可能会发生相应的变化。

　　风险分层的另一个重要概念是，同一个风险层内的患者也存在异质性。如图 2.2 所示，在图中所示的病例中，通过定义 CSPH 风险阈值高于 0.65 的患者的 CSPH 风险等级，最终得出此类患者总体 CSPH 风险

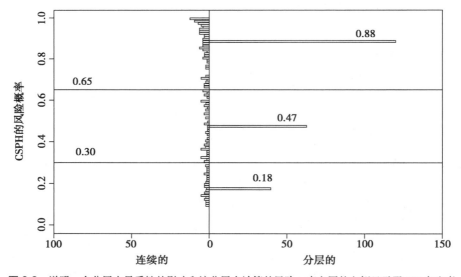

图 2.2　说明一个分层内异质性的影响和该分层内计算的风险。直方图的左侧显示了 200 名患者出现 CSPH 的风险概率的分布情况。直方图的右侧显示了将样本分成 3 组后的风险分布。第 1 组由风险在 0～30% 的患者组成。第 2 组由风险在 30%～65% 的患者组成。第 3 组由风险在 65%～100% 的患者组成。这张图显示，即使最后一组包括了所有风险概率超过 65% 的患者，该阶层的估计风险为 88%。如果我们只展示直方图右侧的数据，读者将无法掌握该组中风险的可变性。此外，如果我们有一个 CSPH 风险更低或更高的患者样本，则该层的总体风险也将会有所不同

为 0.88。如果患者在风险分层中的分布发生变化(例如,如果对更多的高进展性风险的患者进行评估,该组患者的风险将会更高),该值将会有所不同。由于我们每次只评估了 1 名患者,而我们推测特定患者的风险取决于该患者所属的群体风险,这就使得推测过程毫无意义。医患双方都很有兴趣知道,在患者当前的病情背景之下,预测风险(以连续性数值表示)为多少,是否高于或低于给定决策的风险阈值(但也有高于或低于多少),以便患者和医生都能作出更为明确的决策。

随机对照试验风险预测和治疗效果解析

在报告随机对照试验(randomized controlled trial,RCT)的研究结果时,我们通常会提供一个相对有效性的公认指标,例如,治疗组与对照组中的危险比(hazard ratio,HR)或优势比(odds ratio,OR)及其 95% 置信区间(confidence interval,CI),以及绝对危险度减少率。例如,在最近发表的 PREDESCI RCT[7]中,我们可以从研究报告的摘要中看到,在代偿期肝硬化和 CSPH 患者中使用 β 受体阻滞剂(BB 组)可以降低失代偿事件的发生率,其 HR 为 0.51(95% CI:0.26~0.97),BB 组中主要风险事件的发生率为 16%,而安慰剂组中则为 27%,在实验的随访过程中,其绝对危险度减少率(absolute risk reduction,ARR)降低了 11%。从 1、2、3、4 年的累积发病率图中可以推断出额外的 ARR。事实上,4 年后 ARR 将达到令人印象深刻的 16%。根据绝对量表所算得的治疗效果的程度与其治疗决策最为相关[16],而且,我们早就了解到,如果把干预措施的风险和危害性都以明确的数字来表示的话[17],患者就可以更好地理解这些风险和危害性了。

需要治疗的人数(number needed to treat,NNT)是循证医学中常使用的指标,表示为 ARR 的倒数,为 9 名患者[9],也就是说,在为期 37 个月的中位随访时间内(即上述 RCT 的中位随访时间),需要对至少 9 名患者进行治疗才能预防一次失代偿事件。NNT 的使用有以下几点值得注意[18]:首先,它传达了这样一种观念,即 9 名患者中只有 1 名患者可以从干预措施中获益,而在平行随机对照试验中,试验者不可能知道是否所有患者都有小的获益,或者有可能只有 1 名患者有大的获益,而其他 8 名患者没有获益[19,20];其次,NNT 的另一个问题是它只适用于基线失代偿风险约为 27% 的患者,因为 ARR 只适用于 27% 的基线风险。假设 β 受体阻滞剂对失代偿期事件的影响是恒定的(即,HR 与事件的基线风险无关,为恒定的 0.5),那么,对于每一个不同基线风险而言,所得的 ARR 也都将有所不同。

图 2.3a 显示了在给定无基线风险和 HR 下预测的绝对危险度减少率的情况。例如,对于 PREDESCI 试验中报告的 HR 为 0.5 时,对于基线失代偿风险为 15% 的患者而言,其 ARR 为 7%,而对于基线失代偿风险为 10% 的患者来说,其 ARR 则为 4%。而相应的 NNT 将分别为 14 和 25。同样值得注意的是,全球 ARR 和 NNT 甚至不适用于理论上的"典型的 CSPH 患者",因为与其他所有的 RCT 一样,在 PREDESCI 随机试验中,其所用的患者样本也并非随机抽取的 CSPH 患者。图 2.3b 展示的是一张根据事件的基线风险来估算 ARR 的类似列线图,可见,不同 OR 所对应的 ARR 也都是不同的。

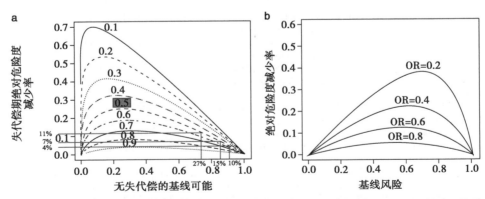

图 2.3　根据不同危险比(a)和相对危险度(b)的结果(或无结果)的基线风险来估计 ARR 建立的列线图。在图(a)中,我们使用 PREDESCI 研究[7]中观察到的 HR(0.5)来显示的与失代偿事件 3 个潜在基线风险相对应的绝对危险度减少率的潜在值

最近的治疗效果异质性的预测方法（Predictive Approach to Treatment Effect Heterogeneity，PATH）声明对这个问题进行了深入探讨[21]，并提出了两种用以解决治疗效果异质性的方法，都包括了相对和绝对的范畴。其一，使用一个经过良好校准的外部模型来评估新疗法在不同风险水平下的绝对危险度减少率。其二，使用 RCT 的数据（最好是纳入多个大型随机试验患者数据的独立性荟萃分析）来开发风险预测模型，引入一个与治疗分配及其与基线协变量相互作用的术语。在整体基线风险水平上（而不是在少数几个层面上）呈现治疗效果，可能会作出更明智的治疗决策，尤其是在治疗利弊区别并不显著的情况下。PATH 声明还涉及了亚组分析，再次提出了一种风险模型的建模方法，即将所有的相关变量放在一起进行建模，而不是传统意义上的单独进行亚组分析。

结论

总之，在诊断、预后和解释 RCT 的过程中，更广泛地使用校准良好的风险预测模型，将有助于为门静脉高压患者提供更加个性化治疗。

（饶伟　方晓寒 译，祁小龙 审校）

参考文献

1. Hemingway H, Croft P, Perel P, et al. Prognosis research strategy (PROGRESS) 1: a framework for researching clinical outcomes. BMJ. 2013;346:e5595.
2. Steyerberg EW, Moons KGM, van der Windt DA, et al. Prognosis research strategy (PROGRESS) 3: prognostic model research. PLoS Med. 2013;10(2):e1001381.
3. Hernán MA, Hsu J, Healy B. A second chance to get causal inference right: a classification of data science tasks. Chance. 2019;32(1):42–9.
4. Harrell F. Classification vs. prediction. Stat Think. 2017; https://www.fharrell.com/post/classification/
5. Gelman A. A counterexample to the potential-outcomes model for causal inference. https://statmodeling.stat.columbia.edu/2021/07/26/a-counterexample-to-the-potential-outcomes-model-for-causal-inference/
6. Smith GD. Epidemiology, epigenetics and the 'gloomy prospect': embracing randomness in population health research and practice. Int J Epidemiol. 2011;40(3):537–62.
7. Villanueva C, Albillos A, Genescà J, et al. β blockers to prevent decompensation of cirrhosis in patients with clinically significant portal hypertension (PREDESCI): a randomised, double-blind, placebo-controlled, multicentre trial. Lancet. 2019;393(10181):1597–608.
8. Garcia-Tsao G, Abraldes JG. Nonselective beta-blockers in compensated cirrhosis: preventing variceal hemorrhage or preventing decompensation? Gastroenterology. 2021;161(3):770–3.
9. Bosch J, Abraldes JG, Berzigotti A, García-Pagan JC. The clinical use of HVPG measurements in chronic liver disease. Nat Rev Gastroenterol Hepatol. 2009;6(10):573–82.
10. Veldhuijzen van Zanten D, Buganza E, Abraldes JG. The role of hepatic venous pressure gradient in the management of cirrhosis. Clin Liver Dis. 2021;25(2):327–43.
11. Abraldes JG, Bureau C, Stefanescu H, et al. Noninvasive tools and risk of clinically significant portal hypertension and varices in compensated cirrhosis: the "anticipate" study. Hepatology. 2016;64(6):2173–84.
12. Harrell F. Clinicians' misunderstanding of probabilities makes them like backwards probabilities such as sensitivity, specificity, and type I error. Stat Think. 2017; https://www.fharrell.com/post/backwards-probs/
13. Guggenmoos-Holzmann I, van Houwelingen HC. The (in)validity of sensitivity and specificity. Stat Med. 2000;19(13):1783–92.
14. Pons M, Augustin S, Scheiner B, et al. Noninvasive diagnosis of portal hypertension in patients with compensated advanced chronic liver disease. Am J Gastroenterol. 2021;116(4):723–32.
15. Wynants L, van Smeden M, McLernon DJ, et al. Three myths about risk thresholds for prediction models. BMC Med. 2019;17(1):192.
16. Lesko CR, Henderson NC, Varadhan R. Considerations when assessing heterogeneity of treatment effect in patient-centered outcomes research. J Clin Epidemiol. 2018;100:22–31.

17. Fagerlin A, Zikmund-Fisher BJ, Ubel PA. Helping patients decide: ten steps to better risk communication. J Natl Cancer Inst. 2011;103(19):1436–43.
18. Mayo. S. Senn: Personal perils: are numbers needed to treat misleading us as to the scope for personalised medicine? (Guest Post). Error Stat Philos. 2018; https://errorstatistics.com/2018/07/11/s-senn-personal-perils-are-numbers-needed-to-treat-misleading-us-as-to-the-scope-for-personalised-medicine-guest-post/
19. Senn S. Mastering variation: variance components and personalised medicine. Stat Med. 2016;35(7):966–77.
20. Senn S. Statistical pitfalls of personalized medicine. Nature. 2018;563(7733):619–21.
21. Kent DM, Paulus JK, van Klaveren D, et al. The predictive approaches to treatment effect heterogeneity (PATH) statement. Ann Intern Med. 2020;172(1):35–45.

第3章 门静脉高压的临床分期及其序贯结局

Gennaro D'Amico

背景

对肝硬化患者进行临床分期的理念,早已被用于预测不同程度的疾病进展和死亡率[1]。而基于明显不同的生存预期值所建立的"代偿期肝硬化和失代偿期肝硬化"这两个概念,也已被广泛应用于患者特征与风险分层的临床实践和研究中。代偿期肝硬化患者的中位生存期约为12年[2],而失代偿期肝硬化患者则缩短至2~4年[3,4]。依据其进行性升高的临床死亡率,学者们根据代偿期患者是否存在临床显著门静脉高压[即肝静脉压力梯度(hepatic venous pressure gradient,HVPG)≥10mmHg]或食管静脉曲张,以及失代偿期患者出现失代偿性事件的类型和数量作为评判标准,又对代偿期或失代偿期肝硬化进行了亚分期[5]。值得一提的是,上述提到的肝硬化分期被称为"临床"分期,因为它们更侧重于不同的临床状况,或许并没有出现与其病理生理学严重程度分期相对应的预期后果。

上述的不同肝硬化分期,其死亡风险也将逐渐增加,这使其在概念上能与"序贯结局"相类似,即根据病情严重程度所预期的临床结局依次出现。本章内容综述了肝硬化临床分期的概念、肝硬化临床分期与序贯结局的相似性以及序贯结局在肝硬化中的适用性。

失代偿期的定义和发生率

在传统的观念中,一旦肝硬化患者出现一种或多种腹水、出血、脑病和黄疸等主要并发症时,即被认定为失代偿期肝硬化[2,6,7]。代偿期肝硬化的定义则是在某种程度上是对失代偿期肝硬化的补充,或者说,它指的是没有出现过上述任何并发症的肝硬化。然而,尽管学术界已经在"将肝硬化分类为代偿期或失代偿期"的临床意义方面达成广泛共识,但是不同文献中对于失代偿的定义仍存在较大差异;此外,将黄疸纳入失代偿期的定义之中是否合适,目前也时有争论,毕竟,在胆汁淤积性疾病和急性肝损害的患者中,其黄疸是有可能完全恢复的。

在一篇关于肝硬化失代偿预测因素的综述中,作者回顾了2019年之前发表的91项研究[8],共计纳入了104个队列的152 320例不同病因的肝硬化患者,在不同队列中,其失代偿期的定义也有所不同(表3.1和图3.1):42个队列认为是腹水、出血或脑病;31个队列认为是腹水、出血、脑病或黄疸;13个队列认为是合并腹水、出血、脑病或黄疸中至少1种,伴有肝细胞癌;9个队列认为是合并腹水、出血、脑病或黄疸中至少1种,伴Child-Pugh评分增加至少2分;另外9个队列认为是合并腹水、出血、脑病或黄疸中至少1种,伴凝血酶原时间延长、静脉曲张或服用利尿剂。值得注意的是,在11个有胆汁淤积性肝病的队列中,只有1个队列将黄疸纳入失代偿期的定义,该队列将失代偿期的总胆红素临界值设定为11mg/dL[9]。在该综述中,失代偿期的发生率在不同病因的肝硬化期患者之间存在着显著差异,而且,在纳入黄疸伴腹水、出血和脑病的队列中,其失代偿期的发生率显著高于未纳入黄疸的队列。即便进行了病因校正,若把黄疸纳入失代偿期的定义时,其发生率也将明显增加。以上发现提示,在非胆汁淤积性疾病中,肝硬化失代偿的定义应基于腹水、出血、脑病和黄疸的发生,如排除黄疸,则可能对临床实践或临床研究产生影响。然而,黄疸在代偿期肝硬化患者中发生急性肝损害中的作用,还需要进一步探讨。

失代偿期定义尚不明确的领域,还包括少量腹水(仅通过超声检出)或轻微肝性脑病的临床意义。根据Baveno Ⅶ共识[10],两者被认为是仅有的两种可以预测代偿期肝硬化临床结局变差的因素。

表 3.1　2019 年前发表的 91 项研究对失代偿期的定义，共计 104 个队列 152 320 例不同病因的肝硬化患者[a]

定义	病因						
	酒精性肝病	乙型肝炎病毒	丙型肝炎病毒	非酒精脂肪性肝病	原发性胆汁性胆管炎与原发性硬化性胆管炎	未选择的	总计
abe[b]	2	5	14	3	7	11	42
abej[c]	1	6	11	0	1	12	31
plus hcc[d]	0	2	6	2	1	2	13
plus cps[e]	0	4	2	2	0	1	9
plus oth[f]	2	2	2	1	1	1	9
总计	5	19	35	8	10	27	104

[a] 数字代表每种病因类型的队列数量。未经选择的队列包括不同病因肝硬化患者且未进行单独分析。

[b] abe：腹水、出血或脑病。

[c] abej：腹水、出血、脑病或黄疸。

[d] plus hcc：合并腹水、出血、脑病或黄疸中至少 1 种，伴有肝细胞癌。

[e] plus cps：合并腹水、出血、脑病或黄疸中至少 1 种，伴 Child-Pugh 评分增加至少 2 分。

[f] plus oth：合并腹水、出血、脑病或黄疸中至少 1 种，伴凝血酶原时间延长、静脉曲张或服用利尿剂。

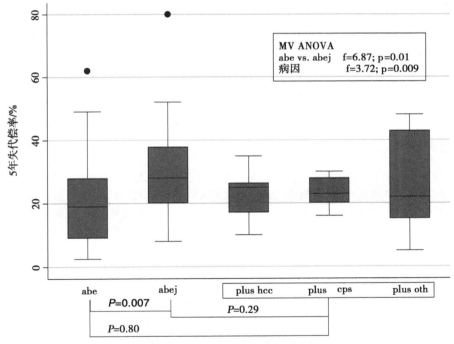

图 3.1　根据肝硬化病因计算 5 年失代偿发生率的箱形图。数据来自一项含 91 项预测失代偿期的相关研究的系统综述，共计 104 个队列 152 320 名不同病因的肝硬化患者[8]。在失代偿期定义包含黄疸伴腹水，出血和脑病的队列中，其发生率显著高于未包含黄疸的队列。在多变量分析中，即使对肝病病因进行校正之后，其仍具有显著性差异。abe：腹水、出血或脑病。abej：腹水、出血、脑病或黄疸。plus hcc：合并腹水、出血、脑病或黄疸中至少 1 种，伴有肝细胞癌。plus cps：合并腹水、出血、脑病或黄疸中至少 1 种，伴 Child-Pugh 评分增加至少 2 分。plus oth：合并腹水、出血、脑病或黄疸中至少 1 种，伴凝血酶原时间延长、静脉曲张或服用利尿剂。MV，多因素分析；ANOVA，方差分析

在上述[8]失代偿期预测因素的综述中,纳入所有定义和病因后,其中位 5 年失代偿期发生率为 23%(范围为 2.5%～80%)。为了研究哪一个是最早出现的失代偿期事件,在一项尚未发表的包括 2 296 例患者的欧洲 - 拉丁美洲多中心研究中,前瞻性随访了 1 007 例代偿期肝硬化患者。通过竞争风险分析,该研究评估了腹水、静脉曲张出血、脑病和黄疸以及任意并发症组合的累积发生率。最早和最常见的失代偿事件是腹水(10 年内的发生率接近 50%),其次是 2 种或 2 种以上并发症的任意组合(15%),单纯出血(11%),单纯黄疸(7.5%),单纯脑病(5%)。

肝硬化的临床分期

当前,已有学者提出在代偿期或失代偿期肝硬化中进行亚分期的理念[1,5,11]。根据是否存在食管胃底静脉曲张及其相关的死亡和疾病进展风险,可以将代偿期肝硬化分为两期。然而,由于大约 50% 的无静脉曲张[12]的患者仍然有轻度门静脉高压(mild portal hypertension,MPH)(5mmHg<HVPG<10mmHg),而其余患者则已经存在临床显著门静脉高压(clinically significant portal hypertension,CSPH)(HVPG≥10mmHg)。由于一旦存在 CSPH,该患者出现疾病进展的风险将显著增加。因此,有学者提出,没有食管静脉曲张的患者可根据有无 CSPH 归为亚分期,而存在静脉曲张的患者则根据定义认定为 CSPH。重要的是,单独测定肝硬度值或联合血小板计数,可以筛查出是否存在 CSPH,且特异度高达 0.90(细节见本书第 9 章)。据报道,在没有或存在食管胃底静脉曲张的代偿期肝硬化的患者中,其 5 年死亡率分别为 1% 和 10%。对于既没有 CSPH 也没有食管胃底静脉曲张的患者而言,其生存率尚不明确,但预计应显著高于存在 CSPH 的患者。因此,我们根据死亡风险或病情严重程度递增而提出了代偿期肝硬化的 3 个亚分期:1 期,无食管胃底静脉曲张及 CSPH;2 期,无食管胃底静脉曲张但存在 CSPH;3 期,存在食管胃底静脉曲张。

在失代偿期肝硬化中,也有研究者根据标志性失代偿事件的类型和数量提出了另外 3 个亚分期:仅发生过食管胃底静脉曲张破裂出血的失代偿期肝硬化患者,其 5 年死亡率约为 20%;发生过 1 次非食管胃底静脉曲张破裂出血的失代偿期并发症的患者,5 年死亡率升至 30%;对于发生 2 种或 2 种以上失代偿期并发症的患者,5 年死亡率进一步提高为 80%。因此,可将失代偿期肝硬化的亚分期定义如下:4 期,单纯食管胃底静脉曲张破裂出血;5 期,任何单一的非出血事件;6 期,≥2 次的任意失代偿期并发症。

序贯结局

序贯结局是指给定事件的不同水平间的排列顺序,而其不同水平之间的差异并不明确。事件即结果本身。而排列顺序则是依据结局的严重程度的减轻或加重从最低到最高来表示。一个被普遍应用的序贯结局的例子是用于评估神经功能障碍的 Rankin 量表[13]。该量表的评分范围为 0～6 分,0 分表示无症状,1 分表示无临床意义的残疾,2 分表示轻度残疾,3 分表示中度残疾,4 分表示中重度残疾,5 分表示重度残疾,6 分表示死亡。

与传统的二元结局相比,在随机临床试验(randomized clinical trial,RCT)中使用序贯结局具有一定的优势。其一,体现在它的终止规则。在使用传统二元结局的 RCT 中,发生结局事件的患者将退出试验,并在之后接受现有的最佳治疗。但若使用序贯结局的话,则意味着患者即便出现了不同级别的结局,之后仍可以在试验中接受试验性治疗,直到出现预先设定的终点事件。例如,在一项有关降低门静脉压力临床治疗的 RCT 中,食管静脉曲张的出现被视为治疗措施的终点事件。然而,如果此刻停止试验的话,则会妨碍该措施对预防腹水等其他并发症的疗效评估,即便该措施确实无法预防食管静脉曲张的发生。目前,已经有一项 RCT 观察到了这个现象,在该试验中,非选择性 β 受体阻滞剂(non-selective beta-blocker,NSBB)可预防代偿期肝硬化患者的失代偿性事件,除了食管静脉曲张[14],在另一项早期开展的 RCT[15]中,如在食管静脉曲张发生时就停止相关治疗,的确将妨碍其对其他事件(如腹水)的疗效评估。

事实上,如果可以设置符合伦理要求的终止规则[6],序贯结局的方法将有助于评估不同疗法(例如,活性药 vs. 安慰剂)在严重程度不断增加的相关事件中的效果。以上述临床分期为例的理念可应用于肝硬化领域,即根据临床死亡率的升高而对肝硬化进行分级的做法,也是与序贯结局的基本分类相一致的。由于不同亚分期的肝硬化在每个阶段都有不同的特征性的病理生理机制[12,16,17]，这也使得明确特定亚分期的治疗效果将是阐明该亚分期主要作用机制的关键。图 3.2 显示了代偿期肝硬化序贯结局的一种设想。在该设想中，序贯结局的 1 期对应着没有食管胃底静脉曲张的代偿期肝硬化（对应于病情最轻的级别），且有别于 CSPH，因为在没有 CSPH 的 1 期患者中，其疾病进展或死亡的风险尚未明确。

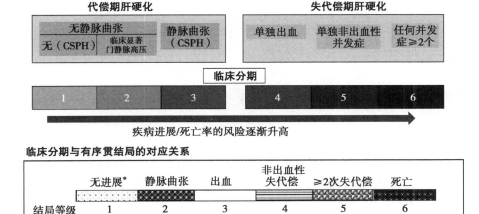

图 3.2　肝硬化的临床分期和一种设想的序贯结局。代偿期和失代偿期肝硬化在图的上部用方框表示，方框中包括对临床分期设想的描述。根据疾病进展或死亡的风险不断增加（上图的中间部分），临床分期分为 1～6 级。上图的最下方对与疾病临床分期相对应的 6 级序贯结局进行了描述。CSPH，指临床显著门静脉高压。需要注意的是，1 级结局对应于没有食管胃底静脉曲张（与 CSPH 无关），因为在没有 CSPH 的代偿期肝硬化患者中，其疾病进展或死亡的风险虽然被认为是零，但尚未明确

使用序贯结局的第 2 个潜在优势是，在 RCT 和观察性研究中，序贯结局可以更加详细地描述疾病进展过程。值得注意的是，正是基于上述原因，在最近一项有关门静脉高压临床试验设计的专家共识[18]中，专家们对观察终点进行了更为精细的定义以便评估对多种并发症的疗效，并建议尽量使用序贯结局及其相关的统计学方法[19]。

序贯结局的第 3 个优势是，与二元结局相比，该方法所需的临床样本量更小[19-22]，因为后者所关注的临床事件数量通常更多，而二元结局只占了其中一小部分[18,23]。

序贯结局在代偿期肝硬化中的应用实例

为了探讨序贯结局在肝硬化中的适用性，我们开展了一项关于肝硬化临床发展进程的前瞻性随访研究，连续纳入了 202 例无食管胃底静脉曲张的代偿期肝硬化患者，并随访 5 年观察其临床结局[11]。该研究的方法和参与者的基线特征在相关文章中已有详细描述[11]。图 3.3 展示了该队列在各个疾病阶段的临床病程，以及所有患者在其 5 年随访过程中临床分期及其序贯结局的分布情况。如图所示，与失代偿或死亡的二元结局（分别对应序贯结局中的 6 级或 3～6 级）相比，序贯结局能够对参与者的最终状况给予更为细致的总结和描述。

同样地，序贯结局也可用于评估随时间推移的疾病进展情况。如图 3.4 所示，展示了上述同一队列的基线情况及其在 24 个月和 60 个月的临床结局。在 24 个月时，共观察到 42 起新发事件，不同临床结局的患者分布如下：160 例无进展（1 级），25 例食管静脉曲张（2 级），1 例静脉曲张出血（3 级），10 例首次非出血性失代偿（4 级），1 例≥2 起失代偿事件（5 级）和 5 例死亡（6 级）。而经过 60 个月随访后，共发生了 73 起临床事件，按照序贯结局来评估的话，患者的最终分布如下：1 级 129 例，2 级 43 例，3 级 2 例，4 级 7 例，5 级 5 例，6 级 16 例。下图显示了序贯结局患者分布的百分比，并提供了随时间推移疾病的进展情况。

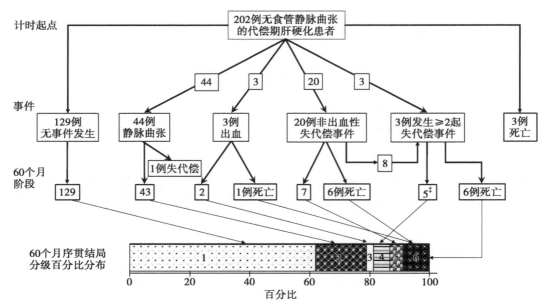

图 3.3　代偿期肝硬化患者随访 60 个月的序贯结局。本研究显示了 202 例无食管静脉曲张的代偿期肝硬化患者的临床病程。所有患者基线时均处于 1 期。44 例患者首次发生了静脉曲张,3 例首次出现门静脉高压出血,20 例首次发生了非出血性失代偿事件,3 例同时发生 2 起或 2 起以上失代偿事件,3 例死亡(非肝脏相关原因)。在发生首次并发症后,多个病例出现了病程变化,另有 13 例最终死亡。这些新的转变导致了本图下方所示的 60 个月序贯结局,也代表了参与者在疾病各临床阶段的分布

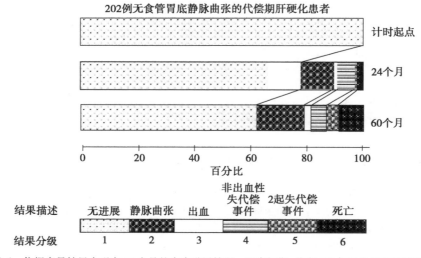

图 3.4　依据序贯结局来观察 60 个月的疾病进展情况。观察初期,共有 202 例无食管胃底静脉曲张的代偿期肝硬化患者。24 个月后,42 例患者出现了疾病进展,即 79% 的患者并未出现病情进展(1级),21% 的患者出现了不同程度的病情进展。到 60 个月时,仍无疾病进展的患者比例为 63%,其余 37%的患者出现新的事件。总体而言,从基线至随访结束,各结局分级的患者比例均呈逐渐增加的趋势

肝硬化随机临床试验的序贯结局

　　为验证序贯结局在肝硬化中的适用性,我们在上述肝硬化患者队列中模拟了一次预防失代偿的 RCT

试验。将患者分为基线特征相似的两组，其中一组患者在 RCT 中接受了模拟治疗。分组变量为血小板计数（platelet count，PLT），以 $150×10^9/L$ 为界，实验组 $>150×10^9/L$，对照组 $≤150×10^9/L$。为使模拟更加真实，我们报告了两组患者随访至 24 个月时的结果，并在 RCT 中进行了类似的比较。比较组间序贯结局的统计学方法已做相关描述[19,20]，也包括处理此类分析的教程[24]，具体方法可见于在大多数统计学软件的"序贯逻辑分析"部分。

在这个模拟试验中，疾病进展被定义为发生了食管静脉曲张、失代偿或死亡。为了探讨序贯结局的优势，我们比较了两组患者在 24 个月时的结局，分别使用了（a）上述的序贯结局和（b）在静脉曲张出血水平对应的二元结局（无静脉曲张进展或发生 vs. 任何失代偿事件或死亡）。

其中，PLT $≤150×10^9/L$ 的对照组患者有 101 例，而 PLT $>150×10^9/L$ 的治疗组患者为 101 例。两组的序贯结局如图 3.5 所示。

为了比较两组的序贯结局，我们首先进行了一次 2×6 联表（自由度为 5）的卡方检验，结果显示无显著差异。相反，使用比例优势累积 logistic 模型则可得出两组间具有显著性差异的结果。与 $≤150×10^9/L$ 的患者组相比，血小板计数 $>150×10^9/L$ 患者组的疾病进展的优势比为 0.48（0.24~0.96）（图 3.5 和表 3.2）。当使用二元结局（无疾病进展 vs. 失代偿或死亡）时，无论是在二元 logistic 分析还是在 Cox 模型中，两组之间的差异均不显著（表 3.2）。之所以两组之间的差异不具有统计学显著性，一定程度上在于这两种结局评定方法的差异所导致的结局事件数明显不同：序贯结局为 42 起，而二元结局仅为 17 起。还需要注意的是，在这项模拟试验中，如果该统计是基于符合伦理终止规则的序贯结局的话，则发生静脉曲张出血的患者将始终被纳入研究直到研究结束。而对于二元结局而言，该患者则将被中止研究。因此，评价一项试验性治疗是否具有预防疾病进展的效果，只能使用序贯结局，而非二元结局的方法。

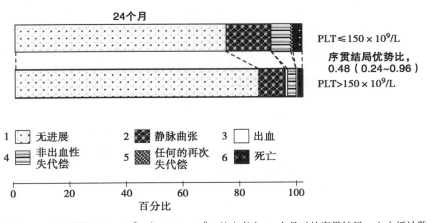

图 3.5　血小板计数 $≤150×10^9/L$ 与 $>150×10^9/L$ 的患者在 24 个月时的序贯结局。血小板计数较低的患者，其序贯结局明显更差。等级是指序贯结局的对应等级：1 级，无疾病进展；2 级，静脉曲张；3 级，出血；4 级，非出血性失代偿；5 级，任何的再次失代偿；6 级，死亡

表 3.2　比较代偿期肝硬化且无食管静脉曲张患者 24 个月病情进展情况 [a]，依据血小板计数 $≤150×10^9/L$ 或 $>150×10^9/L$ 分为两组

序贯结局 [b]	分组（PLT×10^9/L）		二元结局 [c]	分组（PLT×10^9/L）	
	≤150（n=101）	>150（n=101）		≤150（n=101）	>150（n=101）
1= 无进展	74	86	无失代偿	90	95
2= 静脉曲张	16	9			
3= 出血	0	1	失代偿或死亡	11	6
4=1 起非出血性失代偿事件	7	3			
5=≥2 起失代偿事件	1	0			

序贯结局 b	分组（PLT×10⁹/L）		二元结局 c	分组（PLT×10⁹/L）	
	≤150（n=101）	>150（n=101）		≤150（n=101）	>150（n=101）
6= 死亡	3	2			
合计	27	15			
合计事件	42		合计事件	17	
优势比，序贯 logistic d	0.48（0.24～0.96）		优势比，二元 logistic 分析 e	0.51（0.18～1.45）	
			危险比，Cox 模型 f	0.54（0.20～1.45）	

^{a}疾病进展根据表左侧的序贯结局和右侧的二元结局（对应于序贯结局中 3 级）进行定义。

^{b}序贯结局的分级结果与肝硬化的临床分期相对应，并涵盖整个病程。

^{c}二元结局包括无失代偿（包括序贯结局的 1 级和 2 级）和失代偿或死亡（包括序贯结局的 3～6 级）。

^{d}序贯 logistic 分析是序贯结局的比例序贯统计模型，在结局的各等级之间具有相应的优势比差异（详细信息见 [23]）。

^{e}二元 logistic 分析是二元结局的传统统计模型。

^{f}Cox 模型是二元时间依赖结局的比例风险 Cox 模型。

与二元结局相比，序贯结局的样本量估计

目前，已有利用序贯结局进行样本量估计的方法报道 [24,25]，而在 RCT 中的研究表明，序贯结局所需样本量总是低于二元结局所需样本量。事实上，通过将序贯结局一分为二，部分结局事件将被认为是"非事件" [20]，从而减少了可用于比较的事件总数，同时将丢失序贯结局所能提供的部分信息（表 3.2）。为了说明这一点，我们做了一次样本量估计，前提是假设 RCT 与前面段落中模拟的 RCT 相似，即预期终点事件与上面报告的一致。对序贯结局（从无疾病进展到死亡的 6 个等级）以及二元复合结局（由两个不同等级的序贯结局所得）都进行了样本量估计，分别是：（a）无进展 vs. 任何进展（包括静脉曲张、失代偿或死亡）或序贯结局的 1 级 vs. 2～6 级；（b）无食管静脉曲张或发生食管静脉曲张 vs. 其他任何失代偿事件或死亡（包括出血或任何失代偿事件或死亡），或序贯结局的 1～2 级 vs. 3～6 级（表 3.3）；二元结局的失代偿事件为出血、腹水、肝性脑病或黄疸。样本量估计的前提是假设治疗会让 24 个月后疾病进展的基线风险降低 50%。这就使得出现以下不同结果，如果按照序贯结局或将序贯结局分为 2 级的二元结局进行分析的话，对照组发生终点事件的风险（基线潜在风险）为 42/202 或 0.21；但如果按照将序贯结局分为 3 级的二元结局进行分析的话，其风险仅为 17/202 或 0.08（表 3.3）。

表 3.3　对于具有序贯结局或两个二元结局（将序贯结局在两个不同水平进行二分）的优效性 RCT 所需的样本量

序贯结局的等级	基于 202 例代偿期肝硬化患者的既往经验所预测的 24 个月临床结局		
	序贯结局	二元结局的两组分类	
		静脉曲张（2 级）	出血（3 级）
1= 无进展	160	160	185
2= 静脉曲张	25	42	
3= 出血	2		17
4=1 起非出血性失代偿事件	13		
5=≥2 起失代偿事件	1		
6= 死亡	1		
预期事件总数	42	42	17

续表

序贯结局的等级	基于 202 例代偿期肝硬化患者的既往经验所预测的 24 个月临床结局		
	序贯结局	二元结局的两组分类	
		静脉曲张（2 级）	出血（3 级）
样本量计算			
基线风险	0.21	0.21	0.08
假设的风险下降值（24 个月）	0.5	0.5	0.5
所需总样本量 [a]	354	385	1 115

[a] 样本量计算的详细信息见[23]。

　　依据上述的基线风险，若要使风险降低 50%，采用不同统计方法时本试验所需的总样本量如下：序贯结局需 354 例，有任何疾病进展的二元结局（序贯结局 2 级）需 385 例，而发生失代偿或死亡的二元结局（序贯结局 3 级）则需 1 115 例（表 3.3）。对于序贯结局中 2 级的患者（静脉曲张）而言，使用序贯结局的优势仅是将结局的严重程度添加到疗效评估中。事实上，如果将静脉曲张的出现作为一种终止事件的话，那么，我们就根本无法对出现静脉曲张后的治疗效果进行评估了。

　　对于上述讨论的序贯结局和二元复合终点的样本量估计，基于时序方法（二元结局）和序贯分类变量方法（序贯结局）[25]。计算的细节可见于相关报告[23]。

序贯结局在门静脉高压中的运用

　　上述序贯结局的案例已经在代偿期肝硬化疾病进展的临床研究得以开展。显然，这一结果并不适用于所有的研究目的。例如，在一项预防腹水患者进一步失代偿的 RCT 中，其可能的序贯结局包括大量腹腔积液接受穿刺引流的需要，自发性细菌性腹膜炎，急性肾损伤，当然还有其他非腹水相关并发症，如门静脉高压出血、脑病和黄疸。事实上，在一项纳入 513 例仅以腹水作为首次失代偿事件的患者队列中，经过 24 个月的随访，256 例患者未发生任何其他事件，而其余的患者却发生了下列不同的情况：26 例出现了 1 次可能与腹水相关的并发症；59 例发生了至少 1 次出血、脑病或黄疸；20 例出现了腹水及其相关或不相关的并发症；152 例死亡。在前 3 种情况下，死亡风险是显著增加的。因此，对于仅有腹水的代偿期肝硬化患者而言，其可能的序贯结局如下：1 级，无进展；2 级，腹水相关并发症；3 级，非腹水相关并发症；4 级，合并腹水及其相关或不相关的并发症；5 级，死亡。若要使相对风险降低 50%，采用不同统计方法时本试验所需的总样本量如下：序贯结局需 95 例，有任何疾病进展的二元结局（序贯结局 2 级）需 170 例，而发生失代偿或死亡的二元结局（序贯结局 3 级）需 340 例。

　　这个例子表明，在适当的情况下，序贯结局可能适用于肝硬化临床进程的不同阶段。应根据特定的研究目标设定最佳结局事件，并根据严重程度的增加对结局事件进行分级。

结论

　　代偿期和失代偿期是肝硬化的主要分期。失代偿期肝硬化通常被定义为肝硬化出现或合并静脉曲张出血、腹水、肝性脑病或黄疸等并发症，尽管目前学术界对黄疸在失代偿定义中的作用仍有争议。目前已认为肝硬化可分为 6 个亚分期：3 个代偿期和 3 个失代偿期。这 6 个亚分期的定义，并不是基于病理生理学基础，而是基于其临床特征和不同的死亡风险，因此，它们的发生顺序是不可预测的。由于不同亚分期患者的死亡风险呈逐渐增加趋势，因此，该分期标准符合序贯结局的要求。基于肝硬化临床分期而提出的肝硬化进展的序贯结局，包括以下不同级别：1 级，无疾病进展；2 级，食管静脉曲张；3 级，静脉曲张破裂出血；4 级，任何单一的非出血性失代偿事件；5 级，任何两次或多次失代偿事件；6 级，死亡。在代偿期肝硬化的预后或治疗的研究中，序贯结局的适用性和潜在优势已得到证明。同样，当结局事件能够根据其严重程度进行排序时，即可参考肝硬化的临床病程的不同阶段来设置其序贯结局的具体目标。

（赵有为 译，祁小龙 审校）

参考文献

1. D'Amico G, Garcia-Tsao G, Pagliaro L. Natural history and prognostic indicators of survival in cirrhosis: a systematic review of 118 studies. J Hepatol. 2006;44:217–31.
2. Ginés P, Quintero E, Arroyo V, Terés J, Bruguera M, Rimola A, Caballería J, Rodés J, Rozman C. Compensated cirrhosis. Natural history and prognostic factors. Hepatology. 1987;7:122–8.
3. D'Amico G, Morabito A, Pagliaro L, Marubini E. Survival and prognostic indicators in compensated and decompensated cirrhosis. Dig Dis Sci. 1986;31:468–75.
4. Planas R, Montoliu S, Ballestè B, Rivera M, Mireia M, Masnou H, et al. Natural history of patients hospitalized for management of cirrhotic ascites. Clin Gastroenterol Hepatol. 2006;4:1385–94.
5. D'Amico G, Morabito A, D'Amico M, Pasta L, Malizia G, Rebora P, Valsecchi MG. Clinical states of cirrhosis and competing risks. J Hepatol. 2018;68(3):563–76.
6. Saunders JB, Walters JRF, Davies P, Paton A. A 20-year prospective study of cirrhosis. Brit Med J. 1981;282:263–36.
7. Tsochatzis EA, Bosch J, Burroughs AK. Liver cirrhosis. Lancet. 2014;383(9930):1749–61.
8. D'Amico G, Perricone G. Prediction of decompensation in patients with compensated cirrhosis: does etiology matter? Curr Hepatol Rep. 2019;18:144–56.
9. Papatheodoridis GV, Hadziyannis ES, Deutsch M, Hadziyannis SJ. Ursodeoxycholic acid for primary biliary cirrhosis: final results of a 12-year, prospective, randomized, controlled trial. Am J Gastroenterol. 2002;97(8):2063–70.
10. De Franchis R, Bosch J, Garcia-Tsao G, Reiberger T, Ripoll C, Baveno VII Faculty. Renewing consensus in portal hypertension. Report of the Baveno VII consensus workshop: personalized care in portal hypertension. J Hepatol. 2022;76(4):959–74.
11. D'Amico G, Pasta L, Morabito A, D'Amico M, Caltagirone M, Malizia G, et al. Competing risks and prognostic stages in cirrhosis: a 25-year inception cohort study of 494 patients. Aliment Pharmacol Ther. 2014;39:1180–19.
12. Villanueva C, Albillos A, Jenescà J, Abraldes J, Calleca JL, Aracil C, et al. Development of hyperdinamic circulation and response to β-blockers in compensated cirrhosis with portal hypertension. Hepatology. 2016;63:197–206.
13. Broderick JP, Adeoye O, Jordan Elm J. Evolution of the modified Rankin scale and its use in future stroke trials. Stroke. 2017;48:2007–12.
14. Villanueva C, Albillos A, Genescà J, Garcia-Pagan JC, Calleja JL, Aracil C, et al. β blockers to prevent decompensation of cirrhosis in patients with clinically significant portal hypertension (PREDESCI): a randomised, double-blind, placebo-controlled, multicentre trial. Lancet. 2019;393:1597–608.
15. Groszmann RJ, Garcia-Tsao G, Bosch J, Grace ND, Burroughs AK, Planas R, et al. Beta-blockers to prevent gastroesophageal varices in patients with cirrhosis. N Engl J Med. 2005;353:2254–61.
16. Turco L, Garcia-Tsao G, Magnani I, Bianchini M, Costetti M, Caporali C, Colopi S, et al. Cardiopulmonary hemodynamics and C-reactive protein as prognostic indicators in compensated and decompensated cirrhosis. J Hepatol. 2018;68:949–58.
17. Bernardi M, Moreau R, Angeli P, Schnabl B, Arroyo V. Mechanisms of decompensation and organ failure in cirrhosis: from peripheral arterial vasodilatation to systemic inflammation hypothesis. J Hepatol. 2015;63:1272–84.
18. Abraldes JG, Trebicka J, Chalasani N, D'Amico G, Rockey D, Sha V, Bosch J, Garcia-Tsao G. Prioritization of therapeutic targets and trial design in cirrhotic portal hypertension. Hepatology. 2019;69:1287–99.
19. Scott SC, Goldberg MS, Mayo NE. Statistical assessment of ordinal outcomes in comparative studies. J Clin Epidemiol. 1997;50(1):45–55.
20. Murray GD, Barer D, Choi S, Fernandes H, Gregson B, Lees K, et al. Design and analysis of phase III trials with ordered outcome scales: the concept of the sliding dichotomy. J Neurotrauma. 2005;22:511–7.
21. Roozenbeek B, Lingsma HF, Perel P, Edwards P, Roberts I, Murray GD, Maas AIR, et al. The added value of ordinal analysis in clinical trials: an example in traumatic brain injury. Crit Care. 2011;15:R127.
22. Agresti A. Analysis of ordinal categorical data (Wiley series in probability and statistics). Hoboken, NJ: Wiley; 2010.
23. D'Amico G, Abraldes JG, Rebora P, Valsecchi MG, Garcia-Tsao G. Ordinal outcomes are superior to binary outcomes for designing and evaluating clinical trials in compensated cir-

rhosis. Hepatology. 2020;72(3):1029–42.

24. Harrell FE Jr, Margolis PA, Gove S, Mason KE, Mulholland EK, Lehmann D. Development of a clinical prediction model for an ordinal outcome: the World Health Organization multicentre study of clinical signs and etiological agents of pneumonia, sepsis and meningitis in young infants. Stat Med. 1998;17:909–44.

25. Whitehead J. Sample size calculations for ordered categorical-data. Stat Med. 1993;12:2257–71.

第4章　肝病进展的生活方式及基因学影响因素

Mattias Mandorfer, Annalisa Berzigotti

肝病进展的生活方式影响因素

生活方式被广泛地定义为个体生活的方式,包括习惯、态度和品位。生活方式的主要组成部分包括营养、体育活动/锻炼,以及调节应激反应和心理健康的行为。

不健康的生活方式

大量证据表明,一些"不健康"的生活方式因素(如饮酒、肥胖、营养不良、缺乏体育活动和吸烟)会增加罹患肝病的可能性,促进肝病进展至肝硬化和失代偿期肝硬化、进一步失代偿,甚至死亡,且不利于肝病主要致病因素(如 HCV 感染)去除后,病情缓解。尽管预估"不健康"生活方式所带来的负担存在困难,但已经有人试图对它在肝脏相关死亡风险的影响进行量化。在一项全国性的前瞻性队列研究中,如果被纳入的受试者同时具有以下 5 个特征的话,包括从不吸烟或过去少量吸烟,不饮酒或少量饮酒,BMI 在 18.5~24.9,每周都进行体育锻炼,在健康饮食标准量表中的得分至少 40 分,将被认为是低风险者。与此类低风险者(没有危险因素)相比,高风险组(具有 5 个危险因素)人群出现偶发性肝细胞癌(hepatocellular carcinoma,HCC)的多变量校正危险比(hazard ratio,HR)是 3.59(95%CI:1.50~7.42),而肝硬化相关死亡率的 HR 为 4.27(95%CI:56~98)[1]。

酒精

酒精除了是全球慢性肝病(chronic liver disease,CLD)人群的主要致病因素之外[2,3],酒精摄入还被公认为是其他 CLD 患者出现肝纤维化进展的危险因素[4]。对于肝硬化患者而言,酒精摄入会迅速增加门静脉压力和门静脉侧支血管的血流量[5,6]。重要的是,酒精和肥胖具有协同作用[7],其导致肝硬化和肝细胞癌的风险远远高于这两个独立的风险因素[8,9]。持续的酒精摄入与首次失代偿事件的发生[10]以及酒精性肝炎后的高死亡率有关[11,12]。另外,戒酒可使酒精性肝硬化患者的 5 年生存率提高 20% 以上,并通过改善门静脉高压(portal hypertension,PH)来降低其出现失代偿的风险[13]。戒酒还有助于恢复肠道的完整性,其机制已被证实与改善肠道微生物群的多样性和降低渗透性有关[14]。对于代偿期进展性慢性肝病(compensated advanced chronic liver disease,cACLD)患者来说,无论其潜在病因如何,都应建议完全戒酒。

肥胖

在最近报道的一系列研究中,20%~40% 的代偿期肝硬化患者存在肥胖[15,16]。而且,非酒精性脂肪性肝炎(nonalcoholic steatohepatitis,NASH)相关肝硬化的发病率在全球范围内呈上升趋势,而 NASH 几乎总是与肥胖相关。肥胖在失代偿期肝硬化患者中也不再少见,在最近的系列研究中,有 12%~25% 的失代偿期肝硬化患者存在肥胖[17-19]。

肥胖是肝纤维化进展的协同因素,可增加肝脏相关事件的风险,因此,肝病学家应该熟悉肥胖的管理。在 HALT-C(hepatitis C antiviral long-term treatment against cirrhosis,长期抗丙肝病毒以预防肝硬化)试验中,BMI 每增加一个四分位数,其组织学进展为肝硬化或临床进展为失代偿的患者数将增加 14%[15]。此外,纳入研究后 1 年内的体重增加>5%,其肝脏疾病进展的风险可增加 35% 以上。

在一项纳入代偿期肝硬化和门静脉高压[肝静脉压力梯度(hepatic venous pressure gradient,HVPG)>5mmHg]且内镜检查无静脉曲张的患者以比较替莫洛尔与安慰剂预防食管静脉曲张的疗效的随机对照试验中,研究者发现,作为连续变量的 BMI 与肝硬化失代偿风险的增加相关,且不依赖于 HVPG 和白蛋白[16]。

而且,肥胖患者出现失代偿的风险接近于 BMI 正常患者的 3 倍[16]。有趣的是,不仅仅是肥胖本身,功能失调的脂肪组织的身体成分标志物,如较高的皮下脂肪密度,亦可预测代偿期肝硬化患者的首次失代偿事件[20]。

此外,肥胖可能促进肝硬化患者出现其他方面的病情加重。在一项有关等待肝移植患者的研究中,肥胖是出现门静脉血栓的独立预测因子(HR:13.1)[21]。而且,肥胖患者发生肝细胞癌的风险也将有所增加。不过,这种相关性在很大程度上与其共存的糖尿病有关[22]。

最后,对于肝脏的主要致病原因已被消除的患者而言(如接受长期抗病毒治疗的慢乙肝患者),肥胖可降低肝硬化组织学逆转的可能性[23]。

从上述数据来看,对于 cACLD 患者而言,肥胖是一个重要但可改变的潜在危险因素。有 3 项研究表明,干预性减轻至少 5% 的体重,有助于长期改善肝纤维化的组织学病变,并有利于降低 HVPG[15,24,25]。超过 50% 的病例实现了至少 5% 的减重,但合并有糖尿病患者的成功率偏低。在 Sport Diet 研究中,一项旨在观察存在 PH 的代偿期肝硬化患者在 16 周高强度生活方式改变(中等热量限制和指导性运动)后的 HVPG 变化的概念验证性研究发现,体重减轻>10% 可导致 HVPG 显著性降低,具有明显的临床意义[25]。

在失代偿期肝硬化方面,该领域的数据较为欠缺。总体来说,肥胖可以增加需要接受 ICU 治疗的严重细菌感染的风险[26],并且,重度肥胖与慢加急性肝衰竭的风险增加相关[27],以及由于重度肥胖可能导致并发症的风险更高,这也使此类人群的肝移植手术成为一个挑战[28,29]。在一篇论文中,肥胖与 ICU 住院期间死亡风险偏低相关[30],但在另一篇论文中,肥胖却是感染性休克入院后死亡的危险因素[31]。因此,合并肝硬化的危重患者是否存在"肥胖悖论",仍有待证实。

营养不良,肌肉减少症,衰弱

蛋白质 - 能量营养不良(protein-energy malnutrition,PEM)是几乎所有失代偿期肝硬化患者所常见的并发症,可导致骨骼肌的质量和功能丧失(肌肉减少症)以及衰弱,后者可定义为生理储备能力下降以及对健康应激源的易感性增加。尽管界定肝硬化患者的营养不良具有一定的挑战性,但肌肉减少症可以通过从简单的工具(握力测试;中臂围测量)到影像学方法等多种不同方法进行评估[32]。在肝硬化患者中,通过单层 CT 扫描评估 $L_3 \sim L_4$ 的骨骼肌指数被认为是准确和可重复的。无论采用何种评估方法,肌肉减少症和衰弱都被认为与失代偿期肝硬化患者的死亡率增加有关,而与肝功能无关[33,34]。尽管代偿期肝硬化的研究数据较少,但与失代偿期肝硬化中所观察到的数据完全一致。以前的研究表明,营养不良的患者(握力低或中臂围低)出现失代偿和细菌感染的风险明显升高[35,36]。在最近的一项大型单中心研究中,肝功能衰弱指数对代偿期肝硬化患者出现失代偿性事件以及失代偿期患者的死亡率均具有一定的预测价值[37]。营养评估和营养补充,应与改善体力活动的措施一起,成为肝硬化患者临床常规管理工作的一部分[34,38]。

吸烟

吸烟可促进肝脏的纤维化[39,40],并增加肝硬化风险,而与饮酒无关[41]。重要的是,吸烟是酒精性和病毒性肝硬化患者发生 HCC 的主要危险因素[42-44]。而且,在普通人群中,该风险呈剂量依赖性增加[45]。在酒精性肝硬化患者中,吸烟还会在增加口腔、咽喉和食管癌变风险等方面具有协同作用[46]。反之亦然,戒烟有助于降低 HCC 的发生风险[45],因此,应该建议肝硬化患者戒烟。

健康的生活方式——保护性因素

体育活动和锻炼

在普通人群中,久坐的生活方式非常常见,而肝硬化患者更是如此。根据现有数据,这些患者平均有 76% 的清醒时间都处于久坐状态[47]。缺乏身体活动是发生非酒精性脂肪性肝病(non-alcoholic fatty liver disease,NAFLD)的危险因素,在 CLD 的后期,它会导致肌肉减少和身体机能失调[48]。与体重减轻一样,运动可降低 NAFLD 患者的肝内脂肪含量,提高有氧代谢能力(耗氧量),从而使心血管系统、肺功能、内皮功能、心理健康多重受益,并最终提高生活质量[48]。在肝病的小鼠模型和大型流行病学研究中,运动降低 HCC 的风险也呈剂量依赖性[49]。

在肝硬化患者中,目前已经发表了 10 项随机对照试验,并采用了 8~16 周的指导性或自发性运动作为干预。这些研究在设计上是异质性的,主要包括代偿期患者(Child-Pugh A 级和 Child-Pugh B 级),但在这一人群中没有发现安全性问题。结果显示,对骨骼肌质量、功能状态、HVPG 和生活质量均有类似的积极影响。目前,一些中心正在实施康复治疗,包括为失代偿期肝硬化患者的状态量身定制的运动。

增加体育活动和锻炼,应该被视为 CLD 生活方式管理的基石。

饮用咖啡和地中海饮食

研究者在一项基于英国生物样本库包括 384 818 名咖啡饮用者和 109 767 名非咖啡饮用者的大型研究中发现,所有类型的咖啡对慢性肝病和肝硬化的发展都有保护作用[50],验证了之前发表的小规模研究所得结论。与非咖啡饮用者相比,咖啡饮用者在 CLD(HR:0.79,95%CI:0.72~0.86),CLD 或脂肪变性(HR:0.80,95%CI:0.75~0.86),CLD 死亡(HR:0.51,95%CI:0.39~0.67)和 HCC(HR:0.80,95%CI:0.54~1.19)等方面的校正后风险更低,而且,这些结果都已通过系统回顾和荟萃分析得以证实[51,52]。

地中海饮食(富含橄榄油、蔬菜和水果)对心血管和其他慢性疾病的益处已被一些大型研究所证实[53-57]。而在肝硬化患者中,一项研究报告称,与西方饮食习惯的患者相比,坚持地中海饮食的患者因肝脏相关事件而住院的风险更低。在该研究中,坚持地中海饮食的肝硬化患者具有更多样化的肠道微生态,这也可能解释了该类患者为何能获得更好的临床结果[58]。

cACLD 进展的遗传学影响因素

已有大量证据表明,遗传因素可影响 CLD 的易感性并导致相关肝病发展至进展期慢性肝病(ACLD),特别是 NAFLD[59]、酒精相关性肝病(alcohol-related liver disease,ALD)[60]和丙型肝炎[61]。此外,一些遗传因素也被证明可以促进疾病的进展。然而,除了罕见的单基因肝病,个体变异只能解释 CLD(如 NAFLD)[62]患病率/严重程度的一小部分变异,这也突出了 CLD 具有基因多态性。最近的研究证明,多基因风险评估(与肝纤维化的简单血液学检测相比),有助于预测普通人群和存在 NAFLD 风险者出现肝脏相关事件(偶发性肝硬化、HCC 或肝移植)[63],并可明显改变重度饮酒者发生肝硬化的可能性[60]。然而,即使结合多种疾病的基因变异,也只能解释一小部分的变异[62],这可能是由于我们对 CLD 背后的遗传学知识了解有限,或者,更为可信的是,是由于生活方式因素的巨大贡献。此外,遗传因素是不可修改的(目前)。尽管如此,基因研究提供了独特的可能性:首先,这些研究避开了“先有鸡还是先有蛋”的因果关系困境,后者通常会阻碍对 ACLD 研究的解释;其次,遗传因素并不会随着时间的推移而发生变化,这与其他的患者特征(包括但不限于生活方式因素)和用于评估风险分层和个性化治疗的常用生物标志物,形成了鲜明对比。

在 ACLD 的研究领域里,遗传因素可以分为下列两大类:

1. 主要是影响肝脏代谢的基因以及由此导致的代谢相关脂肪性肝病。然而,同样的基因变异也可能影响不同病因 CLD 的病程。Patatin 样磷脂酶域蛋白 3(*PNPLA3*)rs738409 C>G 和 17β- 羟基类固醇脱氢酶 13(*HSD17B13*)rs72613567 T>TA 就是很好的例子。它们都可以影响肝脏的脂质代谢,也是与 MAFLD 导致的 ACLD 发展风险的适度变化相关的常见变异[59,60]。编码 α₁- 抗胰蛋白酶缺乏症(alpha-1 antitrypsin defciency,A1AD)的 Z 等位基因的丝氨酸蛋白酶抑制剂 A1(*SERPINA1* rs28929474 G>A)则更不常见。而 Z 等位基因的纯合子可以导致 A1AD 相关性肝病(即一种罕见的单基因 CLD,由于获得性的毒性功能使其具有不完全的外显率),而杂合子(影响约 2% 的欧洲人[64],具有相当大的地域性差异)则将导致 ACLD 的风险显著增加[65]。

2. 此外,有几个遗传因素可以协调病因无关的病理生理学机制,从而可能导致肝病/PH 的进展。除了遗传性易栓症可促进肝纤维化进展之外[66-69],核苷酸寡聚化结构域 2(NOD2;编码细胞内病原体识别受体)和核受体亚家族 1H 组成员 4(NR1H4;编码法尼酯 X 受体)已被证明可以改变 ACLD 的进程。

个体基因变异

PNPLA3 和 *HSD17B13*

PNPLA3 编码了一种有助于甘油三酯定位到脂滴表面的活性脂肪酶[70]。功能缺失的 rs738409 C>G 型变异体不仅通过在脂滴表面积累突变蛋白来增加肝内的甘油三酯含量[70],还增强了 HSC 的促炎和促纤维形成的特性[71]。它与 NAFLD/NASH、疾病严重程度[72,73]以及 ALD 相关性肝硬化有关[74-77]。此外,它还与 HCV 单一感染[78]和 HIV/HCV 合并感染患者[79]的肝脂肪变性/肝纤维化有关,不过,与 MAFLD 相比,它对

病毒性肝炎的影响不太一致。重要的是,在 CLD 领域,*PNPLA3* 是研究最为彻底的变异位点,也有研究表明,在已建立的 ACLD 中,*PNPLA3* 还起到了疾病修正变异位点的作用。在伴有 NAFLD 的 cACLD 患者中,G 等位基因使出现肝功能失代偿的风险增加 1 倍[80]。此外,*PNPLA3* G/G 基因型可以使得 PH 患者因 MAFLD 而死亡的风险增加 1 倍,即使在患者出现 CSPH(HVPG≥10mmHg)之后,亦是如此[81]。这与 Friedrich 等[82]的早期研究一致,该研究调查了 *PNPLA3* 在肝移植等待患者中的作用,并报道了其可以(进一步)增加肝功能失代偿和死亡的风险。在一项基于类固醇或己酮可可碱治疗酒精性肝炎试验(STOPAH)数据的分析中[83],纳入了存在和不存在 ACLD 的患者,它揭示了 *PNPLA3* 基因型与疾病严重程度和死亡率之间的关联。值得注意的是,后面这种效果仅限于戒酒患者。尽管这可能被解释为 *PNPLA3* 基因型在主要病因根除/抑制后对 ACLD 病程影响的证据,但在 HCV 得以治愈的 ACLD 患者中,*PNPLA3* 和其他变异并不影响其肝病的发展[84]。

HSD17B13 rs72613567 T>TA 已被证明在这些病因中可以降低 ALD/NAFLD 患者的易感性以及肝硬化的风险;在接受减肥手术的患者中,它降低了 NASH 和肝纤维化的概率[85-87]。虽然携带保护性变异的病毒性或 MAFLD 病因的 ACLD 患者在基线时的肝病病情较轻,但在纵向分析中,*HSD17B13* 并不影响 ACLD 的进展[88]。因此,该基因变异在 ACLD 领域内的重要性,仍有待进一步确定。

SERPINA1/α₁- 抗胰蛋白酶缺乏症

与上文提到的突变相比,*SERPINA1* rs28929474 G>A(即 Z 等位基因)并不常见。然而,对于非酒精性肝硬化、酒精性肝硬化患者而言,该等位基因的杂合度是一个更强的危险因素(优势比为 6~7)[65],对 CSPH 来说,也是如此[89]从另一个角度获得 MZ 基因型(即评估之前并未知道 CLD 而是通过基因检测得以确诊的受试者)的结果表明,生活方式因素(肥胖和糖尿病)是该高风险等位基因杂合子发生肝纤维化风险的关键调节因子[90]。该研究支持了遗传学、代谢学和环境学因素导致 MAFLD 的观点——这一概念也可以推断为普遍的 CLD[91]。最后,也有证据表明,MZ 基因型可能会导致肝硬化患者的预后变差[92]。

NOD2

NOD2 可感知细胞质中的胞壁酰二肽(muramyl dipeptide,MDP)并激活 NF-κB 信号通路。功能丧失的基因变异将对肠道屏障功能和细菌易位产生不利影响,导致体循环中的细菌 DNA 和 IL-6 增加,以及自发性腹膜炎(spontaneous bacterial peritonitis,SBP)和细菌感染的风险增加[93-99]。由上述观察结果可引出一种假设,即 NOD2 变异的检出将有助于指导既往没有 SBP 病史的肝硬化和腹水患者服用诺氟沙星。在"基于 NOD2 基因型的抗生素预防对肝硬化和腹水患者生存的影响(impact of NOD2 genotype-guided antibiotic prevention on survival in patients with liver cirrhosis and ascite,INCA)"的试验中,携带 NOD2 变异的患者将随机服用诺氟沙星或安慰剂。生存率和 1 年内 SBP/细菌感染/住院率被分别作为主要终点和次要终点进行评估。由此可见,NOD2 为基因学在风险分层方面的潜在临床应用提供了很好的借鉴,即对于一项临床试验来说,可以通过明确可能对某一特定结果具有特别高风险的患者,以便提高绝对危险度减少率,并减少该临床试验所需的治疗数量/样本量。

值得注意的是,在先天免疫受体中也存在着某些基因变异,后者可能与急性肝功能失代偿和细菌感染有关[100]。

NR1H4/FXR

法尼酯 X 受体(farnesoid X receptor,FXR,即胆汁酸受体)[101]信号通路对肠-肝轴具有重要意义,也是一个 PH 治疗的潜在靶点[102]。对于携带 *NR1H4* rs35724 rs35724 G>C 等位基因的 ACLD 患者而言,其首次肝功能失代偿和死亡的风险将有所降低。这些发现可以解释为该变异可增加肝脏 FXR 的表达,从而带来了功能性增强[103]。在后面的这项研究中,研究者也发现了它与因疑诊为 NASH 而接受肝脏活检的患者出现脂肪变性、脂肪性肝炎和肝纤维化的概率降低有关。这些发现为详细评估 FXR 激动剂在 PH 治疗中的作用提供了重要证据。这种变异对 FXR 激动剂疗效的影响尚未在临床试验中接受评估。值得注意的是,这种变异不仅可以提示相关患者的风险(见 NOD2),而且还可能改变药物干预的效果,即相对风险降低。

结论与展望

与对尚未进展到 ACLD 的患者的影响相比,基因变异在已进展为 ACLD 的患者中的重要性,还不太明确。尽管与生活方式因素相比,基因学因素的作用似乎要低得多,但基因学有可能向个体提供 ACLD 特定并发症和死亡的风险信息,这也许有助于以病理生理学为导向的干预措施(如诺氟沙星)的实施。而且,对基因学的进一步理解,有可能在未来为(A)CLD 带来新的治疗措施,比如 *HSD17B13*(如 ARO-HSD; NCT04202354)和 *SERPINA1*(如 ARO-AAT;NCT03946449)均可作为小干扰 RNA(siRNA)的靶向位点。最后,*NR1H4* 变异位点对 FXR 激动剂(如奥贝胆酸和许多其他化合物[101])有效性的影响,也值得进一步研究。

　　在 ACLD 的特定领域中,遗传学背景和生活方式在其失代偿风险方面的相互作用尚不明确,这也是未来的研究方向之一。

(饶伟　王丽君 译,祁小龙 审校)

参考文献

1. Simon TG, Kim MN, Chong D, Fuchs C, Meyerhardt J, Giovannucci E, Stampfer M, Zhang X, Chan A. The impact of healthy lifestyle on the incidence of hepatocellular carcinoma and cirrhosis-related mortality among U.S. adults. Hepatology. 2019;70(Supp 1):11A.
2. Ventura-Cots M, Ballester-Ferre MP, Ravi S, Bataller R. Public health policies and alcohol-related liver disease. JHEP Rep. 2019;1(5):403–13.
3. Blachier M, Leleu H, Peck-Radosavljevic M, Valla DC, Roudot-Thoraval F. The burden of liver disease in Europe: a review of available epidemiological data. J Hepatol. 2013;58(3):593–608.
4. Monto A, Patel K, Bostrom A, Pianko S, Pockros P, McHutchison JG, et al. Risks of a range of alcohol intake on hepatitis C-related fibrosis. Hepatology. 2004;39(3):826–34.
5. Luca A, Garcia-Pagan JC, Bosch J, Feu F, Caballeria J, Groszmann RJ, et al. Effects of ethanol consumption on hepatic hemodynamics in patients with alcoholic cirrhosis. Gastroenterology. 1997;112(4):1284–9.
6. Spahr L, Goossens N, Furrer F, Dupuis M, Vijgen S, Elkrief L, et al. A return to harmful alcohol consumption impacts on portal hemodynamic changes following alcoholic hepatitis. Eur J Gastroenterol Hepatol. 2018;30(8):967–74.
7. Diehl AM. Obesity and alcoholic liver disease. Alcohol. 2004;34(1):81–7.
8. Loomba R, Yang HI, Su J, Brenner D, Barrett-Connor E, Iloeje U, et al. Synergism between obesity and alcohol in increasing the risk of hepatocellular carcinoma: a prospective cohort study. Am J Epidemiol. 2013;177(4):333–42.
9. Mahli A, Hellerbrand C. Alcohol and obesity: a dangerous Association for Fatty Liver Disease. Dig Dis. 2016;34(Suppl 1):32–9.
10. Powell WJ Jr, Klatskin G. Duration of survival in patients with Laennec's cirrhosis. Influence of alcohol withdrawal, and possible effects of recent changes in general management of the disease. Am J Med. 1968;44(3):406–20.
11. Louvet A, Labreuche J, Artru F, Bouthors A, Rolland B, Saffers P, et al. Main drivers of outcome differ between short term and long term in severe alcoholic hepatitis: a prospective study. Hepatology. 2017;66(5):1464–73.
12. Altamirano J, Lopez-Pelayo H, Michelena J, Jones PD, Ortega L, Gines P, et al. Alcohol abstinence in patients surviving an episode of alcoholic hepatitis: prediction and impact on long-term survival. Hepatology. 2017;66(6):1842–53.
13. Mann RE, Smart RG, Govoni R. The epidemiology of alcoholic liver disease. Alcohol Res Health. 2003;27(3):209–19.
14. Tilg H, Cani PD, Mayer EA. Gut microbiome and liver diseases. Gut. 2016;65(12):2035–44.
15. Everhart JE, Lok AS, Kim HY, Morgan TR, Lindsay KL, Chung RT, et al. Weight-related effects on disease progression in the hepatitis C antiviral long-term treatment against cirrhosis trial. Gastroenterology. 2009;137(2):549–57.
16. Berzigotti A, Garcia-Tsao G, Bosch J, Grace ND, Burroughs AK, Morillas R, et al. Obesity is an independent risk factor for clinical decompensation in patients with cirrhosis. Hepatology. 2011;54(2):555–61.
17. Carias S, Castellanos AL, Vilchez V, Nair R, Dela Cruz AC, Watkins J, et al. Nonalcoholic steatohepatitis is strongly associated with sarcopenic obesity in patients with cirrhosis undergoing liver transplant evaluation. J Gastroenterol Hepatol. 2016;31(3):628–33.
18. Choudhary NS, Saigal S, Saraf N, Mohanka R, Rastogi A, Goja S, et al. Sarcopenic obesity with metabolic syndrome: a newly recognized entity following living donor liver transplanta-

tion. Clin Transpl. 2015;29(3):211–5.

19. Montano-Loza AJ, Angulo P, Meza-Junco J, Prado CM, Sawyer MB, Beaumont C, et al. Sarcopenic obesity and myosteatosis are associated with higher mortality in patients with cirrhosis. J Cachexia Sarcopenia Muscle. 2016;7(2):126–35.

20. Tapper EB, Zhang P, Garg R, Nault T, Leary K, Krishnamurthy V, et al. Body composition predicts mortality and decompensation in compensated cirrhosis patients: a prospective cohort study. JHEP Rep. 2020;2(1):100061.

21. Ayala R, Grande S, Bustelos R, Ribera C, Garcia-Sesma A, Jimenez C, et al. Obesity is an independent risk factor for pre-transplant portal vein thrombosis in liver recipients. BMC Gastroenterol. 2012;12:114.

22. Tseng CH. Metformin and risk of hepatocellular carcinoma in patients with type 2 diabetes. Liver Int. 2018;38(11):2018–27.

23. Marcellin P, Gane E, Buti M, Afdhal N, Sievert W, Jacobson IM, et al. Regression of cirrhosis during treatment with tenofovir disoproxil fumarate for chronic hepatitis B: a 5-year open-label follow-up study. Lancet. 2013;381(9865):468–75.

24. Macias-Rodriguez RU, Ilarraza-Lomeli H, Ruiz-Margain A, Ponce-de-Leon-Rosales S, Vargas-Vorackova F, Garcia-Flores O, et al. Changes in hepatic venous pressure gradient induced by physical exercise in cirrhosis: results of a pilot randomized open clinical trial. Clin Transl Gastroenterol. 2016;7(7):e180.

25. Berzigotti A, Albillos A, Villanueva C, Genesca J, Ardevol A, Augustin S, et al. Effects of an intensive lifestyle intervention program on portal hypertension in patients with cirrhosis and obesity: the SportDiet study. Hepatology. 2017;65(4):1293–305.

26. Sundaram V, Kaung A, Rajaram A, Lu SC, Tran TT, Nissen NN, et al. Obesity is independently associated with infection in hospitalised patients with end-stage liver disease. Aliment Pharmacol Ther. 2015;42(11–12):1271–80.

27. Sundaram V, Jalan R, Ahn JC, Charlton MR, Goldberg DS, Karvellas CJ, et al. Class Ⅲ obesity is a risk factor for the development of acute-on-chronic liver failure in patients with decompensated cirrhosis. J Hepatol. 2018;69(3):617–25.

28. LaMattina JC, Foley DP, Fernandez LA, Pirsch JD, Musat AI, D'Alessandro AM, et al. Complications associated with liver transplantation in the obese recipient. Clin Transpl. 2012;26(6):910–8.

29. Terjimanian MN, Harbaugh CM, Hussain A, Olugbade KO Jr, Waits SA, Wang SC, et al. Abdominal adiposity, body composition and survival after liver transplantation. Clin Transpl. 2016;30(3):289–94.

30. Choi C, Lennon RJ, Choi DH, Serafim LP, Allen AM, Kamath PS, et al. Relationship between body mass index and survival among critically ill patients with cirrhosis. J Intensive Care Med. 2022;37(6):817–24.

31. Kok B, Karvellas CJ, Abraldes JG, Jalan R, Sundaram V, Gurka D, et al. The impact of obesity in cirrhotic patients with septic shock: a retrospective cohort study. Liver Int. 2018;38(7):1230–41.

32. Tandon P, Raman M, Mourtzakis M, Merli M. A practical approach to nutritional screening and assessment in cirrhosis. Hepatology. 2017;65(3):1044–57.

33. Sinclair M, Gow PJ, Grossmann M, Angus PW. Review article: sarcopenia in cirrhosis—aetiology, implications and potential therapeutic interventions. Aliment Pharmacol Ther. 2016;43(7):765–77.

34. Lai JC, Tandon P, Bernal W, Tapper EB, Ekong U, Dasarathy S, et al. Malnutrition, frailty, and sarcopenia in patients with cirrhosis: 2021 practice guidance by the American Association for the Study of Liver Diseases. Hepatology. 2021;74(3):1611–44.

35. Alvares-da-Silva MR, Reverbel da Silveira T. Comparison between handgrip strength, subjective global assessment, and prognostic nutritional index in assessing malnutrition and predicting clinical outcome in cirrhotic outpatients. Nutrition. 2005;21(2):113–7.

36. Alberino F, Gatta A, Amodio P, Merkel C, Di Pascoli L, Boffo G, et al. Nutrition and survival in patients with liver cirrhosis. Nutrition. 2001;17(6):445–50.

37. Wang S, Whitlock R, Xu C, Taneja S, Singh S, Abraldes JG, et al. Frailty is associated with increased risk of cirrhosis disease progression and death. Hepatology. 2022;75(3):600–9.

38. European Association for the Study of the Liver. EASL clinical practice guidelines on nutrition in chronic liver disease. J Hepatol. 2019;70(1):172–93.

39. Altamirano J, Bataller R. Cigarette smoking and chronic liver diseases. Gut. 2010;59(9):1159–62.

40. Azzalini L, Ferrer E, Ramalho LN, Moreno M, Dominguez M, Colmenero J, et al. Cigarette smoking exacerbates nonalcoholic fatty liver disease in obese rats. Hepatology.

2010;51(5):1567–76.

41. Dam MK, Flensborg-Madsen T, Eliasen M, Becker U, Tolstrup JS. Smoking and risk of liver cirrhosis: a population-based cohort study. Scand J Gastroenterol. 2013;48(5):585–91.

42. Marrero JA, Fontana RJ, Fu S, Conjeevaram HS, Su GL, Lok AS. Alcohol, tobacco and obesity are synergistic risk factors for hepatocellular carcinoma. J Hepatol. 2005;42(2):218–24.

43. Koh WP, Robien K, Wang R, Govindarajan S, Yuan JM, Yu MC. Smoking as an independent risk factor for hepatocellular carcinoma: the Singapore Chinese health study. Br J Cancer. 2011;105(9):1430–5.

44. Pessione F, Ramond MJ, Njapoum C, Duchatelle V, Degott C, Erlinger S, et al. Cigarette smoking and hepatic lesions in patients with chronic hepatitis C. Hepatology. 2001;34(1):121–5.

45. Petrick JL, Campbell PT, Koshiol J, Thistle JE, Andreotti G, Beane-Freeman LE, et al. Tobacco, alcohol use and risk of hepatocellular carcinoma and intrahepatic cholangiocarcinoma: the liver cancer pooling project. Br J Cancer. 2018;118(7):1005–12.

46. Pelucchi C, Gallus S, Garavello W, Bosetti C, La Vecchia C. Alcohol and tobacco use, and cancer risk for upper aerodigestive tract and liver. Eur J Cancer Prev. 2008;17(4):340–4.

47. Dunn MA, Josbeno DA, Schmotzer AR, Tevar AD, DiMartini AF, Landsittel DP, et al. The gap between clinically assessed physical performance and objective physical activity in liver transplant candidates. Liver Transpl. 2016;22(10):1324–32.

48. Tandon P, Ismond KP, Riess K, Duarte-Rojo A, Al-Judaibi B, Dunn MA, et al. Exercise in cirrhosis: translating evidence and experience to practice. J Hepatol. 2018;69(5):1164–77.

49. Baumeister SE, Leitzmann MF, Linseisen J, Schlesinger S. Physical activity and the risk of liver cancer: a systematic review and meta-analysis of prospective studies and a bias analysis. J Natl Cancer Inst. 2019;111(11):1142–51.

50. Kennedy OJ, Fallowfield JA, Poole R, Hayes PC, Parkes J, Roderick PJ. All coffee types decrease the risk of adverse clinical outcomes in chronic liver disease: a UK biobank study. BMC Public Health. 2021;21(1):970.

51. Kennedy OJ, Roderick P, Buchanan R, Fallowfield JA, Hayes PC, Parkes J. Systematic review with meta-analysis: coffee consumption and the risk of cirrhosis. Aliment Pharmacol Ther. 2016;43(5):562–74.

52. Kennedy OJ, Roderick P, Buchanan R, Fallowfield JA, Hayes PC, Parkes J. Coffee, including caffeinated and decaffeinated coffee, and the risk of hepatocellular carcinoma: a systematic review and dose-response meta-analysis. BMJ Open. 2017;7(5):e013739.

53. Grosso G, Marventano S, Yang J, Micek A, Pajak A, Scalfi L, et al. A comprehensive meta-analysis on evidence of Mediterranean diet and cardiovascular disease: are individual components equal? Crit Rev Food Sci Nutr. 2017;57(15):3218–32.

54. Schwingshackl L, Missbach B, Konig J, Hoffmann G. Adherence to a Mediterranean diet and risk of diabetes: a systematic review and meta-analysis. Public Health Nutr. 2015;18(7):1292–9.

55. Schwingshackl L, Schwedhelm C, Galbete C, Hoffmann G. Adherence to mediterranean diet and risk of cancer: an updated systematic review and meta-analysis. Nutrients. 2017;9(10):1063.

56. Sofi F, Abbate R, Gensini GF, Casini A. Accruing evidence on benefits of adherence to the Mediterranean diet on health: an updated systematic review and meta-analysis. Am J Clin Nutr. 2010;92(5):1189–96.

57. Sofi F, Macchi C, Abbate R, Gensini GF, Casini A. Mediterranean diet and health status: an updated meta-analysis and a proposal for a literature-based adherence score. Public Health Nutr. 2014;17(12):2769–82.

58. Bajaj JS, Idilman R, Mabudian L, Hood M, Fagan A, Turan D, et al. Diet affects gut microbiota and modulates hospitalization risk differentially in an international cirrhosis cohort. Hepatology. 2018;68(1):234–47.

59. Trepo E, Valenti L. Update on NAFLD genetics: from new variants to the clinic. J Hepatol. 2020;72(6):1196–209.

60. Whitfield JB, Schwantes-An T-H, Darlay R, Aithal GP, Atkinson SR, Bataller R, et al. A genetic risk score and diabetes predict development of alcohol-related cirrhosis in drinkers. J Hepatol. 2022;76(2):275–82.

61. Heim MH, Bochud PY, George J. Host—hepatitis C viral interactions: the role of genetics. J Hepatol. 2016;65(1 Suppl):S22–32.

62. Paternostro R, Staufer K, Traussnigg S, Stattermayer AF, Halilbasic E, Keritam O, et al. Combined effects of PNPLA3, TM6SF2 and HSD17B13 variants on severity of biopsy-proven non-alcoholic fatty liver disease. Hepatol Int. 2021;15(4):922–33.

63. De Vincentis A, Tavaglione F, Jamialahmadi O, Picardi A, Antonelli Incalzi R, Valenti L, et al. A polygenic risk score to refine risk stratification and prediction for severe liver disease by clinical fibrosis scores. Clin Gastroenterol Hepatol. 2022;20(3):658–73.

64. Martinez-Gonzalez C, Blanco I, Diego I, Bueno P, Miravitlles M. Estimated prevalence and number of PiMZ genotypes of Alpha-1 antitrypsin in seventy-four countries worldwide. Int J Chron Obstruct Pulmon Dis. 2021;16:2617–30.

65. Strnad P, Buch S, Hamesch K, Fischer J, Rosendahl J, Schmelz R, et al. Heterozygous carriage of the alpha1-antitrypsin pi*Z variant increases the risk to develop liver cirrhosis. Gut. 2019;68(6):1099–107.

66. Wright M, Goldin R, Hellier S, Knapp S, Frodsham A, Hennig B, et al. Factor V Leiden polymorphism and the rate of fibrosis development in chronic hepatitis C virus infection. Gut. 2003;52(8):1206–10.

67. Poujol-Robert A, Boelle PY, Wendum D, Poupon R, Robert A. Association between ABO blood group and fibrosis severity in chronic hepatitis C infection. Dig Dis Sci. 2006;51(9):1633–6.

68. Maharshak N, Halfon P, Deutsch V, Peretz H, Berliner S, Fishman S, et al. Increased fibrosis progression rates in hepatitis C patients carrying the prothrombin G20210A mutation. World J Gastroenterol. 2011;17(45):5007–13.

69. Plompen EP, Darwish Murad S, Hansen BE, Loth DW, Schouten JN, Taimr P, et al. Prothrombotic genetic risk factors are associated with an increased risk of liver fibrosis in the general population: the Rotterdam study. J Hepatol. 2015;63(6):1459–65.

70. Meroni M, Longo M, Rametta R, Dongiovanni P. Genetic and epigenetic modifiers of alcoholic liver disease. Int J Mol Sci. 2018;19(12):3857.

71. Bruschi FV, Claudel T, Tardelli M, Caligiuri A, Stulnig TM, Marra F, et al. The PNPLA3 I148M variant modulates the fibrogenic phenotype of human hepatic stellate cells. Hepatology. 2017;65(6):1875–90.

72. Romeo S, Kozlitina J, Xing C, Pertsemlidis A, Cox D, Pennacchio LA, et al. Genetic variation in PNPLA3 confers susceptibility to nonalcoholic fatty liver disease. Nat Genet. 2008;40(12):1461–5.

73. Stattermayer AF, Traussnigg S, Aigner E, Kienbacher C, Huber-Schonauer U, Steindl-Munda P, et al. Low hepatic copper content and PNPLA3 polymorphism in non-alcoholic fatty liver disease in patients without metabolic syndrome. J Trace Elem Med Biol. 2017;39:100–7.

74. Stickel F, Buch S, Lau K, Meyer zu Schwabedissen H, berg T, Ridinger M, et al. Genetic variation in the PNPLA3 gene is associated with alcoholic liver injury in caucasians. Hepatology. 2011;53(1):86–95.

75. Trepo E, Gustot T, Degre D, Lemmers A, Verset L, Demetter P, et al. Common polymorphism in the PNPLA3/adiponutrin gene confers higher risk of cirrhosis and liver damage in alcoholic liver disease. J Hepatol. 2011;55(4):906–12.

76. Salameh H, Raff E, Erwin A, Seth D, Nischalke HD, Falleti E, et al. PNPLA3 gene polymorphism is associated with predisposition to and severity of alcoholic liver disease. Am J Gastroenterol. 2015;110(6):846–56.

77. Buch S, Stickel F, Trepo E, Way M, Herrmann A, Nischalke HD, et al. A genome-wide association study confirms PNPLA3 and identifies TM6SF2 and MBOAT7 as risk loci for alcohol-related cirrhosis. Nat Genet. 2015;47(12):1443–8.

78. Stattermayer AF, Scherzer T, Beinhardt S, Rutter K, Hofer H, Ferenci P. Review article: genetic factors that modify the outcome of viral hepatitis. Aliment Pharmacol Ther. 2014;39(10):1059–70.

79. Mandorfer M, Payer BA, Schwabl P, Steiner S, Ferlitsch A, Aichelburg MC, et al. Revisiting liver disease progression in HIV/HCV-coinfected patients: the influence of vitamin D, insulin resistance, immune status, IL28B and PNPLA3. Liver Int. 2015;35(3):876–85.

80. Grimaudo S, Pipitone RM, Pennisi G, Celsa C, Camma C, Di Marco V, et al. Association between PNPLA3 rs738409 C>G variant and liver-related outcomes in patients with nonalcoholic fatty liver disease. Clin Gastroenterol Hepatol. 2020;18(4):935–44. e3

81. Mandorfer M, Scheiner B, Stattermayer AF, Schwabl P, Paternostro R, Bauer D, et al. Impact of patatin-like phospholipase domain containing 3 rs738409 G/G genotype on hepatic decompensation and mortality in patients with portal hypertension. Aliment Pharmacol Ther. 2018;48(4):451–9.

82. Friedrich K, Wannhoff A, Kattner S, Brune M, Hov JR, Weiss KH, et al. PNPLA3 in end-stage liver disease: alcohol consumption, hepatocellular carcinoma development, and transplantation-free survival. J Gastroenterol Hepatol. 2014;29(7):1477–84.

83. Atkinson SR, Way MJ, McQuillin A, Morgan MY, Thursz MR. Homozygosity for rs738409:G

in PNPLA3 is associated with increased mortality following an episode of severe alcoholic hepatitis. J Hepatol. 2017;67(1):120–7.

84. Semmler G, Binter T, Kozbial K, Schwabl P, Chromy D, Bauer D, et al. Influence of genetic variants on disease regression and outcomes in HCV-related advanced chronic liver disease after SVR. J Pers Med. 2021;11(4):281.

85. Abul-Husn NS, Cheng X, Li AH, Xin Y, Schurmann C, Stevis P, et al. A protein-truncating HSD17B13 variant and protection from chronic liver disease. N Engl J Med. 2018;378(12):1096–106.

86. Pirola CJ, Garaycoechea M, Flichman D, Arrese M, San Martino J, Gazzi C, et al. Splice variant rs72613567 prevents worst histologic outcomes in patients with nonalcoholic fatty liver disease. J Lipid Res. 2019;60(1):176–85.

87. Ma Y, Belyaeva OV, Brown PM, Fujita K, Valles K, Karki S, et al. HSD17B13 is a hepatic retinol dehydrogenase associated with histological features of non-alcoholic fatty liver disease. Hepatology. 2019;69(4):1504–19.

88. Scheiner B, Stättermayer AF, Schwabl P, Bucsics T, Paternostro R, Bauer D, et al. Impact of HSD17B13 rs72613567 genotype on hepatic decompensation and mortality in patients with portal hypertension. Liver Int. 2020;40(2):393–404.

89. Mandorfer M, Bucsics T, Hutya V, Schmid-Scherzer K, Schaefer B, Zoller H, et al. Liver disease in adults with alpha1-antitrypsin deficiency. United European Gastroenterol J. 2018;6(5):710–8.

90. Schneider CV, Hamesch K, Gross A, Mandorfer M, Moeller LS, Pereira V, et al. Liver Phenotypes of European Adults Heterozygous or Homozygous for Pi∗Z Variant of AAT (Pi∗MZ vs Pi∗ZZ genotype) and Noncarriers. Gastroenterology. 2020;159(2):534–48.e11.

91. Eslam M, Sanyal AJ, George J, International Consensus P. MAFLD: a consensus-driven proposed nomenclature for metabolic associated fatty liver disease. Gastroenterology. 2020;158(7):1999–2014. e1

92. Schaefer B, Mandorfer M, Viveiros A, Finkenstedt A, Ferenci P, Schneeberger S, et al. Heterozygosity for the alpha-1-antitrypsin Z allele in cirrhosis is associated with more advanced disease. Liver Transpl. 2018;24(6):744–51.

93. Appenrodt B, Grunhage F, Gentemann MG, Thyssen L, Sauerbruch T, Lammert F. Nucleotide-binding oligomerization domain containing 2 (NOD2) variants are genetic risk factors for death and spontaneous bacterial peritonitis in liver cirrhosis. Hepatology. 2010;51(4):1327–33.

94. Bruns T, Peter J, Reuken PA, Grabe DH, Schuldes SR, Brenmoehl J, et al. NOD2 gene variants are a risk factor for culture-positive spontaneous bacterial peritonitis and monomicrobial bacterascites in cirrhosis. Liver Int. 2012;32(2):223–30.

95. Reiberger T, Ferlitsch A, Payer BA, Mandorfer M, Heinisch BB, Hayden H, et al. Non-selective betablocker therapy decreases intestinal permeability and serum levels of LBP and IL-6 in patients with cirrhosis. J Hepatol. 2013;58(5):911–21.

96. Lutz P, Kramer B, Kaczmarek DJ, Hubner MP, Langhans B, Appenrodt B, et al. A variant in the nuclear dot protein 52kDa gene increases the risk for spontaneous bacterial peritonitis in patients with alcoholic liver cirrhosis. Dig Liver Dis. 2016;48(1):62–8.

97. Harputluoglu MM, Dertli R, Otlu B, Demirel U, Yener O, Bilgic Y, et al. Nucleotide-binding Oligomerization domain-containing protein 2 variants in patients with spontaneous bacterial peritonitis. Dig Dis Sci. 2016;61(6):1545–52.

98. Dinya T, Tornai T, Vitalis Z, Tornai I, Balogh B, Tornai D, et al. Functional polymorphisms of innate immunity receptors are not risk factors for the non-SBP type bacterial infections in cirrhosis. Liver Int. 2018;38(7):1242–52.

99. Reichert MC, Ripoll C, Casper M, Greinert R, Vandieken E, Grünhage F, et al. Common NOD2 risk variants as major susceptibility factors for bacterial infections in compensated cirrhosis. Clin Transl Gastroenterol. 2019;10(1):e00002.

100. Schaapman JJ, Amoros A, van der Reijden JJ, Laleman W, Zeuzem S, Banares R, et al. Genetic variants of innate immunity receptors are associated with mortality in cirrhotic patients with bacterial infection. Liver Int. 2020;40(3):646–53.

101. Simbrunner B, Trauner M, Reiberger T. Therapeutic aspects of bile acid signalling in the gut-liver axis. Aliment Pharmacol Ther. 2021;54(10):1243–62.

102. Simbrunner B, Mandorfer M, Trauner M, Reiberger T. Gut-liver axis signaling in portal hypertension. World J Gastroenterol. 2019;25(39):5897–917.

103. Grimaudo S, Dongiovanni P, Pihlajamaki J, Eslam M, Yki-Jarvinen H, Pipitone RM, et al. NR1H4 rs35724 G>C variant modulates liver damage in nonalcoholic fatty liver disease. Liver Int. 2021;41(11):2712–9.

第二部分　肝静脉压力梯度作为
门静脉高压"金标准"

第5章 肝静脉压力梯度作为"金标准":准确性至关重要

Juan Carlos Garcia-Pagàn,Filippo Schepis,Ron C. Gaba,Alberto Zanetto,Valeria Perez-Campuzano,Ziv J. Haskal,Hector Ferral

慢性肝病(chronic liver disease,CLD)患者门静脉高压的进展与腹水和静脉曲张出血等并发症的风险直接相关。同样地,降低门静脉压力(portal pressure,PP)可以降低这些事件的发生风险。门静脉压力测量可以同时提供门静脉高压诊断和预后的信息。目前评估肝脏血流动力学的唯一有效方法是肝静脉楔压(wedged hepatic venous pressure,WHVP),它间接反映了实际的门静脉压力。将球囊导管暂时阻塞肝静脉可以测量肝血窦的压力,这反映了门静脉系统的直接压力。只要门静脉窦前性阻塞不存在,WHVP与门静脉压力之间的相关性就很高。肝静脉压力梯度(hepatic venous pressure gradient,HVPG)是由WHVP减去肝静脉游离压(free hepatic vein pressure,FHVP)计算得出。这一梯度是诊断临床显著门静脉高压(portal hypertension,PH)的"金标准",也用于确定患者预后和对治疗的反应。

精确计算肝脏血流动力学需要严格标准化的技术。然而,美国和欧洲的调查表明,这些压力的测量方式存在显著的可变性,可能会导致压力测量结果的可变性和不准确性,从而影响结果的有效性。本节内容的主要目的是强调计算肝静脉压力的标准化和可重复性技术的重要性[1]。

测量方法

HVPG测定应在最先进的导管实验室中进行,并配备标准压力测量设备,可以记录压力测定数值或打印压力轨迹图。这有助于静脉波形的评估,减少观察者之间和内部测量的差异性,并允许外部集中数据回顾。在没有波形和压力记录的情况下,直接从监视器屏幕记录数值测量会使WHVP的稳定评估更加困难,妨碍了波形检查,降低了准确性,并使其他研究人员无法访问数据,这在研究试验中尤其重要。因此,应该避免使用单独记录的瞬态"屏幕上"压力值。

压力测量通常在患者有意识(中度)麻醉下进行,以确保患者在使用标准镇静剂如咪达唑仑和芬太尼(或哌替啶和丙泊酚)情况下保持舒适的状态。增加这些药物的剂量会导致更严重的意识抑制,并可能影响血流动力学参数。有两项研究评估了静脉镇静的效果,证实咪达唑仑剂量超过0.02mg/kg会降低血压数据的准确性。随着呼吸变得不规则和加深,大剂量的镇静剂也会导致波形的变化[2,3]。重要的是,低剂量咪达唑仑(0.02mg/kg)没有改变HVPG,目前是唯一可接受的HVPG测量镇静剂[2]。

应用实时超声引导可以确保建立安全的颈静脉或股静脉通路。在X线透视引导下,通常将导管选择性插入肝右或肝中静脉,然后测量肝静脉游离压和肝静脉楔压。压力测量可以使用端孔血管造影导管,该导管在操作过程中应该尽可能置入肝静脉的远端,以达到"楔形"位置。最好可以选用端孔、顺应性球囊闭塞导管,这种导管可以置入在肝静脉更靠近中央位置。将球囊导管置入肝静脉理想位置,球囊充起后该导管可以堵塞较大的肝实质区域,从而使该支肝静脉完全阻塞以评估静脉压力。比较血管造影导管和顺应性球囊闭塞导管的研究证明了闭塞球囊导管的优越性,可以更准确和精确地测量WHVP,从而更好地反映直接PP。基于这些研究,建议使用顺应性球囊闭塞导管[4,5]。欧洲和美国为Baveno Ⅶ会议进行的调查显示,约40%的受访操作者仍使用端孔血管造影导管来测量WHVP,这表明这些方面都需要改进和标准化。

最后,在将球囊充起后,应注射少量造影剂(5～10mL),以确认肝静脉出口完全闭塞[4-9],并排除肝静脉之间的沟通,因为这可能会人为地导致低估实际PP[9,10,11]。如果在球囊阻塞期间静脉造影显示肝静脉之间存在沟通,应报告上述情况,并应当寻找其他可测量部位。

压力测定和数据记录

压力传感器应放置在右心房水平，即腋中线。换能器在打开空气端调零[9]时应记录为"零"。监测量表应设置在"中心静脉"压力设置而不是"动脉"压力设置，因为其较低的压力范围（50～60mmHg）更适合检测压力的微小变化（0.5mmHg）。相比之下，动脉压设置（高达 200mmHg）很难检测到微小的压力变化[9]。建议采用慢速（最高 7.5mm/s）永久记录压力轨迹[12]。

技术细节

当闭塞球囊导管处于最佳闭塞位置时，记录 WHVP。记录应至少持续 90s，以使压力稳定到最大限度。WHVP 应测量 3 次，以减少不一致[9]。当楔压测定完成，将球囊抽空，并将球囊导管回撤至距离肝静脉与下腔静脉（inferior vena cava，IVC）交界处 2～3cm 的位置，测量肝静脉游离压[1]，这一步也可以在球囊充气前测量。下腔静脉压力的测量应作为一项内部质控方法。计算压力梯度的理想位置一直是有争议的问题。一些操作人员提倡使用下腔静脉或右心房的压力作为 FVHP 的替代方法。La Mura 的一项比较研究结果显示，HVPG 比肝静脉楔压 - 心房压梯度具有显著的临床预后价值。因此，必须使用 WHVP 和 FHVP 来计算 HVPG[6]。如果发现 FHV 和 IVC 之间的压力梯度＞2mmHg，应注射造影剂以排除 HV 狭窄的可能性[13]。FHVP 必须用于压力梯度计算。当然，测量右心房压力可以用来排除窦后性的影响因素。

不同病因肝硬化患者临床显著门静脉高压的诊断及主要预后预测

Timolol 的一项研究[14]是比较非选择性 β 受体阻滞剂（non-selective beta-blocker，NSBB）和安慰剂在预防病毒性肝硬化和酒精性肝硬化患者静脉曲张发展方面的随机对照试验，确定 HVPG≥10mmHg 为食管静脉曲张发展的高危标志物。Ripoll 等对该研究进行了套式分析，发现 HVPG≥10mmHg 表明患者有较高的失代偿风险，其具体表现为腹水、静脉曲张出血（variceal hemorrhage，VH）或肝性脑病（hepatic encephalopathy，HE）[15]。Robic 等报道了一项对 100 例酒精性或病毒性 CLD 患者（65 例肝硬化）进行的 2 年前瞻性研究，研究中 HVPG≥10mmHg 预测了首次失代偿事件（腹水、肝性脑病或静脉曲张出血）[16]。这些研究表明，HVPG≥10mmHg 确定代偿患者有失代偿风险。因此，此类患者必须考虑为 CSPH[17]。

在 CPSH 患者中，失代偿的风险可能与 PH 的严重程度并行增加。一项回顾性单中心研究对 86 例未接受 NSBB 治疗的代偿性肝硬化患者（54 例病毒性，11 例酒精性，21 例多因素 / 其他）报告，基线 HVPG≥16mmHg 的患者与压力＜16mmHg 的患者相比，首次失代偿事件的发生率显著升高（35.1% vs. 11.5%，P=0.02）[18]。一项对 741 例病毒性和非病毒性代偿性肝硬化患者的回顾性研究，以 HVPG 分层：6mmHg≤HVPG＜12mmHg；12mmHg≤HVPG＜20mmHg；HVPG≥20mmHg。所有 HVPG≥12mmHg 的患者均使用卡维地洛治疗。HVPG≥12mmHg 是失代偿的独立预测指标。此外，HVPG≥20mmHg 的失代偿风险比 12mmHg≤HVPG＜20mmHg 高 2 倍，比 6mmHg≤HVPG＜12mmHg 高 4.5 倍[19]。

非酒精性脂肪性肝炎（non-alcoholic steatohepatitis，NASH）是慢性肝病日益增加的原因之一。在一项 258 例代偿性 NASH 患者（95% Child-Pugh A）的研究中，19% 的患者经历了肝脏相关并发症，主要与基线 HVPG≥10mmHg 相关。事实上，HVPG＜10mmHg 的患者中只有 8% 出现失代偿，这导致研究者假设 NASH 患者的 PH 可能部分依赖于 HVPG[20]未评估的窦前成分。此外，最近一项比较直接 PP 测量与 WHVP 的研究表明，与其他病因相比，WHVP 低估了 NASH 患者的 PP[21]。最后，一项大型回顾性横断面多中心研究评估了进展期 NAFLD（advanced NAFLD，aNAFLD）患者 HVPG 值与 PH 临床症状之间的关系，结果显示，与 aHCV 患者相比，aNAFLD 患者在任何 HVPG 值下都有更高的门静脉高压相关失代偿发生率；HVPG＜10mmHg 的患者中仅 9% 出现失代偿事件，主要为腹水[22]。

两项独立的队列研究比较了原发性胆汁性肝硬化（primary biliary cirrhosis，PBC）、酒精性肝硬化和病毒性肝硬化患者压力测定结果，结果显示 PBC 患者中直接测量的 PP 和 WHVP 之间相关性较差[23,24]。在 Navasa 等的一项研究中，尽管 HVPG＜6mmHg，仍有 5 例患者存在食管静脉曲张，这间接表明 PBC 患者[25]

中存在 PH 的窦前性组分。门 - 窦血管病（porto-sinusoidal vascular liver disorder,PSVD）是另一种具有明确的窦前性成分的疾病,其中 WHVP 低估了 PP。在这些患者中,尽管存在严重的 PH[26]并发症,大多数患者 HVPG 仍然＜10mmHg。

总之,HVPG≥10mmHg 定义了酒精性、病毒性和 NASH 相关代偿性肝硬化患者存在 CPSH。在 PBC 和 PSVD 患者中,HVPG 在定义 PH 的存在和严重程度方面是不可靠的。

静脉曲张出血

静脉曲张出血需要 HVPG≥12mmHg。相反,HVPG 降低至＜12mmHg 的患者可避免门静脉高压相关性出血[27-31]（表 5.1）。一致认为 HVPG 值越高,结果越差。一项早期研究表明,在没有现代内镜治疗静脉曲张出血的情况下,住院 48h 内测量的 HVPG≥16mmHg 与持续出血或早期再出血密切相关[32]。多个前瞻性队列研究,包括一项开创性随机对照试验,证实了 HVPG 升高与出血控制概率降低之间的关联,并一致发现 HVPG≥20mmHg 强烈预测止血失败、早期再出血[33-38]和更高的死亡率[37,38]。在这些研究中,大多数患者是酗酒者或患有病毒性肝硬化。HVPG 与进展期再出血之间的相关性尚不清楚[36,39]。因此,HVPG 测量为评估病毒性和 / 或酒精性肝硬化患者静脉曲张出血或再出血的风险提供了有用的信息(图 5.1)。

表 5.1　HVPG 在肝硬化患者中的诊断和预后价值

单次 HVPG 测量

≥10mmHg:定义为"临床显著门静脉高压",静脉曲张进展、临床失代偿事件(静脉曲张出血、腹水和肝性脑病)、HCC 的发生风险增加

≥10mmHg:HCC 肝切除术后失代偿的风险增加

≥12mmHg:静脉曲张破裂风险增加

≥16mmHg:死亡风险增加

≥20mmHg:治疗失败、早期再出血和静脉曲张出血死亡

≥16mmHg 和≥20mmHg:非肝脏手术后死亡高风险和极高风险

重复 HVPG 测量

降低至＜12mmHg:消除首次静脉曲张出血和再出血风险

比基线降低≥10%:静脉曲张出血或其他失代偿事件的首次发生风险降低

比基线降低≥20%:降低复发性静脉曲张出血、腹水和死亡率的风险

急性静脉注射普萘洛尔后较基线降低≥10%

管理:降低首次静脉曲张出血、再出血和死亡率的风险

HCC,肝细胞癌;HVPG,肝静脉压力梯度。

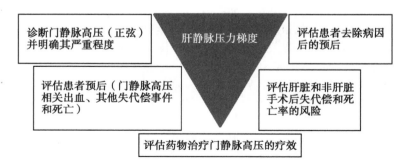

图 5.1　肝静脉压力梯度在临床实践中的潜在应用

肝细胞癌

3 项研究评估了 HVPG 与发生 HCC 风险之间的相关性[40-42],其中 Ripoll 等研究的相关性最大

（n=213）[41]。作者发现 HVPG 是 HCC 发展的独立预测因素,临床显著门静脉高压患者发生 HCC 的风险比门静脉高压不太严重的患者高 6 倍[41]。另外 2 项规模较小的研究证实,HVPG 是肝硬化发生 HCC 的独立预测因素[40,42]。

生存期

HVPG 与肝硬化患者生存期之间的相关性已被广泛研究。大多数研究集中于 HVPG 升高与死亡风险之间的紧密而独立的关联,特别是在代偿期患者中(见表 5.1)。在一项 42 个月的前瞻性研究中,Tage-Jansen 等证实,死亡随 HVPG 基线严重程度(<12mmHg vs. 12～20mmHg vs.≥20mmHg)平行增加[43]。另一项研究证实了临床显著门静脉高压与死亡风险增加的相关性,独立于终末期肝病模型(model for end-stage liver disease,MELD)评分[44]。然而,研究之间的风险阈值不一致:≥10mmHg,1 项回顾性研究[45];≥15mmHg,1 项前瞻性研究[46];≥16mmHg,5 项研究(3 项回顾性研究和 2 项前瞻性研究)[13,18,30,39,47];≥18mmHg,1 项回顾性研究[48];≥20mmHg,2 项研究(1 项回顾性研究和 1 项前瞻性研究)[35,42]。另外,两项样本量相对较小的研究并没有发现 HVPG 为生存提供重要的预后信息[31,49]。这些结果可能反映了患者人口统计学、HVPG 值范围、非选择性 β 受体阻滞剂的使用、肝硬化的管理和随访时间的显著异质性。总之,HVPG 是肝硬化患者(尤其是代偿期肝硬化患者)死亡率的独立预测因素。尽管研究之间存在显著的异质性,但 HVPG≥16mmHg 似乎是识别死亡风险较高患者的最佳阈值。

HVPG 在接受非选择性 β 受体阻滞剂患者中预防静脉曲张出血和失代偿的评价

有强有力的证据表明,通过非选择性 β 受体阻滞剂降低门静脉高压可降低静脉曲张出血首次发生的风险[29,50-52]。第 1 项 RCT 研究由 Groszmann 等进行,将 51 名食管静脉曲张患者随机分为普萘洛尔组和安慰剂组。随访期间所有出血的患者均为 HVPG>12mmHg,而 HVPG<12mmHg 的患者中无一例出血(见表 5.1)。Merkel 等在一项前瞻性研究中报告了类似的发现,49 名肝硬化(酒精和 HCV 相关)有静脉曲张风险的患者开始服用非选择性 β 受体阻滞剂 ± 单硝酸异山梨酯[50]。对非选择性 β 受体阻滞剂的反应被定义为 HVPG 减少>20% 基线值。反应不良者发生静脉曲张出血的累积概率高于良好反应者。值得注意的是,在 5 年随访中,没有 HVPG<12mmHg 的患者发生静脉曲张出血。这些发现在第 2 个 71 例接受非选择性 β 受体阻滞剂 + 单硝酸异山梨酯治疗的患者队列中得到证实[52]。Villanueva 等的一项更大规模的研究修改了 Merkel 的目标阈值,在该研究中,HVPG 较基线降低≥10%,与先前提出的≥20% 相比,预后价值显著提高[53]。该研究还表明,通过静脉输注普萘洛尔前后 HVPG 测量评估的非选择性 β 受体阻滞剂急性反应,为有静脉曲张出血风险的肝硬化患者的长期管理提供了有用的信息。对非选择性 β 受体阻滞剂的慢性反应也与腹水风险显著降低有关。这进一步强调了使用 NSBB 后的血流动力学反应评估有助于区分随访期间不同失代偿风险的人群[53]。一项对 HVPG>12mmHg 的代偿期(主要是 HCV 相关)肝硬化患者进行的前瞻性队列研究证实了这一点。在 5 年随访期间,NSBB 与腹水风险降低和生存率增加相关[54]。

HVPG 在静脉曲张出血的二级预防中具有一定的应用价值。这首先在 69 名出血性肝硬化患者的前瞻性队列中进行了评估,这些患者在非选择性 β 受体阻滞剂治疗开始 3 个月后重新评估了 HVPG[55]。HVPG 降低≥20% 的患者再出血明显减少。类似地,另一项 8 年随访的多中心队列研究显示,有应答者无再出血的累积概率显著高于无应答者。在应答者中,没有腹水、自发性细菌性腹膜炎、肝性脑病和患者总体生存的累积概率也较高[56]。第 3 项研究证实了这些结果[57]。

La Mura 等研究了 HVPG 在 424 例接受二级预防的患者中改善预后分层的疗效[58]。通过结合腹水和 / 或肝性脑病和门静脉高压严重程度(HVPG≥16mmHg)等临床数据,他们确定了两组静脉曲张出血复发风险显著不同的患者。"低风险"组包括无腹水或肝性脑病的患者,静脉曲张出血合并腹水或肝性脑病但 HVPG<16mmHg 的患者。"高风险"组包括腹水和 / 或肝性脑病患者,HVPG≥16mmHg 对非选择性 β 受体

阻滞剂无反应的患者。尽管有包括套扎联合非选择性β受体阻滞剂的一线二级预防,如果在未来的前瞻性研究中得到证实,对于可能考虑行 TIPS 治疗的患者,该方案将进一步充分发挥 HVPG 的应用,以识别有风险的患者人群。当然,还需要进一步地研究来探索 HVPG 为导向的静脉曲张出血二级预防策略是否可以降低再出血的风险并提高生存率,是否正如概念验证开放性随机对照试验所表明的那样。然而,在该研究中,门静脉高压治疗方案的标准并没有应用[59]。

最近一项多中心随机对照研究显示,与安慰剂组相比,应用非选择性β受体阻滞剂患者在无代偿的情况下(HVPG≥10mmHg)有明显更好的生存,特别是腹水[60]。回顾性分析显示,HVPG 降低≥10% 与无失代偿的较高生存率相关。

总之,在病毒性和酒精相关性肝硬化患者中,应用非选择性β受体阻滞剂使 HVPG 下降显著降低了静脉曲张出血和其他失代偿事件的风险。对于静脉曲张出血的一级预防,HVPG<12mmHg 或比基线值降低 10% 具有临床意义。对于二级预防,实现 HVPG<12mmHg 或较基线降低 20% 可防止静脉曲张出血复发。对于腹水的预防,HVPG 从基线下降至少 10% 具有临床相关性,并可减少失代偿和肝脏相关性死亡。

HVPG 预测肝脏和非肝脏手术后失代偿和死亡率的风险

肝硬化和 HCC 患者:适合肝切除的患者

接受肝脏手术的肝硬化、CSPH 和 HCC 患者术后出现失代偿和死亡的风险增加[61-70]。一项前瞻性研究显示,在 46 例持续肝功能 Child-Pugh A 的潜在可切除 HCC 患者中,均无 PH 临床征象,无 CSPH 患者术后 1 年腹水发生率为 0%,而 10.5～12.5mmHg 的 HVPG 患者术后腹水发生率为 30%[67]。目前仍需要确定适合肝切除的 CSPH 患者的高危人群。虽然 HVPG 可以对术后失代偿的风险进行分层,但大约 25% 的 CSPH 患者可能会经历一个正常的术后病程[65]。此外,在这些患者中,腹腔镜手术可以降低 CSPH 引起的风险[62,66,69,70]。在一项 79 例 CSPH 患者的回顾性报告中,腹腔镜切除术是获得"最佳"结果的唯一独立预测因素[61]。一项前瞻性研究比较了 10 例 HVPG≥10mmHg 的腹腔镜切除术患者和 6 例接受开放手术的患者,发现开放手术组术后腹水和死亡率明显较高[70]。另外两项研究也观察到腹腔镜下 CSPH 患者的术后风险降低[64,66]。

总之,通过 HVPG 测量评估存在 CSPH 与术后失代偿和死亡风险的增加独立相关,但仍需进一步的纵向研究,并考虑肝切除量和微创技术的应用。

接受肝外手术的肝硬化患者

在一项前瞻性多中心研究中,Reverter 等描述了 HVPG 在 140 例肝硬化患者中预测非肝脏择期手术结局的效用:其中 116 例(83%)发生 CPSH[71]。与预后独立相关的变量为 ASA 类、高危手术和 HVPG。HVPG>16mmHg(HR>2.5)与死亡率显著增加相关。HVPG≥20mmHg 的患者中死亡率特别高(44%)[71]。关于术前应用 TIPS 是否有助于改善这一情况的研究有待进一步开展。

PPG 在 TIPS 中的应用

PPG 测量

大量证据支持 HVPG/PPG 与 TIPS 术后 PH 并发症的发生及其复发的关键关系[27-31,72-74]。TIPS 术前和术后均应测量 PPG。测量 PPG 时应考虑镇静和测量时机对肝脏血流动力学的影响。2014 年,Reverter 等报道了一项前瞻性研究,在深度镇静下行 TIPS 期间,有 44 例患者接受了 HVPG 和 PPG 测定,研究了镇静对肝脏血流动力学的影响[3]。研究者报告,深度镇静增加了 HVPG 和 PPG 测量值的显著变异性和不确定性。2017 年,Silva-Junior 等在 155 例 TIPS 患者中回顾性研究了门控时机对 PPG 测量的影响[75]。对病情稳定的非镇静患者分别于术后即刻、术后至少 24h(早期 PPG)和术后 1 个月(晚期 PPG)测定 PPG。即刻 PPG 差值与全身麻醉早期 PPG（8.5mmHg vs. 10mmHg，P=0.015）和深度镇静（12mmHg vs. 10.5mmHg，P＜0.001）相关。早期 PPG 和晚期 PPG 差异无统计学意义（8.5mmHg vs. 8mmHg，P＞0.05）。因此，TIPS 术后即刻 PPG 可能受多种操作因素的影响，并不能代表远期 PPG。对于血流动力学稳定、未使用血管活性药物或近期未扩容的非镇静患者，PPG 测定可以更好地反映 TIPS 术后持久的 PPG 值。因此，寻找 TIPS 术后 PPG 值与临床结局之间相关性的研究应相应地测量 PPG。

PPG 测量的解剖定位

La Mura 等在 99 例 TIPS 患者中证实，TIPS 后的门静脉 - 心房梯度比门 - 腔静脉梯度平均高 2.5mmHg[6]。考虑到 12mmHg 的目标梯度，20% 的门 - 腔静脉梯度为 ＜12mmHg，但门静脉 - 心房梯度为 ＞12mmHg。虽然并非必要，但这可能会导致 TIPS 术中进一步扩张分流道。此外，在 Casado 等 1998 年的研究中，TIPS 术后的临床结局与门静脉到下腔静脉的压力梯度相关[72]。值得注意的是，北美介入放射医师（SIR Connect，2021 年 9 月）的一项未发表的调查显示，TIPS 术后 PPG 测量主要采用右心房压力（61 名受访者中的 67%），因此表明右心房压力被广泛用于计算 PP 梯度。这可以解释为什么大量已发表的研究使用了右心房压力来计算 PPG。虽然这些研究支持采用右心房压力来评估 TIPS 的临床有效性，但这并不意味着右心房压力相当于 IVC[76,77]。考虑到这些数据，TIPS 术后 PPG 测量的解剖位置也应包括门静脉主干和分流道出口的 IVC。

门静脉高压出血 / 腹水的最佳 PPG 阈值

在一项对 122 例 TIPS 患者的研究中，Casado 等将临床事件与血流动力学发现相关联，报道所有再出血患者的 PPG（门静脉到下腔静脉）＞12mmHg[72]。2001 年，Rossle 等报道了一项对 225 例 TIPS 合并静脉曲张出血患者的纵向研究，其中 80% 的再出血发生在 PPG 与基线 PPG 相似或更高的情况下，而只有 1 例（0.4%）和 3 例（1.3%）患者在 PPG＜12mmHg 或 PPG 降低＞50% 的情况下发生再出血[73]。在 2007 年对 118 例 TIPS 患者进行的回顾性观察性队列研究中，Biecker 等发现初始 PPG 降低 60% 的患者很少再出血[74]。在这些基础上，建议在接受 TIPS 的静脉曲张出血患者中，将绝对 PPG 降低到＜12mmHg 与几乎完全预防门静脉高压出血相关，是 TIPS 血流动力学成功的首选目标。对比 TIPS 术前基线数据，PPG 相对降低至少 50% 也可能有用，但还需要进一步地研究。

已有多项研究对腹水的最佳 PPG 阈值进行了相关研究。Casado 等 1998 年的研究发现 TIPS 后出现腹水的所有患者（n=26）PPG＞12mmHg[72]。2003 年，Sanyal 等发表了一项多中心、前瞻性临床试验，对 109 名腹水患者随机接受药物治疗或药物治疗 +TIPS，发现 PP 降低（平均正常 PPG=8.3mmHg）与腹水复发之间没有关系[78]。2004 年，Nair 等报道了一项回顾性观察性队列研究，该研究纳入了 28 例因腹水接受 TIPS 治疗的患者（平均最终 PSG=8.6mmHg），并没有发现 TIPS 术后 PPG 是疗效的独立预测因素[79]。2007 年，Salerno 等发表了一项荟萃分析，对 TIPS 和腹腔积液穿刺的 4 项随机对照试验进行了分析，结果显示，TIPS 患者中 42% 的患者复发了腹腔积液，平均最终 PPG 为 11.4mmHg，而腹腔穿刺患者中 89% 的患者复发了腹腔积液（P＜0.000 1）[80]。2014 年，Parvinian 等发表了一项对 80 例接受 TIPS 治疗的腹水患者（平均最终 PPG=6.8mmHg）的回顾性单中心研究，报告腹水缓解率约为 80%，但没有发现与临床缓解相关的最佳 PPG 阈值（8mmHg、10mmHg 和 12mmHg 阈值的缓解率分别为 79%、79% 和 78%，P=0.965）[81]。总之，控制药物难治性腹水的最佳 PPG 降幅仍不清楚。有必要进一步研究 TIPS 的血流动力学结果和腹水临床反应的相关性。

过度分流不良事件中的 PPG 阈值

TIPS 过度降低 PPG 与过度分流相关不良事件的高风险相关，如 HE[82-84]。虽然已经研究了针对过度分流相关不良事件（如减少 TIPS 应用）的干预措施，但其方法、PPG 的调整和临床结局仍存在差异[85-95]。因此，为解决与过度分流相关的不良事件（如减少 TIPS 应用）而采取的干预措施的最佳 PPG 目标或 PPG 升高程度尚不清楚。进一步地研究确定 PPG 与过度分流不良事件的解决方案之间的关系是很必要的。

（孙军辉 译，祁小龙 审校）

参考文献

1. van Zanten DV, Buganza E, Abraldes JG. The role of hepatic venous pressure gradient in the management of cirrhosis. Clin Liver Dis. 2021;25(2):327–43.

2. Steinlauf AF, Garcia-Tsao G, Zakko MF, Dickey K, Gupta T, Groszmann RJ. Low-dose midazolam sedation: an option for patients undergoing serial hepatic venous pressure measurements. Hepatology. 1999;29(4):1070–3.

3. Reverter E, Blasi A, Abraldes JG, Martínez-Palli G, Seijo S, Turon F, et al. Impact of deep sedation on the accuracy of hepatic and portal venous pressure measurements in patients with cirrhosis. Liver Int. 2014;34(1):16–25.

4. Zipprich A, Winkler M, Seufferlein T, Dollinger MM. Comparison of balloon vs. straight catheter for the measurement of portal hypertension. Aliment Pharmacol Ther. 2010;32(11–12):1351–6.

5. Maleux G, Willems E, Fieuws S, Heye S, Vaninbroukx J, Laleman W, et al. Prospective study comparing different indirect methods to measure portal pressure. J Vasc Interv Radiol. 2011;22(11):1553–8.

6. la Mura V, Abraldes JGJG, Berzigotti A, Erice E, Flores-Arroyo A, Garcia-Pagan JC, et al. Right atrial pressure is not adequate to calculate portal pressure gradient in cirrhosis: a clinical-hemodynamic correlation study. Hepatology. 2010;51(6):2108–16.

7. la Mura V, Garcia-Guix M, Berzigotti A, Abraldes JG, García-Pagán JC, Villanueva C, et al. A new prognostic algorithm based on stage of cirrhosis and HVPG to improve risk-stratification after variceal bleeding. Hepatology. 2020;72(4):1353–65.

8. Bosch J, García-Pagán JC. Calculating hepatic venous pressure gradient: feel free to stay free. J Vasc Interv Radiol. 2016;27(8):1138–9.

9. Groszmann RJ, Wongcharatrawee S. The hepatic venous pressure gradient: anything worth doing should be done right. Hepatology. 2004;39(2):280–2.

10. Bai W, Al-Karaghouli M, Stach J, Sung S, Matheson GJ, Abraldes JG. Test–retest reliability and consistency of HVPG and impact on trial design: a study in 289 patients from 20 randomized controlled trials. Hepatology. 2021;74(6):3301–15.

11. Ma J, Gong X, Luo J, Gu J, Yan Z, Zhang W, et al. Impact of intrahepatic Venovenous shunt on hepatic venous pressure gradient measurement. J Vasc Interv Radiol. 2020;31(12):2081–8.

12. Tandon P, Ripoll C, Assis D, Wongcharatrawee S, Groszmann RJ, Garcia-Tsao G. The interpretation of hepatic venous pressure gradient tracings—excellent interobserver agreement unrelated to experience. Liver Int. 2016;36(8):1160–6.

13. Silva-Junior G, Baiges A, Turon F, Torres F, Hernández-Gea V, Bosch J, et al. The prognostic value of hepatic venous pressure gradient in patients with cirrhosis is highly dependent on the accuracy of the technique. Hepatology. 2015;62(5):1584–92.

14. Groszmann RJRJ, Garcia-Tsao G, Bosch J, Grace NDND, Burroughs AKAK, Planas R, et al. Beta-blockers to prevent gastroesophageal varices in patients with cirrhosis. N Engl J Med. 2005;353(21):2254–61.

15. Ripoll C, Groszmann R, Garcia-Tsao G, Grace N, Burroughs A, Planas R, et al. Hepatic venous pressure gradient predicts clinical decompensation in patients with compensated cirrhosis. Gastroenterology. 2007;133(2):481–8.

16. Robic MA, Procopet B, Metivier S, Peron JM, Selves J, Vinel JP, et al. Liver stiffness accurately predicts portal hypertension related complications in patients with chronic liver disease: a prospective study. J Hepatol. 2011;55(5):1017–24.

17. D'Amico G, Garcia-Tsao G, Cales P, Escorsell A, Nevens F, Cestari R, et al. Session 2—diagnosis of portal hypertension: how and when. In: Portal Hypertension III: Proceedings of the Third Baverno International Consensus Workshop on Definitions, Methodology and Therapeutic Strategies, vol. 31. Oxford: Blackwell Science Ltd; 2008. p. 36–64.

18. Berzigotti A, Rossi V, Tiani C, Pierpaoli L, Zappoli P, Riili A, et al. Prognostic value of a single HVPG measurement and Doppler-ultrasound evaluation in patients with cirrhosis and portal hypertension. J Gastroenterol. 2011;46(5):687–95.

19. Jindal A, Bhardwaj A, Kumar G, Sarin SK. Clinical decompensation and outcomes in patients with compensated cirrhosis and a hepatic venous pressure gradient ≥20 mm hg. Am J Gastroenterol. 2020;115(10):1624–33.

20. Sanyal AJ, Harrison SA, Ratziu V, Abdelmalek MF, Diehl AM, Caldwell S, et al. The natural history of advanced fibrosis due to nonalcoholic steatohepatitis: data from the simtuzumab trials. Hepatology. 2019;70(6):1913–27.

21. Ferrusquía-Acosta J, Bassegoda O, Turco L, Reverter E, Pellone M, Bianchini M, et al.

Agreement between wedged hepatic venous pressure and portal pressure in non-alcoholic steatohepatitis-related cirrhosis. J Hepatol. 2021;74(4):811–8.

22. Bassegoda O, Olivas P, Turco L, Mandorfer M, Serra-Burriel M, Tellez L, et al. Decompensation in advanced non-alcoholic fatty liver disease may occur at lower hepatic venous pressure gradient levels that in patients with viral disease. Clin Gastroenterol Hepatol. 2021; https://doi.org/10.1016/j.cgh.2021.10.023.

23. Pomier-Layrargues G, Kusielewicz D, Willems B, Villeneuve JP, Marleau D, Cote J, et al. Presinusoidal portal hypertension in non-alcoholic cirrhosis. Hepatology. 1985;5(3):415–8.

24. Boyer TD, Triger DR, Horisawa M, Redeker AG, Reynolds TB. Direct transhepatic measurement of portal vein pressure using a thin needle. Comparison with wedged hepatic vein pressure. Gastroenterology. 1977;72(4 Pt 1):584–9.

25. Navasa M, Pares A, Bruguera M, Caballeria J, Bosch J, Rodes J. Portal hypertension in primary biliary cirrhosis. Relationship with histological features. J Hepatol. 1987;5(3):292–8.

26. Seijo S, Reverter E, Miquel R, Berzigotti A, Abraldes JG, Bosch J, et al. Role of hepatic vein catheterisation and transient elastography in the diagnosis of idiopathic portal hypertension. Dig Liver Dis. 2012;44(10):855–60.

27. Conn HO, Grace ND, Bosch J, Groszmann RJ, Rodes J, Wright SC, et al. Propranolol in the prevention of the first hemorrhage from esophagogastric varices: a multicenter, randomized clinical trial. The Boston-New Haven-Barcelona portal hypertension study group. Hepatology. 1991;13(5):902–12.

28. Garcia-Tsao G, Groszmann RJ, Fisher RL, Conn HO, Atterbury CE, Glickman M. Portal pressure, presence of gastroesophageal varices and variceal bleeding. Hepatology. 1985;5(3):419–24.

29. Groszmann RJ, Bosch J, Grace ND, Conn HO, Garcia-Tsao G, Navasa M, et al. Hemodynamic events in a prospective randomized trial of propranolol versus placebo in the prevention of a first variceal hemorrhage [see comments]. Gastroenterology. 1990;99(5):1401–7.

30. Stanley AJ, Robinson I, Forrest EH, Jones AL, Hayes PC. Haemodynamic parameters predicting variceal haemorrhage and survival in alcoholic cirrhosis. QJM. 1998;91(1):19–25.

31. Urbain D, Muls V, Makhoul E, Jeghers O, Thys O, Ham HR. Prognostic significance of hepatic venous pressure gradient in medically treated alcoholic cirrhosis: comparison to aminopyrine breath test. Am J Gastroenterol. 1993;88(6):856–9.

32. Ready JB, Robertson AD, Goff JS, Rector WG Jr. Assessment of the risk of bleeding from esophageal varices by continuous monitoring of portal pressure. Gastroenterology. 1991;100(5 Pt 1):1403–10.

33. Abraldes JG, Villanueva C, Bañares R, Aracil C, Catalina MV, Garci A-Pagán JC, et al. Hepatic venous pressure gradient and prognosis in patients with acute variceal bleeding treated with pharmacologic and endoscopic therapy. J Hepatol. 2008;48(2):229–36.

34. Ardevol A, Alvarado-Tapias E, Garcia-Guix M, Brujats A, Gonzalez L, Hernández-Gea V, et al. Early rebleeding increases mortality of variceal bleeders on secondary prophylaxis with β-blockers and ligation. Dig Liver Dis. 2020;52:1017–25.

35. Moitinho E, Escorsell A, Bandi JC, Salmerón JM, García-Pagán JC, Rodés J, Bosch J. Prognostic value of early measurements of portal pressure in acute variceal bleeding. Gastroenterology. 1999;117(3):626–31.

36. Liu C, Liu Y, Shao R, Wang S, Wang G, Wang L, et al. The predictive value of baseline hepatic venous pressure gradient for variceal rebleeding in cirrhotic patients receiving secondary prevention. Ann Transl Med. 2020;8(4):91.

37. Monescillo A, Martinez-Lagares F, Ruiz-del-Arbol L, Sierra A, Guevara C, Jimenez E, et al. Influence of portal hypertension and its early decompression by TIPS placement on the outcome of variceal bleeding. Hepatology. 2004;40(4):793–801.

38. Villanueva C, Ortiz J, Minana J, Soriano G, Sabat M, Boadas J, et al. Somatostatin treatment and risk stratification by continuous portal pressure monitoring during acute variceal bleeding. Gastroenterology. 2001;121(1):110–7.

39. Patch D, Armonis A, Sabin C, Christopoulou K, Greenslade L, McCormick A, et al. Single portal pressure measurement predicts survival in cirrhotic patients with recent bleeding. Gut. 1999;44(2):264–9.

40. Kim MY, Baik SK, Yea CJ, Lee IY, Kim HJ, Park KW, et al. Hepatic venous pressure gradient can predict the development of hepatocellular carcinoma and hyponatremia in decompensated alcoholic cirrhosis. Eur J Gastroenterol Hepatol. 2009;21(11):1241–6.

41. Ripoll C, Groszmann RJRJ, Garcia-Tsao G, Bosch J, Grace N, Burroughs A, et al. Hepatic venous pressure gradient predicts development of hepatocellular carcinoma independently of severity of cirrhosis. J Hepatol. 2009;50(5):923–8.

42. Suk KT, Kim EJ, Kim DJ, Kim HS, Bang CS, Park TY, et al. Prognostic significance of hemo-dynamic and clinical stages in the prediction of hepatocellular carcinoma. J Clin Gastroenterol. 2017;51(3):285–93.

43. Tage-Jensen U, Henriksen JH, Christensen E, Widding A, Ring-Larsen H, Christensen NJ. Plasma catecholamine level and portal venous pressure as guides to prognosis in patients with cirrhosis. J Hepatol. 1988;6(3):350–8.

44. Ripoll C, Banares R, Rincon D, Catalina M-V, Iacono OL, Salcedo M, et al. Influence of hepatic venous pressure gradient on the prediction of survival of patients with cirrhosis in the MELD Era. Hepatology. 2005;42(4):793–801.

45. Zipprich A, Garcia-Tsao G, Rogowski S, Fleig WE, Seufferlein T, Dollinger MM. Prognostic indicators of survival in patients with compensated and decompensated cirrhosis. Liver Int. 2012;32:1407–14.

46. Gluud C, Henriksen JH, Nielsen G. Prognostic indicators in alcoholic cirrhotic men. Hepatology. 1988;8(2):222–7.

47. Merkel C, Bolognesi M, Bellon S, Zuin R, Noventa F, Finucci G, et al. Prognostic useful-ness of hepatic vein catheterization in patients with cirrhosis and esophageal varices. Gastroenterology. 1992;102(3):973–9.

48. Suk KT, Kim CH, Park SH, Sung HT, Choi JY, Han KH, et al. Comparison of hepatic venous pressure gradient and two models of end-stage liver disease for predicting the survival in patients with decompensated liver cirrhosis. J Clin Gastroenterol. 2012;46(10):880–6.

49. Moller S, Bendtsen F, Christensen E, Henriksen JH. Prognostic variables in patients with cir-rhosis and oesophageal varices without prior bleeding. J Hepatol. 1994;21(6):940–6.

50. Merkel C, Bolognesi M, Sacerdoti D, Bombonato G, Bellini B, Bighin R, et al. The hemo-dynamic response to medical treatment of portal hypertension as a predictor of clini-cal effectiveness in the primary prophylaxis of variceal bleeding in cirrhosis. Hepatology. 2000;32(5):930–4.

51. Sharma P, Kumar A, Sharma BC, Sarin SK. Early identification of haemodynamic response to pharmacotherapy is essential for primary prophylaxis of variceal bleeding in patients with "high-risk" varices. Aliment Pharmacol Ther. 2009;30(1):48–60.

52. Turnes J, Garcia-Pagan JCJC, Abraldes JGJG, Hernandez-Guerra M, Dell'Era A, Bosch J, et al. Pharmacological reduction of portal pressure and long-term risk of first variceal bleeding in patients with cirrhosis. Am J Gastroenterol. 2006;101:506–12.

53. Villanueva C, Aracil C, Colomo A, Hernandez-Gea V, Lopez-Balaguer JM, Varez-Urturi C, et al. Acute hemodynamic response to beta-blockers and prediction of long-term outcome in primary prophylaxis of variceal bleeding. Gastroenterology. 2009;137(1):119–28.

54. Hernández-Gea V, Aracil C, Colomo A, Garupera I, Poca M, Torras X, et al. Development of ascites in compensated cirrhosis with severe portal hypertension treated with β-blockers. Am J Gastroenterol. 2012;107(3):418–27.

55. Feu F, Garcia-Pagan JC, Bosch J, Luca A, Teres J, Escorsell A, et al. Relation between portal pressure response to pharmacotherapy and risk of recurrent variceal haemorrhage in patients with cirrhosis. Lancet. 1995;346(8982):1056–9.

56. Abraldes JGGJG, Tarantino I, Turnes J, Garcia-pagan JCJC, Rodes J, Bosch J, et al. Hemodynamic response to pharmacological treatment of portal hypertension and long-term prognosis of cirrhosis. Hepatology. 2003;37(4):902–8.

57. Villanueva C, Lopez-Balaguer JM, Aracil C, Kolle L, Gonzalez B, Minana J, et al. Maintenance of hemodynamic response to treatment for portal hypertension and influence on complications of cirrhosis. J Hepatol. 2004;40(5):757–65.

58. la Mura V, Garcia-Guix M, Berzigotti A, Abraldes JG, García-Pagán JC, Villanueva C, et al. A prognostic strategy based on stage of cirrhosis and HVPG to improve risk stratification after Variceal bleeding. Hepatology. 2020;72(4):1353–65.

59. Villanueva C, Graupera I, Aracil C, Alvarado E, Miñana J, Puente Á, et al. A randomized trial to assess whether portal pressure guided therapy to prevent variceal rebleeding improves sur-vival in cirrhosis. Hepatology. 2017;65(5):1693–707.

60. Villanueva C, Albillos A, Genescà J, Garcia-pagan JC, Calleja JL, Aracil C, et al. β blockers to prevent decompensation of cirrhosis in patients with clinically significant portal hyperten-sion (PREDESCI): a randomised, double-blind, placebo-controlled, multicentre trial. Lancet. 2019;6736(18):1–13.

61. Azoulay D, Ramos E, Casellas-Robert M, Salloum C, Lladó L, Nadler R, et al. Liver resection for hepatocellular carcinoma in patients with clinically significant portal hypertension. JHEP Rep. 2021;3(1):100190.

62. Boleslawski E, Petrovai G, Truant S, Dharancy S, Duhamel A, Salleron J, et al. Hepatic venous

pressure gradient in the assessment of portal hypertension before liver resection in patients with cirrhosis. Br J Surg. 2012;17:855–63.

63. Bruix J, Castells A, Bosch J, Feu F, Fuster J, Garcia-Pagan JCC, et al. Surgical resection of hepatocellular carcinoma in cirrhotic patients: prognostic value of preoperative portal pressure. Gastroenterology. 1996;111(4):1018–22.

64. Casellas-Robert M, Lim C, Lopez-Ben S, Lladó L, Salloum C, Codina-Font J, et al. Laparoscopic liver resection for hepatocellular carcinoma in Child–Pugh A patients with and without portal hypertension: a multicentre study. World J Surg. 2020;44(11):3915–22.

65. Cucchetti A, Cescon M, Golfieri R, Piscaglia F, Renzulli M, Neri F, et al. Hepatic venous pressure gradient in the preoperative assessment of patients with resectable hepatocellular carcinoma. J Hepatol. 2016;64(1):79–86.

66. Lim C, Osseis M, Lahat E, Doussot A, Sotirov D, Hemery F, et al. Safety of laparoscopic hepatectomy in patients with hepatocellular carcinoma and portal hypertension: interim analysis of an open prospective study. Surg Endosc. 2018;33(3):811–20.

67. Llop E, Berzigotti A, Reig M, Erice E, Reverter E, Seijo S, et al. Assessment of portal hypertension by transient elastography in patients with compensated cirrhosis and potentially resectable liver tumors. J Hepatol. 2012;56(1):103–8.

68. Llovet JM, Fuster J, Bruix J. Intention-to-treat analysis of surgical treatment for early hepatocellular carcinoma: resection versus transplantation. Hepatology. 1999;30(6):1434–40.

69. Molina V, Sampson-Dávila J, Ferrer J, Fondevila C, Díaz del Gobbo R, Calatayud D, et al. Benefits of laparoscopic liver resection in patients with hepatocellular carcinoma and portal hypertension: a case-matched study. Surg Endosc. 2017;32(5):2345–54.

70. Truant S, Bouras AF, Hebbar M, Boleslawski E, Fromont G, Dharancy S, et al. Laparoscopic resection vs. open liver resection for peripheral hepatocellular carcinoma in patients with chronic liver disease: a case-matched study. Surg Endosc. 2011;25(11):3668–77.

71. Reverter E, Cirera I, Albillos A, Debernardi-Venon W, Abraldes JG, Llop E, et al. The prognostic role of hepatic venous pressure gradient in cirrhotic patients undergoing elective extrahepatic surgery. J Hepatol. 2019;71(5):942–50.

72. Casado M, Bosch J, Garcia-Pagan JCC, Bru C, Banares R, Bandi JCC, et al. Clinical events after transjugular intrahepatic portosystemic shunt: correlation with hemodynamic findings. Gastroenterology. 1998;114(6):129.

73. Ro M, Siegerstetter V, Olschewski M, Ochs A, Berger E, et al. How much reduction in portal pressure is necessary to prevent variceal rebleeding? A longitudinal study in 225 patients with transjugular intrahepatic portosystemic shunts. Am J Gastroenterol. 2001;96(12):3379–83.

74. Biecker E, Roth F, Heller J, Schild HH, Sauerbruch T, Schepke M. Prognostic role of the initial portal pressure gradient reduction after TIPS in patients with cirrhosis. Eur J Gastroenterol Hepatol. 2007;19(10):846–52.

75. Silva-Junior G, Turon F, Baiges A, Cerda E, García-Criado Á, Blasi A, et al. Timing affects measurement of portal pressure gradient after placement of transjugular intrahepatic portosystemic shunts in patients with portal hypertension. Gastroenterology. 2017;152(6):1358–65.

76. Charon JP, Alaeddin FH, Pimpalwar SA, Fay DM, Olliff SP, Jackson RW, et al. Results of a retrospective multicenter trial of the Viatorr expanded polytetrafluoroethylene-covered stent-graft for transjugular intrahepatic portosystemic shunt creation. J Vasc Interv Radiol. 2004;15(11):1219–30.

77. Lakhoo J, Bui JT, Zivin SP, Lokken RP, Minocha J, Ray CE, et al. Root cause analysis of rebleeding events following transjugular intrahepatic portosystemic shunt creation for variceal hemorrhage. J Vasc Interv Radiol. 2015;26(10):1444–53.

78. Sanyal AJ, Genning C, Reddy KR, Wong F, Kowdley KV, Benner K, et al. The North American study for the treatment of refractory ascites. Gastroenterology. 2003;124(3):634–41.

79. Nair S, Singh R, Yoselewitz M. Correlation between portal/hepatic vein gradient and response to transjugular intrahepatic portosystemic shunt creation in refractory ascites. J Vasc Interv Radiol. 2004;15(12):1431–4.

80. Salerno F, Cammà C, Enea M, Rössle M, Wong F. Transjugular intrahepatic portosystemic shunt for refractory ascites: a meta-analysis of individual patient data. Gastroenterology. 2007;133:825–34.

81. Parvinian A, Bui JT, Knuttinen MG, Minocha J, Gaba RC. Transjugular intrahepatic portosystemic shunt for the treatment of medically refractory ascites. Diagn Interv Radiol. 2014;20(1):58.

82. Chung HH, Razavi MK, Sze DY, Frisoli JK, Kee ST, Dake MD, et al. Portosystemic pressure gradient during transjugular intrahepatic portosystemic shunt with Viatorr stent graft: what is

the critical low threshold to avoid medically uncontrolled low pressure gradient related complications? J Gastroenterol Hepatol. 2008;23(1):95–101.

83. Schepis F, Vizzutti F, Garcia-Tsao G, Marzocchi G, Rega L, de Maria N, et al. Under-dilated TIPS associate with efficacy and reduced encephalopathy in a prospective, non-randomized study of patients with cirrhosis. Clin Gastroenterol Hepatol. 2018;16(7):1153–1162.e7.

84. Riggio O, Merlli M, Pedretti G, Servi R, Meddi P, Lionetti R, et al. Hepatic encephalopathy after transjugular intrahepatic portosystemic shunt. Incidence and risk factors. Dig Dis Sci. 1996;41(3):578–84.

85. Kochar N, Tripathi D, Ireland H, Redhead DN, Hayes PC. Transjugular intrahepatic portosystemic stent shunt (TIPSS) modification in the management of post-TIPSS refractory hepatic encephalopathy. Gut. 2006;55(11):1617–23.

86. Jacquier A, Vidal V, Monnet O, Varoquaux A, Gaubert J-Y, Champsaur P, et al. A modified procedure for transjugular intrahepatic portosystemic shunt flow reduction. J Vasc Interv Radiol. 2006;17(8):1359–63.

87. Maleux G, Verslype C, Heye S, Wilms G, Marchal G, Nevens F. Endovascular shunt reduction in the management of transjugular portosystemic shunt-induced hepatic encephalopathy: preliminary experience with reduction stents and stent-grafts. Am J Roentgenol. 2007;188(3):659–64.

88. Sze DY, Hwang GL, Kao JS, Frisoli JK, STW K, Razavi MK, et al. Bidirectionally adjustable TIPS reduction by parallel stent and stent-graft deployment. J Vasc Interv Radiol. 2008;19(11):1653–8.

89. Cookson DT, Zaman Z, Gordon-Smith J, Ireland HM, Hayes PC. Management of transjugular intrahepatic portosystemic shunt (TIPS)-associated refractory hepatic encephalopathy by shunt reduction using the parallel technique: outcomes of a retrospective case series. Cardiovasc Intervent Radiol. 2011;34(1):92–9.

90. Blue RC, Lo GC, Kim E, Patel RS, Scott Nowakowski F, Lookstein RA, et al. Transjugular intrahepatic portosystemic shunt flow reduction with adjustable polytetrafluoroethylene-covered balloon-expandable stents using the "sheath control" technique. Cardiovasc Intervent Radiol. 2016;39(6):935–9.

91. Joseph AS, Sandhu B, Khalil A, Lopera J. Transjugular portosystemic shunt reductions: a retrospective single-center experience. J Vasc Interv Radiol. 2019;30(6):876–84.

92. Sarwar A, Esparaz AM, Chakrala N, Mangano M, Ganguli S, Malik R, et al. Efficacy of TIPS reduction for refractory hepatic encephalopathy, right heart failure, and liver dysfunction. Am J Roentgenol. 2021;216(5):1267–72.

93. Fanelli F, Salvatori FM, Rabuffi P, Boatta E, Riggio O, Lucatelli P, et al. Management of refractory hepatic encephalopathy after insertion of TIPS: long-term results of shunt reduction with hourglass-shaped balloon-expandable stent-graft. Am J Roentgenol. 2009;193(6):1696–702.

94. de Keyzer B, Nevens F, Laenen A, Heye S, Laleman W, Verslype C, et al. Percutaneous shunt reduction for the management of TIPS-induced acute liver decompensation: a follow-up study. Ann Hepatol. 2016;15(6):911–7.

95. Schindler P, Seifert L, Masthoff M, Riegel A, Köhler M, Wilms C, et al. TIPS modification in the management of shunt-induced hepatic encephalopathy: analysis of predictive factors and outcome with shunt modification. J Clin Med. 2020;9(2):567.

第6章 肝静脉压力梯度作为"金标准":第1专家组共识声明

Hector Ferral,Juan Carlos Garcia-Pagàn,Filippo Schepis,Ron C. Gaba,Alberto Zanetto,Valeria Perez-Campuzano,Ziv J. Haskal

HVPG 测量描述

1.1 使用端孔、顺应性球囊闭塞导管可以减少肝静脉楔压(wedged hepatic vein pressure,WHVP)测量的随机误差,优于使用传统的直头导管。(A1)(新增)

1.2 当闭塞球囊达到一个满意的闭塞位置时,应注射少量造影剂,并排除肝静脉瘘的存在。(A1)(新增)

1.3 肝静脉瘘的存在可能会导致 WHVP 偏低,必须进行如实记录。(A1)(新增)

1.4 深度镇静可能导致肝脏血流动力学测量过程中的 HVPG 测量值不准确(B1);如果需要轻度镇静,低剂量咪达唑仑(0.02mg/kg)可以不改变 HVPG 测量值,是可以接受的镇静方式。(B1)(新增)

1.5 推荐采用低速(最快 7.5mm/s)的永久性的压力描记,记录在纸上或电子设备上。数字化屏幕上的读数准确性要低得多,不应使用。(A1)(新增)

1.6 为了正确反映门静脉压力,WHVP 测量需要一个稳定时间;WHVP 的记录至少需要 1min,特别要注意最后 20～30s 测量的稳定性。(D1)(新增)

1.7 肝静脉楔压至肝静脉游离压的压力梯度临床预后价值优于肝静脉楔压至右心房压力的压力梯度,应作为标准参考(B1)。可以测量右心房压力以排除肝后性门静脉高压。(B1)(新增)

1.8 肝静脉游离压必须在距离肝静脉-下腔静脉汇合处2～3cm 内的肝静脉(hepatic vein,HV)处进行测量。应在肝静脉开口水平测量下腔静脉压力作为内对照。如果 FHVP 比 IVC 压力高 2mmHg 以上,则应通过注射少量造影剂排除肝静脉外口梗阻的存在。(A1)(新增)

肝硬化患者 CSPH 的诊断

1.9 肝静脉压力梯度(HVPG)测量值>5mmHg 表示为窦性门静脉高压。(A1)(不变)

1.10 在病毒性和酒精性肝硬化患者中,HVPG 测定是评估是否存在临床显著门静脉高压(clinically significant portal hypertension,CSPH)的"金标准"方法,CSPH 的定义为 HVPG≥10mmHg。(A1)(修订)

1.11 在原发性胆汁性胆管炎患者中,可能存在肝前性门静脉高压,无法通过 HVPG 评估(B1)。因此,在这些患者中,HVPG 可能低估了 PH 的发生率和严重程度。(B1)(新增)

1.12 在 NASH 肝硬化患者中,尽管 HVPG≥10mmHg,但 CSPH 诊断仍然与门静脉高压的临床体征密切相关,但这些体征也可能出现在一小部分 HVPG<10mmHg 的患者中。(C2)(新增)

1.13 对于有慢性肝病和门静脉高压临床体征(胃食管静脉曲张、腹水和门静脉系统侧支血管),但 HVPG<10mmHg 的患者,必须排除门-窦血管病(PSVD)。(B1)(新增)

1.14 在酒精相关或病毒性肝硬化患者中,NSBB 治疗后导致的 HVPG 降低与静脉曲张出血或其他失代偿事件的风险显著降低相关。(A1)(修订)

在试验设计中纳入 HVPG 评估

1.15 在研究新疗法的临床试验中,应鼓励测定 HVPG,但在门静脉高压相关终点得到充分定义的情况下,

测定 HVPG 并不是必需的。(B1)(不变)

1.16 在病毒性、酒精性以及 NASH 肝硬化中,建议将 HVPG 反应作为评估预计事件发生率较低的Ⅱ期临床试验的替代终点。(D2)(修订)

1.17 HVPG 的测量 - 重测可靠性很好,但受肝病阶段(失代偿期患者较低)和病因(酒精中毒患者较高)的影响。在设计基于 HVPG 评估的临床试验时应考虑到这一点。(C1)

手术风险评估

1.18 CSPH 的存在(通过 HVPG≥10mmHg 或门静脉高压的临床表现确定)与接受 HCC 肝切除术的肝硬化患者的失代偿和死亡率的较高风险相关。(A1)(新增)

1.19 在接受非肝脏腹部手术的患者中,HVPG≥16mmHg 与术后短期死亡风险增加相关。(C1)(新增)

TIPS 中的门静脉压力梯度(PPG)

1.20 在 TIPS 支架植入之前和之后都应测量 PPG。(A1)(新增)

1.21 TIPS 术后 PPG 测量的解剖位置应包括门静脉主干和下腔静脉(分流道出口处)。(B1)(新增)

1.22 TIPS 分流后的即时 PPG 可能受到各种因素的影响,如全身麻醉、使用血管活性药物和血流动力学不稳定等,因此 TIPS 后的即时 PPG 可能不代表长期 PPG(B1)。在血流动力学稳定的非镇静患者中进行 PPG 测量,能更好地反映 TIPS 后的 PPG 值,并推荐使用。(B1)(新增)

1.23 在接受 TIPS 的静脉曲张出血患者中,将 PPG 绝对值降低到<12mmHg 可几乎完全防止门静脉高压出血,是 TIPS 分流后血流动力学成功的首选目标(A1)。PPG 的相对减少,比 TIPS 前的基线至少减少 50%,也可能是有用的。(B2)(新增)

1.24 如果临床或多普勒超声检查怀疑 TIPS 功能障碍,则应重新测量 PPG,以评估 TIPS 修正的必要性。(B1)(新增)

研究议程

- 通过超声内镜直接测量门静脉压力的有用性、安全性和准确性需要进一步评估。
- HVPG 在 NASH 肝硬化患者中的预后作用和特异性临界值的定义需要进一步研究。
- HVPG 指导治疗的有效性需要进一步的随机临床试验证实。
- HVPG 对接受肝外手术的患者的预后作用需要在前瞻性队列中进一步研究,并应将 HVPG 与无创检测进行比较。
- 在个体水平上探讨重测 HVPG 的可靠性和决定变异性的因素。
- 进一步地研究评估 TIPS 后测量门 - 腔静脉和门静脉 - 心房的 PPG 和临床结果(如再出血)是必要的。
- 控制药物复发 / 难治性腹水的最佳 PPG 降幅尚不明确。有必要进一步研究 TIPS 血流动力学结果与腹水临床反应的相关性。
- 应研究改善与过度分流有关的不良事件所需的最佳 PPG 增长(在减少 TIPS 的情况下)。

(孙军辉 译,祁小龙 审校)

第三部分 代偿期进展性慢性肝病和门静脉高压的非侵入性评估工具

第 7 章　使用 Baveno Ⅶ中非侵入性工具评估代偿期进展性慢性肝病和门静脉高压的问卷调查结果

Annalisa Berzigotti,Jonathan A. Fallowfield,Juan G. Abraldes,Maja Thiele,Joan Genescà

引言

相较于之前的建议,Baveno Ⅵ共识工作组做出重大改变,提出了基于非侵入性检测（non-invasive test, NIT）的简单标准,以识别仍处于代偿期进展性慢性肝病患者（compensated advanced chronic liver disease, cACLD）,有临床显著门静脉高压（clinically significant portal hypertension,CSPH）风险的患者,以及低风险静脉曲张患者。在这些新的基于 NIT 的评估方法中,所谓的"Baveno Ⅵ标准"［肝硬度值（liver stiffness measurement,LSM）<20kPa+ 血小板计数>150×10^9/L］,可用于豁免不必要的上消化道内镜检查,此标准在过去 5 年的大量研究中得到了验证,且在该重要场景中被很好地纳入临床常规。

鉴于 Baveno Ⅵ标准的成功,我们小组旨在从以下几个方面更好地了解门静脉高压（portal hypertension, PH）领域专家们关于侵入性及非侵入性检查当前及潜在价值的意见:

1. cACLD 的概念和截断值。
2. 应用 NIT 诊断 CSPH。
3. 筛检需行内镜检查的患者。
4. 使用 NIT 来监测 cACLD。
5. 脾硬度的应用。
6. 在上述背景中新衍生的 NIT。

我们给所有 Baveno 的专家成员（n=64）发送了一份问卷。有 42 人（66%）完整地完成了问卷回答,主要结果展示在下文中。

cACLD 概念和截断值

您认为 cACLD 概念在临床上有用吗? 您在临床实践中会使用它吗?

- 85% 的成员对这个问题的回答是肯定的。

您认为用于纳入（15kPa）和排除 cACLD（10kPa）的两个肝硬度截断值准确吗?

- 76% 的成员对这个问题的回答是肯定的。

您认为 cACLD 的弹性成像截断值与病因有关吗?

- 83% 回答有关。

总结上述结果,多数人认为应用基于 NIT 的 cACLD 概念是有用的,并认为先前提出的标准是足够准确的。然而,有人认为此标准需要以基于病因学的方式应用。正如在接下来的章节中所观察到的那样,关于 cACLD 定义以及范围的修改建议也将受到挑战,需要收集此概念中基于病因差异的更多信息。

应用 NIT 诊断 CSPH

在临床实践中,您是否使用瞬时弹性成像（transient elastography,TE）技术测量的 LSM 来评估是否存在 CSPH? 如果是,为什么?

- 71% 的成员对这个问题的回答是肯定的,80% 的受访者回答说他们系统地使用该参数评价一般预后。
- 43% 的受访者在术前使用 NIT 评估失代偿的发生风险。
- 30% 用于评估失代偿的发生风险,以启动 β 受体阻滞剂预防治疗。

您是赞成使用单一的 TE 截断值(高于则确认 / 低于则排除 CSPH)还是 2 个不同的阈值(1 个用于纳入, 1 个用于排除,中间为灰色区域)来诊断 CSPH? 同样,关于不同病因 CSPH 的诊断,您认为哪种方法在临床实践中更有价值?

- 73% 的人赞成使用 2 个截断值,1 个用于纳入 CSPH,1 个用于排除 CSPH,接受中间的灰色区域。
- 至于使用常见的或特定病因的截断值,69% 的人表示他们倾向于使用适用于所有病因的一种或一组截断值(纳入 / 排除),尽管有点不太准确。

您如何使用 LSM 来诊断 cACLD 患者合并 CSPH?

在单一 LSM 或重复 LSM 之间有两种可能的选择,并将任何高于或低于截断值的变化解释为各时间点 CSPH 状态的变化。

- 71% 的成员赞成动态运用 LSM,并且在随访中使用基线数据作为对照。

总之,这些答案支持在各种情况中单独或联合其他非侵入性手段检测 CSPH 高危人群,且主要用于 cACLD 患者的预后评估。此外,如果可能的话,最好的选择是一个适用于所有病因且能考虑到随访中变化的双重截断值。在接下来的章节中,将提出使用 LSM 评估 CSPH 的新证据以及随访中 LSM 变化的效能,进一步重新定义和改进 Baveno Ⅵ中用于评估 CSPH 的非侵入性标准。

分诊需要行内镜筛查的患者

您使用哪种非侵入性标准来分诊出需要行内镜检查的代偿期肝硬化患者? (可选择多项)

- 52% 的受访者使用 Baveno Ⅵ标准。
- 16% 的受访者使用扩大的 Baveno Ⅵ标准。
- 另有 23% 使用其他基于 NIT 的标准(LSPS 为 9%,"其他"为 14%)。
- 只有 31% 的人仍然对所有患者行内镜检查。

您认为在识别可豁免内镜检查的患者时,应该针对不同的病因使用不同的无创检查阈值吗?

- 54% 回答无需特定病因的截断值。
- 46% 回答有必要。

您认为在 PREDESCI 研究结果(显示对 CSPH 但无静脉曲张或小静脉曲张的患者使用 β 受体阻滞剂可能防止失代偿)后,Baveno Ⅵ标准(或其他标准)对检测需要治疗的静脉曲张仍然有用吗?

- 76% 认为 Baveno Ⅵ标准仍然有用。

如果您有 VCTE 以外的其他肝脏弹性成像技术(pSWE 或 2D-SWE),您是否使用相同的肝硬度阈值来鉴别需要行内镜检查的患者,例如,Baveno Ⅵ标准中的 20kPa,或扩大的 Baveno Ⅵ标准中的 25kPa?

- 50% 回答无法使用其他超声弹性成像技术;在另一半受访者中,大多数人(66%)不使用同一阈值。

这些回答提示 Baveno Ⅵ标准具有高使用率,尽管尚未普及。扩大标准、替代模型和其他弹性成像技术很少被使用。大多数人不支持使用特定病因标准。事实上,这些结果与最新的 Baveno Ⅶ建议一致。基于对文献的系统回顾,显示 Baveno Ⅵ标准的可靠性,扩大的 Baveno Ⅵ标准的假阴性率高,以及 Baveno Ⅵ标准在各种病因中具有同质性。

使用 NIT 来监测 cACLD

您用肝硬度监测 cACLD 患者吗? 如果是,用于哪种情况?

- 85% 回答是的。适应证有多种,汇总见表 7.1。监测的主要目的是在疾病的自然发展过程中或者在特定的病因治疗后,决定是否开始行内镜筛查,以及用于监测疾病进展或逆转。只有 2 名受访者使用 LSM 评估 NSBB 的血流动力学反应。

如果您使用肝硬度监测 cACLD 患者,请在此处注明您使用肝硬度检测的间隔时间。

- 62% 回答说他们每年检测 1 次 LSM。

表 7.1   您用肝硬度监测 cACLD 患者吗？如果是,用于哪种情况？

血小板计数≥150×10⁹ 的 cACLD 患者,使用 FibroScan 检测的肝硬度如果超过 20kPa 的患者,需静脉曲张筛查	69%
用于评估纤维化进展或缓解率	57%
慢性丙型肝炎抗病毒治疗的疗效	54%
酒精性肝病患者酒精康复治疗的疗效观察	47%
慢性乙型肝炎抗病毒治疗的疗效	45%
NAFLD 的减重或药物治疗效果	42%
自身免疫性肝炎的治疗效果	38%
如果肝硬度增加,则增加随访频率	35%
如果肝硬度稳定或下降,则减少门诊随访	26%
评估 TIPS 的疗效	11%
评估 NSBB 的血流动力学反应	4%

- 19% 回答每隔 6 个月检测 1 次。所有使用 LSM 进行监测的人都没有超过 12 个月才进行重复测量。
  在纤维扫描测量 LSM ≥10kPa 的 cACLD 患者中,您认为什么是临床相关的肝硬度变化？
- 40% 认为较基线值至少 20% 的降低或增加应被认为具有临床相关性。
- 26% 的人没有使用百分比,而是使用绝对值,但没有表明具体变化数值。
- 少数人（22%）发现其他相关变化与临床相关。
- 12% 的人回答"其他"标准。
  您是否重复测量肝硬度以提高晚期纤维化诊断的真阳性率（例如,如果 LSM≥8kPa）？
- 55% 的人在这种情况下重复测量肝硬度。
  您认为肝硬度可否作为 cACLD 的预后指标？
- 83% 的成员将肝硬度作为提示 cACLD 患者预后的指标。
- 74% 的人认为 LSM 可作为预后指标,预测肝脏相关事件 / 失代偿的发生,以及发生失代偿的时间。
- 10% 的人用它来预测肝脏相关死亡,只有 1 位受访者回复用于预测 HCC 相关死亡,另一位回复用于预测全因死亡。
  如果使用 FibroScan 预测 cACLD 患者预后,您如何设定截断值？
- 62% 使用国际（非特定病因）截断值。
- 然而 21% 使用特定病因截断值。
  您认为 LSM 可否作为失代偿性患者的预后标志？
- 57% 的认为 LSM 不作为失代偿患者的预后标志。在失代偿期肝硬化患者中使用 LSM 最常见的情况是,预测下一次肝脏相关事件发生的时间（38%）和肝病相关死亡（26%）。

脾硬度的使用

您是否使用脾硬度测量来评估 cACLD 患者门静脉高压情况？
- 73% 的人不使用脾硬度测量（spleen stiffness measurement, SSM）。使用 SSM 的受访者主要用于识别或排除临床显著门静脉高压。
  您使用哪种弹性成像方法来测量脾硬度？
- 测量技术包括振动控制的瞬时弹性成像（FibroScan）技术（标准或脾脏专用探头）、pSWE、2D-SWE 和 MRE,以上提到的技术都没有得到广泛使用。

在上述情况中出现的 NIT

哪些非侵入性成像方法（不包括超声弹性成像）可以在未来的常规临床实践中发挥评估门静脉高压的作用？答案可能有多种。

表 7.2 总结了所提供的答案。百分比表示使用特定方法的受访者的百分比。

您会优先考虑哪种门静脉高压的新型非侵入性生物标志物？

表 7.3 总结了所提供的答案。百分比表示选择特定指标的受访者的百分比。

表 7.2　哪些非侵入性成像方法（不包括超声弹性成像）可以在未来的
常规临床实践中发挥评估门静脉高压的作用？

多参数 MRI（即结合结构变化和血流动力学）	52%
超声 / 多普勒超声 / 基于超声造影的方法	52%
MR 弹性成像	42%
基于 MR 的血流测定	26%
多层面增强 CT	9%

表 7.3　您会优先考虑哪种门静脉高压的新型非侵入性生物标志物？

动态监测门静脉高压	76%
预测是否存在 CSPH 或排除高危静脉曲张	76%
评估 NSBB 治疗效果（即基线和治疗中）	73%
长期临床结局的预测	71%
门静脉高压新疗法的早期（概念验证）临床试验	64%

如果基于 MRI 的方法可以可靠地追踪 HVPG，您会使用它来评估 NSBB 的血流动力学反应（即基线和治疗中）吗？

- 61% 回答他们可能会考虑使用基于 MRI 的方法，这取决于成本 / 实用性等。
- 28% 回答说，无论如何他们都会使用基于 MRI 的方法。
- 然而 9% 的人不使用。

关于门静脉高压的其他非侵入性检测方法，您认为以下哪一项（如果有的话）对预测 CSPH、静脉曲张或结局可能有用？

所提供的答案汇总在表 7.4 中。百分比表示选择特定方法的受访者的百分比。

表 7.4　关于门静脉高压的其他非侵入检测，您认为以下哪一项
（如果有的话）对预测 CSPH、静脉曲张或结局可能有用？

吲哚菁绿 15min 保留试验	9%
碳 -13 呼气试验	19%
ELF 测试	19%
血管性血友病因子抗原	19%
可溶性 CD163	2%
Pro-C5	0%
组合测试或其他	33%
无	38%

综上所述，这些回应强调了在不同的使用环境中，使用额外的非侵入性方法的持续的未得到满足的需求。新型 NIT 的优势领域包括可以随时间动态监测门静脉高压以及对治疗疗效的评估，因为重复进行 HVPG 测量是不切实际的，且使用 TE 或 MRE 测量的肝硬度不能准确追踪门静脉压力。此外，专家们对于大多数方法普遍较有热情，特别是在本书的具体章节中详细讨论的基于 MRI 和超声造影的评估。目前，对于基于血清的 NIT 和肝脏清除试验的证据相对薄弱。尽管一些研究正在进行中，且在未来几年可能会出现进一步的验证研究。

（高翔 译，张晓丰 审校）

第8章 代偿期进展性慢性肝病

Mònica Pons, Ana Barreira, and Joan Genescà

从 Baveno Ⅵ 到 Baveno Ⅶ

2015 年 Baveno Ⅵ共识指南提出了重要的新概念,即在进展期的慢性肝病(chronic liver disease,CLD)患者管理中推广使用非侵入性检查,特别是瞬时弹性成像(transient elastography,TE)[1]。引入了"代偿期进展性慢性肝病"(compensated advanced chronic liver disease,cACLD)这一新术语,提出了诊断临床显著门静脉高压(clinically significant portal hypertension,CSPH)的指征,并制定了新的非侵入性标准,以避免进行静脉曲张的内镜筛查。

引入 cACLD 一词的原因有多个,而起源是,随着弹性成像应用于肝硬度值(liver stiffness measurement,LSM),尤其是 TE 的出现[2],使得管理 CLD 患者的临床实践发生了渐进式的进展。TE 的广泛应用使得我们可以尽早发现有 CSPH 进展风险的晚期 CLD 患者,进而在随访中发现肝脏相关事件。同时,在 CLD 患者中以分期为目的而进行肝脏活检也呈现进行性减少。因此,术语 cACLD 是对广泛使用 TE 作为 CLD 重要分期指导而产生的一种新的临床方案的尝试,而其在没有肝脏活检的情况下,亦无法区分严重的肝纤维化和肝硬化。鉴于这一新实体的临床影响,学者们建议将疑似 cACLD 的患者转诊到肝病专家处。

在 Baveno Ⅵ会议上,基于实证和经验,决定使用 TE 双截断值以最大限度地区分两组具有不同的 CSPH 风险,继而发生不同肝脏相关事件的患者。显然,会议提出的截断值来源于大量的文献,这些文献反映了在不同病因的 CLD 患者中不同 TE 截断值和肝纤维化分期之间的关系。因此,建议将 LSM<10kPa 作为排除 cACLD 的安全值,提示这群 CLD 患者的严重肝纤维化/肝硬化以及门静脉高压的发生率低,进展为 CSPH 和发生肝脏相关事件的风险低;而 LSM>15kPa 高度提示 cACLD,多伴随严重肝纤维化/肝硬化以及门静脉高压,进展为 CSPH 和发生肝脏相关事件的风险高。

自 2015 年指南发布以来,许多研究都使用了 cACLD 这一术语;截至 2021 年 9 月,PubMed 收录了 79 篇主题为 "cACLD" 或 "代偿期进展性慢性肝病" 的论文,其中有 27 篇发表于 2020 年。在相当大的比例中,使用该术语的研究主题是验证非侵入性标准用以避免内镜筛查静脉曲张。

正如上一章节所述,在目前的共识研讨会上,一位专家组成员的调查显示,大多数(85%)专家认为 cACLD 的概念适用于临床,而且会在临床实践中实际应用这个概念。同样,76% 的人认为 Baveno Ⅵ设定的截断值(10kPa 和 15kPa)用于排除和纳入 cACLD 是准确的。但是,有 83% 的人认为截断值应取决于肝病的病因。

从组织学分期到慢性肝病的无创临床分期

肝脏组织学一直是通过确定肝纤维化程度来进行 CLD 分期的参考工具。肝纤维化与患者的预后相关,表现为随访期间肝脏相关事件的发展。然而,肝脏活检的局限性是众所周知的(并发症、侵入性、采样误差等);其他缺点包括:肝脏活检评估的可靠性较低[2],重复测量的不足,以及所提供的信息缺乏线性和粒度。最重要的是,现代个性化医学正在转向使用生物标志物发展,患者不喜欢肝脏活检,他们的诉求和中心地位将越来越受到考虑。最后,如新型冠状病毒感染等其他问题将推动学者们寻找侵入性手段的替代方案。

　　弹性成像测定的 LSM 具有许多良好生物标志物所需的理论特性,且几乎没有肝脏活检的限制和缺点。肝病学中存在一个概念性问题,即学者们倾向于将每一个新工具参照所认为的"金标准"进行验证(此处"金标准"为肝脏活检)。然而,企图将一个新的生物标志物假定为一个有缺陷的标准的完美诊断工具或许是不切实际的。

　　考虑到 cACLD 具有双重截断值,预计被纳入的人群(LSM>15kPa)将集中在具有严重纤维化 / 肝硬化,门静脉高压及发生肝脏相关事件风险高的人群中(阳性预测值,positive predictive value,PPV)。反之,被排除(LSM<10kPa)的人群则表现为上述特征的低流行率(阴性预测值,1-negative-predicted value,NPV)。显然,2 组人群之间会有一群灰色地带的患者,他们表现出这些特征的中间值。

　　学者们提出 2 个截断值是为了在临床上可靠地科学有效地区分这些高风险和低风险人群。对照肝脏组织学,理想情况是严重肝纤维化 / 肝硬化的发生率在高风险人群中达 90%,在低风险人群中达 10%,灰色区间的人群为中间值。然而,考虑到肝脏活检作为参考工具的缺陷性,上述比例为 80% 和 20% 亦可接受。更重要的是,在随访期间,这 3 个亚组的人群发生临床事件的风险十分不同,提示根据 LSM 对 CLD 患者进行分组具有独立的预后意义,而不是为我们筛选有严重肝纤维化 / 肝硬化(发生率 100%)和无严重肝纤维化 / 肝硬化(发生率 0%)的人群。

　　其他关于界定 cACLD 肝硬度(LSM)的截断值需要考虑的问题与日常临床实践产生的实际问题有关;从业者倾向于使用简单和易于实施的方法。从这个意义上说,在不失去科学价值的前提下,对于不同病因使用相同的截断值和易于记忆的数值是有益的。

　　最后,改变拟议的 cACLD 截断值,应注意权衡其在确定 LSM 亚组时具有重要的临床意义这一方面。

排除 cACLD(LSM<10kPa)

　　一些研究旨在评估 cACLD 截断值的性能,分析其检测和排除严重纤维化 / 肝硬化或门静脉高压的能力。这些研究使我们能够评估这些临床指标在不同病因的 CLD(表 8.1)中 2 个 cACLD 截断值所选择的人群的流行率[3-9]。

　　如表 8.1 所示,在 LSM<10kPa 的患者中,严重纤维化 / 肝硬化的发生率低,在大多数研究中约为 10%,而根据 CLD 病因的不同,发生率在 4%~20%[3-8]。在乙型肝炎患者(16.3%)[5]和肥胖的非酒精性脂肪性肝病(non-alcoholic fatty liver disease,NAFLD)患者(27%)中,Wong 等[3]使用 TE 的 XL 探头研究观察到最高的患病率。其他有更多患者的研究发现,在 LSM<10kPa 的 NAFLD 患者中,严重肝纤维化 / 肝硬化的发生率较低。在 NAFLD 患者中,可能存在选择偏倚,因从作为临床试验候选者的患者身上获得组织学特征,不能充分反映 NAFLD 的一般人群。

表 8.1　由肝硬度截断值定义的 3 个亚组中代偿期进展性慢性肝病(cACLD)
(纤维化 F3~F4 或肝静脉压力梯度 -HVPG>5mmHg)存在的临床特征

研究	病因	患者数量	选择对象	XL 探头	cACLD 特征	cACLD 亚组		
						<10kPa	10~15kPa	>15kPa
Wong 等[3]	非肥胖型 NAFLD	231	所有患者	否	F3~F4	21/158 (13.3%)	–	22/24 (91.4%)
	肥胖型 ᵃ NAFLD	194	=	是	=	35/129 (27.1%)	–	25/29 (86.2%)
Piccinni 等[4]	混合型 ᵇ	111	≥10kPa	是	=	–	27/47 (58%)	43/64 (67%)
Papatheodoridi 等[5]	混合型	5 483	所有患者	否	=	431/3 606 (12.0%)	469/891 (52.6%)	817/986 (82.9%)
	HCV	2 864	=	=	=	243/1 966 (12.4%)	265/456 (58.1%)	371/442 (83.9%)

续表

研究	病因	患者数量	选择对象	XL探头	cACLD特征	cACLD 亚组		
						<10kPa	10~15kPa	>15kPa
Papatheodoridi 等[5]	HBV	704	=	=	=	85/522（16.3%）	59/103（57.3%）	67/79（84.8%）
	酒精	932	=	=	=	46/515（8.9%）	52/118（44.1%）	253/299（84.6%）
	NAFLD	983	=	=	=	57/602（9.5%）	93/214（43.5%）	125/167（74.9%）
	非肥胖患者	3 530	=	=	=	310/2 496（12.4%）	288/496（58.1%）	473/538（87.9%）
	肥胖 a 患者	1 056	=	=	=	72/560（12.9%）	105/242（43.4%）	189/254（74.4%）
Ji 等[6]	MAFLD c	220	=	否	=	5/124（4.0%）	9/57（15.8%）	22/39（56.4%）
	非肥胖患者	174	=	=	=	5/110（4.6%）	7/35（20.0%）	16/29（55.2%）
	肥胖 a 患者	46	=	=	=	0/14（0%）	2/22（9.1%）	6/10（60.0%）
Zhou 等[7]	NAFLD	830	=	是	=	45/582（7.7%）	74/161（46.0%）	62/87（71.3%）
	非肥胖患者	433	=	=	=	30/358（8.4%）	31/54（57.4%）	16/21（76.2%）
	肥胖 d 患者	397	=	=	=	15/224（7.4%）	43/107（40.2%）	46/66（69.7%）
Rivera 等[8]	NAFLD	501	所有患者	是	=	27/218（12.4%）	63/161（39.1%）	91/122（74.6%）
	非肥胖患者	164	=	=	=	10/86（11.6%）	22/42（52.4%）	32/36（88.9%）
	肥胖 a 患者	332	=	=	=	17/131（13.0%）	40/116（34.5%）	59/85（69.4%）
Pons 等[9]	混合型	836	≥10kPa	否	HVPG>5mmHg	–	130/211（61.6%）	564/625（90.2%）
	HCV	358	=	=	=	–	69/90（76.7%）	253/268（94.4%）
	HBV	27	=	=	=	–	6/8（75%）	19/19（100%）
	酒精	203	=	=	=	–	20/24（83.3%）	176/179（98.3%）
	NAFLD e	248	=	是	=	–	35/89（39.3%）	116/159（73%）
	非肥胖患者	101	=	=	=	–	14/35（40%）	55/66（83.3%）

续表

研究	病因	患者数量	选择对象	XL 探头	cACLD 特征	cACLD 亚组		
						<10kPa	10～15kPa	>15kPa
Pons 等[9]	肥胖 [a] 患者	133	=	=	=	–	19/53（35.8%）	54/85（63.5%）

[a] 体重指数（BMI）≥30kg/m^2。

[b] 36% 肥胖，64% 代谢组分。

[c] 129 位患者合并慢性肝病（主要为慢性乙型病毒性肝炎）。

[d] 体重指数（BMI）≥28kg/m^2。

[e] 68.5%XL 探头适用。

NAFLD，非酒精性脂肪性肝病；HCV，丙型肝炎病毒；HBV，乙型肝炎病毒；MAFLD，代谢相关脂肪性肝病。

　　在表 8.2 中，描述了在<10kPa 或近似截断值排除 cACLD 的人群中评估不同肝脏相关结局的几项研究[10-21]。与肝脏相关的事件在 LSM<10kPa 的患者中很低，且与病因无关；在大多数研究中，3 年的肝脏相关事件累积发生率或阳性事件率≤1%。来自法国、中国、加拿大和西班牙的 2 638 名 NAFLD 患者的合作研究数据表明，在 3 年的随访中，LSM<10kPa 的 1 820 名患者发生任一与肝脏相关的事件的累积比率为 0.1%（未发表的数据）（图 8.1）。此外，在 365 名 8kPa≤LSM<10kPa 的特定人群中，肝脏事件发生率为 0。

表 8.2　在不同研究中，评估由肝硬度值低于 10kPa 或相近数值的
慢性肝病患者在随访期间发生的肝脏相关事件

研究	病因	患者数量	肝脏事件	随访 / 月	LSM 截断值	事件发生率
Masuzaki 等[10]	HCV	866	HCC	36（平均）	≤10kPa	CI：0.4%（3 年）ER：2/511（0.4%）
Fung 等[11]	HBV	528	LRD+HCC	35（中位数）	<10kPa	CI：0（3 年）ER：0/445
Vergniol 等[12]	HCV	1 457	OS	47.3（中位数）	≤9.5kPa	OS：96%（5 年）
Jung 等[13]	HBV	1 130	HCC	30.7（中位数）	≤8kPa	CI：1.58%（3 年）
Coperchot 等[14]	PBC	150	LRE	28（平均）	≤9.6kPa	ER：1/113（0.8%）
Klibansky 等[15]	混合型	400	LRE	28（中位数）	<10.5kPa	ER：3/224（1.3%）
Pang 等[16]	混合型	2 052	LRE	15.6（中位数）	<10kPa	CI：3.9%（3 年）
Coperchot 等[17]	PSC	168	LRE	48（平均）	≤9.9kPa	ER：6/112（5%）OS：97%（3 年）
Tatsumi 等[18]	HCV	470	HCC	23（中位数）	≤12kPa	CI：0（2 年）ER：1/363（0.3%）

续表

研究	病因	患者数量	肝脏事件	随访/月	LSM 截断值	事件发生率
Shili-Masmoudi 等[19]	NAFLD	2 245	LRE	27（中位数）	≤12kPa	CI：0.2%（3 年） OS：96.5%（3 年）
Rasmussen 等[20]	ALD	443	LRE[a]	49（中位数）	<10kPa	CI：1.1%（3 年） ER：9/303（3%）
Grgurevic 等[21]	T2D-78% NAFLD	454	LRE	25（中位数）	<9.6kPa	ER：0

[a] 包括酒精性肝病。

HCV,丙型肝炎病毒;HBV,乙型肝炎病毒;PBC,原发性胆汁性肝硬化;PSC,原发性硬化性胆管炎;NAFLD,非酒精性脂肪性肝病;ALD,酒精性肝病;HCC,肝细胞癌;CI,累积发病率;ER,事件发生率;LRD,肝脏相关死亡率;OS,总生存期;LRE,肝脏相关事件。

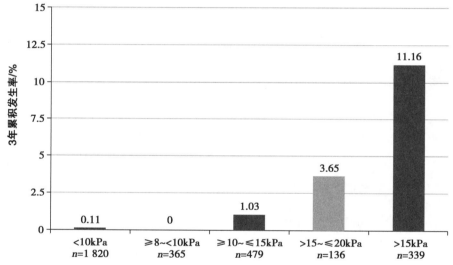

图 8.1　2 638 名非酒精性脂肪性肝病患者的肝脏相关事件（3 年累积发生率）,分布在由不同肝硬度截断值定义的亚组中,包括定义代偿期进展性慢性肝病的界值

　　一些作者提议将排除 cACLD 的截断值降低到 LSM<7～8kPa,目的是提高排除严重纤维化/肝硬化的灵敏度,尽量降低假阴性率[5]。正如大部分解释的那样,我们并不支持这样的概念,即 cACLD 和定义它的 TE 值成为排除或诊断严重纤维化/肝硬化的完美诊断工具,而是支持临床上制定实用的规则来对 CLD 患者进行分类。通过降低截断值为 10kPa,肝脏事件发生风险很低的灰色区间患者增加,转诊到肝病专家处的这类患者也会因此增多。此外,从正常的 LSM 或无纤维化到可能的严重的纤维化间的过渡将几乎消失。

　　尽管 TE 值异常,但低于 10kPa 的患者没有被认定为 cACLD,但需对他们进行监测,以及时识别其向 cACLD 进展的变化。由于这些患者在 3 年内发生肝脏事件的风险非常低,2～3 年进行重新评估似乎是一个合理的策略。

发现高度疑似的 cACLD（LSM＞15kPa）

和我们观察到的排除 cACLD 的标准相似，以＞15kPa 作为 cACLD 的纳入标准，可以在不同病因的 CLD 中筛选出一群进展性肝纤维化 / 肝硬化发生率高达 80% 的患者（见表 8.1）。此外，若以肝静脉压力梯度 ≥5mmHg 定义门静脉高压，在一项研究评估的大多数患者中，门静脉高压的患病率高于 90%[9]（见表 8.1）。 在大多数研究中，NAFLD 患者，尤其是肥胖患者，进展性肝纤维化 / 肝硬化或门静脉高压的发生率较低[5-7,9]。 虽然还不完全清楚，但推测的原因是肥胖可能会干扰 LSM 测量，从而降低 NAFLD 患者严重纤维化 / 肝硬化 的发生率，这与所使用的探头（M 或 XL）无关[22]。

很少研究探讨 LS＞15kPa 这一特定人群的结局。Rasmussen 等[20]在一项早期酒精性肝病的患者队列 中证明，与 LSM 在 10～15kPa（中等风险——21% 的阳性事件率）和 LSM＜10kPa（3% 的阳性事件率—— 表 8.2）的患者相比，LSM＞15kPa 的患者出现肝脏相关事件的风险更高（随访 4 年，54%）。许多其他研究没有 具体探讨 15kPa 这个截断值，但已被证实，随着 LSM 增加，预后会显著恶化，尤其是在 15～25kPa 这个范围内； 这将在后续章节（结局和预后）中广泛讨论。在一组慢性丙型肝炎的患者中，与 LSM≤10kPa 的患者相比，LSM 在 15.1～20kPa 的患者患肝细胞癌的风险也较高（3 年的累积发生率为 19%），而 LSM 在 10.1～15kPa 的患者 则居中（3 年为 11.7%）（见表 8.2）[10]。同样，来自法国、中国、加拿大和西班牙的合作研究数据表明，在 3 年的 随访中，LSM＞15kPa 的 339 名患者中，任何肝脏相关事件的累积发生率为 11%（未发表的数据）（见图 8.1）。

有人建议将判定 cACLD 的截断值调整为＞12kPa，目的是降低＞15kPa 这个截断值在判定严重纤维化 / 肝硬化方面过高的特异度，将假阴性率降至最低[5]。通过降低 15kPa 的截断值，灰色区域会减少，cACLD 的 人群会增加，而这将以严重纤维化 / 肝硬化患者的比例大大降低为代价。这对于 NAFLD 患者尤其明显，因 为在一些系列中，严重纤维化 / 肝硬化的患病率（PPV）可能下降至不足 50%。更重要的是，cACLD 人群的 增加将以减少肝脏相关事件发生率最低的患者为代价。

可疑的 cACLD（灰色区域 /10kPa≤LSM＜15kPa）

正如预测的那样，被判定为灰色或中间区域的患者（10kPa≤LSM＜15kPa）呈现出 cACLD 临床特征的 中等流行率（见表 8.1）。在许多队列中，存在严重纤维化 / 肝硬化的比例约为 50%，75%～80% 的患者可以 检测到门静脉高压（HVPG＞5mmHg）。同样，在 NAFLD 患者中，存在上述情况的比例低。

在肝脏相关结局方面，上述提到的几项专门评估可疑 cACLD 组患者的研究，显示了肝脏相关事件 的中等发生率。同样，来自法国、中国、加拿大和西班牙的合作研究数据表明，在 3 年的随访中，10kPa≤ LSM＜15kPa 的 479 名灰色区域的患者中，任一肝脏相关事件的累积发生率为 1%（未发表的数据）（图 8.1）。 这比 LSM＜10kPa 的患者高 10 倍，比 LSM＞15kPa 的患者低 10 倍。另外，在 15kPa＜LSM≤20kPa 的 136 名 患者这一特定亚群中，肝脏事件发生率增加到 3.6%。

Baveno Ⅵ建议，必须通过侵入性检查对处在灰色区域进行 cACLD 确认，如肝脏活检显示至少有严重的 纤维化，或内镜检查确认有静脉曲张或 HVPG 确认有门静脉高压[1]。只有符合 Baveno Ⅵ标准才需要进行 内镜检查，而对这些患者进行肝脏活检或 HVPG 检查在很多中心都不是常规的。因此，基于干预的风险 - 获益考虑，这些手段应该是个体化的。然而明确的是，监测病情的发展是必要的。

其他弹性成像技术

声脉冲辐射力成像（acoustic radiation force impulse，ARFI），如 TE，使用剪切波弹性成像（shear-wave elastography，SWE）对肝纤维化进行无创评估。ARFI 技术可分为点剪切波弹性成像（point shear wave elastography，pSWE）和多维剪切波弹性成像（2D-SWE 和 3D-SWE）[23,24]。尽管 ARFI 技术已经有了近 10 年 的历史，与 TE 相比，它们提供了一些技术上的进步，但在日常临床实践中的应用相当有限。其使用的主要 限制之一是，它们使用不同的专有算法来确定剪切波的速度，从而确定肝脏的硬度。因此，来自不同供应 商的不同系统的纤维化分期的截断值各不相同。然而，近年来，北美放射学会的定量成像生物标志物联盟

（Quantitative Imaging Biomarker Alliance，QIBA）委员会通过开发供应商用来协调其测量的标准化模型，为减少这种可变性作出了贡献[25,26]。

pSWE 和 2D-SWE 都被证明对纤维化分期有很高的准确性（与 TE 相似）。此外，在 Aixplorer 机器上进行的 2D-SWE 与 TE 有很好的一致性。Casinotto 等[27]的结果表明，与 TE 相比，2D-SWE 值在低百分位数时略高，在高百分位数时略低，在 7～9kPa 值之间的一致性最好。2D-SWE 判断 TE 值＜10kPa 和＞15kPa 时的最佳界值分别为 10kPa 和 14kPa。

根据以往的证据，为了对 cACLD 患者进行分类，超声放射学会[25]为 ARFI 技术提出了供应商中立的"四原则"（5kPa、9kPa、13kPa、17kPa），适用于病毒性病因和 NAFLD，其中，＜9kPa（＜1.7m/s）（在没有其他已知临床症状的情况下）作为排除 cACLD 的截断值，＞13kPa（＞2.1m/s）作为判定 cACLD 的截断值。根据共识，那些＞17kPa（＞2.4m/s）的患者提示有 CSPH，但可能需要进行额外的检查。作者还提出，在一些 NAFLD 患者中，cACLD 的截断值可能偏低，并建议对那些肝硬度值在 7～9kPa 的患者进行后续或额外的检查[25]。

磁共振弹性成像（magnetic resonance elastography，MRE）在慢性肝病的主要病因，特别是 NAFLD 的纤维化分期方面具有良好的准确性；然而，其成本和缺乏扩展的可用性限制了其在临床实践中的应用[28,29]。

总结

cACLD 的概念与 LSM 的双重截断值区分了临床上两种非常不同的 CLD 患者群体，其严重纤维化 / 肝硬化、门静脉高压的发生率高低不一，最重要的是在随访期间不同的肝脏相关结局。

关于使用依赖于病因学的 cACLD 阈值的问题仍未解决。在使用 cACLD 代表存在严重纤维化 / 肝硬化的这个概念时，这个问题就已存在，专家组成员的问卷中也表明了这一点。然而，为了能够提供这一信息，需要更多关于不同病因的肝脏事件发生率，特别是 LSM 在 10～15kPa 范围内的数据。此外，明确界定什么是低或高的事件发生率（以及在什么时间范围内发生）、考虑哪些不同类型的肝脏相关事件，以及改变阈值有什么影响，也将是有帮助的。

（周玲 译，张晓丰 审校）

参考文献

1. de Franchis R, Baveno Ⅵ Faculty. Expanding consensus in portal hypertension: report of the Baveno Ⅵ consensus workshop: stratifying risk and individualizing care for portal hypertension. J Hepatol. 2015;63:743–52.
2. Davison B, Harrison S, Cotter G, Alkhouri N, Sanyal A, Edwards C, et al. Suboptimal reliability of liver biopsy evaluation has implications for randomized clinical trials. J Hepatol. 2020;73:1322–32.
3. Wong VWS, Irles M, Wong GLH, Shili S, Chan AWH, Merrouche W, et al. Unified interpretation of liver stiffness measurement by M and XL probes in non-alcoholic fatty liver disease. Gut. 2019;68:2057–64.
4. Piccinni R, Rodrigues SG, Montani M, Murgia G, Delgado MG, Casu S, et al. Controlled attenuation parameter reflects steatosis in compensated advanced chronic liver disease. Liver Int. 2020;40:1151–8.
5. Papatheodoridi M, Hiriart JB, Lupsor-Platon M, Bronte F, Boursier J, Elshaarawy O, et al. Refining the Baveno Ⅵ elastography criteria for the definition of compensated advanced chronic liver disease. J Hepatol. 2021;74:1109–16.
6. Ji Y, Li J, He Q, Zhou L, Chen J. Baveno Ⅵ elastography criteria for ruling in cACLD works well in MAFLD patients. J Hepatol. 2021;75:1243–5.
7. Zhou Y, Gao F, Liu W, Wong GL, Mahadeva S, Raihan Nik Mustapha N, et al. Screening for compensated advanced chronic liver disease using refined Baveno Ⅵ elastography cutoffs in Asian patients with nonalcoholic fatty liver disease. Aliment Pharmacol Ther. 2021;54:470–80.
8. Rivera J, Calleja J, Aller R, Gonzalo-Benito H, Arias-Loste M, Ireuzubieta P, et al. Prevalence

estimation of significant fibrosis due to non-alcoholic steatohepatitis combining transient elastography and histology. J Hepatol. 2021;75:S255.

9. Pons M, Augustin S, Scheiner B, Guillaume M, Rosselli M, Rodrigues SG, et al. Noninvasive diagnosis of portal hypertension in patients with compensated advanced chronic liver disease. Am J Gastroenterol. 2021;116:723–32.

10. Masuzaki R, Tateishi R, Yoshida H, Goto E, Sato T, Ohki T, et al. Prospective risk assessment for hepatocellular carcinoma development in patients with chronic hepatitis C by transient elastography. Hepatology. 2009;49:1954–61.

11. Fung J, Lai CL, Seto WK, Wong DKH, Yuen MF. Prognostic significance of liver stiffness for hepatocellular carcinoma and mortality in HBeAg-negative chronic hepatitis B. J Viral Hepat. 2011;18:738–44.

12. Vergniol J, Foucher J, Terrebonne E, Bernard P, Le Bail B, Merrouche W, et al. Noninvasive tests for fibrosis and liver stiffness predict 5-year outcomes of patients with chronic hepatitis C. Gastroenterology. 2011;140:1970–1979.e3.

13. Jung KS, Kim SU, Ahn SH, Park YN, Kim DY, Park JY, et al. Risk assessment of hepatitis B virus-related hepatocellular carcinoma development using liver stiffness measurement (FibroScan). Hepatology. 2011;53:885–94.

14. Corpechot C, Carrat F, Poujol-Robert A, Gaouar F, Wendum D, Chazouillères O, et al. Noninvasive elastography-based assessment of liver fibrosis progression and prognosis in primary biliary cirrhosis. Hepatology. 2012;56:198–208.

15. Klibansky DA, Mehta SH, Curry M, Nasser I, Challies T, Afdhal NH. Transient elastography for predicting clinical outcomes in patients with chronic liver disease. J Viral Hepat. 2012;19:e184–93.

16. Pang JXQ, Zimmer S, Niu S, Crotty P, Tracey J, Pradhan F, et al. Liver stiffness by transient elastography predicts liver-related complications and mortality in patients with chronic liver disease. PLoS One. 2014;22:e95776.

17. Corpechot C, Gaouar F, Naggar AEI, Kemgang A, Wendum D, Poupon R, et al. Baseline values and changes in liver stiffness measured by transient elastography are associated with severity of fibrosis and outcomes of patients with primary sclerosing cholangitis. Gastroenterology. 2014;146:970–979.e6.

18. Tatsumi A, Maekawa S, Sato M, Komatsu N, Miura M, Amemiya F, et al. Liver stiffness measurement for risk assessment of hepatocellular carcinoma. Hepatol Res. 2015;45:523–32.

19. Shili-Masmoudi S, Wong GLH, Hiriart JB, Liu K, Chermak F, Shu SST, et al. Liver stiffness measurement predicts long-term survival and complications in non-alcoholic fatty liver disease. Liver Int. 2020;40:581–9.

20. Rasmussen DN, Thiele M, Johansen S, Kjærgaard M, Lindvig KP, Israelsen M, et al. Prognostic performance of seven biomarkers compared to liver biopsy in early alcohol-related liver disease. J Hepatol. 2021;75(5):1017–25. https://doi.org/10.1016/j.jhep.2021.05.037.

21. Grgurevic I, Salkic N, Mustapic S, Bokun T, Podrug K, Marusic S, et al. Liver and nonliver-related outcomes at 2 years are not influenced by the results of the FIB-4 test and liver Elastography in a real-life cohort of patients with type 2 diabetes. Can J Gastroenterol Hepatol. 2021;2021:5582813.

22. Petta S, Wai-Sun Wong V, Bugianesi E, Fracanzani AL, Cammà C, Hiriart JB, et al. Impact of obesity and alanine aminotransferase levels on the diagnostic accuracy for advanced liver fibrosis of noninvasive tools in patients with nonalcoholic fatty liver disease. Am J Gastroenterol. 2019;114:916–28.

23. Dietrich C, Bamber J, Berzigotti A, Bota S, Cantisani V, Castera L, et al. EFSUMB guidelines and recommendations on the clinical use of liver ultrasound Elastography, update 2017 (long version). Ultraschall Med. 2017;38:e16–47.

24. Ferraioli G, Wong V, Castera L, Berzigotti A, Sporea I, Dietrich C, et al. Liver ultrasound Elastography: an update to the World Federation for Ultrasound in medicine and biology guidelines and recommendations. Ultrasound Med Biol. 2018;44:2419–40.

25. Barr RG, Wilson SR, Rubens D, Garcia-Tsao G, Ferraioli G. Update to the Society of Radiologists in ultrasound liver elastography consensus statement. Radiology. 2020;296:263–74.

26. Palmeri M, Nightingale K, Fielding S, Rouze N, Deng Y, Lynch T, et al. RSNA QIBA ultrasound shear wave speed phase II phantom study in viscoelastic media. IEEE Int Ultrason Symp. 2015;2015:1–4.

27. Cassinotto C, Lapuyade B, Guiu B, Marraud des Grottes H, Piron L, Merrouche W, et al. Agreement between 2-dimensional shear wave and transient elastography values for diagnosis of advanced chronic liver disease. Clin Gastroenterol Hepatol. 2020;18:2971–2979.e3.

28. European Association for the Study of the Liver. EASL Clinical practice guidelines on non-invasive tests for evaluation of liver disease severity and prognosis—2021 update. J Hepatol. 2021;75:659–89.
29. Singh S, Venkatesh S, Wang Z, Miller F, Motosugi U, Low R, et al. Diagnostic performance of magnetic resonance elastography in staging liver fibrosis: a systematic review and meta-analysis of individual participant data. Clin Gastroenterol Hepatol. 2015;13:440–451.e6.

第9章　肝脏弹性成像无创检测临床显著门静脉高压

Mònica Pons，Laia Aceituno，Joan Genescà

从 Baveno Ⅵ 到 Baveno Ⅶ

临床显著门静脉高压（clinically significant portal hypertension，CSPH）是 cACLD 或肝硬化患者自然史的标志之一，即肝静脉压力梯度（hepatic venous pressure gradient，HVPG）≥10mmHg，提示开始发生静脉曲张进展和临床失代偿事件。自从 PREDESCI 研究表明 β 受体阻滞剂可减少肝硬化 CSPH 患者（无论是否合并静脉曲张）的肝脏相关事件，CSPH 的检测就已得到重视[1]。因此，寻找一种非侵入性方法来检测 CSPH 高风险患者持续受到关注。

在不同的非侵入性方法中，使用瞬时弹性成像（transient elastography，TE）技术的肝硬度测量（liver stiffness measurement，LSM）已成为用于检测 CSPH 患者的一种更有评估价值和更可靠的方法[2]。一些研究建议添加其他参数，如血小板计数或脾脏直径[3,4]，但这些参数的确切作用尚未明确。由于大多数研究表明，LSM 值在 20～25kPa 有助于诊断 CSPH[5,6]，Baveno Ⅵ共识建议，TE 测量的 LSM≥20～25kPa 单独或联合血小板计数及脾脏大小，足以诊断病毒相关的 cACLD 患者的 CSPH[7]。当时未提出关于排除 CSPH 的建议。

自 Baveno Ⅵ以来，一些出版物允许改进所提出的建议，并证明所做的大多数假设是正确的。此外，对 Baveno 小组成员的调查结果显示，绝大多数成员（71%）在临床实践中均使用 TE 来评估是否存在 CSPH。尽管他们中的大多数（80%）使用 TE 来评估一般预后。值得注意的是，近 1/3 将 TE 用于评估失代偿的发生风险，以启动 β 受体阻滞剂预防治疗。大多数小组成员（73%）认为两种截断值优于单一截断值，且支持对所有病因使用相同的截断值（69%），尽管这可能意味着准确性略低。

诊断 CSPH

在 Baveno Ⅵ之后，有两篇论文根据 CSPH 的风险评估调整和改进了对 cACLD 患者的评估和分层。在主要由病毒和酒精病因组成的 cACLD 人群中，ANTICIPATE 研究提供了单独使用 LSM 或 LSM 加血小板计数的 CSPH 风险预测模型[8]。这些模型随后在具有相似组成的不同队列中得到验证[9]。在最后的研究中，还提供了 CSPH 的分类规则。

正如 Baveno Ⅵ中已经确定的那样，CSPH 的 LSM 截断值范围为 20～25kPa。在一项涉及 800 多例 cACLD 患者的最大的多中心研究中[9]，LSM≥20kPa 的 CSPH 累积发生率为 83.5%，LSM≥25kPa 的 CSPH 累积发生率为 91%，LSM≥30kPa 的 CSPH 累积发生率为 93.7%。LSM≥25kPa 作为诊断 CSPH 的最佳截断值，其发病率、阳性预测值（positive predictive value，PPV）及特异度均>90%。对于病毒性和酒精性 cACLD 患者的 CSPH，这一 LSM 截断值是合适的，但对于非酒精性脂肪性肝病（non-alcoholic steatohepatitis，NASH）cACLD 患者则不适用（图 9.1）。25kPa 这一截断值已经在最近的一篇论文中得到验证，该研究纳入 76 例 cACLD 患者，PPV 为 87%[10]。

然而，合并 CSPH 且低于 25kPa 这一截断值的 cACLD 患者比例仍然很高（40%～75%）[9]。通过使用 LSM+ 血小板的 ANTICIPATE 模型预测 CSPH 的风险，可以提高对这些患者的检出率。如图 9.1 所示，LSM 在 20～25kPa 之间，血小板低于 150×10⁹/L 的患者，CSPH 的平均最低预测风险为 60%，这同样适用于 LSM

	慢性肝病的分期						
	无肝硬化	代偿期肝硬化早期	代偿期肝硬化晚期			失代偿期肝硬化	
	CLD	早期 cACLD	晚期 cACLD			dACLD	
肝纤维化	F1~F2	F3	F4	F4			F4
HVPG/mmHg	<5	5~<10	≥10			≥10	
门静脉高压	无	轻度	CSPH			CSPH	
肝硬度/kPa	<10	10~<25	15~<20	20~<25	≥25	无需	
血小板计数/(×10⁹·L⁻¹)	任何	正常	< 110	< 150	任何	任何	
预防失代偿	否	否	是			否	

cACLD，代偿期进展性慢性肝病；HVPG，肝静脉压力梯度。

图9.1　通过使用包括测量肝硬度在内的非侵入性方法，识别有临床显著门静脉高压（clinically significant portal hypertension，CSPH）风险的慢性肝病（chronic liver disease，CLD）患者，并采取预防措施，以避免在疾病的不同阶段出现失代偿

在 15~20kPa，血小板低于 110×10⁹/L 的患者。这些患者可以被认为具有发生 CSPH 的高风险，可能需要预防失代偿发生。关于使用 LSM 和血小板计数来识别 CSPH 风险患者的类似建议已经发表[11]。

在 NASH 相关 cACLD 患者中，LSM 与预测 CSPH 之间的关系与其他病因并不相同。肥胖（BMI≥30kg/m²）似乎改变了 LSM 和门静脉压力之间的关系。Pons 等[9] 的研究证明了这一观点，在该研究中，在相同的 LSM 或 LSM+ 血小板计数的患者中，BMI 越高，HVPG 越低。ANTICIPATE 模型高估了 NASH 患者中的 CSPH 比例，且建立了基于 LSM、BMI 和血小板计数的用于预测 CSPH 的新模型（ANTICIPATE-NASH 模型），该预测模型可用于评估 NASH 相关 cACLD 患者罹患 CSPH 的风险。此外，LSM≥25kPa 作为截断值在非肥胖 NASH 患者中的阳性预测值仅为 90%，而在肥胖 NASH 患者中，这一标准的阳性预测值更低。表 9.1 列出了 NASH 患者 CSPH 最低风险为 60% 时，不同水平的 BMI、LSM、血小板组合，此表格可以方便临床医生快速识别需要预防失代偿发生的患者。

表9.1　在 NASH 患者中，基于 ANTICIPATE-NASH 风险预测模型，NASH 患者 CSPH
发生风险为 60% 时，不同水平的 LSM 和 BMI 对应的血小板计数

LSM/kPa	BMI/(kg·m⁻²)	血小板计数/(×10⁹·L⁻¹)
15	20	80
	25	75
	30	60
	35	45
20	20	135
	25	120
	30	100
	35	90
25	20	160
	25	150
	30	140
	35	125
30	20	190
	25	180
	30	165
	35	155

排除 CSPH

在 cACLD 患者中排除 CSPH 一直是一项艰巨的任务。这很大程度上是因为,大多数评估 CSPH 的非侵入性预测方法的系列研究中,CSPH 的发病率均较高(＞50%)。通过使用单一 LSM 排除 CSPH,多个截断值已得到评估,包括首次提出的 13.6kPa[12]。LSM 和血小板计数的联合模型似乎在排除 CSPH 上效果更好,LSM＜25kPa 联合血小板＞150×10⁹/L 可筛选出 ANTICIPATE 原始队列中 CSPH 风险 17% 的 cACLD 亚组[13]。上述提及的大型多中心研究的数据表明,目前还不能找到一个阴性预测值(negative predicted value,NPV)足够高的 LSM 截断值来排除 CSPH[9]。然而,血小板计数≥150×10⁹/L 联合 LSM≤15kPa 可用于排除大多数病因(包括丙型肝炎病毒、酒精和 NASH cACLD)患者的 CSPH,NPV 和灵敏度均＞90%。乙型肝炎的 cACLD 患者代表性不足,无法进行评估。这一联合排除标准在最近发表的一项研究中得到了验证,该研究纳入了 76 例 cACLD,NPV 和灵敏度均为 100%[10]。

其他弹性成像技术

正如最近发表的一篇综述[2]所言,pSWE 和 2D-SWE 已被证明与 HVPG 显著相关,并且在检测 CSPH 方面具有良好的准确性。然而,各个研究采用的设备和报道的截断值不同且差异颇大,使得这些技术很难被推荐用于 CSPH 的无创诊断。这种差异主要是由于不同研究中选取的目标人群不同。

一项纳入 5 个研究,共计 328 名患者,其中仅 27% 为 cACLD 患者的荟萃分析[14]结果显示,使用 Aixplorer 设备测量的基于 2D-SWE 的肝硬度低于 14kPa 可用于排除 CSPH。

Jansen 等[15,16]在一项纳入 109 例患者(其中 43 例患者为 Child-Pugh B/Child-Pugh C)的研究中开发了一种基于 2D-SWE(Aixplorer 设备)检测的肝硬度和脾硬度的新模型,用于安全地诊断和排除 CSPH;然而,该算法的准确性被证明还不足以应用于临床实践[17]。

总之,在诊断 CSPH 的目标人群,即在 cACLD 患者中,仍需要更多研究来验证其他弹性成像技术在诊断和排除 CSPH 方面的效能。

总结

综上所述,我们可以通过使用简单易行的非侵入性方法,在大多数病因的 cACLD 患者中合理评估 CSPH 的风险,这有助于临床识别需要预防失代偿的潜在人群。在病毒和/或酒精相关的 cACLD 患者,以及非肥胖(BMI＜30kg/m²)的 NASH 相关 cACLD 患者中,LSM≥25kPa 足以诊断 CSPH。在 LSM＜25kPa 的病毒和/或酒精相关 cACLD 患者以及 NASH 相关 cACLD 患者中,ANTICIPATE 模型和 ANTICIPATE-NASH 模型可分别用于预测 CSPH 的发生风险。在病毒性、酒精性和 NASH 病因的 cACLD 患者中,LSM≤15kPa 联合血小板计数≥150×10⁹/L 可用于排除 CSPH。

(高翔　张远鉴 译,张晓丰 审校)

参考文献

1. Villanueva C, Albillos A, Genescà J, Garcia-Pagan JC, Calleja JL, Aracil C, et al. β blockers to prevent decompensation of cirrhosis in patients with clinically significant portal hypertension (PREDESCI): a randomised, double-blind, placebo-controlled, multicentre trial. Lancet. 2019;393:1597–608. https://doi.org/10.1016/S0140-6736(18)31875-0.
2. Vuille-Lessard É, Rodrigues SG, Berzigotti A. Noninvasive detection of clinically significant portal hypertension in compensated advanced chronic liver disease. Clin Liver Dis. 2021;25:253–89. https://doi.org/10.1016/J.CLD.2021.01.005.
3. Berzigotti A, Seijo S, Arena U, Abraldes JG, Vizzutti F, García–Pagán JC, et al. Elastography, spleen size, and platelet count identify portal hypertension in patients with compensated cirrhosis. Gastroenterology. 2013;144:102–111.e1. https://doi.org/10.1053/J.GASTRO.2012.10.001.

4. Kim BK, Han KH, Park JY, Ahn SH, Kim JK, Paik YH, et al. A liver stiffness measurement-based, noninvasive prediction model for high-risk esophageal varices in B-viral liver cirrhosis. Am J Gastroenterol. 2010;105:1382–90. https://doi.org/10.1038/AJG.2009.750.

5. You M, Kim K, Pyo J, Huh J, Kim H, Lee S, et al. A meta-analysis for the diagnostic performance of transient elastography for clinically significant portal hypertension. Ultrasound Med Biol. 2017;43:59–68. https://doi.org/10.1016/J.ULTRASMEDBIO.2016.07.025.

6. Song J, Ma Z, Huang J, Liu S, Luo Y, Lu Q, et al. Comparison of three cut-offs to diagnose clinically significant portal hypertension by liver stiffness in chronic viral liver diseases: a meta-analysis. Eur Radiol. 2018;28:5221–30. https://doi.org/10.1007/S00330-018-5478-Z.

7. de Franchis R, Baveno VI Faculty. Expanding consensus in portal hypertension: report of the Baveno VI consensus workshop: stratifying risk and individualizing care for portal hypertension. J Hepatol. 2015;63:743–52. https://doi.org/10.1016/j.jhep.2015.05.022.

8. Abraldes JG, Bureau C, Stefanescu H, Augustin S, Ney M, Blasco H, et al. Noninvasive tools and risk of clinically significant portal hypertension and varices in compensated cirrhosis: the "Anticipate" study. Hepatology. 2016;64:2173–84. https://doi.org/10.1002/hep.28824.

9. Pons M, Augustin S, Scheiner B, Guillaume M, Rosselli M, Rodrigues SG, et al. Noninvasive diagnosis of portal hypertension in patients with compensated advanced chronic liver disease. Am J Gastroenterol. 2021;116:723–32. https://doi.org/10.14309/ajg.0000000000000994.

10. Podrug K, Trkulja V, Zelenika M, Bokun T, Madir A, Kanizaj TF, O'Beirne J, Grgurevic I. Validation of the new diagnostic criteria for clinically significant portal hypertension by platelets and elastography. Dig Dis Sci. 2022;67(7):3327–32. https://doi.org/10.1007/s10620-021-07277-8.

11. Garcia-Tsao G, Abraldes JG. Nonselective beta-blockers in compensated cirrhosis: preventing variceal hemorrhage or preventing decompensation? Gastroenterology. 2021;161:770–3. https://doi.org/10.1053/J.GASTRO.2021.04.077.

12. Vizzutti F, Arena U, Romanelli RG, Rega L, Foschi M, Colagrande S, et al. Liver stiffness measurement predicts severe portal hypertension in patients with HCV-related cirrhosis. Hepatology. 2007;45:1290–7. https://doi.org/10.1002/HEP.21665.

13. Augustin S, Pons M, Santos B, Ventura M, Genescà J. Identifying compensated advanced chronic liver disease: when (not) to start screening for varices and clinically significant portal hypertension. In: de Franchis R, editor. Portal Hypertens VI. Springer International Publishing; 2016. p. 39–49. https://doi.org/10.1007/978-3-319-23018-4_5.

14. Thiele M, Hugger MB, Kim Y, Rautou P-E, Elkrief L, Jansen C, et al. 2D shear wave liver elastography by Aixplorer to detect portal hypertension in cirrhosis: an individual patient data meta-analysis. Liver Int. 2020;40:1435–46. https://doi.org/10.1111/LIV.14439.

15. Jansen C, Bogs C, Verlinden W, Thiele M, Möller P, Görtzen J, et al. Shear-wave elastography of the liver and spleen identifies clinically significant portal hypertension: a prospective multicentre study. Liver Int. 2017;37:396–405. https://doi.org/10.1111/LIV.13243.

16. Jansen C, Bogs C, Verlinden W, Thiele M, Möller P, Görtzen J, et al. Algorithm to rule out clinically significant portal hypertension combining shear-wave elastography of liver and spleen: a prospective multicentre study. Gut. 2016;65:1057–8. https://doi.org/10.1136/GUTJNL-2016-311536.

17. Elkrief L, Ronot M, Andrade F, Burgio MD, Issoufaly T, Zappa M, et al. Non-invasive evaluation of portal hypertension using shear-wave elastography: analysis of two algorithms combining liver and spleen stiffness in 191 patients with cirrhosis. Aliment Pharmacol Ther. 2018;47:621–30. https://doi.org/10.1111/APT.14488.

第 10 章 静脉曲张与内镜筛查

Wayne W. H. Bai, Juan G. Abraldes

Baveno Ⅵ标准

前 5 次 Baveno 共识会议建议对所有确诊为肝硬化的患者行内镜检查。Baveno Ⅵ会议首次提出了对代偿期进展性慢性肝病（compensated advanced chronic liver disease, cACLD）患者进行食管静脉曲张筛查的两步策略，即后来众所周知的 Baveno Ⅵ标准[1]。该标准源于瞬时弹性成像测量的 LSM 低于 20kPa 与血小板计数超过 150×10^9/L 相结合的结果。当同时满足这两个标准时，高危静脉曲张（high-risk varice, HRV）的风险被认为是足够低，足以避免内镜检查。对于不符合 Baveno Ⅵ标准的患者，应行内镜检查。这些标准已经在临床实践中被广泛采用，并在随后的慢性肝病管理指南中推荐使用[2]。此外，自 Baveno Ⅵ会议以来，该标准被大量验证，截至 2021 年 3 月，已有 28 份完整发表的手稿检验了其性能。

Baveno Ⅵ提案的基本原则是，对于高危静脉曲张（HRV：中大型的静脉曲张或有红色征象的小静脉曲张），可接受的静脉曲张遗漏风险应接近 0 或不超过 5%[3]。这意味着将重点放在了不错过任何进行一级预防的机会（无论是使用 β 受体阻滞剂还是套扎），并且认为，即使内镜检查的侵入性很低，豁免内镜检查的危害更小。事实上，将阈值设置为 5% 意味着我们接受内镜检查，假阳性结果的可能性高达 95%，假阴性结果的可能性高达 5%，或者相当于不漏掉一例 HRV（假阴性）的值是做一个不必要的内镜检查（假阳性）的 19（95/5）倍。

随后的 ANTICIPATE 研究表明，瞬时弹性成像测量的肝硬度 20kPa 和血小板计数 150×10^9/L 的组合模型对应 HRV 的预测风险为 5% 左右[4]。因此，Baveno Ⅵ标准将漏诊静脉曲张的最大允许风险设置为 5%（图 10.1）。

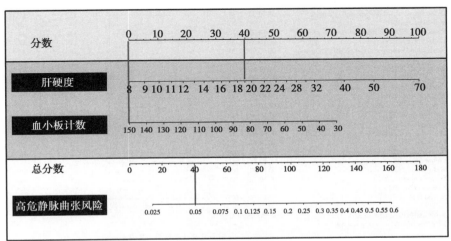

Baveno Ⅵ标准：TE测量的肝硬度<20kPa或血小板计数>150 × 10^9/L
高危静脉曲张最大风险：5%

图 10.1　基于肝硬度和血小板计数的 ANTICIPATE 列线图，用于预测高危静脉曲张。同时满足肝硬度<20kPa 及血小板计数>150×10^9/L 时，高危静脉曲张的风险<5%[4]

如果 ANTICIPATE 模型经过很好的校准,则该标准的阴性预测值(NPV)将趋向于>95%,因为,所有符合阴性标准的患者理论上 HRV 风险都低于 5%。这在两步策略中似乎非常合理,在第 1 步中,需要较高的 NPV。

对 5% 阈值的解释引起了一些问题[5],包括是否应该对应该标准的灵敏度>95% 或 NPV>95%。重要的是要强调,灵敏度是一种向后概率。例如,Baveno Ⅵ标准的灵敏度是指,假如该患者为 HRV,Baveno Ⅵ标准为可能阳性。因此,灵敏度从不反映临床问题,但可能与诊断测试的早期开发相关,特别是当该研究基于病例对照研究时。NPV 更好地反映了此处讨论的临床问题:如果患者的 LSM 和 PLT 值在 Baveno Ⅵ标准范围内,则没有 HRV 的可能性有多大。

根据 PREDESCI 研究[6]的结果,对代偿期肝硬化的管理建议不断在改变,对于临床显著门静脉高压,无论是否存在静脉曲张,均需要使用 β 受体阻滞剂。这种范式转变如果被广泛采用,将降低 Baveno Ⅵ标准评估静脉曲张的相关性,因为已经接受 β 受体阻滞剂的患者不需要内镜检查。然而,一定比例的患者有服用 β 受体阻滞剂禁忌或不耐受,这些患者需要内镜评估,除非他们符合 Baveno Ⅵ标准。

Baveno Ⅵ标准的验证

我们对截至 2021 年 3 月的所有已发表研究进行了系统检索,以评估 Baveno Ⅵ标准的性能。补充数据 11.1 中详细报告了检索策略。我们确定了 28 项研究,其主要特征报告在表 10.1 中。

我们对汇总的 NPV 比例进行了单因素定量荟萃分析,因为如上所述,这是我们认为用于验证各标准性能的基准指标。森林图如图 10.2 所示,更多的方法学细节在图例中。合并的 NPV 为 0.99(95% CI:0.99~1.00),没有明显的异质性。内镜检查豁免率 8%~60% 不等。必须谨慎解释豁免内镜检查的比例,因为它

研究	阴性预测值 95% CI	高危静脉曲张 患病率/%	豁免率/%
Maurice et al, 2016	0.98 [0.93; 1.00]	5	33
Kotwal et al, 2020 Validation cohort	0.98 [0.91; 1.00]	6	29
Tosetti et al, 2019	1.00 [0.96; 1.00]	7	19
Nawalerspanya et al, 2018	0.98 [0.89; 1.00]	8	39
Thabut et al, 2019	0.99 [0.96; 1.00]	8	25
Calvaruso et al, 2019	0.98 [0.95; 0.99]	9	16
Jangouk et al, 2016 (US)	1.00 [0.91; 1.00]	9	25
Kotwal et al, 2020 Development cohort	1.00 [0.97; 1.00]	9	33
Sousa et al, 2017	1.00 [0.93; 1.00]	9	46
Augustin et al, 2017	0.98 [0.96; 1.00]	10	21
Petta et al, 2018 Training cohort M probe	0.99 [0.95; 1.00]	10	34
Bellan et al, 2018	0.97 [0.85; 1.00]	11	21
Moctezuma-Velazquez et al, 2019 PSC group	1.00 [0.86; 1.00]	12	30
Colecchia et al, 2018 Prospective cohort	1.00 [0.82; 1.00]	13	17
Matsui et al, 2018	0.99 [0.97; 1.00]	13	60
Petta et al, 2018 Validation cohort M probe	0.96 [0.90; 0.99]	13	33
Galizzi et al, 2021	1.00 [0.69; 1.00]	14	48
Moctezuma-Velazquez et al, 2019 PBC group	1.00 [0.94; 1.00]	14	39
Silve et al, 2017	1.00 [0.72; 1.00]	14	11
Wong et al, 2019	0.96 [0.90; 0.99]	14	31
Kew et al, 2020	0.97 [0.92; 0.99]	16	34
Cales et al, 2018	1.00 [0.92; 1.00]	17	20
Jangouk et al, 2016 (IT)	1.00 [0.79; 1.00]	17	16
Petta et al, 2018 BMI<30 M probe	0.96 [0.78; 1.00]	17	21
Gaete et al, 2020	0.99 [0.94; 1.00]	18	32
Bae et al, 2018	0.96 [0.89; 0.99]	20	28
Colecchia et al, 2018 Retrospective cohort	0.99 [0.95; 1.00]	20	20
Lee et al, 2018	0.98 [0.96; 0.99]	20	26
Duan et al, 2020 Beijing cohort	1.00 [0.77; 1.00]	21	16
Protopapas et al, 2020	1.00 [0.75; 1.00]	21	12
Wang et al, 2020	1.00 [0.97; 1.00]	21	37
Stefanescu et al, 2019	1.00 [0.78; 1.00]	23	8
Sharma et al, 2020	0.97 [0.94; 0.99]	29	25
Stanislas et al, 2018	1.00 [0.74; 1.00]	33	20
总阴性预测值 (随机效应)	**0.99 [0.99; 1.00]**		

异质性: $I^2=0\%$, $\tau^2=0$, $p=0.69$

0.7 0.75 0.8 0.85 0.9 0.95 1
NPV

图 10.2 森林图展示了 Baveno Ⅵ验证研究的阴性预测值。研究按高危静脉曲张的患病率排序。高危静脉曲张的患病率及内镜豁免率显示在右栏中。对比例进行双反正弦变换及用随机效应进行汇总后进行荟萃分析。

注:因为从作者那里获得了更完整的数据,Calés 等 2018 年的研究数据是从系统综述中提取的[34]

表 10.1 所纳入的验证研究的主要特征

研究	纳入标准	患者数量	年龄/岁 均值(标准差)	男性/%	BMI 均值(标准差)	Child Pugh A/% (评分,标准差)	时间间隔	病因						高危静脉曲张的患病率/%	任意静脉曲张的患病率/%
								病毒(全部)/%	丙肝/%	乙肝/%	酒精/%	非酒精性脂肪性肝病/肝炎/%	其他/%		
Augustin 等[7]	LSM≥10kPa 代偿期肝硬化	925	59.4 (11.2)	55.4	27.1	95.7%	3~12 个月	N/A	62.8	N/A	N/A	N/A	N/A	9.9	24.9
Bae 等[8]	LSM≥10kPa 代偿期肝硬化	282	54.0[6]	67.1	25.1 (3.7)	100.0	6个月	N/A	12.0	60.6	13.1	14.3	5.9	19.5	44.0
Bellan 等[9]	LSM>6kPa 丙肝肝硬化	160	65[a]	56.9	26[a]	90.5 [b]MELD 8	N/A	100.0	100.0	0	0	0	0	10.6	35.6
Cales 等[10]	肝硬化	287	55.4 (10.7)	72.1	27.2 (5.6)	60.3% 6.7分	3个月	25.8	N/A	N/A	64.5	5.6	4.2	17.4	44.2
Calvaruso 等[5]	丙肝肝硬化 LSM≥12kPa 或纤维化4期 或有 GEV 的证据	1 381	65.9	59.8	26.0	88.6	1年	100.0	100.0	0	0	0	0	9.4	49.2
Colecchia 等[11], 前瞻性队列	LSM≥10kPa	115	58	67.8	26.4	86.9% [b]MELD 7	3个月	N/A	40.9	4.4	16.5	16.5	21.7	13	52.2
Colecchia 等[11], 回顾性队列	LSM≥10kPa	498	60[10]	58.4	25.9	70.3% [b]MELD 8	3个月	N/A	85.1	5.9	7	N/A	N/A	20.1	50.6
Duan 等,北京队列[12]	LSM≥10kPa 代偿期肝硬化	104	52[a]	54.8	23.2[a]	80.8% [b]MELD 8	3个月	34.6	0	34.6	10.6	N/A	50.0	18.3	51.9
Gaete 等[13]	代偿期肝硬化 Child-Pugh A	300	61	59.7	N/A	100%	6个月	N/A	10.7	0.7	4.3	67.3	17.0	18.0	N/A
Galizzi 等, 2021[14]	NASH 代偿期 F3/4 纤维化	21	61	19.0	31.4	100%	12个月	0	0	0	0	100.0	0	14.3	28.6

续表

研究	纳入标准	患者数量	年龄/岁 均值(标准差)	男性/%	BMI 均值(标准差)	Child Pugh A/% (评分,标准差)	时间间隔	病毒(全部)/%	丙肝/%	乙肝/%	酒精/%	非酒精性脂肪性肝病/肝炎/%	其他/%	高危静脉曲张的患病率/%	任意静脉曲张的患病率/%
Jangouk 等, 美国[15]	LSM≥10kPa 代偿期肝硬化	161	62	99.4	29	92.4% bMELD 9	3个月	N/A	73.3	N/A	13.0	10.6	3.1	8.7	34.1
Jangouk 等, 意大利[15]	LSM≥10kPa 代偿期肝硬化	101	63	72.3	25	91.1%[5]	2个月	N/A	66.4	N/A	11.8	3.0	18.8	16.8	52.4
Kew 等[16]	LSM≥10kPa	352	61	61.1	N/A	100%	12个月	42.3	16.8	25.6	8.8	32.1	16.8	15.9	N/A
Kotwal 等, 发展队列[17]	LSM≥10kPa	372	59.4	59.4	N/A	100%	12个月	92.2	87.1	5.1	32.0	11.0	0	9.1	27.2
Kotwal 等, 验证队列[17]	LSM≥10kPa 代偿期肝硬化	200	61	49.0	N/A	100%	12个月	23.0	23.0	0	24.0	48.5	4.5	5.5	25.0
Lee 等[18]	LSM≥10kPa 代偿期肝硬化	1 218	56.0 (11.5)	63.9	N/A	76.6% bMELD 6.8 (1.1) cACLD	6个月	N/A	12.1	39.7	29.2	19.0	19.0	20.4	N/A
Matsui 等[19]	cACLD	384	64.4	53.6	24.2	100% cACLD	12个月	45.8	39.3	6.5	9.4	38.8	6.0	2.9	14.8
Maurice 等[20]	LSM≥10kPa cACLD	310	58	67.4	N/A	89% MELD 7	12个月	N/A	54.5	7.7	12.9	13.5	11.3	4.8	23.2
Moctezuma-Velazquez 等, PBC 组[21]	LSM≥10kPa PBC 和 PSC	147	59.1 (11.5)	14.0	N/A	bMELD 8.2 (3.0)	12个月	0.0	0.0	0.0	0.0	0.0	100.0	14	33
Moctezuma-Velazquez 等, PSC 组[21]	LSM≥10kPa PBC 和 PSC	80	44.8 (16.9)	68.0	N/A	bMELD 9.6 (5.3)	12个月	0.0	0.0	0.0	0.0	0.0	100.0	12	36
Nawalerspanya 等[22]	年龄≥18 岁 代偿期肝硬化	128	57.4 (11.3)	60.2	23.5 (2.1)	100%	6个月	N/A	37.5	32.8	4.7	5.5	19.5	7.8	N/A

续表

研究	纳入标准	患者数量	年龄/岁 均值（标准差）	男性/%	BMI 均值（标准差）	Child Pugh A/%（评分，标准差）	时间间隔	病因						高危静脉曲张的患病率/%	任意静脉曲张的患病率/%
								病毒（全部）/%	丙肝/%	乙肝/%	酒精/%	非酒精性脂肪性肝病/肝炎/%	其他/%		
Petta 等[23]	肝硬化 LSM>11.5kPa（M）LSM>11.0kPa（XL）	790	62[10]	55.0	32.6（6.7）	100%	6个月	0.0	0.0	0.0	0.0	100.0	0.0	11.5	31.3
Protopapas 等[24]	cACLD LSM>12kPa	107	63.7（12.1）	60.7	N/A	5.7（0.2）	6个月	45.8	N/A	N/A	24.2	N/A	31.8	20.6	47.7
Sharma 等[25]	cACLD LSM≥10kPa	895	41.4	71.3	N/A	100% cACLD	3个月	55.3	19.1	36.2	19.1	21.9	3.1	29.5	56.0
Silva 等[26]	LSM>12.5kPa 代偿期肝硬化	97	54.3（11.2）	76.3	N/A	100%	12个月	0.0	78.4	3.1	8.2	N/A	10.3	14.4	44.3
Sousa 等[27]	cACLD	104	57.0	69.2	N/A	N/A	12个月	0.0	79.8	3.8	11.5	N/A	4.8	8.6	25.0
Stanislas 等[28]	cACLD LSM≥11kPa	60	48.8	75.0	22.4	66.7	N/A	100.0	0	100.0	0	0	0	26.7	40.0
Stefanescu 等[29]	cACLD	185	59[a]	35.0	26.0[a]	MELD 9.2	6个月	66.9	59.6	7.3	30.4	N/A	2.7	23.2	N/A
Thabut 等[30]	cACLD	891	53.9[a]	67.5	25.5[b]	100	1年	0.0	81.0	16.6	N/A	N/A	N/A	8.1	24.7
Tosetti 等[31]	cACLD LSM≥10kPa	442	60[a]	64.2	25.4[b]	100%	1年	79.4	68.8	10.6	5.9	14.7	0	31.2	7.0
Wang 等[32]	乙肝肝硬化	341	48[a]	82.4	23.4[a]	94.7%	<2天	100.0	0	100.0	0	0	0	20.5	61.9
Won 等[33]	cACLD 代偿期肝硬化	267	58[11]	72.3	24.8（3.7）	100	2周	0.0	7.7	77.7	N/A	7.3	7.3	13.9	N/A

a 中位数。

b MELD 评分。

们高度依赖于个别研究中评估的疾病谱。补充数据 11.2 中提供了关于灵敏度的荟萃分析结果(合并灵敏度 0.99,95% CI:0.98～0.99)。我们在荟萃分析中没有使用双变量模型(同时考虑灵敏度和特异度的协方差),原因有二:第一,双变量模型需要连续性校正,即向具有零值的单元格添加 0.5。由于零单元格的数量很多(许多研究的灵敏度为 100% 或 NPV 为 100%),添加 0.5 会人为地降低灵敏度和 NPV。第二,如上所述,Baveno Ⅵ旨在作为诊断静脉曲张方法的第 1 步,主要目标是高 NPV,而阳性预测值和特异度的相关性要小得多。

病因对 Baveno Ⅵ 标准性能的影响

尽管不同研究中 Baveno Ⅵ 的 NPV 没有异质性,为了证实 Baveno Ⅵ标准在不同病因学中表现良好,我们进行了亚组荟萃分析。28 项研究中只有 12 项进行了病因学特异性分析。图 10.3 展示了这些研究的森林图。不同病因亚组的 NPV 没有显著差异。

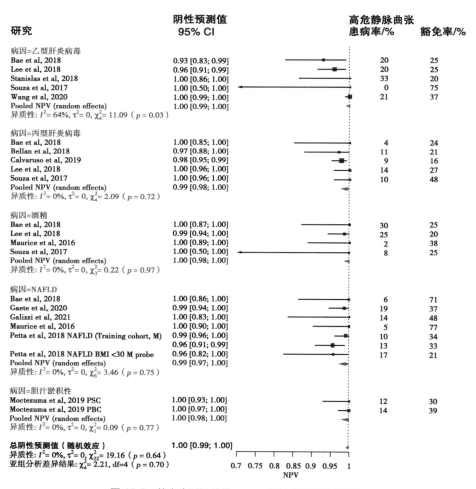

图 10.3　特定病因汇总的 Baveno Ⅵ标准的阴性预测值

Baveno Ⅵ 标准能否扩大？

　　Baveno Ⅵ标准无疑是一种用于安全筛选可以豁免内镜检查的低风险 cACLD 患者的有效工具。然而，有人认为可豁免的内镜检查数量很少。如上所述，这个指标用于比较不同的研究并不合理，因为很大程度上这取决于这些标准在 cACLD 自然史中的应用时间有多早。

　　为提高内镜豁免率，Baveno Ⅵ会议后提出了扩大的 Baveno Ⅵ标准，将 TE 的 LSM 阈值提高到 25kPa，血小板阈值降低到 110×10⁹/L[7]。系统检索发现有 16 项评估扩大的 Baveno Ⅵ标准的研究，结果如图 10.4 所示。合并的 NPV 为 0.97（95% CI：0.95～0.98）。然而，与 Baveno Ⅵ标准不同，扩大的 Baveno Ⅵ的性能表现出显著的异质性（$P<0.0001$）。补充数据 11.3 中提供了灵敏度荟萃分析的结果（合并的灵敏度为 0.90，95% CI：0.87～0.93）。

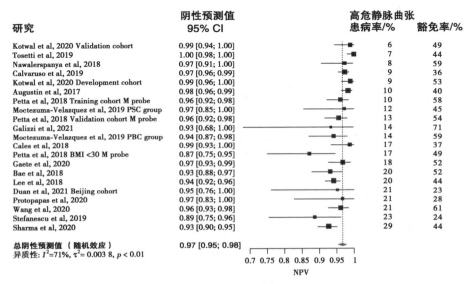

图 10.4　显示扩大的 Baveno Ⅵ验证研究 NPV 的森林图。研究按照患病率排序。汇总 NPV 的方法和图 10.2 所示方法相似

　　为了找到异质性的来源，我们首先评估了病因是否与扩大标准的性能相关。8 项研究显示了病因学特异度的数据。亚组荟萃分析未显示不同病因有任何差异（图 10.5）。

　　然后，我们评估了 HRV 患病率对扩大的 Baveno Ⅵ标准性能的影响。扩大的 Baveno Ⅵ标准内的患者包括 Baveno Ⅵ内及超出 Baveno Ⅵ的患者。后者是指 LSM 为 20～25kPa 或血小板计数在 110×10⁹/L～150×10⁹/L 的患者。根据 ANTICIPATE 模型，LSM 为 25kPa 且血小板计数为 110×10⁹/L 时，HRV 发生风险约为 12%[4]。因此，超出 Baveno Ⅵ但在扩大的 Baveno Ⅵ标准的患者，HRV 预测风险在 5%～12%。扩大的 Baveno Ⅵ标准内患者的静脉曲张发生率很大程度上取决于这两组患者的分布（在 Baveno Ⅵ内和 Baveno Ⅵ之外）。因此，我们预测，在 HRV 患病率较高的系列中，可以预见超出 Baveno Ⅵ标准的患者数量会更多，扩大的 Baveno Ⅵ标准的 NPV 也会下降。

　　为了评估这一假设，我们对 HRV 患病率的 NPV 进行了荟萃回归分析。NPV 与 HRV 患病率之间存在密切关联（图 10.6a），之所以不同研究中观察到的 NPV 异质性为 77%，可能和患病率不同相关。HRV 患病率与原始 Baveno Ⅵ的 NPV 之间没有显著关联（图 10.6b），这可能是因为 Baveno Ⅵ内的所有患者的 HRV 风险在理论上都<5%[4]。

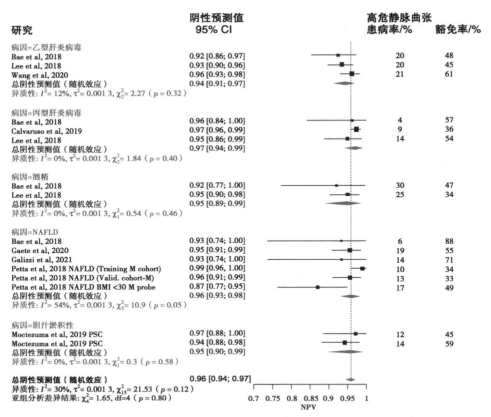

图 10.5　根据病因对扩大的 Baveno Ⅵ标准的 NPV 进行分层荟萃分析。不同病因之间没有显著的亚组差异

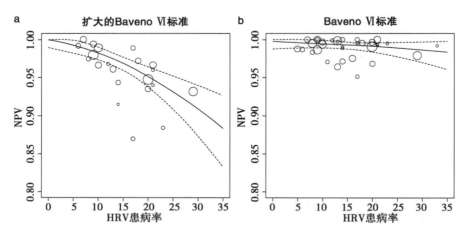

图 10.6　评估扩大的 Baveno Ⅵ标准（a）和 Baveno Ⅵ标准（b）的 HRV 患病率与 NPV 关系的荟萃回归

其他弹性成像方法和 Baveno Ⅵ标准

　　在过去几年里，pSWE 和 2D-SWE 的应用越来越多[35]。这些成像方法尚未解决的主要问题为具有专有算法的设备的多样性导致剪切波速度的量化差异，因此它们提供的肝硬度值也不尽相同[35-39]。因此，为 TE

定义的肝硬度阈值不能直接应用于 pSWE 或 2D-SWE[40]。

超出 Baveno Ⅵ 和扩大的 Baveno Ⅵ 标准的方法

已经提出了一些用于 HRV 无创预测的其他模型,包括使用脾硬度、脾直径或基于血液的测试,但缺乏外部验证或仅有有限的外部验证。本书的特定章节对其中的几个模型进行了回顾。

总结和结论

Baveno Ⅵ标准作为代偿期肝硬化患者豁免内镜检查的决策规则已被广泛验证。具有广泛的 HRV 流行范围(5%~33%)的系列研究合并 NPV 为 99%(95%CI:99%~100%)。目前尚不能在任何病因中推荐扩大的 Baveno Ⅵ标准。

(宋健康 译,张晓丰 审校)

参考文献

1. de Franchis R. Revising consensus in portal hypertension: report of the Baveno Ⅴ consensus workshop on methodology of diagnosis and therapy in portal hypertension. J Hepatol. 2010;53(4):762–8.
2. Garcia-Tsao G, Abraldes JG, Berzigotti A, Bosch J. Portal hypertensive bleeding in cirrhosis: risk stratification, diagnosis, and management: 2016 practice guidance by the American Association for the Study of Liver Diseases. Hepatology. 2017;65(1):310–35.
3. Augustin S, Pons M, Genesca J. Validating the Baveno Ⅵ recommendations for screening varices. J Hepatol. 2017;66(2):459–60.
4. Abraldes JG, Bureau C, Stefanescu H, Augustin S, Ney M, Blasco H, et al. Noninvasive tools and risk of clinically significant portal hypertension and varices in compensated cirrhosis: the 'Anticipate' study. Hepatology. 2016;64(6):2173–84.
5. Calvaruso V, Cacciola I, Licata A, Madonia S, Benigno R, Petta S, et al. Is transient elastography needed for noninvasive assessment of high-risk varices? The REAL experience. Am J Gastroenterol. 2019;114(8):1275–82.
6. Villanueva C, Albillos A, Genescà J, Garcia-Pagan JC, Calleja JL, Aracil C, et al. β blockers to prevent decompensation of cirrhosis in patients with clinically significant portal hypertension (PREDESCI): a randomised, double-blind, placebo-controlled, multicentre trial. Lancet. 2019;393(10181):1597–608.
7. Augustin S, Pons M, Maurice JB, Bureau C, Stefanescu H, Ney M, et al. Expanding the Baveno Ⅵ criteria for the screening of varices in patients with compensated advanced chronic liver disease. Hepatology. 2017;66(6):1980–8.
8. Bae J, Sinn DH, Kang W, Gwak G-Y, Choi MS, Paik Y-H, et al. Validation of the Baveno Ⅵ and the expanded Baveno Ⅵ criteria to identify patients who could avoid screening endoscopy. Liver Int. 2018;38(8):1442–8.
9. Bellan M, Sainaghi PP, Minh MT, Minisini R, Molinari L, Baldrighi M, et al. Gas6 as a predictor of esophageal varices in patients affected by hepatitis C virus related-chronic liver disease. Biomark Med. 2018;12(1):27–34.
10. Calès P, Sacher-Huvelin S, Valla D, Bureau C, Olivier A, Oberti F, et al. Large oesophageal varice screening by a sequential algorithm using a cirrhosis blood test and optionally capsule endoscopy. Liver Int. 2018;38(1):84–93.
11. Colecchia A, Ravaioli F, Marasco G, Colli A, Dajti E, Di Biase AR, et al. A combined model based on spleen stiffness measurement and Baveno Ⅵ criteria to rule out high-risk varices in advanced chronic liver disease. J Hepatol. 2018;69(2):308–17.
12. Duan Z, Li L, Li J, Zhou S. Validation of the combined model based on platelet count and albumin to rule out high-risk varices in liver cirrhosis. Biomed Res Int. 2020;2020:5783748.
13. Gaete MI, Díaz LA, Arenas A, González K, Cattaneo M, Fuster F, et al. Baveno Ⅵ and Expanded Baveno Ⅵ criteria successfully predicts the absence of high-risk gastro-oesophageal varices in a Chilean cohort. Liver Int. 2020;40(6):1427–34.

14. Galizzi HO, Couto CA, Taranto DOL, Araújo SIO, Vilela EG. Accuracy of non-invasive methods/models for predicting esophageal varices in patients with compensated advanced chronic liver disease secondary to nonalcoholic fatty liver disease. Ann Hepatol. 2021;20:100229.

15. Jangouk P, Turco L, De Oliveira A, Schepis F, Villa E, Garcia-Tsao G. Validating, deconstructing and refining Baveno criteria for ruling out high-risk varices in patients with compensated cirrhosis. Liver Int. 2017;37(8):1177–83.

16. Kew GS, Chen ZJ, Yip AW, Huang YWC, Tan LY, Dan YY, et al. Identifying patients with cirrhosis who might avoid screening endoscopy based on serum albumin and bilirubin and platelet counts. Clin Gastroenterol Hepatol. 2021;19(1):199–201.e2.

17. Kotwal V, Mbachi C, Wang Y, Attar B, Randhawa T, Flores E, et al. A novel score to predict esophageal varices in patients with compensated advanced chronic liver disease. Dig Dis Sci. 2021;66(6):2084–91.

18. Lee HA, Kim SU, Seo YS, Lee Y-S, Kang SH, Jung YK, et al. Prediction of the varices needing treatment with non-invasive tests in patients with compensated advanced chronic liver disease. Liver Int. 2019;39(6):1071–9.

19. Matsui N, Imajo K, Yoneda M, Kessoku T, Honda Y, Ogawa Y, et al. Magnetic resonance elastography increases usefulness and safety of non-invasive screening for esophageal varices. J Gastroenterol Hepatol. 2018;33(12):2022–8.

20. Maurice JB, Brodkin E, Arnold F, Navaratnam A, Paine H, Khawar S, et al. Validation of the Baveno Ⅵ criteria to identify low risk cirrhotic patients not requiring endoscopic surveillance for varices. J Hepatol. 2016;65(5):899–905.

21. Moctezuma-Velazquez C, Saffioti F, Tasayco-Huaman S, Casu S, Mason A, Roccarina D, et al. Non-invasive prediction of high-risk varices in patients with primary biliary cholangitis and primary sclerosing cholangitis. Am J Gastroenterol. 2019;114(3):446–52.

22. Nawalerspanya S, Sripongpun P, Chamroonkul N, Kongkamol C, Piratvisuth T. Validation of original, expanded Baveno Ⅵ, and stepwise & platelet-MELD criteria to rule out varices needing treatment in compensated cirrhosis from various etiologies. Ann Hepatol. 2020;19(2):209–13.

23. Petta S, Sebastiani G, Bugianesi E, Viganò M, Wong VW-S, Berzigotti A, et al. Non-invasive prediction of esophageal varices by stiffness and platelet in non-alcoholic fatty liver disease cirrhosis. J Hepatol. 2018;69(4):878–85.

24. Protopapas AA, Mylopoulou T, Papadopoulos VP, Vogiatzi K, Goulis I, Mimidis K. Validating and expanding the Baveno Ⅵ criteria for esophageal varices in patients with advanced liver disease: a multicenter study. Ann Gastroenterol. 2020;33(1):87–94.

25. Sharma S, Agarwal S, Gunjan D, Kaushal K, Anand A, Saraya A. Deciding among noninvasive tools for predicting varices needing treatment in chronic liver disease: an analysis of Asian cohort. Am J Gastroenterol. 2020;115(10):1650–6.

26. Silva MJ, Bernardes C, Pinto J, Loureiro R, Duarte P, Mendes M, et al. Baveno Ⅵ recommendation on avoidance of screening endoscopy in cirrhotic patients: are we there yet? GE Port J Gastroenterol. 2017;24(2):79–83.

27. Sousa M, Fernandes S, Proença L, Silva AP, Leite S, Silva J, et al. The Baveno Ⅵ criteria for predicting esophageal varices: validation in real life practice. Rev Esp Enferm Dig. 2017;109(10):704–7.

28. Stanislas DA, Constant A, Wilson NNA, Dimitri KH, Demba B, Anzouan-Kacou K, et al. Liver transient elastography combined to platelet count (Baveno VI) predict high esophageal varices in Black African patient with compensated hepatitis B related cirrhosis. Open J Gastroenterol. 2018;8(5):192–200.

29. Stefanescu H, Marasco G, Calès P, Fraquelli M, Rosselli M, Ganne-Carrié N, et al. A novel spleen-dedicated stiffness measurement by FibroScan® improves the screening of high-risk oesophageal varices. Liver Int. 2020;40(1):175–85.

30. Thabut D, Bureau C, Layese R, Bourcier V, Hammouche M, Cagnot C, et al. Validation of Baveno Ⅵ criteria for screening and surveillance of esophageal varices in patients with compensated cirrhosis and a sustained response to antiviral therapy. Gastroenterology. 2019;156(4):997–1009.e5.

31. Tosetti G, Primignani M, La Mura V, D'Ambrosio R, Degasperi E, Mezzina N, et al. Evaluation of three 'beyond Baveno Ⅵ' criteria to safely spare endoscopies in compensated advanced chronic liver disease. Dig Liver Dis. 2019;51(8):1135–40.

32. Wang H, Wen B, Chang X, Wu Q, Wen W, Zhou F, et al. Baveno Ⅵ criteria and spleen stiffness measurement rule out high-risk varices in virally suppressed HBV-related cirrhosis. J Hepatol. 2021;74(3):584–92.

33. Wong GL-H, Liang LY, Kwok R, Hui AJ, Tse Y-K, Chan HL-Y, et al. Low risk of variceal

bleeding in patients with cirrhosis after variceal screening stratified by liver/spleen stiffness. Hepatology. 2019 Sep;70(3):971–81.

34. Stafylidou M, Paschos P, Katsoula A, Malandris K, Ioakim K, Bekiari E, et al. Performance of Baveno VI and expanded Baveno VI criteria for excluding high-risk varices in patients with chronic liver diseases: a systematic review and meta-analysis. Clin Gastroenterol Hepatol. 2019;17(9):1744–1755.e11.

35. Piscaglia F, Salvatore V, Mulazzani L, Cantisani V, Schiavone C. Ultrasound shear wave elastography for liver disease. A critical appraisal of the many actors on the stage. Ultraschall Med. 2016;37(1):1–5.

36. Cassinotto C, Lapuyade B, Guiu B, Marraud des Grottes H, Piron L, Merrouche W, et al. Agreement between 2-dimensional shear wave and transient elastography values for diagnosis of advanced chronic liver disease. Clin Gastroenterol Hepatol. 2020;18(13):2971–2979.e3.

37. Ronot M, Ferraioli G, Müller H-P, Friedrich-Rust M, Filice C, Vilgrain V, et al. Comparison of liver stiffness measurements by a 2D-shear wave technique and transient elastography: results from a European prospective multi-centre study. Eur Radiol. 2021;31(3):1578–87.

38. Conti F, Serra C, Vukotic R, Felicani C, Mazzotta E, Gitto S, et al. Assessment of liver fibrosis with elastography point quantification vs other noninvasive methods. Clin Gastroenterol Hepatol. 2019;17(3):510–517.e3.

39. Ferraioli G, De Silvestri A, Lissandrin R, Maiocchi L, Tinelli C, Filice C, et al. Evaluation of inter-system variability in liver stiffness measurements. Ultraschall Med. 2019;40(1):64–75.

40. Kang SH, Baik SK, Kim MY. Application of Baveno criteria and modified Baveno criteria with shear-wave elastography in compensated advanced chronic liver disease. J Korean Med Sci. 2020;35(30):e249.

第11章 肝脏弹性成像评估代偿期进展性慢性肝病患者预后

Maja Thiele

引言

慢性肝病(chronic liver disease,CLD)患者担心自己的健康:他们的病情会不会恶化为有症状、失代偿和危及生命的疾病?他们能得到改善吗[1]?代偿期进展性慢性肝病(compensated advanced chronic liver disease,cACLD)的诊断令患者担忧,因为这意味着可能出现影响日常生活的失代偿表现,导致患者需要频繁医院就诊,药物治疗、侵入性干预,以及与健康生活质量相关的精神和躯体的恶化。慢性肝病的这些方面比诊断本身更具临床意义[2]。

Baveno Ⅵ通过瞬时弹性成像(transient elastography,TE)技术测量肝硬度值(liver stiffness measurement,LSM),根据 CLD 患者发生 cACLD 的概率进行分层,以 10kPa 为截断值用于排除 cACLD,以 15kPa 作为诊断 cACLD 的标准。Baveno Ⅶ标志着从关注诊断到关注预后的转变,进而直接关注患者的生活质量和寿命。可能是由于来自荟萃分析和高质量前瞻性队列的证据显示 CLD 患者使用肝硬度评估预后的准确性,因此关注的重点从诊断转变为预后[3-12]。大多数证据涉及主要的肝病病因(HVC、HBV、NAFLD、ALD),但也有证据表明 TE 在更罕见的 CLD 病因(如原发性胆汁性肝硬化和原发性硬化性胆管炎)中具有相似的预后准确性[13,14]。

TE 以外的其他弹性成像技术(点和二维剪切波弹性成像、pSWE、2D-SWE)也具有预测预后的能力,但这些研究的普遍性受到弹性成像技术、截断值和研究人群的异质性的限制[7,15,16]。此外,由于软件和硬件的差异,一些制造商提供的 pSWE 和 2D-SWE 弹性成像系统并不具有可比性[17]。同样需要强调的是,TE 的 LSM 不能与 pSWE 或 2D-SWE 值相比较[18]。因此,目前不可能使用瞬时弹性成像以外的弹性成像设备对预后提出建议。

瞬时弹性成像测量的肝硬度作为一种预后工具

瞬时弹性成像对肝硬度进行连续测量,肝硬度的增加表明失代偿和死亡的风险更高。然而,两项荟萃分析表明[3,4],肝硬度与结局之间的剂量-反应关系并非线性的。两项研究均发现,在 LSM 超过 10kPa 的患者中,肝脏相关事件的相对风险和全因死亡率均显著增加,而斜率在 25kPa 后逐渐减弱,这标志着其他因素在门静脉高压和肝功能障碍的进展中变得比肝硬度更重要。

现有荟萃分析的普遍性受到以下事实的限制:它们大多来自关于慢性病毒性肝炎的研究:目前 46% 的研究是关于 HCV 的,32% 是关于 HBV 的,而 22% 的出版物研究了混合病因人群[3]。此外,并非所有纳入的患者都为 cACLD;许多患者的 LSM<10kPa,一些人群在纳入时已发生失代偿。

幸运的是,最近几项关于 NAFLD、ALD 或 HCV 的高质量单一病因学研究证实了 TE 测量的基线 LSM 具有良好的预后准确性,可以预测失代偿和死亡率(全因或肝脏相关)[6-9,11,12,19-23]。各种研究报告的截断值大致趋于 LSM 的 4 个特定点:10kPa、15kPa、20kPa 和 25kPa(表 11.1),即"五分法",一种简易的、用于评估 CLD 患者发生失代偿或肝脏相关死亡的相对风险的经验法则。如果 LSM 低于 10kPa,则 2~5 年内失代偿的风险可以忽略不计,之后相对风险以 5kPa 为单位递增。

只有在不同的肝病病因中,才有可能对失代偿和死亡的相对风险进行概括,这是由于失代偿和死亡

表 11.1 评估使用瞬时弹性成像进行肝硬度测量以预测肝脏相关事件、失代偿和/或死亡风险的预后能力的个别研究

研究	病因	样本量	事件/终点	随访时间	预后间隔			
					<10kPa	10~15kPa	15~20kPa	≥20kPa
Rasmussen 2021[a][7]	ALD	462	事件总数:87例LRE	中位数为4.1年(IQR为31~70个月)	累积发生率:0.2% PY 3年:1.1% 事件发生率:11/304(4%)	累积发生率:2.0% PY 3年:10.2% 事件发生率:9/42(21%)	累积发生率:8.0% PY 3年:24% 事件发生率:5/15(33%)	累积发生率:10% PY 3年:36% 事件发生率:48/81(59%)
Genesca 2021[a]	NAFLD	2 638	事件总数:45例LRE	中位数为2.2年(IQR为1.8~2.9年)	累积发生率:0.04% PY 3年:0.11% 事件发生率:2/1 820(0.1%)	累积发生率:0.3% PY 3年:1.03% 事件发生率:4/479(0.8%)	累积发生率(≥15kPa):4.2% PY 3年:11.16% 事件发生率:8/136(5.9%)	事件发生率:31/203(15.3%)
Decraecker 2021[19]	NAFLD (n=1 698), ALD (n=1 667)	3 365	事件总数:563例死亡(510例ALD,53例NAFLD)	中位数为4.5年(IQR为2.5~7.2年)	3年累积发生率[b]:3%	3年累积发生率[b]:5%	3年累积发生率[b]:15%	3年累积发生率[b]:28%

研究	病因	样本量	事件/终点	随访时间	其他阈值			
Liu 2021[12]	cACLD	661	失代偿,未说明事件总数	中位数为3.4年(IQR为2.3~5.1年)		10~19.9kPa 如果血小板计数<150×10⁹/L,sHR为9.8	20~25kPa sHR为16.8	≥25kPa sHR为38.0
Mendoza 2021[11]	伴有cACLD的NAFLD	233	事件总数:14例LRE	中位数为1.4年		10~21kPa 3/147(2%)的事件	≥21kPa 11/86(13%)的事件	
Petta 2021[8]	伴有cACLD的NAFLD	1 039	事件总数:71例失代偿	中位数2.9年(IQR 1.6~5.3年)		10~20.9kPa 失代偿事件发生率:2%	≥21kPa 失代偿事件发生率:14%	

续表

研究	病因	样本量	事件/终点	随访时间	阈值	其他阈值	
Poynard 2014[23]	HCV	3 031	事件总数：104例死亡	中位数为5.2年	<9.5kPa 事件发生率：39/2 344（1.7%）	9.5~20kPa 事件发生率：29/486（6.0%）	≥20kPa 事件发生率：36/201（18%）
Robic 2011[22]	混合（65%肝硬化，38% ALD）	100	事件总数：18例失代偿	平均（1.3±0.8）年	<21.1kPa 事件发生率：0/57（0%）	≥21.1kPa 事件发生率：18/43（53%）	
Shili-Masmoudi 2020[9]	NAFLD	2 245	事件总数：55例死亡，3例LTX，21例LRE（包括失代偿和HCC）	中位数为2.3年（IQR为25~38个月）	≤12kPa 1-3-5年累积死亡率：0.5%~2.9%-3.4% 1-3-5年累积LRE率：0.2%-0.2%-0.3%	>12kPa 1-3-5年累积死亡率：2.0%-9.1%-13.8% 1-3-5年累积LRE率：2.1%-2.5%-10.2%	

仅关注所报道肝硬度阈值为10kPa，15kPa，20kPa和/或25kPa的研究。

ALD，酒精性肝病；cACLD，代偿期进展性慢性肝病；HCV，丙型肝炎；HCC，肝细胞癌；LRE，肝脏相关事件；LTX，肝移植；NAFLD，非酒精性脂肪性肝病；PY，人年。

a Baveno Ⅶ会议未发表的数据及完成的分析。

b 基于KM曲线。

的发生率在不同的病因之间存在很大差异。例如,关于酒精相关性肝病的报告表明,肝脏相关的死亡率比 NAFLD 高 8～10 倍[19,24]。

在失代偿期的 CLD 患者中,有一些比 LSM 更准确的预后评分,典型的是终末期肝病模型(model for end-stage liver disease,MELD)[25]。因此,除了解决失代偿问题外,肝硬度目前对失代偿期的 CLD 患者没有作用(见第 47 章)。虽然一些研究表明,联合 MELD 和 LSM 可更好地预测进一步失代偿,但这一概念还需要验证[15,26]。

如何利用肝硬度监测慢性肝病患者?

在 3 种临床情况下,通过 TE 测量的 LSM 监测慢性肝病患者具有相关性:①基线 LSM＜10kPa 足以排除 cACLD 的患者中,LSM 升高;②TE 测量的基线 LSM≥10kPa 的患者中,控制假阳性;③在 cACLD 患者的管理中,监测 LSM 可指导门诊治疗期间的决策。

鉴于在随访期为 2～5 年的研究中,LSM＜10kPa 的患者失代偿率非常低,因此对于 LSM 为 7～9.9kPa 的患者每 3～5 年监测 1 次 LSM 可能是安全的[20]。然而,如何管理应视具体情况而定。在一项混合病因的 CLD 患者队列研究中,时间依赖的 ROC 曲线显示,在 LSM＜6.7kPa 的患者中,TE 测量的 LSM 的最佳预测性能持续了 2～3 年;而在 LSM 为 6.7～17.6kPa 的患者中则为 1 年[27]。对于肝纤维化进展风险较低的患者,可间隔较长时间进行随访,在老年人中则无需随访,而对于具有多种进展风险因素且 LSM 接近 10kPa 的患者,可能应该更密切地监测。

由于存在假阳性的风险,在可行情况下,应在空腹状态下重复测量升高的 LSM[28,29]。在 ALD 和 NAFLD 中,连续两次升高的测量值可提高灵敏度[30,31]。由于诊断测试的灵敏度在低发病率人群中总是较低,这一点对于在初级机构或广泛人群中使用 LSM 用于转诊策略尤为重要[32]。如果有理由怀疑 LSM 的有效性,研究人员也可以考虑使用基于血液中的生物标志物进行确认测试(表 11.2)。这符合关于非侵入性检测的指南[33]。然而,在头对头的比较中,LSM 的阳性预测值优于 FIB-4、ELF、FibroTest 或类似的血清检测[34,35]。

如果纵向测量有利于患者管理,则可以使用年度 LSM 测量来监测 cACLD 患者,以 12 个月作为可行和首选的时间间隔。在使用 TE 纵向评估 LSM 的 7 项研究中,3 项采用年度 TE,3 项在 3 年后重复操作,1 项在 6～12 个月后重复(表 11.3)。此外,几乎 2/3 的 Baveno Ⅶ 成员倾向于每年监测 1 次,而不是其他时间间隔(见第 7 章)。

表 11.2　建议的基于血液的生物标志物及其截断值,可作为肝硬度的替代指标

基于≥F3 的诊断	酒精性肝病		非酒精性脂肪性肝病		病毒性	
	灵敏度	特异度	灵敏度	特异度	灵敏度	特异度
ELF≥9.8	89%	77%	65%	86%	60%	91%
FibroTest≥0.58	66%	89%	-	-	67%	88%
FibroTest≥0.48	75%	86%	37%	90%	-	-
FIB-4 ≥2.67	70%	89%	30%	94%	-	-

筛选的基于活检证实的结局为晚期纤维化的诊断研究[34,36-40]。这些阈值也显示了预测的准确性[5,6,11,38,41,42]。

表 11.3　关于纵向肝硬度值预后价值的研究

研究	病因	样本量	终点	随访时间	LSM 作为预后指标的变化
Wang 2014[21]	病毒占 93%	220	门静脉高压进展	中位数为 37 个月每 6～12 个月的 LSM	基线 LSM＜17kPa 且无恶化:11/149(7%)的事件基线 LSM＜17kPa 但恶化:2/12(17%)的事件基线 LSM≥17kPa,不考虑随访期间的 LSM:17/59(29%)的事件

续表

研究	病因	样本量	终点	随访时间	LSM 作为预后指标的变化
Vergniol 2014[44]	HCV	1 025	死亡或者 LTX	中位数为 38 个月 3 年后的 LSM	<7kPa 或 7~14kPa 且无恶化:极低的累积风险（4 年为<5%）
					7~14kPa 且恶化,或≥14kPa 且改善:中度累积风险（4 年为 20%）
					≥14kPa 且增加:高度累积风险（4 年为 50%）
Kamaraj 2018[45]	NAFLD	90	肝脏相关事件	中位数为 37 个月 1 年后的 LSM	所有 4 种事件均发生在基线时 LSM≥15kPa 且无改善的患者中
Pons 2019[10]	DAA 后的 HCV,基线 LSM≥10kPa	572	门静脉高压相关事件	中位数为 2.9 年 1 年后的 LSM	所有 7 例门静脉高压相关事件患者的 LSM 在基线时均>20kPa,在随访期间,4/5（80%）没有比基线改善≥20%
Semmler 2021[43]	DAA 后的 HCV	276	12 例肝脏失代偿,5 例肝脏相关死亡	中位数为 37 个月	预测失代偿的基线 LSM 阈值为 25kPa
					无失代偿的患者 LSM 平均下降 21%,而失代偿患者增加了 22%
					随访时 LSM≤12.4kPa:无失代偿
					随访时 LSM 12.4~25.3kPa:3 年累积失代偿风险为 2.6%
					随访时 LSM>25.3kPa:3 年累积失代偿风险为 17.4%
Rasmussen 2021a	ALD	219	肝脏相关事件	中位数为 49 个月 3.1 年后的 LSM（IQR 为 2.1~4.1 年）	如果随访时 LSM<10kPa,无论基线如何:1/167（0.6%）的事件
					基线 LSM<10kPa 并恶化至 LSM≥10kPa:1/10（10%）的事件
					基线 LSM≥10kPa,但随访时改善≥20% 且 LSM<20kPa;或降至 LSM<10kPa:3/178（1.7%）的 LRE
					基线 LSM≥10kPa 且无反应:7/39（18%）的 LRE
Petta 2021[8]	NAFLD	533 例 cACLD	失代偿、HCC 和肝脏相关死亡	中位数为 35 个月（IQR 为 19~63 个月）1 年后的 LSM	基线和 δ-LSM 均预测肝脏失代偿
					δ-LSM 还预测全因死亡率
					改善（LSM 降低>20%）:失代偿事件发生率为 3.8%（若基线 LSM<21kPa,则为 0%）
					稳定（LSM 在减少 20% 至增加 20% 之间）:失代偿事件发生率为 6.2%（若基线 LSM<21kPa,则为 3.2%）
					损害（LSM 增加>20%）:14.4% 失代偿率（若基线 LSM<21kPa,则为 10%）

　　ALD,酒精性肝病;cACLD,代偿期进展性慢性肝病;DAA,直接作用的抗病毒药物;HCC,肝细胞癌;HCV,丙型肝炎;LRE,肝脏相关事件;LSM,瞬时弹性成像测量的肝硬度;LTX,肝移植;NAFLD,非酒精性脂肪性肝病。
　　aBaveno Ⅶ会议未发表的数据及完成的分析[7]。

肝硬度变化在慢性肝病患者中的临床意义

　　药物、饮食或社会心理干预可以减轻或逆转肝病的进展,最常见的有慢性肝炎的抗病毒药物、NAFLD 的减重、ALD 的戒酒康复。结合 LSM 的广泛运用,人们迫切需要绘制肝硬度纵向变化的预后相关性。到目前为止,已有 6 项研究调查了纵向 LSM 的预后价值(见表 11.3)。4 项研究调查了 LSM 在慢性病毒性肝炎中的作用(其中 2 项包括 DAA 前后的 HCV 患者),另外 2 项是在遵循疾病自然史的 NAFLD 患者中进行的。Baveno Ⅶ 会议上进行了关于 ALD 第七系列分析,但尚未发表。

从已发表的 6 项监测研究中可以推断出一些总体趋势。首先,LSM 的变化≥20% 似乎具有临床意义:2 项研究将其作为预设的终点,而第 3 项研究发现,随访期间发生失代偿的 HCV 患者的 LSM 平均增加 22%,而没有失代偿的患者 LSM 下降 21%[8,10,43]。其次,无论 LSM 是否较基线有所改善还是恶化,随访期间肝硬度升高超过 17～25kPa,都有导致失代偿或死亡的重大风险。因此,如果随访期间 LSM<20kPa,LSM 下降20% 或以上的 CLD 患者发生 LRE 的风险非常低;如果 cACLD 患者随访时 LSM 改善到 10kPa 以下,本章前面显示的预后证据表明,无论比例变化如何,失代偿的风险可忽略不计。

一项有效的干预措施可以逆转 cACLD 患者的疾病进展,使得发生肝脏相关事件或死亡的风险极低。因此,LSM 的显著改善可定义为降低≥20% 且 LSM<20kPa,或无论改善率如何,但 LSM<10kPa。

我们在 219 名基线无失代偿的 ALD 患者队列中测试了 Baveno Ⅶ 这一定义,并在 1～4 年后重复测量 LSM(见表 11.3)。在基线为 cACLD 的患者中,1.7%(3/178)随访时 LSM 改善≥20% 且 LSM<20kPa,或 LSM 降至<10kPa,仍发生了相关事件。相比之下,10%(1/10)基线 LSM<10kPa 但恶化到 LSM≥10kPa 的患者出现了临床事件,18%(7/39)LSM 没有实质性改善的 cACLD 患者也是如此。对 LSM 临床相关反应定义的建议可能是较保守的估计,特别是对于体重减轻的 NAFLD 患者和 DAA 后的 HCV 患者。对于这类人群,随访期间监测到较高的 LSM 是可以接受的。

使用 LSM 作为监测工具的一个重要例外是使用非选择性 β 受体阻滞剂或卡维地洛后 HVPG 的变化。LSM 的变化与 NSBB 后的 HVPG 不相关,也与 NSBB 的临床应答不相关[46,47]。因此,不建议使用 LSM 评估 NSBB 治疗后门静脉压力的变化。

（宋健康 译,张晓丰 审校）

参考文献

1. Younossi ZM, Boparai N, Price LL, Kiwi ML, McCormick M, Guyatt G. Health-related quality of life in chronic liver disease: the impact of type and severity of disease. Am J Gastroenterol. 2001;96(7):2199–205.
2. Rowe IA. Too much medicine: overdiagnosis and overtreatment of non-alcoholic fatty liver disease. Lancet Gastroenterol Hepatol. 2018;3(1):66–72.
3. Shen Y, Wu SD, Wu L, Wang SQ, Chen Y, Liu LL, et al. The prognostic role of liver stiffness in patients with chronic liver disease: a systematic review and dose-response meta-analysis. Hepatol Int. 2019;13(5):560–72.
4. Wang J, Li J, Zhou Q, Zhang D, Bi Q, Wu Y, et al. Liver stiffness measurement predicted liver-related events and all-cause mortality: a systematic review and nonlinear dose–response meta-analysis. Hepatol Commun. 2018;2(4):467–76.
5. Rhodes FA, Trembling P, Panovska-Griffiths J, Tanwar S, Westbrook RH, Rodger A, et al. Systematic review: investigating the prognostic performance of four non-invasive tests in alcohol-related liver disease. J Gastroenterol Hepatol. 2021;36(6):1435–49.
6. Boursier J, Vergniol J, Guillet A, Hiriart J-B, Lannes A, Le Bail B, et al. Diagnostic accuracy and prognostic significance of blood fibrosis tests and liver stiffness measurement by FibroScan in non-alcoholic fatty liver disease. J Hepatol. 2016;65(3):570–8.
7. Rasmussen DN, Thiele M, Johansen S, Kjærgaard M, Lindvig KP, Israelsen M, et al. Prognostic performance of 7 biomarkers compared to liver biopsy in early alcohol-related liver disease. J Hepatol. 2021;75(5):1017–25.
8. Petta S, Sebastiani G, Viganò M, Ampuero J, Wai-Sun Wong V, Boursier J, et al. Monitoring occurrence of liver-related events and survival by transient elastography in patients with nonalcoholic fatty liver disease and compensated advanced chronic liver disease. Clin Gastroenterol Hepatol. 2021;19(4):806–15.e5.
9. Shili-Masmoudi S, Wong GL, Hiriart JB, Liu K, Chermak F, Shu SS, et al. Liver stiffness measurement predicts long-term survival and complications in non-alcoholic fatty liver disease. Liver Int. 2020;40(3):581–9.

10. Pons M, Rodriguez-Tajes S, Esteban JI, Marino Z, Vargas V, Lens S, et al. Non-invasive prediction of liver related events in HCV compensated advanced chronic liver disease patients after oral antivirals. J Hepatol. 2020;72(3):472–80.

11. Mendoza YP, Shengir M, Bosch J, Sebastiani G, Berzigotti A. FIB-4 improves LSM-based prediction of complications in overweight or obese patients with compensated advanced chronic liver disease. Clin Gastroenterol Hepatol. 2021; https://doi.org/10.1016/j.cgh.2021.03.007.

12. Liu Y, Liu C, Li J, Kim TH, Enomoto H, Qi X. Risk stratification of decompensation using liver stiffness and platelet counts in compensated advanced chronic liver disease. J Hepatol. 2022;76(1):248–50.

13. Corpechot C, Carrat F, Poujol-Robert A, Gaouar F, Wendum D, Chazouilleres O, et al. Noninvasive elastography-based assessment of liver fibrosis progression and prognosis in primary biliary cirrhosis. Hepatology. 2012;56(1):198–208.

14. Corpechot C, Gaouar F, El Naggar A, Kemgang A, Wendum D, Poupon R, et al. Baseline values and changes in liver stiffness measured by transient elastography are associated with severity of fibrosis and outcomes of patients with primary sclerosing cholangitis. Gastroenterology. 2014;146(4):970–9.e6.

15. Trebicka J, Gu W, de Ledinghen V, Aubé C, Krag A, Praktiknjo M, et al. Two-dimensional shear wave elastography predicts survival in advanced chronic liver disease. Gut. 2022;71(2):402–14.

16. Hernandez Sampere L, Vermehren J, Mücke VT, Graf C, Peiffer KH, Dultz G, et al. Point shear-wave elastography using acoustic radiation force impulse imaging for the prediction of liver-related events in patients with chronic viral hepatitis. Hepatol Commun. 2021;5(1):112–21.

17. Piscaglia F, Salvatore V, Mulazzani L, Cantisani V, Schiavone C. Ultrasound shear wave elastography for liver disease. A critical appraisal of the many actors on the stage. Ultraschall Med. 2016;37(01):1–5.

18. Cassinotto C, Lapuyade B, Guiu B, Marraud des Grottes H, Piron L, Merrouche W, et al. Agreement between 2-dimensional shear wave and transient elastography values for diagnosis of advanced chronic liver disease. Clin Gastroenterol Hepatol. 2020;18(13):2971–9.e3.

19. Decraecker M, Dutartre D, Hiriart J-B, Irles-Depé M, Marraud des Grottes H, Chermak F, et al. Long-term prognosis of patients with alcohol-related liver disease or non-alcoholic fatty liver disease according to metabolic syndrome or alcohol use. Liver Int. 2022;42(2):350–62.

20. Vergniol J, Foucher J, Terrebonne E, Bernard PH, le Bail B, Merrouche W, et al. Noninvasive tests for fibrosis and liver stiffness predict 5-year outcomes of patients with chronic hepatitis C. Gastroenterology. 2011;140(7):1970–9.

21. Wang JH, Chuah SK, Lu SN, Hung CH, Kuo CM, Tai WC, et al. Baseline and serial liver stiffness measurement in prediction of portal hypertension progression for patients with compensated cirrhosis. Liver Int. 2014;34(9):1340–8.

22. Robic MA, Procopet B, Métivier S, Péron JM, Selves J, Vinel JP, et al. Liver stiffness accurately predicts portal hypertension related complications in patients with chronic liver disease: a prospective study. J Hepatol. 2011;55(5):1017–24.

23. Poynard T, Vergniol J, Ngo Y, Foucher J, Munteanu M, Merrouche W, et al. Staging chronic hepatitis C in seven categories using fibrosis biomarker (FibroTest™) and transient elastography (FibroScan®). J Hepatol. 2014;60(4):706–14.

24. Kim D, Li AA, Gadiparthi C, Khan MA, Cholankeril G, Glenn JS, et al. Changing trends in etiology-based annual mortality from chronic liver disease, from 2007 through 2016. Gastroenterology. 2018;155(4):1154–63.

25. Cho EJ, Kim MY, Lee JH, Lee IY, Lim YL, Choi DH, et al. Diagnostic and prognostic values of noninvasive predictors of portal hypertension in patients with alcoholic cirrhosis. PLoS One. 2015;10(7):e0133935.

26. Klibansky DA, Mehta SH, Curry M, Nasser I, Challies T, Afdhal NH. Transient elastography for predicting clinical outcomes in patients with chronic liver disease. J Viral Hepat. 2012;19(2):184–93.

27. Bertrais S, Boursier J, Ducancelle A, Oberti F, Fouchard-Hubert I, Moal V, et al. Prognostic durability of liver fibrosis tests and improvement in predictive performance for mortality by combining tests. J Gastroenterol Hepatol. 2017;32(6):1240–9.

28. Nascimbeni F, Lebray P, Fedchuk L, Oliveira CP, Alvares-da-Silva MR, Varault A, et al. Significant variations in elastometry measurements made within short-term in patients with chronic liver diseases. Clin Gastroenterol Hepatol. 2015;13(4):763–71.

29. Kjaergaard M, Thiele M, Jansen C, Staehr Madsen B, Gortzen J, Strassburg C, et al. High risk of misinterpreting liver and spleen stiffness using 2D shear-wave and transient elastography

after a moderate or high calorie meal. PLoS One. 2017;12(4):e0173992.

30. Chow JC, Wong GL, Chan AW, Shu SS, Chan CK, Leung JK, et al. Repeating measurements by transient elastography in non-alcoholic fatty liver disease patients with high liver stiffness. J Gastroenterol Hepatol. 2019;34(1):241–8.

31. Legros L, Bardou-Jacquet E, Turlin B, Michalak S, Hamonic S, Le Gruyer A, et al. Transient elastography accurately screens for compensated advanced chronic liver disease in patients with ongoing or recent alcohol withdrawal. Clin Gastroenterol Hepatol. 2021; https://doi.org/10.1016/j.cgh.2021.02.021.

32. Usher-Smith JA, Sharp SJ, Griffin SJ. The spectrum effect in tests for risk prediction, screening, and diagnosis. BMJ. 2016;353:i3139.

33. Berzigotti A, Tsochatzis E, Boursier J, Castera L, Cazzagon N, Friedrich-Rust M, et al. EASL clinical practice guidelines on non-invasive tests for evaluation of liver disease severity and prognosis—2021 update. J Hepatol. 2021;75(3):659–89.

34. Thiele M, Madsen BS, Hansen JF, Detlefsen S, Antonsen S, Krag A. Accuracy of the enhanced liver fibrosis test vs fibrotest, elastography and indirect markers in detection of advanced fibrosis in patients with alcoholic liver disease. Gastroenterology. 2018;154(5):1369–79.

35. Anstee QM, Lawitz EJ, Alkhouri N, Wong VW, Romero-Gomez M, Okanoue T, et al. Noninvasive tests accurately identify advanced fibrosis due to NASH: baseline data from the STELLAR trials. Hepatology. 2019;70(5):1521–30.

36. Vali Y, Lee J, Boursier J, Spijker R, Löffler J, Verheij J, et al. Enhanced liver fibrosis test for the non-invasive diagnosis of fibrosis in patients with NAFLD: a systematic review and meta-analysis. J Hepatol. 2020;73(2):252–62.

37. Vali Y, Lee J, Boursier J, Spijker R, Verheij J, Brosnan MJ, et al. FibroTest for evaluating fibrosis in non-alcoholic fatty liver disease patients: a systematic review and meta-analysis. J Clin Med. 2021;10(11):2415.

38. Connoley D, Patel PJ, Hogan B, Tanwar S, Rhodes F, Parkes J, et al. The enhanced liver fibrosis test maintains its diagnostic and prognostic performance in alcohol-related liver disease: a cohort study. BMC Gastroenterol. 2021;21(1):268.

39. Mózes FE, Lee JA, Selvaraj EA, Jayaswal ANA, Trauner M, Boursier J, et al. Diagnostic accuracy of non-invasive tests for advanced fibrosis in patients with NAFLD: an individual patient data meta-analysis. Gut. 2022;71(5):1006–19.

40. Leroy V, Hilleret MN, Sturm N, Trocme C, Renversez JC, Faure P, et al. Prospective comparison of six non-invasive scores for the diagnosis of liver fibrosis in chronic hepatitis C. J Hepatol. 2007;46(5):775–82.

41. Hagström H, Talbäck M, Andreasson A, Walldius G, Hammar N. Ability of noninvasive scoring systems to identify individuals in the population at risk for severe liver disease. Gastroenterology. 2020;158(1):200–14.

42. Irvine KM, Wockner LF, Shanker M, Fagan KJ, Horsfall LU, Fletcher LM, et al. The enhanced liver fibrosis score is associated with clinical outcomes and disease progression in patients with chronic liver disease. Liver Int. 2016;36(3):370–7.

43. Semmler G, Binter T, Kozbial K, Schwabl P, Hametner-Schreil S, Zanetto A, et al. Noninvasive risk stratification after HCV eradication in patients with advanced chronic liver disease. Hepatology. 2021;73(4):1275–89.

44. Vergniol J, Boursier J, Coutzac C, Bertrais S, Foucher J, Angel C, et al. Evolution of non-invasive tests of liver fibrosis is associated with prognosis in patients with chronic hepatitis C. Hepatology. 2014;60(1):65–76.

45. Kamarajah SK, Chan W-K, Nik Mustapha NR, Mahadeva S. Repeated liver stiffness measurement compared with paired liver biopsy in patients with non-alcoholic fatty liver disease. Hepatol Int. 2018;12(1):44–55.

46. Kim HY, So YH, Kim W, Ahn DW, Jung YJ, Woo H, et al. Non-invasive response prediction in prophylactic carvedilol therapy for cirrhotic patients with esophageal varices. J Hepatol. 2019;70(3):412–22.

47. Marasco G, Dajti E, Ravaioli F, Alemanni LV, Capuano F, Gjini K, et al. Spleen stiffness measurement for assessing the response to β-blockers therapy for high-risk esophageal varices patients. Hepatol Int. 2020;14(5):850–7.

第 12 章　脾硬度

Antonio Colecchia,Élise Vuille-Lessard,Annalisa Berzigotti

脾硬度应用于门静脉高压诊疗的基本原理

脾大是门静脉高压的一个标志。各种原因引起的门静脉压力升高,都会导致脾脏被动充血,并引起脾脏体积和硬度的增加。此外,内脏动脉血管的扩张会导致脾动脉的血流量增加,进一步加重了上述现象。从微观角度看,出现脾脏淋巴组织活化、血管生成和纤维化发生。总之,上述的所有机制导致了脾硬度的增加[1]。

在 cACLD 患者中,使用脾硬度值(spleen stiffness measurement,SSM)作为诊断门静脉高压的标准可能可以克服肝硬度值(liver stiffness measurement,LSM)的两个主要局限:①SSM 可以避免肝脏充血 / 炎症 / 渗出 / 胆汁淤积等混杂因素的影响;②考虑到了门静脉高压的血流相关因素,而 LSM 不能反映这一点[2]。

Stefanescu[3]和 Colecchia[4]等研究者发表的初步研究结果显示,使用瞬时弹性成像技术(标准 50Hz 探头,FibroScan,Echosens,France)测量的脾硬度与食管静脉曲张直径和 HVPG 相关,这个结果引起了学界将这一新参数应用于 cACLD 患者诊疗的兴趣。截至目前,约 50 项研究通过超声弹性成像(TE、pSWE、2D-SWE)或磁共振弹性成像(magnetic resonance elastography,MRE)作为门静脉高压或静脉曲张的标志,使用 HVPG 或内镜作为“金标准”。样本量较大的研究汇总见表 12.1。

最近的一项纳入 32 例研究,合计 3 952 例使用了上述 SSM 技术患者的综述和荟萃分析显示,脾硬度的总 AUROC(summary AUROC,sAUROC)超过 0.90,诊断 CSPH 的灵敏度为 0.85,特异度为 0.86。对于高危静脉曲张(high-risk varices,HRV),脾硬度的 sAUROC 为 0.83,灵敏度为 0.87,特异度为 0.66。SSM 的诊断效能在亚洲受试者中更胜一筹,该群体的体重指数更低。

采用瞬时弹性成像技术的 SSM

截至目前,已发表了 10 项关于使用 TE 的 SSM 的大型($n>100$)研究。这些研究中,超过 80% 的患者为病毒性肝病(未经治疗的 HCV 或 HBV,或病毒抑制状态的 HBV)。所有研究均使用频率为 50Hz 的标准肝脏探头测量 SSM,仅有一项研究例外。且可重复性极好[5-7]。该技术的主要局限在于无法满足较小脾脏的脾硬度测量,SSM 的失败率高达 15%～27%。使用超声定位脾脏可以使测量成功率明显提高[5,8]。同样,使用频率为 100Hz 的新型脾脏专用探头,可以使脾硬度测量的失败率降至 7.5%[9]。

由于脾脏比肝脏更硬,其正常值最高可达 21kPa,ACLD 患者使用标准探头测量的硬度值上限为 75kPa,而使用改良软件可使测量值上限达到 150kPa[10]。新型脾脏专用探头的测量值上限可达 100kPa[9]。

在已发表的以 HVPG 为“金标准”的研究中,SSM 与 HVPG 的相关系数与 LSM 相近,甚至更高。然而,使用脾硬度排除和诊断 CSPH 的最佳截断值尚未确定。现有数据分析提示,对于主要由 HBV 或 HCV 引起的 cACLD 患者,使用标准 50Hz 探头测量的 SSM<21～30kPa 可排除 CSPH,灵敏度>90%,SSM>50kPa 可诊断 CSPH,特异度>90%。这一结论仍需在更多的大型前瞻性研究和其他病因的肝病患者中进一步验证。

现有数据表明,SSM<40kPa(标准探头)可用于排除 HRV,灵敏度>90%,如表 12.1 和表 12.2 所示。在其他两项提出[8]或应用[11]略高的 SSM 截断值(46kPa)的独立研究中,与 Baveno Ⅵ 标准相比,单独使用 SSM 或与 Baveno Ⅵ 标准联合使用均提高了内镜检查的豁免率,同时需治疗的静脉曲张的漏诊率维持在 5% 以下(表 12.2)。在迄今唯一一项已发表的研究中,使用脾脏专用 100Hz TE 探头在内镜豁免率方面较标准的 50Hz 探头结果更佳[9]。

表 12.1　基于不同检测技术的 SSM 研究。不包括样本量少于 30 例的小型研究

研究	年份	使用技术	纳入样本量及病因	失败率	研究终点	终点 AUROC	截断值	灵敏度	特异度
采用 TE 技术进行 SSM									
Stefanescu 等[3]	2011	TE	174, 多病因	14.4%	EV	0.781	46.4kPa	83.6%	71.4%
Colecchia 等[5]	2012	TE	113, 丙肝, 代偿期	11.5%	CSPH	0.966	40.0kPa (排除)	98.5%	74.3%
							52.8kPa (纳入)	76.9%	97.1%
					EV	0.941	41.3kPa (排除)	98.1%	66.0%
							55.0kPa (纳入)	71.7%	95.7%
Sharma 等[32]	2013	TE	200, 多病因	13%	EV	0.898	40.8kPa	94%	76%
Calvaruso 等[10]	2013	TE	112, 丙肝, 代偿期	14.3%	EV	0.701	50.0kPa	65%	61%
					LEV	0.820	54.0kPa	80%	70%
Zykus 等[33]	2015	TE	107, 多病因, 多为代偿期	7.5%	CSPH	0.846	47.6kPa	77.3%	79.2%
Stefanescu 等[34]	2015	TE	136, 多病因	N/A	HRV	0.742	53kPa	89%	54%
Wong 等[35]	2016	TE	176, 乙肝	15.9%	EV	0.685	21.4kPa (排除)	90.3%	43.4%
							50.5kPa (纳入)	45.2%	90.3%
Colecchia 等[8]	2018	TE	498 (推导队列 258, 85% 丙肝; 内部验证队列 240, 40% 丙肝; 外部验证队列 115, 多病因	26 (4.5%)	HRV	0.847	46.0kPa (排除)	97.8%	43.8%
Arribas Anta 等[36]	2019	TE	66, 多病因	9.1%	EV	0.800	48kPa	87%	69%
Stefanescu 等[9]	2020	TE (100Hz 脾专用探头)	260, 多病因	7.5% (50Hz 探头占 24%)	CSPH	0.811	34.15kPa	N/A	N/A
					EV	0.728	33.3kPa (排除)	90.3%	33.7%
							70kPa (纳入)	29.1%	90.5%
					HRV	0.756	41.3kPa (排除)	91.3%	40.8%
							79.9kPa (纳入)	26.1%	90.1%
Wang 等[11]	2021	TE	341, 乙肝病毒抑制状态	4.1%	HRV	N/A	46kPa	95.7%	65.3%

续表

采用 pSWE 技术进行 SSM

研究	年份	使用技术	纳入样本量及病因	失败率	研究终点	终点 AUROC	截断值	灵敏度	特异度
Rifai 等[37]	2011	pSWE (VTQ)	100,多病因	22%	CSPH	0.680	3.29m/s	47%	73%
Bota 等[38]	2012	pSWE (VTQ)	145,多病因	2.1%	LEV	0.578	2.55m/s	96.7%	21.0%
Ye 等[39]	2012	pSWE (VTQ)	204,乙肝	N/A	EV	0.830	3.16m/s	84.1%	81%
					LEV	0.839	3.39m/s	78.9%	78.3%
Vermehren 等[40]	2012	pSWE (VTQ)	166,多病因	0%	LEV	0.580	3.04m/s	90%	25%
Takuma 等[41]	2013	pSWE (VTQ)	340,多病因	4.5%	EV	0.937(病毒)	3.18m/s	98.9%	59.9%
					HRV	0.923(其他病因)	3.24m/s	97.7%	65.2%
						0.930(全病因)	3.30m/s	98.9%	62.9%
Rizzo 等[42]	2014	pSWE (VTQ)	54,丙肝	N/A	EV	0.959	3.10m/s	96.4%	88.5%
Attia 等[43]	2015	pSWE (VTQ)	78,多病因,部分失代偿,90%为CSPH,76%为EV	0%	CSPH	0.968	2.32m/s	96%	89%
Kim 等[44]	2015	pSWE (VTQ)	132,多病因	4.5%	EV	0.785	3.16m/s	87.0%	60.4%
					LEV	0.786	3.40m/s	78.9%	63.0%
Park 等[45]	2016	pSWE (ElasetPQ)	366,病毒性/酒精性肝病	24%	EV	0.859	29.9kPa	85.1kPa	79.1kPa
Takuma 等[46]	2016	pSWE (VTQ)	62,病毒性肝病,多为代偿期	3.2%	CSPH	0.943	3.10m/s	97.1%	57.7%
					HVPG>12	0.963	3.15m/s	96.6%	61.3%
					EV	0.937	3.36m/s	95.8%	77.8%
					LEV	0.955	3.51m/s	93.8%	84.1%
Fierbinteanu-Braticevici 等[47]	2019	pSWE (VTQ)	135,多病因	0%	EV	0.776	2.5m/s(排除)	92%	22%
					HRV	0.972	3.5m/s(纳入)	47%	96%
							3.2m/s(排除)	97%	69%
							3.8m/s(纳入)	55%	98%
Peagu 等[48]	2019	pSWE (VTQ)	178,病毒性肝病	N/A	EV	0.872	2.89m/s	91.4%	67.7%
					LEV	0.969	3.30m/s	96.4%	88.5%
Darweesh 等[49]	2019	pSWE (VTQ)	200,丙肝	1%	EV	0.760	3.25m/s	85%	58%
Giuffrè 等[50]	2020	pSWE (ElasetPQ)	210,多病因,代偿期	4.5%	EV	0.95	31kPa(排除)	100%	60%
							69kPa(纳入)	14%	100%

续表

采用 2D-SWE 技术进行 SSM

研究	年份	使用技术	纳入样本量及病因	失败率	研究终点	终点 AUROC	截断值	灵敏度	特异度
Elkrief 等[51]	2015	2D-SWE(SSI)、TE	79,多病因,多为失代偿期,89%CSPH,69%Child-Pugh 分级 B-C 级	3%、58%	CSPH LEV CSPH LEV	0.640 0.580 0.630 0.650	34.7kPa 32.3kPa 56.3kPa 73.5kPa	40% 48% 73% 54%	100% 71% 67% 78%
Procopet 等[7]	2015	2D-SWE(SSI)	55,多病因,多为代偿期	34%	CSPH	0.725	22.7kPa(排除) 40kPa(纳入)	90% N/A	N/A 90%
Cassinotto 等[12]	2015	2D-SWE(SSI)	401,多病因,部分失代偿期	29.2%	EV HRV	0.80 0.78(全部患者) 0.75(代偿期患者)	N/A N/A 25.6kPa(NPV>90%)	N/A N/A 94%	N/A N/A 36%
Grgurevic 等[19]	2015	2D-SWE(SSI)	126,多病因	29.4%	EV	0.790	30.3kPa	79.6%	75.8%
Jansen 等[52]	2017	2D-SWE(SSI)	158,多病因,部分失代偿期	18.8%	CSPH	0.840	21.7kPa(排除) 35.6kPa(纳入)	79.7% 91.9% 51.4%	84.2% 50% 92%
Zhu 等[53]	2019	2D-SWE(SSI)	104,乙肝,多为代偿期	24.6%	CSPH	0.810	23.2kPa(排除) 34.2kPa(纳入)	>90% N/A	N/A >90%
Karagiannakis 等[14]	2019	2D-SWE(SSI)	64,多病因,代偿期	9.8%	HRV	0.792(全部) 0.854(排除胆汁淤积性肝病)	33.7kPa(排除) 35.8kPa(纳入)	91.7% 88.9%	60.0% 72.4%
Cho 等[54]	2020	2D-SWE	274,多病因,代偿期	N/R	HRV	0.844	≤27.3kPa(排除)	98.1%	35.9%

采用 MRE 技术进行 SSM

研究	年份	使用技术	纳入样本量及病因	失败率	研究终点	终点 AUROC	截断值	灵敏度	特异度
Danielsen 等[55]	2021	2D-MRE	52,多病因,部分为失代偿期	未报道	HVPG HVPG≥12	相关系数 0.94 0.810 (0.64~0.97)	10.5kPa	80%	79%

表 12.2　SSM 联合 Baveno Ⅵ标准或单独联合 LSM 的诊断效能

研究	年份	研究方法	纳入样本量及病因	HRV	用于豁免内镜检查的 SSM 截断值	使用 Baveno Ⅵ标准豁免的内镜检查及漏诊的 HRV	使用 SSM 豁免的内镜检查及漏诊的 HRV	使用 Baveno Ⅵ标准 + SSM 豁免的内镜检查及漏诊的 HRV
Wong 等[56]	2018	TE-随机非盲对照试验	548（每组 274），85%为病毒性肝炎（绝大多数为乙肝）	NIT 组 11（4%），标准治疗组 5.8%	41.3kPa+LSM<12.5kPa	N/A	N/A	N/A；LSSM（LSM+SSM）豁免了 41.8% 的内镜检查
Stefanescu 等[9]	2020	TE（标准 50Hz 探头）TE（脾脏专用 100Hz 探头）	260，多病因	69（26.5%）	40.1kPa 41.3kPa	8.1%;0 8.1%;0	18.4%; 4.7% 30.8%; 4.7%	26.5%;4.7% 38.1%;4.7%
Colecchia 等[8]	2018	TE	学习队列 258,85% 为丙肝；内部验证队列 240,40% 为 HCV;外部验证队列 115	54（20.9%）46（19%）28（13%）	46kPa	21.7%;2.2% 16.5%;0	35.8%; 2.2% 30.4%;0	43.8%;4.3% 37.4%;0
Wang 等[11]	2021	TE	341,乙肝肝硬化且为病毒抑制状态	70（20.5%）	46kPa	37.0%;0	52.1%;0	61.6%;4.3%
Cho 等[54]	2020	2D-SWE	274,多病因,代偿期	54（19.7%）	27.3kPa	18.6%（LSM<16kPa+PLT>150×10^9/L);0	28.8%; 1.9%	36.1%; 1.9%

采用其他超声弹性成像技术的 SSM

点剪切波弹性成像（pSWE）和二维剪切波成像（2D-SWE）的适用性受到类似因素的影响，包括脾脏不大、肥胖、心搏的干扰和腹水[12]。尽管数个研究中都涉及这两种方法（见表 12.1），但它们纳入的患者类型存在相当大的异质性，且一些研究包括了失代偿的 ACLD 患者。

基于这些局限性，数据分析表明，使用 pSWE（Virtual Touch Siemens；其他设备的 pSWE 数据过于有限）的 SSM＜2.5m/s 可以用来排除 CSPH 和 HRV，而＞3.5m/s 可能提示 EV（表 12.1）。在一项对主要由 HBV 引起的 cACLD 患者使用 pSWE（Virtual Touch Siemen）的前瞻性研究中，SSM 预测静脉曲张出血的 AUROC 为 0.911[13]。区分患者是否发生静脉曲张出血的最佳截断值（32 个月的随访中发生率为 7.3%）是 3.48m/s。

对于 2D-SWE（Supersonic Imagine；其他设备的 2D-SWE 数据过于有限），SSM＜21～25kPa 可排除 CSPH（接近 TE 的截断值），而＜35kPa 可排除 HRV（见表 12.1）。Karagiannakis 等[14]提出，与 Baveno Ⅵ标准相比，采用这种技术的 SSM 可能有助于更多的患者豁免内镜检查，且不会遗漏更多的 HRV。

采用磁共振弹性成像技术的 SSM

目前已有 8 项研究评估了采用 MRE 的 SSM，其中大多数研究纳入的患者量很少。关于预测静脉曲张和 HRV 的数据与超声弹性成像方法提供的一致，但目前还不能直接比较这些方法的准确性[15]。实用性和成本限制了 MRE 在 cACLD 患者中测量 SSM 的常规应用。

SSM 用于预测肝脏相关事件、死亡率和对治疗的反应

目前已有 5 项研究表明，可以使用 SSM 预测首次临床失代偿事件的发生和死亡率[4,16-19]，一项研究提示 SSM 还可应用于预测 HCC 复发[20]。使用 TE 预测失代偿事件的最佳截断值为 54kPa。在达到持续病毒学应答的 HCV 肝硬化患者中，SSM 显著降低[21,22]，同时 SSM 也是肝脏相关事件（失代偿[23]和肝细胞癌[24]）的独立预测因子。此外还有 2 项研究（一项使用 pSWE[25]，另一项使用 TE[26]）表明，SSM 可以预测开始接受 NSBB 一级预防患者的血流动力学反应。TIPS 后 SSM 降低，表明它与门静脉压力的下降相平行[27-31]。

总结

本章总结的数据表明，SSM 可以被认为是门静脉高压的标志物，肝病科医生应将其作为 Baveno Ⅵ标准外的一种补充的无创检测方法，用于评估 CSPH 和静脉曲张。在因病毒原因导致的 cACLD 患者中，SSM 与 Baveno Ⅵ标准联合使用可以安全地提高内镜检查的豁免率。然而，SSM 的适用性仍然是一个问题，目前还缺乏有力证据来推荐一个非 TE 技术获取的截断值，以用来排除 / 诊断需要治疗的静脉曲张。另外，由于非病毒原因引起的 cACLD 患者的数据很少，在这种情况下仍然难以得出可靠的结论。此外，使用新型 TE 脾脏专用探头是否可以更好地进行风险分层，仍有待未来的研究进一步确定。

（张远鉴 译，张晓丰 审校）

参考文献

1. Mejias M, Garcia-Pras E, Gallego J, Mendez R, Bosch J, Fernandez M. Relevance of the mTOR signaling pathway in the pathophysiology of splenomegaly in rats with chronic portal hypertension. J Hepatol. 2010;52:529–39.
2. Tseng Y, Li F, Wang J, Chen S, Jiang W, Shen X, et al. Spleen and liver stiffness for noninvasive assessment of portal hypertension in cirrhotic patients with large esophageal varices. J Clin Ultrasound. 2018;46:442–9.
3. Stefanescu H, Grigorescu M, Lupsor M, Procopet B, Maniu A, Badea R. Spleen stiffness measurement using Fibroscan for the noninvasive assessment of esophageal varices in liver cirrhosis patients. J Gastroenterol Hepatol. 2011;26:164–70.
4. Colecchia A, Colli A, Casazza G, Mandolesi D, Schiumerini R, Reggiani LB, et al. Spleen

stiffness measurement can predict clinical complications in compensated HCV-related cirrhosis: a prospective study. J Hepatol. 2014;60:1158–64.

5. Colecchia A, Montrone L, Scaioli E, Bacchi-Reggiani ML, Colli A, Casazza G, et al. Measurement of spleen stiffness to evaluate portal hypertension and the presence of esophageal varices in patients with HCV-related cirrhosis. Gastroenterology. 2012;143:646–54.

6. Balakrishnan M, Souza F, Muñoz C, Augustin S, Loo N, Deng Y, et al. Liver and spleen stiffness measurements by point shear wave elastography via acoustic radiation force impulse: intraobserver and interobserver variability and predictors of variability in a US population. J Ultrasound Med. 2016;35:2373–80.

7. Procopet B, Berzigotti A, Abraldes JG, Turon F, Hernandez-Gea V, García-Pagán JC, et al. Real-time shear-wave elastography: applicability, reliability and accuracy for clinically significant portal hypertension. J Hepatol. 2015;62:1068–75.

8. Colecchia A, Ravaioli F, Marasco G, Colli A, Dajti E, Di Biase AR, et al. A combined model based on spleen stiffness measurement and Baveno Ⅵ criteria to rule out high-risk varices in advanced chronic liver disease. J Hepatol. 2018;69:308–17.

9. Stefanescu H, Marasco G, Cales P, Fraquelli M, Rosselli M, Ganne-Carrie N, et al. A novel spleen-dedicated stiffness measurement by FibroScan(R) improves the screening of high-risk oesophageal varices. Liver Int. 2020;40:175–85.

10. Calvaruso V, Bronte F, Conte E, Simone F, Craxì A, Di Marco V. Modified spleen stiffness measurement by transient elastography is associated with presence of large oesophageal varices in patients with compensated hepatitis C virus cirrhosis. J Viral Hepat. 2013;20:867–74.

11. Wang H, Wen B, Chang X, Wu Q, Wen W, Zhou F, et al. Baveno Ⅵ criteria and spleen stiffness measurement rule out high-risk varices in virally suppressed HBV-related cirrhosis. J Hepatol. 2021;74:584–92.

12. Cassinotto C, Charrie A, Mouries A, Lapuyade B, Hiriart JB, Vergniol J, et al. Liver and spleen elastography using supersonic shear imaging for the non-invasive diagnosis of cirrhosis severity and oesophageal varices. Dig Liver Dis. 2015;47:695–701.

13. Takuma Y, Nouso K, Morimoto Y, Tomokuni J, Sahara A, Takabatake H, et al. Prediction of oesophageal variceal bleeding by measuring spleen stiffness in patients with liver cirrhosis. Gut. 2016;65:354–5.

14. Karagiannakis DS, Voulgaris T, Koureta E, Chloupi E, Papatheodoridis GV, Vlachogiannakos J. Role of spleen stiffness measurement by 2D-shear wave elastography in ruling out the presence of high-risk varices in cirrhotic patients. Dig Dis Sci. 2019;64:2653–60.

15. Singh R, Wilson MP, Katlariwala P, Murad MH, McInnes MDF, Low G. Accuracy of liver and spleen stiffness on magnetic resonance elastography for detecting portal hypertension: a systematic review and meta-analysis. Eur J Gastroenterol Hepatol. 2021;32(2):237–45.

16. Meister P, Dechêne A, Büchter M, Kälsch J, Gerken G, Canbay A, et al. Spleen stiffness differentiates between acute and chronic liver damage and predicts hepatic decompensation. J Clin Gastroenterol. 2019;53(6):457–63.

17. Takuma Y, Morimoto Y, Takabatake H, Toshikuni N, Tomokuni J, Sahara A, et al. Measurement of spleen stiffness with acoustic radiation force impulse imaging predicts mortality and hepatic decompensation in patients with liver cirrhosis. Clin Gastroenterol Hepatol. 2017;15:1782–1790.e1784.

18. Zhang Y, Mao DF, Zhang MW, Fan XX. Clinical value of liver and spleen shear wave velocity in predicting the prognosis of patients with portal hypertension. World J Gastroenterol. 2017;23:8044–52.

19. Grgurević I, Bokun T, Mustapić S, Trkulja V, Heinzl R, Banić M, et al. Real-time two-dimensional shear wave ultrasound elastography of the liver is a reliable predictor of clinical outcomes and the presence of esophageal varices in patients with compensated liver cirrhosis. Croat Med J. 2015;56:470–81.

20. Marasco G, Colecchia A, Colli A, Ravaioli F, Casazza G, Bacchi Reggiani ML, et al. Role of liver and spleen stiffness in predicting the recurrence of hepatocellular carcinoma after resection. J Hepatol. 2019;70:440–8.

21. Ravaioli F, Colecchia A, Dajti E, Marasco G, Alemanni LV, Tame M, et al. Spleen stiffness mirrors changes in portal hypertension after successful interferon-free therapy in chronic hepatitis C virus patients. World J Hepatol. 2018;10:731–42.

22. Pons M, Santos B, Simon-Talero M, Ventura-Cots M, Riveiro-Barciela M, Esteban R, et al. Rapid liver and spleen stiffness improvement in compensated advanced chronic liver disease patients treated with oral antivirals. Ther Adv Gastroenterol. 2017;10:619–29.

23. Dajti E, Ravaioli F, Colecchia A, Marasco G, Bacchi Reggiani ML, Colli A, et al. Spleen stiffness measurements predict the risk of hepatic decompensation after

direct-acting antivirals in HCV cirrhotic patients. Ultraschall Med. 2020; https://doi.org/10.1055/a-1205-0367.

24. Dajti E, Marasco G, Ravaioli F, Colecchia L, Ferrarese A, Festi D, et al. Risk of hepatocellular carcinoma after HCV eradication: determining the role of portal hypertension by measuring spleen stiffness. JHEP Rep. 2021;3:100289.

25. Kim HY, So YH, Kim W, Ahn DW, Jung YJ, Woo H, et al. Non-invasive response prediction in prophylactic carvedilol therapy for cirrhotic patients with esophageal varices. J Hepatol. 2019;70:412–22.

26. Marasco G, Dajti E, Ravaioli F, Alemanni LV, Capuano F, Gjini K, et al. Spleen stiffness measurement for assessing the response to beta-blockers therapy for high-risk esophageal varices patients. Hepatol Int. 2020;14:850–7.

27. Ran HT, Ye XP, Zheng YY, Zhang DZ, Wang ZG, Chen J, et al. Spleen stiffness and splenoportal venous flow: assessment before and after transjugular intrahepatic portosystemic shunt placement. J Ultrasound Med. 2013;32:221–8.

28. Gao J, Zheng X, Zheng YY, Zuo GQ, Ran HT, Auh YH, et al. Shear wave elastography of the spleen for monitoring transjugular intrahepatic portosystemic shunt function: a pilot study. J Ultrasound Med. 2016;35:951–8.

29. De Santis A, Nardelli S, Bassanelli C, Lupo M, Iegri C, Di Ciesco CA, et al. Modification of splenic stiffness on acoustic radiation force impulse parallels the variation of portal pressure induced by transjugular intrahepatic portosystemic shunt. J Gastroenterol Hepatol. 2018;33:704–9.

30. Buechter M, Manka P, Theysohn JM, Reinboldt M, Canbay A, Kahraman A. Spleen stiffness is positively correlated with HVPG and decreases significantly after TIPS implantation. Dig Liver Dis. 2018;50:54–60.

31. Attia D, Rodt T, Marquardt S, Hinrichs J, Meyer BC, Gebel M, et al. Shear wave elastography prior to transjugular intrahepatic portosystemic shunt may predict the decrease in hepatic vein pressure gradient. Abdom Radiol (NY). 2019;44:1127–34.

32. Sharma P, Kirnake V, Tyagi P, Bansal N, Singla V, Kumar A, et al. Spleen stiffness in patients with cirrhosis in predicting esophageal varices. Am J Gastroenterol. 2013;108:1101–7.

33. Zykus R, Jonaitis L, Petrenkienė V, Pranculis A, Kupčinskas L. Liver and spleen transient elastography predicts portal hypertension in patients with chronic liver disease: a prospective cohort study. BMC Gastroenterol. 2015;15:183.

34. Stefanescu H, Radu C, Procopet B, Lupsor-Platon M, Habic A, Tantau M, et al. Non-invasive ménage à trois for the prediction of high-risk varices: stepwise algorithm using lok score, liver and spleen stiffness. Liver Int. 2015;35:317–25.

35. Wong GL, Kwok R, Chan HL, Tang SP, Lee E, Lam TC, et al. Measuring spleen stiffness to predict varices in chronic hepatitis B cirrhotic patients with or without receiving non-selective beta-blockers. J Dig Dis. 2016;17:538–46.

36. Arribas Anta J, Garcia Gonzalez M, Torres Guerrero ME, Garrido Gomez E, Rodriguez de Santiago E, Lopez Duran S, et al. Prediction of the presence of esophageal varices using spleen stiffness measurement by transient elastography in cirrhotic patients. Acta Gastroenterol Belg. 2018;81:496–501.

37. Rifai K, Cornberg J, Bahr M, Mederacke I, Potthoff A, Wedemeyer H, et al. ARFI elastography of the spleen is inferior to liver elastography for the detection of portal hypertension. Ultraschall Med. 2011;32(Suppl 2):E24–30.

38. Bota S, Sporea I, Sirli R, Focsa M, Popescu A, Danila M, et al. Can ARFI elastography predict the presence of significant esophageal varices in newly diagnosed cirrhotic patients? Ann Hepatol. 2012;11:519–25.

39. Ye XP, Ran HT, Cheng J, Zhu YF, Zhang DZ, Zhang P, et al. Liver and spleen stiffness measured by acoustic radiation force impulse elastography for noninvasive assessment of liver fibrosis and esophageal varices in patients with chronic hepatitis B. J Ultrasound Med. 2012;31:1245–53.

40. Vermehren J, Polta A, Zimmermann O, Herrmann E, Poynard T, Hofmann WP, et al. Comparison of acoustic radiation force impulse imaging with transient elastography for the detection of complications in patients with cirrhosis. Liver Int. 2012;32:852–8.

41. Takuma Y, Nouso K, Morimoto Y, Tomokuni J, Sahara A, Toshikuni N, et al. Measurement of spleen stiffness by acoustic radiation force impulse imaging identifies cirrhotic patients with esophageal varices. Gastroenterology. 2013;144:92–101. e102

42. Rizzo L, Attanasio M, Pinzone MR, Berretta M, Malaguarnera M, Morra A, et al. A new sampling method for spleen stiffness measurement based on quantitative acoustic radiation force impulse elastography for noninvasive assessment of esophageal varices in newly diagnosed

HCV-related cirrhosis. Biomed Res Int. 2014;2014:365982.

43. Attia D, Schoenemeier B, Rodt T, Negm AA, Lenzen H, Lankisch TO, et al. Evaluation of liver and spleen stiffness with acoustic radiation force impulse quantification elastography for diagnosing clinically significant portal hypertension. Ultraschall Med. 2015;36:603–10.

44. Kim HY, Jin EH, Kim W, Lee JY, Woo H, Oh S, et al. The role of spleen stiffness in determining the severity and bleeding risk of esophageal varices in cirrhotic patients. Medicine. 2015;94:e1031.

45. Park J, Kwon H, Cho J, Oh J, Lee S, Han S, et al. Is the spleen stiffness value acquired using acoustic radiation force impulse (ARFI) technology predictive of the presence of esophageal varices in patients with cirrhosis of various etiologies? Med Ultrason. 2016;18:11–7.

46. Takuma Y, Nouso K, Morimoto Y, Tomokuni J, Sahara A, Takabatake H, et al. Portal hypertension in patients with liver cirrhosis: diagnostic accuracy of spleen stiffness. Radiology. 2016;279:609–19.

47. Fierbinteanu-Braticevici C, Tribus L, Peagu R, Petrisor A, Baicus C, Cretoiu D, et al. Spleen stiffness as predictor of esophageal varices in cirrhosis of different etiologies. Sci Rep. 2019;9:16190.

48. Peagu R, Sararu R, Necula A, Moldoveanu A, Petrisor A, Fierbinteanu-Braticevici C. The role of spleen stiffness using ARFI in predicting esophageal varices in patients with hepatitis B and C virus-related cirrhosis. Rom J Intern Med. 2019;57:334–40.

49. Darweesh SK, Yosry A, Salah M, Zayed N, Khairy A, Awad A, et al. Acoustic radiation forced impulse-based splenic prediction model using data mining for the noninvasive prediction of esophageal varices in hepatitis C virus advanced fibrosis. Eur J Gastroenterol Hepatol. 2019;31:1533–9.

50. Giuffre M, Macor D, Masutti F, Abazia C, Tine F, Bedogni G, et al. Spleen Stiffness Probability Index (SSPI): a simple and accurate method to detect esophageal varices in patients with compensated liver cirrhosis. Ann Hepatol. 2020;19:53–61.

51. Elkrief L, Rautou PE, Ronot M, Lambert S, Dioguardi Burgio M, Francoz C, et al. Prospective comparison of spleen and liver stiffness by using shear-wave and transient elastography for detection of portal hypertension in cirrhosis. Radiology. 2015;275:589–98.

52. Jansen C, Bogs C, Verlinden W, Thiele M, Möller P, Görtzen J, et al. Shear-wave elastography of the liver and spleen identifies clinically significant portal hypertension: a prospective multicentre study. Liver Int. 2017;37:396–405.

53. Zhu YL, Ding H, Fu TT, Peng SY, Chen SY, Luo JJ, et al. Portal hypertension in hepatitis B-related cirrhosis: diagnostic accuracy of liver and spleen stiffness by 2-D shear-wave elastography. Hepatol Res. 2019;49(5):540–9.

54. Cho YS, Kim Y, Sohn JH. Application of supersonic shear imaging to the Baveno VI criteria and a combination model with spleen stiffness measurement to rule out high-risk varices in compensated advanced chronic liver disease. Ultraschall Med. 2020; https://doi.org/10.1055/a-1168-6271.

55. Danielsen KV, Hove JD, Nabilou P, Yin M, Chen J, Zhao M, et al. Using MR elastography to assess portal hypertension and response to beta-blockers in patients with cirrhosis. Liver Int. 2021;41:2149–58.

56. Wong GLH, Kwok R, Hui AJ, Tse YK, Ho KT, Lo AOS, et al. A new screening strategy for varices by liver and spleen stiffness measurement (LSSM) in cirrhotic patients: a randomized trial. Liver Int. 2018;38:636–44.

第 13 章　新兴非侵入性标志物：影像学，血清，肝脏清除试验

Naaventhan Palaniyappan，Jonathan A. Fallowfield

新兴非侵入性方法替代 HVPG

影像学标志物

超声造影

超声造影（contrast-enhanced ultrasound，CEUS）通过静脉注射微小气泡，从而增强血管内信号。研究发现，微气泡的肝静脉到达时间（hepatic vein arrival time，HVAT）可用于无创判断肝纤维化及肝硬化[1]。微气泡增强峰值时间被证实和 HVPG 相关，定义为脾动脉造影剂从开始到脾静脉至达到最大强度的时间间隔[2]。

研究提示造影剂特征与门静脉高压具有相关性。超声造影次谐波信号可反映环境液体中的压力变化。这是次谐波辅助的压力评估技术（subharmonic-aided pressure estimation technique，SHAPE）的基础[3]。SHAPE 指的是门静脉和肝静脉之间的梯度，最早在一项纳入 45 例患者的初步研究中提示与 HVPG 有相关性[4]，并在一项纳入 125 例患者的研究中得到了验证[5]。"肝脏血管连接体"指的是使用计算机对超声造影图像进行分析，从而评估肝脏血管网络[6]。与健康人相比，肝硬化患者肝脏血管连接体聚类系数更低，且纳入的 15 例患者聚类系数与 HVPG 相关[6]。该方法已在一项多中心研究中进一步得到评估，详细结果目前尚未发表。尽管初步结果中已报道和 HVPG 有密切相关性，但自动化软件只能提供 56% 的患者门静脉压力估计值[7]。较低的技术成功率可能会限制该技术的普及。

计算机断层扫描

增强 CT 图像测量的肝脾体积比值与 HVPG 相关[8]。前瞻性地评估了拟行肝癌切除术患者的 CT 图像，并建立基于 CT 的模型对手术切除和肝移植患者进行分层。然而，在 HVPG 处于极端值的患者（正常或非常高）中，相关性较弱[9,10]。

3D 影像建模和计算机流体分析融合技术不断发展，可用于无创评估血管内血流和压力，且这些技术被心脏病学用于评估冠状动脉[11]。Qi 等近期使用肝脏三维血管造影开发了"虚拟 HVPG"模型（virtual HVPG，vHVPG）[12]。vHVPG 采用数学模型进行计算，包括多普勒超声测量的门静脉流速这一指标。vHVPG 和侵入性 HVPG 呈中度相关（$r=0.61$），诊断 CSPH 的 ROC 曲线下面积 0.88。值得注意的是，解释 vHVPG 较为耗时（约 2.5h/ 例），该研究纳入样本量较小，并且未纳入 CSPH 患者。

放射组学的发展包括机器学习过程，从放射图像中提取高维定量特征。这被当成评估门静脉高压的一种方式[13]。用肝、脾的门静脉期 CT 图像绘制感兴趣的区域，并检索到 20 648 个放射组学特征。这是一个来自肝脏的 7 个特征和来自脾脏的 4 个特征，这些特征被纳入一个回归模型，以开发基于放射组学的 HVPG（radiomics-based HVPG，rHVPG）。rHVPG 诊断 CSPH 的 AUROC 为 0.85，并在 4 个外部队列中得到了验证。rHVPG 与 HVPG 之间的直接相关性无相关报道。

这些基于 CT 的方法涉及电离辐射，因此，使用受限，特别是在重复测量中。CT 静脉造影剂也被认为具有肾毒性，可引起造影剂导致的急性肾损伤[14]。

磁共振成像

血流动力学测定

相位对比（phase contrast，PC）-MRI 可非侵入性测量血管内血流，且不需要静脉造影。经多个虚拟模

型[15,16]及直接测量狗的深动脉及深静脉的体内试验证实[17],PC-MRI 测量血流准确率高。

　　PC-MRI 测量的奇静脉血流已被证明与食管静脉曲张[16]和 HVPG[18,19]的分级相关(表 13.1)。然而,在 CSPH 患者中无此相关性[19]。肝静脉血流与门静脉压力之间的关系尚不明确。门静脉血流与 HVPG[18-20]无关,但在 12 例患者中,肝脏入口处的肝动脉血流与 HVPG 相关[20]。本研究中的肝动脉血流是从肝总血流(肝下腔静脉和肝上腔静脉之间的差值)中减去门静脉血流间接获得的。PC-MRI 测量的内脏循环(脾动脉和肠系膜上动脉)血流与 HVPG 显著相关[19]。

表 13.1　总结评估门静脉高压的 MRI 参数

MRI 参数	研究	和 HVPG 相关性	注释
血流(PC-MRI)			
● 奇静脉血流	Gouya 等,2016[18]	$r^2=0.77$	$n=69$;HVPG 范围 3～25mmHg
	Palaniyappan 等,2016[19]	$r=0.66$	$n=30$;平均 HVPG (9.8±6.1)mmHg
● 肠系膜上动脉流速	Palaniyappan 等,2016[19]	$r=0.53$	
● 脾动脉流速	Palaniyappan 等,2016[19]	$r=0.58$	
● 肝动脉腔减影部分	Chouhan 等,2017[20]	$r=0.78$	$n=12$;平均 HVPG (12.3±1.6)mmHg
组织灌注[动脉自旋标记(ASL)]			
● 肝组织灌注	Palaniyappan 等,2016[19]	$r=0.38$	HVPG>10mmHg 时无相关性
● 到达时间		$r=-0.47$	
结构测量			
● 肝脏 T1	Palaniyappan 等,2016[19]	$r=0.84$	
● 脾脏 T1	Palaniyappan 等,2016[19]	$r=0.40$	HVPG>10mmHg 时无相关性
	Levick 等,2019[25]	$r=0.69$	$n=19$;中位 HVPG 9.0(IQR 4.0～14.0)
动态对比增强 MRI(DCE-MRI)			
● 肝脏分布容积(DV)	Wagner 等,	$r=0.49$	$n=34$;
● 肝脏高峰时间(TTP)	2018[31]	$r=0.52$	12 位患者<5mmHg,13 位患者 5～10mmHg,
● 肝脏上升斜率		$r=-0.57$	9 位患者≥10mmHg

　　动脉自旋标记(arterial spin labelling,ASL)-MRI 是一种非侵入性技术,通过使用磁标记的动脉血水质子作为内源性追踪剂来量化组织灌注[21]。使用 ASL-MRI 测量的肝灌注和组织到达时间已被证明与 HVPG 相关[19]。

结构和建筑结构的变化

　　非对比纵向松弛时间(T1)是一种已确定的肝脏炎症和衰竭的复合标志物[23,24],可用于检测组织中重要的病理过程[22]。此外,肝脏 T1 与 HVPG 相关,并且这种关系在 CSPH 患者中保持不变[19]。T1 的测量是呼吸触发的,且是多层面的,因此可以在合理的时间范围内采集大量的肝脏图像。有趣的是,肝脏 T1 值的分布随着门静脉高压的加重而增加,反映了整个肝脏中 T1 值异质性的增加。这强调了与肝脏活检(也可能是瞬时弹性成像)相关的取样异质性。

　　随后的一项研究报道了脾脏 T1 和 HVPG 之间的关联,但未能显示与肝脏 T1 的相关性[25]。用于测量 T1 的方法可能可以解释这种差异。在本研究中,我们使用了一种改良的外观标记器反转恢复(MOLLI)T1 映射方法,该方法获取每一帧图片时均需要屏气。此外,已有研究表明,肝脏脂肪含量足以引起 MOLLI　T1 的显著改变[26]。

　　我们研究了一种基于 MRI 的门静脉高压特征评分系统,作为 HVPG 的替代测量方法[27]。门静脉高压评分包括静脉曲张部位数、腹水量和脾脏最大直径，每个项目的评分在 0～3，每个患者的总得分为 0～9。PH 评分值与 HVPG 相关，用于诊断 PH 和 CSPH 的 AUROC 分别为 0.78 和 0.83。

动态对比增强 MRI

灌注加权 MRI 可以通过测量注射造影剂后感兴趣组织的信号强度来进行。最初假设的使用单输入单层模型得出的信号强度和肝脏中钆浓度之间存在线性关系这一考虑是简单且不准确的，因为它没有考虑到门静脉和肝动脉的单独贡献[28]。然而，随后对门静脉、主动脉和肝实质信号强度随时间变化的分析可以转换为双输入单层模型[29]。

PH 评分下降、肝脏的总灌注、动脉分数以及平均转运时间（mean transit time，MTT）的增加均与 PH 的严重程度相关[30]。与 HVPG 显著相关的 DCE-MRI 参数包括对比度峰值时间、肝脏分布容积和肝脏上升斜率[31]。

基于钆造影剂的 4D 增强 MRI 造影可以覆盖到三维血管成像，是一种很有前景的综合血流动力学分析技术。内脏循环中 4D 血流参数（脾动脉峰值速度、肠系膜上静脉和脾静脉血流）的增加和门静脉高压的严重程度相关。然而，本研究未测量 HVPG，且是将复合 PH 评分[27]作为门静脉压力的替代测量方法。

与使用造影剂相关的潜在不良事件限制了 DCE-MRI 在慢性肝病患者中的使用。据报道，钆造影剂可导致肾衰竭患者的肾源性系统性纤维化[32]。

MRI 标志物的组合

肝脏 T1 值和脾动脉流速组合模型与 HVPG 相关[19]。这些 MRI 标志物反映了门静脉高压发生发展中潜在的病理生理变化(结构和血流动力学)。此外,该线性模型可以很好地预测 HVPG 从正常到达到 CSPH 的范围,优于单一的肝脏 T1 值或脾动脉速度。

磁共振弹性成像

磁共振弹性成像(magnetic resonance elastography,MRE)是可以替代基于超声的方法来评估肝脏和脾脏的硬度的一种测量方式。最近的研究已经验证了 MRE 可用于评估肝纤维化[33]。理论上,与基于超声的弹性成像方法相比,MRE 在评估更大区域的肝硬度方面具有优势,因此减少了抽样差异。剪切模量可以使用 MRE 二维或三维技术进行评估。然而,MRE 技术需要特殊的硬件和软件,这可能会限制其广泛使用。

在最近的一项荟萃分析中,使用 MRE 测量的脾硬度诊断准确性高于 MRE 测量的肝硬度。肝硬度和脾硬度诊断 CSPH 的 AUROC 分别为 0.88 和 0.92[34]。表 13.2 总结了 MRE 测量的肝硬度和脾硬度与 HVPG 的相关性。

表 13.2　MRE 测量的肝硬度和脾硬度与门静脉高压的相关性

	样本量，n	研究	与 HVPG 的相关性（相关系数，r）
肝硬度	34	Wagner 等,2018[31]	0.486
	36	Ronot 等,2014[35]	0.44
	15	Gharib 等,2017[36]	0.64
	52	Danielsen 等,2021[37]	0.96
脾硬度	34	Wagner 等,2018[31]	0.099（NS）
	36	Ronot 等,2014[35]	0.57
	52	Danielsen 等,2021[37]	0.97

NS,非显著性。

血清标志物

简单的肝纤维化评分是采用常规的血清学指标相互组合,可作为肝脏瘢痕的间接指标。虽然这些标志物与 HVPG 相关性一般,但一些指标(如 Lok 指数)可以诊断 CSPH 和静脉曲张的存在(表 13.3)。血小板减少是门静脉高压的一个重要标志,许多简单的标记板块都包含血小板计数。ELF 检测来源于与肝细胞外基质转换直接相关的标志物,并已被广泛验证用于肝纤维化的非侵入性评估[38]。当肝纤维化主要是由肝脏

表 13.3　门静脉高压血清标志物的综述；与 HVPG 的相关性，评估 CSPH 诊断准确性，高危静脉曲张 /
需要治疗的静脉曲张（varice needing treatment, VNT），肝脏清除试验

血清标志物		样本量，n	与 HVPG 的相关性（相关系数，r）	诊断 CSPH（AUROC）	诊断高危静脉曲张（AUROC）	标注
间接纤维化标志物						
ALBI（白蛋白、胆红素）	Hsieh 等[40]	242	0.31			回顾性，主要是病毒性肝炎（81%）
Lok 指数（血小板、谷丙转氨酶、谷草转氨酶、国际化标准比值）	Zhou 等[48]	132			0.81	回顾性，不符合 Baveno Ⅵ 标准的慢性乙型病毒性肝硬化患者
	Hsieh 等[40]	242	0.30			回顾性，主要是病毒性肝炎（81%）
	Cho 等[49]	219		0.76（截断值 0.8）	0.65（截断值 1.5）	回顾性，酒精性肝硬化
	Lisotti 等[50]	96		0.83		前瞻性，混合型病因
	Sebastiani 等[51]	510			0.70（截断值 1.5）	回顾性，完善胃镜检查的肝硬化患者
	Wang 等[52]	238		0.74（截断值 1.3）		回顾性，混合型病因
	Hassan 等[53]	65			0.72（截断值 0.7）	前瞻性，慢性丙型病毒性肝硬化
	Stefanescu 等[54]	231			0.73（截断值 0.796）	
	Farid 等[55]	277			0.72	
	Alam 等[56]	153			0.6（截断值 0.62）	
Forns 指数（血小板、GGT、年龄、胆固醇）	Cho 等[49]	219		0.64（截断值 8.9）	0.52（截断值 9.1）	回顾性，酒精性肝硬化
	Sebastiani 等[51]	510			0.66（截断值 8.8）	回顾性，完善胃镜检查的肝硬化患者
	Wang 等[52]	238		0.66（截断值 11.05）		回顾性，混合型病因
	Siregar 等[57]	51			0.72（截断值 7.92）	回顾性，主要是慢性乙型病毒性肝硬化及慢性丙型病毒性肝硬化
	Hassan 等[53]	65			0.73（截断值 6.9）	前瞻性，慢性乙型病毒性肝硬化
	Stefanescu 等[54]	231			0.65（截断值 8.54）	前瞻性，活检证实的继发于慢性丙型病毒性及酒精性肝硬化
AST 及 ALT 比值（AAR）	Lisotti 等[50]	96		0.71		前瞻性，混合型病因
	Sebastiani 等[51]	510			0.64（截断值 1.1）	前瞻性，完善胃镜检查的肝硬化患者
	Wang 等[52]	238		0.57（截断值 1.59）		回顾性，混合型病因
	Farid 等[55]	277			0.58	慢性丙型肝炎病毒（埃及），前瞻性

续表

血清标志物		样本量，n	与 HVPG 的相关性（相关系数，r）	诊断 CSPH（AUROC）	诊断高危静脉曲张（AUROC）	标注
FIB-4 评分（血小板、AST、ALT、年龄）	Hsieh 等[40]	242	0.27			回顾性，主要是病毒性肝炎（81%）
	Zhou 等[48]	132			0.59（NS）	回顾性，不符合 Baveno Ⅵ 标准的慢性乙型病毒性肝硬化
	Cho 等[49]	219		0.65（截断值 4.1）	0.56（截断值 2.6）	回顾性，酒精性肝硬化
	Lisotti 等[50]	96		0.766		回顾性，混合型病因
	Sebastiani 等[51]	510			0.63（截断值 4.3）	回顾性，完善胃镜检查的肝硬化患者
	Wang 等[52]	238		0.69（截断值 2.72）		回顾性，混合型病因
	Hassan 等[53]	65			0.76（截断值 3.3）	回顾性，慢性乙型病毒性肝硬化
	Stefanescu 等[54]	231			0.63（截断值 6.75）	前瞻性，活检证实的继发于慢性丙型病毒性及酒精性肝硬化
	Farid 等[55]	277			0.7	慢性丙型肝炎病毒（埃及），前瞻性
	Alam 等[56]	153			0.6（截断值 3.07）	前瞻性，慢性丙型病毒性肝硬化（巴基斯坦）
AST 和血小板的比值指数（APRI）	Hsieh 等[40]	242	0.24			回顾性，主要是病毒性肝炎（81%）
	Zhou 等[48]	132			0.59（NS）	回顾性，不符合 Baveno Ⅵ 标准的慢性乙型病毒性肝硬化患者
	Cho 等[49]	219		0.64（截断值 1.0）	0.42（截断值 1.2）	回顾性，酒精性肝硬化
	Lisotti 等[50]	96		0.74		回顾性，混合型病因
	Sebastiani 等[51]	510			0.57（截断值 1.5）	回顾性，完善胃镜检查的肝硬化患者
	Hametner 等[58]	236		0.62（截断值 1.74）		回顾性，混合型病因
	Wang 等[52]	238		0.74（截断值 0.73）		回顾性，混合型病因
	Stefanescu 等[42]	231			0.54（截断值 2.2）	前瞻性，活检证实的继发于慢性丙型病毒性及酒精性肝硬化
	Farid 等[55]	277			0.63	慢性丙型病毒性肝炎（埃及），前瞻性
	Alam 等[56]	153			0.6（截断值 1.03）	前瞻性，慢性乙型病毒性肝硬化（巴基斯坦）

续表

血清标志物		样本量,n	与 HVPG 的相关性(相关系数,r)	诊断 CSPH(AUROC)	诊断高危静脉曲张(AUROC)	标注
肝硬化鉴别评分(CDS)(血小板、ALT/AST 比值、INR)	Hsieh 等[40]	242	0.26			回顾性,主要是病毒性肝炎(81%)
	Alam 等[56]	153			0.6(截断值 6.5)	前瞻性,慢性乙型病毒性肝硬化(巴基斯坦)
哥德堡大学肝硬化指数(GUCI)(AST、INR)	Hsieh 等[40]	242	0.21			回顾性,主要是病毒性肝炎(81%)
	Farid 等[55]	277			0.66	慢性丙型病毒性肝炎(埃及),前瞻性
	Alam 等[56]	153			0.6(截断值 1.02)	前瞻性,慢性丙型病毒性肝硬化(巴基斯坦)
Fibro 指数(血小板、AST、γ 球蛋白)	Sebastiani 等[51]	510			0.65(截断值 2.5)	回顾性,完善胃镜检查的肝硬化患者
Kings 评分(年龄、AST、INR、血小板计数)	Wang 等[52]	238		0.76(截断值 23.47)		回顾性,混合型病因
	Alam 等[40]	153			0.6(截断值 20)	回顾性,慢性丙型病毒性肝硬化(巴基斯坦)
P2/MS〔血小板计数(10^9/L)〕^{2}/〔单核细胞分数(%)×节段中性粒细胞分数(%)〕(血小板计数、单核细胞分数、节段中性粒细胞部分)	Cho 等[49]	219		0.67(截断值 60.2)	0.47(截断值 69.4)	回顾性,酒精性肝硬化

直接纤维化标志物

ELF	Hametner 等[58]	236		0.68(截断值 11.4)		回顾性,混合型病因
	Palaniyappan 等[19]	30	0.758			回顾性,混合型病因
	Sandahl 等[43]	80		0.88		回顾性,混合型病因
	Mauro 等[59]	112	0.671		0.884(截断值 10.83)	达到丙肝 SVR 的肝移植患者
	Frankova 等[60]	109	0.349			等待肝移植,混合型病因
	Ishida 等[61]	127			0.48(截断值 11.75)	回顾性(日本),混合型病因
	Simbrunner 等[62]	201	0.443	0.833(截断值 10.5)	0.552	前瞻性,混合型病因

续表

血清标志物		样本量,n	与 HVPG 的相关性(相关系数,r)	诊断 CSPH (AUROC)	诊断高危静脉曲张 (AUROC)	标注
HA	Palaniyappan 等[19]	30	0.752			回顾性,混合型病因
	Sandahl 等[43]	80		0.86		回顾性,混合型病因
	Frankova 等[60]	109	0.288			等待肝移植,混合型病因
	Ishida 等[61]	127			0.50 (截断值 110.63)	回顾性(日本),混合型病因
	Simbrunner 等[62]	201	0.419	0.828 (截断值 71.4)		回顾性,混合型病因
T1MP1	Busk 等[63]	84	0.40			回顾性,酒精性
	Palaniyappan 等[19]	30	0.512			回顾性,混合型病因
	Sandahl 等[43]	80		0.85		回顾性,混合型病因
	Frankova 等[60]	109	0.434			等待肝移植,混合型病因
	Ishida 等[61]	127			0.48 (截断值 379.9)	回顾性(日本),混合型病因
	Simbrunner 等[62]	201	0.368	0.722 (截断值 281.4)		前瞻性,混合型病因
PIIINP	Palaniyappan 等[19]	30	0.607			前瞻性,混合型病因
	Sandahl 等[43]	80		0.74		前瞻性,混合型病因
	Frankova 等[60]	109	0.271			等待肝移植,混合型病因
	Ishida 等[61]	127			0.48 (截断值 0.6)	回顾性(日本),混合型病因
	Simbrunner 等[62]	201	0.332	0.748 (截断值 16.9)		前瞻性,混合型病因
FibroTest (α 微球蛋白、结合珠蛋白、载脂蛋白 A1、胆红素、GGT、年龄、性别)	Thabut 等[64]	130	0.58			前瞻性,混合型病因
	Thabut 等[65]	99			0.77	回顾性
V 型前胶原蛋白(前 C5)	Leeming 等[66]	94	0.33	0.73 (截断值 330)		回顾性,酒精性肝硬化 (90%)
Ⅲ 型胶原蛋白前肽(前 C3)	Jansen 等[67]	58	0.354			回顾性,HIV/HCV 混合感染
骨桥蛋白	Bruha 等[68]	154	0.25	0.763 (截断值 80ng/mL)		回顾性
	Frankova 等[60]	109	0.514			等待肝移植,混合型病因

续表

血清标志物		样本量，n	与 HVPG 的相关性（相关系数，r）	诊断 CSPH（AUROC）	诊断高危静脉曲张（AUROC）	标注
炎症标志物						
可溶性 CD163（sCD163）	HollandFisher 等[69]	36	0.49（TIPS 期间测量门静脉压力梯度）			前瞻性，混合型病因
	Grønbæk 等[42]	81	r^2=0.90（双曲模型，米氏函数）	0.83（截断值 3.95）		前瞻性，混合型病因
	Sandahl 等[43]	80		0.82		前瞻性，混合型病因
sCD163 和 ELF 的组合	Sandahl 等[43]	80		0.91		前瞻性，混合型病因
内皮障碍标志物						
vWF	La Mura 等[70]	42	0.47			前瞻性，混合型病因
	Ferlitsch 等[71]	286	0.687	0.884（截断值 241）		前瞻性，混合型病因
	Horvatits 等[72]	61	0.43			前瞻性，混合型病因
	Wu 等[73]	60	0.696	0.885（截断值 1 510.5）	0.83（截断值 1 990）	回顾性，主要是慢性乙型病毒性肝硬化
	Hametner 等[58]	236		0.79（截断值 226）		回顾性，混合型病因
	Mandorfer 等[45]	225	0.333			回顾性，混合型病因
VITRO 检测（vWF/ 血小板比值）	Hametner 等[58]	236		0.86（截断值 1.58）		回顾性，混合型病因

结构变化继而导致肝内血管阻力增加时，其直接和间接标志物在识别进展期肝纤维化和门静脉高压早期阶段方面表现良好。然而，这些标志物不太能反映严重门静脉高压的血流动力学改变。ALBI 评分最初是用来衡量肝细胞癌（hepatocellular carcinoma，HCC）患者肝功能的[39]。ALBI 评分与 HVPG 之间呈较弱的正相关性（r=0.307，P＜0.001）[40]。ALBI 也可能用于预测失代偿的发生风险[41]。

sCD163 是一种在巨噬细胞上表达的清道夫受体，是巨噬细胞活化的特异性标志物，与肝硬化和门静脉高压的严重程度相关[42]。ELF 和 sCD163 组合模型在识别 CSPH 方面具有更高的诊断准确性（单一指标 sCD163、ELF 及两者组合的 AUROC 分别为 0.82、0.88 和 0.90）[43]。血管性血友病因子（von willebrand factor，vWF）与内皮功能障碍相关，循环中的 vWF 水平与 HVPG 相关[44]。据报道，vWF 也与细菌易位和炎症相关，并独立于 HVPG，和临床结局相关[45]。VITRO 评分的计算方式为 vWF 与血小板的比值，且用于诊断肝硬化[46]和 CSPH[47]的准确性优于单纯 vWF。

吲哚菁绿（indocyanine green，ICG）经静脉注射，几乎完全进入肝实质，并迅速通过胆汁排出。因此，使用分光光度法定量评估的 ICG 清除率，可以同时反映肝功能和肝血流量。已证实，外周进行 ICG 注射后，ICG 15min 清除试验（ICG-R15）与 HVPG 呈线性相关（r=0.57～0.78）[50,74,75]。也可以在体内使用脉冲染料密度测定法评估 ICG-R15，但尚未证实与 HVPG 相关。

HepQuan SHUNT 试验可以通过同时测量门静脉和体循环中胆汁酸的清除率量化肝功能。在一项 20 例患者的小样本量研究中发现，SHUNT 试验和 HVPG 相关[76]。衍生的疾病严重程度指数（disease severity index，

DSI)已被证明可以独立于 MELD,预测失代偿发生[77]。13C- 美沙西汀呼气试验是另一种评估肝功能的潜在方法,在一项 155 例 NASH 相关肝硬化患者的研究中,13C- 美沙西汀呼气试验检测 CSPH 的 AUROC 为 0.83[78]。

这些肝脏清除试验中得出的结果具有前景,仍需要在大型多中心研究中进一步验证。

非侵入性方法评估 HVPG 应答

门静脉高压治疗后血流动力学应答的非侵入性评估方法的需求一直未得到满足。传统上,心率的降低被作为评估 NSBB 应答的指标。然而,心率的变化和 HVPG 的变化并不相关[79,80]。且识别 HVPG 应答者的优势尚未完全明确。事实上,在 PREDESCI 研究中,即使在随访中不使用 HVPG 指导 NSBB 治疗,仍然可以改善无失代偿生存率。使用非侵入性检测方法可靠监测 HVPG 应答情况包括两个重要属性。首先,该检测需要和广泛的 HVPG 值相关。如前所述,目前得到广泛验证的非侵入性方法主要用于评估有无 CSPH 或静脉曲张,和 HVPG 相关的连续性参数仍然有限。其次,测量的固有变异性需要足够小,以检测药物治疗可能带来的相对较小的 HVPG 变化。血流动力学应答定义为 HVPG 较基线值下降 10%~20%,对应的绝对压力变化小至 2~4mmHg。因此,任何具有显著变异性的非侵入性检测都将缺乏足够的灵敏度以检测 HVPG 的微小差异。尽管如此,在临床试验的背景下,HVPG 本身的个体内差异是评估干预措施的血流动力学反应的一个潜在混杂因素,特别是在失代偿患者中[81]。

基于多普勒的血流评估在检测特利加压素[82]和普萘洛尔[83]治疗后 HVPG 反应上较有潜力。然而,这种初步的结果未得到验证[84]。这可能是由于与多普勒超声相关的技术变异,限制了其可靠地检测 HVPG 变化的能力。PC-MRI 是另一种用于无创评估血流改变的潜在方法。在一项小型可行性研究中,报道了使用 NSBB 后通过 PC-MRI 在腹主动脉处测量的心输出量减少,但所分析的其他血管的心输出量无显著的统计学变化[85]。在这项研究中,也没有同时行 HVPG 测量。

在静脉注射 NSBB 后,使用 MRE 测量的脾硬度显著降低,但肝硬度没有变化[37]。然而,脾硬度的变化程度与 HVPG 反应无关。

此外,我们还评估了不基于影像学的 HVPG 反应标志物。Ras 同源物家族成员 A(Ras homolog family member A,RhoA)和 Rho 激酶(Rho-kinase,ROCK)通路的特异性血管活性蛋白在胃黏膜中的表达与静脉注射普萘洛尔后的急性血流动力学反应相关[86]。血流动力学应答者在胃窦活检中显示 β- 抑制素 2(βArr2)的表达较低。这并不是一种严格的无创检测,因为组织样本是通过上消化道内镜检查获得的。另外,使用血清代谢组学方法,获得的两种代谢物(磷脂酰胆碱和二十碳二烯酸)的组合也能鉴别出对静脉注射普萘洛尔的急性 HVPG 应答者,AUROC 为 0.801[87]。

结论

虽然 HVPG 是一种侵入性和高度专业化的用于诊断 PH 和评估治疗反应的方法,但它在特殊的临床环境以及干预性试验中具有重要的作用。许多非侵入性检查(超声弹性成像除外)已被证明与 HVPG 相关,并对 CSPH[59]的诊断表现良好,但通常需要在不同病因的更大队列患者中进行进一步验证。变异性和可重复性仍然是开发合适的 PH 监测生物标志物的一个挑战。

(张晓丰 译,陈金军 审校)

参考文献

1. Kim G, Shim KY, Baik SK. Diagnostic accuracy of hepatic vein arrival time performed with contrast-enhanced ultrasonography for cirrhosis: a systematic review and meta-analysis. Gut Liver. 2017;11(1):93–101.

2. Shimada T, et al. Impact of splenic circulation: non-invasive microbubble-based assessment of portal hemodynamics. Eur Radiol. 2015;25(3):812–20.
3. Halldorsdottir VG, et al. Subharmonic contrast microbubble signals for noninvasive pressure estimation under static and dynamic flow conditions. Ultrason Imaging. 2011;33(3):153–64.
4. Eisenbrey JR, et al. Chronic liver disease: noninvasive subharmonic aided pressure estimation of hepatic venous pressure gradient. Radiology. 2013;268(2):581–8.
5. Gupta I, et al. Diagnosing portal hypertension with noninvasive subharmonic pressure estimates from a US contrast agent. Radiology. 2021;298(1):104–11.
6. Amat-Roldan I, et al. Assessment of hepatic vascular network connectivity with automated graph analysis of dynamic contrast-enhanced US to evaluate portal hypertension in patients with cirrhosis: a pilot study. Radiology. 2015;277(1):268–76.
7. Berzigotti A, et al. Non-invasive measurement of HVPG using graph analysis of dynamic contrast-enhanced ultrasound: the CLEVER study. J Hepatol. 2018;68:S76–7.
8. Iranmanesh P, et al. Accurate computed tomography-based portal pressure assessment in patients with hepatocellular carcinoma. J Hepatol. 2014;60(5):969–74.
9. Qi X, et al. Virtual portal pressure from anatomic CT angiography. J Hepatol. 2014;61(1):180–1.
10. Qi X, et al. Insufficient accuracy of computed tomography-based portal pressure assessment in hepatitis B virus-related cirrhosis: an analysis of data from CHESS-1601 trial. J Hepatol. 2018;68(1):210–1.
11. Lu MT, et al. Noninvasive FFR derived from coronary CT angiography management and outcomes in the PROMISE trial. JACC Cardiovasc Imaging. 2017;10(11):1350–8.
12. Qi XL, et al. Virtual hepatic venous pressure gradient with CT angiography (CHESS 1601): a prospective multicenter study for the noninvasive diagnosis of portal hypertension. Radiology. 2019;290(2):370–7.
13. Liu FQ, et al. Development and validation of a radiomics signature for clinically significant portal hypertension in cirrhosis (CHESS1701): a prospective multicenter study. EBioMedicine. 2018;36:151–8.
14. Andreucci M, et al. Update on the renal toxicity of iodinated contrast drugs used in clinical medicine. Drug Healthc Patient Saf. 2017;9:25–37.
15. Burkart DJ, et al. Volumetric flow-rates in the portal venous system—measurement with cine phase-contrast Mr imaging. Am J Roentgenol. 1993;160(5):1113–8.
16. Gouya H, et al. Chronic liver disease: systemic and splanchnic venous flow mapping with optimized cine phase-contrast MR imaging validated in a phantom model and prospectively evaluated in patients. Radiology. 2011;261(1):144–55.
17. Pelc LR, et al. Arterial and venous-blood flow—noninvasive quantitation with Mr imaging. Radiology. 1992;185(3):809–12.
18. Gouya H, et al. Portal hypertension in patients with cirrhosis: indirect assessment of hepatic venous pressure gradient by measuring azygos flow with 2D-cine phase-contrast magnetic resonance imaging. Eur Radiol. 2016;26(7):1981–90.
19. Palaniyappan N, et al. Non-invasive assessment of portal hypertension using quantitative magnetic resonance imaging. J Hepatol. 2016;65(6):1131–9.
20. Chouhan MD, et al. Caval subtraction 2D phase-contrast MRI to measure Total liver and hepatic arterial blood flow proof-of-principle, correlation with portal hypertension severity and validation in patients with chronic liver disease. Investig Radiol. 2017;52(3):170–6.
21. Odudu A, et al. Arterial spin labelling MRI to measure renal perfusion: a systematic review and statement paper. Nephrol Dial Transplant. 2018;33(Suppl 2):ii15–21.
22. Moon JC, et al. Myocardial T1 mapping and extracellular volume quantification: a Society for Cardiovascular Magnetic Resonance (SCMR) and CMR working Group of the European Society of cardiology consensus statement. J Cardiovasc Magn Reson. 2013;15:92.
23. Banerjee R, et al. Multiparametric magnetic resonance for the non-invasive diagnosis of liver disease. J Hepatol. 2014;60(1):69–77.
24. Hoad CL, et al. A study of T1 relaxation time as a measure of liver fibrosis and the influence of confounding histological factors. NMR Biomed. 2015;28(6):706–14.
25. Levick C, et al. Non-invasive assessment of portal hypertension by multi-parametric magnetic resonance imaging of the spleen: a proof of concept study. PLoS One. 2019;14(8):e0221066.
26. Mozes FE, et al. Influence of fat on liver T1 measurements using modified look-locker inversion recovery (MOLLI) methods at 3T. J Magn Reson Imaging. 2016;44(1):105–11.
27. Kihira S, et al. Non-invasive prediction of portal pressures using CT and MRI in chronic liver disease. Abdom Radiol (NY). 2016;41(1):42–9.
28. Pandharipande PV, et al. Perfusion imaging of the liver: current challenges and future goals. Radiology. 2005;234(3):661–73.

29. Materne R, et al. Assessment of hepatic perfusion parameters with dynamic MRI. Magn Reson Med. 2002;47(1):135–42.
30. Annet L, et al. Hepatic flow parameters measured with MR imaging and Doppler US: correlations with degree of cirrhosis and portal hypertension. Radiology. 2003;229(2):409–14.
31. Wagner M, et al. Noninvasive prediction of portal pressure with MR Elastography and DCE-MRI of the liver and spleen: preliminary results. J Magn Reson Imaging. 2018;48(4):1091–103.
32. Thomsen HS, Marckmann P, Logager VB. Update on nephrogenic systemic fibrosis. Magn Reson Imaging Clin N Am. 2008;16(4):551–60.
33. Selvaraj EA, et al. Diagnostic accuracy of elastography and magnetic resonance imaging in patients with NAFLD: a systematic review and meta-analysis. J Hepatol. 2021;75(4):770–85.
34. Singh R, et al. Accuracy of liver and spleen stiffness on magnetic resonance elastography for detecting portal hypertension: a systematic review and meta-analysis. Eur J Gastroenterol Hepatol. 2021;32(2):237–45.
35. Ronot M, et al. Assessment of portal hypertension and high-risk oesophageal varices with liver and spleen three-dimensional multifrequency MR elastography in liver cirrhosis. Eur Radiol. 2014;24(6):1394–402.
36. Gharib AM, et al. Magnetic resonance Elastography shear wave velocity correlates with liver fibrosis and hepatic venous pressure gradient in adults with advanced liver disease. Biomed Res Int. 2017;2017:2067479.
37. Danielsen KV, et al. Using MR elastography to assess portal hypertension and response to beta-blockers in patients with cirrhosis. Liver Int. 2021;41(9):2149–58.
38. Guha IN, et al. Noninvasive markers of fibrosis in nonalcoholic fatty liver disease: validating the European liver fibrosis panel and exploring simple markers. Hepatology. 2008;47(2):455–60.
39. Johnson PJ, et al. Assessment of liver function in patients with hepatocellular carcinoma: a new evidence-based approach-the ALBI grade. J Clin Oncol. 2015;33(6):550–8.
40. Hsieh YC, et al. Correlation and prognostic accuracy between noninvasive liver fibrosismarkers and portal pressure in cirrhosis: role of ALBI score. PLoS One. 2018;13(12):e0208903.
41. Guha IN, et al. Validation of a model for identification of patients with compensated cirrhosis at high risk of decompensation. Clin Gastroenterol Hepatol. 2019;17(11):2330–2338.e1.
42. Grønbaek H, et al. Soluble CD163, a marker of Kupffer cell activation, is related to portal hypertension in patients with liver cirrhosis. Aliment Pharmacol Ther. 2012;36(2):173–80.
43. Sandahl TD, et al. The macrophage activation marker sCD163 combined with markers of the enhanced liver fibrosis (ELF) score predicts clinically significant portal hypertension in patients with cirrhosis. Aliment Pharmacol Ther. 2016;43(11):1222–31.
44. Zou Z, et al. von Willebrand factor as a biomarker of clinically significant portal hypertension and severe portal hypertension: a systematic review and meta-analysis. BMJ Open. 2019;9(8):e025656.
45. Mandorfer M, et al. Von Willebrand factor indicates bacterial translocation, inflammation, and procoagulant imbalance and predicts complications independently of portal hypertension severity. Aliment Pharmacol Ther. 2018;47(7):980–8.
46. Maieron A, et al. Von Willebrand factor as a new marker for non-invasive assessment of liver fibrosis and cirrhosis in patients with chronic hepatitis C. Aliment Pharmacol Ther. 2014;39(3):331–8.
47. Mandorfer M, et al. Changes in hepatic venous pressure gradient predict hepatic Decompensation in patients who achieved sustained Virologic response to interferon-free therapy. Hepatology. 2020;71(3):1023–36.
48. Zhou H, et al. Liver stiffness and serum markers for excluding high-risk varices in patients who do not meet Baveno Ⅵ criteria. World J Gastroenterol. 2019;25(35):5323–33.
49. Cho EJ, et al. Diagnostic and prognostic values of noninvasive predictors of portal hypertension in patients with alcoholic cirrhosis. PLoS One. 2015;10(7):e0133935.
50. Lisotti A, et al. Indocyanine green retention test as a noninvasive marker of portal hypertension and esophageal Varices in compensated liver cirrhosis. Hepatology. 2014;59(2):643–50.
51. Sebastiani G, et al. Prediction of oesophageal varices in hepatic cirrhosis by simple serum non-invasive markers: results of a multicenter, large-scale study. J Hepatol. 2010;53(4):630–8.
52. Wang L, et al. Diagnostic efficacy of noninvasive liver fibrosis indexes in predicting portal hypertension in patients with cirrhosis. PLoS One. 2017;12(8):e0182969.
53. Hassan EM, et al. Can transient elastography, Fib-4, Forns index, and Lok score predict esophageal varices in HCV-related cirrhotic patients? Gastroenterol Hepatol. 2014;37(2):58–65.
54. Stefanescu H, et al. A new and simple algorithm for the noninvasive assessment of esophageal varices in cirrhotic patients using serum fibrosis markers and transient elastography. J

Gastrointestin Liver Dis. 2011;20(1):57–64.

55. Farid K, et al. Development and evaluation of a novel score for prediction of large oesophageal varices in patients with hepatitis c virus-induced liver cirrhosis. Br J Biomed Sci. 2017;74(3):138–43.

56. Alam L, Saeed F. Non-invasive tools to assess the risk of varices-needing-treatment in cirrhosis secondary to HCV. PAFMJ. 2021;71:12–7.

57. Siregar RA, Dairi LB, Siregar GA. Forns index as a useful noninvasive predictor of esophageal varices in liver cirrhosis. Universa Medicina. 2016;35(3):199–205.

58. Hametner S, et al. The VITRO score (Von Willebrand factor antigen/thrombocyte ratio) as a new marker for clinically significant portal hypertension in comparison to other non-invasive parameters of fibrosis including ELF test. PLoS One. 2016;11(2):e0149230.

59. Mauro E, et al. Portal pressure and liver stiffness measurements in the prediction of fibrosis regression after sustained virological response in recurrent hepatitis C. Hepatology. 2018;67(5):1683–94.

60. Frankova S, et al. Liver stiffness measured by two-dimensional shear-wave elastography predicts hepatic vein pressure gradient at high values in liver transplant candidates with advanced liver cirrhosis. PLoS One. 2021;16(1):e0244934.

61. Ishida K, et al. Accuracy of fibrosis-4 index in identification of patients with cirrhosis who could potentially avoid variceal screening endoscopy. J Clin Med. 2020;9(11):3510.

62. Simbrunner B, et al. Non-invasive detection of portal hypertension by enhanced liver fibrosis score in patients with different aetiologies of advanced chronic liver disease. Liver Int. 2020;40(7):1713–24.

63. Busk TM, et al. TIMP-1 in patients with cirrhosis: relation to liver dysfunction, portal hypertension, and hemodynamic changes. Scand J Gastroenterol. 2014;49(9):1103–10.

64. Thabut D, et al. Relationship between the Fibrotest and portal hypertension in patients with liver disease. Aliment Pharmacol Ther. 2007;26(3):359–68.

65. Thabut D, et al. Non-invasive diagnosis of large oesophageal varices with FibroTest in patients with cirrhosis: a preliminary retrospective study. Liver Int. 2006;26(3):271–8.

66. Leeming DJ, et al. Pro-C5, a marker of true type V collagen formation and fibrillation, correlates with portal hypertension in patients with alcoholic cirrhosis. Scand J Gastroenterol. 2015;50(5):584–92.

67. Jansen C, et al. PRO-C3-levels in patients with HIV/HCV-co-infection reflect fibrosis stage and degree of portal hypertension. PLoS One. 2014;9(9):e108544.

68. Bruha R, et al. Osteopontin: a non-invasive parameter of portal hypertension and prognostic marker of cirrhosis. World J Gastroenterol. 2016;22(12):3441–50.

69. Holland-Fischer P, et al. Kupffer cells are activated in cirrhotic portal hypertension and not normalised by TIPS. Gut. 2011;60(10):1389–93.

70. La Mura V, et al. Von Willebrand factor levels predict clinical outcome in patients with cirrhosis and portal hypertension. Gut. 2011;60(8):1133–8.

71. Ferlitsch M, et al. von Willebrand factor as new noninvasive predictor of portal hypertension, decompensation and mortality in patients with liver cirrhosis. Hepatology. 2012;56(4):1439–47.

72. Horvatits T, et al. von Willebrand factor antigen for detection of hepatopulmonary syndrome in patients with cirrhosis. J Hepatol. 2014;61(3):544–9.

73. Wu H, et al. von Willebrand factor as a novel noninvasive predictor of portal hypertension and esophageal varices in hepatitis B patients with cirrhosis. Scand J Gastroenterol. 2015;50(9):1160–9.

74. Lisotti A, et al. Relationship between indocyanine green retention test, decompensation and survival in patients with child-Pugh a cirrhosis and portal hypertension. Liver Int. 2016;36(9):1313–21.

75. Møller S, et al. Indocyanine green retention test in cirrhosis and portal hypertension: accuracy and relation to severity of disease. J Gastroenterol Hepatol. 2019;34(6):1093–9.

76. Helmke SM, et al. Portal-systemic Shunt fraction measured by the HepQuant-SHUNT test correlates with the hepatic venous pressure gradient (HVPG). Hepatology. 2017;66:348A.

77. Fallahzadeh MA, et al. Predicting clinical decompensation in patients with cirrhosis using the Hepquant-SHUNT test. Aliment Pharmacol Ther. 2021;53(8):928–38.

78. Ilan Y, et al. 13C-Methacetin breath test accurately assesses clinically significant portal hypertension in patients with NASH cirrhosis. J Hepatol. 2017;66(1):S100.

79. Garcia-Tsao G, et al. Short-term effects of propranolol on portal venous pressure. Hepatology. 1986;6(1):101–6.

80. Heebøll S, et al. Propranolol treatment of portal hypertension in cirrhosis patients is better the higher the untreated pressure: a single-Centre prospective experience. Scand J Gastroenterol.

2013;48(8):969–73.

81. Bai W, et al. Test-retest reliability and consistency of HVPG and impact on trial design: a study in 289 patients from 20 randomized controlled trials. Hepatology. 2021;74(6):3301–15.

82. Baik SK, et al. Recent variceal bleeding: Doppler US hepatic vein waveform in assessment of severity of portal hypertension and vasoactive drug response. Radiology. 2006;240(2):574–80.

83. Kim MY, et al. Damping index of Doppler hepatic vein waveform to assess the severity of portal hypertension and response to propranolol in liver cirrhosis: a prospective nonrandomized study. Liver Int. 2007;27(8):1103–10.

84. Choi YJ, et al. Comparison of Doppler ultrasonography and the hepatic venous pressure gradient in assessing portal hypertension in liver cirrhosis. J Gastroenterol Hepatol. 2003;18(4):424–9.

85. McDonald N, et al. Assessment of Haemodynamic response to nonselective Beta-blockers in portal hypertension by phase-contrast magnetic resonance angiography. Biomed Res Int, vol. 2017; 2017. p. 9281450.

86. Trebicka J, et al. Assessment of response to beta-blockers by expression of beta Arr2 and RhoA/ROCK2 in antrum mucosa in cirrhotic patients. J Hepatol. 2016;64(6):1265–73.

87. Reverter E, et al. Metabolomics discloses potential biomarkers to predict the acute HVPG response to propranolol in patients with cirrhosis. Liver Int. 2019;39(4):705–13.

第14章 代偿期进展性慢性肝病、临床显著门静脉高压、静脉曲张的非侵入性替代方法：第2专家组的共识声明

Annalisa Berzigotti, Joan Genescà, Juan G. Abraldes, Jonathan A. Fallowfield, Maja Thiele

代偿期进展性慢性肝病的定义

2.1 在临床实践中使用弹性成像技术可以早期识别有临床显著门静脉高压（clinically significant portal hypertension，CSPH）风险的未治疗/活动性慢性肝病（chronic liver disease，CLD）患者，这些患者有发生失代偿和肝脏相关死亡的风险。（A1）（修订）

2.2 "代偿期进展性慢性肝病（compensated advanced chronic liver disease，cACLD）"概念反映了持续进展的慢性肝病患者由严重纤维化进展为肝硬化的连续性。基于肝硬度值（liver stiffness measurement，LSM）的 cACLD 的实用性定义旨在对 CSPH 和失代偿风险进行分层，不考虑肝脏病理组织学阶段或 LSM 鉴别组织学分期的能力。（B1）（修订）

2.3 目前"cACLD"和"代偿期肝硬化"为都可接受的术语，但并不等同。（B1）（修订）

识别 cACLD 的标准

2.4 TE 测量的 LSM＜10kPa，且无其他已知临床表现或影像征象，可排除 cACLD；10～15kPa 提示可能为 cACLD；＞15kPa 高度提示 cACLD。（B1）（修订）

2.5 TE 测量的 LSM＜10kPa 的 CLD 患者 3 年内发生失代偿和肝病相关死亡的风险极低（≤1%）。（A1）（新增）

2.6 cACLD 患者应转诊至肝病专家进一步诊治。（B1）（修订）

2.7 根据患者情况在转诊中心以侵入性方法（肝脏活检、HVPG）完善相关检查。（B1）（修订）

结局和预后

2.8 首诊或随访期间的 LSM（无论使用何种测量技术）对 cACLD 预后有预测价值。（A1）（新增）

2.9 无论慢性肝病的病因，均可采用 TE 值（10-15-20-25kPa）五分法代表逐渐升高的失代偿事件和肝病相关死亡相对风险。（B1）（新增）

如何监控

2.10 LSM 介于 7～10kPa 且合并持续肝损伤的患者，应根据具体情况进行个体化监测，以评估进展为 cACLD 的风险。（C2）（新增）

2.11 TE 可能出现假阳性情况，因此，LSM≥10kPa 应尽快在空腹条件下复测，或辅以纤维化血清标志物（FIB-4≥2.67，ELF 测试≥9.8，FibroTest≥0.58 用于酒精性或病毒性肝病，FibroTest≥0.48 用于非酒精性脂肪性肝病）。（B2）（新增）

2.12 cACLD 患者可每年复测 LSM 以监测其变化。（B2）

2.13　LSM<20kPa 者 LSM 下降≥20%,或 LSM 降低至<10kPa,与失代偿事件及肝病相关死亡风险的显著降低相关,可定义为有临床意义的 LSM 下降。(C2)(新增)

cACLD 患者中 CSPH 的诊断

2.14　尽管 CSPH 的概念基于 HVPG 提出,但在临床实践中,无创检测足以准确地估计 CSPH。(A1)(新增)

2.15　LSM(TE)≤15kPa+PLT≥150×10⁹/L 可在 cACLD 患者中除外 CSPH(灵敏度和阴性预测值均>90%)。(B2)(新增)

2.16　对于病毒和 / 或酒精相关的 cACLD 和非肥胖(BMI<30kg/m²)NASH 引起的 cACLD 患者中,TE 测定的 LSM≥25kPa 足以诊断 CSPH(特异度和阳性预测值均>90%),此类人群内镜检查发现门静脉高压征象的可能性大,发生失代偿事件的风险较高。(B1)(修订)

2.17　对于 LSM<25kPa 的病毒和 / 或酒精相关及非肥胖的 NASH cACLD 患者中,可用 ANTICIPATE 模型预测 CSPH 风险。LSM 20~25kPa 且 PLT<150×10⁹/L 者,或 LSM 介于 15~20kPa 且 PLT<110×10⁹/L 的患者,超过 60% 合并 CSPH。(B2)(新增)

2.18　对于 NASH 相关的 cACLD 患者,ANTICIPATE-NASH 模型(包括 LSM、PLT 和 BMI)或可用于预测 CSPH 风险,但需进一步验证。(C2)(新增)

NSBB 禁忌患者中静脉曲张和内镜的筛查

2.19　不适合启动 NSBB(禁忌或不耐受)预防失代偿的代偿期肝硬化患者,如果 TE 测量的 LSM≥20kPa 或 PLT≤150×10⁹/L,应行内镜筛查静脉曲张。(A1)(新增)

2.20　豁免内镜筛查的患者可通过每年重复监测 TE 和血小板计数进行随访。如果 LSM 增加(≥20kPa)或血小板计数下降(≤150×10⁹/L),应行内镜筛查。(D1)(不变)(图 14.1)

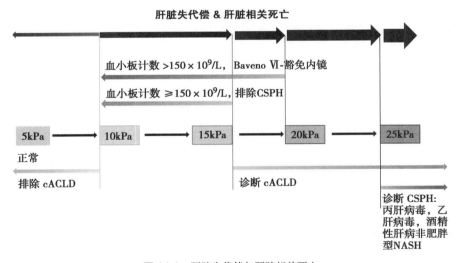

图 14.1　肝脏失代偿与肝脏相关死亡

脾硬度

2.21　对于病毒性肝炎(未治疗的丙肝;未治疗的和经治的乙肝)导致的 cACLD 患者,使用 TE 的 SSM 可用于排除(SSM<21kPa)和纳入(SSM>50kPa)CSPH。100Hz 特定探头的 TE、pSWE 以及 2D-SWE 的最佳截断值需要验证。(B2)(新增)

2.22　对于不适合启动 NSBB（禁忌或不耐受）预防失代偿且根据 Baveno Ⅵ标准（TE 测量的 LSM≥20kPa 或 PLT≤150×10^9/L）需要内镜筛查的患者，SSM≤40kPa（以 TE 测定）可鉴别高危静脉曲张的罹患概率，此类患者可以豁免内镜检查。（C2）（新增）

研究议程

- 明确失代偿事件发生风险与不同 LSM 截断值相关关系，需要在不同病因 cACLD 中分别研究。
- 验证和完善 NASH 患者合并 CSPH 的非侵入性鉴别诊断方法。
- 评估 LSM 在病毒 / 酒精 /NASH 以外的病因中对 CSPH 的诊断价值。
- 确定是否需要对诊断 CSPH 的非侵入性方法进行性别和年龄的特殊校正。
- 验证循环生物标志物预测失代偿(所有病因)风险的价值。
- 验证非 TE 设备测定的 LSM 截断值预测 CSPH、高危静脉曲张和失代偿事件的效能。
- 需在不同病因 cACLD 中验证 LSM 变化程度与临床显著改善或恶化的关系。
- 验证 SSM 在非病毒性病因 cACLD 中的作用。
- 评估诊断 CSPH 和确定 NSBB 应答的新兴方法，如基于超声造影的方法（SHAPE）、磁共振成像方法、弹性成像组合、新型成像方法和针对肝功能的测试。

（刘苗霞 译，张晓丰 审校）

第四部分　新场景1：入门讲座——肝硬化进展及消退

第15章　肝硬化的进展和消退：组织学视角

Ian R. Wanless

引言

目前，肝硬化发病机制的观点在近年来新的肝脏病理组织学特点发现前就已经提出，这些新的结果提示：①肝静脉阻塞所致的一系列事件，引起组织坏死、塌陷，在重塑过程中形成肝硬化的特征；②肝细胞丢失导致组织塌陷，也可出现易被误认为是纤维化的结构性胶原蛋白的显著聚集[1,2]。这2项观察结果修正了我们对肝硬化发病机制和肝纤维化性质的认识。本章的目的是通过肝硬化的4个主要组织学特征讨论肝硬化的血管损伤理论，修订肝纤维化的新分类（图15.1～图15.3，彩图见文末彩插，图15.4）。

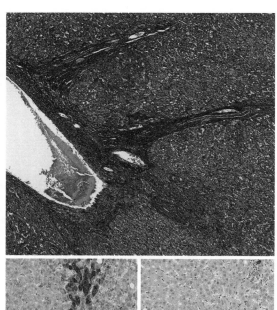

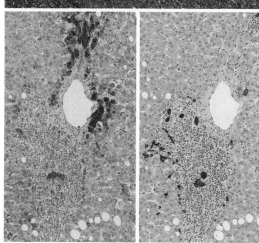

图 15.1　早期慢性肝病中的肝实质毁损（parenchymal extinction lesion，PEL）。（上图）4个独立的汇管区与1个大的肝静脉（直径 0.7mm）相连。由于肝实质塌陷，汇管区和肝静脉之间的肝实质不可见（Masson 三色染色）。（下图）累及汇管区和邻近肝静脉的一个小的 PEL 病变（直径 0.1mm）：谷氨酰胺合成酶染色（左）识别肝静脉，CK7 染色（右）识别汇管区中的小胆管

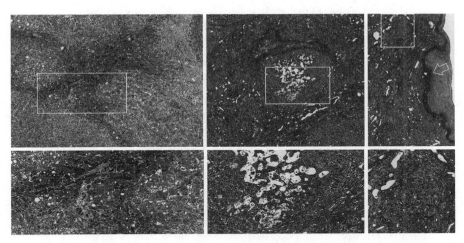

图 15.2　肝硬化的组织学成分（Masson 三色染色，左图）。PEL 病变在早期充血阶段表现为局灶性肝窦扩张和肝细胞萎缩，伴有微小的塌陷；该病变叠加了 1 个较陈旧的 PEL（左下方插图所示），表现为汇管区向一个小的闭塞的肝静脉（直径 0.02mm）靠近。2 个较大的汇管区内有门静脉闭塞和间质纤维化（中图），肝脏淤血和肝实质塌陷程度较重，肝细胞几乎完全消失，纤维间隔内有大量靠近的汇管区，其最大的肝静脉（直径 0.35mm）被纤维阻塞；结节中肝细胞萎缩、脱落（下方插图），伴有肝窦扩张，意味着肝实质将进一步消退塌陷。纤维增厚的肝包膜由胶原蛋白和弹性蛋白组成（右图）：在包膜下，肝实质已经完全消失，许多汇管区塌陷在一起，如箭头所示一些来自汇管区的动脉将穿透肝被膜弹性层；下图放大的区域显示了一簇聚集的胆管，胆管周围组织纤维性增厚

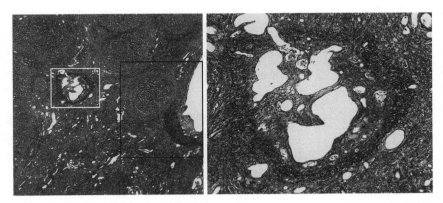

图 15.3　肝硬化的组织学改变，包括不同的纤维化形式（左，Masson 三色染色）。低倍镜下显示肝硬化结节被细的和很宽的纤维间隔分开。肝静脉部分梗阻伴有内膜纤维化（方框所示放大图见图 15.3 续）。（右）肝静脉（直径 0.6mm），放大后可见包含多个管腔的复杂的内膜增厚改变，其中一些由从邻近汇管区迁移而来的动脉供血

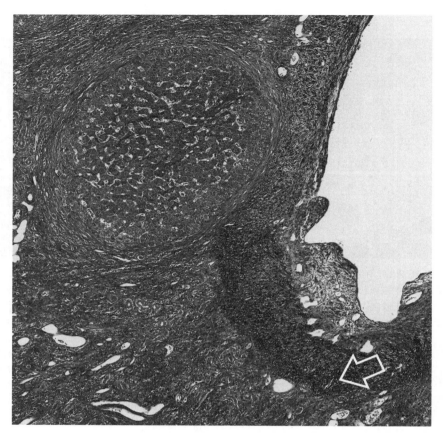

图 15.3(续) 其中最大的肝静脉(直径 1.0mm)也有类似的内膜改变,管壁内有大量动脉(箭头所示)。在结节周围间质中有一薄的致密胶原环

肝硬化的发病机制——血管理论

慢性肝炎

坏死炎症 ➡️ 血管阻塞 🔄 肝实质毁损 ➡️ 肝硬化 ➡️ 肝硬化消退

充血

纤维化

充血性扶梯式循环

出芽
+
肝静脉再通

图 15.4 肝硬化的发病机制。图中虚线框中列出了所描述的组织学要素。箭头表示导致肝硬化和修复的事件顺序。黑色箭头表示正反馈回路,该回路促使病变范围不断扩大,从而累及较大的静脉及其所在的肝实质

肝硬化病理学——主要组织学改变

肝实质毁损是组织丢失的过程，肝实质毁损（parenchymal extinction lesion, PEL）是这一过程的组织学证据。PEL 自然病史始于肝细胞损伤（表现为细胞膨胀、细胞凋亡、坏死和细胞脱落）和血管损伤（表现为内皮细胞丢失、水肿或出血），然后是以肝静脉和门静脉的靠近为特征的组织塌陷（见图 15.1～图 15.3）。随着 PEL 塌陷的发展，动静脉分流形成。

肝实质毁损（以及 PEL 病灶）的概念定义和识别了具有潜在进展性病变的过程和组织学证据，是很有意义的。PEL 的生理意义在于，因为血管破坏延长了修复时间，使得多个小 PEL 聚集并形成纤维间隔。这一对自然病史的扩展认识提供了从 1 期进展到肝硬化的组织学证据，并帮助明确了这一进展过程的发病机制（见图 15.5，彩图见文末彩插，以及已发布视频中的更多细节）[1]。PEL 的数量和大小为疾病进展分期提供了可量化的证据。

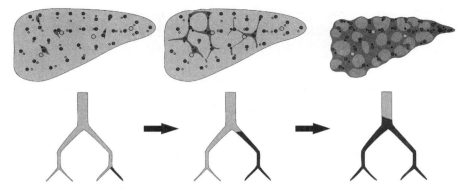

图 15.5　慢性肝炎进展过程的解剖特征。图示描绘了从早期到严重肝硬化的进展。深灰色区域代表 PEL，红点表示汇管区动脉压力的部位。蓝点和黑点分别表示开放状态和阻塞状态的肝静脉。阻塞的肝静脉树的分布如下图所示。由于血管损伤的扩大，当相邻结构受损时，较小的 PEL 聚集成较大的 PEL。在硬化肝脏中聚集的 PEL 包含纤维间隔的塌陷组织。肝细胞的巢式丢失和原有结构的塌陷使肝脏变小。在大多数慢性肝病中，阻塞始于小的肝静脉，然后发展到累及更大的静脉。因此，肝实质毁损的概念可以解释纤维间隔如何变细或变宽，包含或多或少的汇管区和肝静脉，取决于相邻 PEL 事件的大小和数量

血管阻塞：肝硬化患者容易出现中等、大的肝静脉阻塞，通常伴有明显的内膜纤维化（见图 15.2 和图 15.3）[1,3-5]。在病程早期较小的肝静脉堵塞，但这些细薄的血管壁常常被组织塌陷所掩盖（见图 15.1）[1,6]。门静脉阻塞也会发生。

充血：严重充血表现为肝窦充血、出血和间质水肿。轻度充血不太明显，通常表现为肝细胞萎缩和细胞质变暗，这是由于糖原和脂质含量降低（图 15.2）。

纤维化：定义为细胞外基质增加，尤其是胶原蛋白增加，通常通过组织学半定量方法（见图 15.2 和图 15.3）或数字图像分析进行量化，并辅以特殊染色或二次谐波显微成像技术[7]。

肝硬化的发病机制——血管理论

如图 15.4 中的箭头所示，这些组织学改变彼此相关。血管阻塞是该理论的核心，因为动脉流入和静脉流出量的不平衡会导致充血，跨壁压力梯度损伤肝窦内皮和血管内皮，继发引起缺血、肝实质毁损和渗出性纤维化[1]。在任何原因引起的肝细胞损伤均可启动这一过程，最常见的是非酒精性脂肪性肝炎（nonalcoholic steatohepatitis, NASH）、酒精性和慢性肝炎[6,8]。

随着 PEL 数量增多融合形成纤维间隔，会发生疾病的解剖结构进展（见图 15.5）。随着越来越多的肝细胞丢失，纤维间隔逐渐变宽、肝脏逐渐变小。肝实质毁损进展的同时，肝静脉会进行性阻塞。

　　进展的机制：疾病的进展是由原发性肝损伤（例如肝炎）驱动的，随后形成血管阻塞和充血，并形成一个正反馈回路（充血性扶梯式循环）（见图 15.4）。充血性扶梯式循环至少有 3 个组成部分：①血管壁水肿和纤维性增厚；②细胞外间质扩张；③动静脉分流。第 1 个因素导致进一步的肝静脉阻塞，从而加重充血；第 2 个因素导致血管外部压迫和局部筋膜室综合征效应。第 3 个因素，动静脉分流在 PEL 形成期间发生[1]。这些分流将动脉压力带到主要位于纤维间隔和肝静脉壁之间的间质（图 15.3）。

　　总之，原发性损伤在原发疾病活动期间很重要，并在疾病缓解或治疗后减轻。这种原发性损伤很重要，因为它会引起内皮渗漏和组织充血。一旦存在高度静脉阻塞，充血性正反馈循环在原发病缓解后仍继续作用。充血性正反馈机制将促进纤维间隔不断扩大。它的作用类似于加压的共通通道，可能在整个器官中分配压力梯度，从而加重水肿、腹水、肝静脉渗出性纤维化、逆行的门静脉血流和门静脉高压的发生。

肝纤维化——新的分类

　　肝纤维化通常被描述为对坏死和炎症的反应，这种反应由 TGF-β 和其他作用于肝星状细胞的物质所驱动[9,10]。组织塌陷作为胶原浓度增加的原因的重要性表明需要对肝纤维化进行更全面的分类（表 15.1，图 15.6，彩图见文末彩插）[1]。该分类将纤维化分为结构性基质、获得性基质和假性纤维化。

表 15.1　慢性肝病基质分类

基质类型	注释
结构性基质	
塌陷的结构性基质	即塌陷性纤维化、凝集性纤维化 既往正常的结构集中在肝细胞丢失或萎缩区域 例如，每单位面积的汇管区、肝静脉或网状纤维数量的增加
散开的结构性基质	即降解的，或者结构紊乱的原有结构的残留物，易被误认为是新的基质（"splay"是"display"的缩写形式，意指布料或纱线散开的纤维）
替代的结构性基质	即再生后的网状纤维和动脉（多数出芽来源的肝硬化结节中的基质成分）
获得性基质，即"真正的纤维化"	
渗出性纤维化	即充血性纤维化 这通常是由跨壁压力梯度引发的。可按位置细分，例如肝包膜、胆管周围、间质或血管（内膜、腔内）
血栓形成相关的纤维化	这可能由血栓（伴或不伴炎症刺激物）引发，但通常在纤维蛋白胶原化和再吸收后出现
炎性纤维化	继发于炎症的纤维化，通常与肝星状细胞活化有关。这可能在机制上与渗出性或血栓形成相关性纤维化重叠
假性纤维化	
样本误差问题	即选样误差或样本误差，例如样本量小或正常的门静脉和肝静脉被误认为是纤维化（通常通过计算机算法）

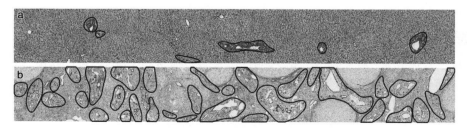

图 15.6　肝硬化中的组织塌陷。塌陷可以通过量化原有组织结构成分的密度反映。照片放大倍率相同。（a）正常肝脏，有 6 个汇管区（网织染色）。（b）严重肝硬化（4C 期），有 33 个可见的汇管区（肌动蛋白染色）

　　结构性基质是指来源于汇管区间质、血管壁、网状纤维、间质纤维和肝包膜的原始基质。如果这个基质具有可识别的特征，则被归类为塌陷的结构性基质；如果已经发生降解，但很可能源自先前存在的结构，则将其归类为散开的或退化的结构性基质。替代结构性基质是指新合成的具有结构重建目的的再生组织，尤其是新的动脉和肝窦网状纤维。

　　注释——结构性基质：在正常肝脏中，绝大多数肝胶原蛋白存在于组织结构中，尤其是汇管区和血管壁。在肝硬化中，纤维间隔内含有大部分胶原蛋白，主要位于靠近的组织结构中以及一些来源不太确定的胶原蛋白，这些胶原蛋白可能是退化的结构性或获得性基质。

　　虽然一个多世纪以来人们已经注意到"塌陷性纤维化"的重要性[11-17]，但最近才尝试对这种类型进行量化[2,18]。在正常肝脏中，肝细胞约占组织面积的 95%，而胶原占 2%～3%。如果移除所有肝细胞、组织塌陷，则胶原蛋白面积百分比（collagen percent area，CPA）达到 50%，其余空间被出血或水肿占据。Cabibi 等注意到在急性肝炎中 CPA 增加了 6 倍，而此时获得性胶原蛋白的合成是无法估计的[18]。在肝硬化中，汇管区的数量和 CPA 也增加了大约 6 倍（见图 15.6）[2]。这种增加在幅度上与肝硬化中胶原蛋白测量值相似，但没有校正塌陷，这表明这些研究报告的是胶原蛋白浓度增加而不是含量增加。这些数据表明，组织塌陷的浓缩效应占人体肝硬化中可测量胶原蛋白的很大一部分[2]。

　　离散的和替代的结构性基质往往是细小的纤维，在数量上不如塌陷的纤维化显著（图 15.7，彩图见文末彩插）。在"出芽"的肝小叶中，替代的基质很容易被识别为正常外观的纤维。

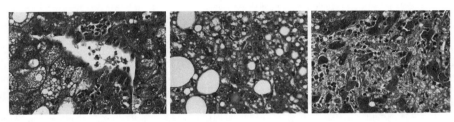

　　图 15.7　结构性基质可能被误认为是获得性基质。以下是早期 NASH 肝脏中 3 个大小相似的肝静脉（直径 65～71μm，Masson 三色染色）。（左图）一个几乎正常的肝静脉显示为大的离散的胶原束。（中图）炎症后肝静脉内膜被吸收，肝细胞在髓腔内迁移。这表明原来的较厚的血管壁纤维比内膜纤维更能抵抗再吸收过程。纤维的环形排列证实了这是静脉壁而不是获得性基质（纤维化）。（右图）这种杂乱无章的散开纤维块可以通过较大束的线性排列识别为肝静脉。右下角的细小的纤维可能是来自该静脉小分支的散开的纤维[35]

　　获得性基质（即"真正的纤维化"）是新合成的基质数量增加，具有渗出性、血栓性和炎性亚型（图 15.8）。

　　渗出性（或充血性）纤维化是一种获得性基质，可能由出血和血浆渗出引起，通常发生在跨壁压力梯度部位。它是最容易识别的获得性基质形式，因为它具有分层的组织学外观，并且位于动脉靠近低压引流部位的位置（见图 15.2 和图 15.3）。

　　血栓形成相关的纤维化在急性期很容易识别，但在纤维蛋白被吸收和继发胶原化后，如果不使用特殊技术可能无法区分。如果由炎症引发，则可能无法进行准确分类，尽管血栓形成的纤维化可能性具有治疗意义[19,20]。

　　炎性纤维化被认为是由毒物或病毒引起的坏死和炎症所驱动的。这是研究最多的纤维化形式，主要基于啮齿动物研究的观察结果。许多啮齿动物模型表明，在停用毒素后数日或数周内炎性纤维化被吸收[13,21]。同样地，在病毒相关肝硬化患者中，接受抗病毒药物治疗 1～6 年大部分的患者纤维化程度下降[22,23]；这可以或者至少部分地通过塌陷组织重建来解释[24]。

　　假性纤维化代表由于计算机化数字图像分析过程中的选择偏差、取样误差或分割错误而错误分配的组织。自动化数字分析之前仔细选择组织，可以最大限度地减少这些形式的错误[25]。

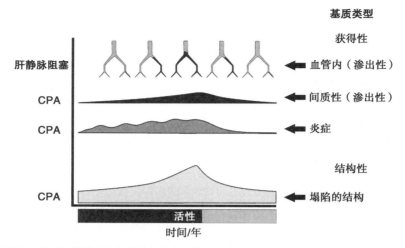

图15.8　基质组分随时间变化的自然史。该图列出了基质的4种亚型，以证明肝硬化进展和消退过程中胶原蛋白浓度的变化。表15.1中列出了其他基质亚型。获得性基质是真正的含量增加，主要与充血或炎症有关，然后是渗出和/或胶原蛋白合成；当肝细胞坏死后结构塌陷时结构性基质浓度增加。在逆转过程中，获得性基质和塌陷的结构性基质的浓度随着肝细胞群的恢复而降低。这2种类型的基质也可以进行化学再吸收。CPA，胶原蛋白面积百分比

逆转

　　在静止阶段，肝硬化通常随着纤维间隔的消失而消退。这一过程说明了PEL的命运，即聚合并被识别为纤维间隔。产生新的肝细胞可以重新填充和扩展塌陷的结构性基质[26]。较小的纤维被降解（表现为散开的基质）或被吸收，而较宽的纤维束抵抗降解能力更强，可能持续存在表现为残留物或融入功能性重建结构（见图15.7）[1,22]。获得性基质也可以吸收[10]。

　　肝细胞再生主要通过活化出芽成熟过程来完成（图15.9，彩图见文末彩插）[22,26,27]。源自肝脏前体细胞

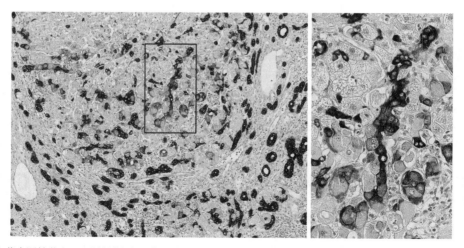

图15.9　出芽来源结节（HCV肝硬化）中观察到的出芽成熟过程。（左图）肝细胞结节被纤维间隔包绕，纤维间隔内包含许多小胆管和其他汇管区结构。出芽早期阶段，由新的肝细胞组成，这些肝细胞表现为单个或小簇的聚集，靠近起源的胆管。（右图）在较高的放大倍率下，胆管残余物表现为一串胆管细胞，顶端残留的管状结构最小。新生肝细胞CK7弱阳性，直到它们成熟为由3个或更多细胞组成的细胞簇。少数残留的胆管细胞也表现为短的成串细胞（CK7染色）

的肝细胞出芽可扩大形成出芽来源的结节，在纤维间隔内逐步成为具有功能性的肝实质。通过出芽再生并不总是成功的，可能是由于持续的肝静脉阻塞（见图 15.2 和图 15.3）[28]。

讨论

基于大量证据形成的肝硬化血管理论构成了理解疾病进展和逆转的框架。主要驱动力是血流量和流出能力的不平衡。平衡是组织环境保持生理功能的条件，打破平衡会产生充血性损伤，触发正反馈回路，导致肝实质毁损、塌陷和微血管破坏。

这些概念有助于理解肝硬化和门静脉高压的血流动力学。血管损伤在推动肝硬化进展中的重要性表明，目前针对控制炎症和血栓形成、稳定内皮细胞和降低压力梯度的治疗是富有成效的[29-34]。

组织塌陷导致胶原蛋白浓度增加，这可能被误认为是获得性胶原蛋白含量。肝纤维化的新分类可能会帮助明确鉴别诊断，另一个作用是提高在临床中对慢性肝病分期如何量化和解释的认识。现有的分期系统（例如 Laennec、METAVIR 或 CPA）可能能够满足对疾病严重程度的评估，因为它们能够测量无论是由塌陷还是胶原蛋白合成产生的可见的胶原蛋白。任何一种来源的胶原蛋白都可能是临床分期的有用标志物，但解释时需要一些认识上的调整。在临床试验中，可以通过纤维化吸收、肝细胞再生、重建（甚至通过样本误差）来解释纤维化分期或 CPA 的改善。由于对结构认识的错误，也误解治疗目标，例如晚期组织学阶段以降解胶原蛋白为目的的，而刺激肝再生的治疗方法可能才是更合适的治疗方案。

（王冰琼 译，王宇 审校）

参考文献

1. Wanless IR. The role of vascular injury and congestion in the pathogenesis of cirrhosis: the congestive escalator and the parenchymal extinction sequence. Curr Hepatol Rep. 2020;19(1):40–53.
2. Wanless IR, Ravi PY. Importance of tissue collapse and unmasking of reticulin on the assessment of fibrosis in acute and chronic liver disease. Hepatogy. 2016;63:214A.
3. Goodman ZD, Ishak KG. Occlusive venous lesions in alcoholic liver disease: a study of 200 cases. Gastroenterology. 1982;83:786–96.
4. Nakanuma Y, Ohta G, Doishita K. Quantitation and serial section observations of focal veno-occlusive lesions of hepatic veins in liver cirrhosis. Virchows Arch A Pathol Anat Histopathol. 1985;405:429–38.
5. Burt AD, MacSween RNM. Hepatic vein lesions in alcoholic liver disease: retrospective biopsy and necropsy study. J Clin Pathol. 1986;39(1):63–7.
6. Wanless IR, Shiota K. The pathogenesis of nonalcoholic steatohepatitis and other fatty liver diseases: a four-step model including the role of lipid release and hepatic venular obstruction in the progression to cirrhosis. Semin Liver Dis. 2004;24(1):99–106.
7. Xu S, Wang Y, Tai DCS, Wang S, Cheng CL, Peng Q, et al. qFibrosis: a fully-quantitative innovative method incorporating histological features to facilitate accurate fibrosis scoring in animal model and chronic hepatitis B patients. J Hepatol. 2014;61(2):260–9.
8. Edwards L, Wanless IR. Mechanisms of liver involvement in systemic disease. Best Pract Res Clin Gastroenterol. 2013;27(4):471–83.
9. Trautwein C, Friedman SL, Schuppan D, Pinzani M. Hepatic fibrosis: concept to treatment. J Hepatol. 2015;62(1 Suppl):S15–24.
10. Campana L, Iredale JP. Regression of liver fibrosis. Semin Liver Dis. 2017;37(1):1–10.
11. Adami JG, Nicholls AG. The principles of pathology. Philadelphia: Lea and Febiger; 1909. p. 473.
12. Mallory FB. Cirrhosis of the liver. Five different types of lesion from which it may arise. Bull Johns Hopkins Hosp. 1911;22:69–75.
13. Cameron GR, Karunaratne WAE. Carbon tetrachloride cirrhosis in relation to liver regeneration. J Pathol Bacteriol. 1936;42:1–21.
14. Hartroft WS, Ridout JH. Pathogenesis of the cirrhosis produced by choline deficiency; escape of lipid from fatty hepatic cysts into the biliary and vascular systems. Am J Pathol. 1951;27(6):951–89.

15. Meister HP, Szanto PB, Schoolman H. Quantitative-morphologic evaluation of postnecrotic cirrhosis. Virchows Arch Pathol Anat Physiol Klin Med. 1963;336:447–64.
16. Popper H. Pathologic aspects of cirrhosis. Am J Pathol. 1977;87:228–64.
17. Scheuer PJ, Maggi G. Hepatic fibrosis and collapse: histological distinction by orecin staining. Histopathology. 1980;4(5):487–90.
18. Cabibi D, Calvaruso V, Giuffrida L, Ingrao S, Balsamo L, Giannone AG, et al. Comparison of histochemical staining methods and correlation with transient elastography in acute hepatitis. Pathobiology. 2015;82:48–52.
19. Levy GA, MacPhee PJ, Fung LS, Fisher MM, Rappaport AM. The effect of mouse hepatitis virus infection on the microcirculation of the liver. Hepatology. 1983;3(6):964–73.
20. Bryce C, Grimes Z, Pujadas E, Ahuja S, Beasley MB, Albrecht R, et al. Pathophysiology of SARS-CoV-2: the Mount Sinai COVID-19 autopsy experience. Mod Pathol. 2021;34(8):1456–67.
21. Troeger JS, Mederacke I, Gwak GY, Dapito DH, Mu X, Hsu CC, et al. Deactivation of hepatic stellate cells during liver fibrosis resolution in mice. Gastroenterology. 2012;143(4):1073–83. e22
22. Wanless IR, Nakashima E, Sherman M. Regression of human cirrhosis: morphologic features and the genesis of incomplete septal cirrhosis. Arch Pathol Lab Med. 2000;124:1599–607.
23. Schiff ER, Lee SS, Chao YC, Kew Yoon S, Bessone F, Wu SS, et al. Long-term treatment with entecavir induces reversal of advanced fibrosis or cirrhosis in patients with chronic hepatitis B. Clin Gastroenterol Hepatol. 2011;9(3):274–6.
24. Sun Y, Wang B, You H, Jia J, Chen S, Wu X, et al. Artery density in human liver: a valuable measure for staging chronic liver disease. J Hepatol. 2019;70:e141.
25. Standish RA, Cholongitas E, Dhillon A, Burroughs AK, Dhillon AP. An appraisal of the histopathological assessment of liver fibrosis. Gut. 2006;55(4):569–78.
26. Stueck AE, Wanless IR. Hepatocyte buds derived from progenitor cells repopulate regions of parenchymal extinction in human cirrhosis. Hepatology. 2015;61(5):1696–707.
27. Falkowski O, An HJ, Ianus IA, Chiriboga L, Yee H, West AB, et al. Regeneration of hepatocyte 'buds' in cirrhosis from intrabiliary stem cells. J Hepatol. 2003;39(3):357–64.
28. Wanless IR. The mechanism of irreversibility of late stage cirrhosis. J Hepatol. 2018;68(Suppl 1):S692.
29. Turco L, Schepis F, Villa E. The role of anticoagulation in treating portal hypertension. Curr Hepatol Rep. 2018;17(3):200–8.
30. Moctezuma-Velazquez C, Abraldes JG, Montano-Loza AJ. The use of statins in patients with chronic liver disease and cirrhosis. Curr Treat Options Gastroenterol. 2018;16(2):226–40.
31. Turco L, Villanueva C, La Mura V, Garcia-Pagan JC, Reiberger T, Genesca J, et al. Lowering portal pressure improves outcomes of patients with cirrhosis, with or without ascites: a meta-analysis. Clin Gastroenterol Hepatol. 2020;18(2):313–327.e6.
32. Hide D, Warren A, Fernandez-Iglesias A, Maeso-Diaz R, Peralta C, Le Couteur DG, et al. Ischemia/reperfusion injury in the aged liver: the importance of the sinusoidal endothelium in developing therapeutic strategies for the elderly. J Gerontol A Biol Sci Med Sci. 2020;75(2):268–77.
33. Boyer-Diaz Z, Aristu-Zabalza P, Andres-Rozas M, Robert C, Ortega-Ribera M, Fernandez-Iglesias A, et al. Pan-PPAR agonist lanifibranor improves portal hypertension and hepatic fibrosis in experimental advanced chronic liver disease. J Hepatol. 2021;74(5):1188–99.
34. Gines P, Krag A, Abraldes JG, Sola E, Fabrellas N, Kamath PS. Liver cirrhosis. Lancet. 2021;398(10308):1359–76.
35. Wanless IR. Quantitative SHG-microscopy: unraveling the nano-architecture of the cirrhotic liver. Clin Res Hepatol Gastroenterol. 2020;44(1):1–3.

第 16 章　门静脉高压背景下肝纤维化及其逆转

Massimo Pinzani

引言

门静脉高压（portal hypertension，PH）作为肝脏疾病的主要并发症，是由多种病理改变导致门静脉进入肝脏血流受阻所引起。肝硬化门静脉高压的主要原因是由于肝内血管阻力增加所致，主要是由于纤维化所致的严重结构改变和肝脏微循环中血管张力增加。据报道，肝内血管收缩至少占肝内血管阻力增加原因的25%。肝细胞［如肝星状细胞（hepatic stellate cell，HSC）和肝窦内皮细胞（sinusoidal endothelial cell，LSEC）］的表型变化在肝内血管阻力增加中起着关键作用，在过去30年中有学者对其进行了广泛的研究。作为对肝脏损伤的反应，HSC 向具有纤维生成且高度收缩的肌成纤维细胞发生表型变化[1-4]。因此，激活的 HSC 在门静脉高压的发展中起着至关重要的作用。LSEC 是保护肝脏免受损伤的第一道防线，对肝脏功能产生多种影响，包括血液清除、血管张力、免疫、肝细胞稳态和血管生成 / 肝窦重塑。因此，肝硬化中 LSEC 功能障碍会导致血管舒缩调节受损，引起血管收缩、炎症、纤维化和肝再生受损，进而导致肝硬化和 PH 的发展。

慢性肝病（chronic liver disease，CLD）进展到肝硬化不仅仅是由于纤维化所致。新生血管的形成（血管新生）和肝脏血管结构的异常建立是一个与肝内血管重塑，肝窦毛细血管化和肝内分流密切相关的过程，这会导致肝脏血管阻力增加和肝细胞有效灌注减少，反复缺氧刺激最终导致血管生成和纤维生成[5]。

尽管不同病因（病毒、毒物、代谢、自身免疫等）所致慢性肝病向肝硬化的演变过程具有共同的机制和相似的结果，但存在重要的病因特异性的特征。这些差异对于理解在不同慢性肝病中门静脉高压的形成以及评估肝硬化中可能影响 PH 的限制纤维化可逆性的因素至关重要。

病因驱动的纤维化和肝硬化：了解肝硬化门静脉高压的关键

近年来，逐渐有学者认识到不同病因所致慢性肝病的纤维化进展模式不同，这引出了"病因驱动的纤维化和肝硬化"的概念[6,7]。这些不同的纤维化演变模式与不同的因素有关，尤其是：①组织损伤的定位；②促纤维化因子的相对浓度；③常见的促纤维化机制以及细胞效应器。相应地，疾病进展的时间、纤维化的分布，以及门静脉高压的发生 / 进展与病因相关，并取决于病因。例如，慢性病毒性肝炎的纤维化模式（又称为"坏死后"）是门静脉 - 中央静脉桥接坏死的结果，形成门静脉 - 中央静脉纤维间隔。此外，这种纤维化演变的特点是存在"界面炎"，形成门静脉 - 门静脉纤维间隔，以及伸入肝实质内的纤维间隔，并伴有门静脉系统血管相连引起的快速血流紊乱（早期门静脉高压）。另外，在酒精性和代谢性肝病患者中，纤维化最初集中在小叶中央（3区）肝窦周围（毛细血管化）和肝细胞周围（鸡笼样），逐渐在肝小叶内延伸，最终形成肝硬化的形态。最后，胆汁淤积性肝纤维化中由于门静脉 - 肝实质界面处反应性细胆管和胆管周围的肌成纤维细胞的共同增殖，使得纤维化倾向于从门静脉到门静脉的方向。这导致肝小叶周围门静脉 - 门静脉纤维间隔形成，中央静脉及其与门静脉的连接一直保留到疾病晚期。

图 16.1 显示了慢性病毒性肝炎和酒精性 / 非酒精性脂肪性肝炎这两种慢性肝病中纤维化演变的差异。如图所示，两种情况下纤维化的进展方向相反。重要的是，在坏死后肝纤维化中，存在门静脉向中央静脉的快速进展（纤维化和新生血管生成），早期即累及到小叶中央静脉（centrilobular vein，CLV），而肝窦的毛细血

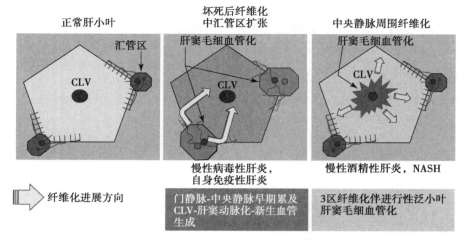

图 16.1　不同纤维化进展模式对门静脉高压发生的影响

管化仅局限于门静脉周围区域。相反，在中央静脉周围纤维化的情况下，肝窦毛细血管化从中央静脉向门静脉进展，并逐渐变为泛小叶。因此，在肝硬化完全形成之前，两种类型的纤维化演变中肝窦血流动力学受到的影响不同（图 16.2）。重要的是，血管新生在坏死后肝纤维化中更为典型，其特点是将门静脉与由微血栓形成的肝静脉分支末端相连接，很大程度上这种连接是无效的。此外，即使建立成功，这些门静脉 - 中央静脉连接不规则，埋藏在富含收缩细胞（例如，激活肝星状细胞和肌成纤维细胞）的纤维瘢痕组织中。因此，即使肝硬化完全形成，坏死后肝纤维化 / 肝硬化中肝内血管阻力的增加也反映了无效血管新生和小叶内血流动力学紊乱的影响。

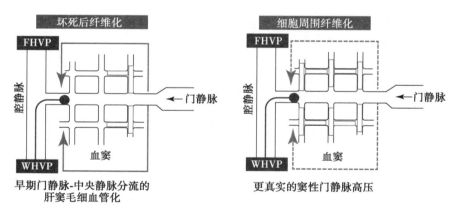

图 16.2　HVPG（=WHVP-FHVP）与纤维化进展模式的关系

　　对慢性肝病病理生理机制这些方面的认识，加深了疾病进展与病因、坏死炎性浸润变化、纤维化分布及门静脉高压出现和进展之间的相关性的理解。肝纤维化和 PH 的发生和发展取决于导致肝硬化的病因。一项旨在量化不同病因肝硬化肝脏中纤维化含量的研究提供了包含这些考虑因素的概念证明，从肝移植患者中获得肝硬化肝脏组织，这些患者 MELD 评分相似[8]。值得注意的是，通过胶原面积比例（collagen proportionate area，CPA）方法[9]测定的长期酒精摄入导致的肝硬化患者中，肝纤维化的平均含量是慢性 HCV 或 HBV 感染所致肝硬化的 2 倍。

　　无论病因如何，所有进展为肝硬化的 CLD 的特征不仅包括细胞外基质（extracellular matrix，ECM）含量的增加，而且包括不同 ECM 成分的质量和分布的变化。在健康肝脏中，Disse 间隙（即肝窦内皮细胞和肝细胞之间的空间）中的 ECM 主要由Ⅳ型胶原和层粘连蛋白组成。在纤维化发展过程中，纤维状胶原蛋白如 I

型和Ⅲ型胶原逐渐显著,并分布在通常由基底膜样结构占据的区域。最近,对正常和纤维化肝组织脱细胞技术的实现为理解正常和疾病特异性肝脏"细胞外基质组学"(即 ECM 的生化和生物力学特性)提供了可能,并加深了对细胞在健康和病理情况下与组织微环境相互作用和反应的理解[10]。特别是,这种独特的疾病特异的 ECM 环境影响细胞分化和功能,从而阐述了这一过程在肝硬化进展和肝细胞癌发展中的重要性。事实上,对肝硬化中"细胞外基质组学"的分析揭示了不同病因之间存在显著的量化差异,并强调病因特异性蛋白质特征的存在[11]。因此,有可能通过测定血浆或尿液中的特定 ECM 脱落片段,来作为不同类型肝硬化分层的疾病特异性生物标志物。

基于不同病因纤维化演变的不同模式,门静脉高压的发展及其临床特征也可能与病因有关。由于肝静脉压力梯度(hepatic vein pressure gradient,HVPG),即肝静脉楔压(wedged hepatic venous pressure,WHVP)减去肝静脉游离压(free hepatic vein pressure,FHVP)是唯一的直接测量标准,是临床决策和确定无创诊断的参照标准,因此可能需要根据肝硬化的病因重新确立 HVPG 的阈值。尤其是在早期肝硬化中由于肝窦血流动力学的变化不同,纤维化进展的类型可能会不同程度地影响 WHVP 的值(图 16.2)。在这种情况下,与坏死后纤维化相比,伴有弥漫肝窦毛细血管化的窦周纤维化(图 16.2 中以红色突出显示)可能更真实地反映肝窦压力。因此,最近的数据表明,经典的 HVPG 阈值(主要发生在 HCV 肝硬化中)并不能反映 NASH 肝硬化的临床风险,NASH 肝硬化中即使 HVPG 低于 10mmHg 也可能会发生严重并发症[12]。

不同原因慢性肝病的纤维化逆转是否存在差异?

纤维化逆转——定义为纤维化的细胞外基质含量的减少——对肝硬化和 PH 患者最为关键,可能会改善临床结局,而对于没有肝硬化的患者,合理的终点是延缓疾病的进展,例如不向肝硬化阶段进展。在讨论肝硬化中纤维化消退甚至肝硬化逆转的问题时,一个关键问题是缺乏对肝硬化中纤维化生物学与 PH 相关临床表现之间关系的清晰认识。事实上,这种认识是理想的肝硬化分层的基础。

就可逆性而言,虽然肝硬化能否逆转为正常组织仍值得探讨,但目前有可靠的证据表明,在有效的病因治疗后(即获得持续病毒学应答、戒酒等),愈合中的肝脏有能力吸收纤维瘢痕组织。然而,持续 30 年或更长时间的 CLD 患者的肝脏中的瘢痕组织可能具有不同阶段的生物学特征。事实上,近期疾病引起的纤维化沉积,其特征是存在细的网状纤维,通常伴随弥漫性炎症浸润,这种纤维化很可能是完全可逆的;而长期存在的纤维化以组织谷氨酰胺转移酶引起的组织广泛的胶原交联、弹性蛋白的存在、致密的不含细胞的 ECM 以及特定金属蛋白酶的表达和 / 或活性降低为特征,这种纤维化是不完全可逆的[13,14]。此外,没有令人信服的证据表明在肝硬化中肝内血管系统异常可以逆转。实际上,现有证据表明,即使在纤维化广泛消退的情况下,门静脉系统和肝静脉系统之间的直接连接(所谓的肝静脉 - 门静脉分流)仍然存在,而且肝内动静脉分流的存在会出现明显的"动脉化"肝血窦[15]。换句话说,无论是否采用抗纤维化治疗,一旦去除病因,同一肝脏内会出现不同类型的瘢痕组织,它们具有不同的逆转潜力和改变。此外,大量实验证据表明,慢性肝病患者中长期纤维化的特征是肝星状细胞 / 肌成纤维细胞凋亡进行性受阻,从而使促纤维化细胞数量不变[16]。上述考虑引出了这样的观点,即丙肝患者尽管经过直接抗病毒药物获得持续病毒学应答,但硬化的肝脏中纤维化过程仍可能继续进展,进而导致获得持续病毒学应答(sustained virological response,SVR)后 PH 的临床表现可以持续很长时间[17-19]。无论如何,在这种临床背景下,根据纤维生成的生物学特征对肝硬化进行分层是关键。事实上,如果纤维化形成仍然是以广泛的坏死性炎症为特征,获得 SVR 将导致该成分急剧减少,从而降低肝内血管阻力和门静脉压力[20,21]。特别是,治疗早期肝脏炎症、转氨酶和肝功能的改善可以解释一些研究中报告的 HVPG 和肝硬度的快速降低。酒精性肝硬化患者戒酒几周后也观察到了 HVPG 的显著降低[22]。总之,这些观察结果要求根据慢性炎症 / 纤维生成过程的一般特征对 HVPG 值和阈值进行更为关键的校准,这可能反映了病因差异。HVPG 与非侵入性技术(尤其是肝脏弹性成像)的联合应用可能有助于解决这一问题。如最近的一项研究[23]表明,分别以 10mmHg 和 12mmHg 为相同的 HVPG 诊断界值标准,与丙肝肝硬化相比,酒精性肝硬化患者中通过瞬时弹性成像获得的硬度值明显更高(几乎是 2 倍)。此外,考虑到精确可行,HVPG 范围在 5～20mmHg 或 20mmHg 以上,脾硬度与 HVPG 的相关性优于肝硬度,因此脾脏弹性成像的使用可能会进一步优化这一联合诊断标准[24]。

回到这一段中提出的问题:"不同慢性肝病患者的纤维化逆转是否不同?" 在我看来答案是肯定的,尽管这不是基于精确的临床数据,而是基于与纤维化演变特征来考虑。表 16.1 总结了基于本章中的概念提出的这些特征。这些概念需要通过不同病因引起的 CLD 的随访研究获得的更准确数据来支持。

表 16.1　基于纤维化类型区分肝纤维化可逆性

纤维化类型	早期门静脉到中央静脉纤维间隔	血管新生	泛小叶肝窦毛细血管化	潜在可逆性
坏死后(HBV、HCV、自身免疫性)	++++	++++	++	++
细胞周围 - 窦周(NASH、ASH、血色病)	−	+	++++	+++
胆汁淤积性(PBC、PSC)	+	++	−	+++
小叶中央性(慢性心力衰竭、肝脏血管病)	−	±	−	++++

总之,经过 30 多年的大量研究投入和研究成果,门静脉高压与肝纤维化之间的关系存在尚未解决的问题。目前我们仍在通过对不同病因慢性肝病中肝纤维化生物学的冰山一角的认知来处理肝硬化门静脉高压的临床管理,未来需要将这些知识转化为临床工具,从而使肝硬化的分层更加现实和准确。

（王冰琼 译,王宇 审校）

参考文献

1. Bataller R, Brenner DA. Liver fibrosis. J Clin Invest. 2005;115:209–18.
2. Friedman SL. Mechanisms of hepatic fibrogenesis. Gastroenterology. 2008;134:1655–69.
3. Pinzani M, Macias-Barragan J. Update on the pathophysiology of liver fibrosis. Expert Rev Gastroenterol Hepatol. 2010;4:459–72.
4. Wynn TA. Common and unique mechanisms regulate fibrosis in various fibroproliferative diseases. J Clin Invest. 2007;117:524–9.
5. Fernández M, Semela D, Bruix J, Colle I, Pinzani M, Bosch J. Angiogenesis in liver disease. J Hepatol. 2009;50:604–20.
6. Pinzani M, Rombouts K. Liver fibrosis: from the bench to clinical targets. Dig Liver Dis. 2004;36:231–42.
7. Tsochatzis EA, Bosch J, Burroughs AK. New therapeutic paradigm for patients with cirrhosis. Hepatology. 2012;56:1983–92.
8. Hall A, Germani G, Isgrò G, et al. Fibrosis distribution in explanted cirrhotic livers. Histopathology. 2012;60:270–7.
9. Calvaruso V, Burroughs AK, Standish R, et al. Computer-assisted image analysis of liver collagen: relationship to Ishak scoring and hepatic venous pressure gradient. Hepatology. 2009;49:1236–44.
10. Mazza G, Al-Akkad W, Telese A, Longato L, Urbani L, Robinson B, Hall A, et al. Rapid production of human liver scaffolds for functional tissue engineering by high shear stress oscillation-decellularization. Sci Rep. 2017;7:5534.
11. Mazza G, Telese A, Al-Akkad W, Frenguelli L, Levi A, Marrali M, Longato L, et al. Cirrhotic human liver extracellular matrix 3D scaffolds promote Smad-dependent TGF-beta1 epithelial Mesenchymal transition. Cell. 2019;9
12. Ferrusquia-Acosta J, Bassegoda O, Turco L, Reverter E, Pellone M, Bianchini M, Perez-Campuzano V, et al. Agreement between wedged hepatic venous pressure and portal pressure in non-alcoholic steatohepatitis-related cirrhosis. J Hepatol. 2021;74:811–8.
13. Hayasaka A, Ilda S, Suzuki N, Kondo F, Miyazaki M, Yonemitsu H. Pyridinoline collagen cross-links in patients with chronic viral hepatitis and cirrhosis. J Hepatol. 1996;24:692–8.
14. Issa R, Zhou X, Constandinou CM, Fallowfield J, Millward-Sadler H, Gaca MD, Sands E, Suliman I, Trim N, Knorr A, Arthur MJ, Benyon RC, Iredale JP. Spontaneous recovery from micronodular cirrhosis: evidence for incomplete resolution associated with matrix cross-linking. Gastroenterology. 2004;126:1795–808.
15. Shiratori Y, Imazeki F, Moriyama M, Yano M, Arakawa Y, Yokosuka O, et al. Histological

improvement of fibrosis in patients with hepatitis C who have sustained response to interferon therapy. Ann Intern Med. 2000;132:517–24.

16. Novo E, Marra F, Zamara E, Valfrè di Bonzo L, Monitillo L, Cannito S, Petrai I, Mazzocca A, Bonacchi A, De Franco RS, Colombatto S, Autelli R, Pinzani M, Parola M. Overexpression of Bcl-2 by activated human hepatic stellate cells: resistance to apoptosis as a mechanism of progressive hepatic fibrogenesis in humans. Gut. 2006;55:1174–82.

17. Di Marco V, Calvaruso V, Ferraro D, Bavetta MG, Cabibbo G, Conte E, Cammà C, Grimaudo S, Pipitone RM, Simone F, Peralta S, Arini A, Craxì A. Effects of eradicating hepatitis C virus infection in patients with cirrhosis differ with stage of portal hypertension. Gastroenterology. 2016;151:130–9.

18. Díez C, Berenguer J, Ibañez-Samaniego L, Llop E, Pérez-Latorre L, Catalina MV, Hontañón V, Jiménez-Sousa MA, Aldámiz-Echevarría T, Martínez J, Calleja JL, Albillos A, Bellón JM, Resino S, González-García J, Bañares R. Persistence of clinically significant portal hypertension after eradication of hepatitis C virus in patients with advanced cirrhosis. Clin Infect Dis. 2020;71:2726–9.

19. Puigvehí M, Londoño MC, Torras X, Lorente S, Vergara M, Morillas RM, Masnou H, Serrano T, Miquel M, Gallego A, Lens S, Carrión JA. Impact of sustained virological response with DAAs on gastroesophageal varices and Baveno criteria in HCV-cirrhotic patients. J Gastroenterol. 2020;55:205–16.

20. Deterding K, Höner Zu Siederdissen C, Port K, Solbach P, Sollik L, Kirschner J, Mix C, Cornberg J, Worzala D, Mix H, et al. Improvement of liver function parameters in advanced HCV-associated liver cirrhosis by IFN-free antiviral therapies. Aliment Pharmacol Ther. 2015;42:889–901.

21. Aqel BA, Pungpapong S, Leise M, Werner KT, Chervenak AE, Watt KD, Murphy JL, Ryland K, Keaveny AP, McLemore R, et al. Multicenter experience using simeprevir and sofosbuvir with or without ribavirin to treat hepatitis C genotype 1 in patients with cirrhosis. Hepatology. 2015;62:1004–12.

22. Spahr L, Goossens N, Furrer F, Dupuis M, Vijgen S, Elkrief L, Giostra E, Rubbia-Brandt L, Frossard JL. A return to harmful alcohol consumption impacts on portal hemodynamic changes following alcoholic hepatitis. Eur J Gastroenterol Hepatol. 2018;30:967–74.

23. Ryu SR, Yoo JJ, Kang SH, Jeong SW, Kim MY, Cho YK, Chang Y, Kim SG, Jang JY, Kim YS, Baik SK, Kim YJ, Park SY, Baymbajav B. The cut-off value of transient elastography to the value of hepatic venous pressure gradient in alcoholic cirrhosis. Clin Mol Hepatol. 2021;27:197–206.

24. Colecchia A, Montrone L, Scaioli E, Bacchi-Reggiani ML, Colli A, Casazza G, Schiumerini R, Turco L, Di Biase AR, Mazzella G, Marzi L, Arena U, Pinzani M, Festi D. Measurement of spleen stiffness to evaluate portal hypertension and the presence of esophageal varices in patients with HCV-related cirrhosis. Gastroenterology. 2012;143:646–54.

第 17 章　血管再生与进展期慢性肝病的研究进展

Seth M. Buryska,Kyle E.Robinson,Vijay Shah

肝血窦结构与功能

肝脏血管结构

　　肝脏是一个高度血管化的器官,其 75% 的血液来自门静脉,25% 来自肝动脉。门静脉分成隔支,而肝动脉则同时分成与隔支相邻的腋支,它们在流入肝静脉之前于肝窦汇合[1]。窦内皮细胞(sinusoidal endothelial cell,SEC)构成肝血窦内脉管系统管壁,形成缺乏基底膜的多孔屏障[2,3]。这种多孔屏障可以作为物理屏障,将血液中的物质与 Disse 间隙和其他肝实质细胞分开[4,5]。

肝窦微环境

　　窦内皮细胞和肝星状细胞(hepatic stellate cell,HSC)是本综述的主要焦点,过去二三十年研究揭示了这些细胞之间的内在关系,涉及肝脏健康、稳态、再生、血管生成、血管分泌信号和进展期慢性肝病(advanced chronic liver disease,ACLD)的病理生理机制过程。这些机制是多方面的、并未完全清楚,且可能超出了上述所提及部分。

窦内皮细胞功能

　　除了作为选择性的物理屏障外,SEC 在维持肝脏健康方面发挥着关键作用,并在调节肝窦微环境的稳态和再生方面充当守门人的作用。SEC 通过内源性一氧化氮合酶(endogenous nitric oxide synthase,eNOS)途径产生一氧化氮(nitric oxide,NO)来调节肝内压力。随着各种环境的刺激,如剪切应力等机械力,NO 合成增加[6]。外周 HSC 和肝细胞产生的旁分泌因子如血管内皮生长因子(vascular endothelial growth factor,VEGF)也促进 NO 的释放[7-9]。与血管收缩剂(ET-1,血栓素 A)相比,血管扩张剂(NO、PGI2)的作用更为突出,这在健康肝脏中建立了低抵抗状态[10]。

　　SEC 的 NO 也在维持肝窦微环境中起作用。NO 产生充足时,HSC 保持静止、储存脂肪的状态[11,12]。来自 SEC 的血管分泌信号通过肝细胞生长因子(hepatocyte growth factor,HGF)、Wnt2 和 Wnt9b 的激活来促进肝细胞稳态和自我更新[13,14]。维持肝窦微环境所需的信号通路之间是相互依赖和相互作用的,由于来自 HSC(以及肝细胞)的 VEGF 促进了窗孔的发育和稳态,从而维持了 SEC 表型[8,9,15]。后面的章节将回顾 SEC 的功能障碍如何改变血管分泌途径从而干扰稳态的机制[1,13,16,17]。

肝星状细胞功能

　　肝星状细胞是位于邻近 SEC 的 Disse 间隙的周细胞样细胞。它们具有中间表型;处于静止状态时作为贮存维生素 A/ 脂肪的细胞,处于激活状态时成为增殖的、可收缩的、纤维化的肌成纤维细胞[18]。HSC 通过旁分泌与邻近细胞交互作用,具有多种辅助 SEC 的功能[18]。其他功能包括视黄醇运输和储存[19];通过 TGF-β 调节胶原生成和 ECM[20,21]、血小板衍生生长因子(platelet-derived growth factor,PDGF)的分裂和迁移作用[22,23]。稍后的章节将揭示 HSC 的激活如何在纤维形成中发挥关键作用。此外,也将阐述 HSC 激活和 SEC 功能障碍之间的联系[1,24,25]。SEC 和 HSC 之间的适当交互作用是维持肝脏稳态的必要条件。这种交互作用的破坏引发了多种致病模式,导致 ACLD 的发展[1,2,11,18,24,25]。

肝窦微环境在血管生成过程中的作用为肝脏如何从再生模式转变为致病模式的现象提供了宝贵的见解。肝脏再生和肝脏疾病中的血管生成将是以下章节的重点。

肝脏健康与再生中血管生成与血管分泌信号的关系

血管生成的概述:是敌是友?

血管生成,即从已存在的血管系统中形成新的血管,是机体在组织损伤修复和再生过程中几乎无处不在的一个过程[26,27]。血管生成是肝脏再生所必需的。SEC 和 HSC 的交互作用促进了这一过程[1,18,28,29]。再生实际上是一个循环。在应对损伤时,肝脏的目标是重建其体积并恢复体内稳态。为了实现这一目标,血管再生是必要的。为了激发血管生成,来自 SEC 的血管分泌信号是调节和促进再生循环的必要条件。此外,血管分泌信号和血管生成之间必须通过相互作用实现。

血管生成和再生的调节因子:来自窦内皮细胞的血管分泌信号

SEC 在肝脏再生中的作用与在胚胎发育中内皮细胞(endothelial cell,EC)的作用相似。内皮细胞释放血管分泌信号刺激器官形成。随后,它们对刺激 EC 增殖的旁分泌信号作出反应,从而促进血管生成[30,31]。自然状态下再生有两个阶段[32-36]。

肝再生分为两个阶段:①肝细胞增殖(诱导性血管生成)和②肝窦内皮细胞增殖(增殖性血管生成)[35-37]。在第一阶段,肝细胞生长因子(hepatocyte growth factor,HGF)的上调可诱导肝细胞增殖[37,38]。目前尚不清楚 HGF 释放的确切机制。有证据表明,肝窦内皮细胞在 VEGF 的作用下能上调 HGF 的产生[37]。还有证据表明,SEC 调动了富含 HGF 的骨髓来源祖细胞(bone marrow-derived progenitor cell,BM-PC)[38-40]。无论如何,与 HGF 表达相关的 SEC 转录因子的缺失会减弱肝脏再生,阐明了血管分泌信号对促进再生第一阶段的调节作用,肝细胞增殖如图 17.1 所示[36,37]。

血管生成素 -2(angiopoietin-2,Ang2)是一种潜在的血管分泌信号,连接了肝脏再生的第一阶段和第二阶段[41]。早期 Ang2 的下调使得器官形成成为可能,而第二阶段 Ang2 的上调刺激了血管生成[41]。血管分泌调节在再生周期中的作用是一个正在进行的研究领域。

总之,从 SEC 释放的血管分泌通路与肝脏再生过程交织在一起。适当的 SEC 功能对于促进这些反应途径,最终恢复适当的肝脏体积、功能和稳态至关重要。

血管生成和再生过程中窦内皮细胞和肝星状细胞的关系

SEC 和 HSC 之间的交互作用对于促进血管生成和血管重塑是必要的。鉴于 HSC 的周细胞样性质,我们对其在血管生成中作用的了解来源于位于身体其他区域的周细胞,这些周细胞可以发挥旁分泌作用,诱导 EC 增殖、迁移、分化、血管分支和稳态。这些周细胞样细胞同时对 SEC 的血管分泌信号作出反应,促进 HSC 迁移到正在发育血管系统的部位,以帮助血管生成(见图 17.1)[18,42-46]。介导周细胞募集的血管分泌因子是 PDGF 和 Ang[44,45]。PDGF 信号缺乏的小鼠模型抑制了周细胞的募集,导致血管直径异常、内皮增生和血管渗漏[46,47]。周细胞募集、血管稳定和成熟与血管生成素途径相关[45,48]。

除了确保最佳的血运重建,HSC 是调节肝细胞增殖必需的两种分子 HGF 和 TGF-β 的来源。HGF 和 TGF-β 分别发挥增殖和抗增殖作用[38,49,50]。在初始阶段,HSC TGF-β 表达减弱使得肝细胞增殖得以进行[41]。由于 HSC 能够上调旁分泌因子,如 IL-1 和 TGF-β,随后诱导抗增殖作用,因此 HSC 激活对于调节肝细胞增殖是必要的[51]。一定程度的 HSC 激活对于促进再生反应是必要的,因为激活程度的变化会导致肝窦血运重建不完全[18,51,52]。

一旦肝脏完成其再生反应并恢复到稳态,HSC 必然恢复到在正常的稳态环境中的静止状态[1]。通过 SEC 来源的调节性血管分泌分子作用实现向稳态的恢复,突出了再生过程中血管分泌信号和血管生成之间的关系(见图 17.1)。

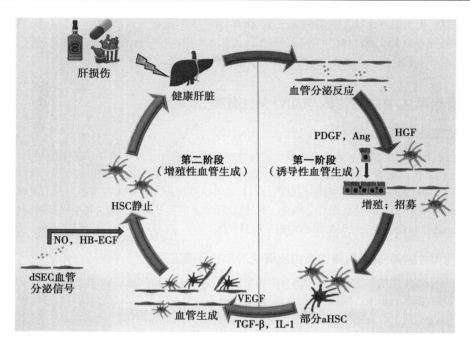

图 17.1 肝再生过程中血管分泌信号和血管生成的相互作用。在肝损伤后,SEC 通过释放介导 HSC 募集(PDGF,Ang)和肝细胞增殖(HGF)的血管分泌信号,启动肝再生的第一阶段。一部分 HSC 随后激活,释放促血管生成信号(VEGF),并控制肝细胞增殖反应(TGF-β,IL-1)。这些过程促进了再生的第二阶段:血管生成。一旦肝脏重建其体积并随后血管化,它就会通过从分化的 SEC(dSEC)释放血管分泌信号使 aHSC 恢复到其静止状态,从而恢复稳态。HGF,肝细胞生长因子;PDGF,血小板衍生生长因子;Ang,血管生成素;VEGF,血管内皮生长因子;TGF,转化生长因子;IL,白介素;NO,一氧化氮;HB-EGF,肝素结合表皮生长因子样生长因子;dSEC,分化的窦内皮细胞;aHSC,活化的肝星状细胞

活化的 HSC 不能恢复静止状态,从而导致纤维化(通过 TGF-β)、病理性血管生成,并驱动 ACLD 的进展。这一病理生理机制代表了肝窦微环境的变化如何诱导失代偿级联反应,从而导致 ACLD 和 PH 的进展。

从再生反应向退化反应的转变是相邻细胞(SEC 和 HSC)之间复杂、相互依存关系变化的结果。慢性肝损伤扰乱了血管分泌信号的共生关系(来自 SEC)。以下章节将展示血管生成和血管分泌信号之间的破坏关系如何导致病理性血管生成。

内皮细胞功能障碍:对 ACLD 和门静脉高压的影响

向去分化窦内皮细胞表型的转变,称为肝窦毛细血管化,是肝纤维化发展的前兆。肝窦毛细血管化是指在 Disse 间隙中窗孔减少和基底膜沉积[53,54]。在健康肝脏中,分化的 SEC(differentiated SEC,dSEC)产生血管分泌信号,控制血管张力、免疫反应、肝细胞生长和维持 HSC 静止状态。相反,当这些屏障转变为毛细血管化、去分化的形式时,会引发多种相互关联的病理生理机制。以下章节将展示内皮细胞功能障碍如何使得肝星状细胞持续活化,进而导致纤维化、缺氧和炎症改变(图 17.2)[6,10,15,30,55]。

如前所述,VEGF 通过激活一氧化氮合酶(eNOS)促进 NO 的释放,NO 随后调节下游蛋白靶点磷酸化通路以维持 SEC 表型[8,56]。这一通路的变化导致血管调节能力下降,并与肝窦微环境致病性改变相关。

血管扩张剂的减少

在毛细血管化过程中,由于结合 eNOS 抑制剂(如小窝蛋白)NO 的产生减少,从而抑制对外部刺激的 NO 合成反应[57,58]。即使 VEGF 上调,毛细血管化的窦内皮细胞也不能分泌足够数量的 NO[59-61]。细菌内

毒素、病毒、药物和乙醇的氧化应激是血管扩张剂减少的另一个可能原因[62,63]。肝硬化时肝脏中增加的超氧化物自由基与 NO 发生反应，形成过氧亚硝酸盐（$ONOO^-$），进一步降低了 NO 的可用性[64]。

血管收缩剂的增加

在 SEC 功能障碍期间血管扩张剂减少的同时，病变肝脏中血管收缩剂（如 ET-1 和血栓素 A）的生成增加[10,65]。在毛细血管化过程中，肝窦微环境从具有高比例血管扩张剂转向高比例血管收缩剂，损害血管调节能力，并导致肝内血管阻力增加，从而导致 ACLD 的发展（见图 17.2）。

肝窦微环境的致病性转变

SEC 的毛细血管化不仅导致血管调节分子的失衡，还导致 SEC 失去维持 HSC 静止的能力。与血管网更加狭窄相对应，向活化的、收缩的 HSC 肌成纤维细胞表型的转变进一步降低血流，增加肝内血管阻力[11,66,67]。HSC 一旦被激活，其对血管扩张剂的反应减弱，对血管收缩剂更敏感，从而增强其收缩力[66,68]。

分化形式的 SEC 能够通过激活 NO 依赖性通路（通过可溶性鸟苷酸环化酶激动剂）将活化的 HSC 恢复到静止状态[56]。在毛细血管化中，NO 依赖性通路被下调，cSEC 无法使活化的 HSC 恢复到静止状态。由于毛细血管化导致的调节关键蛋白的释放，使得 HSC 持续活化，并随后释放促血管生成因子，从而驱动病理性血管生成（见图 17.2）。

最近的研究分析了导致毛细血管化的潜在病因。Duan 等的一项研究证明了 Notch 通路的激活如何引起基因转变，从而引起上述 NO 依赖性通路的抑制导致毛细血管化。Notch 通路的激活也会减弱肝细胞有

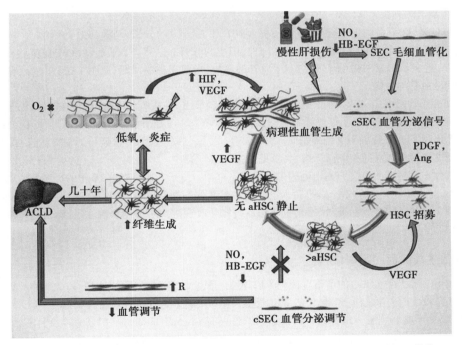

图 17.2　病理性血管生成与辅助病理生理机制之间的关系。慢性肝损伤导致 SEC 毛细血管化。cSEC 血管分泌信号仍然能够募集 HSC。然而，血管分泌信号的调节能力丧失，导致 HSC 过度激活，aHSC 无法恢复静止。反过来，这又刺激促血管生成因子的释放，导致正反馈回路。病理性血管生成通过减少血管调节和激活纤维化途径，同时激活辅助病理生理机制，从而驱动肝病的进展。这些辅助机制相互刺激促进纤维生成，并进一步延续病理性血管生成循环，这导致了纤维化和疾病进展。随着时间的推移，这些致病模式的积累会导致 ACLD。PDGF，血小板衍生生长因子；Ang，血管生成素；VEGF，血管内皮生长因子；NO，一氧化氮；HB-EGF，肝素结合表皮生长因子样生长因子；cSEC，毛细血管化肝窦内皮细胞；aHSC，活化的肝星状细胞；HIF，缺氧诱导因子

丝分裂原的产生(如 HGF),从而延缓再生反应[69]。有趣的是,sGC 激动剂能再次激活这一途径,并恢复分化表型[69]。

另一项研究确定了一种可能的负责 SEC 维持 HSC 静止状态的介质,即肝素结合表皮生长因子样生长因子(heparin-binding epidermal growth factor-like growth factor,HB-EGF)。研究发现,cSEC 实际上是骨髓来源的内皮祖细胞,无法成熟。反过来,这些未成熟的 cSEC 以较低的速率分泌 HB-EGF,维持 HSC 活化[70]。

总之,分化的 SEC 可阻止 HSC 激活并促进 HSC 恢复静止,但毛细血管化的 SEC 不会产生这样的作用[71]。这会导致肝内阻力增加,这是 ACLD 和 PH 发展的经典机制[1,57]。发生这种现象的原因是 NO 和 HB-EGF 等特定血管分泌信号的产生减少,从而破坏了血管分泌信号和血管生成之间的共生关系。血管分泌信号转导负责调节健康肝脏的血管生成。当这种调节能力丧失时,如 cSEC 的情况一样,病理性血管生成进而发生(见图 17.2)。以下章节将说明病理性血管形成是如何由过度激活的 HSC 增加血管生成,从而驱动 HSC 激活,并最终促进 ACLD 和 PH 发展的辅助机制。

病理性血管生成和辅助致病模式

病理性血管生成的驱动因素:肝星状细胞激活

HSC 的激活是病理性血管生成的一个重要组成部分,随后调用多种辅助机制(图 17.2)。如前所述,分化的 SEC 有助于保持 HSC 处于静止状态,而毛细血管化的 SEC 无法做到这一点[56]。其他周围细胞,如肝细胞、库普弗细胞和淋巴细胞,释放有助于活化 HSC(activated HSC,aHSC)形成的可溶性因子[24]。ECM 硬度也是 HSC 激活的刺激因素[72]。

HSC 一旦激活,可上调促血管生成因子(如 VEGF 和 Ang-1)的分泌,刺激 SEC 的增殖[8,73,74]。上调的 VEGF 能够刺激 HSC 的活化、增殖和趋化 HSC 到新形成的脉管部位[75,76]。然后,SEC 分泌某些血管分泌信号,如 PDGF,进一步刺激 HSC 迁移和向新生血管的募集,形成正反馈回路(见图 17.2)[18]。这种正反馈回路导致病理性血管的生成。

在病理性血管生成中,HSC 的过度募集和血管分泌调节丢失,从而允许增殖型肌成纤维细胞样表型的形成。这种活化的 HSC 表型导致促纤维化途径的激活[24,77]。在肝损伤期间,aHSC 释放的促纤维化因子 TGF-β,刺激纤维型和非纤维型细胞外基质成分的产生[24,78]。总之,血管分泌调节的缺失引起 HSC 的激活,刺激了病理性血管生成并间接刺激纤维生成(见图 17.2)。

与病理性血管生成的概念一起出现的术语是肝窦重塑。由于上述机制,在重塑的肝窦部位周围存在高密度的 aHSC。由于 aHSC 的收缩表型,以及它们对血管扩张剂缺乏反应,这些重塑的肝窦使得肝内压力持续升高并减少血流量[18,66,68]。此外,重塑肝窦中的纤维化改变进一步抑制氧灌注,从而引起另一种病理生理模式:缺氧[25,79]。

病理性血管生成的驱动因素:缺氧

虽然 aHSC 可以通过 SEC 的增殖直接刺激病理性血管生成,但其激活及其对肝窦微环境的影响可间接刺激病理性血管生成。事实上,纤维生成、病理性血管生成和缺氧之间存在着新的联系[80]。

通常,缺氧环境会刺激一组称为缺氧诱导因子(hypoxia-inducible factor,HIF)的转录因子。反过来,这些转录因子上调与促血管生成因子(如 VEGF)相关的基因,促进缺氧细胞的再灌注[81-84]。缺氧时 VEGF 的上调刺激血管生成。然而,在慢性肝损伤的背景下,这意味着缺氧通过刺激病理性血管生成间接驱动纤维生成(见图 17.2)。HIF 异构体 HIF-1α 本质上参与了纤维生成的发展[85,86],因为它调节了许多参与纤维化发育的基因[87-89]。此外,与对照组相比,接受胆管结扎(一种肝纤维化的动物模型)的 HIF-1α 基因敲除小鼠,表现为促纤维化的调节介质减少,纤维化显著减轻[86]。

总之,cSEC 和 aHSC 造成了一个逐渐加重的缺氧环境。因此,HIF 刺激了许多促纤维化和促血管生成的途径,使彼此的病理效应持续。事实上,这种失代偿级联效应在其他辅助的病理生理学模式中具有附加作用,包括炎症(图 17.3)。

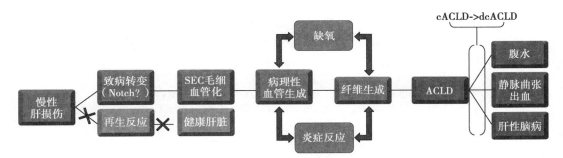

图 17.3　病理性血管生成；ACLD 发展中的失代偿级联效应。在慢性肝损伤的情况下，存在从再生反应到致病反应的转变。表观遗传学分析揭示了基因表达的变化，如 Notch 通路，与这种致病性变化有关。因此，SEC 发生毛细血管化（cSEC）由此产生病理性血管生成，如图 17.2 所示。病理性血管生成、纤维生成、缺氧和炎症反应相互影响，形成一种失代偿级联效应，从而驱动 ACLD 的发展。随着时间的推移，这种失代偿级联效应超越了肝脏对慢性损伤的代偿能力，随之发生失代偿事件。SEC，窦内皮细胞；ACLD，进展期慢性肝病；cACLD，代偿期进展性慢性肝病；dcACLD，失代偿期进展性慢性肝病

病理性血管生成的驱动因素：炎症

巨噬细胞在决定是否发生再生或致病反应时充当了一把双刃剑。肝脏是所有实体器官中拥有最多巨噬细胞的器官，这说明了它们在肝脏发育过程中的重要性。巨噬细胞通常有助于肝脏稳态和再生，刺激血管生成，并通过分泌可溶性分子促进组织重塑[55]。然而，它们的作用在病理性血管生成过程中发生了变化。

本质上，病理性血管生成驱动巨噬细胞浸润增加通过活化 HSC 产生黏附分子以及肝细胞变性等机制实现[24,90,91]。反过来，募集的巨噬细胞分泌多种趋化因子和细胞因子，进一步增强炎症反应。此外，巨噬细胞通过释放促血管生成分子（如 VEGF）刺激血管生成，从而维持病理性血管生成[92]。巨噬细胞通过分泌 TGF-β、PDGF 促进纤维生成，并激活 HSC 增强上述致病作用，从而通过另一个正反馈回路刺激炎症反应途径[93,94]。

这些过程阐释了肝窦微环境中干扰血管分泌信号如何触发这些建立的相互作用的病理生理机制（见图 17.3）。这些作用的结果是不断增加肝内阻力并促进纤维化，最终导致 ACLD 的发展。随着时间的推移，ACLD 将继续恶化，并导致腹水、静脉曲张出血和肝性脑病等失代偿事件（见图 17.3）。

ACLD 的临床表现和测量

门静脉高压

上述病理性血管生成机制最终导致异常发育的结节被纤维组织分隔，称为肝硬化[95]。肝硬化可分为两大类：代偿期（cACLD）和失代偿期（dcACLD）。然后，cACLD 进一步分为 4 个纤维化阶段：F0～F4[96]。门静脉压力监测具有诊断和评估预后的目的，因为肝静脉压力梯度（hepatic venous pressure gradient，HVPG）>10mmHg 提示临床显著门静脉高压，可观察到食管静脉曲张的形成。HVPG>12mmHg 是区分 cACLD 与 dcACLD 的阈值（图 17.4）。门静脉压力高于该值的患者发生急性失代偿事件（如腹水、静脉曲张出血和肝性脑病）的风险显著增加[96]。

瞬时弹性成像

肝脏疾病和纤维化的进展导致肝硬度增加。瞬时弹性成像是一种价格低廉的非侵入性的方法，可用于诊断肝硬度和评估疾病严重程度，通常被称为 FibroScan，该机器测量的是硬度的机械特性，是评估纤维化的替代指标。FibroScan 测量的是机械波或声波在肝脏中的传播速度。硬化、纤维化的肝脏，机械波传播速度更快。多项研究表明，FibroScan 可以准确区分纤维化的 4 个阶段，其值在～6kPa 至～18kPa 之间逐步变化[97]。FibroScan 也被用于区分 cACLD（>17～18kPa）患者和 dcACLD（>27kPa）患者[98]。FibroScan 在预测 PH、食管静脉曲张、静脉曲张出血、腹水和 HCC 的发生方面具有额外的预后价值[99]。

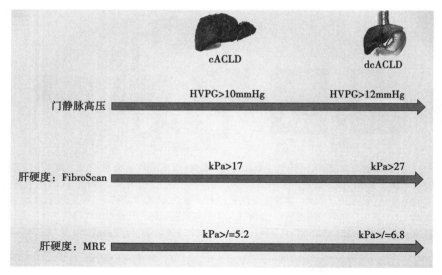

图 17.4   代偿期和失代偿期进展性慢性肝病的临床指标。临床指标区分 cACLD 和 dcACLD

这种预后价值可能是由于肝硬度具有与疾病进展相关的生物力学特性。细胞外基质的增加使 HSC 持续活化，增强纤维化反应途径，从而增加 ECM 沉积和硬度，产生了另一个致病性正反馈回路[72]。

磁共振弹性成像

虽然 FibroScan 是一种可靠、无创的测量方法，对患者来说成本相对较低，但磁共振弹性成像（magnetic resonance elastography，MRE）扫描则是一种更灵敏、更特异的测量方法。在最近一项纳入约 1 500 例行 MRE 和约 3 600 例行 FibroScan 患者的荟萃分析中，MRE 在诊断显著和进展性纤维化以及肝硬化方面的特异度比 FibroScan 高 10%～20%，灵敏度比 FibroScan 高 10%～20%[100]。MRE 还可以将病变肝脏分为纤维化的 4 个阶段，其值在 3.0kPa 至＞5kPa 之间逐步变化，MRE 还可以区分肝硬化是否发生失代偿。研究表明，cACLD 的平均硬度值（5.2kPa）显著低于 dcACLD 的硬度值（6.8kPa）（图 17.4）[101]。

结论

肝窦毛细血管化、HSC 活化、肝窦重塑、缺氧和炎症变化的影响都可导致病理性血管生成。病理性血管生成引起促纤维化途径的激活，并导致血管调节能力的丧失；这是肝硬化门静脉高压的经典机制。向毛细血管化肝窦内皮细胞表型的致病性转变导致相应的血管分泌调节通路发生变化。这些变化引发了 HSC 不可控的激活和增殖，随后诱导缺氧和炎症途径。这些途径刺激毛细血管化 SEC 的增殖（病理性血管生成），从而通过各种正反馈回路增强了先前提到的致病模式。病理性血管生成及其相关致病模式导致 PH 的进展：PH 是进展期慢性肝病发生急性失代偿的主要危险因素。血管分泌、旁分泌和自分泌调节途径调控病理性血管生成、纤维化和疾病进展过程。旨在纠正这些异常调节途径的治疗靶点可能是抑制纤维化、延缓 PH 发展和降低进展期慢性肝病死亡率的手段。

（张冠华　李淑香 译，王宇 审校）

参考文献

1. Kostallari E, Shah VH. Angiocrine signaling in the hepatic sinusoids in health and disease. Am J Physiol Gastrointest Liver Physiol. 2016;311(2):246–51.

2. Arii S, Imamura M. Physiological role of sinusoidal endothelial cells and Kupffer cells and their implication in the pathogenesis of liver injury. J Hepato-Biliary-Pancreat Surg. 2000;7(1):40–8.
3. Braet F, De Zanger R, Baekeland M, Crabbé E, Van Der Smissen P, Wisse E. Structure and dynamics of the fenestrae-associated cytoskeleton of rat liver sinusoidal endothelial cells. Hepatology. 1995;21(1):180–9.
4. Burt AD, Le Bail B, Balabaud C. Morphological investigation of sinusoidal cells. Semin Liver Dis. 1993;13:21–38.
5. Ishibashi H, Nakamura M, Komori A, Migita K, Shimoda S. Liver architecture, cell function, and disease. Semin Immunopathol. 2009;31(3):399–409.
6. Shah V, Haddad FG, Garcia-Cardena G, Frangos JA, Mennone A, Groszmann RJ, et al. Liver sinusoidal endothelial cells are responsible for nitric oxide modulation of resistance in the hepatic sinusoids. J Clin Invest. 1997;100(11):2923–30.
7. He H, Virginia VJ, Xiaolin G, Richard VC, Mario MB, Ruth CB. Vascular endothelial growth factor signals endothelial cell production of nitric oxide and prostacyclin through Flk-1/KDR activation of c-Src. J Biol Chem. 1999;274:25130–5.
8. DeLeve LD, Wang X, Hu L, McCuskey MK, McCuskey RS. Rat liver sinusoidal endothelial cell phenotype is maintained by paracrine and autocrine regulation. Am J Physiol Gastrointest Liver Physiol. 2004;287(4):G757–63.
9. Yamane A, Seetharam L, Yamaguchi S, Gotoh N, Takahashi T, Neufeld G, Shibuya M. A new communication system between hepatocytes and sinusoidal endothelial cells in liver through vascular endothelial growth factor and Flt tyrosine kinase receptor family (Flt-1 and KDR/Flk-1). Oncogene. 1994;9:2683–90.
10. Kamoun WS, Karaa A, Kresge N, Merkel SM, Korneszczuk K, Clemens MG. LPS inhibits endothelin-1–induced endothelial NOS activation in hepatic sinusoidal cells through a negative feedback involving caveolin-1. Hepatology. 2006;43(1):182–90.
11. Deleve LD, Wang X, Guo Y. Sinusoidal endothelial cells prevent rat stellate cell activation and promote reversion to quiescence. Hepatology. 2009;48:920–30.
12. Geerts A. History, heterogeneity, developmental biology, and functions of quiescent hepatic stellate cells. Semin Liver Dis. 2001;21(3):311–36.
13. Bocca C, Novo E, Miglietta A, Parola M. Angiogenesis and fibrogenesis in chronic liver diseases. Cell Mol Gastroenterol Hepatol. 2015;1(5):477–88.
14. Wang B, Zhao L, Fish M, Logan CY, Nusse R. Self-renewing diploid Axin2+ cells fuel homeostatic renewal of the liver. Nature. 2015;524(7564):180–5.
15. Yokomori H, Oda M, Yoshimura K, Nagai T, Ogi M, Nomura M, et al. Vascular endothelial growth factor increases fenestral permeability in hepatic sinusoidal endothelial cells. Liver Int. 2003;23(6):467–75.
16. Laurie LD. Liver sinusoidal endothelial cells in hepatic fibrosis. Hepatology. 2015;61(5):1740–6.
17. Ni Y, et al. Pathological process of liver sinusoidal endothelial cells in liver disease. World J Gastroenterol. 2017;23(43):7666–77.
18. Lee JS, Semela D, Iredale J, Shah VH. Sinusoidal remodeling and angiogenesis: a new function for the liver-specific pericyte? Hepatology. 2007;45(3):817–25.
19. Blomhoff R. Hepatic retinol metabolism: role of the various cell types. Nutr Rev. 1987;45(9):257–63.
20. Davis BH. Transforming growth factor beta responsiveness is modulated by the extracellular collagen matrix during hepatic ito cell culture. J Cell Physiol. 1988;136(3):547–53.
21. Czaja MJ, Weiner FR, Flanders KC, Giambrone MA, Wind R, Biempica L, et al. In vitro and in vivo association of transforming growth factor-beta 1 with hepatic fibrosis. J Cell Biol. 1989;108(6):2477–82.
22. Pinzani M, Gesualdo L, Sabbah GM, Abboud HE. Effects of platelet-derived growth factor and other polypeptide mitogens on DNA synthesis and growth of cultured rat liver fat-storing cells. J Clin Invest. 1989;84(6):1786–93.
23. Bachem MG, Riess U, Gressner AM. Liver fat storing cell proliferation is stimulated by epidermal growth factor/transforming growth factor alpha and inhibited by transforming growth factor beta. Biochem Biophys Res Commun. 1989;162(2):708–14.
24. Greuter T, Shah VH. Hepatic sinusoids in liver injury, inflammation, and fibrosis: new pathophysiological insights. J Gastroenterol. 2016;51:511–9.
25. Lee UE, Friedman SL. Mechanisms of hepatic fibrogenesis. Best Pract Res Clin Gastroenterol. 2011;25(2):195–206.
26. Carmeliet P. Angiogenesis in health and disease. Nat Med. 2003;9:653–60.

27. Yancopoulos GD, Davis S, Gale N, Rudge J, Wiegand S, Holash J. Vascular specific growth factors and blood vessel formation. Nature. 2000;407:242–8.
28. Taura K, et al. Hepatic stellate cells secrete angiopoietin 1 that induces angiogenesis in liver fibrosis. Gastroenterology. 2008;135(5):1729–38.
29. Carmeliet P. Manipulating angiogenesis in medicine. J Intern Med. 2004;255:538–61.
30. Matsumoto K, Yoshitomi H, Rossant J, Zaret KS. Liver organogenesis promoted by endothelial cells prior to vascular function. Science. 2001;294(5542):559–63.
31. Makita T, Sucov HM, Gariepy CE, Yanagisawa M, Ginty DD. Endothelins are vascular-derived axonal guidance cues for developing sympathetic neurons. Nature. 2008;452(7188):759–63.
32. Cleaver O, Melton DA. Endothelial signalling during development. Nat Med. 2003;9(6):661–8.
33. Coultas L, Chawengsaksophak K, Rossant J. Endothelial cells and VEGF in vascular development. Nature. 2005;438(7070):937–45.
34. Crivellato E, Nico B, Ribatti D. Contribution of endothelial cells to organogenesis: a modern reappraisal of an old Aristotelian concept. J Anat. 2007;211(4):415–27.
35. Ramasamy SK, Kusumbe AP, Adams RH. Regulation of tissue morphogenesis by endothelial cell-derived signals. Trends Cell Biol. 2015;25(3):148–57.
36. Zhang XJ, et al. Angiocrine hepatocyte growth factor signaling controls physiological organ and body size and dynamic hepatocyte proliferation to prevent liver damage during regeneration. Am J Pathol. 2019;190(2):358–71.
37. Ding BS, et al. Inductive angiocrine signals from sinusoidal endothelium are required for liver regeneration. Nature. 2010;468(7321):310–5.
38. DeLeve LD. Liver sinusoidal endothelial cells and liver regeneration. J Clin Invest. 2013;123(5):1861–6.
39. DeLeve LD, Wang X, Wang L. VEGF-sdf1 recruitment of CXCR7+ bone marrow progenitors of liver sinusoidal endothelial cells promotes rat liver regeneration. Am J Physiol Gastrointest Liver Physiol. 2016;310(9):G739–46.
40. Mendt M, Cardier JE. Role of SDF-1 (CXCL12) in regulating hematopoietic stem and progenitor cells traffic into the liver during extramedullary hematopoiesis induced by G-CSF, AMD3100 and PHZ. Cytokine. 2015;76:214–21.
41. Hu J, et al. Endothelial cell-derived angiopoietin-2 controls liver regeneration as a spatiotemporal rheostat. Science. 2014;343(6169):416–9.
42. Ribatti D, Nico B, Crivellato E. The role of pericytes in angiogenesis. Int J Dev Biol. 2011;55(3):261–8.
43. Bergers G, Song S. The role of pericytes in blood-vessel formation and maintenance. Neuro-Oncology. 2005;7(4):452–64.
44. Hellstrom M, Kalen M, Lindahl P, Abramsson A, Betsholtz C. Role of PDGF-B and PDGFR-beta in recruitment of vascular smooth muscle cells and pericytes during embryonic blood vessel formation in the mouse. Development. 1999;126(4):3047–55.
45. Stoeltzing O, Ahmad SA, Liu W, McCarty MF, Wey JS, Parikh AA, et al. Angiopoietin-1 inhibits vascular permeability, angiogenesis, and growth of hepatic colon cancer tumors. Cancer Res. 2003;63(12):3370–7.
46. Hellstrom M, Gerhardt H, Kalen M, Li X, Eriksson U, Wolburg H, et al. Lack of pericytes leads to endothelial hyperplasia and abnormal vascular morphogenesis. J Cell Biol. 2001;153(3):543–53.
47. Lindahl P, Johansson BR, Leveen P, Betsholtz C. Pericyte loss and microaneurysm formation in PDGF-B-deficient mice. Science. 1997;277(5323):242–5.
48. Suri C, Jones PF, Patan S, Bartunkova S, Maisonpierre PC, Davis S, et al. Requisite role of angiopoietin-1, a ligand for the TIE2 receptor, during embryonic angiogenesis. Cell. 1996;87(7):1171–80.
49. Chen L, et al. HSCs play a distinct role in different phases of oval cell-mediated liver regeneration. Cell Biochem Funct. 2012;30(7):588–96.
50. Yin C, Evason KJ, Asahina K, Stainier DY. Hepatic stellate cells in liver development, regeneration, and cancer. J Clin Invest. 2013;123:1902–10.
51. Mabuchi A, Mullaney I, Sheard PW, Hessian PA, Mallard BL, Tawadrous MN, et al. Role of hepatic stellate cell/hepatocyte interaction and activation of hepatic stellate cells in the early phase of liver regeneration in the rat. J Hepatol. 2004;40(6):910–6.
52. Balabaud C, Bioulac-Sage P, Desmouliere A. The role of hepatic stellate cells in liver regeneration. J Hepatol. 2004;40(6):1023–6.
53. Schaffner F, Poper H. Capillarization of hepatic sinusoids in man. Gastroenterology. 1963;44:239–42.
54. Horn T, Christoffersen P, Henriksen JH. Alcoholic liver injury: defenestration in noncirrhotic

livers–a scanning electron microscopic study. Hepatology. 1987;7(01):77–82.

55. Krenkel O, Tacke F. Liver macrophages in tissue homeostasis and disease. Nat Rev Immunol. 2017;17(5):306–21.

56. Xie G, Wang X, Wang L, Atkinson RD, Kanel GC, Gaarde WA, DeLeve LD. Role of liver sinusoidal endothelial cell differentiation in progression and regression of rat hepatic fibrosis. Gastroenterology. 2012;142(4):918–27.

57. Rockey DC, Chung JJ. Reduced nitric oxide production by endothelial cells in cirrhotic rat liver: endothelial dysfunction in portal hypertension. Gastroenterology. 1998;114(2):344–51.

58. Shah V, Toruner M, Haddad F, Cadelina G, Papapetropoulos A, Choo K, Sessa WC, et al. Impaired endothelial nitric oxide synthase activity associated with enhanced caveolin binding in experimental cirrhosis in the rat. Gastroenterology. 1999;117(5):1222–8.

59. Corpechot C, Barbu V, Wendum D, Kinnman N, Rey C, Poupon R, Housset C, et al. Hypoxia-induced VEGF and collagen I expressions are associated with angiogenesis and fibrogenesis in experimental cirrhosis. Hepatology. 2002;35(5):1010–21.

60. Kwon SH, Jeong SW, Jang JY, Lee JE, Lee SH, Kim SG, Kim YS, et al. Cyclooxygenase-2 and vascular endothelial growth factor in chronic hepatitis, cirrhosis and hepatocellular carcinoma. Clin Mol Hepatol. 2012;18:287–94.

61. Abraldes JG, Rodriguez-Vilarrupla A, Graupera M, Zafra C, Garcia-Caldero H, Garcia-Pagan JC, Bosch J. Simvastatin treatment improves liver sinusoidal endothelial dysfunction in CCl4 cirrhotic rats. J Hepatol. 2007;46(6):1040–6.

62. Gracia-Sancho J, Lavina B, Rodriguez-Vilarrupla A, et al. Increased oxidative stress in cirrhotic rat livers: a potential mechanism contributing to reduced nitric oxide bioavailability. Hepatology. 2008;47:1248–56.

63. Hernandez-Guerra M, Garcia-Pagan JC, Turnes J, et al. Ascorbic acid improves the intrahepatic endothelial dysfunction of patients with cirrhosis and portal hypertension. Hepatology. 2006;43(3):485–91.

64. Trebicka J, Hennenberg M, Laleman W, Shelest N, Biecker E, Schepke M, Nevens F, et al. Atorvastatin lowers portal pressure in cirrhotic rats by inhibition of RhoA/rho-kinase and activation of endothelial nitric oxide synthase. Hepatology. 2007;46(1):242–53.

65. Gracia-Sancho J, Lavina B, Rodriguez-Vilarrupla A, et al. Enhanced vasoconstrictor prostanoid production by sinusoidal endothelial cells increases portal perfusion pressure in cirrhotic rat livers. J Hepatol. 2007;47(2):220–7.

66. Kawada N, Tran-Thi TA, Klein H, et al. The contraction of hepatic stellate (ito) cells stimulated with vasoactive substances. Possible involvement of endothelin 1 and nitric oxide in the regulation of the sinusoidal tonus. Eur J Biochem. 1993;213(2):815–23.

67. Iwakiri Y. Endothelial dysfunction in the regulation of cirrhosis and portal hypertension. Liver Int. 2012;32(2):199–213.

68. Perri RE, Langer DA, Chatterjee S, et al. Defects in cGMP-PKG pathway contribute to impaired NO-dependent responses in hepatic stellate cells upon activation. Am J Physiol Gastrointest Liver Physiol. 2006;290(3):G535–42.

69. Duan JL, Ruan B, Yan XC, et al. Endothelial notch activation reshapes the angiocrine of sinusoidal endothelia to aggravate liver fibrosis and blunt regeneration in mice. Hepatology. 2018;68(2):677–90.

70. Maretti-Mira AC, Wang X, Wang L, DeLeve LD. Incomplete differentiation of engrafted bone marrow endothelial progenitor cells initiates hepatic fibrosis in the rat. Hepatology. 2019;69(3):1259–72.

71. DeLeve LD. Liver sinusoidal endothelial cells in hepatic fibrosis. Hepatology. 2015;61(5):1740–6.

72. Wells RG. The role of matrix stiffness in hepatic stellate cell activation and liver fibrosis. J Clin Gastroenterol. 2005;39(4 Suppl 2):S158–61.

73. Jin X, Aimaiti Y, Chen Z, Wang W, Li D. Hepatic stellate cells promote angiogenesis via the TGF-β1-Jagged1/VEGFA axis. Exp Cell Res. 2018;373(1–2):34–43.

74. Taura K, De Minicis S, Seki E, et al. Hepatic stellate cells secrete angiopoietin 1 that induces angiogenesis in liver fibrosis. Gastroenterology. 2008;135(5):1729–38.

75. Novo E, Povero D, Busletta C, et al. The biphasic nature of hypoxia-induced directional migration of activated human hepatic stellate cells. J Pathol. 2012;226:588–97.

76. Novo E, Cannito S, Zamara E, et al. Proangiogenic cytokines as hypoxia-dependent factors stimulating migration of human hepatic stellate cells. Am J Pathol. 2007;170(6):1942–53.

77. Cao Y, Szabolcs A, Dutta SK, Yaqoob U, Jagavelu K, Wang L, et al. Neuropilin-1 mediates divergent R-Smad signaling and the myofibroblast phenotype. J Biol Chem. 2010;285(41):31840–8.

78. Friedman SL. Cytokines and fibrogenesis. Semin Liver Dis. 1999;19(2):129–40.
79. Chow AM, Gao DS, Fan SJ, et al. Liver fibrosis: an intravoxel incoherent motion (IVIM) study. J Magn Reson Imaging. 2012;36(1):159–67.
80. Rosmorduc O, Housset C. Hypoxia: a link between fibrogenesis, angiogenesis, and carcinogenesis in liver disease. Semin Liver Dis. 2010;30(3):258–70.
81. Wang GL, Semenza GL. Characterization of hypoxia-inducible factor 1 and regulation of DNA binding activity by hypoxia. J Biol Chem. 1993;268:21513–8.
82. Semenza GL, Wang GL. A nuclear factor induced by hypoxia via de novo protein synthesis binds to the human erythropoietin gene enhancer at a site required for transcriptional activation. Mol Cell Biol. 1992;12:5447–54.
83. Liu Y, Cox SR, Morita T, Kourembanas S. Hypoxia regulates vascular endothelial growth factor gene expression in endothelial cells: identification of a 5′ enhancer. Circ Res. 1995;77:638–43.
84. Roth KJ, Copple BL. Role of hypoxia-inducible factors in the development of liver fibrosis. Cell Mol Gastroenterol Hepatol. 2015;1(6):589–97.
85. Yoshiji H, Kuriyama S, Yoshii J, et al. Vascular endothelial growth factor and receptor interaction is a prerequisite for murine hepatic fibrogenesis. Gut. 2003;52(9):1347–54.
86. Moon JO, Welch TP, Gonzalez FJ, Copple BL. Reduced liver fibrosis in hypoxia-inducible factor-1α-deficient mice. Am J Physiol Gastrointest Liver Physiol. 2009;296(3):G582–92.
87. Yoshida D, Kim K, Noha M, et al. Hypoxia inducible factor 1-alpha regulates of platelet derived growth factor-B in human glioblastoma cells. J Neuro-Oncol. 2006;76:13–21.
88. Calvani M, Rapisarda A, Uranchimeg B, Shoemaker RH, Melillo G. Hypoxic induction of an HIF-1α–dependent bFGF autocrine loop drives angiogenesis in human endothelial cells. Blood. 2006;107(7):2705–12.
89. Forsythe JA, Jiang BH, Iyer NV, Agani F, Leung SW, Koos RD, Semenza GL. Activation of vascular endothelial growth factor gene transcription by hypoxia-inducible factor 1. Mol Cell Biol. 1996;16(9):4604–13.
90. Ramirez-Pedraza M, Fernández M. Interplay between macrophages and angiogenesis: a double-edged sword in liver disease. Front Immunol. 2019;10:2882.
91. Hellerbrand C, Wang SC, Tsukamoto H, Brenner DA, Rippe RA. Expression of intracellular adhesion molecule 1 by activated hepatic stellate cells. Hepatology. 1996;24(3):670–6.
92. Ehling J, Gremse F, Möckel D, Kiessling F, Lammers T, Bartneck M, et al. CCl2-dependent infiltrating macrophages promote angiogenesis in progressive liver fibrosis. Gut. 2014;63:1960–71.
93. Wynn TA, Vannella KM. Macrophages in tissue repair, regeneration, and fibrosis. Immunity. 2016;44:450–62.
94. Vannella KM, Wynn TA. Mechanisms of organ injury and repair by macrophages. Annu Rev Physiol. 2017;79:593–617.
95. Anthony PP, Ishak KG, Nayak NC, Poulsen HE, Scheuer PJ, Sobin LH. The morphology of cirrhosis. Recommendations on definition, nomenclature, and classification by a working group sponsored by the World Health Organization. J Clin Pathol. 1978;31:395–414.
96. Garcia-Tsao G, Friedman S, Iredale J, Pinzani M. Now there are many (stages) where before there was one: in search of a pathophysiological classification of cirrhosis. Hepatology. 2010;51(4):1445–9.
97. Guo L, Zheng L, Hu L, Zhou H, Yu L, Liang W. Transient elastography (FibroScan) performs better than non-invasive markers in assessing liver fibrosis and cirrhosis in autoimmune hepatitis patients. Med Sci Monit. 2017;23:5106.
98. Foucher J, Chanteloup E, Vergniol J, Castera L, Le Bail B, Adhoute X, Bertet J, Couzigou P, de Ledinghen V. Diagnosis of cirrhosis by transient elastography (FibroScan): a prospective study. Gut. 2006;55(3):403–8.
99. Gherlan GS. Liver ultrasound elastography: more than staging the disease. World J Hepatol. 2015;7(12):1595.
100. Xiao H, Shi M, Xie Y, Chi X. Comparison of diagnostic accuracy of magnetic resonance elastography and Fibroscan for detecting liver fibrosis in chronic hepatitis B patients: a systematic review and meta-analysis. PLoS One. 2017;12(11):e0186660.
101. Asrani SK, Talwalkar JA, Kamath PS, Shah VH, Saracino G, Jennings L, Gross JB, Venkatesh S, Ehman RL. Role of magnetic resonance elastography in compensated and decompensated liver disease. J Hepatol. 2014;60(5):934–9.

第18章　肝纤维化进展和逆转的调节药物

Marina Vilaseca，Jordi Gracia-Sancho

引言

　　肝纤维化是不同类型慢性肝病中出现的一种组织学特征。其主要特征是由包括胶原蛋白在内的细胞外基质蛋白组成的细胞外基质过度沉积[1]。许多不同的病因都可最终导致肝纤维化，如药物性肝损伤（drug-induced liver injury，DILI）、酒精性肝病（alcoholic liver disease，ALD）、非酒精性脂肪性肝病（non-alcoholic fatty liver disease，NAFLD）和自身免疫性肝炎（autoimmune hepatitis，AIH）等。

　　尽管病因不同，参与这些基质纤维合成过程的主要细胞是相同的。肝星状细胞（hepatic stellate cell，HSC）在疾病发展过程中活化为肌成纤维细胞样特征，其增殖速度、胶原合成和收缩性都得到提高[1]。此外，肝脏中的许多其他类型细胞功能失调，如肝窦内皮细胞（liver endothelial sinusoidal cell，LSEC）、库普弗细胞（kupffer cell，KC）或肝细胞，成为不同治疗策略的目标。

　　重要的是，在去除致病因素后疾病进展过程中肝细胞的一些变化逐渐消失，开始肝纤维化逆转过程，此时细胞外基质纤维的沉积减少（至少部分减少），肝细胞表型改善。

　　在这方面，随着丙型肝炎病毒（hepatitis C virus，HCV）治愈的实现，研究者已经认识到，仅仅消除致病因素是不够的，还需要促进肝纤维化逆转。事实上，在一些接受有效抗病毒治疗的患者中，肝纤维化不会消退甚至可能会恶化[2]。

　　考虑到这一点，许多研究团队正尝试研发治疗肝纤维化的新药，包括进展期和消退期。事实上，有250多个临床试验正在进行或招募受试者。因此，我们对用于阻止或改善肝纤维化的不同策略进行综述。

肝纤维化进展和逆转的基础

　　为了评估肝纤维化治疗的不同策略，我们首先需要定义肝纤维化进展和逆转的一些基本概念。

　　我们知道，有许多不同的致病因素可以导致肝纤维化，如毒素、病毒、氧化应激和游离脂肪酸等[3]。这些刺激会诱发肝脏炎症，而当炎症持续存在或反复发生时，会引发慢性肝损伤，增加细胞外基质（extracellular matrix，ECM）蛋白合成。在肝纤维化的过程中，KC等炎性细胞将开始分泌炎性细胞因子和生长因子，从而募集血液中的单核细胞和巨噬细胞，加重炎症状态并诱导HSC活化。HSC位于窦周间隙，当激活时，它们会改变其表型，以促进其增殖能力、收缩能力和ECM蛋白合成。重要的是，产生的ECM也可以诱导HSC激活[4]，形成HSC激活的一个正反馈循环。

　　不仅HSC和KC会在疾病进展过程中发生特定变化，一种有窗孔的特殊的内皮细胞LSEC具有维持肝脏稳态的作用，在这个过程中LSEC的表型也开始发生改变，其窗孔消失，这被称为肝窦毛细血管化[4-6]。

　　另外，众所周知，一旦损伤消除肝脏肝纤维化本身能够改善。肝细胞和周围的非实质细胞将其表型转变为更具修复性和抗炎的类型，有利于肝纤维化的自发消退。这在生活方式改变的非酒精性脂肪性肝炎（non-alcoholic steatohepatitis，NASH）患者或获得长期病毒抑制的HCV患者中已经得到证实[7]。然而，想要完全治愈患者，仅去除致病因子仍不能有效或足够快速，仍需要加快肝纤维化消退进程的治疗方法。

　　尽管目前还没有针对肝纤维化的特定的治疗方法，但仍有许多寻找针对肝纤维化治疗方法的研究正在进行，如采用靶向HSC通路或ECM的合成和降解的诸多策略（图18.1）。

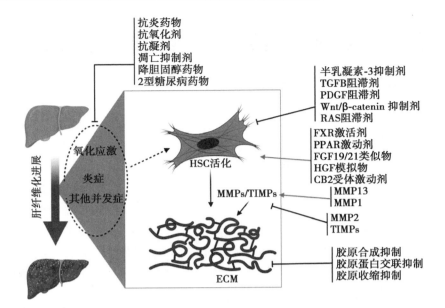

CB: 大麻素; ECM: 细胞外基质; FXR: 法尼酯X受体; FGF: 成纤维细胞生长因子; HSC: 肝星状细胞; HGF: 肝细胞生长因子; MMP: 基质金属蛋白酶; PDGF: 血小板衍生生长因子; PPAR: 过氧化物酶体增殖物激活受体; TIMP: 金属蛋白酶抑制剂; TGFB: 转化生长因子β; RAS: 肾素-血管紧张素系统。

图 18.1　靶向肝纤维化的治疗策略

靶向 HSC 的抗纤维化药物

　　HSC 位于肝细胞和 LSEC 之间的 Disse 间隙。在正常状态下,它们将视黄醇储存在脂滴中,但对肝损伤的应答中,HSC 转分化为产生胶原的细胞,从而导致肝纤维化,因此成为治疗肝纤维化的主要靶点之一。许多途径参与调节 HSC 表型及其活性,其中一些已经成为不同治疗策略的目标。从这些不同的治疗策略中,我们可以主要根据它们所针对的特定途径来对它们进行分类。这里我们总结了在临床前研究和临床试验中验证的主要方法。

HSC 通路的活化

　　一种针对调节 HSC 功能的治疗策略是靶向核受体。核受体是转录调节因子,在正常和病理条件下调节 HSC 功能。其中两种,法尼酯 X 受体(farnesoid X receptor,FXR)和过氧化物酶体增殖物激活受体(peroxisome proliferator-activator receptor,PPAR),在改善 HSC 表型和纤维化方面显示出令人满意的结果。

　　HSC 中的 FXR 激活与胶原生成减少相关[8],目前的临床试验中已经开发或评估了一些药物。FXR 激动剂如 Tropifexor(NCT02855164)和 Cilofexor[9]主要用于治疗 NASH 和 NAFLD,其在耐受性和降低肝脏脂肪变性方面已取得很好效果。此外,另一种 FXR 激动剂奥贝胆酸(obeticholic acid,OCA)在 PBC 患者中也显示出优于之前的结果(NCT02548351)。根据已发表的和正在进行的临床试验结果,这些药物可能是治疗肝纤维化的一种有效的方法,但仍需要更多的研究。

　　近几年来,PPAR 激动剂在治疗 NASH 和 NAFLD 中变得越来越重要,这主要是由于 PPAR 的下调将导致炎症和纤维生成增加[10]。尽管有 3 种不同的 PPAR 亚型(PPARα、PPARβ/d 和 PPARγ),但 PPARγ 是最有希望成为肝纤维化的治疗靶点。已有许多研究对 PPAR 激动剂进行了分析,如罗格列酮、沙格列酮、Elafibranor 和吡格列酮,其中一些研究在临床前和正在进行的临床研究中都显示出了有前景的结果(NCT02704403、NCT04584242、NCT00885313)。此外,泛 PPAR 激动剂 Lanifibranor 在降低纤维化和门静脉高压的临床前模型[11]和 2b 期临床试验[12]中显示出积极结果,目前有 2 项正在进行的 NASH 和 NAFLD 患者临床试验（NCT04849728 和 NCT03459079）。

人成纤维细胞生长因子 19 和 21（FGF19/21）的类似物已被认为参与调节葡萄糖和脂质代谢，并已在 NASH 患者的临床试验中被证明有助于肝纤维化缓解[13]。FGF19 或其在啮齿动物中的类似物 FGF15 通过激活 FXR 被释放，能调节肝脏中胆汁酸的合成，而 FGF21 在禁食期间通过 PPARα 受体的激活而被释放，它们具有抗脂肪分解作用，调节氧化应激和自噬，并具有抗炎和抗纤维化作用[13]。Aldafermin（NGM282）是一种 FGF19 类似物，其在 NASH 患者的临床试验结果显示患者 NAS 评分改善且纤维化程度没有恶化[14,15]。有几种 FGF21 类似物，如 Pegbelfermin（BMS-986036）和 Efruxifermin 在 NASH 患者中研究较多。Pegbelfermin 在 NASH 患者中显示出有益的效果，可降低肝脏脂肪含量，目前正在进行临床试验（NCT02413372、NCT03486899 和 NCT03486912）。Efruxifermin 治疗的患者也观察到了同样的情况，患者的肝脏脂肪变性降低高达 70%（NCT03976401），目前有两项正在进行的临床试验招募有或无肝硬化 NASH 患者（NCT04767529，NCT05039450）。

肝细胞生长因子（hepatocyte growth factor，HGF）是一种具有潜在治疗作用的分子，其与促纤维化分子 - 转化生长因子（transforming growth factor β，TGF-β）之间存在相互作用。有一些临床前研究表明，在大鼠模型中 HGF 过表达具有改善肝硬化的潜力[16]，但需要进一步研究来评估其对患者的影响。重要的是，Refanalin 是最近开发的一种小分子 HGF 模拟剂，初步未发表的数据显示，该药物在肝纤维化的临床前模型中能够减弱促纤维化基因和蛋白表达。

HSC 的另一个重要激活途径是肝内大麻素系统，该系统具有两种不同作用的受体。CB1 受体活化可以促进肝脏炎症，但 CB2 受体活化具有抗炎作用[17]。已经证实 CB2 受体激动剂有效降低了临床前模型中的炎症和纤维化，促进了肝脏逆转[18]，并显示出抗氧化作用[19]，但尚未在患者中进行证实。

HSC 通路的抑制

在疾病进展过程中，多种促纤维化途径可以诱导和调控 HSC 的激活。因此，许多疗法都集中于抑制其中的一些途径。

在许多不同的纤维化疾病中，半乳凝素 -3（主要在 KC 中产生）在诱导纤维化途径中发挥了作用[20]。一部分半乳凝素 -3 抑制剂已经进行了临床前试验，如 GR-MD-02、Belapectin 和 Davanat（GM-CT-01）[21]，这些抑制剂在啮齿动物模型中可降低肝纤维化。目前，不同阶段的临床试验正在评估 GR-MD-02 对 NASH（NCT02421094、NCT01899859、NCT04365868）和门静脉高压患者（NCT024663967）的安全性。GB1211 是另一种半乳凝素 -3 抑制剂，目前正在进行临床试验，测试其在 2～4 级 NASH 患者中的抗纤维化作用（NCT03809052）。

在肝纤维化发展过程中，炎症细胞表达了诱导 HSC 活化的促纤维化细胞因子，如 TGF-β、PDGF 或结缔组织生长因子（connective tissue growth factor，CTGF）。由于其广泛的系统效应，抑制促纤维化细胞因子表达一直是一个挑战。事实上，全身性阻断 TGF-β 可诱导炎症并增加肿瘤风险，但在 CCl$_4$ 诱导的肝纤维化模型中，TGF-β 中和抗体可降低肝纤维化[22]。Hydronidone 是一种 TGF-β 阻断剂，已在中国的慢性乙型病毒性肝炎患者中进行了试验，在治疗 52 周后，肝纤维化和肝脏炎症有所改善（NCT02499562）。

PDGF 刺激 HSC 增殖和迁移，与 TGF-β 抑制剂治疗相比具有一些优势。TGF-β 受体不仅存在于 HSC 中，也存在于肝细胞和巨噬细胞中[23]；与此相比，PDGF 受体仅在 HSC 和肌成纤维细胞中发现，这使得它成为药物更直接的靶点，且副作用更少[24]。

Wnt/β-catenin 是另一种可促进纤维化的途径，这可能是肝纤维化治疗的潜在靶点[25]。PRI-724 是一种 β- 联蛋白抑制剂，可以阻止小鼠 HSC 活化和胶原合成[26]。正在进行一项针对乙肝或丙肝患者的临床试验（NCT03620474）。

硝唑嗪（nitazoxanide，NTZ）是一种已获批准的治疗隐孢子虫感染的药物[27]，但在使用纤维化和 NASH 模型的临床前研究中，由于其与 HSC 的相互作用，它也显示出强大的抗纤维化活性[28]。此外，它已在 NASH 模型中与 Elafibranor 一起评估，并显示出潜在的协同作用[29]。最近完成了对 NASH 患者的 2 期临床试验，以评估其安全性和有效性（NCT03656068）。

肾素 - 血管紧张素系统（renin-angiotensin system，RAS）调节血压和肝脏的血管阻力。在肝纤维化时，

RAS 激活；血管紧张素 II 在 HSC 激活中起作用[30,31]。因此，不同的血管紧张素受体阻断剂，如坎地沙坦、雷米普利和氯沙坦，已经被证明在减少肝纤维化或 NASH 方面具有一定的作用[32-34]。目前正进行的临床试验在 HCV 患者中显示出良好的结果（NCT00298714）。事实上，我们分析了不同 RAS 药物（如血管紧张素转换酶抑制剂和血管紧张素受体阻滞剂）对肝纤维化患者的影响，发现纤维化和其他纤维化标志物含量降低[35]。

整合素是介导细胞 - 细胞相互作用和细胞 -ECM 接触的蛋白质。一些整合素甚至可以激活基质金属蛋白酶和其他成纤维介质，如 TGF-β1。因此，目前正在研发和试验许多不同的药物来抑制不同的整合素。由于关于该主题的信息丰富，我们建议进行最新的综述来详细描述关于整合素的所有不同方法[36]。

靶向 ECM 的抗纤维化药物

胶原合成抑制剂

在肝纤维化进展过程中，胶原合成和降解之间的失衡，导致纤维合成增加、慢性炎症和内皮细胞去分化，最终导致肝组织纤维化及功能障碍。

由于 I 型胶原是肝纤维化中形成 ECM 的主要蛋白质之一[37]，因此一些治疗方法主要专注于靶向 *Col1a1* 基因[38]或其胶原特异性伴侣[39]。临床前研究表明这些靶点的抑制剂可以减少肝脏胶原沉积和减轻炎症，并且没有明显的副作用[40,41]。值得注意的是，使用主要靶向 HSC 的维生素 A 偶联脂质体药物时，也观察到了这种效应[39]，证实了在抑制胶原合成时靶向 HSC 的重要性。这些阳性结果推动了一些临床试验的进行，如针对中度至重度肝纤维化受试者的 1b/2 期临床试验。他们评估了不同剂量的含有 siRNA 的纳米颗粒对抗胶原特异性伴侣 HSP47（ND-L02-s0201），并取得了一定的成功（NCT02227459）[42]。

还有其他方法可以减少胶原合成，例如抑制可结合 5′ 茎环结构（5′ stem-loop structure，5′SL）并促进胶原合成的 LARP6。临床前研究显示，使用 C9（一种从 5′SL 中分离 LARP6 的化合物）处理 HSC，I 型胶原分泌减少[43]。

靶向作用于 MMP 和 TIMP

基质金属蛋白酶（matrix metalloprotease，MMP）是降解细胞外基质蛋白的酶蛋白，在调节肝纤维化稳态中发挥关键作用。因此，它们在肝纤维化进展和逆转过程中的调节至关重要。

MMP 通常分泌到细胞外基质中，并在转录、转录后和蛋白质水平上受到严格调控，是调控金属蛋白酶组织抑制剂或 TIMP 活性的抑制剂[44]。

不同类型的 MMP 主要由 HSC 和 KC 产生，其中 MMP13 是纤维化发展过程中动态表达的主要胶原酶[45]。肝纤维化大鼠模型动物实验结果表明，过表达 MMP13 可阻止肝纤维化进展，证实它的抗纤维化作用[46]。其他 MMP，如 MMP1 也已经在研究中，有几项临床前研究通过不同方式诱导 MMP1 表达，认为这是治疗肝纤维化的有前景的方法[47-49]，或在体外通过使用维生素 A 偶联脂质体递送的 MMP2 siRNA 分子，结果显示 HSC 活化减少和胶原沉积减少[50]。

另一种基于 MMP 的方法是抑制 TIMP。一些临床前研究表明，通过保持较高水平的 MMP 或使 HSC 失活，TIMP 抑制剂在减少肝纤维化方面具有潜在作用[51,52]。尽管在基础研究方面取得了良好的结果，但在临床上还未作为治疗靶点进行研究，MMP 已被探索作为肝脏疾病的潜在生物标志物[53]。

抑制胶原蛋白交联

赖氨酰氧化酶（lysyl oxidase，LOX）和组织型谷氨酰胺转氨酶（transglutaminase，TG）是参与胶原蛋白交联的主要蛋白质。LOX 分泌胺氧化酶，使胶原蛋白和弹性蛋白中的赖氨酸或羟赖氨酸残基的游离氨基脱酰胺，产生不可逆的连接或交联。这些交联蛋白阻碍 MMP 对胶原纤维的正常降解，从而增加肝脏中不可溶性胶原的沉积[54]。

众所周知，在肝纤维化进展过程中 LOX 活性增加，抑制 LOX 活性可能是降低 ECM 硬度的一种策略，从而减少 HSC 活化和 ECM 含量。重要的是,LOX 除了调节 ECM 外还具有其他作用,包括基因调节因子,如调节 TGF-β 功能[55]。

前期研究表明,阻断赖氨酰氧化酶样蛋白 2(lysyl oxidase like 2,LOXL-2)可抑制 CCl₄ 诱导的大鼠肝纤维化[56];然而,临床研究中使用辛妥珠单抗 /GS-6624 作为 LOXL-2 抑制剂的效果并未达到预期[57]。

TG 可以共价连接两种蛋白质并诱导交联[58],已开发一些 TG2 的特异性抑制剂并开展临床前研究[59];然而,TG 抑制剂尚未进入临床试验阶段。

抑制胶原收缩

盘状结构域受体(discoid domain receptor,DDR)是在炎症和慢性损伤期间增加的胶原蛋白受体。它们主要在肝细胞和胆管细胞中表达,并被不同类型的胶原蛋白激活[60]。其主要功能是介导胶原蛋白收缩并诱导纤维化应答。虽然一些研究提出其在纤维化过程中的具有作为药物的潜在作用[61],但需要在肝纤维化环境中进一步评估 DDR 靶向药物的作用。

针对炎症和氧化应激的抗纤维化药物

除了关注 HSC 或 ECM 外,还有许多其他肝纤维化的治疗策略。通过中和不同的炎症细胞因子的抗炎药物可以直接抑制炎症,从而阻止肝细胞损伤。此外,在疾病进展过程中产生的活性氧(reactive oxygen species,ROS)可以促进肝细胞坏死及凋亡,甚至放大正在进行的炎症过程[62],针对这些病理过程的策略主要通过减少肝细胞损伤来间接减少纤维化发生。

抗炎策略

Cenicriviroc 是一种趋化因子受体 2/5 拮抗剂,通过阻断趋化因子配体 2(CCL2)和趋化因子配体 5(CCL5)炎症因子的结合位点来抑制肝脏炎症。一项针对 NASH 患者的临床试验显示,接受 Cenicriviroc 的患者在脂肪性肝炎不恶化的情况下减轻了肝纤维化程度,取得了良好的结果[63]。然而,在最近完成的第 3 阶段试验(NCT03028740)中,未得到此类的阳性结果。

参与肝脏炎症反应的主要细胞因子之一是肿瘤坏死因子 α(tumor necrosis factor alpha,TNF-α)。已酮可可碱作为一种磷酸二酯酶抑制剂,可以阻断 TNF-α 引起的炎症反应和氧化应激[64]。此外,吡非尼酮最初用于特发性肺纤维化治疗并具有明确的降低 TNF-α 的作用,尽管其作用机制尚不清楚[65]。一项 2 期研究(NCT04099407)评估了其在慢性肝病患者中的抗纤维化作用,结果显示肝纤维化程度减轻[66]。其他一些基于阻断促炎细胞因子策略的临床前研究显示出良好的结果,如 IL-4ra 反义寡核苷酸[67]或 CCR5 抑制剂[68]。

松弛素(relaxin)也能够靶向炎症,但它本身并不是抗炎剂,而是一种血管扩张剂。最近在临床前研究中发现其具有肝纤维化的潜在作用。这些研究显示,松弛素能够在不同的纤维化和 NASH 模型中使 HSC 失活,并触发促纤维化免疫细胞的表型转换[69,70]。

抗氧化剂

慢性肝病患者由于 ROS 产生增加和消除减少导致其含量增加,进而引起肝损伤和肝纤维化[71]。通过采用不同靶点和不同方法的抗氧化剂在临床前和临床试验中都被证实能潜在获益。

NADPH 氧化酶(NOX)是 ROS 的主要产生途径之一,已知 NOX1、NOX2 和 NOX4 在 HSC 的活化中发挥重要作用[72]。GKT137831 是一种 NOX1/4 抑制剂,临床前研究[73]已证明其可以通过减少 ROS 的产生来改善肝纤维化,并已在 PBC 患者进行了临床试验(NCT03226067)。

细胞内 ROS 的另一个重要产生途径是线粒体呼吸链[74]。线粒体靶向药物如 mitoquinone 能够直接减少线粒体 ROS 产生,临床前研究表明其对 HSC 失活和减轻肝纤维化[75,76]有重要作用,也可减少 HCV 患者的肝损伤[77]。

白藜芦醇是一种天然存在于植物和水果中的多酚类化合物,对氧化应激、炎症、内皮功能障碍和肝纤维化[78,79]具有多种有益作用。由于其作用广泛,它一直是许多临床前研究的焦点,在肝移植、肝脏缺血和保护不同的肝纤维化病因[80,81]中显示出有益的结果。然而,只有一项在 NASH 患者(NCT02030977)中的临床试验评估了白藜芦醇的效果[82]。

抗凝剂

尽管肝纤维化一直与较高的出血风险有关,但越来越多的证据表明,出血事件主要发生在胃肠道[83],相反,肝脏内存在高凝状态[84]。抗凝药物如凝血酶和凝血因子 Ⅹa(factor Ⅹa,FⅩa)抑制剂是已知的 HSC 激活剂,并可以阻止肝纤维化合成,发挥临床获益[85]。为了阐明抗凝剂对慢性肝病的有益作用,开展了不同阶段的研究。最初,传统的抗凝剂如低分子量肝素(low molecular weight heparin,LMWH)依诺肝素在肝纤维化临床前模型中进行了评估,但对肝纤维化的作用的结果是矛盾的[86,87]。在肝纤维化伴[88]或不伴门静脉血栓患者[89,90]中进行的临床试验发现在治疗过程中无出血并发症,证实了其有效性和安全性,尽管没有评估纤维化评分。

目前,在肝硬化患者中正在研究新型抗凝药物直接口服抗凝药(direct oral anticoagulant,DOAC),由于它们无须监测、可以口服,并且显示出与 LMWH 相似的疗效和安全性[91],多种药物已经在多个临床前和临床试验中显示出对慢性肝病的安全性和有益作用,如利伐沙班[92,93](NCT04874428、NCT03201367),阿哌沙班(NCT04874428),达比加群酯[94]和依度沙班[95]。

凋亡信号调节激酶 1 抑制剂

凋亡信号调节激酶 1(apoptosis signal-regulating kinase 1,ASK1)在肝细胞凋亡和坏死过程中被氧化应激激活,导致炎症和肝纤维化进展[96]。选择性 ASK1 抑制剂 Selonsertib 在 2 期临床试验中显示对 NASH 患者有改善作用[97],但在 3 期试验(NCT03053050、NCT03053063)中未观察到此效果[98]。

泛半胱天冬酶抑制剂

Emricasan(IDN-6 556)是一种泛半胱天冬酶抑制剂,可以阻止导致肝纤维化的肝细胞凋亡和炎症过程[99]。值得注意的是,虽然在肝纤维化患者中观察到其有益作用[100],但在 NASH 患者中并没有改善 HVPG[101]。

降胆固醇药物

阿托伐他汀、辛伐他汀等他汀类药物因其能抑制 HMG-CoA(羟甲基戊二酰辅酶 A)还原酶的活性而被用于治疗心血管疾病[102]。然而,它们治疗肝纤维化等其他疾病的潜力仅处于初级研究阶段。已知他汀类药物在治疗代偿期肝病患者中安全有效[103],且在慢性肝病动物模型中也显示出对氧化应激、炎症和血管保护的有益作用[104],并可预防慢加急性肝衰竭(acute-on-chronic liver failure,ACLF)的进展[105]。一些临床试验正在探索他汀类药物在不同疾病中的疗效,如酒精性肝病(NCT04971577),在失代偿期肝硬化患者中预防 ACLF(NCT03780673)或在代偿期肝硬化患者中使用辛伐他汀(NCT03654053)和阿托伐他汀(NCT04072601)预防失代偿和死亡。

新研发的药物能改善胆固醇含量,因此更侧重于治疗代谢性疾病,包括硬脂酰辅酶 A 去饱和酶 1(stearoyl-coenzyme A desaturase 1,SCD1)抑制剂 aramchol,甲状腺激素受体 β(THR-β)激动剂 VK2 809 和 Resmetirom。它们都是脂质代谢的强效激活剂,主要改善 NASH 和 NAFLD 患者的病情[106,107]。SCD1 抑制剂 Aramchol 在 NAFLD(NCT01094158)[108]和 NASH 患者(NCT04104321)中的一些临床试验正在进行。就 THR-β 激动剂而言,它们已被证明可以降低肝脏脂肪含量,并正在 NASH 患者中被评估(NCT04173065、NCT03900429)其有效性和安全性。

2 型糖尿病药物

利拉鲁肽(Liraglutide)和司美格鲁肽(Semaglutide)是胰高血糖素样肽(glucagon-like peptide,GLP)-1 受体激动剂,可刺激胰岛素产生和分泌[109]。最初,这些药物被设计用于治疗糖尿病患者,但对这些患者的肾脏状况也显示出良好的效果,给治疗 NASH 和 NAFLD 患者带来希望。事实上,一项临床前研究证实了利拉鲁肽在 CLD 中的抗纤维化作用[110],同时多个临床试验(NCT01237119、NCT02970942)评估了 GLP-1 受体激动剂的疗效,并显示出改善 NASH 的作用[111]。二甲双胍也是 2 型糖尿病中的胰岛素增敏剂,通过减少氧化应激和增强一氧化氮生物利用度来改善内皮功能障碍和血管保护,临床前研究结果显示应用二甲双胍减少肝纤维化[112]。

新策略:抗纤维化细胞疗法

　　细胞治疗是治疗慢性肝病的新策略[113]。事实上,不同细胞类型的不同阶段研究已经在开展,然而由于存在细胞坏死和凋亡,肝纤维化是最具挑战性的疾病之一[113]。目前已经证实输注骨髓细胞如间充质干细胞(mesenchymal stem cell,MSC)、造血祖细胞和巨噬细胞对于改善肝脏微环境修复至关重要。在临床前研究[114,115]和肝硬化患者[116]中,已证明输注 MSC 可减轻肝纤维化。其他细胞疗法,如内皮祖细胞[117](NCT03109236)和诱导多能干细胞[118],在动物模型和临床试验中也都显示出了良好的结果。

　　尽管在过去几年中,细胞疗法新疗法一直在不断发展,但是我们仍需要在包括更多参与者的临床试验中对这些疗法进行研究,以进一步探讨其长期有效性以及致癌风险等问题。

(张冠华　李悦榕 译,王宇 审校)

参考文献

1. Tsuchida T, Friedman SL. Mechanisms of hepatic stellate cell activation. Nat Rev Gastroenterol Hepatol. 2017;14(7):397–411. https://doi.org/10.1038/nrgastro.2017.38.
2. Lens S, Baiges A, Alvarado-Tapias E, LLop E, Martinez J, Fortea JI, et al. Clinical outcome and hemodynamic changes following HCV eradication with oral antiviral therapy in patients with clinically significant portal hypertension. J Hepatol. 2020;73(6):1415–24. https://doi.org/10.1016/j.jhep.2020.05.050.
3. Bataller R, Brenner DA. Liver fibrosis. J Clin Invest. 2005;115(2):209–18.
4. Guixé-Muntet S, Ortega-Ribera M, Wang C, Selicean S, Andreu I, Kechagia JZ, et al. Nuclear deformation mediates liver cell mechanosensing in cirrhosis. JHEP Rep. 2020;2(5):100145. https://pubmed.ncbi.nlm.nih.gov/32939447
5. Manicardi N, Fernández-Iglesias A, Abad-Jordà L, Royo F, Azkargorta M, Ortega-Ribera M, et al. Transcriptomic profiling of the liver sinusoidal endothelium during cirrhosis reveals stage-specific secretory signature. Cancer. 2021;13(11):2688. https://pubmed.ncbi.nlm.nih.gov/34072510
6. Gracia-Sancho J, Caparrós E, Fernández-Iglesias A, Francés R. Role of liver sinusoidal endothelial cells in liver diseases. Nat Rev Gastroenterol Hepatol. 2021;18(6):411–31. https://doi.org/10.1038/s41575-020-00411-3.
7. Rockey DC, Friedman SL. Fibrosis regression after eradication of hepatitis C virus: from bench to bedside. Gastroenterology. 2021;160(5):1502–1520.e1. https://doi.org/10.1053/j.gastro.2020.09.065.
8. Verbeke L, Mannaerts I, Schierwagen R, Govaere O, Klein S, Vander Elst I, et al. FXR agonist obeticholic acid reduces hepatic inflammation and fibrosis in a rat model of toxic cirrhosis. Sci Rep. 2016;6:33453.
9. Patel K, Harrison SA, Elkhashab M, Trotter JF, Herring R, Rojter SE, et al. Cilofexor, a non-steroidal FXR agonist, in patients with noncirrhotic NASH: a phase 2 randomized controlled trial. Hepatology. 2020;72(1):58–71. https://doi.org/10.1002/hep.31205.
10. Francque S, Szabo G, Abdelmalek MF, Byrne CD, Cusi K, Dufour J-F, et al. Nonalcoholic steatohepatitis: the role of peroxisome proliferator-activated receptors. Nat Rev Gastroenterol Hepatol. 2021;18(1):24–39. https://doi.org/10.1038/s41575-020-00366-5.
11. Boyer-Diaz Z, Aristu-Zabalza P, Andrés-Rozas M, Robert C, Ortega-Ribera M, Fernández-Iglesias A, et al. Pan-PPAR agonist lanifibranor improves portal hypertension and hepatic fibrosis in experimental advanced chronic liver disease. J Hepatol. 2021;74(5):1188–99.
12. Francque SM, Bedossa P, Parziu V, Anstee QM, Bugianesi E, Sanyal AJ, et al. A randomized, controlled trial of the Pan-PPAR agonist lanifibranor in NASH. N Engl J Med.

2021;385(17):1547–58.

13. Henriksson E, Andersen B. FGF19 and FGF21 for the treatment of NASH-two sides of the same coin? differential and overlapping effects of FGF19 and FGF21 from mice to human. Front Endocrinol. 2020;11:601349. https://pubmed.ncbi.nlm.nih.gov/33414764

14. Harrison SA, Rossi SJ, Paredes AH, Trotter JF, Bashir MR, Guy CD, et al. NGM282 improves liver fibrosis and histology in 12 weeks in patients with nonalcoholic steatohepatitis. Hepatology. 2020;71(4):1198–212. https://pubmed.ncbi.nlm.nih.gov/30805949

15. Harrison SA, Neff G, Guy CD, Bashir MR, Paredes AH, Frias JP, et al. Efficacy and safety of Aldafermin, an engineered FGF19 analog, in a randomized, double-blind, placebo-controlled trial of patients with nonalcoholic steatohepatitis. Gastroenterology. 2021;160(1):219–231.e1.

16. Cao X, Jin S, Sun L, Zhan Y, Lin F, Li Y, et al. Therapeutic effects of hepatocyte growth factor-overexpressing dental pulp stem cells on liver cirrhosis in a rat model. Sci Rep. 2017;7(1):15812. https://doi.org/10.1038/s41598-017-14995-5.

17. Melgar-Lesmes P, Perramon M, Jiménez W. Roles of the hepatic endocannabinoid and apelin systems in the pathogenesis of liver fibrosis. Cell. 2019;8(11):1311. https://pubmed.ncbi.nlm.nih.gov/31653030

18. Teixeira-Clerc F, Belot M-P, Manin S, Deveaux V, Cadoudal T, Chobert M-N, et al. Beneficial paracrine effects of cannabinoid receptor 2 on liver injury and regeneration. Hepatology. 2010;52(3):1046–59. https://pubmed.ncbi.nlm.nih.gov/20597071

19. Calleja MA, Vieites JM, Montero-Meterdez T, Torres MI, Faus MJ, Gil A, et al. The antioxidant effect of β-caryophyllene protects rat liver from carbon tetrachloride-induced fibrosis by inhibiting hepatic stellate cell activation. Br J Nutr. 2013;109(3):394–401. https://www.cambridge.org/core/article/antioxidant-effect-of-caryophyllene-protects-rat-liver-from-carbon-tetrachlorideinduced-fibrosis-by-inhibiting-hepatic-stellate-cell-activation/8EA3298D7E51DAA8940D41C5C28E5B57

20. Slack RJ, Mills R, Mackinnon AC. The therapeutic potential of galectin-3 inhibition in fibrotic disease. Int J Biochem Cell Biol. 2021;130:105881. https://www.sciencedirect.com/science/article/pii/S1357272520301989

21. Traber PG, Chou H, Zomer E, Hong F, Klyosov A, Fiel M-I, et al. Regression of fibrosis and reversal of cirrhosis in rats by galectin inhibitors in thioacetamide-induced liver disease. PLoS One. 2013;8(10):e75361. https://pubmed.ncbi.nlm.nih.gov/24130706

22. Fan X, Zhang Q, Li S, Lv Y, Su H, Jiang H, et al. Attenuation of CCl4-induced hepatic fibrosis in mice by vaccinating against TGF-β1. PLoS One. 2013;8(12):e82190. https://pubmed.ncbi.nlm.nih.gov/24349218

23. Bedossa P, Peltier E, Terris B, Franco D, Poynard T. Transforming growth factor—beta 1 (TGF-β1) and TGF-β1 receptors in normal, cirrhotic, and neoplastic human livers. Hepatology. 1995;21(3):760–6. https://doi.org/10.1002/hep.1840210325.

24. Dijk F, Olinga P, Poelstra K, Beljaars L. Targeted therapies in liver fibrosis: combining the best parts of platelet derived growth factor BB and interferon gamma. Front Med. 2015;2:72. https://www.frontiersin.org/article/10.3389/fmed.2015.00072

25. Nishikawa K, Osawa Y, Kimura K. Wnt/β-catenin signaling as a potential target for the treatment of liver cirrhosis using antifibrotic drugs. Int J Mol Sci. 2018;19(10):3103. https://pubmed.ncbi.nlm.nih.gov/30308992

26. Tokunaga Y, Osawa Y, Ohtsuki T, Hayashi Y, Yamaji K, Yamane D, et al. Selective inhibitor of Wnt/β-catenin/CBP signaling ameliorates hepatitis C virus-induced liver fibrosis in mouse model. Sci Rep. 2017;7(1):325. https://pubmed.ncbi.nlm.nih.gov/28336942

27. Rossignol J-F. Nitazoxanide: a first-in-class broad-spectrum antiviral agent. Antivir Res. 2014;110:94–103. https://pubmed.ncbi.nlm.nih.gov/25108173

28. Belanger C, Foucart C, Negro E, Dubernet M, Hum DW, Staels B, et al. Drug repurposing screen identifes novel small molecule compounds with potent antifibrotic properties. J Hepatol. 2017;66:S605.

29. Walczak R, Carole B, Benoit N, Descamps E, Nathalie D, Megnien S, et al. Elafibranor and nitazoxanide synergize to reduce fibrosis in a NASH model. J Hepatol. 2018;68:S352–3.

30. Simões E, Silva AC, Miranda AS, Rocha NP, Teixeira AL. Renin angiotensin system in liver diseases: friend or foe? World J Gastroenterol. 2017;23(19):3396–406. https://pubmed.ncbi.nlm.nih.gov/28596676

31. Bataller R, Gines P, Nicolas JM, Gorbig MN, Garcia-Ramallo E, Gasull X, et al. Angiotensin II induces contraction and proliferation of human hepatic stellate cells. Gastroenterology. 2000;118:1149–56.

32. Salama ZA, Sadek A, Abdelhady AM, Darweesh SK, Morsy SA, Esmat G. Losartan may inhibit the progression of liver fibrosis in chronic HCV patients. Hepatobiliary Surg Nutr.

2016;5(3):249–55. https://pubmed.ncbi.nlm.nih.gov/27275467

33. Murad HA, Gazzaz ZJ, Ali SS, Ibraheem MS. Candesartan, rather than losartan, improves motor dysfunction in thioacetamide-induced chronic liver failure in rats. Braz J Med Biol Res. 2017;50(11):e6665. https://pubmed.ncbi.nlm.nih.gov/28953991

34. Sturzeneker MCS, de Noronha L, Olandoski M, Wendling LU, Precoma DB. Ramipril significantly attenuates the development of non-alcoholic steatohepatitis in hyperlipidaemic rabbits. Am J Cardiovasc Dis. 2019;9(2):8–17. https://pubmed.ncbi.nlm.nih.gov/31131153

35. Kim G, Kim J, Lim YL, Kim MY, Baik SK. Renin–angiotensin system inhibitors and fibrosis in chronic liver disease: a systematic review. Hepatol Int. 2016;10(5):819–28. https://doi.org/10.1007/s12072-016-9705-x.

36. Schuppan D, Ashfaq-Khan M, Yang AT, Kim YO. Liver fibrosis: direct antifibrotic agents and targeted therapies. Matrix Biol. 2018;68–69:435–51. https://www.sciencedirect.com/science/article/pii/S0945053X18301604

37. Karsdal MA, Nielsen SH, Leeming DJ, Langholm LL, Nielsen MJ, Manon-Jensen T, et al. The good and the bad collagens of fibrosis—their role in signaling and organ function. Adv Drug Deliv Rev. 2017;121:43–56. https://www.sciencedirect.com/science/article/pii/S0169409X17301217

38. Leber N, Kaps L, Aslam M, Schupp J, Brose A, Schäffel D, et al. SiRNA-mediated in vivo gene knockdown by acid-degradable cationic nanohydrogel particles. J Control Release. 2017;248:10–23. https://www.sciencedirect.com/science/article/pii/S0168365916309221

39. Sato Y, Murase K, Kato J, Kobune M, Sato T, Kawano Y, et al. Resolution of liver cirrhosis using vitamin A–coupled liposomes to deliver siRNA against a collagen-specific chaperone. Nat Biotechnol. 2008;26(4):431–42. https://doi.org/10.1038/nbt1396.

40. Jiménez Calvente C, Sehgal A, Popov Y, Kim YO, Zevallos V, Sahin U, et al. Specific hepatic delivery of procollagen α1(I) small interfering RNA in lipid-like nanoparticles resolves liver fibrosis. Hepatology. 2015;62(4):1285–97. https://pubmed.ncbi.nlm.nih.gov/26096209

41. Molokanova O, Schönig K, Weng S-Y, Wang X, Bros M, Diken M, et al. Inducible knockdown of procollagen I protects mice from liver fibrosis and leads to dysregulated matrix genes and attenuated inflammation. Matrix Biol. 2018;66:34–49. https://www.sciencedirect.com/science/article/pii/S0945053X17302548

42. Sakamoto N, Ogawa K, Suda G, Morikawa K, Sho T, Nakai M, et al. Clinical phase 1b study results for safety, pharmacokinetics and efficacy of ND-L02-s0201, a novel targeted lipid nanoparticle delivering HSP47 SIRNA for the treatment of Japanese patients with advanced liver fibrosis. J Hepatol. 2018;18:S242.

43. Stefanovic B, Manojlovic Z, Vied C, Badger C-D, Stefanovic L. Discovery and evaluation of inhibitor of LARP6 as specific antifibrotic compound. Sci Rep. 2019;9(1):326. https://pubmed.ncbi.nlm.nih.gov/30674965

44. Sternlicht MD, Werb Z. How matrix metalloproteinases regulate cell behavior. Annu Rev Cell Dev Biol. 2001;17:463–516. https://pubmed.ncbi.nlm.nih.gov/11687497

45. Watanabe T, Niioka M, Hozawa S, Kameyama K, Hayashi T, Arai M, et al. Gene expression of interstitial collagenase in both progressive and recovery phase of rat liver fibrosis induced by carbon tetrachloride. J Hepatol. 2000;33(2):224–35. https://doi.org/10.1016/S0168-8278(00)80363-3.

46. Abe H, Kamimura K, Kobayashi Y, Ohtsuka M, Miura H, Ohashi R, et al. Effective prevention of liver fibrosis by liver-targeted hydrodynamic gene delivery of matrix metalloproteinase-13 in a rat liver fibrosis model. Mol Ther Nucleic Acids. 2016;5:e276. https://doi.org/10.1038/mtna.2015.49.

47. Iimuro Y, Brenner DA. Matrix metalloproteinase gene delivery for liver fibrosis. Pharm Res. 2008;25(2):249–58. https://pubmed.ncbi.nlm.nih.gov/17577645

48. Liu T, Wang P, Cong M, Zhang D, Liu L, Li H, et al. Matrix metalloproteinase-1 induction by diethyldithiocarbamate is regulated via Akt and ERK/miR222/ETS-1 pathways in hepatic stellate cells. Biosci Rep. 2016;36(4):e00371. https://pubmed.ncbi.nlm.nih.gov/27412967

49. Du C, Jiang M, Wei X, Qin J, Xu H, Wang Y, et al. Transplantation of human matrix metalloproteinase-1 gene-modified bone marrow-derived mesenchymal stem cell attenuates CCL4-induced liver fibrosis in rats. Int J Mol Med. 2018;41(6):3175–84. https://pubmed.ncbi.nlm.nih.gov/29512750

50. Li Y, Liu F, Ding F, Chen P, Tang M. Inhibition of liver fibrosis using vitamin A-coupled liposomes to deliver matrix metalloproteinase-2 siRNA in vitro. Mol Med Rep. 2015;12(3):3453–61. https://pubmed.ncbi.nlm.nih.gov/26017616

51. Cong M, Liu T, Wang P, Fan X, Yang A, Bai Y, et al. Antifibrotic effects of a recombinant adeno-associated virus carrying small interfering RNA targeting TIMP-1 in rat liver fibrosis.

Am J Pathol. 2013;182(5):1607–16. https://doi.org/10.1016/j.ajpath.2013.01.036.

52. Parsons CJ, Bradford BU, Pan CQ, Cheung E, Schauer M, Knorr A, et al. Antifibrotic effects of a tissue inhibitor of metalloproteinase-1 antibody on established liver fibrosis in rats. Hepatology. 2004;40(5):1106–15. https://doi.org/10.1002/hep.20425.

53. Geervliet E, Bansal R. Matrix metalloproteinases as potential biomarkers and therapeutic targets in liver diseases. Cell. 2020;9(5):1212. https://pubmed.ncbi.nlm.nih.gov/32414178

54. Kothapalli CR, Ramamurthi A. Lysyl oxidase enhances elastin synthesis and matrix formation by vascular smooth muscle cells. J Tissue Eng Regen Med. 2009;3(8):655–61. https://pubmed.ncbi.nlm.nih.gov/19813219

55. Liu SB, Ikenaga N, Peng Z-W, Sverdlov DY, Greenstein A, Smith V, et al. Lysyl oxidase activity contributes to collagen stabilization during liver fibrosis progression and limits spontaneous fibrosis reversal in mice. FASEB J. 2016;30(4):1599–609. https://doi.org/10.1096/fj.14-268425.

56. Ikenaga N, Peng Z-W, Vaid KA, Liu SB, Yoshida S, Sverdlov DY, et al. Selective targeting of lysyl oxidase-like 2 (LOXL2) suppresses hepatic fibrosis progression and accelerates its reversal. Gut. 2017;66(9):1697–708. https://pubmed.ncbi.nlm.nih.gov/28073888

57. Harrison SA, Abdelmalek MF, Caldwell S, Shiffman ML, Diehl AM, Ghalib R, et al. Simtuzumab is ineffective for patients with bridging fibrosis or compensated cirrhosis caused by nonalcoholic steatohepatitis. Gastroenterology. 2018;155(4):1140–53. https://doi.org/10.1053/j.gastro.2018.07.006.

58. Klöck C, Khosla C. Regulation of the activities of the mammalian transglutaminase family of enzymes. Protein Sci. 2012;21(12):1781–91. https://pubmed.ncbi.nlm.nih.gov/23011841

59. Daneshpour N, Griffin M, Collighan R, Perrie Y. Targeted delivery of a novel group of site-directed transglutaminase inhibitors to the liver using liposomes: a new approach for the potential treatment of liver fibrosis. J Drug Target. 2011;19(8):624–31. https://doi.org/10.3109/1061186X.2010.531731.

60. Song S, Shackel NA, Wang XM, Ajami K, McCaughan GW, Gorrell MD. Discoidin domain receptor 1: isoform expression and potential functions in cirrhotic human liver. Am J Pathol. 2011;178(3):1134–44. https://pubmed.ncbi.nlm.nih.gov/21356365

61. Moll S, Desmoulière A, Moeller MJ, Pache J-C, Badi L, Arcadu F, et al. DDR1 role in fibrosis and its pharmacological targeting. Biochim Biophys Acta Mol Cell Res. 2019;1866(11):118474. https://www.sciencedirect.com/science/article/pii/S0167488919300758

62. Arauz J, Ramos-Tovar E, Muriel P. Redox state and methods to evaluate oxidative stress in liver damage: from bench to bedside. Ann Hepatol. 2016;15(2):160–73. https://www.sciencedirect.com/science/article/pii/S1665268119306702

63. Friedman SL, Ratziu V, Harrison SA, Abdelmalek MF, Aithal GP, Caballeria J, et al. A randomized, placebo-controlled trial of cenicriviroc for treatment of nonalcoholic steatohepatitis with fibrosis. Hepatology. 2018;67(5):1754–67. https://pubmed.ncbi.nlm.nih.gov/28833331

64. Wen WX, Lee SY, Siang R, Koh RY. Repurposing pentoxifylline for the treatment of fibrosis: an overview. Adv Ther. 2017;34(6):1245–69. https://doi.org/10.1007/s12325-017-0547-2.

65. Komiya C, Tanaka M, Tsuchiya K, Shimazu N, Mori K, Furuke S, et al. Antifibrotic effect of pirfenidone in a mouse model of human nonalcoholic steatohepatitis. Sci Rep. 2017;7(1):44754. https://doi.org/10.1038/srep44754.

66. Poo JL, Torre A, Aguilar-Ramírez JR, Cruz M, Mejía-Cuán L, Cerda E, et al. Benefits of prolonged-release pirfenidone plus standard of care treatment in patients with advanced liver fibrosis: PROMETEO study. Hepatol Int. 2020;14(5):817–27. https://doi.org/10.1007/s12072-020-10069-3.

67. Weng S-Y, Wang X, Vijayan S, Tang Y, Kim YO, Padberg K, et al. IL-4 receptor alpha signaling through macrophages differentially regulates liver fibrosis progression and reversal. EBioMedicine. 2018;29:92–103. https://www.sciencedirect.com/science/article/pii/S235239641830032X

68. Coppola N, Perna A, Lucariello A, Martini S, Macera M, Carleo MA, et al. Effects of treatment with Maraviroc a CCR5 inhibitor on a human hepatic stellate cell line. J Cell Physiol. 2018;233(8):6224–31. https://doi.org/10.1002/jcp.26485.

69. Fallowfield JA, Ramachandran P. A relaxin-based nanotherapy for liver fibrosis. Nat Nanotechnol. 2021;16(4):365–6. https://doi.org/10.1038/s41565-020-00832-w.

70. Bennett RG, Heimann DG, Singh S, Simpson RL, Tuma DJ. Relaxin decreases the severity of established hepatic fibrosis in mice. Liver Int. 2014;34(3):416–26. https://doi.org/10.1111/liv.12247.

71. Gracia-Sancho J, Laviña B, Rodríguez-Vilarrupla A, García-Calderó H, Fernández M, Bosch

J, et al. Increased oxidative stress in cirrhotic rat livers: a potential mechanism contributing to reduced nitric oxide bioavailability. Hepatology. 2008;47(4):1248–56. https://doi.org/10.1002/hep.22166.

72. Paik Y-H, Iwaisako K, Seki E, Inokuchi S, Schnabl B, Osterreicher CH, et al. The nicotinamide adenine dinucleotide phosphate oxidase (NOX) homologues NOX1 and NOX2/gp91(phox) mediate hepatic fibrosis in mice. Hepatology. 2011;53(5):1730–41. https://pubmed.ncbi.nlm.nih.gov/21384410

73. Aoyama T, Paik Y-H, Watanabe S, Laleu B, Gaggini F, Fioraso-Cartier L, et al. Nicotinamide adenine dinucleotide phosphate oxidase in experimental liver fibrosis: GKT137831 as a novel potential therapeutic agent. Hepatology. 2012;56(6):2316–27. https://pubmed.ncbi.nlm.nih.gov/22806357

74. Murphy MP, Smith RAJ. Drug delivery to mitochondria: the key to mitochondrial medicine. Adv Drug Deliv Rev. 2000;41(2):235–50. https://www.sciencedirect.com/science/article/pii/S0169409X99000691

75. Vilaseca M, Garcia-Caldero H, Lafoz E, Ruart M, Lopez-Sanjurjo CI, Murphy MP, et al. Mitochondria-targeted antioxidant mitoquinone deactivates human and rat hepatic stellate cells and reduces portal hypertension in cirrhotic rats. Liver Int. 2017;37(7):1002–12.

76. Turkseven S, Bolognesi M, Brocca A, Pesce P, Angeli P, di Pascoli M. Mitochondria-targeted antioxidant mitoquinone attenuates liver inflammation and fibrosis in cirrhotic rats. Am J Physiol Gastrointest Liver Physiol. 2019;318(2):G298–304. https://doi.org/10.1152/ajpgi.00135.2019.

77. Gane EJ, Weilert F, Orr DW, Keogh GF, Gibson M, Lockhart MM, et al. The mitochondria-targeted anti-oxidant mitoquinone decreases liver damage in a phase II study of hepatitis C patients. Liver Int. 2010;30(7):1019–26.

78. Bishayee A, Darvesh AS, Politis T, McGory R. Resveratrol and liver disease: from bench to bedside and community. Liver Int. 2010;30(8):1103–14. https://doi.org/10.1111/j.1478-3231.2010.02295.x.

79. Gracia-Sancho J, Villarreal G Jr, Zhang Y, García-Cardeña G. Activation of SIRT1 by resveratrol induces KLF2 expression conferring an endothelial vasoprotective phenotype. Cardiovasc Res. 2010;85(3):514–9. https://pubmed.ncbi.nlm.nih.gov/19815564

80. di Pascoli M, Diví M, Rodríguez-Vilarrupla A, Rosado E, Gracia-Sancho J, Vilaseca M, et al. Resveratrol improves intrahepatic endothelial dysfunction and reduces hepatic fibrosis and portal pressure in cirrhotic rats. J Hepatol. 2013;58(5):904–10. http://www.ncbi.nlm.nih.gov/pubmed/23262250

81. Heebøll S, Thomsen KL, Pedersen SB, Vilstrup H, George J, Grønbæk H. Effects of resveratrol in experimental and clinical non-alcoholic fatty liver disease. World J Hepatol. 2014;6(4):188–98. https://pubmed.ncbi.nlm.nih.gov/24799987

82. Theodotou M, Fokianos K, Moniatis D, Kadlenic R, Chrysikou A, Aristotelous A, et al. Effect of resveratrol on non-alcoholic fatty liver disease. Exp Ther Med. 2019;18(1):559–65. https://pubmed.ncbi.nlm.nih.gov/31316594

83. Basili S, Raparelli V, Napoleone L, Talerico G, Corazza GR, Perticone F, et al. Platelet count does not predict bleeding in cirrhotic patients: results from the PRO-LIVER study. Am J Gastroenterol. 2018;113(3):368–75. https://journals.lww.com/ajg/Fulltext/2018/03000/Platelet_Count_Does_Not_Predict_Bleeding_in.13.aspx

84. Northup PG. Hypercoagulation in liver disease. Clin Liver Dis. 2009;13(1):109–16. https://www.sciencedirect.com/science/article/pii/S1089326108000950

85. Dhar A, Sadiq F, Anstee QM, Levene AP, Goldin RD, Thursz MR. Thrombin and factor Xa link the coagulation system with liver fibrosis. BMC Gastroenterol. 2018;18(1):60. https://pubmed.ncbi.nlm.nih.gov/29739329

86. Cerini F, Vilaseca M, Lafoz E, García-Irigoyen O, García-Calderó H, Tripathi DM, et al. Enoxaparin reduces hepatic vascular resistance and portal pressure in cirrhotic rats. J Hepatol. 2016;64(4):834–42. https://doi.org/10.1016/j.jhep.2015.12.003.

87. Fortea JI, Zipprich A, Fernandez-Mena C, Puerto M, Bosoi CR, Almagro J, et al. Enoxaparin does not ameliorate liver fibrosis or portal hypertension in rats with advanced cirrhosis. Liver Int. 2018;38(1):102–12. https://doi.org/10.1111/liv.13510.

88. Cui S, Shu R, Yan S, Wu H, Chen Y, Wang L, et al. Efficacy and safety of anticoagulation therapy with different doses of enoxaparin for portal vein thrombosis in cirrhotic patients with hepatitis B. Eur J Gastroenterol Hepatol. 2015;27(8):914–9. https://journals.lww.com/eurojgh/Fulltext/2015/08000/Efficacy_and_safety_of_anticoagulation_therapy.7.aspx

89. Amitrano L, Guardascione MA, Menchise A, Martino R, Scaglione M, Giovine S, et al. Safety and efficacy of anticoagulation therapy with low molecular weight heparin for portal vein

thrombosis in patients with liver cirrhosis. J Clin Gastroenterol. 2010;44(6):448–51. https://journals.lww.com/jcge/Fulltext/2010/07000/Safety_and_Efficacy_of_Anticoagulation_Therapy.17.aspx

90. Villa E, Cammà C, Marietta M, Luongo M, Critelli R, Colopi S, et al. Enoxaparin prevents portal vein thrombosis and liver decompensation in patients with advanced cirrhosis. Gastroenterology. 2012;143(5):1253–1260.e4. https://doi.org/10.1053/j.gastro.2012.07.018.

91. Violi F, Vestri A, Menichelli D, di Rocco A, Pastori D, Pignatelli P. Direct oral anticoagulants in patients with atrial fibrillation and advanced liver disease: an exploratory meta-analysis. Hepatol Commun. 2020;4(7):1034–40. https://doi.org/10.1002/hep4.1513.

92. Vilaseca M, Garcia-Caldero H, Lafoz E, Garcia-Irigoyen O, Avila M, Reverter JC, et al. The anticoagulant rivaroxaban lowers portal hypertension in cirrhotic rats mainly by deactivating hepatic stellate cells. Hepatology. 2017;65(6):2031–44.

93. Pannach S, Babatz J, Beyer-Westendorf J. Successful treatment of acute portal vein thrombosis with rivaroxaban. Thromb Haemost. 2013;110(4):626–7.

94. Lee K-C, Hsu W-F, Hsieh Y-C, Chan C-C, Yang Y-Y, Huang Y-H, et al. Dabigatran reduces liver fibrosis in thioacetamide-injured rats. Dig Dis Sci. 2019;64(1):102–12. https://doi.org/10.1007/s10620-018-5311-1.

95. Nagaoki Y, Aikata H, Daijyo K, Teraoka Y, Shinohara F, Nakamura Y, et al. Efficacy and safety of edoxaban for treatment of portal vein thrombosis following danaparoid sodium in patients with liver cirrhosis. Hepatol Res. 2018;48(1):51–8. https://doi.org/10.1111/hepr.12895.

96. Sumida Y, Yoneda M. Current and future pharmacological therapies for NAFLD/NASH. J Gastroenterol. 2018;53(3):362–76. https://pubmed.ncbi.nlm.nih.gov/29247356

97. Loomba R, Lawitz E, Mantry PS, Jayakumar S, Caldwell SH, Arnold H, et al. The ASK1 inhibitor selonsertib in patients with nonalcoholic steatohepatitis: a randomized, phase 2 trial. Hepatology. 2018;67(2):549–59. https://pubmed.ncbi.nlm.nih.gov/28892558

98. Harrison SA, Wong VW-S, Okanoue T, Bzowej N, Vuppalanchi R, Younes Z, et al. Selonsertib for patients with bridging fibrosis or compensated cirrhosis due to NASH: results from randomized phase III STELLAR trials. J Hepatol. 2020;73(1):26–39. https://doi.org/10.1016/j.jhep.2020.02.027.

99. Gracia-Sancho J, Manicardi N, Ortega-Ribera M, Maeso-Díaz R, Guixé-Muntet S, Fernández-Iglesias A, et al. Emricasan ameliorates portal hypertension and liver fibrosis in cirrhotic rats through a hepatocyte-mediated paracrine mechanism. Hepatol Commun. 2019;3(7):987–1000. https://pubmed.ncbi.nlm.nih.gov/31304452

100. Frenette CT, Morelli G, Shiffman ML, Frederick RT, Rubin RA, Fallon MB, et al. Emricasan improves liver function in patients with cirrhosis and high model for end-stage liver disease scores compared with placebo. Clin Gastroenterol Hepatol. 2019;17(4):774–783.e4. https://doi.org/10.1016/j.cgh.2018.06.012.

101. Garcia-Tsao G, Bosch J, Kayali Z, Harrison SA, Abdelmalek MF, Lawitz E, et al. Randomized placebo-controlled trial of emricasan for non-alcoholic steatohepatitis-related cirrhosis with severe portal hypertension. J Hepatol. 2020;72(5):885–95. https://doi.org/10.1016/j.jhep.2019.12.010.

102. Zhou Q, Liao JK. Statins and cardiovascular diseases: from cholesterol lowering to pleiotropy. Curr Pharm Des. 2009;15(5):467–78. https://pubmed.ncbi.nlm.nih.gov/19199975

103. Bosch J, Gracia-Sancho J, Abraldes JG. Cirrhosis as new indication for statins. Gut. 2020;69(5):953. http://gut.bmj.com/content/69/5/953.abstract

104. Trebicka J, Hennenberg M, Odenthal M, Shir K, Klein S, Granzow M, et al. Atorvastatin attenuates hepatic fibrosis in rats after bile duct ligation via decreased turnover of hepatic stellate cells. J Hepatol. 2010;53(4):702–12. https://doi.org/10.1016/j.jhep.2010.04.025.

105. Tripathi DM, Vilaseca M, Lafoz E, Garcia-Calderó H, Viegas Haute G, Fernández-Iglesias A, et al. Simvastatin prevents progression of acute on chronic liver failure in rats with cirrhosis and portal hypertension. Gastroenterology. 2018;155(5):1564–77. https://doi.org/10.1053/j.gastro.2018.07.022.

106. Guaraldi G, Maurice JB, Marzolini C, Monteith K, Milic J, Tsochatzis E, et al. New drugs for NASH and HIV infection: great expectations for a great need. Hepatology. 2020;71(5):1831–44. https://doi.org/10.1002/hep.31177.

107. Sinha RA, Bruinstroop E, Singh BK, Yen PM. Nonalcoholic fatty liver disease and hypercholesterolemia: roles of thyroid hormones, metabolites, and agonists. Thyroid. 2019;29(9):1173–91. https://pubmed.ncbi.nlm.nih.gov/31389309

108. Safadi R, Konikoff FM, Mahamid M, Zelber-Sagi S, Halpern M, Gilat T, et al. The fatty acid–

bile acid conjugate aramchol reduces liver fat content in patients with nonalcoholic fatty liver disease. Clin Gastroenterol Hepatol. 2014;12(12):2085–2091.e1. https://www.sciencedirect.com/science/article/pii/S1542356514006739

109. Manandhar B, Ahn J-M. Glucagon-like peptide-1 (GLP-1) analogs: recent advances, new possibilities, and therapeutic implications. J Med Chem. 2015;58(3):1020–37. https://doi.org/10.1021/jm500810s.

110. de Mesquita FC, Guixé-Munet S, Fernández-Iglesias A, Maeso-Díaz R, Vila S, Hide D, et al. Liraglutide improves liver microvascular dysfunction in cirrhosis: evidence from translational studies. Sci Rep. 2017;7(1):3255. https://pubmed.ncbi.nlm.nih.gov/28607430

111. Newsome PN, Buchholtz K, Cusi K, Linder M, Okanoue T, Ratziu V, et al. A placebo-controlled trial of subcutaneous semaglutide in nonalcoholic steatohepatitis. N Engl J Med. 2020;384(12):1113–24. https://doi.org/10.1056/NEJMoa2028395.

112. Tripathi DM, Erice E, Lafoz E, García-Calderó H, Sarin SK, Bosch J, et al. Metformin reduces hepatic resistance and portal pressure in cirrhotic rats. Am J Physiol Gastrointest Liver Physiol. 2015;309(5):G301–9. https://doi.org/10.1152/ajpgi.00010.2015.

113. Dwyer BJ, Macmillan MT, Brennan PN, Forbes SJ. Cell therapy for advanced liver diseases: repair or rebuild. J Hepatol. 2021;74(1):185–99. https://doi.org/10.1016/j.jhep.2020.09.014.

114. Pietrosi G, Fernández-Iglesias A, Pampalone M, Ortega-Ribera M, Lozano JJ, García-Calderó H, et al. Human amniotic stem cells improve hepatic microvascular dysfunction and portal hypertension in cirrhotic rats. Liver Int. 2020;40(10):2500–14. https://doi.org/10.1111/liv.14610.

115. Itaba N, Kono Y, Watanabe K, Yokobata T, Oka H, Osaki M, et al. Reversal of established liver fibrosis by IC-2-engineered mesenchymal stem cell sheets. Sci Rep. 2019;9(1):6841. https://doi.org/10.1038/s41598-019-43298-0.

116. Lyra AC, Soares MBP, da Silva LFM, Braga EL, Oliveira SA, Fortes MF, et al. Infusion of autologous bone marrow mononuclear cells through hepatic artery results in a short-term improvement of liver function in patients with chronic liver disease: a pilot randomized controlled study. Eur J Gastroenterol Hepatol. 2010;22(1):33–42. https://journals.lww.com/eurojgh/Fulltext/2010/01000/Infusion_of_autologous_bone_marrow_mononuclear.5.aspx

117. Lan L, Liu R, Qin L-Y, Cheng P, Liu B-W, Zhang B-Y, et al. Transplantation of bone marrow-derived endothelial progenitor cells and hepatocyte stem cells from liver fibrosis rats ameliorates liver fibrosis. World J Gastroenterol. 2018;24(2):237–47. https://pubmed.ncbi.nlm.nih.gov/29375209

118. Povero D, Pinatel EM, Leszczynska A, Goyal NP, Nishio T, Kim J, et al. Human induced pluripotent stem cell-derived extracellular vesicles reduce hepatic stellate cell activation and liver fibrosis. JCI Insight. 2019;5(14):e125652. https://pubmed.ncbi.nlm.nih.gov/31184999

第五部分　新场景 2：原发病因去除后进展期慢性肝病的管理

第 19 章　酒精相关性肝病和非酒精性脂肪性肝病的治疗方法

Hitoshi Yoshiji, Tadashi Namisaki, Kosuke Kaji, Sven Francque

缩写

ACLD	advanced chronic liver disease	进展期慢性肝病
aHCV	advanced HCV	进展期 HCV
ALD	alcohol-related liver disease	酒精相关性肝病
aNAFLD	advanced NAFLD	进展期 NAFLD
AUD	alcohol use disorder	酒精依赖
CI	confidence interval	置信区间
CSPH	clinically significant portal hypertension	临床显著门静脉高压
EMA	European Medicines Agency	欧洲药品管理局
FDA	Food and Drug Administration	美国食品药品监督管理局
HCV	hepatitis C virus	丙型肝炎病毒
HVPG	hepatic venous pressure gradient	肝静脉压力梯度
IQR	interquartile range	四分位间距
MELD	model of end-stage liver disease	终末期肝病模型
NAFL	non-alcoholic gatty liver	非酒精性脂肪肝
NAFLD	non-alcoholic fatty liver disease	非酒精性脂肪性肝病
NASH	non-alcoholic steatohepatitis	非酒精性脂肪性肝炎
NIT	non-invasive test	非侵入性检查
OCA	obeticholic acid	奥贝胆酸
PH	portal hypertension	门静脉高压
RCT	randomised controlled trial	临床随机对照试验
WHO	World Health Organisation	世界卫生组织

酒精相关性肝病

自然史

　　近几十年来,随着新型的抗病毒药物的发展,病毒性肝病的管理显著改善。与此相反,与酒精相关的肝硬化比例逐渐增加。世界卫生组织(World Health Organisation,WHO)报告称,在 2018 年全球约有一半的肝硬化相关死亡可归因于长期饮酒[1]。酒精性肝病(alcoholic liver disease,ALD)包括一系列由特征性组织学表现组成的疾病谱:脂肪变性、单纯酒精性脂肪变性、脂肪性肝炎、进行性肝纤维化、肝硬化和肝细胞肝癌[2]。ALD 是西方肝硬化最常见的病因[3]。有报道称,累积酒精摄入量与肝纤维化的严重程度之间存在正相关[4,5]。治疗 ALD 的基石仍然是实现完全戒酒和防止再次饮酒[6]。如果继续饮酒,治疗 ALD 的药物选择有限。减少伤害是治疗酒精依赖(alcohol use disorder,AUD)的一种替代方法。在本章中,我们首先回顾了戒酒对 ALD 自然史的影响。我们讨论了对未能保持戒酒的 ALD 患者的管理以及一种潜在的 ALD 新型治疗药物。

戒酒对 ALD 自然史的影响

最近发表的一份系统性综述,描述了经组织学证实的酒精相关肝病的自然史[2]。9 项研究纳入 918 例 ALD 患者,平均间隔 7 年对其进行配对肝脏活检以显示 ALD 组织学进展[7-15]。从肝硬化前的纤维化到肝硬化的总体年进展率为 4%(95% CI:2%~11%)。肝脏组织学正常的患者年进展率为 1%(95%CI:0%~8%),脂肪变性为 3%(95%CI:2%~4%),脂肪性肝炎为 10%(95%CI:6%~17%),任何等级的肝硬化前纤维化为 8%(95% CI:3%~19%)(见参考文献[2]的图 2)。目前只有 2 篇关于戒酒对肝纤维化进展影响的研究[7,16]。一项调查饮酒与疾病进展关系的研究表明,在 1.7 年内,戒酒和不戒酒的患者从脂肪性肝炎到肝硬化的进展率分别为 18% 和 23%[7]。在对 11 名接受连续肝脏活检的戒酒的酒精性肝炎患者研究发现,11 名患者中有 3 名在 4~7 个月内肝组织恢复正常,但 2 名在 12~14 个月内发展至肝硬化。

研究分析了 3 种亚型的死亡率:总死亡率、非肝脏相关死亡率和肝脏相关死亡率。23 项研究展示了死亡结局[8,11,13,17-34]。在 8 项研究(1 091 名患者)中,报告了酒精相关脂肪变性的死亡率[8,17,20,22,28,30,31,34],年总死亡率为 6%(95%CI:4%~7%),年非肝脏相关死亡率为 4%(95%CI:3%~6%),年相关死亡率为 1.0%(95%CI:1%~2%)(见参考文献[2]的图 3)。在报告酒精相关脂肪性肝炎死亡率的 7 项研究(732 名患者)中[12,16,19,21,26,28,29],年总死亡率为 11%(95%CI:6%~19%),年非肝脏相关死亡率为 4%(95%CI:2%~9%),年肝脏相关死亡率为 7%(95%CI:3%~14%)(见参考文献[2]的图 4)。在纳入 930 名患者并报告酒精相关肝硬化死亡率的 7 项研究中[16,19-22,25,32],年度总死亡率为 8%(95%CI:5%~13%),年度非肝脏相关死亡率为 2%(95%CI:1%~4%),年度肝脏相关死亡率为 6%(95%CI:3%~10%)(见参考文献[2]的图 5)。这些研究表明,在 ALD 的疾病谱中,脂肪性肝炎患者的肝硬化进展率最高,死亡率也最高。肝脏相关因素是导致脂肪性肝炎和肝硬化死亡的主要原因。

目前仅有 3 项研究纳入了酒精性肝硬化患者,比较了戒酒患者与非戒酒患者的死亡率。这些研究共纳入 519 名有饮酒信息的患者,其中 187 人在随访期间戒酒,332 人继续饮酒。戒酒患者与非戒酒患者的年平均死亡率分别为 4.7%(IQR 4%~7%)和 8.0%(IQR 6.2%~11.2%)。但差异无统计学意义。

对于不能坚持戒酒的 ALD 患者的管理

完全戒酒仍然是 ALD 患者的治疗目标。系统综述和荟萃分析表明,酒精性肝硬化患者至少需要戒酒 1.5 年才能明显改善长期生存率[35]。阿坎酸(Acamprosate)已被美国、欧洲和日本批准用于 ALD 的治疗(表 19.1)[36,37]。酒精依赖患者往往难以成功戒酒。国际危害减少组织(harm reduction international)是减少危害和药物政策改革的非政府组织和全球领导者,其提出减少危害的目的是通过降低与持续性酒精和药物使用相关的负面影响的风险来克服这一问题[38]。每周饮酒超过 120g 的患者发生肝硬化的相对风险增加,且增加幅度更加显著[39]。欧洲肝病研究协会临床实践指南表明,双硫仑、纳曲酮、阿坎酸和纳美芬被批准用

表 19.1　FDA 或 EMA 批准用于治疗酒精依赖的药物

药物	作用机制	批准	欧洲	美国	日本
纳美芬	κ- 阿片受体部分激动剂和 δ- 和 μ- 阿片受体拮抗剂	减少酗酒	○	—	○
双硫仑(戒酒硫)	醛脱氢酶抑制剂	戒酒	○	○	○
纳曲酮(口服)	一种竞争性、非选择性、特异性阿片类受体拮抗剂,和 μ 受体高度亲和	戒酒	○	○	—
纳曲酮(肌内注射)	一种竞争性、非选择性、特异性阿片类受体拮抗剂,和 μ 受体高度亲和	戒酒	—	○	—
阿坎酸	γ- 氨基丁酸受体激动剂和谷氨酸系统调节剂	戒酒	○	○	○

于酒精依赖的治疗[40,41]。除纳美芬外，所有这些药物都被批准用于戒酒。纳美芬被批准用于减少大量饮酒，但未在肝硬化患者中进行试验[42]。日本进行的一项 RCT 显示，与安慰剂相比，使用纳美芬 24 周后，患者重度饮酒天数和总饮酒量显著减少（图 19.1，彩图见文末彩插）。最近的一项研究表明，接受纳美芬治疗 12 周的患者，其肝硬度和反映肝脏脂肪变性程度的量化受控衰减参数有改善的趋势[44]。纳美芬对酒精性肝硬化患者的影响有待进一步研究。

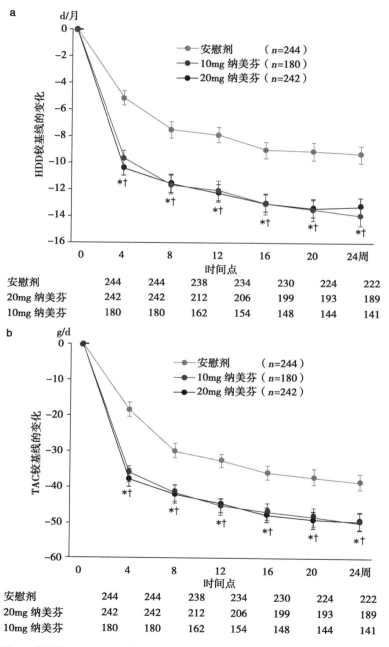

图 19.1　纳美芬用于高和极高饮酒风险的酒精依赖患者：随机对照试验。（a）接受纳美芬或安慰剂的研究受试者重度饮酒天数（HDD）较基线的变化。（b）接受纳美芬或安慰剂的研究参与者中总酒精消耗量（TAC）相对于基线的变化（改编自［43］）

目前 ALD 新型药物治疗在临床发展中的潜在影响

ALD 治疗的基石是实现并维持戒酒,因为在持续饮酒的患者中药物治疗 ALD 的效果有限。过量饮酒通过调节紧密连接蛋白表达和黏液层,对肠道屏障完整性直接产生有害影响[45]。在 ALD 中,肠道屏障功能受损和肠道菌群组成改变导致肠道通透性增加继而内毒素移位,造成肝星状细胞活化和肝纤维化进展。这种细菌易位触发炎症介质进入血液循环,肠源性内毒素在肝硬化及其并发症如肝性脑病[47]、自发性细菌性腹膜炎[48]、门静脉高压(portal hypertension,PH)[49]及肌肉减少症的发病机制中发挥了关键作用。过量饮酒导致 ALD 患者体内包括脂多糖结合蛋白和可溶性 CD14 在内的细菌易位标志物水平升高[50],并且这两种标志物的水平随着酒精戒断而降低[50]。利福昔明,一种非可吸收性抗生素,可改善内毒素活性,改善肝硬化患者的肝性脑病[51]。利福昔明已被证明可以降低肝硬化患者血清中可溶性 CD163 和可溶性甘露糖受体的水平,两者是肝硬化患者肠道微生物群部分改变后细胞旁通透性的标志物[52]。这些标志物的降低与内毒素活性的增加呈高度正相关。利福昔明通过降低酒精性肝硬化失代偿期患者血浆内毒素水平,降低肝静脉压力梯度(hepatic venous pressure gradient,HVPG)值[53]。长期服用利福昔明降低 PH 的发生风险,提高酒精性肝硬化失代偿期患者的生存率[54]。此外,一项新的研究正在调查利福昔明对 ALD 患者抗纤维化和分子水平中的作用[55]。利福昔明除了具有直接的杀菌作用外,还可能在这些方面对 ALD 患者产生有益作用。

结论与未来展望

完全戒酒仍然是抑制 ALD 尤其是酒精性肝硬化患者疾病进展的唯一治疗措施。利福昔明可能对 ALD 患者有益。酒精性肝硬化药物治疗方法仍需进一步的研究。减少危害的方法是治疗酒精戒断的有效手段。需要进一步研究减少危害,对不能坚持戒酒的酒精性肝硬化患者的影响。

非酒精性脂肪性肝病

自然史

非酒精性脂肪性肝病(non-alcoholic fatty liver disease,NAFLD)已成为最常见的慢性肝病[56,57]。通常要区分患者是非酒精性脂肪肝(non-alcoholic fatty liver,NAFL)还是非酒精性脂肪性肝炎(non-alcoholic steatohepatitis,NASH),NASH 需合并脂肪变性、小叶炎症和气球样变[58]。NASH 被认为是 NAFLD 更加严重的形式,具有纤维化进展的风险,进而出现肝硬化及其并发症[59-61]。脂肪性肝炎的病程是高度动态的,随着时间的推移而波动,这意味着纤维化进展过程可能也是波动的和可变的[59]。

在所谓的西方生活方式人群中,目前估计 NAFLD 的患病率为 25%~30%[57]。患病率存在明显的地域差异,部分原因是种族因素[56]。NAFLD 患者中 NASH 可能占 10%~20%,其中 45%~50% 会发展为进展期纤维化,其中约 10%~25% 在 10~20 年后发展为肝硬化[62]。

纤维化快速进展的相关因素包括活动性脂肪性肝炎、糖尿病、高龄、种族(西班牙裔风险较高)和一些遗传变异[63]。然而,这些因素对已经发展为进展期慢性肝病(advanced chronic liver disease,ACLD)患者的疾病进展和缓解的影响尚不明确。值得注意的是,如其他研究所讨论的那样,促使 NAFLD 快速进展的危险因素,也促进了其他病因慢性肝病肝纤维化的进展。

代偿期 NAFLD-ACLD 患者肝脏失代偿发生

最近一项包含了 13 项研究、纳入 770 例肝硬化患者的荟萃分析显示,与 F0 期患者相比,肝硬化患者发生肝脏相关事件的相对风险为 12.78,全因死亡的相对风险为 3.42[64]。迄今为止,前瞻性队列评估 NAFLD 患者的预后的研究很少。目前为止,最大样本量的研究,共纳入 1 773 名成年人,接受中位时间为 4 年的随访[65]。决定预后的主要因素为基线纤维化分期,肝硬化患者肝脏相关事件发生率为 2.69 次 /100 人年。肝性脑病是最常见的事件。其他研究本质上均为回顾性研究。

NASH 肝硬化的临床试验也给出了一些启示。在一项使用辛妥珠单抗(一种未能减轻纤维化的人源化赖氨酰氧化酶样 2 抗体)的试验中,258 例 NASH 代偿期肝硬化患者接受了中位时间为 30.9 个月的随访,其中 19% 发生了肝脏失代偿事件。值得注意的是,体重指数,而非糖尿病,可以预测临床显著 PH(clinically significant PH,CSPH)的风险,而两者均不能预测肝病相关临床事件[66]。在基线为 F3 期纤维化的患者中, 22% 的患者在中位随访时间 29 个月期间进展为肝硬化,其中 3 例患者发生失代偿事件。在使用 Selonsertib 作为细胞凋亡信号调节激酶抑制剂的试验中,27/877 例 F4 期患者在平均 16 个月的随访中发生了肝脏相关事件,其中腹水最常见[67]。

代偿期 NAFLD-ACLD 患者预后

在一项使用泛半胱天冬酶抑制剂 Emricasan 的试验中,以安慰剂为对照,治疗 MELD≥15 的 NASH 肝硬化患者,研究为期 3 个月,在这一短暂的时间内,患者肝功能指标未出现显著变化[68]。Rinaldi 等人纳入了 102 例入组时为混合型阶段的隐源性肝硬化(推测为 NASH)患者,研究发现入组时的 Child-Pugh 分级是失代偿事件的唯一独立预测因素,与匹配的丙型肝炎(hepatitis C,HCV)肝硬化队列无差异[69]。Sanyal 等人的一项研究也显示,在 Child-Pugh B 级和 Child-Pugh C 级患者中,NASH 和 HCV 相关肝硬化的死亡率没有差异[70]。Saunders 等人的研究表明,无论何种病因,失代偿期患者的死亡率均较高,其中隐源性肝硬化占队列的 35%[71]。在 PREDICT 研究中,NAFLD 占全部病例的 7.6%,在已确定的 3 种预后模式中均匀分布[72]。这些数据表明,总体而言,尽管合并代谢性疾病似乎加速了其他肝病的疾病进展,但进入肝硬化失代偿阶段,NASH 与其他病因肝硬化没有显著差异。

NAFLD 患者的 PH 特异性

在使用辛妥珠单抗的试验中,尽管 CSPH 对预后重要性得到证实,但在 50 例发生临床事件的患者中,有 7 例(14%)HVPG<10mmHg[66]。Rodrigues 等人也对 89 名 CSPH 患者进行了回顾性分析,结果显示, 16% 的患者没有肝硬化,而 NASH 是最常见的潜在病因[73]。另一项对 109 例代偿期 NAFLD-ACLD 的前瞻性研究也证实,CSPH 患者失代偿风险最高,但在平均随访 5 年后,3.1% 的非 CSPH 患者也出现肝脏失代偿事件[74]。

Bassegoda 等人比较了 548 例进展期 NAFLD(advanced NAFLD,aNAFLD)患者和与之疾病严重程度、年龄和性别相匹配的 444 例晚期 HCV(advanced HCV,aHCV)患者。与 aHCV 相比,aNAFLD 患者在基线时失代偿的人数明显更多,这种差异主要来自腹水的存在[75]。MELD 或 Child-Pugh 评分相同时,aNAFLD 患者的 HVPG 更低。aHCV 组,HVPG<10mmHg 患者 0 人出现失代偿,而在 aNAFLD 患者,HVPG<10mmHg 的患者 9% 出现失代偿,且 6% 出现大的静脉曲张。分析 HVPG 与失代偿的关系时发现,aNAFLD 组在较低的 HVPG 值时出现了失代偿,且对于每一水平的 HVPG 来讲,aNAFLD 失代偿的风险均较高。肥胖并没有对失代偿事件的发生率产生影响。

在接受经颈静脉肝内门体分流术的患者中也发现,与直接测量门静脉压力梯度相比,HVPG 倾向于低估 NASH 的真实门静脉压力梯度[76]。

所有这些观察都表明(窦前)血管机制在 NASH 晚期阶段的叠加作用,并提示 HVPG 测量可能低估 aNAFLD 的 PH 严重程度,但这还需要进一步研究。

NAFLD 治疗的潜在影响

NAFLD 中体重减轻

NAFLD 中关于体重下降的影响的研究主要在非肝硬化 NAFLD 的背景下进行。减重已被证明可以改善 NAFLD 的组织学特征,需要减重 10% 才能诱导肝纤维化消退[77]。此外,其他研究明确指出,在生活方式干预[78-80]或减重治疗[81,82]后,减重可改善肝脏组织学或非侵入性肝损伤指标。

减重手术也被证实可显著改善肝脏组织学,包括纤维化[83,84]。然而,在达到 F4 期后,关于减重效果的研究数据很少。在迄今为止最大的队列中,仅有 3 名肝硬化患者被纳入,其中 1 人出现了肝硬化消退[83]。一旦 NASH 肝硬化诊断成立,特别是晚期患者或失代偿患者,该如何定位减重手术是一个值得关注的问题。鉴于缺乏相应的数据,目前为止,肥胖患者进行减重手术的正确时机在很大程度上取决于当地医生的专业知识[85]。

作为临床试验终点的组织学和临床事件

在非肝硬化 NASH 患者中,临床肝脏相关事件在几年内发生概率较低。因此,组织学终点被认为是合理可能的(但未经验证)替代终点来预测临床获益[86,87]。NAFLD 患者的 3 期临床试验中,NASH 消退且无纤维化进展,以及根据 NASH 临床研究网络评分系统的纤维化分数下降≥1 分且未恶化为 NASH,是 2 个关键的监管终点[88],而欧洲药品管理局(European Medicines Agency,EMA)则倾向于要求仅抗纤维化药物治疗后纤维化程度降低≥2 分[89]。为了验证组织学所显示疗效的长期有效性,需要观察是否出现肝硬化等临床事件。

在患有肝硬化的 NAFLD 患者中,任何原因导致的死亡和肝脏相关事件的复合终点的时间被视为 FDA 监管终点[88]。EMA 也认为肝硬化逆转是可接受的终点,只要该终点有基于生物标志物和临床事件数据的次要终点支持[90]。

与此同时,几项关于 NAFLD 治疗的 2 期或 3 期试验都宣告失败,包括司美格鲁肽(一种胰高血糖素样肽 1 受体激动剂)[91]、Aramchol(一种乙酰辅酶 A 羧化酶抑制剂,尽管只是按照方案分析)[92]、维生素 E(P 接近 0.05)[93]以及 Resmetirom(一种甲状腺激素 β 受体激动剂,排除体重下降≥9.5% 的患者时显著)[94]。据报道,法尼酯 X 受体激动剂奥贝胆酸(OCA)在 3 期试验中观察到了肝纤维化消退[95]。最近,泛过氧化物酶体增殖物激活受体激动剂 Lanifranor 在上述终点和已经治疗 24 周后,NASH 缓解和纤维化改善的复合终点中均显示出积极的结果[96]。所有这些试验都纳入了非肝硬化 NASH 患者。

基于一项 2 期临床试验结果(未包含 F4 患者),聚乙二醇化成纤维细胞生长因子 21 类似物 Pegbelfermin[97]正在肝硬化患者中进行评估,主要终点为肝纤维化分期减少≥1 期(肝硬化逆转)(NCT03486912)[98]。成纤维细胞生长因子 19 类似物 NGM282(Aldafermin)[99](NCT04210245)也采用此研究终点。

HVPG

HVPG 的变化作为研究终点,迄今为止很少有积极的结果。在 162 例 NASH 肝硬化伴 PH 且无或轻度静脉曲张患者中,使用半乳凝素 -3 抑制剂 GR-MD-02 治疗,结果显示总体人群中 HVPG 并未降低,但在非 CSPH 患者中具有显著疗效[100]。在基线无静脉曲张的亚组患者中,治疗 52 周后 HVPG 下降。一项为期 2 年的 3 期试验(NCT04365868)中使用 HVPG 变化作为次要终点之一。

263 例 NASH 肝硬化患者使用 Emricasan 治疗,总体而言,HVPG 无明显变化,但在高 HVPG(定义为≥1mmHg)亚组中,可以观察到 HVPG 的显著降低[101]。

静脉曲张

在一些纳入 NASH 肝硬化患者试验中,基线无静脉曲张患者的静脉曲张的发生作为复合临床终点的一部分,是需要记录的事件之一[102]。

GR-MD-02 减少了上述 2 期试验中基线无静脉曲张患者的新发静脉曲张的发生[100]。基线无静脉曲张的 CSPH 患者出现静脉曲张是 3 期试验(NCT04365868)的主要终点。

代偿期 NAFLD-ACLD 患者的肝脏失代偿

如前所述,肝脏失代偿事件的发生多数包含在全因死亡的复合终点中,是监管机构批准的 3 期试验终点。OCA 在临床前模型中已被证实可以减少 PH[103]。OCA 在代偿期肝硬化患者中的 3 期试验仍在进行,是目前唯一在肝硬化患者中进行的 3 期试验(所有其他 3 期试验均在非肝硬化患者中进行,并在其终点事件加入向肝硬化的演变)(NCT03439254)。在 PH 动物模型中(与内皮细胞表型标志物的改善相关[104]),Lanifbranor 也显示出显著改善肝内血管阻力和门静脉压力。这些数据为这些药物对 NASH 肝硬化患者的 PH 的影响提供了依据。

失代偿期 NAFLD-ACLD 试验预后

迄今为止,很少研究纳入失代偿期 NASH 肝硬化。FDA 指南目前认为,MELD>12 的患者不能纳入 3 期 NASH 肝硬化试验。而 EMA 并未将这些患者排除在临床试验之外,但要求提供机制数据以及临床疗效和安全性数据。除 1 期试验外,目前没有药物在失代偿患者中进行试验。

Emricasan 已在失代偿性 NASH 肝硬化患者中进行研究,失代偿性 NASH 肝硬化定义为 12≤MELD≤20,有静脉曲张出血需要输血或使用利尿剂治疗的中度腹水病史[68]。然而,就失代偿事件发生率而言,该药物没有显示出任何益处。

实现减重 / 药物治疗的 NAFLD 合并 ACLD 患者的管理

监测实现减重 / 药物治疗患者的肝病进展

侵入性方法

HVPG 已被证实具有预测价值[66]。在 NASH 肝硬化患者中，HVPG 降低至有意义的获益阈值尚未确定[105]。仅有的研究[66]分析了 HVPG 降低≥20% 和降低≥20% 或下降<10mmHg 的影响，并将其与肝脏相关事件的风险增加 5 倍以上联系起来，这与 Baveno Ⅵ建议的 HVPG 降低 10% 有临床的获益不同[106]。

非侵入性方法

非侵入性检查（non-invasive test，NIT），包括对几种类型样本的实验室检查，这些参数组合的几种评分系统（有或无临床参数）以及成像方式，目前正在监测疾病演变的背景下进行广泛研究[107-109]。无论是观察性还是干预性的配对活检研究，其中 NIT 的变化与组织学的变化相关，有助于确定哪些参数可靠地反映疾病的演变以及如何使用这些参数。长期随访研究，包括大型 3 期研究，也有可能为社区提供制定无创随访和监测治疗反应规范的依据。

在实现减重 / 药物治疗的患者中筛查静脉曲张

尽管体重减轻已被证明可以改善纤维化，以及一些药物疗法显示出前景，但许多患者的纤维化持续存在[83]，目前缺乏可靠的 NIT 来监测疾病进展或消退以及治疗反应，这意味着目前需要根据初始诊断阶段对患者进行随访而非指标的改善。迄今为止，没有数据支持 NASH 特异性、区别于其他进展期肝病病因的建议。

一般考虑

NAFLD 无疑是进展期肝病的常见原因，也是许多患有其他疾病肝病患者的不可忽视的协同因素。然而，对其病理生理学和自然史仍然知之甚少。对疾病活动程度和分期的充分评估依赖于肝脏活检，限制了大量数据的获取以产生循证建议。药物治疗的研究仍处于初级阶段，尤其在 NASH 肝硬化患者中。该病的代谢驱动因素也被认为是影响其他肝病疾病进展的因素，因此需要予以评估并恰当治疗。正在进行的研究，包括生物标志组合、纵向协作队列和大型 3 期临床试验的努力，很可能会产生可以制定 NASH 具体指南的数据。

（冯丽娟　李悦榕 译，王宇 审校）

参考文献

1. Yeverino-Gutiérrez ML, González-González MDR, González-Santiago O. Mortality from alcohol-related liver cirrhosis in Mexico (2000–2017). Front Public Health. 2020;8:524356. https://doi.org/10.3389/fpubh.2020.524356.

2. Parker R, Aithal GP, Becker U, Gleeson D, Masson S, Wyatt JI, et al. Natural history of histologically proven alcohol-related liver disease: a systematic review. J Hepatol. 2019;71:586–93. https://doi.org/10.1016/j.jhep.2019.05.020.

3. World Health Organization. Age-standardized death rates of liver cirrhosis. Global Health Observatory. n.d.. http://www.who.int/gho/alcohol/harms_consequences/deaths_liver_cirrhosis/en/index.html. Accessed October 29, 2021.

4. Farooq MO, Bataller R. Pathogenesis and management of alcoholic liver disease. Dig Dis. 2016;34:347–55. https://doi.org/10.1159/000444545.

5. Bataller R, Gao B. Liver fibrosis in alcoholic liver disease. Semin Liver Dis. 2015;35:146–56. https://doi.org/10.1055/S-0035-1550054.

6. Addolorato G, Mirijello A, Barrio P, Gual A. Treatment of alcohol use disorders in patients with alcoholic liver disease. J Hepatol. 2016;65:618–30. https://doi.org/10.1016/j.jhep.2016.04.029.

7. Parés A, Caballería J, Bruguera M, Torres M, Rodés J. Histological course of alcoholic hepatitis. Influence of abstinence, sex and extent of hepatic damage. J Hepatol. 1986;2:33–42. https://doi.org/10.1016/s0168-8278(86)80006-x.

8. Teli MR, Day CP, Burt AD, Bennett MK, James OF. Determinants of progression to cirrhosis or fibrosis in pure alcoholic fatty liver. Lancet. 1995;346:987–90. https://doi.org/10.1016/s0140-6736(95)91685-7.

9. Sørensen TI, Orholm M, Bentsen KD, Høybye G, Eghøje K, Christoffersen P. Prospective evaluation of alcohol abuse and alcoholic liver injury in men as predictors of development of cirrhosis. Lancet. 1984;2:241–4. https://doi.org/10.1016/s0140-6736(84)90295-2.

10. Worner TM, Lieber CS. Perivenular fibrosis as precursor lesion of cirrhosis. JAMA. 1985;254:627–30.

11. Marbet UA, Bianchi L, Meury U, Stalder GA. Long-term histological evaluation of the natural history and prognostic factors of alcoholic liver disease. J Hepatol. 1987;4:364–72. https://doi.org/10.1016/s0168-8278(87)80547-0.

12. Mathurin P, Beuzin F, Louvet A, Carrié-Ganne N, Balian A, Trinchet JC, et al. Fibrosis progression occurs in a subgroup of heavy drinkers with typical histological features. Aliment Pharmacol Ther. 2007;25:1047–54. https://doi.org/10.1111/j.1365-2036.2007.03302.x.

13. Motoo Y, Wakatsuki T, Nakanuma Y. Long-term histologic follow-up study of alcoholic liver disease. Intern Med. 1992;31:33–8. https://doi.org/10.2169/internalmedicine.31.33.

14. Oancea R, Serbanescu M, Lazar V, Milcu V, Antonescu O. The criteria of histological activity and the prognosis in precirrhotic alcoholic hepatopathies. Med Interna. 1991;43:103–11.

15. Nakano M, Worner TM, Lieber CS. Perivenular fibrosis in alcoholic liver injury: ultrastructure and histologic progression. Gastroenterology. 1982;83:777–85.

16. Galambos JT. Natural history of alcoholic hepatitis. 3. Histological changes. Gastroenterology. 1972;63:1026–35.

17. Bouchier IA, Hislop WS, Prescott RJ. A prospective study of alcoholic liver disease and mortality. J Hepatol. 1992;16:290–7. https://doi.org/10.1016/s0168-8278(05)80659-2.

18. Alves PS, Correia JP, Borda d'Agua C, Portugal L, Capaz V, Rodrigues ML, et al. Alcoholic liver diseases in Portugal. Clinical and laboratory picture, mortality, and survival. Alcohol Clin Exp Res. 1982;6:216–24. https://doi.org/10.1111/j.1530-0277.1982.tb04965.x.

19. Brunt PW, Kew MC, Scheuer PJ, Sherlock S. Studies in alcoholic liver disease in Britain. I. Clinical and pathological patterns related to natural history. Gut. 1974;15:52–8. https://doi.org/10.1136/gut.15.1.52.

20. Chedid A, Mendenhall CL, Gartside P, French SW, Chen T, Rabin L. Prognostic factors in alcoholic liver disease. Am J Gastroenterol. 1991;86:210–6.

21. Morgan MY, Sherlock S. Sex-related differences among 100 patients with alcoholic liver disease. Br Med J. 1977;1:939–41. https://doi.org/10.1136/bmj.1.6066.939.

22. Orrego H, Blake JE, Blendis LM, Medline A. Prognosis of alcoholic cirrhosis in the presence and absence of alcoholic hepatitis. Gastroenterology. 1987;92:208–14. https://doi.org/10.1016/0016-5085(87)90861-4.

23. Powell WJ, Klatskin G. Duration of survival in patients with Laennec's cirrhosis. Influence of alcohol withdrawal, and possible effects of recent changes in general management of the disease. Am J Med. 1968;44:406–20. https://doi.org/10.1016/0002-9343(68)90111-3.

24. Orrego H, Israel Y, Blake JE, Medline A. Assessment of prognostic factors in alcoholic liver disease: toward a global quantitative expression of severity. Hepatology. 1983;3:896–905. https://doi.org/10.1002/hep.1840030602.

25. Orholm M, Sørensen TI, Bentsen K, Høybye G, Eghøje K, Christoffersen P. Mortality of alcohol abusing men prospectively assessed in relation to history of abuse and degree of liver injury. Liver. 1985;5:253–60. https://doi.org/10.1111/j.1600-0676.1985.tb00246.x.

26. Ginés P, Quintero E, Arroyo V, Terés J, Bruguera M, Rimola A, et al. Compensated cirrhosis: natural history and prognostic factors. Hepatology. 1987;7:122–8. https://doi.org/10.1002/hep.1840070124.

27. Nissenbaum M, Chedid A, Mendenhall C, Gartside P. Prognostic significance of cholestatic alcoholic hepatitis. VA Cooperative Study Group #119. Dig Dis Sci. 1990;35:891–6. https://doi.org/10.1007/BF01536804.

28. Dam-Larsen S, Becker U, Franzmann M-B, Larsen K, Christoffersen P, Bendtsen F. Final results of a long-term, clinical follow-up in fatty liver patients. Scand J Gastroenterol. 2009;44:1236–43. https://doi.org/10.1080/00365520903171284.

29. Sagedal S, Hartmann A, Nordal KP, Osnes K, Leivestad T, Foss A, et al. Impact of early cytomegalovirus infection and disease on long-term recipient and kidney graft survival. Kidney Int. 2004;66:329–37.

30. Deleuran T, Grønbaek H, Vilstrup H, Jepsen P. Cirrhosis and mortality risks of biopsy-verified alcoholic pure steatosis and steatohepatitis: a nationwide registry-based study. Aliment Pharmacol Ther. 2012;35:1336–42. https://doi.org/10.1111/j.1365-2036.2012.05091.x.

31. Haflidadottir S, Jonasson JG, Norland H, Einarsdottir SO, Kleiner DE, Lund SH, et al. Long-term follow-up and liver-related death rate in patients with non-alcoholic and alcoholic related fatty liver disease. BMC Gastroenterol. 2014;14:166. https://doi.org/10.1186/1471-230X-14-166.

32. Lackner C, Spindelboeck W, Haybaeck J, Douschan P, Rainer F, Terracciano L, et al. Histological parameters and alcohol abstinence determine long-term prognosis in patients with alcoholic liver disease. J Hepatol. 2017;66:610–8. https://doi.org/10.1016/J.JHEP.2016.11.011.

33. Masson S, Emmerson I, Henderson E, Fletcher EH, Burt AD, Day CP, et al. Clinical but not histological factors predict long-term prognosis in patients with histologically advanced non-decompensated alcoholic liver disease. Liver Int. 2014;34:235–42. https://doi.org/10.1111/liv.12242.

34. Semb S, Neermark S, Dam-Larsen S, Franzmann MB, Albrectsen J, Kallemose T, et al. Presence of alcoholic steatohepatitis, but no selective histological feature, indicates an increased risk of cirrhosis and premature death. Scand J Gastroenterol. 2016;51:1367–74. https://doi.org/10.1080/00365521.2016.1203016.

35. Xie Y-D, Feng B, Gao Y, Wei L. Effect of abstinence from alcohol on survival of patients with alcoholic cirrhosis: a systematic review and meta-analysis. Hepatol Res. 2014;44:436–49. https://doi.org/10.1111/hepr.12131.

36. Antonelli M, Ferrulli A, Sestito L, Vassallo GA, Tarli C, Mosoni C, et al. Alcohol addiction - the safety of available approved treatment options. Expert Opin Drug Saf. 2018;17:169–77. https://doi.org/10.1080/14740338.2018.1404025.

37. Higuchi S, Japanese Acamprosate Study Group. Efficacy of acamprosate for the treatment of alcohol dependence long after recovery from withdrawal syndrome: a randomized, double-blind, placebo-controlled study conducted in Japan (Sunrise Study). J Clin Psychiatry. 2015;76:181–8. https://doi.org/10.4088/JCP.13m08940.

38. Harm Reduction International. What is harm reduction? n.d.. https://www.hri.global/what-is-harm-reduction. Accessed October 29, 2021.

39. Simpson RF, Hermon C, Liu B, Green J, Reeves GK, Beral V, et al. Alcohol drinking patterns and liver cirrhosis risk: analysis of the prospective UK Million Women Study. Lancet Public Health. 2019;4:e41–8. https://doi.org/10.1016/S2468-2667(18)30230-5.

40. Crabb DW, Im GY, Szabo G, Mellinger JL, Lucey MR. Diagnosis and treatment of alcohol-associated liver diseases: 2019 practice guidance from the American Association for the Study of Liver Diseases. Hepatology. 2020;71:306–33. https://doi.org/10.1002/hep.30866.

41. Carvalho AF, Heilig M, Perez A, Probst C, Rehm J. Alcohol use disorders. Lancet. 2019;394:781–92. https://doi.org/10.1016/S0140-6736(19)31775-1.

42. Lackner C, Tiniakos D. Fibrosis and alcohol-related liver disease. J Hepatol. 2019;70:294–304. https://doi.org/10.1016/J.JHEP.2018.12.003.

43. Miyata H, Takahashi M, Murai Y, Tsuneyoshi K, Hayashi T, Meulien D, et al. Nalmefene in alcohol-dependent patients with a high drinking risk: randomized controlled trial. Psychiatry Clin Neurosci. 2019;73:697–706. https://doi.org/10.1111/pcn.12914.

44. Mueller S, Luderer M, Zhang D, Meulien D, Brach BS, Schou MB. Open-label study with nalmefene as needed use in alcohol-dependent patients with evidence of elevated liver stiffness and/or hepatic steatosis. Alcohol Alcohol. 2020;55:63–70. https://doi.org/10.1093/ALCALC/AGZ078.

45. Meroni M, Longo M, Rametta R, Dongiovanni P. Genetic and epigenetic modifiers of alcoholic liver disease. Int J Mol Sci. 2018;19:3857. https://doi.org/10.3390/ijms19123857.

46. Cruz-Jentoft AJ, Baeyens JP, Bauer JM, Boirie Y, Cederholm T, Landi F, et al. Sarcopenia: European consensus on definition and diagnosis: report of the European Working Group on Sarcopenia in Older People. Age Ageing. 2010;39:412–23. https://doi.org/10.1093/ageing/afq034.

47. Kaji K, Takaya H, Saikawa S, Furukawa M, Sato S, Kawaratani H, et al. Rifaximin ameliorates hepatic encephalopathy and endotoxemia without affecting the gut microbiome diversity. World J Gastroenterol. 2017;23:8355–66. https://doi.org/10.3748/wjg.v23.i47.8355.

48. Juanola O, Ferrusquía-Acosta J, García-Villalba R, Zapater P, Magaz M, Marín A, et al. Circulating levels of butyrate are inversely related to portal hypertension, endotoxemia, and systemic inflammation in patients with cirrhosis. FASEB J. 2019;33:11595–605. https://doi.org/10.1096/fj.201901327R.

49. Lumsden AB, Henderson JM, Kutner MH. Endotoxin levels measured by a chromogenic assay in portal, hepatic and peripheral venous blood in patients with cirrhosis. Hepatology. 1988;8:232–6. https://doi.org/10.1002/hep.1840080207.

50. Donnadieu-Rigole H, Pansu N, Mura T, Pelletier S, Alarcon R, Gamon L, et al. Beneficial effect of alcohol withdrawal on gut permeability and microbial translocation in patients with alcohol use disorder. Alcohol Clin Exp Res. 2018;42:32–40. https://doi.org/10.1111/acer.13527.

51. Bass NM, Mullen KD, Sanyal A, Poordad F, Neff G, Leevy CB, et al. Rifaximin treatment in hepatic encephalopathy. N Engl J Med. 2010;362:1071–81. https://doi.org/10.1056/NEJMOA0907893.

52. Kaji K, Saikawa S, Takaya H, Fujinaga Y, Furukawa M, Kitagawa K, et al. Rifaximin alleviates endotoxemia with decreased serum levels of soluble CD163 and mannose receptor and partial modification of gut microbiota in cirrhotic patients. Antibiotics (Basel). 2020;9(4):145. https://doi.org/10.3390/antibiotics9040145.

53. Vlachogiannakos J, Saveriadis AS, Viazis N, Theodoropoulos I, Foudoulis K, Manolakopoulos S, et al. Intestinal decontamination improves liver haemodynamics in patients with alcohol-related decompensated cirrhosis. Aliment Pharmacol Ther. 2009;29:992–9. https://doi.org/10.1111/j.1365-2036.2009.03958.x.

54. Vlachogiannakos J, Viazis N, Vasianopoulou P, Vafiadis I, Karamanolis DG, Ladas SD. Long-term administration of rifaximin improves the prognosis of patients with decompensated alcoholic cirrhosis. J Gastroenterol Hepatol. 2013;28:450–5. https://doi.org/10.1111/jgh.12070.

55. Madsen BS, Trebicka J, Thiele M, Israelsen M, Arumugan M, Havelund T, et al. Antifibrotic and molecular aspects of rifaximin in alcoholic liver disease: study protocol for a randomized controlled trial. Trials. 2018;19:143. https://doi.org/10.1186/s13063-018-2523-9.

56. Estes C, Anstee QM, Arias-Loste MT, Bantel H, Bellentani S, Caballeria J, et al. Modeling NAFLD disease burden in China, France, Germany, Italy, Japan, Spain, United Kingdom, and United States for the period 2016–2030. J Hepatol. 2018;69:896–904. https://doi.org/10.1016/j.jhep.2018.05.036.

57. Younossi ZM, Blissett D, Blissett R, Henry L, Stepanova M, Younossi Y, et al. The economic and clinical burden of nonalcoholic fatty liver disease in the United States and Europe. Hepatology. 2016;64:1577–86. https://doi.org/10.1002/hep.28785.

58. European Association for the Study of the Liver (EASL); European Association for the Study of Diabetes (EASD); European Association for the Study of Obesity (EASO). EASL-EASD-EASO Clinical Practice Guidelines for the management of non-alcoholic fatty liver disease. J Hepatol. 2016;64:1388–402. https://doi.org/10.1016/J.JHEP.2015.11.004.

59. Schuppan D, Surabattula R, Wang XY. Determinants of fibrosis progression and regression in NASH. J Hepatol. 2018;68:238–50. https://doi.org/10.1016/J.JHEP.2017.11.012.

60. Kleiner DE, Brunt EM, Wilson LA, Behling C, Guy C, Contos M, et al. Association of histologic disease activity with progression of nonalcoholic fatty liver disease. JAMA Netw Open. 2019;2:e1912565. https://doi.org/10.1001/jamanetworkopen.2019.12565.

61. Singh S, Allen AM, Wang Z, Prokop LJ, Murad MH, Loomba R. Fibrosis progression in nonalcoholic fatty liver vs nonalcoholic steatohepatitis: a systematic review and meta-analysis of paired-biopsy studies. Clin Gastroenterol Hepatol. 2015;13:643–654.e9. https://doi.org/10.1016/j.cgh.2014.04.014.

62. Rinella M, Charlton M. The globalization of nonalcoholic fatty liver disease: prevalence and impact on world health. Hepatology. 2016;64:19–22. https://doi.org/10.1002/hep.28524.

63. Eslam M, Valenti L, Romeo S. Genetics and epigenetics of NAFLD and NASH: clinical impact. J Hepatol. 2018;68:268–79. https://doi.org/10.1016/j.jhep.2017.09.003.

64. Taylor RS, Taylor RJ, Bayliss S, Hagström H, Nasr P, Schattenberg JM, et al. Association between fibrosis stage and outcomes of patients with nonalcoholic fatty liver disease: a systematic review and meta-analysis. Gastroenterology. 2020;158(6):1611–1625.e12. https://doi.org/10.1053/j.gastro.2020.01.043.

65. Sanyal AJ, van Natta ML, Clark J, Neuschwander-Tetri BA, Diehl A, Dasarathy S, et al. Prospective study of outcomes in adults with nonalcoholic fatty liver disease. N Engl J Med. 2021;385(17):1559–69. https://doi.org/10.1056/NEJMoa2029349.

66. Sanyal AJ, Harrison SA, Ratziu V, Abdelmalek MF, Diehl AM, Caldwell S, et al. The natural history of advanced fibrosis due to nonalcoholic steatohepatitis: data from the simtuzumab trials. Hepatology. 2019;70:1913–27. https://doi.org/10.1002/hep.30664.

67. Harrison SA, Wong VW-S, Okanoue T, Bzowej N, Vuppalanchi R, Younes Z, et al. Selonsertib for patients with bridging fibrosis or compensated cirrhosis due to NASH: results from randomized phase Ⅲ STELLAR trials. J Hepatol. 2020;73(1):26–39. https://doi.org/10.1016/j.jhep.2020.02.027.

68. Frenette C, Kayali Z, Mena E, Mantry PS, Lucas KJ, Neff G, et al. Emricasan to prevent new decompensation in patients with NASH-related decompensated cirrhosis. J Hepatol.

2021;74(2):274–82. https://doi.org/10.1016/j.jhep.2020.09.029.

69. Rinaldi L, Nascimbeni F, Giordano M, Masetti C, Guerrera B, Amelia A, et al. Clinical features and natural history of cryptogenic cirrhosis compared to hepatitis C virus-related cirrhosis. World J Gastroenterol. 2017;23(8):1458–68. https://doi.org/10.3748/wjg.v23.i8.1458.

70. Sanyal AJ, Banas C, Sargeant C, Luketic VA, Sterling RK, Stravitz RT, et al. Similarities and differences in outcomes of cirrhosis due to nonalcoholic steatohepatitis and hepatitis C. Hepatology. 2006;43(4):682–9. https://doi.org/10.1002/hep.21103.

71. Saunders JB, Walters JR, Davies AP, Paton A. A 20-year prospective study of cirrhosis. Br Med J (Clin Res Ed). 1981;282(6260):263–6. https://doi.org/10.1136/bmj.282.6260.263.

72. Trebicka J, Fernandez J, Papp M, Caraceni P, Laleman W, Gambino C, et al. The PREDICT study uncovers three clinical courses of acutely decompensated cirrhosis that have distinct pathophysiology. J Hepatol. 2020;73(4):842–54. https://doi.org/10.1016/j.jhep.2020.06.013.

73. Rodrigues SG, Montani M, Guixé-Muntet S, de Gottardi A, Berzigotti A, Bosch J. Patients with signs of advanced liver disease and clinically significant portal hypertension do not necessarily have cirrhosis. Clin Gastroenterol Hepatol. 2019;17(10):2101–2109.e1. https://doi.org/10.1016/j.cgh.2018.12.038.

74. Paternostro R. Distinct features of the portalhypertensive syndrome in patients with advanced chronic liver disease due to non-alcoholic steatohepatitis. J Hepatol. 2020;73:S754–5.

75. Bassegoda O, Olivas P, Turco L, Mandorfer M, Serra-Burriel M, Tellez L, et al. Decompensation in advanced non-alcoholic fatty liver disease may occur at lower hepatic venous pressure gradient levels that in patients with viral disease. Clin Gastroenterol Hepatol. 2021; https://doi.org/10.1016/j.cgh.2021.10.023.

76. Ferrusquía-Acosta J, Bassegoda O, Turco L, Reverter E, Pellone M, Bianchini M, et al. Agreement between wedged hepatic venous pressure and portal pressure in non-alcoholic steatohepatitis-related cirrhosis. J Hepatol. 2021;74:811–8. https://doi.org/10.1016/j.jhep.2020.10.003.

77. Vilar-Gomez E, Martinez-Perez Y, Calzadilla-Bertot L, Torres-Gonzalez A, Gra-Oramas B, Gonzalez-Fabian L, et al. Weight loss through lifestyle modification significantly reduces features of nonalcoholic steatohepatitis. Gastroenterology. 2015;149:367–378.e5. https://doi.org/10.1053/j.gastro.2015.04.005.

78. Dixon JB, Bhathal PS, Hughes NR, O'Brien PE. Nonalcoholic fatty liver disease: improvement in liver histological analysis with weight loss. Hepatology. 2004;39(6):1647–54. https://doi.org/10.1002/hep.20251.

79. Promrat K, Kleiner DE, Niemeier HM, Jackvony E, Kearns M, Wands JR, et al. Randomized controlled trial testing the effects of weight loss on nonalcoholic steatohepatitis. Hepatology. 2010;51:121–9. https://doi.org/10.1002/hep.23276.

80. Wong VWS, Chan RSM, Wong GLH, Cheung BHK, Chu WCW, Yeung DKW, et al. Community-based lifestyle modification programme for non-alcoholic fatty liver disease: a randomized controlled trial. J Hepatol. 2013;59:536–42. https://doi.org/10.1016/j.jhep.2013.04.013.

81. Patel AA, Torres DM, Harrison SA. Effect of weight loss on nonalcoholic fatty liver disease. J Clin Gastroenterol. 2009;43(10):970–4. https://doi.org/10.1097/MCG.0b013e3181b57475.

82. Newsome PN, Sejling A-S, Sanyal AJ. Semaglutide or placebo for nonalcoholic steatohepatitis. Reply. N Engl J Med. 2021;385:e6. https://doi.org/10.1056/NEJMc2106921.

83. Lassailly G, Caiazzo R, Ntandja-Wandji LC, Gnemmi V, Baud G, Verkindt H, et al. Bariatric surgery provides long-term resolution of nonalcoholic steatohepatitis and regression of fibrosis. Gastroenterology. 2020;159:1290–1301.e5. https://doi.org/10.1053/j.gastro.2020.06.006.

84. Cazzo E, Pareja JC, Chaim EA. Nonalcoholic fatty liver disease and bariatric surgery: a comprehensive review. Sao Paulo Med J. 2017;135(3):277–95. https://doi.org/10.1590/1516-3180.2016.0306311216.

85. Tsochatzis E, Coilly A, Nadalin S, Levistky J, Tokat Y, Ghobrial M, et al. International Liver Transplantation Consensus statement on end-stage liver disease due to nonalcoholic steatohepatitis and liver transplantation. Transplantation. 2019;103:45–56. https://doi.org/10.1097/TP.0000000000002433.

86. Rinella ME, Tacke F, Sanyal AJ, Anstee QM, participants of the AASLD/EASL Workshop. Report on the AASLD/EASL joint workshop on clinical trial endpoints in NAFLD. J Hepatol. 2019;71(4):823–33. https://doi.org/10.1016/j.jhep.2019.04.019.

87. Francque S, Vonghia L. Pharmacological treatment for non-alcoholic fatty liver disease. Adv Ther. 2019;36:1052–74. https://doi.org/10.1007/s12325-019-00898-6.

88. U.S. Department of Health and Human Services Food and Drug Administration Center for Drug Evaluation and Research (CDER). Noncirrhotic nonalcoholic steatohepatitis with liver

fibrosis: developing drugs for treatment. Guidance for industry. Fed Regist. 2018;83:9.

89. Konerman MA, Jones JC, Harrison SA. Pharmacotherapy for NASH: current and emerging. J Hepatol. 2018;68:362–75. https://doi.org/10.1016/j.jhep.2017.10.015.

90. European Medicines Agency. Reflection paper on regulatory requirements for the 5 development of medicinal products for chronic non6 infectious liver diseases (PBC, PSC, NASH). 2018. https://www.ema.europa.eu/en/draft-reflection-paper-regulatory-requirements-development-medicinal-products-chronic-non-infectious

91. Newsome PN, Buchholtz K, Cusi K, Linder M, Okanoue T, Ratziu V, et al. A placebo-controlled trial of subcutaneous semaglutide in nonalcoholic steatohepatitis. N Engl J Med. 2021;384(12):1113–24. https://doi.org/10.1056/nejmoa2028395.

92. Ratziu V, de Guevara L, Safadi R, Poordad F, Fuster F, Flores-Figueroa J, et al. Aramchol in patients with nonalcoholic steatohepatitis: a randomized, double-blind, placebo-controlled phase 2b trial. Nat Med. 2021;27(10):1825–35. https://doi.org/10.1038/s41591-021-01495-3.

93. Sanyal AJ, Chalasani N, Kowdley KV, McCullough A, Diehl AM, Bass NM, et al. Pioglitazone, vitamin E, or placebo for nonalcoholic steatohepatitis. N Engl J Med. 2010;362(18):1675–85. https://doi.org/10.1056/NEJMoa0907929.

94. Harrison SA, Bashir MR, Guy CD, Zhou R, Moylan CA, Frias JP, et al. Resmetirom (MGL-3196) for the treatment of non-alcoholic steatohepatitis: a multicentre, randomised, double-blind, placebo-controlled, phase 2 trial. Lancet. 2019;394(10213):2012–24. https://doi.org/10.1016/S0140-6736(19)32517-6.

95. Younossi ZM, Ratziu V, Loomba R, Rinella M, Anstee QM, Goodman Z, et al. Obeticholic acid for the treatment of non-alcoholic steatohepatitis: interim analysis from a multicentre, randomised, placebo-controlled phase 3 trial. Lancet. 2019;394:2184–96. https://doi.org/10.1016/S0140-6736(19)33041-7.

96. Francque SM, Bedossa P, Ratziu V, Anstee QM, Bugianesi E, Sanyal AJ, et al. A randomized, controlled trial of the Pan-PPAR agonist lanifibranor in NASH. N Engl J Med. 2021;385:1547–58. https://doi.org/10.1056/NEJMoa2036205.

97. Sanyal A, Charles ED, Neuschwander-Tetri BA, Loomba R, Harrison SA, Abdelmalek MF, et al. Pegbelfermin (BMS-986036), a PEGylated fibroblast growth factor 21 analogue, in patients with non-alcoholic steatohepatitis: a randomised, double-blind, placebo-controlled, phase 2A trial. Lancet. 2019;392(10165):2705–17. https://doi.org/10.1016/S0140-6736(18)31785-9.

98. Abdelmalek MF, Charles ED, Sanyal AJ, Harrison SA, Neuschwander-Tetri BA, Goodman Z, et al. The FALCON program: two phase 2b randomized, double-blind, placebo-controlled studies to assess the efficacy and safety of pegbelfermin in the treatment of patients with nonalcoholic steatohepatitis and bridging fibrosis or compensated cirrhosis. Contemp Clin Trials. 2021;104:106335. https://doi.org/10.1016/j.cct.2021.106335.

99. Harrison SA, Neff G, Guy CD, Bashir MR, Paredes AH, Frias JP, et al. Efficacy and safety of aldafermin, an engineered FGF19 analog, in a randomized, double-blind, placebo-controlled trial of patients with nonalcoholic steatohepatitis. Gastroenterology. 2021;160(1):219–231.e1. https://doi.org/10.1053/j.gastro.2020.08.004.

100. Chalasani N, Abdelmalek MF, Garcia-Tsao G, Vuppalanchi R, Alkhouri N, Rinella M, et al. Effects of belapectin, an inhibitor of galectin-3, in patients with nonalcoholic steatohepatitis with cirrhosis and portal hypertension. Gastroenterology. 2020;158(5):1334–1345.e5. https://doi.org/10.1053/j.gastro.2019.11.296.

101. Garcia-Tsao G, Bosch J, Kayali Z, Harrison SA, Abdelmalek MF, Lawitz E, et al. Randomized placebo-controlled trial of emricasan for non-alcoholic steatohepatitis-related cirrhosis with severe portal hypertension. J Hepatol. 2020;72(5):885–95. https://doi.org/10.1016/j.jhep.2019.12.010.

102. D'Amico G, Pasta L, Morabito A, D'Amico M, Caltagirone M, Malizia G, et al. Competing risks and prognostic stages of cirrhosis: a 25-year inception cohort study of 494 patients. Aliment Pharmacol Ther. 2014;39(10):1180–93. https://doi.org/10.1111/apt.12721.

103. Verbeke L, Farre R, Trebicka J, Komuta M, Roskams T, Klein S, et al. Obeticholic acid, a farnesoid X receptor agonist, improves portal hypertension by two distinct pathways in cirrhotic rats. Hepatology. 2014;59:2286–98. https://doi.org/10.1002/hep.26939.

104. Boyer-Diaz Z, Aristu-Zabalza P, Andrés-Rozas M, Robert C, Ortega-Ribera M, Fernández-Iglesias A, et al. Pan-PPAR agonist lanifibranor improves portal hypertension and hepatic fibrosis in experimental advanced chronic liver disease. J Hepatol. 2021;74:1188–99. https://doi.org/10.1016/j.jhep.2020.11.045.

105. Mandorfer S, Hernandéz-Gea V, Reiberger T, Garciá-Pagán JC. Hepatic venous pressure gradient response in non-selective beta-blocker treatment—is it worth measuring? Curr Hepatol

Rep. 2019;18:174–86.

106. de Franchis R, Baveno Ⅵ Faculty. Expanding consensus in portal hypertension: report of the Baveno Ⅵ Consensus Workshop: stratifying risk and individualizing care for portal hypertension. J Hepatol. 2015;63(3):743–52. https://doi.org/10.1016/j.jhep.2015.05.022.

107. Selvaraj EA, Mózes FE, Jayaswal ANA, Zafarmand MH, Vali Y, Lee JA, et al. Diagnostic accuracy of elastography and magnetic resonance imaging in patients with NAFLD: a systematic review and meta-analysis. J Hepatol. 2021;75(4):770–85. https://doi.org/10.1016/j.jhep.2021.04.044.

108. Mózes FE, Lee JA, Selvaraj EA, Jayaswal ANA, Trauner M, Boursier J, et al. Diagnostic accuracy of non-invasive tests for advanced fibrosis in patients with NAFLD: an individual patient data meta-analysis. Gut. 2022;71(5):1006–19. https://doi.org/10.1136/gutjnl-2021-324243.

109. Francque S, Vonghia L. The future of diagnosing NASH—could a simple blood test be the key? Expert Rev Gastroenterol Hepatol. 2017;11(11):995–7. https://doi.org/10.1080/17474124.2017.1374851.

第 20 章　乙型肝炎病毒抑制及丙型肝炎病毒清除后进展期慢性肝病的治疗

Jidong Jia，Sabela Lens，Hitoshi Yoshiji，Sven Francque，Emmanouil A. Tsochatzis，
Mattias Mandorfer

乙型肝炎病毒

HBV 抑制对于进展期慢性肝病病程的影响

本文在贾继东教授的指导下，遵循标准研究方法，对 HBV 抑制对于进展期慢性肝病（advanced chronic liver disease，ACLD）病程影响的相关研究进行了系统综述和荟萃分析。简言之，自拉米夫定（lamivudine，LAM）问世以来，所有抗病毒治疗的临床研究基本都被纳入分析。但以下几种临床研究需排除，包括：①使用干扰素为基础治疗方案；②只纳入了非 ACLD 的患者，或者未报告 ACLD 患者组的信息；③未报告至少一种结局（如肝纤维化、门静脉高压或相关非侵入性替代指标、静脉曲张、肝功能失代偿、死亡）相关的结果。最终，51 项研究纳入分析。以下总结了荟萃分析的初步结果以及一些非对照研究的重要结果；最终的手稿有望在 Baveno Ⅶ出版之后发布。

荟萃分析结果发现应用核苷类似物［nucleos（t）ide analogue，NA］治疗组与未治疗组相比，肝脏组织学并无明显的改善（RR：1.60；95%CI：0.90～2.85）。当然，这种结果需结合后续的研究进一步分析。一些长期 NA 抗病毒治疗且有连续肝穿刺活检的大样本研究显示，抗病毒治疗后，有相当比例患者的肝纤维化消退，进展期肝纤维化甚至肝硬化发生逆转[1]。Marcellin 等人的研究，观察了 641 名 NA 抗病毒 5 年以上的患者，最初随机使用阿德福韦酯（adefovir dipivoxil，ADV）/ 富马酸替诺福韦二酯（tenofovir disoproxil fumarate，TDF）抗病毒 1 年，随后进行了 4 年的 TDF 治疗，348 名患者在第 5 年随访时进行了肝脏活检，87%（304/348）的患者肝脏活检显示肝纤维化较前改善。研究发现，在治疗前已有肝硬化（仅包括代偿期肝硬化），患者中有 74%（71/96）实现肝硬化逆转。值得注意的是，体重指数（body mass index，BMI）/ 肥胖（即 BMI≥30kg/m² ）是持续性肝硬化（persistent cirrhosis）的唯一相关因素，因此也强调了代谢相关因素是导致 HBV 相关的 ACLD 进展的协同因素。

另外，一些非对照研究也观察了 NA 治疗后肝静脉压力梯度（hepatic venous pressure gradient，HVPG）的改善情况[2]。在一项纳入 19 名患者的小规模临床研究中，所有患者均经肝穿刺活检证实有肝硬化，及未经治疗的临床显著性门静脉高压（clinical significant portal hypertension，CSPH），经过 1 年拉米夫定治疗后，除 1 例病毒学突破的患者外，其余患者 HVPG 均有下降，平均 HVPG 由治疗前的 14.4mmHg 降至 12.4mmHg（即下降 13.9%）。在 HVPG≥12mmHg 的亚组中，76%（10/13）的患者可实现 HVPG 下降≥20% 或绝对值降至 12mmHg（即本研究或其他研究中使用的 HVPG 应答定义[3]）。

这项研究结果与一项观察 NA 治疗后食管静脉曲张变化的研究结果相一致。该研究纳入 107 名乙肝患者，序贯使用 LAM/ADV/TDF 治疗[4]。结果显示，在 80 例无 CSPH（即无静脉曲张）患者中，新发静脉曲张的比例较低（7.5%，6/80）。而在 27 例有轻度静脉曲张的患者（即存在 CSPH）中，静脉曲张逆转的比例（67%，18/27）远高于进展的比例（4%，1/27）。而在 7 名新出现静脉曲张或者静脉曲张进展的患者中，6 名患者是因为出现病毒学突破或合并肝细胞癌。

最后，Baveno Ⅶ进行的系统回顾和荟萃分析证实了几项个体研究的观察结果，即 NA 治疗可预防肝硬化失代偿事件的发生（RR：0.47；95%CI：0.32～0.67），包括静脉曲张出血（RR：0.35；95% CI：0.17～0.71），并降低肝移植或死亡风险（RR：0.34；95% CI：0.23～0.52）。

因此,目前有来源于非对照研究(肝组织学、HVPG 和静脉曲张)和对照研究(直接终点)的大量证据显示,持续抑制 HBV 病毒可使大部分患者的慢性肝病及门静脉高压的严重程度有所缓解,也可将肝硬化失代偿事件发生率和死亡风险降低 50% 以上。

HBV 持续抑制后肝病进展监测

监测 HBV 感染患者疾病进展的侵入性方法包括肝脏活检、HVPG 测量和内镜检查。然而,在临床实践中,内镜检查通常是用于监测持续性病毒应答(停药观察)或维持性病毒应答(治疗中)患者的疾病进展或消退的唯一侵入性操作。

无创诊断手段,包括血清标志物及影像学方法,用于诊断肝纤维化、肝硬化及门静脉高压,目前被广泛研究[5,6]。其中 LSM 被认为同 HVPG 尤其是 HVPG 低于 CSPH 阈值的发生有良好的相关性,因此可联合血小板计数用于评估代偿期慢性肝病发生 CSPH 的概率[7]。然而,cACLD 的概念仅限于 Baveno Ⅶ认可的进展期慢性肝病。但是 LSM 用于监测未经治疗的 CSPH 的逆转情况,其诊断效能在 HCV 感染的人群的观察性研究中受到了质疑[8]。尽管下文所总结的基于个体患者数据的荟萃分析已经初步解决了这些担忧,但是在 HBV 感染患者中尚无相关数据。然而,使用振动控制瞬时弹性成像方法(vibration controlled transient elastography,VCTE)连续检测 NA 长期治疗患者的肝脏弹性的研究,提供了肝脏组织学纤维化逆转的证据[9-14],但值得注意的是,这些研究没有提供具体的 ACLD 的信息。近期一项较大规模的前瞻性研究显示,LSM 下降>30%,肝脏纤维化逆转的可能性约为 51%[14],相反若 LSM 增加,则肝脏纤维化改善的概率降低。肝脏弹性与肝脏组织学纤维化的相关性受到了肝脏炎症的干扰,LSM 的变化似乎不足以在临床决策中发挥足够的准确性,特别是在 ACLD 患者中,因为目前具体数据有限。相反,因为研究显示 LSM 可以预测代偿期肝硬化发生失代偿事件(包括 HCC),因此使用 LSM 连续检测作为门静脉高压分期及风险分层的工具,似乎更具前景[15]。

血清生物学标志物在诊断 HBV 相关的 ACLD 方面有一定价值,但对于 CSPH 和食管静脉曲张的诊断价值尚不清楚。目前 WU 等人进行了一项小规模研究[16],不足之处是研究纳入了小部分失代偿期人群(即根据定义,患有 CSPH 的患者在这种情况下不属于该 NIT 的目标人群[6])。研究显示,血管性血友病因子(vWF)诊断 CSPH 的 AUROC≈0.885,而诊断食管静脉曲张时,AUROC<0.8。但研究对于患者 HBV 的治疗及抑制情况没有说明。尽管如此,在 HCV 治愈的 ACLD 患者,vWF(联合血小板计数及 VITRO 评分)用于纳入或排除 CSPH 或失代偿风险分层的结果获得令人满意的结果[17]。

HBV 抑制患者静脉曲张筛查及危险分层

Baveno Ⅵ 提出了需内镜下治疗的食管静脉曲张的排除标准[18],旨在避免不必要的内镜检查(unnecessary endoscopy,VNT,该概念的提出是建立在治疗性措施是为预防静脉曲张出血而非预防肝脏失代偿的假设上)。而 Baveno Ⅶ,在从预防食管静脉曲张出血转变为预防肝脏失代偿的角度,提出了高危静脉曲张的概念。基于 Baveno Ⅵ标准,当 LSM<20kPa(使用 VCTE 测定),并且 PLT>150×10⁹/L 的患者,可避免进行胃镜检查,而 VNT 的漏诊率低于 5%。此标准的若干改良版本(如 Baveno Ⅵ扩大标准)也相继推出,目的在于进一步减少不必要内镜检查比率,同时保持 VNT 漏诊率低于 5%。最近有两项研究对 HBV 持续抑制的 Baveno Ⅵ标准进行了验证[19]。在 Thabut 等人的研究中[19],仅小部分为 HBV 导致的肝硬化,而 Wang 等人[20]的研究仅限于 HBV 这一个病因。在 Wang 等人的研究中,既往曾发生失代偿事件并非排除标准,而在纳入研究时,94.7% 的患者 Child-Turcotte-Pugh 为 A 级。研究结果显示,使用 Baveno Ⅵ标准,70 例有高危静脉曲张的患者无一漏诊。但当使用该标准时,不能发现 CSPH 或低危静脉曲张,因此可能成为后续使用卡维地洛或 NSBB 预防静脉曲张进展[21]或肝脏失代偿[22]的一个阻碍。在 Wang 等人的研究中,符合 Baveno Ⅵ标准的患者中有 40.5% 的患者为低危静脉曲张[20]。然而,值得注意的是,这些预防策略并未在消除或抑制主要致病因素后进行过研究。在这种情况下,根据上述数据和荟萃分析的结果,事件的风险非常低。即使预防策略在活动性疾病中同样有效[即具有可比的 RRR,尚不确定],ARR 也会显著降低,导致需要治疗的患者数量(number needed to treat,NNT)显著增加。考虑到 RRR 的不确定性和在 HBV 抑制的低风险情况下 NNT 的明显增加,采用较为温和的治疗方法(基于 Baveno Ⅵ标准的风险分层和静脉曲张筛查)似乎是合理的,直至有进一步的数据支持。

丙型肝炎

HCV 根除对 ACLD 病程的影响

大量关于 HCV 根除后 cACLD 的长期随访研究都是基于干扰素治疗方案,因此在撰写 Baveno Ⅶ时,无干扰素的联合治疗方案仅有 7 年的有效数据(即从西莫普韦/达克拉他韦作为索福布韦的联合用药之时起)。因为失代偿期肝硬化为干扰素使用的禁忌证,因此这部分患者也缺乏长期随访的数据。同时由于疾病的严重程度尤其是存在 CSPH[23] 曾是治疗失败及预后不良的高危风险因素[24,25],包含干扰素治疗的研究结果需要审慎的解释。因此,可以预见的是,对于获得 SVR 与未获得 SVR 的患者,其治疗前的门静脉高压程度和肝病失代偿的风险就是不同的。尽管最近的一项研究对这种潜在的偏差的相关性提出了质疑[26],但它仍然可能会干扰在 cACLD 患者中,SVR 对于肝相关事件,尤其是肝功能失代偿风险的影响作出解释的准确性。

一项由 Bruno 等人完成的意大利多中心回顾性分析是 IFN 时代的长期随访研究的突出案例[27],研究包括 920 例经活检证实为患有肝硬化的患者,其中 124 例(13.5%)达到 SVR。获得 SVR 患者在平均 8.6 年的随访中,无一例患者出现失代偿事件。在未获得 SVR 组中,107 例患者发生失代偿事件,其发病率为 1.88/100 人年。值得注意的是,当患者被诊断为肝细胞癌,就被剔除了研究队列,这也有助于门静脉高压相关风险事件的调查研究。其他一些重要的回顾性队列研究证实了 SVR 对 cACLD 患者肝脏失代偿的有益作用,然而仍有获得 SVR 后发生失代偿事件的研究报道[28,29]。包括 cACLD 患者在内的前瞻性 HALT-C 试验发现[30],即使在调整了基线特征的差异(PLT 和血清白蛋白;SVR 与无应答的比较:aHR 0.13),获得 SVR 的患者在随访 7.5 年失代偿风险显著降低(0.9% vs. 突破/复发:4.7% vs. 无应答:11.7%)。尽管试图通过 PLT 调整 PH 的严重程度,但尚不清楚这是否做到公平的比较。Di Marco 及其同事进行了 IFN 时代最具信息量的研究[31],并前瞻性地调查了经活检证实的肝硬化患者的长期预后。根据治疗前有无小静脉曲张,即 CSPH 的证据,进一步对患者进行分层分析。结果显示,在对有轻度静脉曲张和无轻度静脉曲张两组人群中,SVR 对进展至肝脏失代偿均有保护作用;在无静脉曲张的患者(CSPH 发病率低)中肝硬化失代偿期的风险可忽略不计(0/67);在获得 SVR 且存在小静脉曲张(存在 CSPH)的患者中,肝硬化失代偿事件的发生率为 1.7/100 人年。总之,基于干扰素治疗方案的研究表明,获得 SVR 的患者,无论治疗前是否存在胃食管静脉曲张,肝硬化失代偿事件发生风险均会降低,而且在 CSPH 出现临床症状之前成功获得 SVR 患者中其失代偿事件发生风险可忽略不计。最近几项使用无 IFN 方案的研究中,治疗前后进行配对 HVPG 测量,结果显示亚临床门静脉高压(subclinical PH)普遍出现逆转,且很少进展至 CSPH[32],这些研究也支持了上述结论[25,33]。

将几种直接作用抗病毒药物(direct-acting antiviral, DAA)与不含干扰素(IFN-free)的方案联合使用,可以使 cACLD 患者潜在肝脏疾病/PH 的严重程度与 SVR 概率解耦,从而更客观地评估 SVR 对预后的影响。即使在失代偿患者中,这些方案也被证明是非常有效的,这些研究第一次对 HCV 根除治疗对长期预后的影响提供了强有力的证据。尽管如此,一些难以解释的潜在偏差(例如,护理、依从性和饮酒)可能仍然限制了接受抗病毒治疗/实现 HCV 治愈的患者与未接受抗病毒治疗的患者之间比较的显著性。无 IFN 治疗方案的 SVR 对 cACLD 肝脏失代偿影响的初步证据主要来自注册研究。

来自苏格兰的一项注册研究显示,治疗前已经被诊断为代偿期肝硬化患者,使用无干扰素治疗方案获得 SVR 后,因为肝硬化失代偿事件再次住院的风险明显降低(0.188/100 人年 vs. 1.215/100 人年)[35]。这与 ANRS CO 22 HEPATHER 研究在治疗前代偿期肝硬化患者亚组中的结果形成对比[36]。在后一项研究中,近一半的患者通过 PLT 和凝血酶原时间指数的降低诊断为肝硬化,其余的大多数患者,通过各种 NIT 诊断为肝硬化(值得注意的,NIT 的诊断灵敏度尚不清楚)。在另一项利用退伍军人健康护理数据的注册研究显示,肝硬化患者的总体亚组中,SVR 患者的急性静脉曲张出血发生率的影响降低(aHR:0.73);然而,在既往有静脉曲张但无出血史的患者亚组中,这一减少没有达到统计学意义(aHR:0.77)[37]。因为这些患者临床特征的准确性和结局的判定都受限,而且部分研究的随访时间较短,因此对这些注册研究的结果分析要尤为谨慎。在一些着重关注 cACLD 的研究中,失代偿事件的发生率更低,约为 0.3/100 人年[38,39]。Tosetti[40]对 148 名 cACLD 存在 CSPH(即 LSM≥20kPa,和/或低危胃食管静脉曲张,排除高危静脉曲张)且未经治疗的患者进行随访发现,仅 1 名患者出现失代偿事件(腹水),且该患者同时合并原发性肝癌。D'Ambrosio 近期发表的一篇研究中,对 480 名获得 SVR 的 Child-Pugh 评分 A 级的代偿期肝硬化患者进行了 5 年的随访,最终报道肝病相关事件的 5 年累积发生率为 10.2%,其中原发性肝癌占 78%,而肝硬化失代偿事件相对罕见(腹水 6 名,食管静脉曲张破裂出血 3 名),而在发生腹水的 6 名患者中,1 名患者合并门静脉血栓(SVR 对门静脉血栓无预防作用[41]),1 名因酗酒。综上所述,在丙肝治愈的 cACLD 患者中,肝硬化失代偿事件发生较为罕见。

尽管研究显示丙肝治愈的 cACLD 患者肝硬化失代偿事件风险明显降低,但证据显示仍有一定比例的 cACLD 患者会发展为失代偿,因此更需要简单、无创的风险分层方法,以便对这部分患者进行个体化监测和治疗(详见乙肝抑制后 RRR 和 ARR 部分)。

值得注意的是,基于含干扰素治疗方案实现丙肝治愈,对静脉曲张发生/增长/消退的影响的研究,所能提供的信息相对有限[19,42,43],这会干扰 SVR 后重新内镜检查的理想时机的确定。此外,需要长期数据来了解静脉曲张出血风险(评估静脉曲张状态)及其随时间的演变情况。

最后,HCV 治愈对失代偿患者的影响仍不明确[44]。由于再代偿的定义,在近期由 Baveno Ⅶ 提出后才得到广泛的认可,而之前的研究之间存在高度异质性,因此我们放弃了 SVR 对失代偿期患者的影响的评估。因此,SVR 患者再代偿(符合 Baveno Ⅶ 定义标准)的发生率和影响尚需要进一步研究。

HCV 根除后 ACLD 病程的协同因素及辅助治疗

饮酒是接受无 IFN 治疗并获得 SVR 的 cACLD 患者肝脏失代偿的主要决定因素[17,44],由于其高流行率,甚至会影响 DAA 对总体人口的获益水平[45]。而肥胖和糖尿病的证据目前尚不明确[8,17,36,44]。然而,缺乏证据不应误认为是没有证据,因为这些共同因素对 CLD 进展的重要性已被证实(见第 4 章)。由于 HCV 治愈后肝脏失代偿事件数量较少,因此其对肝脏失代偿的影响更难以确定,统计功效也较低。最后,糖尿病对获得 SCR 的 cACLD 患者的全因死亡率有不利影响[46]。因此,从一个更全面的医学角度来看,在消除主要病因前后,这些共同因素也需要加以解决。

有关辅助治疗能否促进 HCV 治愈患者的进展期肝纤维化发生逆转,相关研究正在进行中[47]。

HCV 清除后门静脉高压和 NIT 进展的汇总分析

我们系统性检索了 HCV 感染患者治疗后的 HVPG 的文献,并尝试联系研究的所有第一作者、通讯作者和最末位作者,获得了所有患者的信息(除去 3 项研究外 117 名患者,其中 2 项研究使用聚乙二醇干扰素联合利巴韦林治疗[48,49],1 项研究使用索福布韦/利巴韦林治疗[50])。最终,获得 675 名患者具体信息,80 名患者来自 Reiberger 等人的研究[32],100 患者来自 Lens 等人研究[51],90 名患者来自 Mandorfer、Kozbial[33]/Schwabl 和 Mandorfer[52]/Mandorfer 等人的研究[25],226 名患者来自 Lens[53]/Lens 的研究[8],8 名患者来自 Puente 等人的研究[54],112 名患者来自 Mauro 等人的研究[55],33 名患者来自 Abadia 等人的研究[56],26 名患者来自 Diez 的研究[57]。采用纳入标准(有治疗前、后配对 HVPG 测量,治疗前 HVPG≥6mmHg,获得 SVR),418 名患者纳入门静脉高压进展的研究队列。在 324 名有 NIT 配对信息患者的亚组中,评估 LSM/PLT 对 CSPH 的诊断效能。以下为汇总分析的初步结果:在 HVPG 和 HVPG/NIT 队列中,从治疗结束到治疗后评估的平均时间分别为 28.4 周[四分位间距(IQR:24~44 周)和 28.8 周(IQR:25~45 周)]。关于门静脉高压的进展如前文报道,此处不再详述。在 HVPG/NIT 队列中,治疗前 CSPH 的患病率为 85%,241 名患者患有 cACLD(后一组患者 CSPH 患病率为 80%)。LSM 和 HVPG 之间的相关性从治疗前(Spearman ρ:0.53)升高到治疗后(ρ:0.68),差异具有统计学意义(P=0.012),而治疗前后 PLT 与 HVPG 相关性无明显改变(ρ:−0.51 vs. ρ:−0.54;P=0.613)。相关性增强可能归因于治疗导致的 PH 严重程度的降低[HVPG:(13.1±4.4)mmHg vs.(10.4±4.7)mmHg]/CSPH 患病率的降低(80% vs. 54%),因为在高值时,LSM 与 HVPG 的相关性较低[6]。因此,我们的数据反驳了 LSM/PLT 在 SVR 患者中准确性差的观点。然而,当使用病毒血症患者中得出的预测模型评估治疗前 / 治疗后 LSM/PLT 与 HVPG 的相关性时，LSM/PLT 会高估治疗后 HVPG。因此，必须采用适用于 HCV 治愈的患者的模型。基于治疗后 LSM/PLT 建立的非线性模型，预测治疗后发生 CSPH 的 AUROC 为 0.89，并且从该模型派生的预测图可以估算给定患者的 CSPH 准确概率。治疗后 LSM＜12kPa 且 PLT＞150×10^9/L 时，诊断 CSPH 的灵敏度为 99.2%，因此可用于排除 CSPH。Baveno Ⅵ 标准对治疗 CSPH 诊断灵敏度也较高（94.7%），符合这些标准的患者中 CSPH 的患病率仅为 14%，因此，这些患者不太可能从 NSBB 治疗中获益（参见 HBV 抑制部分）。最后，LSM≥25kPa 具有高度特异性（93.1%），治疗后 CSPH 的患病率为 87.7%，即这些患者中可以排除 CSPH，主张维持卡维地洛 /NSBB 治疗。

由于 LSM＜12kPa 和 PLT＞150×10^9/L 标准可用于识别是否需要治疗 CSPH 的患者，从而决定将无治疗 CSPH 的患者剔除出门静脉高压随访队列，该决策策略也在一个大型多中心的 cACLD 的研究直接临床结果（肝硬化失代偿）研究队列（即合并了 Semmler 等人的推导队列和验证队列[17]）中进行了验证。结果显示：如果将 HCC 发展视为竞争事件，则符合这些标准的患者没有出现肝功能失代偿。因此在符合这些标准的 cACLD 患者中，就肝功能失代偿而言，不存在预防策略的空间（没有风险，因此无法实现风险减少），这也为解除他们的监测（无须进行 NIT 或内镜检查）提供了理由，前提是 NIT 的改善是持续的（即在重复评估中保持稳定）且不存在协同致病因素。重要的是，一项尚未发表的队列研究显示，在 1 972 名获得 SVR 的 cACLD 患者中，37.9% 的患者在治疗后 LSM＜12kPa 和 PLT＞150×10^9/L，这表明相当部分患者可降低医疗护理级别，从而大大降低医疗资源消耗。

HCV 根除后食管静脉曲张的筛查及风险分层

在 891 例经肝脏活检证实为 HCV（81%）和 / 或 HBV 导致（16.6%）代偿期肝硬化患者中，获得 SVR/HBV 抑制后按照 "Baveno Ⅵ" 标准评分良好的患者，在随访期间无 PH 进展（定义为无静脉曲张或 PH 相关出血）（5 年时为 0% vs. 8.1%）；特别是，在病毒学应答后按照 "Baveno Ⅵ" 标准评分良好的患者，无人（0/80）出现大静脉曲张，甚至小静脉曲张也不常见［7.5%（6/80）］。相反，缺乏病毒学应答和存在治疗前小静脉曲张（即存在 CSPH）是 PH 的进展的独立危险因素。在 PH 进展时，所有患者都处于不利的 "Baveno Ⅵ" 评估状态。最后，"Baveno Ⅵ" 评价也可预测存活率，基于 LSM/PLT 的 "Baveno Ⅵ" 标准有助于将病毒根除 / 抑制患者排除在高危静脉曲张筛查和进行风险分层之外。

关于 HCV 治愈后临床事件的风险分层，需要注意的是 HCC 可能独立于 PH 的动态发展，这表明应单独评估肝脏失代偿和 HCC，而不是使用复合终点（例如肝脏相关事件）。这一概念是增加风险分层方法研究颗粒度的关键，因为低 PH 相关风险和 HCC 风险的临床意义有显著的不同。对门静脉高压相关事件风险较低到几乎可忽略的患者，可能不能从连续的 NIT/ 胃镜监测及卡维地洛 /NSBB 等预防治疗获益；而对一个 HCC 低风险患者，HCC 的监测（即肝脏超声）的经济获益比也极低。

一些研究支持使用其他 NIT 对 SVR 后肝脏失代偿风险进行分层，然而在预测建模 / 风险分层的背景下，在单独的队列中进行验证至关重要。在此背景下，Semmler 等人的研究[17] 是非常有价值的，因为它包含了一个验证队列。一种结合治疗后 LSM 和 vWF/PLT（VITRO）的算法能够排除治疗后 CSPH，并区分肝失代偿风险可忽略的人群和高风险人群。重要的是，大多数（57.3%）患者被分配到低风险组（LSM＜12.4kPa 和 / 或 VITRO＜0.95），因此不需要 PH 监测。此外，NIT 应简单且广泛可用。尽管 VWF/VITRO 满足上述要求（简单 / 广泛可用），并能提供有关 PH 严重程度 / 风险的准确信息[58]，但大多数肝病学家可能不熟悉其用途，这可能是因为既往依赖 LSM/PLT 和 Baveno Ⅶ 建议的汇总分析结果（见上文）。

HCV 根除后患者管理的意义

上述证据对 HCV 治愈后患者管理的影响（即由此产生的 Baveno Ⅶ 建议）总结于图 20.1。总之，NIT 为实现 SVR 的 cACLD 患者提供了重新分层风险的机会，从而促进了个性化监测和治疗。HCV 治愈和某种程度上的 HBV 抑制（仅 Baveno Ⅵ 标准）可作为未来研究的模型，用于去除其他主要病因后 NIT/ 患者管理的应用。

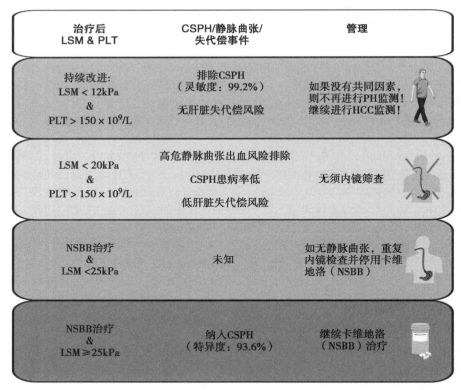

治疗后 LSM & PLT	CSPH/静脉曲张/ 失代偿事件	管理
持续改进： LSM < 12kPa & PLT > 150 × 10⁹/L	排除CSPH （灵敏度：99.2%） 无肝脏失代偿风险	如果没有共同因素，则不再进行PH监测！继续进行HCC监测！
LSM < 20kPa & PLT > 150 × 10⁹/L	高危静脉曲张出血风险排除 CSPH患病率低 低肝脏失代偿风险	无须内镜筛查
NSBB治疗 & LSM <25kPa	未知	如无静脉曲张，重复内镜检查并停用卡维地洛（NSBB）
NSBB治疗 & LSM ≥25kPa	纳入CSPH （特异度：93.6%）	继续卡维地洛（NSBB）治疗

图 20.1　Baveno Ⅶ对 HCV 治愈后 PH 管理的推荐。LSM，肝硬度值；CSPH，临床显著门静脉高压；HCC，肝细胞癌；NSBB，非选择性 β 受体阻滞剂；PH，门静脉高压；PLT，血小板计数

（冯丽娟 译，王宇 审校）

参考文献

1. Marcellin P, Gane E, Buti M, et al. Regression of cirrhosis during treatment with tenofovir disoproxil fumarate for chronic hepatitis B: a 5-year open-label follow-up study. Lancet. 2013;381:468–75.
2. Manolakopoulos S, Triantos C, Theodoropoulos J, et al. Antiviral therapy reduces portal pressure in patients with cirrhosis due to HBeAg-negative chronic hepatitis B and significant portal hypertension. J Hepatol. 2009;51:468–74.
3. Mandorfer M, Hernández-Gea V, Reiberger T, et al. Hepatic venous pressure gradient response in non-selective beta-blocker treatment—is it worth measuring? Curr Hepatol Rep. 2019;18:174–86.
4. Lampertico P, Invernizzi F, Vigano M, et al. The long-term benefits of nucleos(t)ide analogs in compensated HBV cirrhotic patients with no or small esophageal varices: a 12-year prospective cohort study. J Hepatol. 2015;63:1118–25.
5. European Association for the Study of the Liver; Clinical Practice Guideline Panel. EASL Clinical Practice Guidelines on non-invasive tests for evaluation of liver disease severity and prognosis - 2021 update. J Hepatol. 2021;75:659–89.
6. Mandorfer M, Hernández-Gea V, García-Pagán JC, et al. Noninvasive diagnostics for portal hypertension: a comprehensive review. Semin Liver Dis. 2020;40:240–55.
7. Abraldes JG, Bureau C, Stefanescu H, et al. Noninvasive tools and risk of clinically significant portal hypertension and varices in compensated cirrhosis: the "anticipate" study. Hepatology. 2016;64:2173–84.
8. Lens S, Baiges A, Alvarado-Tapias E, et al. Clinical outcome and hemodynamic changes following HCV eradication with oral antiviral therapy in patients with clinically significant portal

hypertension. J Hepatol. 2020;73:1415–24.

9. Wong GL, Wong VW, Choi PC, et al. On-treatment monitoring of liver fibrosis with transient elastography in chronic hepatitis B patients. Antivir Ther. 2011;16:165–72.

10. Liang X, Xie Q, Tan D, et al. Interpretation of liver stiffness measurement-based approach for the monitoring of hepatitis B patients with antiviral therapy: a 2-year prospective study. J Viral Hepat. 2018;25:296–305.

11. Wu SD, Liu LL, Cheng JL, et al. Longitudinal monitoring of liver fibrosis status by transient elastography in chronic hepatitis B patients during long-term entecavir treatment. Clin Exp Med. 2018;18:433–43.

12. Dong XQ, Wu Z, Li J, et al. Declining in liver stiffness cannot indicate fibrosis regression in patients with chronic hepatitis B: a 78-week prospective study. J Gastroenterol Hepatol. 2019;34:755–63.

13. Kong Y, Sun Y, Zhou J, et al. Early steep decline of liver stiffness predicts histological reversal of fibrosis in chronic hepatitis B patients treated with entecavir. J Viral Hepat. 2019;26:576–85.

14. Ji D, Chen Y, Shang Q, et al. Unreliable estimation of fibrosis regression during treatment by liver stiffness measurement in patients with chronic hepatitis B. Am J Gastroenterol. 2021;116:1676–85.

15. Wu S, Kong Y, Piao H, et al. On-treatment changes of liver stiffness at week 26 could predict 2-year clinical outcomes in HBV-related compensated cirrhosis. Liver Int. 2018;38:1045–54.

16. Wu H, Yan S, Wang G, et al. von Willebrand factor as a novel noninvasive predictor of portal hypertension and esophageal varices in hepatitis B patients with cirrhosis. Scand J Gastroenterol. 2015;50:1160–9.

17. Semmler G, Binter T, Kozbial K, et al. Noninvasive risk stratification after HCV eradication in patients with advanced chronic liver disease. Hepatology. 2021;73(4):1275–89.

18. de Franchis R, Baveno Ⅵ Faculty. Expanding consensus in portal hypertension: report of the Baveno Ⅵ consensus workshop: stratifying risk and individualizing care for portal hypertension. J Hepatol. 2015;63:743–52.

19. Thabut D, Bureau C, Layese R, et al. Validation of Baveno Ⅵ criteria for screening and surveillance of esophageal varices in patients with compensated cirrhosis and a sustained response to antiviral therapy. Gastroenterology. 2019;156:997–1009. e5

20. Wang H, Wen B, Chang X, et al. Baveno Ⅵ criteria and spleen stiffness measurement rule out high-risk varices in virally suppressed HBV-related cirrhosis. J Hepatol. 2021;74:584–92.

21. Mandorfer M, Peck-Radosavljevic M, Reiberger T. Prevention of progression from small to large varices: are we there yet? An updated meta-analysis. Gut. 2017;66:1347–9.

22. Villanueva C, Albillos A, Genescà J, et al. β blockers to prevent decompensation of cirrhosis in patients with clinically significant portal hypertension (PREDESCI): a randomised, double-blind, placebo-controlled, multicentre trial. Lancet. 2019;393:1597–608.

23. Reiberger T, Rutter K, Ferlitsch A, et al. Portal pressure predicts outcome and safety of antiviral therapy in cirrhotic patients with hepatitis C virus infection. Clin Gastroenterol Hepatol. 2011;9:602–8.

24. Lens S, Rincon D, Garcia-Retortillo M, et al. Association between severe portal hypertension and risk of liver decompensation in patients with hepatitis C, regardless of response to antiviral therapy. Clin Gastroenterol Hepatol. 2015;13(10):1846–53.

25. Mandorfer M, Kozbial K, Schwabl P, et al. Changes in hepatic venous pressure gradient predict hepatic decompensation in patients who achieved sustained virologic response to interferon-free therapy. Hepatology. 2020;71:1023–36.

26. Krassenburg LAP, Zanjir WR, Georgie F, et al. Evaluation of sustained virologic response as a relevant surrogate endpoint for long-term outcomes of hepatitis C virus infection. Clin Infect Dis. 2021;72:780–6.

27. Bruno S, Stroffolini T, Colombo M, et al. Sustained virological response to interferon-alpha is associated with improved outcome in HCV-related cirrhosis: a retrospective study. Hepatology. 2007;45:579–87.

28. Veldt BJ, Heathcote EJ, Wedemeyer H, et al. Sustained virologic response and clinical outcomes in patients with chronic hepatitis C and advanced fibrosis. Ann Intern Med. 2007;147:677–84.

29. Cardoso AC, Moucari R, Figueiredo-Mendes C, et al. Impact of peginterferon and ribavirin therapy on hepatocellular carcinoma: incidence and survival in hepatitis C patients with advanced fibrosis. J Hepatol. 2010;52:652–7.

30. Morgan TR, Ghany MG, Kim HY, et al. Outcome of sustained virological responders with histologically advanced chronic hepatitis C. Hepatology. 2010;52:833–44.

31. Di Marco V, Calvaruso V, Ferraro D, et al. Effects of eradicating hepatitis C virus infection in patients with cirrhosis differ with stage of portal hypertension. Gastroenterology.

2016;151:130–9. e2

32. Reiberger T, Payer BA, Ferlitsch A, et al. A prospective evaluation of pulmonary, systemic and hepatic haemodynamics in HIV-HCV-coinfected patients before and after antiviral therapy with pegylated interferon and ribavirin. Antivir Ther. 2012;17:1327–34.

33. Mandorfer M, Kozbial K, Schwabl P, et al. Sustained virologic response to interferon-free therapies ameliorates HCV-induced portal hypertension. J Hepatol. 2016;65:692–9.

34. Mandorfer M, Kozbial K, Freissmuth C, et al. Interferon-free regimens for chronic hepatitis C overcome the effects of portal hypertension on virological responses. Aliment Pharmacol Ther. 2015;42:707–18.

35. McDonald SA, Pollock KG, Barclay ST, et al. Real-world impact following initiation of interferon-free hepatitis C regimens on liver-related outcomes and all-cause mortality among patients with compensated cirrhosis. J Viral Hepat. 2020;27:270–80.

36. Carrat F, Fontaine H, Dorival C, et al. Clinical outcomes in patients with chronic hepatitis C after direct-acting antiviral treatment: a prospective cohort study. Lancet. 2019;393:1453–64.

37. Moon AM, Green PK, Rockey DC, et al. Hepatitis C eradication with direct-acting anti-virals reduces the risk of variceal bleeding. Aliment Pharmacol Ther. 2020;51:364–73.

38. Pons M, Rodriguez-Tajes S, Esteban JI, et al. Non-invasive prediction of liver-related events in patients with HCV-associated compensated advanced chronic liver disease after oral antivirals. J Hepatol. 2020;72:472–80.

39. Morisco F, Federico A, Marignani M, et al. Risk factors for liver decompensation and HCC in HCV-cirrhotic patients after DAAs: a multicenter prospective study. Cancers (Basel). 2021;13:3810.

40. Tosetti G, Degasperi E, Farina E, et al. Decompensation in direct-acting antiviral cured hepatitis C virus compensated patients with clinically significant portal hypertension: too rare to warrant universal Beta-blocker therapy. Am J Gastroenterol. 2021;116:1342–4.

41. Mandorfer M, Turon F, Lens S, et al. Risk of non-tumoural portal vein thrombosis in patients with HCV-induced cirrhosis after sustained virological response. Liver Int. 2021;41(12):2954–64.

42. Puigvehi M, Londono MC, Torras X, et al. Impact of sustained virological response with DAAs on gastroesophageal varices and Baveno criteria in HCV-cirrhotic patients. J Gastroenterol. 2020;55:205–16.

43. Giannini EG, De Maria C, Crespi M, et al. Course of oesophageal varices and performance of noninvasive predictors following hepatitis C virus clearance in compensated advanced chronic liver disease. Eur J Clin Investig. 2020;50:e13231.

44. Krassenburg LAP, Maan R, Ramji A, et al. Clinical outcomes following DAA therapy in patients with HCV-related cirrhosis depend on disease severity. J Hepatol. 2021;74:1053–63.

45. Alavi M, Law MG, Valerio H, et al. Declining hepatitis C virus-related liver disease burden in the direct-acting antiviral therapy era in New South Wales, Australia. J Hepatol. 2019;71:281–8.

46. Backus LI, Belperio PS, Shahoumian TA, et al. Impact of sustained virologic response with direct-acting antiviral treatment on mortality in patients with advanced liver disease. Hepatology. 2019;69:487–97.

47. Lawitz EJ, Shevell DE, Tirucherai GS, et al. BMS-986263 in patients with advanced hepatic fibrosis: 36-week results from a randomized, placebo-controlled phase 2 trial. Hepatology. 2022;75(4):912–23.

48. Rincon D, Ripoll C, Lo Iacono O, et al. Antiviral therapy decreases hepatic venous pressure gradient in patients with chronic hepatitis C and advanced fibrosis. Am J Gastroenterol. 2006;101:2269–74.

49. Roberts S, Gordon A, McLean C, et al. Effect of sustained viral response on hepatic venous pressure gradient in hepatitis C-related cirrhosis. Clin Gastroenterol Hepatol. 2007;5:932–7.

50. Afdhal N, Everson GT, Calleja JL, et al. Effect of viral suppression on hepatic venous pressure gradient in hepatitis C with cirrhosis and portal hypertension. J Viral Hepat. 2017;24:823–31.

51. Lens S, Rincón D, García-Retortillo M, et al. Association between severe portal hypertension and risk of liver decompensation in patients with hepatitis C, regardless of response to antiviral therapy. Clin Gastroenterol Hepatol. 2015;13:1846–53.

52. Schwabl P, Mandorfer M, Steiner S, et al. Interferon-free regimens improve portal hypertension and histological necroinflammation in HIV/HCV patients with advanced liver disease. Aliment Pharmacol Ther. 2017;45:139–49.

53. Lens S, Alvarado-Tapias E, Marino Z, et al. Effects of all-oral anti-viral therapy on HVPG and systemic hemodynamics in patients with hepatitis C virus-associated cirrhosis. Gastroenterology. 2017;153:1273–83.

54. Puente Á, Cabezas J, López Arias MJ, et al. Influence of sustained viral response on the regression of fibrosis and portal hypertension in cirrhotic HCV patients treated with antiviral triple

therapy. Rev Esp Enferm Dig. 2017;109:17–25.

55. Mauro E, Crespo G, Montironi C, et al. Portal pressure and liver stiffness measurements in the prediction of fibrosis regression after sustained virological response in recurrent hepatitis C. Hepatology. 2018;67:1683–94.

56. Abadía M, Montes ML, Ponce D, et al. Management of betablocked patients after sustained virological response in hepatitis C cirrhosis. World J Gastroenterol. 2019;25:2665–74.

57. Díez C, Berenguer J, Ibañez-Samaniego L, et al. Persistence of clinically significant portal hypertension after eradication of hepatitis C virus in patients with advanced cirrhosis. Clin Infect Dis. 2020;71:2726–9.

58. Mandorfer M, Simbrunner B. Prevention of first decompensation in advanced chronic liver disease. Clin Liver Dis. 2021;25:291–310.

第 21 章　病因去除或抑制后进展期慢性肝病的管理：第 3 专家组共识声明

Mattias Mandorfer，Emmanouil A. Tsochatzis，Sven Francque，Jidong Jia，Sabela Lens，Hitoshi Yoshiji

3.1　病因去除或抑制指 HCV 感染患者获得持续病毒学应答、无 HDV 合并感染的 HBV 患者乙肝病毒持续抑制；酒精相关性肝病（alcohol-related liver disease，ALD）患者长期戒酒。（A1）（新增）

3.2　在其他 ACLD 中，病因去除/抑制的定义和影响尚不明确。（A1）（新增）

3.3　超重/肥胖、糖尿病和饮酒是肝病进展的重要因素，即使在去除/抑制主要病因后，也应予以解决。（A1）（修订）

3.4　去除/抑制主要病因可能会导致大多数患者的 HVPG 显著降低，并显著降低肝脏失代偿的风险。（A1）（修订）

3.5　去除/抑制主要病因后，CSPH 的消失/逆转可防止肝脏失代偿。（B1）（修订）

3.6　去除/抑制主要病因后，可使肝硬化失代偿概率减少的 HVPG 下降的最佳比例或绝对值尚未确定。（B1）（新增）

3.7　在未有其他协同致病的情况下，获得 SVR 的 cACLD 患者，如治疗后 LSM<12kPa 和 PLT>150×10^9/L，可从门静脉高压监测队列剔除（LSM 和内镜检查），因为未合并 CSPH，肝脏失代偿风险可忽略不计。在这些患者中，肝细胞癌监测应继续进行，直到获得更多的证据。（B1）（新增）

3.8　在获得 SVR 的 HCV 感染者或病毒持续抑制的 HBV 感染者中，Baveno Ⅵ 标准（即 LSM<20kPa，PLT>150×10^9/L）可用于排除高危静脉曲张。（B1）（新增）

3.9　在去除/抑制主要病因后，接受 NSBB 治疗且无 CSPH 证据（LSM<25kPa）的 cACLD 患者应考虑在 1～2 年后重复内镜检查。在没有静脉曲张的情况下，可以停止 NSBB 治疗。（C2）（新增）

研究议程

- 确定除 HCV 和 HBV 感染的 cACLD 病因去除/抑制的定义及影响，特别是在非酒精性脂肪性肝病（non-alcoholic fatty liver disease，NAFLD）中。

- 去除/抑制主要病因后识别导致肝病进展的协同因素。

- 在消除/抑制 cACLD 患者的主要病因后，确定与肝失代偿减少相关的 HVPG 降低的最佳比例或绝对值。

- NIT 在监测疾病逆转和确定去除/抑制非病毒性主要致病因素后是否具备 CSPH 方面的诊断能力。

- 在主要病因已被消除/抑制的患者中评估和验证其他非侵入性风险分层算法（例如 LSM/VITRO 和 SSM）。

- cACLD 患者在去除/抑制主要病因后静脉曲张消退的预估，以及肝脏失代偿（具体为静脉曲张出血）风险及其随时间演变的长期数据。

（冯丽娟 译，王宇 审校）

第六部分 新场景 3：非病因新型疗法对肝硬化进程的影响

第22章 Baveno Ⅶ关于"肝硬化过程中非病因治疗的影响"的问卷结果

Agustín Albillos，Jonel Trebicka

我们小组的问卷调查了专家在临床实践中对肝硬化的不同非病因疗法（即他汀类药物、抗凝剂）的使用情况，以及专家对肠-肝轴干预价值的意见。向所有 Baveno 专家成员（$n=64$）发送了一份问卷，其中 53 人（83%）填写完整，主要结果如下：

他汀的使用

您是否在 ACLD 患者中常规使用他汀类药物？

大多数成员（83%）只有在符合适应证的情况下为肝硬化患者使用他汀类药物。95% 的成员常规使用他汀类药物来阻止或减轻肝纤维化（11%），降低肝细胞癌（4%）或 NAFLD 相关肝硬化（5%）的风险。只有 4% 的成员从未在肝硬化患者中使用他汀类药物。

您是否在肝硬化患者静脉曲张出血的一级预防中使用他汀药物？

85% 的成员从未使用他汀类药物作为静脉曲张出血的一级预防措施。11% 的成员使用他汀类药物治疗这一适应证，但不用于 Child-Pugh C 级患者，他们认为这些药物在肝硬化中具有广泛的益处。

您是否在肝硬化患者中使用他汀类药物用于静脉曲张出血的二级预防？

大多数（72%）成员从未使用他汀类药物来预防再出血。28% 的患者在这种情况下使用他汀类药物，但不用于 Child-Pugh C 级患者。

如果您为 ACLD 患者使用他汀类药物或使用他汀类药物用于预防出血，您会使用哪种他汀类药物和剂量？

大多数（88%）成员使用辛伐他汀。在使用辛伐他汀的成员中，半数成员（44%）以 20mg/d 的剂量为所有患者使用辛伐他汀，而另一半（44%）成员在 Child-Pugh A 级患者中以 40mg/d 的剂量使用，在 Child-Pugh B/C 级患者中以 20mg/d 的剂量使用辛伐他汀。10% 的成员使用阿托伐他汀代替辛伐他汀，剂量为（20～40）mg/d。

您在他汀类药物治疗期间经历过哪些不良事件？

肌病是报告的最常见的不良事件（88%），其次是 DILI（33%）。

综合这些答案，大多数专家成员仅在符合适应证的情况下对肝硬化患者使用他汀类药物。然而，专家们一致认为，使用这些药物可能有助于阻止纤维化和肝硬化的发展。辛伐他汀是最常用的他汀类药物，剂量为 20mg/d。

抗凝剂的使用

您是否曾在肝硬化患者中使用抗凝剂以预防失代偿？

92% 的成员对这个问题的回答是否定的。

您什么时候使用抗凝剂预防肝硬化性 PVT？

成员几乎一致反对预防性使用抗凝剂（96%），但 6% 的成员在门静脉血流速度降低的患者中使用了抗凝剂。

在肝硬化和新诊断的门静脉主干闭塞性血栓形成患者中，您何时使用抗凝剂？

72% 的成员在这种情况下总是使用抗凝剂；26% 的成员只有当患者在肝移植等待名单上时，他们才使用抗凝剂;17% 的成员只有当患者出现症状或肠系膜上静脉血栓时,他们才会使用抗凝剂。

对于肝硬化和新诊断的门静脉主干非闭塞性(＜50%)血栓形成患者,您何时使用抗凝剂?

非闭塞性 PVT 的抗凝治疗并不像闭塞性 PVT 患者那样广泛:39% 的成员将抗凝治疗限制在肝移植等待名单的患者,17% 的成员将抗凝治疗限制在 3 个月多普勒超声随访中血栓持续或进展的患者,11% 的成员将抗凝治疗限制在出现症状或肠系膜上静脉血栓的患者。33% 的成员在这种情况下总是会使用抗凝药物。

在肝硬化患者和新诊断的门静脉分支血栓形成患者中,您何时使用抗凝剂?

在这种情况下使用抗凝剂的成员比例与在部分 PVT 情况下使用抗凝剂的比例相当相似,即常为 33%,39% 的成员限制在肝移植等待名单的患者,20% 的成员限制在 3 个月随访时评估血栓持续或进展的患者。值得注意的是,11% 成员从未在这种情况下使用抗凝药物。

如果 PVT 抗凝治疗 6 个月后血栓溶解不完全,您会选择哪一种?

大多数(72%)的成员会将抗凝治疗的持续时间延长至少 3 个月,但 37% 的成员会为避免血栓持续而放置 TIPS。13% 的成员会停用抗凝治疗,6% 的成员会换用不同种类的抗凝剂。

您使用哪种抗凝剂治疗肝硬化性 PVT?

大多数成员使用 LMWH,其次是 VKA(57%)或 DOAC(39%)。分别有 15%、11% 和 9% 的成员只使用低分子量肝素、华法林或 DOAC。

您对进行抗凝治疗的 PVT 患者静脉曲张出血的一级或二级预防方案是什么?

大多数成员(88%)对正在进行抗凝治疗的患者根据现行指南开始或继续静脉曲张出血预防,NSBB 是最常用的预防措施。在二级预防的情况下,20% 的成员仅在静脉曲张根除后才开始抗凝治疗。

总结上述结果,大多数成员将抗凝药物在肝硬化中的使用限制在门静脉血栓形成患者,只有不到 10% 的人使用抗凝药物来减缓肝硬化进展或预防 PVT。大多数专家认为,所有门静脉闭塞性血栓形成(＞50%)的患者都需要抗凝治疗,而对于部分门静脉血栓形成的患者,抗凝治疗仅限于 LT 等待名单中的患者或 3 个月随访时血栓持续或进展的患者。3～6 个月的低分子量肝素、VKA、DOAC 依次是最常用的抗凝方案。

针对肠 - 肝轴的治疗

您在肝病的临床实践中使用利福昔明吗?

成员们广泛使用利福昔明预防 HE 复发(100%)、治疗急性(41%)或轻微(43%)HE。9% 的人也用于预防 SBP。

您在肝病的临床实践中使用益生菌吗?

6.5% 的成员使用了益生菌(VSL-3,酪蛋白乳杆菌)。

您认为微生物群组成分析在不久的将来可以用于代偿期肝硬化筛查吗?

提供的答案总结如下。百分比表示选择该答案的受访者的百分比。

不,很难融入实践	22%
不,微生物群可能受到与疾病过程无关的方面的影响	15%
不,还有其他准确的方法可以做到这一点	22%
是的,它有可能达到这个目的,但还需要进一步的研究	41%

你认为在不久的将来,微生物群组成分析可用于对肝硬化患者失代偿风险的监测吗?

不,很难融入实践	22%
不,微生物群可能受到与疾病过程无关的方面的影响	15%
不,还有其他准确的方法可以做到这一点	12%
是的,它有可能达到这个目的,但还需要进一步的研究	51%

将微生物群分析纳入进展期肝病的临床实践需要什么?

收集和分析的标准化	85%
在多国人群中的有效性	80%
病因学的角色	72%
独立的临床生物标志物	63%
其他:研究工具,缺乏证据	13%

您认为粪便微生物群移植在肝病临床实践中的作用是什么?

无	26%
复发性肝性脑病的治疗	70%
酒精性肝炎的治疗	28%
NAFLD/NASH 的治疗	20%
PSC 的治疗	9%
ACLF 的治疗	24%

总之,这些回答表明,一半的成员同意微生物群组成分析在未来有潜力识别肝硬化患者或存在失代偿风险的患者,但仍需要更多的研究。有趣的是,几乎另一半的成员对未来在临床实践中使用这一工具持怀疑态度。大多数成员对粪便微生物群移植的治疗用途更为乐观,尤其是在复发性肝性脑病患者中。

(武丽娜 译,王宇 审校)

第23章　他汀类药物在代偿期和失代偿期肝硬化中的应用：走进临床

Jonel Trebicka

缩写

BDL	bile duct ligation	胆道结扎
CRP	C-reactive protein	C 反应蛋白
CVD	cardiovascular disease	心血管疾病
ECM	extracellular matrix	细胞外基质
eNOS	endothelial nitric oxide synthase	内皮型一氧化氮合酶
FPP	farnesyl-pyrophosphate	法尼基焦磷酸
GGPP	geranylgeranyl-pyrophosphate	牻牛儿基牻牛儿基焦磷酸
HCC	hepatocarcinoma	肝细胞癌
HCV	viral hepatitis C	丙型病毒性肝炎
HMG-CoA	3-hydroxy-3-methyl-glutaryl-coenzyme A	3- 羟基 -3- 甲基戊二酸单酰辅酶 A
HSC	hepatic stellate cell	肝星状细胞
KLF2	Kruppel-like factor 2	Krupple 样转录因子 2
MS	metabolic syndrome	代谢综合征
NAFLD	non-alcoholic fatty liver disease	非酒精性脂肪性肝病
NASH	non-alcoholic steatohepatitis	非酒精性脂肪性肝炎
NOX2	nicotinamide adenine dinucleotide phosphate oxidase isoform 2	烟酰胺腺嘌呤二核苷酸磷酸氧化酶亚型 2
PNPLA3	Patatin-like phospholipase domain-containing protein 3	含 Patatin 样磷脂酶域蛋白 3
PPARα	activated peroxisome proliferator-activated receptor alpha	过氧化物酶体增殖物激活受体 α
SREBP	sterol regulatory element binding protein	甾醇调节元件结合蛋白
UDCA	ursodeoxycholic acid	熊去氧胆酸

他汀类药物的一般基本机制

　　3- 羟基 -3- 甲基戊二酸单酰辅酶 A（3-hydroxy-3-methyl-glutaryl-coenzyme A，HMG-CoA）还原酶是内源性胆固醇的限速酶，他汀是 HMG-CoA 的竞争性抑制剂，也是甲羟戊酸途径中的类异戊二烯合成的抑制剂。其抑制导致前体生产减少，进而降低胆固醇生物合成[1]（图 23.1）。

　　所谓的多效性效应是由类异戊二烯的减少介导的，如法尼基焦磷酸（farnesyl-pyrophosphate，FPP）和牻牛儿基焦磷酸（geranylgeranyl-pyrophosphate，GGPP），它们是激活小 GTP 酶如 Rho- 和 Ras 蛋白所必需的（见图 23.1）。他汀类药物可不同程度地抑制 RhoA 和 Rac1 异戊二烯化，调节内皮型一氧化氮合酶（endothelial nitric oxide synthase，eNOS）、NO 可用性并增强 eNOS mRNA 的稳定性[2]（见图 23.1）。这种他汀类药物依赖的 eNOS 恢复也可通过增加 Kruppel 样转录因子 2（Kruppel-like factor 2，KLF2）表达来介导[3]。在肝损伤、

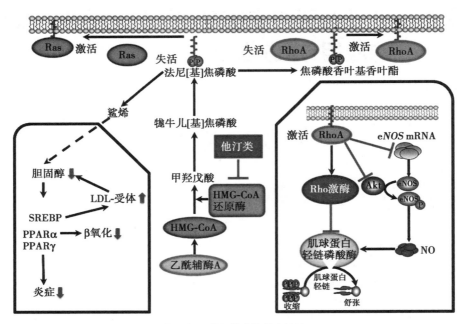

图 23.1　他汀类药物的多效性

纤维化和肝硬化中也观察到类似的影响。此外,他汀类药物通过抑制 RhoA 膜结合来降低肝脏中的氧化应激并增强 eNOS 表达和活性[2,4]。总之,抑制 GTPase 异戊二烯化、恢复 eNOS 和 NO 可用性是他汀类药物改善血管和内皮功能的关键作用(见图 23.1)。

　　而且,胆固醇合成的减少本身也有多方面的益处。胆固醇水平降低导致甾醇调节元件结合蛋白(sterol regulatory element-binding protein,SREBP)的增加。SREBP 是 LDL 受体的转录因子,通过 LDL 受体介导的摄取增加和 LDL 溶酶体降解,SREBP 可以增加血浆 LDL 清除率[5]。此外,肝脏甘油三酯合成减少可能与激活过氧化物酶体增殖物激活受体 α(peroxisome proliferator-activated receptor α,PPARα)和 β 氧化活性增加有关[5](见图 23.1)。此外,他汀类药物似乎有助于调节 PPARγ 活性,进而减少肿瘤坏死因子 α(tumor necrosis factor-α,TNF-α)、白细胞介素 1β(interleukin-1beta,IL-1β)、白细胞介素 6(interleukin-6,IL-6)以及 C 反应蛋白(C-reactive protein,CRP)的产生[6,7]。

　　总之,通过多种依赖或不依赖胆固醇水平的机制,他汀类药物可以改变病理状态,如以下内容所述。

他汀类药物在心血管疾病中的作用及其与肝病的相互作用

　　他汀类药物还可降低导致动脉粥样硬化的低密度脂蛋白(low-density lipoprotein,LDL)胆固醇水平。因此,他汀类药物已成为治疗糖尿病和心血管疾病(cardiovascular disease,CVD)的标准治疗,以减少甚至逆转动脉粥样硬化。然而,即使是存在高风险的肝病患者中,他汀也常常未得到充分应用[8]。一些研究表明他汀类药物对炎症有明显的影响,特别是在 CVD 中。除了普伐他汀炎症/CRP 评估(pravastatin inflammation/CRP evaluation,PRINCE)研究外,另一项研究表明他汀类药物可以改善炎症并降低 IL-6(CRP 的主要调节因子)水平[6]。此外,他汀类药物通过干扰素 g(interferon g,IFN-g)直接抑制 CD4[+] 辅助 T 细胞(Th1 细胞)中Ⅱ类主要组织相容性复合体分子的表达,导致向抗炎的 Th2 细胞作用的转变,有利于改善动脉粥样硬化[9]。这种抗炎作用对肝病极其重要,因为特别是在过去几年中,全身炎症已被确定为疾病进展的标志[10],无论是否有门静脉高压[11],它都持续存在,并对其他器官产生强烈影响,导致其他器官功能障碍[12,13]。PREDICT 研究最近也证明了这一点,其中门静脉高压和全身炎症是导致肝硬化急性失代偿的两个主要机制[14]。

此外,如上所述,他汀类药物还可改善内皮中的 eNOS 和 NO,从而降低白细胞的趋化性、黏附性和炎症,这是加重动脉粥样硬化的关键机制[9]。巨噬细胞吞噬斑块的减少和蛋白水解酶的下调也与 NADPH 氧化酶亚型 2(NADPH oxidase isoform 2,NOX2)的减少有关[15]。虽然他汀类药物可能会抑制免疫细胞活性,但它们会增加循环内皮祖细胞的数量,这对缺血组织的新生血管形成很重要,从而有助于恢复内皮功能[16]。内皮功能在门静脉高压和肝硬化中极为重要,并且不仅在肝脏内,而且在肝脏外也有不同的调节[17]。肝硬化门静脉高压患者的内皮功能受损,促进肝脏血管收缩和内脏区域持续血管舒张[17]。

此外,他汀类药物通过下调血小板 CD40L、抑制组织因子活性和凝血酶生成,从而发挥抗血栓作用[5,9]。越来越多的研究表明肝内微血管血栓形成对纤维化进展和门静脉高压的重要性。在人肝硬化病理标本中首次观察到他汀治疗与血栓形成、肝硬化和门静脉高压的关系,表现为"肝实质毁损"[18]。尽管内脏静脉血栓事件的发展和进展与肝硬化的疾病进展有关,但其发病机制尚不清楚。根据 Virchow 三要素,凝血/血小板和血管壁是血栓形成的驱动因素。即使在 TIPS 患者血流得到很大程度恢复的情况下,由于血小板活化,门静脉高压导致的剪切应力及凝血酶原环境也会增加[19]。

最近的数据表明,他汀类药物在微生物群中具有重要作用,他汀可能与肠道功能失调减少有关[20]。微生物群影响不同疾病的进展。此外,它还可能是门静脉高压和肝硬化失代偿的驱动因素[21,22]。细菌易位驱动全身炎症,并可能导致血栓形成,从而可能加剧肝病的进展和并发症的发生[19,23]。

不良反应和肝毒性

尽管与 CVD 相似的机制参与了肝病的发展和进展,但由于他汀的肝毒性,用药需要谨慎。肝细胞对胆固醇的产生非常重要,因此是他汀类药物的主要靶点。他汀类药物的药理活性和肝脏代谢取决于它们的分子结构和理化特性,如亲脂性、溶解度和吸收性。辛伐他汀、洛伐他汀、氟伐他汀和阿托伐他汀由细胞色素 P450 代谢,而普伐他汀、瑞舒伐他汀和匹伐他汀几乎不受任何肝脏代谢过程的影响。

几项研究对心血管疾病治疗中他汀类药物对转氨酶水平的影响进行了研究,结果相互矛盾。这种不一致性可以通过药物遗传学和所用他汀类药物的差异来解释。尽管他汀类药物通常耐受良好,但有关他汀类药物引起的肝损伤的报道主要见于阿托伐他汀和辛伐他汀。然而,这可能是巧合,因为这两种他汀类药物也是最常用的两种药物[24]。

他汀类药物是否具有肝毒性的问题在急性或慢性肝功能不全患者中更为重要。在一项回顾性队列研究中,在总共 93 106 名肝病患者中,洛伐他汀没有显示出肝脏不良反应的风险增加。另一项前瞻性随机、双盲、安慰剂对照的多中心试验研究了大剂量普伐他汀治疗慢性肝病的安全性。治疗 36 周后,普伐他汀治疗组丙氨酸转氨酶(alanine aminotransferase,ALT)水平甚至更低[25]。并且在肝移植后的患者中使用 HMG-CoA 还原酶抑制剂也是安全的[26]。

很少有研究表明他汀类药物肝毒性是一种罕见的情况,可能会模拟肝损伤的自身免疫表型[27,28]。然而,在慢性肾脏病患者中,严重不良事件的发生率似乎更高[29]。然而,在失代偿期肝硬化患者中,辛伐他汀 40mg/d 的剂量似乎会引发横纹肌溶解和肝毒性[30]。肌病和不太常见的横纹肌溶解是已知的他汀类药物的副作用,在正常情况下,每 100 000 名接受治疗的患者中约有 2~3 例/年[31]。同样,在另一项肝硬化试验中,这些不良事件相对频繁[27]。原因可能与他汀类药物的剂量、遗传易感性(如 SCLO1B1 多态性)以及酒精性肝硬化病因有关(本研究中最常见的)[27]。这一点在一项病例数较少的非对照Ⅱa 期研究中再次得到证实[32]。

在最近一项关于他汀类药物在肝硬化中的药代动力学(pharmacokinetics,PK)、心血管结局和安全性的荟萃分析中,作者发现瑞舒伐他汀和匹伐他汀的 PK 变化最小,而阿托伐他汀在 Child-Pugh A 级肝硬化中的 PK 变化更为显著,而目前最常用的辛伐他汀尚无数据[33]。然而,辛伐他汀 40mg 合并横纹肌溶解的概率为 2%,发病率是非肝硬化患者的 40 倍,而辛伐他汀 20mg、阿托伐他汀 20mg 或普伐他汀 40mg 患者没有观察到横纹肌溶解。在迄今为止发表的经验中,没有报道明显的肝衰竭。尽管如此,在大多数情况下,他汀类药物的益处大于任何潜在的肝毒性风险[34,35]。另一个在临床上尚未探索的选择是使用新型他汀类药物,如含有阿托伐他汀和 NO 供体的复合制剂[36],该药可显著降低动物模型中的肌病发病率。

他汀类药物在肝病中的独特和常见机制

　　许多患者的 CVD 与代谢综合征(metabolic syndrome,MS)相关,这是 NAFLD 和 NASH 进展的共同基础。他汀类药物已被认为是 NASH 的治疗药物,近年来,人们普遍认为他汀类药物即使在高剂量下也是安全的,从而在患者中得到更广泛的应用[25,37-39]。然而,评估他汀类药物有益效果的研究很少,大多数研究只调查了少数具有不同终点的患者。这些研究表明,他汀类药物治疗可以减轻炎症和脂肪变性[40],或显示出减少纤维化的趋势,而其他研究发现纤维化没有变化[40,41]。不同的研究结果可能是由于各自试验中使用的他汀类药物不同。尽管阿托伐他汀 10mg/d 持续 24 个月对 NASH 产生积极影响,但辛伐他汀 20mg/d 持续12 个月对类似的患者队列没有影响[41]。此外,这些研究大多忽略了遗传倾向,并可能为纤维化的不同结果提供额外的解释。例如,一项大规模多中心研究提示高风险患者使用他汀类药物是有益的,但携带 PNPLA3 I148M 风险等位基因的患者除外[42]。因此,对 NAFLD 患者进行基因筛查可能是明智的,有助于确定每个患者的最佳治疗方案。

　　最近的研究表明,他汀类药物治疗后 NASH 和 MS 有所改善[42,43]。他汀类药物可降低血清中的 LDL 胆固醇水平,因此氧化型 LDL 水平在 NASH 中起重要作用。如图 23.1 所示,他汀类药物通过降低 LDL 和激活 SREBP、PPARα 和 β 氧化来降低肝脏脂肪变性[5]。然而,他汀类药物在 NAFLD 和 NASH 中的抗炎作用部分归因于 PPARγ 的激活和随后的促炎介质的下调[6,7]。此外,小 GTPase 异戊二烯化的抑制和下游信号的减少影响他汀类药物的抗炎特性[7]。最近的 NASH 试验研究进一步证实他汀类药物对纤维化的有益影响。通过抑制肝星状细胞(hepatic stellate cell,HSC)的旁分泌信号,从而抑制 NASH 试验中肝星状细胞的活化和纤维化。

　　除了已知与慢性丙型病毒性肝炎(viral hepatitis C,HCV)感染密切相关的肝脏和全身代谢改善外,他汀类药物可能对 HCV 产生直接的抑制病毒复制的作用[44]。先前的小规模研究调查了他汀类药物单药治疗的效果,仅显示出轻微的抗病毒作用[45],而队列研究可以证实这种益处[46]。尤其是与直接抗病毒药物联合使用,他汀类药物可能对抗病毒疗效具有附加价值,并减轻 HCV 相关疾病(如肝硬化或肝癌)的进展[47,48]。此外,使用他汀类药物的代偿期丙肝肝硬化患者,其失代偿风险及死亡率均更低[49]。该治疗指征逐渐减少,并且可能不会像最近那样在未来发挥重要作用[50];其他研究提示,他汀类药物的使用可以显著降低 HCC 风险[51,52]。电子检索的 HCV 感染退伍军人队列(electronically retrieved cohort of HCV infected veteran,RCHIVES)数据库的数据显示,纤维化进展呈剂量依赖性随他汀使用而减少,HCC 发病率也相应降低。值得注意的是,在所有接受治疗的患者中,HCC 发病率降低了约 47%。此外,这项研究清楚地显示了他汀类药物疗效的差异,其中阿托伐他汀和氟伐他汀对纤维化进展以及 HCC 发病率的影响最强[51]。尽管如此,仍不确定这些影响是由于纤维化减少、对 HCC 进展的直接影响还是两者的结合。

　　他汀类药物不仅可以降低肝硬化的发病风险,还可以改变肝脏抵抗能力。肝硬化是慢性肝损伤的常见终末期,其特征是严重的肝脏重塑和门静脉高压。肝硬化门静脉高压由机械性肝内阻力增加引起肝血流减少。肝内阻力增加的另一个动态成分是血管张力调节通路的失衡,即向血管收缩的转变[17]。此外,RhoA 和 Rho 激酶信号转导导致肝脏血管张力增加,从而激活 HSC,HSC 是慢性肝损伤时 ECM 合成的主要因素。他汀类药物调节肝内机械的和动态的通路[17]。这两种途径都是他汀类药物治疗肝硬化门静脉高压的靶点(见图 23.1)。阿托伐他汀抑制 RhoA 的易位,从而抑制 Rho 激酶的活性。这种作用降低了早期纤维化中胶原的产生和肝星状细胞的活化,以及肝硬化中活化肝星状细胞的增殖、细胞因子的产生和收缩。重要的是,他汀类药物可能会诱导活化 HSC 衰老,导致这些高活性细胞的活性减少。同时,他汀类药物通过上调肝硬化肝脏中 eNOS 和 NO 的活性来改善内皮功能障碍,并进一步降低门静脉压力[2,53,54]。

　　一些研究探索了他汀类药物在门静脉压力、并发症及肝硬化患者的总体结局方面的短期和长期的效果(表 23.1)。他汀类药物似乎显著降低了肝硬化门静脉高压患者的肝血管阻力,以及 β 受体阻滞剂的肝外效应[4,55]。另一项迄今为止仅作为摘要发表的研究证实了他汀类药物的有益作用,即使是在非选择性 β 受体阻滞剂无应答的患者中也是如此[56]。然而,在一级预防情况下的随机安慰剂对照试验中没有观察到这种

表 23.1　肝硬化患者他汀类药物的回顾性队列研究和随机临床试验及临床终点

研究	患者来源	患者特征	研究设计	患者人数	他汀类型	随访	终点事件	结局	说明
回顾性队列研究									
F.Chang, Hepatology, 2017	台湾人民健康保险系统	乙肝、丙肝、酒精性肝硬化	回顾性队列研究	1 174 人使用他汀 vs. 6 453 人不使用他汀	NA	中位随访时间 3 年	失代偿	预防失代偿 aHR 0.39（0.30~0.50）	降低腹水、静脉曲张出血和肝性脑病的风险
							死亡	降低死亡率 aHR 0.46（0.34~0.63）	根据乙肝、丙肝、酒精性肝硬化不同病因分析，剂量反应关系
							HCC	降低 HCC 发生率 aHR 0.52（0.35~0.76）	
Bang, Aliment Pharmacol Ther, 2017	丹麦国家患者注册系统	酒精性肝硬化	回顾性队列研究	794 人使用他汀 vs. 4 623 人不使用他汀	辛伐他汀 79%、阿托伐他汀 8%、瑞舒伐他汀 6%	中位随访时间 4 年	失代偿	预防失代偿 HR 0.29（0.24~0.34）	根据治疗依从性而非肝功能评分进行调整。未评估肝性脑病
							死亡	降低死亡率 HR 0.57（0.45~0.71）	
Mohanty, Gastroenterology, 2016	美国退伍军人健康管理局	丙肝肝硬化代偿期	回顾性队列研究	1 323 人用他汀 vs. 12 522 人不使用他汀	辛伐他汀 85%	使用他汀及不使用他汀患者的中位随访时间分别为 2.5 年及 1.5 年	失代偿	预防失代偿 aHR 0.55（0.39~0.77）	根据肝功能及评分进行调整
					洛伐他汀 10%、普伐他汀 3%、瑞舒伐他汀 1%、氟伐他汀 1%		死亡	降低死亡率 aHR 0.56（0.46~0.69）	降低腹水及静脉曲张风险
Kumar, Dig Dis Sci, 2014	合作伙伴研究患者数据注册	NASH、酒精性、丙肝、乙肝肝硬化	回顾性队列研究	81 人使用他汀 vs. 162 人不使用他汀	辛伐他汀 49%、阿托伐他汀 30%	使用他汀及不使用他汀患者的中位随访时间分别为 3 年及 2.5 年	失代偿	预防失代偿 HR 0.66（0.33~0.86）	入选患者数量、选择风险和报告偏差均较低
							死亡	降低死亡率 aHR 0.56（0.46~0.69）	活检证实的肝硬化

续表

研究	患者来源	患者特征	研究设计	患者人数	他汀类型	随访	终点事件	结局	说明
C. M-Feagans, Aliment Pharmacol Ther, 2013	美国退伍军人健康管理局	丙肝及酒精性肝硬化	回顾性队列研究	2 468 人使用他汀 vs. 16 408 人不使用他汀	辛伐他汀 90% 洛伐他汀 9%	3.3 年	感染	预防感染 aHR 0.67 (0.47~0.95)	根据年龄和合并症进行调整。无肝功能数据
Mahmud, Hepatology, 2021 (摘要)	退伍军人事务肝硬化队列 (VOCAL)	NASH, 酒精, 丙肝, 乙肝肝硬化	回顾性队列研究	22 876 人使用他汀 vs. 46 515 人不使用他汀 vs. 15 572 人新使用他汀	NA	5 年	慢加急性肝衰竭	预防慢加急性肝衰竭 HR 0.64 (0.59~0.71)	调整丁可能的时间依赖性混杂因素,其他降脂药物暴露和结局的错误分类 主要为男性,社会心理合并情况丰富
随机临床研究									
Abraldes, Gastroenterology, 2009	大学医院	肝硬化及门静脉高压 (HVPG>12mmHg)	多中心随机临床研究 (3 中心)	27 人使用他汀 vs. 28 人使用安慰剂	辛伐他汀	1 个月	HVPG 的变化	HVPG 从 18.5 降至 17.1 ($P=0.003$),安慰剂组无下降	辛伐他汀给药改善丁肝功能的定量测试(吲哚菁绿清除率)无药物相关的严重不良事件
P. Pollo-Flores, Digestive, and Liver Disease, 2015	大学医院	肝硬化及门静脉高压 (HVPG>5mmHg)	单中心随机临床研究	14 人使用他汀 vs. 20 人使用安慰剂	辛伐他汀	3 个月	HVPG 的变化	患者使用他汀及安慰剂治疗后 HVPG 下降程度:-2mmHg vs. 0mmHg,$P=0.02$	既往静脉曲张出血与辛伐他汀疗效相关的独立变量 无药物相关的严重不良事件
Abraldes, Gastroenterology, 2016	大学医院	肝硬化及入组前 5~10 天内存在静脉曲张出血	多中心随机临床研究 (14 家中心)	69 人使用他汀 vs. 78 人使用安慰剂	辛伐他汀	2 年	复合终点(再出血或死亡);死亡	再出血或死亡风险没有显著降低;死亡率降低 HR 0.39 (0.15~0.98)	肝脏相关死亡率降低;主要终点及肝硬化特异并发症无明显减少

续表

研究	患者来源	患者特征	研究设计	患者人数	他汀类型	随访	终点事件	结局	说明
Bishnu,Eur J Gastroenterol Hepatol,2018	大学医院	肝硬化及门静脉高压	单中心随机临床研究	11 人使用阿托伐他汀 + 普萘洛尔 vs. 12 人使用安慰剂 + 普萘洛尔	阿托伐他汀	1 个月	HVPG 的变化	HVPG 下降（4.81±2.82）mmHg vs.（2.58±1.88）mmHg	随访 1 年后临床结局无显著差异
Vijayaraghavan,Am J Gastro,2020	大学医院	肝硬化及门静脉高压	单中心随机临床研究	110 人使用辛伐他汀 + 卡维地洛 vs. 110 人使用安慰剂 + 卡维地洛	辛伐他汀	3 个月	用药 3 个月时 HVPG 下降≥20% 或 <12mmHg	终点：HVPG- 终点 36/59（61%）vs. 36/62（58.1%）；平均 HVPG 下降 17.8% vs. 17.3%，OR:0.88（0.43~1.83）	随访 1 年后临床结局无显著差异

NA,不可用；HCC,肝细胞癌；aHR,调整后的危险比；HR,危险比；NASH,非酒精性脂肪性肝炎；HVPG,肝静脉压力梯度

作用[57]。辛伐他汀仅在 1 个月后可使门静脉压力降低约 10%[4]。同一研究队列拟研究辛伐他汀在二级预防中对再出血的影响，但最终没能证明静脉曲张出血的数量降低[27]。然而，最有趣的是，他汀类药物改善了本研究的总体生存率[27]。一项荟萃分析总结了他汀类药物降低门静脉压力的效果和相关临床效果（定义为静脉曲张出血风险），结果表明总体门静脉压力降低效果明显，但仅显示静脉曲张出血风险降低的趋势[58]。

除了降低门静脉压力外，他汀类药物治疗的肝硬化患者还可能受益于肝功能的改善。有趣的是，他汀类药物的作用随着门静脉高压严重程度的增加而增强[59]。此外，辛伐他汀改善了静脉曲张出血患者的生存率，表明他汀类药物具有多种有益作用。如动物模型所示[60]，接受他汀类药物治疗的患者出血的严重程度也可能更低。甚至在动物模型中，使用 LPS 人工诱导急性失代偿也可以通过使用他汀类药物来预防[61]。在美国的一项大规模回顾性研究队列的患者中也观察到这些效果，迄今为止，这些研究都是以摘要形式呈现[62]。

总结 / 结论

他汀类药物在许多肝病中表现出多效性作用。其中一个影响是由于降低 HMG-CoA 还原酶活性而抑制类异戊二烯合成，由此产生的调节 GTPase 活性结果在大多数慢性肝病的治疗中起主要作用（见图 23.1）。

他汀类药物具有成本效益，患者普遍耐受良好，在大多数患者中，他汀类药物治疗的益处大于潜在的肝毒性风险。特别是在患有严重慢性肝损伤和 CVD 高风险的患者中，他汀类药物治疗非常有前景，因为它不仅可以防止 CVD 进展，而且可以帮助防止肝纤维化进展为肝硬化、HCC、降低门静脉压力，降低炎症和相关的急性失代偿事件，甚至是 ACLF。因此，在慢性肝病中使用他汀类药物的理由比反对的理由更有说服力，这使得他汀类药物治疗具有明显优势。

（武丽娜 译，王宇 审校）

参考文献

1. Schierwagen R, Uschner FE, Magdaleno F, Klein S, Trebicka J. Rationale for the use of statins in liver disease. Am J Physiol Gastrointest Liver Physiol. 2017;312:G407–12.
2. Trebicka J, Hennenberg M, Laleman W, Shelest N, Biecker E, Schepke M, Nevens F, et al. Atorvastatin lowers portal pressure in cirrhotic rats by inhibition of RhoA/rho-kinase and activation of endothelial nitric oxide synthase. Hepatology. 2007;46:242–53.
3. Marrone G, Shah VH, Gracia-Sancho J. Sinusoidal communication in liver fibrosis and regeneration. J Hepatol. 2016;65:608–17.
4. Abraldes JG, Rodriguez-Vilarrupla A, Graupera M, Zafra C, Garcia-Caldero H, Garcia-Pagan JC, Bosch J. Simvastatin treatment improves liver sinusoidal endothelial dysfunction in CCl4 cirrhotic rats. J Hepatol. 2007;46:1040–6.
5. Goldstein JL, Brown MS. A century of cholesterol and coronaries: from plaques to genes to statins. Cell. 2015;161:161–72.
6. Gruzdeva O, Uchasova E, Dyleva Y, Akbasheva O, Karetnikova V, Barbarash O. Early effects of treatment low-dose atorvastatin on markers of insulin resistance and inflammation in patients with myocardial infarction. Front Pharmacol. 2016;7:324.
7. Schierwagen R, Maybuchen L, Hittatiya K, Klein S, Uschner FE, Braga TT, Franklin BS, et al. Statins improve NASH via inhibition of RhoA and Ras. Am J Physiol Gastrointest Liver Physiol. 2016;311:G724–33.
8. Blais P, Lin M, Kramer JR, El-Serag HB, Kanwal F. Statins are underutilized in patients with nonalcoholic fatty liver disease and dyslipidemia. Dig Dis Sci. 2016;61:1714–20.
9. Kwak B, Mulhaupt F, Myit S, Mach F. Statins as a newly recognized type of immunomodulator. Nat Med. 2000;6:1399–402.
10. Trebicka J, Amoros A, Pitarch C, Titos E, Alcaraz-Quiles J, Schierwagen R, Deulofeu C, et al. Addressing profiles of systemic inflammation across the different clinical phenotypes of acutely decompensated cirrhosis. Front Immunol. 2019;10:476.
11. Trebicka J, Reiberger T, Laleman W. Gut-liver Axis links portal hypertension to acute-on-chronic liver failure. Visc Med. 2018;34:270–5.
12. Praktiknjo M, Monteiro S, Grandt J, Kimer N, Madsen JL, Werge MP, William P, et al.

Cardiodynamic state is associated with systemic inflammation and fatal acute-on-chronic liver failure. Liver Int. 2020;40:1457–66.

13. Monteiro S, Grandt J, Uschner FE, Kimer N, Madsen JL, Schierwagen R, Klein S, et al. Differential inflammasome activation predisposes to acute-on-chronic liver failure in human and experimental cirrhosis with and without previous decompensation. Gut. 2021;70(2):379–87.

14. Trebicka J, Fernandez J, Papp M, Caraceni P, Laleman W, Gambino C, Giovo I, et al. The PREDICT study uncovers three clinical courses of acutely decompensated cirrhosis that have distinct pathophysiology. J Hepatol. 2020;73:842–54.

15. Pignatelli P, Carnevale R, Pastori D, Cangemi R, Napoleone L, Bartimoccia S, Nocella C, et al. Immediate antioxidant and antiplatelet effect of atorvastatin via inhibition of Nox2. Circulation. 2012;126:92–103.

16. Oikonomou E, Siasos G, Zaromitidou M, Hatzis G, Mourouzis K, Chrysohoou C, Zisimos K, et al. Atorvastatin treatment improves endothelial function through endothelial progenitor cells mobilization in ischemic heart failure patients. Atherosclerosis. 2015;238:159–64.

17. Iwakiri Y, Trebicka J. Portal hypertension in cirrhosis: pathophysiological mechanisms and therapy. JHEP Rep. 2021;3:100316.

18. Wanless IR, Wong F, Blendis LM, Greig P, Heathcote EJ, Levy G. Hepatic and portal vein thrombosis in cirrhosis: possible role in development of parenchymal extinction and portal hypertension. Hepatology. 1995;21:1238–47.

19. Queck A, Carnevale R, Uschner FE, Schierwagen R, Klein S, Jansen C, Meyer C, et al. Role of portal venous platelet activation in patients with decompensated cirrhosis and TIPS. Gut. 2020;69:1535–6.

20. Vieira-Silva S, Falony G, Belda E, Nielsen T, Aron-Wisnewsky J, Chakaroun R, Forslund SK, et al. Statin therapy is associated with lower prevalence of gut microbiota dysbiosis. Nature. 2020;581:310–5.

21. Trebicka J, Bork P, Krag A, Arumugam M. Utilizing the gut microbiome in decompensated cirrhosis and acute-on-chronic liver failure. Nat Rev Gastroenterol Hepatol. 2021;18:167–80.

22. Trebicka J, Macnaughtan J, Schnabl B, Shawcross DL, Bajaj JS. The microbiota in cirrhosis and its role in hepatic decompensation. J Hepatol. 2021;75(Suppl 1):S67–81.

23. Schierwagen R, Alvarez-Silva C, Madsen MSA, Kolbe CC, Meyer C, Thomas D, Uschner FE, et al. Circulating microbiome in blood of different circulatory compartments. Gut. 2019;68:578–80.

24. Bjornsson ES. Hepatotoxicity of statins and other lipid-lowering agents. Liver Int. 2017;37:173–8.

25. Lewis JH, Mortensen ME, Zweig S, Fusco MJ, Medoff JR, Belder R, Pravastatin in Chronic Liver Disease Study Investigators. Efficacy and safety of high-dose pravastatin in hypercholesterolemic patients with well-compensated chronic liver disease: results of a prospective, randomized, double-blind, placebo-controlled, multicenter trial. Hepatology. 2007;46:1453–63.

26. Martin JE, Cavanaugh TM, Trumbull L, Bass M, Weber F Jr, Aranda-Michel J, Hanaway M, et al. Incidence of adverse events with HMG-CoA reductase inhibitors in liver transplant patients. Clin Transpl. 2008;22:113–9.

27. Abraldes JG, Villanueva C, Aracil C, Turnes J, Hernandez-Guerra M, Genesca J, Rodriguez M, et al. Addition of simvastatin to standard therapy for the prevention of Variceal Rebleeding does not reduce Rebleeding but increases survival in patients with cirrhosis. Gastroenterology. 2016;150:1160–70. e1163

28. Russo MW, Hoofnagle JH, Gu J, Fontana RJ, Barnhart H, Kleiner DE, Chalasani N, et al. Spectrum of statin hepatotoxicity: experience of the drug-induced liver injury network. Hepatology. 2014;60:679–86.

29. Palmer SC, Craig JC, Navaneethan SD, Tonelli M, Pellegrini F, Strippoli GF. Benefits and harms of statin therapy for persons with chronic kidney disease: a systematic review and meta-analysis. Ann Intern Med. 2012;157:263–75.

30. Pose E, Napoleone L, Amin A, Campion D, Jimenez C, Piano S, Roux O, et al. Safety of two different doses of simvastatin plus rifaximin in decompensated cirrhosis (LIVERHOPE-SAFETY): a randomised, double-blind, placebo-controlled, phase 2 trial. Lancet Gastroenterol Hepatol. 2020;5:31–41.

31. Collins R, Reith C, Emberson J, Armitage J, Baigent C, Blackwell L, Blumenthal R, et al. Interpretation of the evidence for the efficacy and safety of statin therapy. Lancet. 2016;388:2532–61.

32. Munoz AE, Pollarsky F, Marino M, Cartier M, Miguez C, Vazquez H, Alvarez D, et al. Safety of chronic simvastatin treatment in patients with decompensated cirrhosis: many adverse events but no liver injury. Dig Dis Sci. 2021;66:3199–208.

33. Sung S, Al-Karaghouli M, Kalainy S, Cabrera Garcia L, Abraldes JG. A systematic review on pharmacokinetics, cardiovascular outcomes and safety profiles of statins in cirrhosis. BMC Gastroenterol. 2021;21:120.

34. Bjornsson E, Jacobsen EI, Kalaitzakis E. Hepatotoxicity associated with statins: reports of idiosyncratic liver injury post-marketing. J Hepatol. 2012;56:374–80.

35. Pose E, Trebicka J, Mookerjee RP, Angeli P, Gines P. Statins: old drugs as new therapy for liver diseases? J Hepatol. 2019;70:194–202.

36. Rodriguez S, Raurell I, Torres-Arauz M, Garcia-Lezana T, Genesca J, Martell M. A nitric oxide-donating statin decreases portal pressure with a better toxicity profile than conventional statins in cirrhotic rats. Sci Rep. 2017;7:40461.

37. Chalasani N, Aljadhey H, Kesterson J, Murray MD, Hall SD. Patients with elevated liver enzymes are not at higher risk for statin hepatotoxicity. Gastroenterology. 2004;126:1287–92.

38. Chalasani N. Statins and hepatotoxicity: focus on patients with fatty liver. Hepatology. 2005;41:690–5.

39. Pastori D, Polimeni L, Baratta F, Pani A, Del Ben M, Angelico F. The efficacy and safety of statins for the treatment of non-alcoholic fatty liver disease. Dig Liver Dis. 2015;47:4–11.

40. Ekstedt M, Franzen LE, Mathiesen UL, Holmqvist M, Bodemar G, Kechagias S. Statins in non-alcoholic fatty liver disease and chronically elevated liver enzymes: a histopathological follow-up study. J Hepatol. 2007;47:135–41.

41. Nelson A, Torres DM, Morgan AE, Fincke C, Harrison SA. A pilot study using simvastatin in the treatment of nonalcoholic steatohepatitis: a randomized placebo-controlled trial. J Clin Gastroenterol. 2009;43:990–4.

42. Dongiovanni P, Petta S, Mannisto V, Mancina RM, Pipitone R, Karja V, Maggioni M, et al. Statin use and non-alcoholic steatohepatitis in at risk individuals. J Hepatol. 2015;63:705–12.

43. Eslami L, Merat S, Malekzadeh R, Nasseri-Moghaddam S, Aramin H. Statins for non-alcoholic fatty liver disease and non-alcoholic steatohepatitis. Cochrane Database Syst Rev. 2013:CD008623.

44. Kapadia SB, Chisari FV. Hepatitis C virus RNA replication is regulated by host geranylgeranylation and fatty acids. Proc Natl Acad Sci U S A. 2005;102:2561–6.

45. Bader T, Fazili J, Madhoun M, Aston C, Hughes D, Rizvi S, Seres K, et al. Fluvastatin inhibits hepatitis C replication in humans. Am J Gastroenterol. 2008;103:1383–9.

46. Butt AA, Yan P, Bonilla H, Abou-Samra AB, Shaikh OS, Simon TG, Chung RT, et al. Effect of addition of statins to antiviral therapy in hepatitis C virus-infected persons: results from ERCHIVES. Hepatology. 2015;62:365–74.

47. Simon TG, King LY, Zheng H, Chung RT. Statin use is associated with a reduced risk of fibrosis progression in chronic hepatitis C. J Hepatol. 2015;62:18–23.

48. Yang YH, Chen WC, Tsan YT, Chen MJ, Shih WT, Tsai YH, Chen PC. Statin use and the risk of cirrhosis development in patients with hepatitis C virus infection. J Hepatol. 2015;63:1111–7.

49. Mohanty A, Tate JP, Garcia-Tsao G. Statins are associated with a decreased risk of Decompensation and death in veterans with hepatitis C-related compensated cirrhosis. Gastroenterology. 2016;150:430–440.e431.

50. Gu W, Hortlik H, Erasmus H-P, Schaaf L, Zeleke Y, Uschner FE, Ferstl P, et al. Diagnosis of cirrhosis is associated with premature death in hospital admissions. Lancet Reg Health Eur. 2021;12:100240.

51. Simon TG, Bonilla H, Yan P, Chung RT, Butt AA. Atorvastatin and fluvastatin are associated with dose-dependent reductions in cirrhosis and hepatocellular carcinoma, among patients with hepatitis C virus: results from ERCHIVES. Hepatology. 2016;64:47–57.

52. Singh S, Singh AG, Singh PP, Murad MH, Iyer PG. Statins are associated with reduced risk of esophageal cancer, particularly in patients with Barrett's esophagus: a systematic review and meta-analysis. Clin Gastroenterol Hepatol. 2013;11:620–9.

53. Trebicka J, Hennenberg M, Odenthal M, Shir K, Klein S, Granzow M, Vogt A, et al. Atorvastatin attenuates hepatic fibrosis in rats after bile duct ligation via decreased turnover of hepatic stellate cells. J Hepatol. 2010;53:702–12.

54. Klein S, Klosel J, Schierwagen R, Korner C, Granzow M, Huss S, Mazar IG, et al. Atorvastatin inhibits proliferation and apoptosis, but induces senescence in hepatic myofibroblasts and thereby attenuates hepatic fibrosis in rats. Lab Investig. 2012;92:1440–50.

55. Zafra C, Abraldes JG, Turnes J, Berzigotti A, Fernandez M, Garca-Pagan JC, Rodes J, et al. Simvastatin enhances hepatic nitric oxide production and decreases the hepatic vascular tone in patients with cirrhosis. Gastroenterology. 2004;126:749–55.

56. Alvarado-Tapias E, Ardévol A, Pavel O, Montanes R, Murzi M, Oblitas Susanibar E, Poca M,

et al. Hemodynamic effects of Carvedilol plus simvastatin in cirrhosis with portal hypertension and no-response to βBlockers: a double-blind randomized trial. Hepatology. 2016;64:74A.

57. Vijayaraghavan R, Jindal A, Arora V, Choudhary A, Kumar G, Sarin SK. Hemodynamic effects of adding simvastatin to Carvedilol for primary prophylaxis of Variceal bleeding: a randomized controlled trial. Am J Gastroenterol. 2020;115:729–37.

58. Wan S, Huang C, Zhu X. Systematic review with a meta-analysis: clinical effects of statins on the reduction of portal hypertension and variceal haemorrhage in cirrhotic patients. BMJ Open. 2019;9:e030038.

59. Pollo-Flores P, Soldan M, Santos UC, Kunz DG, Mattos DE, da Silva AC, Marchiori RC, et al. Three months of simvastatin therapy vs. placebo for severe portal hypertension in cirrhosis: a randomized controlled trial. Dig Liver Dis. 2015;47:957–63.

60. Meireles CZ, Pasarin M, Lozano JJ, Garcia-Caldero H, Gracia-Sancho J, Garcia-Pagan JC, Bosch J, et al. Simvastatin attenuates liver injury in rodents with biliary cirrhosis submitted to hemorrhage/resuscitation. Shock. 2017;47:370–7.

61. Tripathi DM, Vilaseca M, Lafoz E, Garcia-Caldero H, Viegas Haute G, Fernandez-Iglesias A, Rodrigues de Oliveira J, et al. Simvastatin prevents progression of acute on chronic liver failure in rats with cirrhosis and portal hypertension. Gastroenterology. 2018;155:1564–77.

62. Mahmud N, Chapin S, Goldberg DS, Reddy KR, Kaplan DE. Statins are associated with reduced development of acute-on-chronic liver failure in a large national cohort of patients with cirrhosis. J Hepatol. 2022;76(5):1100–8.

第24章　肝硬化门静脉血栓的抗凝治疗：一个基于循证的方法——何时开始及如何进行

Antonio Guerrero, Luis Téllez, Agustín Albillos

门静脉血栓形成(portal vein thrombosis, PVT)是肝硬化明确的并发症。PVT 最常发生在失代偿期，并与不良预后相关。在肝硬化患者中，内脏血管床血栓形成的风险主要由以下因素引起的血流淤滞决定：门静脉高压、高凝状态(凝血系统再平衡后血栓移位的结果)以及内皮损伤。随着对肝硬化易栓特性和 PVT 后果的认识，特别是在等待肝移植人群中，抗凝治疗已克服了最初对频发血小板减少和胃肠道出血风险增加的担忧，在过去 10 年中得到广泛应用。相比之下，对于非肝移植背景下，由于很多 PVT 病例呈"一过性"，PVT 对预后和生存影响、抗凝相关问题等研究结果存在矛盾，因此，为获得门静脉血栓再通的抗凝治疗仍存在争议。

在本章中，我们回顾了肝硬化合并 PVT 患者抗凝治疗的有效性和安全性的证据。然而，这些证据具有局限性，由于缺乏随机对照试验，主要是基于观察性回顾性研究的结果。这些研究也存在研究人群样本量小，在目标人群(代偿期 vs. 失代偿期肝硬化)、血栓严重程度(即部分 vs. 完全)，以及范围(即累及门静脉主干、肠系膜上静脉、门静脉肝内分支)，以及随访时间(如短期 vs. 长期)等方面变异较大等局限性。这已在数个汇总荟萃分析[1-4]和个体患者数据荟萃分析[5]中进行了分析。

患病率和自然史

肝硬化 PVT 的患病率在研究报道中差异很大，很大程度上取决于肝硬化分期以及有无肝细胞癌[6]。PVT 患病率与肝硬化严重程度相关：代偿期肝硬化约为 10%，Child-Pugh B 级/Child-Pugh C 级肝硬化为 17%，在等待肝移植患者中高达 26%[7]。进展期肝硬化患者中 PVT 的年发生率约 10%~17%[8]。

在没有任何治疗的情况下，肝硬化性 PVT 具有动态的自然史。因此，PVT 可进展、保持稳定或改善，在临床决策中需要考虑到这一情况。对 14 个具有显著异质性研究的系统回顾显示，PVT 的自发再通率在 5%~70% 不等，平均约 40%[9]。虽然关于 PVT 自发再通预测因素的研究非常有限，但来自未经治疗的肝硬化性 PVT 队列的数据表明，代偿期肝硬化和部分 PVT 患者的血栓再通率更高(表 24.1)[10-22]。在一项多数为 Child-Pugh B 级/Child-Pugh C 级肝硬化的研究中，PVT 自发再通率为 22%[14]，在另一项大型纵向研究中，多数为 Child-Pugh A 级肝硬化和部分 PVT 患者，其自发再通率高达 70%[12]。这些数据提醒我们，代偿期肝硬化和部分 PVT 的患者在开始抗凝前应密切随访。

表 24.1　未接受抗凝治疗的肝硬化性 PVT 的自然病程

研究作者,年(参考文献)	研究类型	PVT 的程度	肝病严重程度	患者数量	PVT 再通(完全或部分)	血栓进展
Hidaka 等, 2018[10]	多中心,随机,双盲,安慰剂对照,全文	50%MPV:56%(n=20) PV 分支:30%(n=11) SMV:14%(n=5)	Child-Pugh A:17% Child-Pugh B/Child-Pugh C:83%	36	7(19.4%)	7(19.4%)
Chen 等, 2016[11]	单中心,回顾性,对照,全文	>50%MPV:72%(n=26) >50% PV 分支(右支 n=25, 左支 n=24) >50% 脾静脉:14%(n=5) >50%SMV:52%(n=19)	Child-Pugh A:23% Child-Pugh B/Child-Pugh C:77% MELD 均值:8.9	36	4(25%)	6(37.5%)

续表

研究作者,年(参考文献)	研究类型	PVT 的程度	肝病严重程度	患者数量	PVT 再通(完全或部分)	血栓进展
Nery 等,2015[12]	多中心,前瞻,单臂,全文	非闭塞性:100%	Child-Pugh A/Child-Pugh B:100%	101	70(70%)	4(13.8%)
Chung 等,2014[13]	单中心,回顾性,匹配,对照,全文	NA	Child-Pugh A:50% Child-Pugh B/Child-Pugh C:50%	14	5(36%)	3(21.4%)
Girleanu 等,2014[14]	单中心,前瞻,单臂,全文	部分:100% MPV(n=18) MPV+SMV(n=11)	Child-Pugh A:32% Child-Pugh B/Child-Pugh C:68% MELD 均值:12.7	22	5(22.73%)	6(27.27%)
Risso 等,2014[15]	单中心,回顾性,对照,摘要	NA	NA	20	8(40%)	NA
John 等,2013[16]	单中心,前瞻,单臂,全文	部分:55%(n=38) 闭塞性:45%(n=32)	MELD 均值:14.4	70	22(31.4%)	3(4.3%)
Maruyama 等,2013[17]	单中心,前瞻,单臂,全文	部分:36%(n=17) 闭塞性:64%(n=31)	Child-Pugh A:27% Child-Pugh B/Child-Pugh C:73% MELD 均值:12.6	48	5(12%)	3(2.4%)
Caracciolo 等,2013[18]	单中心,回顾,匹配,对照,摘要	部分:100%	Child-Pugh A/Child-Pugh B:100%	14	8(57.6%)	NA
Luca 等,2012[19]	单中心,回顾,单臂,全文	部分:100% MPV(n=15) MPV+SMV(n=18)	Child-Pugh 均值:8 MELD 均值:12	42	19(45%)	20(48%)
Senzolo 等,2012[20]	单中心,前瞻,对照,全文	部分:67%(n=14) 完全:33%(n=7)	Child-Pugh A:24% Child-Pugh B/Child-Pugh C:76% MELD 均值:13.7	21	1(5%)	15(71.4%)
Garcovich 等,2011[21]	单中心,回顾,匹配,对照,摘要	部分:80%(n=12) 闭塞>75%:20%(n=3)	Child-Pugh A/Child-Pugh B:100%	15	5(33%)	NA
Francoz 等,2005[22]	单中心,回顾,对照,全文	部分	Child-Pugh A:20% Child-Pugh B/Child-Pugh C:80% MELD 均值:11.8	10	0(0%)	6(60%)

　PVT,门静脉血栓形成;SMV,肠系膜上静脉;MPV,门静脉主干;PV,门静脉。

PVT 对肝硬化的影响

　　门静脉高压和侧支循环的形成降低了门静脉血栓继发肠缺血的风险。这意味着肝硬化患者的 PVT 通常是无症状的,大多数病例是在监测肝细胞癌期间的常规超声检查中偶然发现的[23]。肠缺血症状通常与肠系膜上静脉闭塞性血栓形成有关[24]。

　　PVT 对肝硬化进程的影响及急性并发症的发展存在争议。样本量最大的前瞻性和回顾性研究均未发现部分或完全 PVT 对肝功能失代偿或生存有影响[12,17,19,25]。但 PVT 增加了急性静脉曲张出血发生风险,并对其病程产生负面影响,已被证实是 5 天治疗失败和 6 周死亡率的预测因素[26-28]。

通过抗凝获得的门静脉再通可影响患者预后及生存,这进一步支持了PVT对肝硬化自然病程的潜在作用。在失代偿(Child-Pugh B级/Child-Pugh C级)肝硬化性PVT队列中,抗凝后再通与减少肝脏相关事件和改善生存有关[29-31]。此外,一项开创性研究显示,预防性应用低分子量肝素(low molecular weight heparin,LMWH)预防PVT可减少肝脏失代偿和改善生存[32]。更重要的是抗凝治疗的获益可能不仅限于门静脉再通。实际上,近期一项纳入5个非随机研究的个体患者数据荟萃分析,比较了500例患肝硬化性PVT患者抗凝和未抗凝治疗(其中205例患者接受抗凝治疗)疗效研究,显示抗凝治疗可改善部分或完全PVT患者的生存,这一作用似乎与PVT再通无关[5]。这些发现表明,PVT的存在可能有助于识别在长期抗凝中获益的肝硬化患者亚群。

在肝移植背景下,目前普遍认为,广泛的、完全血栓形成增加移植手术的技术难度,延长移植物缺血时间,并降低生存率,尤其是那些对门静脉进行非生理性重建的病例[33]。一项纳入了44项研究、98 558例肝移植患者的荟萃分析显示,完全PVT患者30天和1年的病死率高于部分PVT或门静脉未闭的患者(分别为OR:5.65,95% CI:2～15.96,P<0.000 1;OR:2.48,95%CI:0.99～6.17,P=0.38)[34]。因此,肝移植等待人群合并PVT的抗凝门槛较低,其治疗目标是促进门静脉再通,避免血栓进展,保证移植物正常的生理血流。

肝硬化性 PVT 的抗凝治疗

目标和疗效

抗凝治疗的目标是获得门静脉再通,继而避免血栓恶化和进展。这在等待肝移植人群或潜在人群中尤其重要,因为这些人群中血栓进展可能增加术中的技术难度。

表24.2总结了抗凝治疗肝硬化合并PVT的回顾性队列荟萃分析数据,包括33个研究、共1 696例受试者。基于这些数据,抗凝治疗后门静脉再通增加了约2.5倍,再通率从未抗凝组的18.8%提高到了59.0%。抗凝后完全再通率也从18.3%升到了48.8%。抗凝后10.4%的患者发生了血栓进展,相比之下,未抗凝患者的这一比例为37.0%[3]。

最近两项汇总荟萃分析表明,抗凝可改善肝硬化合并PVT的生存率[3,35]。个体患者数据荟萃分析的结果证实了这一点,该结果显示,这种获益独立于门静脉再通,在部分和完全PVT患者中均可观察到这种获益[5]。

尽管有固有的缺陷,但回顾性研究还是可以识别影响抗凝疗效的几个因素:①血栓的严重程度和位置。不完全PVT和累及肠系膜上静脉的血栓再通率较低;②肝硬化分期。代偿期(Child-Pugh A级)肝硬化比失代偿期(Child-Pugh B级/Child-Pugh C级)肝硬化有较高的再通率[3];③抗凝时机。尽早启动抗凝治疗增加再通率,尤其是在诊断后6个月内抗凝更易获得再通[3,20,30,36]。

表24.2　肝硬化合并 PVT 队列研究的荟萃分析摘要

研究作者,年(参考文献)	病例队列	病例及研究数量	主要结果
Qi 等,2015[1]	抗凝 vs. 无治疗	研究:16篇(3篇全文,非比较;4篇全文,比较;9篇为摘要,非比较)患者:无数据疾病分期:无数据	PVT再通(抗凝 vs. 无治疗):OR:4.16,95%CI:1.88～9.20,P=0.000 4出血:抗凝相关出血率0%～18%,合并出血率3.3%(95% CI:1.1～6.7)
Lofredo 等,2017[2]	抗凝 vs. 无治疗	研究:8篇(全文,比较)患者:353例疾病分期:MELD(总体)10.9	PVT再通(抗凝 vs. 无治疗):71% vs. 42%(OR:4.8,95% CI:2.7～8.7,P=0.000 1)出血:两组均为11%
Le Wang 等,2021[3]	抗凝 vs. 无治疗	研究:33篇(15篇全文,非比较;7篇全文,比较;8篇摘要,非比较;3篇摘要,比较)患者:1 696例疾病分期:无数据	PVT再通(抗凝 vs. 无治疗):59% vs. 21%(OR:2.61,95%CI:1.9～3.4,P=0.000 01)出血:RR:0.78,95%CI:0.47～1.30,P=0.34总生存:RR:1.11,95%CI:1.03～1.21,P=0.01

续表

研究作者,年 （参考文献）	病例队列	病例及研究数量	主要结果
Ghazaleh 等, 2021[4]	抗凝 vs. 无治疗	研究:9 篇 （5 篇全文,非比较; 4 篇摘要,比较) 患者:474 例 疾病分期:MELD（总体）12.9	预测因素: 尽早启动抗凝（RR:1.58,95% CI:1.21~2.07, $P=0.000\,7$)增加再通;低再通与 Child B/Child C（RR:0.77,95%CI:0.62~0.95,$P=0.02$)较高 的 MELD 值（MD:-1.48,95% CI:-2.20~0.76, $P=0.000\,1$)有关 PVT 再通（抗凝 vs. 无治疗): 65% vs. 25%（RR:2.31,95%CI:1.8~2.9,P $<0.000\,01$) 出血: 10.3% vs. 0.22.7%（RR:0.43,95%CI:0.09~ 1.99,$P=0.28$)

AC,抗凝;PVT,门静脉血栓形成;RR,相对风险;OR,优势比。

抗凝疗程

由于在平均时间 5 个月时再通,抗凝治疗应至少维持 6 个月[31,37]。约 2/3 患者在开始抗凝后 3~6 个月获得再通,1/3 在抗凝 6~12 个月后再通[37]。

再通后是否继续抗凝治疗取决于血栓再次形成潜在后果的严重程度,以及个体获益和风险的平衡。停止抗凝后血栓复发是很常见的,近期一项荟萃分析观察到的研究人群复发率高达 46.7%（95%CI:37.7~69.3)[3]。血栓复发多数发生在抗凝停止后早期,即 2~5 个月[30,36]。血栓复发的后果在等待肝移植人群中影响巨大,可危及手术。除了等待肝移植候选人群外,在诊断时肠系膜缺血伴有症状的患者中也应该考虑继续抗凝。值得注意的是,肝硬化是 PVT 的独立和永久的危险因素,这解释了抗凝停止后较高的血栓复发可能性。因此,在停用抗凝治疗后 2~3 个月密切观察门静脉通畅情况是非常必要的。

抗凝药物

上面提到的多数研究都应用了抗凝剂低分子量肝素（LMWH）序贯维生素 K 拮抗剂（vitamin K antagonist,VKA）。一项荟萃分析证实了这种序贯疗法的可行性,该结果表明 LMWH 对门静脉再通有效,而 LMWH 和 VKA 均可以有效减少 PVT 进展[2]。

关于 LMWH 的剂量,多数研究以依诺肝素剂量 1.5mg/（kg·d）起始,然后转换成 1mg/（kg·d）。一项研究比较了 1mg/kg 2 天一次和 1.5mg/（kg·d）,前者出血事件较少,两者疗效类似[38],但这对大多数患者来说并不是一个实用的方法。常规口服给药途径使 VKA 可作为长期治疗的一个更好的选择,虽然对于肝硬化患者来说,VKA 的目标治疗范围尚未确定且很难维持。此外,基线治疗时国际标准化比值（international normalized ratio,INR）常需修订。VKA 通常是以 INR 值 2.0~3.0 为目标剂量。在接受 VKA 治疗的肝硬化患者的小样本系列研究中发现,血小板计数低于 50 000/μL 和出血风险增加相关[30]。实际上,按照一般原则,血小板计数低于 30 000/μL 时应该停止或不能抗凝。

直接口服抗凝药物（direct oral anticoagulant,DOAC）比 VKA 更安全、更容易给药,因此越来越多地被应用于临床实践中。DOAC 在肝硬化患者中安全有效的证据来自一些回顾性研究,其中抗凝适应证为心房颤动,少部分用于 PVT[39-41]。以上经验仅局限于 Child-Pugh A 级和 Child-Pugh B 级肝硬化患者,因为这些药物在 Child-Pugh C 级肝硬化患者不推荐。在一项纳入 4 项研究,涉及 3 483 名进展期肝病患者的荟萃分析和一项包括 2 694 例肝硬化患者的多中心回顾性研究显示,患者由于心房颤动接受抗凝,相比 VKA,DOAC 发生总体和严重出血事件的风险更低,在预防缺血性脑卒中效果类似[39,40]。这表明在肝硬化和非肝硬化患者中 DOAC 的安全性和有效性相似。DOAC 用于肝硬化和内脏血栓患者中的经验相当有限,DOAC 在再通和降低出血风险方面与 VKA 疗效相似（表 24.3）[41-46]。

表24.3　肝硬化合并PVT患者中的DOAC抗凝

研究作者，年（参考文献）	研究类型	纳入人群	抗凝适应证	抗凝类型	病例数	疗效	安全性
Intagliata 等, 2016[42]	回顾性（DOAC vs. 传统抗凝剂）	Child-Pugh A（45%）Child-Pugh B（55%）MELD 12	内脏血栓形成、非内脏血栓形成以及心房颤动（PVT=12）	阿哌沙班（55%）利伐沙班（45%）	DOAC, n=20 vs. 传统抗凝剂, n=19	NA	总出血率:DOAC 20% vs. 传统抗凝剂 16% $P=0.91$; 大出血率:DOAC 5% vs. 传统抗凝剂 11%
Hum 等, 2017[43]	回顾性（DOAC vs. 传统抗凝剂）	Child-Pugh A（41%）Child-Pugh B（44%）Child-Pugh C（15%）MELD 8.9	内脏血栓形成、非内脏血栓形成以及心房颤动（PVT=4）	阿哌沙班（47%）利伐沙班（63%）	DOAC, n=27 vs. 传统抗凝剂, n=18	NA	总出血率:DOAC 30% vs. 传统抗凝剂 55% $P=0.12$; 大出血率:DOAC 4% vs. 传统抗凝剂 28%, $P=0.03$
De Gottardi 等, 2017[41]	回顾性（仅DOAC）	Child-Pugh A/Child-Pugh B（100%）MELD 10	内脏血栓形成、非内脏血栓形成以及心房颤动（PVT=22）	阿哌沙班（11%）利伐沙班（83%）达比加群（5%）	DOAC, n=36	NA	总出血率:n=5,14%; 大出血率:n=1,3%
Hanafy 等, 2018[44]	随机对照试验（DOAC vs. 传统抗凝药）	Child-Pugh A/Child-Pugh B（100%）MELD 10 因脾功能亢进接受脾切除术的患者	急性PVT	利伐沙班（100%）	DOAC, n=40 vs. 传统抗凝剂, n=40	PVT再通 DOAC:100% 传统:45%	大出血率: DOAC 0% vs. 传统 42% $P=0.001$; 死亡率: DOAC 0% vs. 传统 36%, $P=0.001$
Ai 等, 2020[45]	前瞻性（DOAC vs. 未治疗）	Child-Pugh A (100%)	慢性PVT	利伐沙班（65%）达比加群（35%）	DOAC, n=40 vs. 未治疗, n=40	PVT再通 DOAC:28% 未治疗:2.6%	任何出血率: DOAC 7.5% vs. 未治疗 2.5% $P=0.61$
Yong 等, 2021[46]	前瞻性(抗凝 vs. TIPS vs. 未治疗) *抗凝包括DOAC	Child-Pugh A（35%）Child-Pugh B（54%）Child-Pugh C（11%）MELD 11	慢性PVT	利伐沙班（100%）	仅抗凝剂,n=63（传统,n=59;DOAC=4）仅TIPS,n=88 TIPS+抗凝药,n=197（DOAC+TIPS,n=18）	PVT再通 抗凝剂:40% 未治疗:12% TIPS:100% TIPS+抗凝剂:95%	大出血率: 抗凝剂:22% 未治疗:19% TIPS:12% TIPS+抗凝剂:15%

DOAC, 直接口服抗凝药物；PVT, 门静脉血栓形成。

抗凝的安全性

从 10 多年来的广泛抗凝治疗经验中得出,抗凝在肝硬化合并 PVT 患者中非常安全。最近的荟萃分析显示,研究人群总出血率和大出血率分别是 10.3%(95% CI:6.4～15.0)和 2.8%(95% CI:1.4～4.6),在接受抗凝治疗和未接受抗凝治疗患者的研究中并无差异[3]。研究人群的静脉曲张出血率为 2.0%(95%CI:1.0～3.3),抗凝队列更低[2,3]。

大多数已发表的报告来自具有专业的肝硬化管理单位,他们知道开始抗凝之前应预防静脉曲张出血。这可能是在因其他原因(非 PVT)接受抗凝剂治疗的肝硬化患者中静脉曲张出血率较高的原因[47,48]。因此,在肝硬化性 PVT 患者中在开始抗凝前,必须检查是否存在胃食管静脉曲张,并启动(或调整)预防出血措施。

表 24.4 总结了关于肝硬化合并 PVT 抗凝的一般推荐意见。

表 24.4 关于肝硬化合并 PVT 抗凝的一般推荐意见总结

抗凝适应证
- 对以下肝硬化患者建议抗凝:①近期(<6 个月)、门静脉主干完全或部分闭塞性(>50%)血栓,无论是否累及肠系膜上静脉,或②症状性门静脉血栓,无论范围如何
- 推荐抗凝:合并 PVT 的潜在肝移植候选者,无论血栓闭塞程度和范围如何
- 肝硬化患者这些情况也应考虑抗凝:门静脉主干轻度闭塞(<50%),①短期随访(1～3 个月)出现进展;或②累及肠系膜上静脉

抗凝疗程
- 抗凝应该:①维持到门静脉再通或至少 6 个月,②在等待肝移植患者中再通后仍继续抗凝;③对其他患者平衡血栓复发,增加生存率与出血风险,也应该考虑再通后继续抗凝
- 对停用抗凝药物的患者,需 3 个月时进行影像学密切随访以明确复发

抗凝药物
- 推荐初始治疗首选 LMWH,并用 LMWH、VKA 或 DOAC 维持
- LMWH 的优势基于可靠的数据。VKA 用于肝硬化患者时,在 INR 监测方面存在挑战
- DOAC 的优势在于应用简便,但获得的数据较少。在肝硬化患者中,DOAC 可能具有不同的安全性和有效性,尽管目前尚未对肝硬化患者服用何种 DOAC 作出推荐

抗凝风险
- 目前证据显示,在 Child-Pugh A 级肝硬化患者中,DOAC 无重大安全问题。对 Child-Pugh B 级患者,以及肌酐清除率<30mL/min 的住院患者,由于存在蓄积的可能,应慎用 DOAC。不推荐在 Child-Pugh C 级患者中使用 DOAC
- 血小板计数低(即<50 000/μL)的患者抗凝治疗并发症的风险更高,需要更加谨慎
- 对于需要抗凝治疗的肝硬化胃食管静脉曲张和门静脉血栓患者,预防静脉曲张出血,首选非选择性 β 受体阻滞剂,除非存在禁忌

根据参考文献[49]修订。

(王民 译,王宇 审校)

参考文献

1. Qi X, De Stefano V, Li H, Dai J, Guo X, Fan D. Anticoagulation for the treatment of portal vein thrombosis in liver cirrhosis: a systematic review and meta-analysis of observational studies. Eur J Intern Med. 2015;26:23–9.
2. Loffredo L, Pastori D, Farcomeni A, Violi F. Effects of anticoagulants in patients with cirrhosis and portal vein thrombosis: a systematic review and meta-analysis. Gastroenterology. 2017;153:480–487.e481.
3. Wang L, Guo X, Xu X, De Stefano V, Plessier A, Noronha Ferreira C, et al. Anticoagulation favors thrombus recanalization and survival in patients with liver cirrhosis and portal vein thrombosis: results of a meta-analysis. Adv Ther. 2021;38:495–520.
4. Ghazaleh S, Beran A, Aburayyan K, Nehme C, Patel D, Khader Y, et al. Efficacy and safety of anticoagulation in non-malignant portal vein thrombosis in patients with liver cirrhosis: a systematic review and meta-analysis. Ann Gastroenterol. 2021;34(1):104–10.
5. Guerrero A, Del Campo L, Piscaglia F, et al. Anticoagulation improves overall survival

through portal vein recanalization in patients with cirrhosis and portal vein thrombosis: individual patient data meta-analysis (IMPORTAL study). J Hepatol. 2021;75(Suppl 1):S216.

6. Tsochatzis EA, Senzolo M, Germani G, Gatt A, Burroughs AK. Systematic review: portal vein thrombosis in cirrhosis. Aliment Pharmacol Ther. 2010;31:366–74.

7. Ponziani FR, Zocco MA, Senzolo M, Pompili M, Gasbarrini A, Avolio AW. Portal vein thrombosis and liver transplantation: implications for waiting list period, surgical approach, early and late follow-up. Transplant Rev (Orlando). 2014;28:92–101.

8. Violi F, Corazza GR, Caldwell SH, Talerico G, Romiti GF, Napoleone L, et al. Incidence and recurrence of portal vein thrombosis in cirrhotic patients. Thromb Haemost. 2019;119:496–9.

9. Qi X, Guo X, Yoshida EM, Méndez-Sánchez N, De Stefano V, Tacke F, et al. Transient portal vein thrombosis in liver cirrhosis. BMC Med. 2018;16(1):83.

10. Hidaka H, Kokubu S, Sato T, Katsushima S, Izumi N, Igura T, et al. Antithrombin III for portal vein thrombosis in patients with liver disease: a randomized, double-blind, controlled trial. Hepatol Res. 2018;48:E107–16.

11. Chen H, Liu L, Qi X, He C, Wu F, Fan D, et al. Efficacy and safety of anticoagulation in more advanced portal vein thrombosis in patients with liver cirrhosis. Eur J Gastroenterol Hepatol. 2016;28:82–9.

12. Nery F, Chevret S, Condat B, de Raucourt E, Boudaoud L, Rautou PE, et al. Causes and consequences of portal vein thrombosis in 1,243 patients with cirrhosis: results of a longitudinal study. Hepatology. 2015;61:660–7.

13. Chung JW, Kim GH, Lee JH, Ok KS, Jang ES, Jeong SH, et al. Safety, efficacy, and response predictors of anticoagulation for the treatment of nonmalignant portal vein thrombosis in patients with cirrhosis: a propensity score matching analysis. Clin Mol Hepatol. 2014;20:384–91.

14. Girleanu I, Stanciu C, Cojocariu C, Boiculese L, Singeap AM, Trifan A. Natural course of nonmalignant partial portal vein thrombosis in cirrhotic patients. Saudi J Gastroenterol. 2014;20(5):288–92.

15. Risso A, Stradella D, Martini S, Rizzetto M, Salizzoni M. Liver transplantation in cirrhotic patients with portal vein thrombosis: a single Centre experience. Dig Liver Dis. 2014;46:e40.

16. John BV, Konjeti R, Aggarwal A, Lopez R, Atreja A, Miller C, et al. Impact of untreated portal vein thrombosis on pre and post liver transplant outcomes in cirrhosis. Ann Hepatol. 2013;12:952–8.

17. Maruyama H, Okugawa H, Takahashi M, Yokosuka O. De novo portal vein thrombosis in virus-related cirrhosis: predictive factors and long-term outcomes. Am J Gastroenterol. 2013;108:568–74.

18. Caracciolo G, Garcovich M, Zocco MA, et al. Clinical outcome of partial portal vein thrombosis in cirrhotic patients: to observe or to treat? Dig Liver Dis. 2013;45:S171.

19. Luca A, Caruso S, Milazzo M, Marrone G, Mamone G, Crino F, et al. Natural course of extrahepatic nonmalignant partial portal vein thrombosis in patients with cirrhosis. Radiology. 2012;265:124–32.

20. Senzolo M, Sartori TM, Rossetto V, Burra P, Cillo U, Boccagni P, et al. Prospective evaluation of anticoagulation and transjugular intrahepatic portosystemic shunt for the management of portal vein thrombosis in cirrhosis. Liver Int. 2012;32:919–27.

21. Garcovich M, Zocco MA, Ainora ME, et al. Clinical outcome of portal vein thrombosis (PVT) in cirrhotic patients: observe or treat? Hepatology. 2011;54:1261A–2A.

22. Francoz C, Belghiti J, Vilgrain V, Sommacale D, Paradis V, Condat B, et al. Splanchnic vein thrombosis in candidates for liver transplantation: usefulness of screening and anticoagulation. Gut. 2005;54(5):691–7.

23. Tessler FN, Gehring BJ, Gomes AS, Perrella RR, Ragavendra N, Busuttil RW, et al. Diagnosis of portal vein thrombosis: value of color Doppler imaging. AJR Am J Roentgenol. 1991;157:293–6.

24. Amitrano L, Guardascione MA, Brancaccio V, Margaglione M, Manguso F, Iannaccone L, et al. Risk factors and clinical presentation of portal vein thrombosis in patients with liver cirrhosis. J Hepatol. 2004;40(5):736–41.

25. Noronha Ferreira C, Marinho RT, Cortez-Pinto H, Ferreira P, Dias MS, Vasconcelos M, et al. Incidence, predictive factors and clinical significance of development of portal vein thrombosis in cirrhosis: a prospective study. Liver Int. 2019;39:1459–67.

26. D'Amico G, De Franchis R, Cooperative Study Group. Upper digestive bleeding in cirrhosis. Post-therapeutic outcome and prognostic indicators. Hepatology. 2003;38(3):599–612.

27. Amitrano L, Guardascione MA, Scaglione M, Menchise A, Martino R, Manguso F, et al. Splanchnic vein thrombosis and variceal rebleeding in patients with cirrhosis. Eur J Gastroenterol Hepatol. 2012;24(12):1381–5.

28. Huang XQ, Ni LY, Jiang SY, Xia RQ, Ma LL, Wang J, et al. Impact of portal vein thrombosis on the efficacy of endoscopic treatment in preventing re-bleeding from ruptured gastroesophageal varices in hepatitis B-related liver cirrhosis. Zhonghua Gan Zang Bing Za Zhi. 2020;28(9):747–52.

29. La Mura V, Braham S, Tosetti G, Branchi F, Bitto N, Moia M, et al. Harmful and beneficial effects of anticoagulants in patients with cirrhosis and portal vein thrombosis. Clin Gastroenterol Hepatol. 2018;16:1146–1152.e1144.

30. Delgado MG, Seijo S, Yepes I, Achécar L, Catalina MV, García-Criado A, et al. Efficacy and safety of anticoagulation on patients with cirrhosis and portal vein thrombosis. Clin Gastroenterol Hepatol. 2012;10:776–83.

31. Senzolo M, Riva N, Dentali F, Rodriguez-Castro K, Sartori MT, Bang SM, et al. Long-term outcome of splanchnic vein thrombosis in cirrhosis. Clin Transl Gastroenterol. 2018;9:176.

32. Villa E, Cammà C, Marietta M, Luongo M, Critelli R, Colopi S, et al. Enoxaparin prevents portal vein thrombosis and liver decompensation in patients with advanced cirrhosis. Gastroenterology. 2012;143:1253–1260.e1254.

33. Englesbe MJ, Schaubel DE, Cai S, Guidinger MK, Merion RM. Portal vein thrombosis and liver transplant survival benefit. Liver Transpl. 2010;16(8):999–1005.

34. Zanetto A, Rodriguez-Kastro KI, Germani G, Ferrarese A, Cillo U, Burra P, et al. Mortality in liver transplant recipients with portal vein thrombosis - an updated meta-analysis. Transpl Int. 2018;31:1318–29.

35. Valeriani E, Di Nisio M, Riva N, Cohen O, Porreca E, Senzolo M, et al. Anticoagulant treatment for splanchnic vein thrombosis in liver cirrhosis: a systematic review and meta-analysis. Thromb Haemost. 2021;121(7):867–76.

36. Rodriguez-Castro KI, Vitale A, Fadin M, Shalaby S, Zerbinati P, Sartori MT, et al. A prediction model for successful anticoagulation in cirrhotic portal vein thrombosis. Eur J Gastroenterol Hepatol. 2019;31:34–42.

37. Pettinari I, Vukotic R, Stefanescu H, Pecorelli A, Morelli M, Grigoras C, et al. Clinical impact and safety of anticoagulants for portal vein thrombosis in cirrhosis. Am J Gastroenterol. 2019;114:258–66.

38. Cui SB, Shu RH, Yan SP, Wu H, Chen Y, Wang L, et al. Efficacy and safety of anticoagulation therapy with different doses of enoxaparin for portal vein thrombosis in cirrhotic patients with hepatitis B. Eur J Gastroenterol Hepatol. 2015;27:914–9.

39. Serper M, Weinberg EM, Cohen JB, Reese PP, Taddei TH, Kaplan DE. Mortality and hepatic decompensation in patients with cirrhosis and atrial fibrillation treated with anticoagulation. Hepatology. 2020;73(1):219–32.

40. Violi F, Vestri A, Menichelli D, Di Rocco A, Pastori D, Pignatelli P. Direct Oral anticoagulants in patients with atrial fibrillation and advanced liver disease: an exploratory meta-analysis. Hepatol Commun. 2020;4(7):1034–40.

41. De Gottardi A, Trebicka J, Klinger C, Plessier A, Seijo S, Terziroli B, et al. Antithrombotic treatment with direct-acting oral anticoagulants in patients with splanchnic vein thrombosis and cirrhosis. Liver Int. 2017;37:694–9.

42. Intagliata NM, Henry ZH, Maitland H, Shah NL, Argo CK, Northup PG, et al. Direct oral anticoagulants in cirrhosis patients pose similar risks of bleeding when compared to traditional anticoagulation. Dig Dis Sci. 2016;61:1721–7.

43. Hum J, Shatzel JJ, Jou JH, Deloughery TG. The efficacy and safety of direct oral anticoagulants vs traditional anticoagulants in cirrhosis. Eur J Haematol. 2017;98(4):393–7.

44. Hanafy AS, Abd-Elsalam S, Dawoud MM. Randomized controlled trial of rivaroxaban versus warfarin in the management of acute non-neoplastic portal vein thrombosis. Vasc Pharmacol. 2019;113:86–91.

45. Ai MH, Dong WG, Tan XP, Xu L, Xu C, Zhang Q, et al. Efficacy and safety study of direct-acting oral anticoagulants for the treatment of chronic portal vein thrombosis in patients with liver cirrhosis. Eur J Gastroenterol Hepatol. 2020;32(10):1395–400.

46. Lv Y, Bai W, Li K, Wang Z, Guo W, Luo B, et al. Anticoagulation and transjugular intrahepatic portosystemic shunt for the management of portal vein thrombosis in cirrhosis: a prospective observational study. Am J Gastroenterol. 2021;116(7):1447–64.

47. Lee SR, Lee HJ, Choi EK, Han KD, Jung JH, Cha MJ, et al. Direct oral anticoagulants in patients with atrial fibrillation and liver disease. J Am Coll Cardiol. 2019;73:3295–308.

48. Sasso R, Rockey DC. Anticoagulation therapy in patients with liver cirrhosis is associated with an increased risk of variceal hemorrhage. Am J Med. 2019;132:758–66.

49. De Franchis R, Bosch J, Garcia-Tsao G, Reiberger T, Ripoll C, On Behalf of the Baveno VII Faculty. Renewing consensus in portal hypertension. J Hepatol. 2022;76(4):959–74.

第 25 章　改变肝硬化门静脉高压病程的新途径和疾病缓解方法

Emma Vanderschueren，Schalk Van der Merwe，Wim Laleman

在本章中，我们将对潜在的新方法、非病因性疾病缓解方法，以及尚未被讨论的、未来评估门静脉高压的潜在新诊断平台进行综述。

引言

在损伤因素持续存在的情况下，肝硬化伴随着门静脉高压持续进展。在这一过程中，重要的"共犯"如进行性肠源性细菌易位（bacterial translocation，BT）、肝脏和全身炎症以及肝硬化相关免疫功能障碍（cirrhosis-associated immune dysfunction，CAID）进一步促进了肝硬化的发展。当压力升高至一个阈值，越来越多的事件随之发生，这不仅有助于我们定义不同的疾病阶段，还允许我们实施与疾病相关的干预措施，比如预防临床显著门静脉高压（clinically significant portal gypertension，CSPH）、预防首次失代偿和预防再次失代偿[1-7]。

在 19 世纪 Lord Kelvin 武断地提出"实践出真知"，认为这是监测并调整身体状态的唯一客观方式。

通过肝静脉插管测得的肝静脉压力梯度（hepatic venous pressure gradient，HVPG）已被证实是门静脉高压分层风险和靶向治疗的基础。HVPG 指导下的治疗已被证实能更大程度地降低门静脉高压（portal hypertension，PH），这可能有助于降低（再）出血和肝硬化进一步失代偿的风险，从而改善生存，使我们更接近"精准医疗"[7,8,9]（图 25.1）。

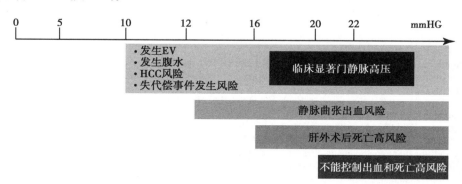

图 25.1　不同门静脉压力（肝静脉压力梯度，HVPG）阈值与预后的相关性。EV，食管静脉曲张；HCC，肝细胞癌

考虑到所有这些因素，我们应如何在病因治疗之外进行潜在的干预（见前述）并扩大及优化除 HVPG 之外的，精确测量门静脉高压的医疗设备？

未来发展：非病因的疾病缓解方法

靶向肝硬化逆转和进展：关于肝纤维化和血管生成的基础研究和临床前研究

肝纤维化进展与结节性再生是引起增加肝内血管针对门静脉血流增加从而导致 PH 的经典机制。最近数据也显示,后者在肝内血管生成和血窦重建中起着重要作用。血管生成定义为从现有血管中形成新的血管,而血窦重建的特点是收缩的肝星状细胞(HSC)对血管壁的附着增加。在过去的 10 年中,关于肝纤维化发生和消退机制研究进展,评估肝纤维化无创手段的发展,以及公众对全球肝脏杀手(如非酒精性脂肪性肝病,乙型和丙型病毒性肝炎等)对健康影响的日益认识,不断推动对抗纤维化策略的探索。在没有成功病因治疗的情况下,这些方法,要么旨在阻止潜在的慢性肝病向肝硬化进展(进而阻止 CSPH 发生),要么是在无病因治疗和 / 或治疗后 CSPH 仍持续存在情况下,逆转 CSPH[10-14]。成功抗乙肝和丙肝病毒治疗可逆转肝纤维化(和肝硬化?),改善临床结局、降低门静脉压力,降低全因死亡率,这也证实了对抗纤维化药物 / 方法的探索是正确的[15,16]。该领域的知名专家介绍了基础科学和临床前研究的进展(见第 16～19 章)。

靶向 PH 的活跃的、动力学因素:基础研究和临床前研究

目前,非选择性 β 受体阻滞剂、血管升压素类似物和生长抑素类药物是直接干预 PH 的主要手段,但这些方法远不能令人满意,且只针对内脏血管扩张。相反,减少肝硬化患者肝内血管阻力的安全可靠的方法仍是一个未解决的问题。近年来,一些临床前和临床试验聚集这一问题和其他治疗途径。读者请参考这篇深入而详尽的综述[17],其中强调了新的临床前数据。潜在的靶点包括肾上腺受体药物(α₂ 拮抗剂、β₃ 激动剂、神经肽 Y)、一氧化氮(PDE5 抑制剂、Sc 激活剂)、内皮素 A 拮抗剂、尾加压素拮抗剂、Rho 激酶抑制剂修饰蛋白载体、TNF-α/NF-κB 通路抑制剂、血栓受体拮抗剂、FXR 拮抗剂。

多靶向干预转化至患者层面:临床研究——是否可用于临床?

如前所述,BT、肝脏和全身炎症以及 PH 是推动肝硬化失代偿的基本因素。我们可以想象一下,通过这些要素中的一个或多个改变肝硬化特定患者的进展。目前努力的方向体现在 Horizon2020 不同的项目中,如 MICROB-PREDICT[18]、DECISION[19]、LIVER-HOPE[20] 和 GALAXY[21]。

尽管方式和程度有所不同,但以下这些很有希望的治疗方法已经进入临床研究阶段 "青春期",并可能最终用于在临床实践("成熟期"),包括他汀类药物、白蛋白、阿司匹林、抗凝剂、利福昔明和粪便微生物群移植(faecal microbiota transplantation,FMT)。

他汀类药物

众所周知,他汀类是降血脂药物,此外,它们还通过减少肝脏炎症和纤维化以及降低 PH,显示出肝脏保护的潜力。Jonel Trebicka 教授将就他汀类在预防失代偿中的分子机制、临床前试验数据和临床证据进行讨论(第 24 章)[22-25]。

白蛋白

白蛋白是一种多效性分子,被称为肝病学的 "万金油"。白蛋白具有多种重要的生物学功能,如保持胶体渗透压、转运、抗氧化能力、稳定内皮细胞,以及重要的免疫调节作用,如减少细胞因子引起的组织损伤、抑制细菌 DNA 刺激的免疫细胞产生促炎性细胞因子,消炎和抗炎作用而不损害免疫防御[26,27]。

短期应用白蛋白在治疗 / 预防 AKI-HRS,自发性腹膜炎和难治性腹水大量放腹水所致的循环障碍中已被广泛接受并明确[28]。长期白蛋白给药是一种潜在的新模式。最近的 ANSWER 试验提供的证据显示,对肝硬化、无腹水的患者长期使用白蛋白可提高生存率,预防肝脏相关的并发症(如 HRS、肝性脑病、SBP……),简化腹水的管理,减少住院次数。

然而,不同的试验[29-31]之间存在不一致,需要进一步证实,以确认白蛋白的有益作用,明确最佳剂量和给药时间,并确定理想的患者人群。表 25.1 总结了在这个问题上的不同试验以及差异。

阿司匹林

最新证据强调了血小板的重要性,不仅仅是其具有止血特性,还是肝脏损伤和纤维化中的 "主要角色"。此外,血小板与肝窦内皮细胞和库普弗细胞可以协同促进炎症及肝癌的发生。因此,关于血小板作用的新概念,已经从被动的 "旁观者",转变成为与免疫和非免疫细胞相互作用的一个动态的预警指标[32,33]。从这个角度来看,抗血小板治疗可能是合理的。

Simon 等人回顾了瑞典全国范围 2005—2015 年诊断为慢性乙肝或丙肝患者的登记情况,这些患者无应用阿司匹林史(共 50 275 人)。15% 的患者有肝硬化。挑出开始服用低剂量阿司匹林的 14 205 名患者,

表 25.1　比较不同研究关于评估长期白蛋白治疗的概念差异

	ANSWER	MACHT	ATTIRE
研究人群	稳定的肝硬化和无 2～3 级腹水——门诊	等待肝移植(LT)的肝硬化合并腹水患者	肝硬化急性并发症的住院患者
试验设计	多中心开放标签 RCT (n=431)	随机安慰剂对照试验 (n=173)	多中心开放标签 RCT(n=777)
干预	HA 40g 每周 2 次,连续 2 周,然后每周 40g	HA 40g/15d 联合米多君	HA 目标为从第 4 天起达到并维持白蛋白水平>3.0g/dL
主要终点	18 个月死亡率	任何并发症(肾衰竭、低钠血症、感染、HE 或 GI 出血)的复合发生率	第 3 天和第 15 天全因感染、肾功能障碍和死亡的复合发生率
干预 R 持续时间	17.6 个月	63 天	14 天
对白蛋白浓度的影响	白蛋白队列中浓度显著增加(0.7～0.8g/dL)	组间无差异	白蛋白队列下浓度显著增加(3.0g/dL 以上)
基线 MELD	12～13	17～18	19
等待 LT 患者	34(8%)	173(100%)	–
对肝硬化并发症和生存率的影响	积极影响	负面影响	负面影响

并对其进行倾向性匹配。使用 Cox 比例风险回归模型结果显示,与未服用者相比,预估服用阿司匹林患者发生 HCC 和肝脏相关死亡的风险分别降低了 31% 和 27%。此外,服用阿司匹林的持续时间与 HCC 和肝脏相关死亡率成反比关系。两组在消化道出血方面没有观察到显著差异(服用阿司匹林和非服用者分别为 7.8% 和 6.9%)[33]。

最近,Queck 等[34]发现,在 BT 和氧化应激的驱动下,失代偿期肝硬化患者的血小板在门静脉系统比在肝静脉系统中处于更高的激活状态,这可能是这些患者发生门静脉血栓形成风险增加的原因。

最后,一项多中心、回顾性研究,对 587 例接受 TIPS 治疗的患者进行倾向性匹配评分,观察 TIPS 后启动阿司匹林治疗后的影响,其中 163 例患者服用 ASA(ASA+),424 例患者未服用 ASA(ASA−)[35]。作者发现,TIPS 后开始服用 ASA 者比不使用 ASA 者有更好的无移植生存率。阿司匹林对分流后的肝性脑病、需再次 TIPS 治疗或对调整 TIPS 均没有影响。

抗凝剂

传统上,肝硬化被认为是一种低凝状态,出血风险增加。在过去的 10 年中,这一观念已经得到了批判性修正,肝硬化凝血系统似乎是内源性促凝(高凝)和抗凝(低凝)因子之间一种复杂而脆弱的平衡状态。这点得到了印证,一方面,肝硬化静脉血栓的风险增加,另一方面,静脉曲张出血与止血功能紊乱无关。关于肝硬化中凝血系统级联反应的深入综述,请读者参阅其他文章[36]。越来越多的证据表明,肝硬化中的高凝、促凝状态促进并加速了纤维化进展,相反,低凝状态则减缓了纤维化进展[37-39]。

目前认为,两种机制是相互促进的,可以解释肝内血栓的形成不仅仅是一个结果,而且是疾病进展中的一个积极参与者。首先,Wanless 提出了"肝实质毁损"理论[40]。这一假说的出发点是持续的炎症性损伤导致静脉血栓形成。随之而来的肝细胞缺血和死亡导致了肝实质毁损(parenchymal extinction lesion,PEL),反过来诱发了组织塌陷,使相邻的门静脉和肝静脉被纤维间隔取代。当 PEL 积累并汇合时,就会演变成肝硬化。其次,凝血酶通过蛋白酶激活受体(protease-activated receptor,PAR)直接介导了肝星状细胞(hepatic stellate cell,HSC)的激活。具体来说,凝血酶除具有止血作用外,还作为一种丝氨酸蛋白酶驱动广泛的生物活性,可向多种细胞类型传递信号,包括通过 G 蛋白偶联 PAR[41]和前文提到的血小板[42]向 HSC 发出信号。

除了 Virchow 三要素和血栓形成外,目前唯一的也是最可靠的概念验证是 Villa 等提出的凝血参与了肝硬化进展[43]。在这项单中心、非盲、随机对照试验中,70 例无门静脉血栓的肝硬化门诊患者(Child-Pugh

B7-C10）随机分为两组，其中一组接受依诺肝素 4 000IU/d 抗凝，另一组不抗凝，疗程共 48 周。结果显示，依诺肝素治疗是安全的，可能延缓肝功能失代偿发生及改善生存。其获益可能与改善肠道微循环有关。第 24 章讨论了华法林和新型药物如直接口服抗凝剂（direct oral anticoagulation，DOAC）的使用、安全性和临床影响。

利福昔明

利福昔明（rifaximin，RFX）是一种口服、非全身应用抗生素，其胃肠道吸收极少、抗菌谱广，被认为是乳果糖的有效补充剂，用于预防显性肝性脑病的复发[44]。然而，实验数据表明，除降低毒素能力外，利福昔明还有其他作用。RFX 通过调节肠道微生物群，可能对肝脏和全身炎症、细菌易位和门静脉高压产生影响（图 25.2），这些因素导致肝硬化发展，是引起失代偿、慢加急性肝衰竭和终末期脏器功能障碍的病理生理级联反应的主要动力[45,46]。进行中的 Horizon-2020 项目 "LIVER-HOPE" 正在对这一假设进行研究[46]。第 26 章将讨论 RFX。

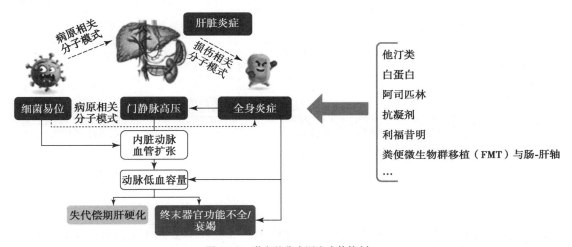

图 25.2　潜在的非病因疾病修饰剂

粪便微生物群移植与肠 - 肝轴

Jasmohan Bajaj 教授和 Aleksander Krag 教授将在第 26 章中详尽地讨论肠 - 肝轴模式、潜在生物学标志物、相关生物学标志物以及 FMT。

门静脉压力测定的进展：EUS 引导下门静脉压力梯度测定

CSPH 驱动了胃食管静脉曲张和其他肝病相关失代偿事件的进展[7]。目前关于胃食管静脉曲张（gastroesophageal varice，GOV）一级预防的实用的方法是基于临床、生化、内镜和弹性成像的结果（图 25.3）。

然而，鉴于 PH 对风险分层和个体化护理的影响，临床 - 血流动力学的相关性清晰地表明了量化或测量 PH 的迫切需求[8,9]。HVPG 为 PH 的 "精准医疗" 或 "个体化治疗" 奠定了基础，因此仍是 PH 的 "金标准"（图 25.4）。

但事实证明，HVPG 在非研究性的、临床实践中的实际实施和广泛传播中具有难度。因此，任何扩展评估 PH 的其他工具都应该被探索和客观地测试。

"内镜 - 肝病学" 是指整合不同超声内镜（endoscopic ultrasound，EUS）用于评估肝脏疾病和门静脉高压的新概念[47]。这些包括在 EUS 引导下经胃肝脏活检（EUS-guided transgastric liver biopsy，EUS-LB）、EUS 引导下门静脉压力梯度测定（EUS-guided portal pressure gradient measurement，EUS-PPG）和胃食管静脉曲张的评估。"内镜 - 肝病学" 可作为一种潜在的 "一站式诊所"，在一次门诊中就可以进行更全面的诊断评估。

不同于 HVPG，EUS-PPG 是一种直接评估肝静脉和门静脉压力的工具。它通过在 EUS 引导下用 25G FNA 针头经胃穿刺这些血管，并在针头的位置安装一个数字压力传感器。将从门静脉压力中减去肝静脉压力，即 EUS-PPG。图 25.5 为示意图。

表 25.2 中总结了 HVPG 和 EUS-PPG 之间差异和相似之处。

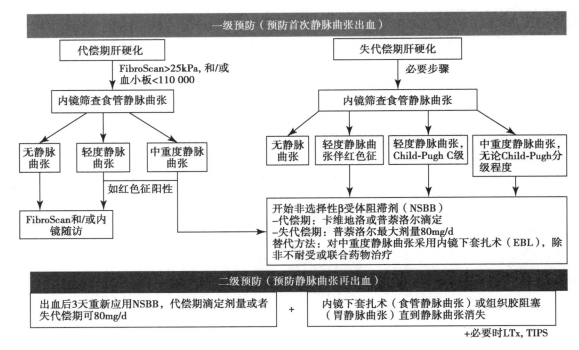

图 25.3 Baveno Ⅵ前预防 GOV 出血的现行实用方法

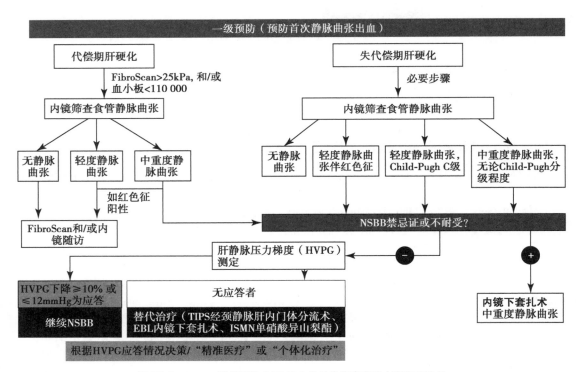

图 25.4 Baveno Ⅵ前预防 GOV 出血的日常临床实践中理想的途径

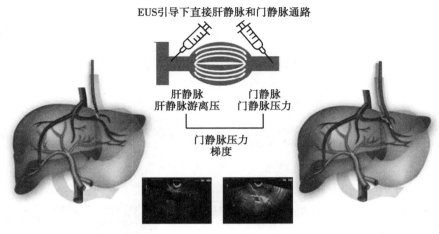

图 25.5　EUS-PPG 操作示意图

表 25.2　比较 HVPG 和 EUS-PPG 的差异

	HVPG	EUS-PPG
当前地位	"金标准"	新平台技术
门静脉压力测定	间接	直接
操作基本类型	血管造影术（肝静脉插管）	内镜（超声内镜）
设备	专用 X 线机	常规 EUS 平台
操作医师	介入放射专家,肝病专家	胃肠病学家,肝病专家
配置单位	更适于三级医院	二级和三级医院
专业训练	需要	需要
评估门静脉高压的类型	窦性	窦性,窦前性
禁忌证	• 对碘对比剂过敏 • 血小板计数＜20×10⁹/L 或 PT＜30%	• 穿刺路径中存在腹水 • 血管通路中存在解剖学异常 • 血小板计数＜50×10⁹/L 或 PT＜50% • 上消化道内镜检查的禁忌证
同时可进行的附加操作	经颈静脉肝脏活检	经颈静脉肝脏活检和筛查 GOV
患者镇静方式	局部麻醉或轻度镇静	轻度镇静
操作时间	类似	
作为门诊操作的可行性	是	
证据等级	已得到验证	仍需要对照 HVPG 进行验证

　　第 1 个关于 EUS-PPG 的临床前研究发表于 2016 年。Huang 等人[48]在一个健康的猪模型中建立了 EUS-PPG 的临床可行性以及与 HVPG 的相关性。

　　1 年后,该作者[49]发表了人类试验研究（n=28）,评估了可行性、安全性以及与临床参数的相关性,但不包括 HVPG。在这项研究之后,目前唯一可用的平台 EchoTip Insight（Cook Medical）获得了 FDA 批准。此后,真实世界的队列研究[50,51]已经证实了其安全性和可行性。但到目前为止,仅一项研究将 EUS-PPG 与 HVPG 相关联,并且是在 12 例非肝硬化门静脉高压的患者中[肝窦阻塞综合征（n=10）,巴德 - 基亚里综合征（n=2）]。本研究证实了该技术是安全的、可行的,并有良好的相关性[52]。

　　目前,ENCOUNTER 研究（NCT04987034）正在积极招募中。该研究的主要目标是评价 EchoTip Insight 测定的 PPG 与在全身麻醉下（以保证安全）进行的 HVPG 方法之间的相关性。患者作为自身对照,在同一治疗过程中获得两种测量结果，从而直接比较。在一个接受 TIPS 治疗的亚组中，则将直接门静脉压力测定与 EUS-PPG 进行比较，结果在 2022 年发布。如果 EUS-PPG 能够显示出与"金标准"HVPG 有足够的相关性，则需要在最小的镇静下进一步随访研究。

鉴于超声内镜在胃肠道临床实践中的广泛应用，如果这些先决条件得以实现，EUS-PPG 就有可能成为一个潜在有价值的工具。

图 25.6 描述了一个潜在的未来诊断流程。

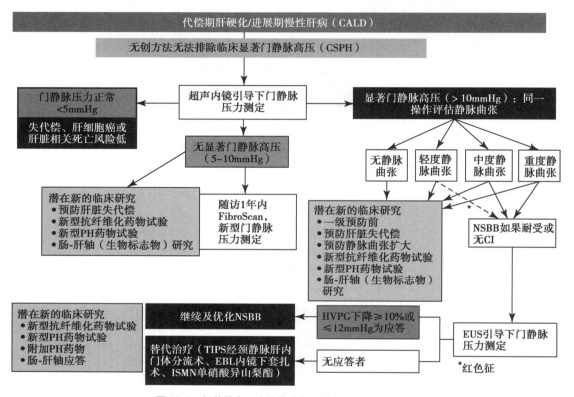

图 25.6　门静脉高压个性化治疗的未来潜在的诊断流程

（王民 译，王宇 审校）

参考文献

1. Trebicka J, Fernandez J, Papp M, et al. The PREDICT study uncovers three clinical courses of acute decompensated cirrhosis that have distinct pathophysiology. J Hepatol. 2020;73:842–54.
2. Trebicka J, Reiberger T, Laleman W. Gut-liver axis links portal hypertension to acute-on-chronic liver failure. Visc Med. 2018;34:270–5.
3. Laleman W, Claria J, Van der Merwe S, Moreau R, Trebicka J. Systemic inflammation and acute-on-chronic liver failure: too much, not enough. Can J Gastroenterol Hepatol. 2018;2018:027152. https://doi.org/10.1155/2018/1027152.
4. Audebert CA, Peeters G, Segers P, et al. Closed-loop lumped parameters modeling of hemodynamics during cirrhogenesis in rats. IEEE Biomed Eng. 2018;65:2311–22.
5. Laleman W, Landeghem L, Wilmer A, et al. Portal hypertension: from pathophysiology to clinical practice. Liver Int. 2005;25:1079–90.
6. Albillos A, Lario M, Alvarez-Mon M. Cirrhosis-associated immune dysfunction: distinctive features and clinical relevance. J Hepatol. 2014;61:1385–96.
7. Garcia-Tsao G, Abraldes JG, Berzigotti A, Bosch J. Portal hypertensive bleeding in cirrho-

sis: risk stratification, diagnosis and management: 2016 practice guidance by the American Association for the Study of Liver Diseases. Hepatology. 2017;65:310–35.

8. Bureau C, Péron JM, Alric L, et al. "A la carte" treatment of portal hypertension: adapting medical therapy to hemodynamic response for the prevention of bleeding. Hepatology. 2002;36:1361–6.

9. Villanueva C, Graupera I, Aracil C, et al. A randomized trial to assess whether portal pressure guided therapy to prevent variceal rebleeding improves survival in cirrhosis. Hepatology. 2017;65:1693–707.

10. Torok N, Dranoff JA, Schuppan D, Friedman SL. Strategies and endpoints of antifibrotic drug trials: summary and recommendations from the AASLD Emerging Trends Conference, Chicago, June 2014. Hepatology. 2015;62:627–34.

11. Trautwein C, Friedman SL, Schuppan D, Pinzani M. Hepatic fibrosis: concept to treatment. J Hepatol. 2015;62:S15–24.

12. Thabut D, Shah V. Intrahepatic angiogenesis and sinusoidal remodeling in chronic liver disease: new targets for the treatment of portal hypertension. J Hepatol. 2010;53:976–80.

13. Hytiroglou P, Theise ND. Regression of human cirrhosis: an update, 18 years after the pioneering article by Wanless et al. Virchows Arch. 2018;473:15–22.

14. Desmet VJ, Roskams T. Cirrhosis reversal: a duel between dogma and myth. J Hepatol. 2004;40:860–7.

15. Marcellin P, Gane E, Buti M, et al. Regression of cirrhosis during treatment with tenofovir disoproxil fumarate for chronic hepatitis B: a 5-year open-label follow-up study. Lancet. 2013;381:468–75.

16. D'Ambrosio R, Aghemo A, Rumi MG, et al. A morphometric and immunohistochemical study to assess the benefit of a sustained virological response in hepatitis C virus patients with cirrhosis. Hepatology. 2012;56:532–43.

17. Schwabl P, Laleman W. Novel treatment options for portal hypertension. Gastroenterol Rep (Oxf). 2017;5:90–103.

18. https://microb-predict.eu/

19. https://decision-for-liver.eu/

20. https://www.liverhope-h2020.eu/index_nl

21. https://www.sdu.dk/en/forskning/galaxy

22. Trebicka J, Hennenberg M, Laleman W, et al. Atorvastatin lowers portal pressure in cirrhotic rats by inhibition of RhoA/Rho-kinase and activation of endothelial nitric oxide synthase. Hepatology. 2007;46:24253.

23. Trebicka J, Hennenberg M, Odenthal M, et al. Atorvastatin attentuates hepatic fibrosis in rats after bile duct ligation via decreased turnover of hepatic stellate cells. J Hepatol. 2010;53:702–12.

24. Abradles JG, Villanueva C, Aracil C, et al. Addition of simvastatin to standard therapy for the prevention of variceal rebleeding does not reduce rebleeding but increases survival in patients with cirrhosis. Gastroenterology. 2016;150:1160–70.

25. Kim RG, Loomba R, Prokop LJ, et al. Statin use and risk of cirrhosis and related complications in patients with chronic liver diseases: a systematic review and meta-analysis. Clin Gastroenterol Hepatol. 2017;15:1521–30.

26. Bernardi M, Angeli P, Claria J, et al. Albumin in decompensated cirrhosis: new concepts and perspectives. Gut. 2020;69:1127–38.

27. Garcia-Martinez R, Caraceni P, Bernardi M, et al. Albumin: pathophysiological basis of its role in the treatment of cirrhosis and its complications. Hepatology. 2013;58:1836–46.

28. Angeli P, Bernardi M, Villanueva C, et al. EASL Clinical Practice Guidelines for the management of patients with decompensated cirrhosis. J Hepatol. 2018;69:406–60.

29. Caraceni P, Riggio O, Angeli P, et al. Long-term albumin administration in decompensated cirrhosis (ANSWER): an open-label randomized trial. Lancet. 2018;391(10138):2417–29.

30. China L, Freemantle N, Forrest E, et al. A randomized trial of albumin infusions in hospitalized patients with cirrhosis. N Engl J Med. 2021;384:808–17.

31. Sola E, Sole C, Simon-Talero M, et al. Midodrine and albumin for prevention of complications in patients with cirrhosis awaiting liver transplantation. A randomized placebo-controlled trial. J Hepatol. 2018;69:1250–9.

32. Ramadori P, Klag T, Malek NP, et al. Platelets in chronic liver disease, from bench to bedside. JHEP Rep. 2019;1:448–59.

33. Simon TG, Duberg AS, Aleman S, et al. Association of aspirin with hepatocellular carcinoma and liver-related mortality. N Engl J Med. 2020;382:1018–28.

34. Queck A, Carnevale R, Uschner FE, et al. Role of portal venous platelet activation in patients

with decompensated cirrhosis and TIPS. Gut. 2020;69:1535–6.

35. Seifert LL, Schindler P, Sturm L, et al. Aspirin improves transplant-free survival after transjugular intrahepatic portosystemic shunt implantation: a multicenter analysis. J Hepatol. 2022; https://doi.org/10.1007/s12072-022-10330-x.

36. Lisman T, Caldwell SH, Burroughs AK, et al. Hemostasis and thrombosis in patients with liver disease: the ups and downs. J Hepatol. 2010;53:362–71.

37. Wright M, Goldin R, Hellier S, et al. Leiden polymorphism and the rate of fibrosis development in chronic hepatitis C virus infection. Gut. 2003;52:1206–10.

38. Papatheodoridis GV, Papakonstantinou E, Andrioti E, et al. Thrombotic risk factors and extent of liver fibrosis in chronic viral hepatitis. Gut. 2003;52:404–9.

39. Yee TT, Griffioen A, Sabin CA, et al. The natural history of HCV in a cohort of haemophilic patients infected between 1961 and 1985. Gut. 2000;47:845–51.

40. Wanless IR, Wong F, Blendis LM, et al. Hepatic and portal vein thrombosis in cirrhosis: possible role in development of parenchymal extinction and portal hypertension. J Hepatol. 2010;21:1238–47.

41. Fiorucci S, Antonelli E, Distrutti E, et al. PAR1 antagonism protects against experimental liver fibrosis. Role of proteinase receptors in stellate cell activation. Hepatology. 2004;39:365–75.

42. Marra F, DeFranco R, Grappone C, et al. Expression of the thrombin receptor in human liver: up-regulation during acute and chronic injury. Hepatology. 1998;27:462–71.

43. Villa E, Camma C, Marietta M, et al. Enoxaparin prevents portal vein thrombosis and liver decompensation in patients with advanced cirrhosis. Gastroenterology. 2012;143:1253–60.

44. Bass NM, Mullen K, Sanyal A, et al. Rifaximin treatment in hepatic encephalopathy. NEJM. 2010;362:1071–81.

45. Trebicka J, Macnaughtan J, Schnabl B, et al. The microbiota in cirrhosis and its role in hepatic decompensation. J Hepatol. 2021;75(Suppl 1):S67–81.

46. Caraceni P, Vargas V, Sola E, et al. The use of rifaximin in patients with cirrhosis. Hepatology. 2021;74:1660–73.

47. Rudnick SR, Conway JD, Russo MW. Current state of endohepatology: diagnosis and treatment of portal hypertension and its complications with endoscopic ultrasound. World J Hepatol. 2021;13:887–95.

48. Huang JY, Samarasena JB, Tsujino T, et al. EUS-guided portale pressure gradient measurement with a novel 25-gauge needle device versus transjgular approach: a comparison animal study. Gastrointest Endosc. 2016;84:358–62.

49. Huang JY, Samarasena JB, Tsujino T, et al. EUS-guided portal pressure gradient measurement with a simple novel device: a human pilot study. Gastrointest Endosc. 2017;85:996–1001.

50. Kolb JM, Chang KJ, Wallace MB, et al. EUS-guided portal pressure gradient predicts clinical parameters of liver disease: the first multi-center experience of endohepatology. Gastrointest Endosc. 2021;93:ID3522387. (abstract)

51. Choi AY, Shah S, Kolb JM, et al. EUS-guided portal pressure gradient measurements predict fibrosis on liver histology. Gastrointest Endosc. 2021;93:ID3522384. (abstract)

52. Zhang W, Peng C, Zhang S, et al. EUS-guided portal pressure gradient measurement in patients with acute or subacute portal hypertension. Gastrointest Endosc. 2021;93:565–72.

第 26 章　靶向肝硬化肠道微生物

Aleksander Krag, Jasmohan S. Baja

引言

过去 10 年,人类肠道微生物组的研究引起了科学界的极大关注。2020 年,PubMed 上出现了超过 21 000 篇新文献,比 2010 年的 1 100 篇显著增加。此外,关于人类肝硬化肠道微生物组的文献也在不断增加[1,2]。测序技术成本降低和高通量测序平台推动了测序技术的发展。人类肠道微生物组包括细菌、病毒、真菌和古菌。大多数文献都是基于对细菌的研究,而关于肝硬化患者中的真菌和病毒的研究有限。在人体健康和疾病中,肠道细菌的重要性都是公认的[3],然而,我们对于肠道病毒的研究却受限于基因注释水平低、噬菌体信号高以及对于其功能方面研究得较少等原因。同样,对肠道真菌的研究还处于早期阶段,研究方法不可靠,并且在不同平台上存在差异,此外,真菌是在肠道中定植还是食物中的真菌通过肠道仍存在争议[4]。因此,本章将重点讨论慢性肝病中的肠道细菌。肠-肝轴被认为是疾病进展的关键驱动因素,在肝硬化并发症的发展中起着核心作用,因此具有尚未开发的治疗干预潜力[2,5]。

研究微生物组的方法

表 26.1 概述了现有的粪便样本中肠道细菌的测量方法。qPCR 快速且廉价,可以在物种或菌株水平上进行分析。然而,由于 qPCR 的低通量,在群体研究中并不适用。大多数关于肝硬化患者肠道细菌的现有数据都是基于 16s rRNA 测序。这种测序便宜且广泛可用,但是通量和分辨率较低。宏基因组研究已成为一种趋势,它们更昂贵,但可以对基因组 DNA 进行测序,因此有可能在物种水平进行群落研究。虽然这种基因组方法回答了"有谁?",但是他们不允许对"正在发生的事情"进行推断。因此,下一个前沿是功能方面的研究,如宏转录组学,也包括肠道中的蛋白质和代谢产物[6,7]。

对肠道菌群的样本采集和处理方面缺乏标准化的共识是肠道菌群研究面临的一个严峻挑战。这也阻碍了不同研究之间的比较。为了适应这一点,一些倡议正在进行,然而还有很长的路要走,也就是说,我们仍然不知道如何定义健康的微生物组[4]。此外,分析和解释复杂的测序数据显然是一项非常具有挑战性的工作。除了大多数医学博士尚没有理解的生物信息学之外,还有一些潜在的混杂因素通常没有被考虑在内[8,9]。主要混杂因素包括药物[9,10]、食物、酒精、大便频率、BMI、性别、年龄和地区[4,11]。

表 26.1　测量粪便样本中肠道细菌的方法

方法	靶点	通量	分类解析 / 物种	基因功能
qPCR	特定区段	1	物种 / 菌株	–
16S rRNA	扩增 16s rRNA	100～500	种属	–
宏基因组学	基因组 DNA	50 万～100 万基因	物种 / 菌株	基因存在
宏转录组	表达基因	50 万～100 万基因	物种 / 菌株	基因表达

靶向微生物组的方法

肠道微生物组可以通过多种方式进行调控,如表 26.2 所示[3,11,12]。常见干预方法为非靶向治疗(即 FMT 或抗生素)或靶向治疗(即噬菌体治疗)。非靶向治疗已被证实对肠道感染非常有效,如艰难梭菌,但其他适应证仍在评估中[13]。随着对与特定细菌相关的疾病机制和效应因子的深入了解,此类噬菌体疗法将可能变得更有效、更安全且副作用更少[14]。

表 26.2　靶向肠道微生物组的方法

干预措施	举例	原理
益生元[41]	膳食纤维	促进有益菌增殖
益生菌	VSL3[42]	与病菌竞争
后生元[43]	短链脂肪酸(SCFA)	增强免疫功能
合生元[5]	前体结合物	促进增殖与病菌竞争
饮食[44]	低发酵性碳水化合物	控制底物
抗生素	利福昔明[45]	杀灭病菌
FMT[46]	FMT[47]	替换病菌
噬菌体疗法	靶向分泌溶细胞素的粪肠球菌[14]	感染病菌
生物工程细菌[48]	转基因大肠杆菌 E. Nissle 1917	欺骗病菌 /"感知 - 杀灭"
药物[10]	二甲双胍[49]	药物

微生物组的研究热点包括基于微生物组的生物标志物为临床决策提供信息的潜力[1]。一些研究表明,微生物组的变化与肝病的严重程度及并发症(如肝性脑病和急性或慢性肝衰竭)之间存在很强的相关性[15]。然而,新的生物标志物进入临床医学的监管障碍很高,必须满足特定的标准[16],即必须在欧盟新的"医疗器械监管"下科学地证明临床获益[17]。但是,应该进一步研究肠道微生物组的生物标志物,以了解疾病所处阶段(诊断)、进展的风险(预后)、从干预中获益的可能性(预测)和干预的疗效[1]。

肝硬化患者的肠道微生物组

肝硬化是多种影响的缩影,包括疾病病因、疾病阶段、药物治疗和医院暴露,可导致肠 - 肝轴特征性变化[18]。肝硬化患者会出现一些并发症与肠道菌群直接或间接相关,如肝性脑病(hepatic encephalopathy,HE)、自发性细菌性腹膜炎(spontaneous bacterial peritonitis,SBP)和多重耐药(multidrug-resistant,MDR)感染[2,19]。全球范围内的研究发现,与健康对照组相比,肝硬化患者的粪便、唾液、肠黏膜、皮肤和血液中存在微生物改变[2]。

此外,越来越多的证据表明,除了微生物组的结构变化外,其产物和具体特征可能与肝硬化的发生和进展有关[20-22],包括代谢产物,如胆汁酸、三甲胺、色氨酸代谢物、与氨相关的生化物质和倾向于抗生素耐药性和毒性的特定基因[23-26]。

干预措施和药物的调节(图 26.1),如酒精摄入、饮食或文化因素的变化、质子泵抑制剂和抗生素等药物及肝移植,可改变微生物的组成和功能[27]。微生物可用于诊断肝硬化,并确

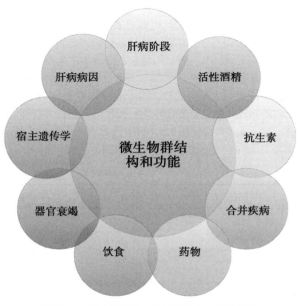

图 26.1　影响肠道微生物组结构和功能的因素

定临床相关结局的风险,如住院、再住院、死亡和慢加急性肝衰竭[28-31]。此外,在肝硬化中直接或间接调节微生物可能会产生有益的结果,这可能是连接失代偿和进一步失代偿的共同点[2]。

利福昔明是一种不寻常的化合物,其活性超过了单纯抗生素[32]。它在预防 HE 复发方面显示出明显的疗效和安全性。一项随机对照试验(randomized controlled trial,RCT)也显示出利福昔明可改善 HE 住院患者的生存率。其作用机制也在演变,更加强调即使在无菌环境下,它也可减少肠道产氨的作用,改变了细菌 - 噬菌体的联系,减少尿素酶和氨的产生,影响唾液和免疫标志物[33-35]。除了 HE 之外,利福昔明在肝硬化其他并发症可研究证据并不能令人信服,但回顾性和基于人群的研究以及小样本的 RCT 显示其可防止感染和进一步的失代偿[32,36,37]。

FMT 在肝硬化(详见表 26.3)的多个方面均有研究,包括酗酒、肝性脑病、酒精相关性肝炎等[27,38]。大多数研究是小样本的随机对照试验,或与历史对照的病例系列研究[38]。无论研究设计如何,根据监管机构的指导方针,在表征明确的供体中进行 FMT 是安全的。在供体筛选不充分的情况下,曾出现过多重耐药菌(multidrug-resistant organism,MDRO)感染给肝硬化患者的实例。

这些试验的结果呈现如下的趋势,认知改善、微生物结构和功能的改变、抗生素耐药基因减少,以及肝硬化患者酒精渴求减少[39]。在酒精相关性肝炎中,基于历史对照,生存率也有改善[38,40]。然而,进一步的研究仍在进行中。

表 26.3　肝硬化人群粪便微生物群移植研究

研究与设计	样品 / 组相比	FMT 的路径和持续时间	结果及意义
与酒精有关的疾病			
Bajaj 等 Hepatology,2020 随机双盲对照试验[50]	患有酗酒障碍(AUD)和肝硬化的男性,使用目前的治疗方法不能成功戒酒	- 一次性灌肠 vs. 安慰剂 - FMT 组随着短链脂肪酸增加,短期酒精渴求和摄入减少 - FMT 中 AUD 相关的长期住院率更低	减少成瘾行为,可导致 6 个月以上 AUD 相关住院次数的长期减少
Phillips 等 CGH,2017[38] 有历史对照的病例系列研究	激素抵抗型酒精性肝炎的男性	- 1 周每日 NJT FMT - 1 年有历史对照的开放标签研究	生存率高于对照组
Phillips 等 Indian J Gastro,2018[40] 开放标签试验	酒精性肝炎的男性	- 对照标准疗法,1 周每日 NJT FMT - 3 个月随访	FMT 组 3 个月生存率较高,1 个月生存率相似
肝硬化			
Kao 等 Hepatol,2016[51] 病例报告	1 例 HE 患者	- 1 次通过结肠镜 FMT,然后 3 周灌肠 - 安全,耐受性好,认知功能改善	1 例报告关于肝硬化 FMT 合并脑功能改善
Bajaj 等 Hepatol,2017,2018 随机临床试验(SOC vs. FMT+ 抗生素)[52,53]	20 例 HE 患者服用乳果糖和利福昔明	- 广谱抗生素治疗 5 天后灌肠(90mL) - FMT 后抗生素的安全性和耐受性良好,住院时间、菌群失调和 SCFA 的改善	首次在肝硬化和 HE 患者中进行随机试验,并在 FDA 新药研究中
Mehta 等,2018 Indian J Gastro[54] 病例系列	10 例 HE 患者开放标签	- 1 次通过结肠镜 FMT - 6 例患者在第 20 周持续出现临床缓解	关于安全性和潜在疗效的进一步证据
Bajaj 等 Hepatology and JCI Insight,2019 口服胶囊与安慰剂的随机试验[47,55]	20 例 HE 患者服用乳果糖和利福昔明	- 15 粒 FMT 胶囊对比安慰剂 1 次 - 在继发性 BA 形成患者中脑功能得到改善,结果也更好	口服 FMT 胶囊在 HE 患者中也是安全的,成功可能与继发性 BA 形成有关

(王民　汪春雨 译,王宇 审校)

参考文献

1. Trebicka J, Bork P, Krag A, Arumugam M. Utilizing the gut microbiome in decompensated cirrhosis and acute-on-chronic liver failure. Nat Rev Gastroenterol Hepatol. 2021;18(3):167–80.
2. Trebicka J, Macnaughtan J, Schnabl B, Shawcross DL, Bajaj JS. The microbiota in cirrhosis and its role in hepatic decompensation. J Hepatol. 2021;75(Suppl 1):S67–81.
3. Albillos A, de Gottardi A, Rescigno M. The gut-liver axis in liver disease: pathophysiological basis for therapy. J Hepatol. 2020;72(3):558–77.
4. Shanahan F, Ghosh TS, O'Toole PW. The healthy microbiome-what is the definition of a healthy gut microbiome? Gastroenterology. 2021;160(2):483–94.
5. Swanson KS, Gibson GR, Hutkins R, et al. The International Scientific Association for Probiotics and Prebiotics (ISAPP) consensus statement on the definition and scope of synbiotics. Nat Rev Gastroenterol Hepatol. 2020;17(11):687–701.
6. Integrative HMPRNC. The integrative human microbiome project. Nature. 2019;569(7758):641–8.
7. Trost K, Ahonen L, Suvitaival T, et al. Describing the fecal metabolome in cryogenically collected samples from healthy participants. Sci Rep. 2020;10(1):885.
8. Rothschild D, Weissbrod O, Barkan E, et al. Environment dominates over host genetics in shaping human gut microbiota. Nature. 2018;555(7695):210–5.
9. Vieira-Silva S, Falony G, Belda E, et al. Statin therapy is associated with lower prevalence of gut microbiota dysbiosis. Nature. 2020;581(7808):310–5.
10. Maier L, Pruteanu M, Kuhn M, et al. Extensive impact of non-antibiotic drugs on human gut bacteria. Nature. 2018;555(7698):623–8.
11. Schmidt TSB, Raes J, Bork P. The human gut microbiome: from association to modulation. Cell. 2018;172(6):1198–215.
12. Delzenne NM, Bindels LB. Food for thought about manipulating gut bacteria. Nature. 2020;577(7788):32–4.
13. Allegretti JR, Mullish BH, Kelly C, Fischer M. The evolution of the use of faecal microbiota transplantation and emerging therapeutic indications. Lancet. 2019;394(10196):420–31.
14. Duan Y, Llorente C, Lang S, et al. Bacteriophage targeting of gut bacterium attenuates alcoholic liver disease. Nature. 2019;575(7783):505–11.
15. Acharya C, Bajaj JS. Altered microbiome in patients with cirrhosis and complications. Clin Gastroenterol Hepatol. 2019;17(2):307–21.
16. FDA-NIH Biomarker Working Group. BEST (Biomarkers, EndpointS, and other Tools) Resource. Silver Spring, MD: Food and Drug Administration; 2016.
17. Wilkinson B, van Boxtel R. The medical device regulation of the European Union intensifies focus on clinical benefits of devices. Ther Innov Regul Sci. 2020;54(3):613–7.
18. Gines P, Krag A, Abraldes JG, Sola E, Fabrellas N, Kamath PS. Liver cirrhosis. Lancet. 2021;398:1359–76.
19. Bajaj JS, Kamath PS, Reddy KR. The evolving challenge of infections in cirrhosis. N Engl J Med. 2021;384(24):2317–30.
20. Hosseinkhani F, Heinken A, Thiele I, Lindenburg PW, Harms AC, Hankemeier T. The contribution of gut bacterial metabolites in the human immune signaling pathway of noncommunicable diseases. Gut Microbes. 2021;13(1):1–22.
21. Krautkramer KA, Fan J, Backhed F. Gut microbial metabolites as multi-kingdom intermediates. Nat Rev Microbiol. 2021;19(2):77–94.
22. Kakiyama G, Pandak WM, Gillevet PM, et al. Modulation of the fecal bile acid profile by gut microbiota in cirrhosis. J Hepatol. 2013;58(5):949–55.
23. Bajaj JS, Kakiyama G, Cox IJ, et al. Alterations in gut microbial function following liver transplant. Liver Transpl. 2018;24(6):752–61.
24. Jimenez B, Montoliu C, MacIntyre DA, et al. Serum metabolic signature of minimal hepatic encephalopathy by (1)H-nuclear magnetic resonance. J Proteome Res. 2010;9(10):5180–7.
25. Roager HM, Licht TR. Microbial tryptophan catabolites in health and disease. Nat Commun. 2018;9(1):3294.
26. Shamsaddini A, Gillevet PM, Acharya C, et al. Impact of antibiotic resistance genes in gut microbiome of patients with cirrhosis. Gastroenterology. 2021;161(2):508–521.e7.
27. Bajaj JS, Khoruts A. Microbiota changes and intestinal microbiota transplantation in liver diseases and cirrhosis. J Hepatol. 2020;72(5):1003–27.
28. Caussy C, Tripathi A, Humphrey G, et al. A gut microbiome signature for cirrhosis due to nonalcoholic fatty liver disease. Nat Commun. 2019;10(1):1406.

29. Bajaj JS. Gut microbiota as biosensors in patients with cirrhosis. Cell Mol Gastroenterol Hepatol. 2019;8(2):231–3.

30. Bajaj JS, Vargas HE, Reddy KR, et al. Association between intestinal microbiota collected at hospital admission and outcomes of patients with cirrhosis. Clin Gastroenterol Hepatol. 2019;17(4):756–65.e3.

31. Sole C, Guilly S, Da Silva K, et al. Alterations in gut microbiome in cirrhosis as assessed by quantitative metagenomics: relationship with acute-on-chronic liver failure and prognosis. Gastroenterology. 2021;160(1):206–18. e13

32. Caraceni P, Vargas V, Sola E, et al. The use of rifaximin in patients with cirrhosis. Hepatology. 2021;74(3):1660–73.

33. Kang DJ, Kakiyama G, Betrapally NS, et al. Rifaximin exerts beneficial effects independent of its ability to alter microbiota composition. Clin Transl Gastroenterol. 2016;7(8):e187.

34. Bajaj JS, Sikaroodi M, Shamsaddini A, et al. Interaction of bacterial metagenome and virome in patients with cirrhosis and hepatic encephalopathy. Gut. 2021;70(6):1162–73.

35. Lv XY, Ding HG, Zheng JF, Fan CL, Li L. Rifaximin improves survival in cirrhotic patients with refractory ascites: a real-world study. World J Gastroenterol. 2020;26(2):199–218.

36. Salehi S, Tranah TH, Lim S, et al. Rifaximin reduces the incidence of spontaneous bacterial peritonitis, variceal bleeding and all-cause admissions in patients on the liver transplant waiting list. Aliment Pharmacol Ther. 2019;50(4):435–41.

37. Vlachogiannakos J, Viazis N, Vasianopoulou P, Vafiadis I, Karamanolis DG, Ladas SD. Long-term administration of rifaximin improves the prognosis of patients with decompensated alcoholic cirrhosis. J Gastroenterol Hepatol. 2013;28(3):450–5.

38. Philips CA, Pande A, Shasthry SM, et al. Healthy donor fecal microbiota transplantation in steroid-ineligible severe alcoholic hepatitis: a pilot study. Clin Gastroenterol Hepatol. 2017;15(4):600–2.

39. Bajaj JS, Shamsaddini A, Fagan A, et al. Fecal microbiota transplant in cirrhosis reduces gut microbial antibiotic resistance genes: analysis of two trials. Hepatol Commun. 2021;5(2):258–71.

40. Philips CA, Phadke N, Ganesan K, Ranade S, Augustine P. Corticosteroids, nutrition, pentoxifylline, or fecal microbiota transplantation for severe alcoholic hepatitis. Indian J Gastroenterol. 2018;37(3):215–25.

41. Gibson GR, Hutkins R, Sanders ME, et al. Expert consensus document: the International Scientific Association for Probiotics and Prebiotics (ISAPP) consensus statement on the definition and scope of prebiotics. Nat Rev Gastroenterol Hepatol. 2017;14(8):491–502.

42. Dhiman RK, Rana B, Agrawal S, et al. Probiotic VSL#3 reduces liver disease severity and hospitalization in patients with cirrhosis: a randomized, controlled trial. Gastroenterology. 2014;147(6):1327–37. e3

43. Salminen S, Collado MC, Endo A, et al. The International Scientific Association of Probiotics and Prebiotics (ISAPP) consensus statement on the definition and scope of postbiotics. Nat Rev Gastroenterol Hepatol. 2021;18(9):649–67.

44. Marco ML, Sanders ME, Ganzle M, et al. The International Scientific Association for Probiotics and Prebiotics (ISAPP) consensus statement on fermented foods. Nat Rev Gastroenterol Hepatol. 2021;18(3):196–208.

45. Bureau C, Thabut D, Jezequel C, et al. The use of rifaximin in the prevention of overt hepatic encephalopathy after transjugular intrahepatic portosystemic shunt: a randomized controlled trial. Ann Intern Med. 2021;174(5):633–40.

46. Ng SC, Kamm MA, Yeoh YK, et al. Scientific frontiers in faecal microbiota transplantation: joint document of Asia-Pacific Association of Gastroenterology (APAGE) and Asia-Pacific Society for Digestive Endoscopy (APSDE). Gut. 2020;69(1):83–91.

47. Bajaj JS, Salzman NH, Acharya C, et al. Fecal microbial transplant capsules are safe in hepatic encephalopathy: a phase 1, randomized, placebo-controlled trial. Hepatology. 2019;70(5):1690–703.

48. Ochoa-Sanchez R, Oliveira MM, Tremblay M, et al. Genetically engineered E. coli Nissle attenuates hyperammonemia and prevents memory impairment in bile-duct ligated rats. Liver Int. 2021;41(5):1020–32.

49. Forslund K, Hildebrand F, Nielsen T, et al. Disentangling type 2 diabetes and metformin treatment signatures in the human gut microbiota. Nature. 2015;528(7581):262–6.

50. Bajaj JS, Gavis E, Fagan A, et al. A randomized clinical trial of fecal microbiota transplant for alcohol use disorder. Hepatology. 2020;73(5):1688–700.

51. Kao D, Roach B, Park H, et al. Fecal microbiota transplantation in the management of hepatic encephalopathy. Hepatology. 2016;63(1):339–40.

52. Bajaj JS, Kakiyama G, Savidge T, et al. Antibiotic-associated disruption of microbiota composition and function in cirrhosis is restored by fecal transplant. Hepatology. 2018;68(4):1549–58.
53. Bajaj JS, Kassam Z, Fagan A, et al. Fecal microbiota transplant from a rational stool donor improves hepatic encephalopathy: a randomized clinical trial. Hepatology. 2017;66(6):1727–38.
54. Mehta R, Kabrawala M, Nandwani S, et al. Preliminary experience with single fecal microbiota transplant for treatment of recurrent overt hepatic encephalopathy—a case series. Indian J Gastroenterol. 2018;37(6):559–62.
55. Bajaj JS, Salzman N, Acharya C, et al. Microbial functional change is linked with clinical outcomes after capsular fecal transplant in cirrhosis. JCI Insight. 2019;4(24):e133410.

第 27 章 非病因新疗法对肝硬化病程的影响：第 4 专家组共识声明

Agustín Albillos，Jonel Trebicka，Jasmohan S. Bajaj，Aleksander Krag，Wim Laleman

4.1 他汀类药物可降低门静脉压（A1），改善总体生存率，因此鼓励在有适应证的肝硬化患者中应用此类药物。（B1）（修订）

4.2 在 Child-Pugh B 和 Child-Pugh C 级肝硬化患者中，应使用较低剂量的他汀（辛伐他汀最高剂量 20mg/d），并密切监测其肌肉和肝脏毒性（A1）。在 Child-Pugh C 级肝硬化中，他汀类药物的获益尚未得到证实，其使用应更加严格。（D1）（修订）

4.3 阿司匹林可能降低肝细胞癌肝脏相关并发症和死亡的风险，因此对于有适应证的肝硬化患者，不应限制阿司匹林的使用。（B2）（新增）

4.4 长期应用白蛋白可减少肝硬化并发症，提高非复杂性腹水患者的无肝移植生存率，但在获得进一步数据之前不能给出正式推荐。（B2）（新增）

4.5 短期应用白蛋白联合特利加压素适用于 SBP（A1）、AKI > 1A 期（C1）、大容量腹腔穿刺（A1）和 AKI-HRS 的患者。（B1）（新增）

4.6 推荐对于特定的自发性细菌性腹膜炎高风险患者，如消化道出血、伴低蛋白腹水的 Child-Pugh C 级的肝硬化患者，进行抗生素一级预防。（B1）（新增）

4.7 抗生素二级预防适用于既往有自发性腹膜炎病史的患者。（A1）（新增）

4.8 利福昔明可用于肝性脑病的二级预防。（A1）（新增）

4.9 对于既往有显性肝性脑病史接受择期 TIPS 的患者，应考虑利福昔明用于预防显性肝性脑病。（B2）（新增）

4.10 利福昔明不适用于上述之外的情况，包括自发性细菌性腹膜炎的一级及二级预防。（C1）（新增）

4.11 无论是否存在门静脉血栓，抗凝可减少肝脏相关结局，并可提高总体生存率，不应限制有明确适应证的肝硬化患者的抗凝治疗。（B1）（修订）

4.12 DOAC 在 Child-Pugh A 级和 Child-Pugh B 级肝硬化患者中，预防心血管事件的安全性和有效性与无肝硬化患者相当（B2）。不建议 Child-Pugh C 级肝硬化患者在研究方案之外应用 DOAC。（B2）（新增）

研究议程

- 肠道微生物组可以通过几种方法确定，包括益生元、益生菌、合生元、后生元、饮食、FMT、噬菌体疗法、药物、生物工程细菌和抗生素。有必要对其进行包括功能方面和临床结局的结果评估的干预试验。

- 各种体液（粪液、唾液、血液、胆汁、肠黏膜分泌液、汗液）中肠道微生物组的组分（例如相对高丰度的肠杆菌科）与肝硬化、并发症、器官衰竭和 ACLF 的严重程度相关。应开辟新思路将肠道微生物组的组分作为一种生物学标志，以了解病的阶段（诊断），预测疾病进展的风险（预后），从干预中获益的可能性（预测），以及干预的疗效。

- 粪便微生物群移植（通过灌肠或口服途径）对肝硬化和肝性脑病患者似乎是安全的，但疗效尚待进一步研究。

- 应在肝硬化和门静脉高压中进一步探索包括 FXR 途径、肾素 - 血管紧张素系统和血管生成在内的抗纤维化策略。

（王民　汪春雨 译，王宇 审校）

第七部分 临床情况 1: 预防(首次)失代偿

第 28 章 首次失代偿的预防：问卷调查

Vincenza Calvaruso，Cristina Ripoll，Jaime Bosch

引言

本次会议讨论关于肝硬化首次失代偿及其预防的未决问题。之前的 Baveno 共识会议专注于静脉曲张出血的预防 / 治疗，然而，自 Baveno VI共识会议引入了一种对进展性慢性肝病 / 肝硬化患者更全面的方法。事实上，代偿期肝硬化中，门静脉高压最常见的并发症不是出血，而是腹水，其次是肝性脑病。综上所述，这些并发症表明出现了"失代偿期肝硬化"，从而导致生存率显著降低[1,2]。因此，Baveno VI强调，在以代偿期进展性慢性肝病患者为中心的研究中，有必要将失代偿的发展作为临床相关终点[1]。治疗主要终点的这种改变的一个重要结果是，一种既能预防静脉曲张出血又能预防腹水的治疗方法将自然而然地优于只对出血或只对腹水有效的治疗方法。

因此，本次会议首先致力于修订（如果需要，修改）失代偿的定义。其次，思考预防首次临床失代偿的最佳方法。

为了实现这些目标，我们最初进行了一项调查，以了解以 Baveno 组织成员为代表的该领域的国际专家们如何看待什么是失代偿的表现，什么不是，应该如何定义这些表现，以及他们认为哪种方法最适合用于预防。本问卷是专门为此目的而制订的。所收集的问题和答案将在以下各节中列出。由于新冠疫情导致会议推迟，第 1 次问卷调查出现了延迟，因此发出了第 2 次问卷调查，以便探讨过去 18 个月出现的新问题。从这项调查中可以提取的信息是专家意见，因此证据水平最低。但是，确定哪些领域有足够共识和哪些领域存在不确定性还需要进一步研究。

共识的定义

根据之前的 Baveno 会议[1]，我们将用一种笼统的定义来代表什么是共识。

1. 至少 70% 的应答者同意：中度共识。
2. 至少 80% 的应答者同意：共识。
3. 至少 90% 的应答者同意：强烈共识。
4. 不到 70% 的应答者同意：缺乏共识。

问卷调查

问卷被发送给 Baveno VII 的成员。其中，回复率为 81%（n=50）。有两组问题。第一部分问题涉及 ACLD 中代偿和临床失代偿的定义，而第二部分则涉及首次失代偿的预防。

问卷回应分析

临床失代偿的定义

调查的主要发现是，对于临床失代偿的定义中应该包括哪些事件，Baveno 成员之间没有达成共识[3-5]。

大约 40% 的应答者建议在单独或合并发生腹水、静脉曲张出血和肝性脑病(hepatic encephalopathy,HE)的基础上将黄疸添加到通常的定义中,少数专家建议包括感染。对于多少的血清胆红素水平可以定义黄疸,专家们甚至没有达成一致意见。值得注意的是,超过 70% 的应答者认为细菌感染不应定义为失代偿(表28.1)。因此,接受这些当中任何一个事件作为失代偿的表现都应该有明确的证据,优先来自高质量的临床试验和/或荟萃分析。

表 28.1　临床失代偿的定义:问卷调查第一部分

问题	选项	回答 /%
(1)如何定义肝硬化的临床失代偿	(a)单独或合并出现以下任何症状:腹水、静脉曲张出血、肝性脑病(HE)	36
	(b)同(a)加黄疸	44
	(c)与(a)相同,加上细菌感染	16
	(d)其他	4
(2)如果您建议将黄疸作为失代偿的一种表现,那么黄疸应该如何定义	(a)血清总胆红素超过 2.5mg/dL	35
	(b)血清总胆红素超过 5mg/dL	22
	(c)其他	4
	(d)我不知道	2
	(e)黄疸不能定义为失代偿	37
(3)如果您建议将细菌感染作为失代偿的一种表现,那么它应该如何定义	(a)任何细菌感染	6
	(b)任何细菌感染加上发热或 PCR 升高	8
	(c)除尿培养阳性、无发热或 PCR 增高外,任何细菌感染	13
	(d)细菌感染不能定义为失代偿	73

关于什么应该被认为是腹水,什么不应该被认为是腹水,已有中度共识(表 28.2,Q4~Q8)。值得注意的是,人们一致认为超声检测到少量肝周液体的存在不足以定义腹水的存在。此外,仅存在无腹水的下肢水肿也不足以定义失代偿。相比之下,在肝硬化患者中,存在与腹水相当的血清 - 胸腔积液白蛋白梯度增加的胸腔积液,这一点取得了高度一致的同意[6]。关于静脉曲张出血(Q9~Q11),将门静脉高压性胃病合并慢性失血作为定义失代偿[7]的事件,目前尚无共识。专家一致认为,在预防性内镜套扎下的食管溃疡出血不能定义临床失代偿。定义肝性脑病也有困难。对于不将"轻度肝性脑病"作为代偿失代偿的表现,有强烈共识,但对于所需的肝性脑病程度没有共识:大多数专家要求显性肝性脑病(West Haven 分级Ⅱ级或以上)[8],这可能是由于Ⅰ级肝性脑病的诊断难题。

表 28.2　临床失代偿的定义:问卷调查第二部分

问题	选项	回答 /%
(4)如何定义腹水的存在	(a)腹腔积液,经超声或穿刺术证实	78
	(b)超声检测到少量肝周液体,但临床不明显	22
	(c)其他	0
(5)你是否认为在急性事件(如手术后、GIB、感染)背景下发生的腹水在 3 个月内消失就定义为临床失代偿	(a)是的	78
	(b)不是	16
	(c)我不知道	6
(6)在临床检查或超声检查中出现无腹水的水肿是否等同于发现腹水	(a)是的	6
	(b)不是	84
	(c)我不知道	10
(7)在临床检查或超声检查中出现无腹水的胸腔积液(血清 - 胸腔积液白蛋白梯度超过 11g/L)是否可以被认为等同于肝硬化患者发现腹水	(a)是的	86
	(b)不是	10
	(c)我不知道	4

续表

问题	选项	回答/%
(8)您是否认为先前因腹水而服用利尿剂的患者,在超声检查中不再有腹水,仍应被定义为失代偿	(a)是的	77
	(b)不是	22
	(c)我不知道	1
(9)你认为在接受预防性 EBL 治疗的患者中,由食管溃疡引起的出血(呕血或黑便)定义为临床失代偿吗	(a)是的	20
	(b)不是	70
	(c)我不知道	10
(10)如果没有肝硬化的其他并发症,但因门静脉高压性胃病导致慢性失血,你是否认为属于临床失代偿	(a)是的	42
	(b)不是	46
	(c)我不知道	12
(11)如果患者没有肝硬化的其他并发症,但由于 GAVE 导致慢性失血,您是否认为属于临床失代偿	(a)是的	18
	(b)不是	74
	(c)我不知道	8
(12)在判断患者处于失代偿期肝硬化时,你如何定义肝性脑病	(a)出现轻度肝性脑病	10
	(b)出现 West Haven 分级 I 级的肝性脑病	32
	(c)存在与使用镇静剂无关的 West Haven Ⅱ级或以上的显性肝性脑病	56
	(d)我不知道	2

　　另一组问题涉及先前发生过失代偿但已解决这些并发症的患者的"再代偿"问题(表 28.3)。对于先前有静脉曲张出血,但在接下来的 24 个月内没有再次出血、腹水或肝性脑病的患者是否可以被认为是再代偿,没有达成共识。此外,即使至少 60% 的专家认为对于在有效抑制肝硬化病因 2 年以上后没有进一步失代偿表现的患者已处于代偿期[9],但在探讨是否可以认为这些患者是再代偿时,专家们没有达成共识。这进一步强调了这一领域的不确定性,需要从长期随访的前瞻性研究中获得进一步的信息。

表 28.3　临床失代偿的定义:问卷调查第三部分

问题	选项	回答/%
(13)既往有静脉曲张出血病史的患者,在过去 24 个月内没有发生再出血、腹水或 HE,可以考虑为再代偿吗	(a)是的	40
	(b)不是	46
	(c)我不知道	14
(14)如果同一患者在接受有效抑制其肝病病因的治疗后,超过 24 个月没有再发出血、腹水或 HE,是否可以考虑为再代偿	(a)是的	62
	(b)不是	22
	(c)我不知道	16
(15)你认为仅基于临床判断的失代偿的定义是充分的还是应该基于证据的定义	(a)以临床为基础即可	26
	(b)根据前瞻性研究的结果,应该是基于证据的	74
(16)应该区分"肝硬化失代偿"和"急性失代偿"吗	(a)是的	35
	(b)不是,因为两者都包含在失代偿的概念中,但许多"急性失代偿"病例可能表明 ACLF	58
	(c)我不知道	7
(17)是否应该区分首次失代偿和随后的失代偿发作	(a)是的,总是	70
	(b)只有当新的失代偿包含其他失代偿表现时	30
	(c)我不知道	0

　　在第 2 份问卷中,我们探讨了"急性失代偿"的问题。对于"肝硬化失代偿期"和"急性失代偿"是否应该区分,目前尚无共识,尽管许多急性失代偿病例可能提示慢加急性肝衰竭(acute on chronic liver failure,

ACLF),大多数专家认为两者都包含在失代偿的概念中。相比之下,专家们一致认为应该区分首次失代偿和后续的失代偿发作(Q16 和 Q17)。

最后,专家们一致认为失代偿的定义应该以证据为基础,而不是以表现为基础(根据专家的意见)(Q15)。

预防肝硬化首次失代偿

PREDESCI 研究[10]显示有可能通过 β 受体阻滞剂的持续治疗来预防高危患者的首次临床失代偿,确定如何选择患者进行治疗是很重要的。在最初的试验中,这是通过在无静脉曲张需要治疗的代偿期 ACLD 患者(大静脉曲张或有红色征的小静脉曲张)中测量 HVPG≥10mmHg 来评估的。当询问专家如何选择候选治疗方案时,对于仅根据强烈提示存在 CSPH 的非侵入性数据(例如,瞬时弹性成像高于 21kPa)[11]来启动β 受体阻滞剂没有达成共识(表 28.4,Q16)。然而,在预防 ACLD 患者失代偿时,人们更倾向于使用卡维地洛而不是普萘洛尔[12,13]。

表 28.4　肝硬化首次失代偿的预防:问卷调查第四部分

(16) 最近的 PREDESCI 研究表明,在临床显著门静脉高压(clinically significant portal hypertension,CSPH)但没有高危静脉曲张(需要治疗的静脉曲张)的代偿期肝硬化患者中,通过 β 受体阻滞剂预防首次临床失代偿是可行的。由于 CSPH 可以合理地假设存在,例如当肝硬度检测高于 21kPa 时,你是否:(请回答以下问题)		
1. 对于有非侵入性数据强烈表明 CSPH 的存在的代偿期患者,你会使用 β 受体阻滞剂治疗吗	(a) 会	62
	(b) 不会	38
2. 你会使用哪种 β 受体阻滞剂	(a) 普萘洛尔	20
	(b) 卡维地洛	80
3. 你会使用 HVPG 监测来查看患者的 HVPG 是否下降超过基线的 10% 或低于 10mmHg	(a) 会	33
	(b) 不会	63
	(c) 我不知道	4

HVPG 监测的应用

HVPG 监测有助于评估一种新药是否具有治疗门静脉高压的潜力(概念证明 II 期研究),并有助于门静脉高压新药的随机对照试验[14,15],这取得了非常强烈的共识。然而,对于 HVPG 监测在临床实践中是否有用或是否应该用于评估治疗反应尚未达成共识,这再次强调了对可靠的非侵入性治疗反应生物标志物或有效的药物的重要性。这些药物如此高效,以至于让监测发挥不了什么作用。尽管如此,关于 HVPG 监测在评估代偿期 ACLD 患者门静脉高压新药的临床研究中确实有作用[16],专家们有强烈共识(表 28.5)。

表 28.5　HVPG 监测的使用:问卷调查第五部分

(17) 在代偿性肝硬化中,HVPG 监测在以下情况下有用?　(可能有几个答案)		
1. 评估一种新药是否有治疗门静脉高压的潜力	(a) 是的	96
	(b) 不是	4
	(c) 我不知道	0
2. 在新药的 II ~ III 期临床试验中	(a) 是的	92
	(b) 不是	6
	(c) 我不知道	2
3. 指导对治疗的反应	(a) 是的	58
	(b) 不是	36
	(c) 我不知道	6
4. 对代偿期患者无效	(a) 是的	23
	(b) 不是	62
	(c) 我不知道	15

总结

来自 Baveno Ⅶ组织的专家被要求回答一份关于代偿期的定义、临床失代偿和预防失代偿的问卷。

除了腹水、静脉曲张出血或肝性脑病的发生，专家们对失代偿的定义还应包括哪些方面意见不一。无腹水或超声检测到少量肝周液体（临床未检测到）的踝关节水肿，专家们一致认为不是临床失代偿的表现。同样地，门静脉高压性胃病或 GAVE 引起的慢性失血，以及与预防性套扎相关的食管溃疡急性出血，被认为不等同于静脉曲张出血来定义失代偿。轻度肝性脑病不被认为是失代偿的标志，然而，对于这一定义所需的最低 West Haven 分级没有达成共识。

即使在对其肝脏疾病的病因接受了有效治疗的患者中，对于是否在 2 年时间内没有进一步的失代偿表现可以被认为是再代偿，也没有达成共识。关于失代偿的预防，有强烈共识认为卡维地洛是最好的治疗方案，但对于是否可以在临床基础上或使用无创检测来决定开始治疗，没有达成共识。最后，HVPG 监测在门静脉高压新药的开发和评估（在前期试点研究或Ⅱ期和Ⅲ期临床试验的背景下）中的有效性有强烈共识，但在评估临床实践中的治疗反应方面没有强烈共识。

（王省 译，吴斌 审校）

参考文献

1. de Franchis R, Baveno Ⅵ Faculty. Expanding consensus in portal hypertension: report of the Baveno Ⅵ consensus workshop: stratifying risk and individualizing care for portal hypertension. J Hepatol. 2015;63:743–52.
2. D'Amico G, Garcia-Tsao G, Pagliaro L. Natural history and prognostic indicators of survival in cirrhosis: a systematic review of 118 studies. J Hepatol. 2006;44:217–31.
3. Ginés P, Quintero E, Arroyo V, Terés J, Bruguera M, Rimola A, Caballería J, Rodés J, Rozman C. Compensated cirrhosis: natural history and prognostic factors. Hepatology. 1987;7(1):122–8.
4. D'Amico G, Abraldes JG, Rebora P, Valsecchi MG, Garcia-Tsao G. Ordinal outcomes are superior to binary outcomes for designing and evaluating clinical trials in compensated cirrhosis. Hepatology. 2020;72(3):1029–42.
5. Arvaniti V, D'Amico G, Fede G, Manousou P, Tsochatzis E, Pleguezuelo M, Burroughs AK. Infections in patients with cirrhosis increase mortality four-fold and should be used in determining prognosis. Gastroenterology. 2010;139(4):1246–56, 1256.e1–5
6. Machicao VI, Balakrishnan M, Fallon MB. Pulmonary complications in chronic liver disease. Hepatology. 2014;59(4):1627–37.
7. Ripoll C, Garcia-Tsao G. Management of gastropathy and gastric vascular ectasia in portal hypertension. Clin Liver Dis. 2010;14(2):281–95.
8. American Association for the Study of Liver Diseases; European Association for the Study of the Liver. Hepatic encephalopathy in chronic liver disease: 2014 practice guideline by the European Association for the Study of the Liver and the American Association for the Study of Liver Diseases. J Hepatol. 2014;61(3):642–59.
9. El-Sherif O, Jiang ZG, Tapper EB, Huang KC, Zhong A, Osinusi A, et al. Baseline factors associated with improvements in decompensated cirrhosis after direct-acting antiviral therapy for hepatitis C virus infection. Gastroenterology. 2018;154(8):2111–2121.e8.
10. Villanueva C, Albillos A, Genescà J, Garcia-Pagan JC, Calleja JL, Aracil C, et al. β blockers to prevent decompensation of cirrhosis in patients with clinically significant portal hypertension (PREDESCI): a randomised, double-blind, placebo-controlled, multicentre trial. Lancet. 2019;393(10181):1597–608.
11. Robic MA, Procopet B, Metivier S, Peron JM, Selves J, Vinel JP, et al. Liver stiffness accurately predicts portal hypertension related complications in patients with chronic liver disease: a prospective study. J Hepatol. 2011;55:1017–24.
12. Reiberger T, Ulbrich G, Ferlitsch A, Payer BA, Schwabl P, Pinter M, et al. Carvedilol for primary prophylaxis of variceal bleeding in cirrhotic patients with haemodynamic non-response to propranolol. Gut. 2013;62(11):1634–41.
13. Sinagra E, Perricone G, D'Amico M, Tinè F, D'Amico G. Systematic review with meta-analysis: the haemodynamic effects of carvedilol compared with propranolol for portal hyper-

tension in cirrhosis. Aliment Pharmacol Ther. 2014;39(6):557–68.

14. Abraldes JG, Tarantino I, Turnes J, Garcia-Pagan JC, Rodes J, Bosch J. Hemodynamic response to pharmacological treatment of portal hypertension and longterm prognosis of cirrhosis. Hepatology. 2003;37:902–8.

15. Abraldes JG, Trebicka J, Chalasani N, D'Amico G, Rockey DC, Shah VH, Bosch J, Garcia-Tsao G. Prioritization of therapeutic targets and trial design in cirrhotic portal hypertension. Hepatology. 2019;69(3):1287–99.

16. Ripoll C, Groszmann R, Garcia-Tsao G, Grace N, Burroughs A, Planas R, Escorsell A, et al. Hepatic venous pressure gradient predicts clinical decompensation in patients with compensated cirrhosis. Gastroenterology. 2007;133(2):481–8.

第29章 肝硬化首次失代偿的定义

Susana G. Rodrigues，Rafael Bañares，Alessandra Dell'Era，Jaime Bosch，Cristina Ripoll

引言

确定慢性疾病患者的预后是必要的，几种原因如下：首先，许多患者渴望知道在他们的疾病过程中会发生什么，提供这些信息能够让他们就自己的生活方式、工作和保健作出明智的决定，以及更好地安排他们的生活。其次，患者的临床管理应根据发生相关事件的个体风险进行调整。最后，为了避免研究样本选择中的异质性，并为特定的风险分组选择合适的终点，将患者分层为同质风险组与临床试验是密切相关的。

关于个体患者的预后，应考虑几个因素。首先，用于估计预后的信息是基于人群的，患者之间可能存在显著差异。其次，从预后研究中获得的大多数信息是基于特定时刻的评估。然而，在临床实践中，通过反复观察患者，医生才可以观察到细微的动态变化，从而改善预后评估。

以研究为目的的风险分层实现了对个体患者的预测以外的其他目的。在这种情况下，目的是确定具有相似临床相关终点发展风险的同质亚组患者。在研究中，必须在获得同质人群（增加内部效度）和外部效度（结果适用于一般患者人群）之间取得平衡。

尽管代偿期肝硬化和失代偿期肝硬化的概念已经存在了大约 70 年[1,2]，但 D'Amico 等人发表了一项具有里程碑意义的研究，强调了区分代偿期肝硬化和失代偿期肝硬化的重要性。的确，从代偿期到失代偿期的过渡标志着疾病自然史上的一个拐点，超过这个拐点，患者的生存期显著降低，即从 12 年以上的中位生存期降至仅 2 年[3]。在本研究中，失代偿的发展被定义为腹水、静脉曲张出血、肝性脑病和黄疸的发生。这些数据来自一组随访超过 20 年，未经治疗的病毒性肝硬化和酒精性肝硬化患者的大型队列研究。此外，本研究确定了失代偿和死亡的预测因素，并强调需要根据疾病的阶段评估适当的终点，即代偿期患者的失代偿和失代偿患者的死亡（图 29.1）。

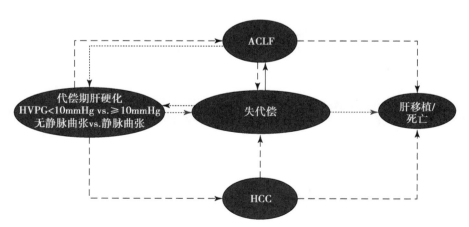

图 29.1 肝硬化自然史总结。在肝硬化的自然病程中，代偿期患者在最终死亡前会发生失代偿。在代偿期肝硬化的背景下，竞争性事件是 ACLF 和 HCC 的发生。这些事件可能反过来导致向失代偿期过渡或直接导致死亡或肝移植（liver transplantation，OLT）。也可以发生从失代偿阶段到代偿阶段的再代偿

即使在代偿期患者中,也可以根据是否存在临床显著门静脉高压[4]或有无静脉曲张来区分几个危险人群[3,5]。这已被用来区分代偿期肝硬化的 2 个亚阶段。虽然在有临床显著门静脉高压的代偿期患者中,主要目的是防止失代偿,但在无 CSPH 的患者中,相关终点或合适的替代标志物仍有待确定。

失代偿的概念意味着潜在的病理生理机制,即门静脉高压、肝功能不全和全身炎症的进展达到了一个阈值,在这个阈值中,代偿机制不足以维持身体内稳态,临床事件的发生是这些病理生理过程的结果。事实上,潜在的机制并不遵循开 / 关机制,而是经历一个渐进的过程。结果,对预后的影响很可能也不是非黑即白的现象。进展发生的速度可以受到外部因素的影响,因此可以加速或减慢。

大多数关于肝硬化自然史的信息来自 20 世纪的研究,与当前的情况相反,病毒性肝炎是当时肝硬化的主要病因,并且很难治疗。此外,这些研究很多都是在移植时代之前进行的,并且正如现在门静脉高压并发症的预后有明显改善显示,以前的肝硬化并发症的治疗效果要比现在差。再加上其他病种(如 NAFLD/NASH)患病率的增加,这对先前研究的有效性提出了合理的怀疑。因此,需要进行大规模、多中心的前瞻性研究,以更新我们对肝硬化自然史的认知,并开发新的、准确的、最好是简便的能反映肝硬化的进展和逆转的非侵入性检测方法和生物标志物。

代偿期肝硬化首次失代偿的定义

D'Amico 的研究发表后,又有大量关于代偿期肝硬化的研究发表。然而,失代偿的定义在各个研究中并不相同,因此代偿期肝硬化和失代偿期肝硬化的概念仍然不清楚。2005 年发表的关于代偿期肝硬化的研究的系统综述表明,大多数研究(>90%)在失代偿的定义中至少包括腹水、肝性脑病和静脉曲张出血(或因门静脉高压引起的出血)。虽然大多数研究至少包括这些事件,但许多研究还考虑了其他事件,导致失代偿的定义存在很大的异质性。这里将进一步评估其原因。

纳入的亚临床(或临床检测不到的)肝硬化主要并发症

首先,对于是否纳入临床失代偿的定义中的经典并发症的无症状表现,如亚临床腹水、隐匿性肝性脑病、门静脉高压性胃病所致慢性贫血等,可能导致失代偿定义的灰色地带。这将在第 32 章中进一步阐述。

黄疸

单独存在黄疸是否可以定义单纯失代偿肝硬化仍有争议。一般人群中的黄疸可由多种原因引起(溶血性贫血、胆管阻塞),而与肝脏疾病无关。在肝硬化患者中,除了这些相对常见的症状外,它还可能与疾病的进展有关。在主要由 HCV[5]引起的肝硬化患者的大型队列研究中,有 3% 的代偿期患者以黄疸为首次出现失代偿事件。然而,这个研究没有考虑到黄疸经常出现在叠加性肝损伤或慢加急性肝衰竭[6]中。临床经验表明,单独的黄疸没有其他并发症,是一个罕见的首次失代偿事件。事实上,当肝硬化患者在叠加性肝损伤之外出现黄疸时,通常反映了已经失代偿的患者的肝功能不全。因此,应考虑肝硬化的进一步失代偿。此外,虽然所有观察者都清楚地观察到显著黄疸,但许多因素会影响对低水平黄疸的识别,因此对低水平黄疸的识别是主观的。定义黄疸的胆红素临界值在临床研究中从未被评估过。这将在第 31 章中进一步阐述。

需要经典失代偿(腹水)来定义的并发症

另一个不确定的来源是并发症的范围,根据定义需要存在经典并发症,即腹水。这些并发症(如自发性细菌性腹膜炎、肝肾综合征、稀释性低钠血症等)通常是指疾病自然史的进一步阶段,称为进一步失代偿。有时这些出现在首次失代偿时,然而,它们都需要腹水的存在,所以在首次失代偿的定义中包括这些并发症是多余的,只会导致混淆。在首次失代偿或 ACLF 的背景下,在腹水基础上纳入这些并发症的意义仍有待确定。

其他病理生理途径可能引起的并发症

肝性脑病、静脉曲张出血和腹水这些传统并发症是肝病自然史上发生的特征性病理生理变化的结果,即门静脉高压、肝功能不全和系统性炎症[7,8]。虽然这些并发症是失代偿性肝硬化的典型表现，但它们并非肝硬化所特有的，尽管在肝硬化之外的情况很少见。门静脉高压引起的腹水或肝性胸腔积液（即 SAAG 高于 1.1g/dL）通常是肝硬化引起的，右心衰引起的情况较少。约 10% 的静脉曲张出血发作是由于非肝硬化性门静脉高压（见第 58 章）。少数静脉曲张出血是由于纵隔肿瘤的"下坡路"静脉曲张，而肝性脑病可在没有肝硬化的情况下发生，例如尿素循环障碍和先天性门体分流。

一个更常见的问题是，在肝硬化背景下发生的一些并发症也可能发生在没有肝硬化的患者身上，这些并发症发生在其他病理生理机制（如肝细胞癌、门静脉血栓形成、肌肉减少症或感染）。这些并发症对预后有很大的影响，不仅是因为这些并发症会加重失代偿，也因为它们本身（与肝硬化的存在无关）。感染和肌肉减少症的影响将在第 30 章和第 33 章中进一步阐述。

肝硬化自然史中的新状态

近年来，越来越多的人认识到两种新的状态，即 ACLF 和再代偿（图 29.1），其在肝硬化自然史中的扮演的角色仍有待确定。

ACLF 表示肝硬化患者急性恶化并发展为器官衰竭。虽然从概念的角度来看，人们会认为识别叠加性肝损伤是必要的，但其识别对于诊断并不是必要的。事实上，有高达 30% 的病例是病因不明的。在欧洲，公认的慢加急性肝衰竭的定义是基于 CANONIC 研究[6]。本研究纳入因"急性失代偿"住院的患者，并对患者进行随访以确定死亡的危险因素。"急性失代偿"的定义独立于经典的代偿/失代偿的定义，是指发生急性事件的患者，包括消化道出血、肝性脑病、感染或腹水，而不考虑以前的急性或非急性失代偿[9]。虽然在定义中没有明确说明，但由于这些事件而住院本质上是选择患者进行研究的标准之一。正如预期的那样，在随访期间出现器官衰竭数量增加的患者生存率较差。ACLF 可发生在代偿和失代偿的患者中。CANONIC 研究发现，ACLF 的代偿期患者的生存期比失代偿期患者更差。一种假说认为，这是由于有更严重的损伤，才导致多器官衰竭。存活下来的 ACLF 患者比那些只有急性失代偿的患者生存率更差（根据作者的定义）。该研究没有根据既往的代偿或失代偿状态来分析结果。

再代偿是一个越来越被认可的状态，然而它的定义不像 ACLF 那么明确。再代偿是指在有效抑制或控制肝硬化的病因后，患者可以从失代偿期（预后较差）恢复到代偿期（预后较好），不再需要治疗先前存在的失代偿表现（腹水、静脉曲张出血、肝性脑病）。这只能通过改善肝硬化中的肝脏结构变化并伴有功能的恢复来实现。可能发生再代偿的想法来自观察到在成功治疗病毒性肝硬化（HCV 为持续病毒学应答，HBV 为持续病毒学抑制）后，约 2/3 的长期（5 年或以上）随访肝脏活检的患者组织学肝硬化消失[10-13]。这些发现挑战了经典的规则，即肝硬化不是一个可逆的状态。仔细的病理研究可以确定肝硬化即将逆转的组织学标志物（见第 16 章）。虽然肝硬化的逆转总是会引起再代偿，但这两个概念并不是同义词。首先，失代偿的患者不太可能实现肝硬化的逆转；其次，尽管潜在的肝脏疾病得到了控制，但并非所有患者都经历了恢复，有些患者从未再代偿，而另一些患者只是短暂地再代偿。再代偿患者的长期预后与经典代偿患者的预后相比，以及筛查措施的意义在很大程度上仍然未知[14,15]。

结束语

从研究的角度来看，所有评估代偿期肝硬化自然史或干预后变化的研究都使用相同的感兴趣事件，即失代偿，是很重要的。失代偿的定义需要在不同的研究中保持一致。的确，Baveno 共识研讨会在静脉曲张出血方面的第 1 个成就就是使事件定义同质化和终点标准化，这对提高该领域研究的质量和相关性具有明显的影响。

定义失代偿的事件的选择应基于其发生率足够频繁的可识别亚组，以便研究可行。此外，定义失代偿的事件应具有类似的预后影响，即类似的死亡风险增加。最后，这些研究有足够的随访期，以便观察事件发生。

目前，失代偿最被接受的定义是（单独或合并）出现临床显著的腹水、静脉曲张出血或显著的肝性脑病。

事实上,Baveno Ⅶ成员一致认为这是首选的首次失代偿的定义(第 28 章)。到目前为止,还没有研究比较在失代偿的定义中包括任何其他并发症的影响。其他并发症是否也应包括在这一定义中,仍有待进一步研究(见第 36 章)。

(王省 译,吴斌 审校)

参考文献

1. Manguel M. Decompensated hepatic cirrhosis. Dia Med. 1949;21(74):2957–61.
2. Epstein FH, Lesser GT, Berger EY. Renal function in decompensated cirrhosis of the liver. Proc Soc Exp Biol Med. 1950;75(3):822–4.
3. D'Amico G, Garcia-Tsao G, Pagliaro L. Natural history and prognostic indicators of survival in cirrhosis: a systematic review of 118 studies. J Hepatol. 2006;44(1):217–31.
4. Ripoll C. Hepatic venous pressure gradient and outcomes in cirrhosis. J Clin Gastroenterol. 2007;41(Suppl 3):S330–5.
5. D'Amico G. The clinical course of cirrhosis. Population based studies and the need of personalized medicine. J Hepatol. 2014;60(2):241–2.
6. Moreau R, Jalan R, Gines P, et al. Acute-on-chronic liver failure is a distinct syndrome that develops in patients with acute decompensation of cirrhosis. Gastroenterology. 2013;144(7):1426–37, 37.e1–9.
7. Schrier RW, Arroyo V, Bernardi M, Epstein M, Henriksen JH, Rodes J. Peripheral arterial vasodilation hypothesis: a proposal for the initiation of renal sodium and water retention in cirrhosis. Hepatology. 1988;8(5):1151–7.
8. Bernardi M, Moreau R, Angeli P, Schnabl B, Arroyo V. Mechanisms of decompensation and organ failure in cirrhosis: from peripheral arterial vasodilation to systemic inflammation hypothesis. J Hepatol. 2015;63(5):1272–84.
9. D'Amico G, Bernardi M, Angeli P. Towards a new definition of decompensated cirrhosis. J Hepatol. 2022;76(1):202–7.
10. Poynard T, McHutchison J, Manns M, et al. Impact of pegylated interferon alfa-2b and ribavirin on liver fibrosis in patients with chronic hepatitis C. Gastroenterology. 2002;122(5):1303–13.
11. George SL, Bacon BR, Brunt EM, Mihindukulasuriya KL, Hoffmann J, Di Bisceglie AM. Clinical, virologic, histologic, and biochemical outcomes after successful HCV therapy: a 5-year follow-up of 150 patients. Hepatology. 2009;49(3):729–38.
12. Marcellin P, Gane E, Buti M, et al. Regression of cirrhosis during treatment with tenofovir disoproxil fumarate for chronic hepatitis B: a 5-year open-label follow-up study. Lancet. 2013;381(9865):468–75.
13. Chang TT, Liaw YF, Wu SS, et al. Long-term entecavir therapy results in the reversal of fibrosis/cirrhosis and continued histological improvement in patients with chronic hepatitis B. Hepatology. 2010;52(3):886–93.
14. Villanueva C, Albillos A, Genesca J, et al. Beta blockers to prevent decompensation of cirrhosis in patients with clinically significant portal hypertension (PREDESCI): a randomised, double-blind, placebo-controlled, multicentre trial. Lancet. 2019;393(10181):1597–608.
15. Groszmann RJ, Garcia-Tsao G, Bosch J, et al. Beta-blockers to prevent gastroesophageal varices in patients with cirrhosis. N Engl J Med. 2005;353(21):2254–61.

第 30 章　评估代偿期肝硬化自然史中的单纯感染（无伴发失代偿）的影响

Yuly P. Mendoza，Cristina Ripoll，Susana G. Rodrigues

引言

　　细菌感染（bacterial infection，BI）是肝硬化患者住院和死亡的重要原因[1,2]。在失代偿的患者中，感染导致死亡率增加 4 倍。BI 发生在 25%～35% 的肝硬化住院患者中[3,4]。不出所料，观察性研究显示 BI 是常见的，且与死亡率增加有关，这些研究主要是在因脓毒症或失代偿而住院的肝硬化患者中进行的，而没有描述肝病的前一阶段[1,4-6]。因此，在代偿期患者中，关于 BI 发生率、BI 与其他危急事件的相互作用以及 BI 的预后意义的证据较少。

　　肝硬化患者存在系统性炎症是确定的，尤其是在肝硬化晚期，研究结果表明，这种炎症状态在代偿期就已经存在[7-9]。然而，系统性炎症和细菌感染在代偿期患者疾病自然史中所起的确切作用尚不清楚。在本章中，我们旨在描述关于代偿性肝硬化中系统性炎症和细菌感染的预后影响的最新证据（图 30.1）。

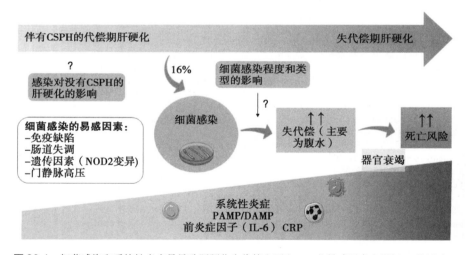

图 30.1　细菌感染和系统性炎症易导致肝硬化失代偿和死亡。一些易感因素会增加 BI 的风险；一旦发生 BI，它会触发或促进失代偿的发展，从而增加死亡和器官衰竭的风险。CSPH，临床显著门静脉高压；DAMP，损伤相关分子模式；PAMP，病原体相关分子模式；CRP，C 反应蛋白；IL-6，白介素 -6

系统性炎症在代偿期肝硬化中的作用

病理生理背景：系统性炎症

　　门静脉高压（portal hypertension，PH）是肝硬化[10]患者失代偿和死亡的关键驱动因素。人们认为在失代偿的患者中存在肠道生物或肠道内细菌产物的易位以及随后促炎细胞因子的释放而引起的系统性炎症，并导致进一步的失代偿[11-14]。然而,代偿期肝硬化中系统性炎症、细菌易位和 PH 之间的确切相互作用仍有待确定。研究结果表明,系统性炎症在代偿期患者中已经存在,可能介导失代偿的发病机制,并与 PH 结合可能是肝硬化进展和细菌感染的关键驱动因素[7-9]。

代偿期肝硬化中的系统性炎症

无论是哪种潜在病因,在肝硬化患者中,主要是代偿期(n=88),其循环中促炎细胞因子和抗炎细胞因子水平明显高于非肝硬化肝病患者。近年来,人们探讨了系统性炎症在代偿性肝硬化各亚阶段的影响[8,9]。这些研究包括轻度 PH(HVPG 为 6～9mmHg)和临床显著门静脉高压[CSPH;HVPG≥10mmHg,无胃食管静脉曲张(gastroesophageal varice,GEV)]。CSPH 患者可进一步分为有 GEV 和无 GEV 患者[15]。

Turco 等[8]研究了肝硬化不同预后亚阶段的系统性炎症。值得注意的是,CRP 水平在代偿性肝硬化的不同亚阶段逐渐升高(n=157)。此外,CRP 升高是失代偿的独立预测因子。相比之下,在单中心队列研究中,Costa 等[9]未显示代偿期患者各亚期 CRP 显著升高(n=78),表明 CRP 和 IL-6 仅在失代偿亚期进行性升高(n=90)。有趣的是,IL-6 是代偿期肝硬化[9]12 个月随访中首次失代偿的唯一独立预测因子。

尽管研究存在局限性,但这些结果表明炎症可能在肝硬化进展的发病机制中发挥作用。需要更大的纵向前瞻性研究和足够的随访期来证实这些炎症标志物在肝硬化早期的预后价值。

细菌感染对代偿期肝硬化的影响

代偿期肝硬化 BI 的病理生理背景

失代偿期肝硬化患者的一个长期公认的特征是他们有发生 BI 的风险[1,2,4]。在失代偿期患者中,肝硬化相关免疫功能障碍在疾病进展和 BI 中起着关键作用[16,17]。然而,在代偿期疾病中,没有这方面的数据。其他可能导致 BI 的因素是肠道微生物群的变化和肠道屏障的破坏。一项对肝硬化不同阶段患者(包括严格意义上代偿期的患者)的研究显示,肠道微生物组的进行性变化随着疾病恶化而增加[19]。来自临床前模型和酒精性和代谢性肝病环境下无肝硬化患者的数据显示有生态失调和肠通透性增加[19-22]。有趣的是,人们注意到普萘洛尔可以改善肝硬化大鼠[23]的这些异常,这可能是 β 受体阻滞剂对肝硬化[24]有一些有益作用的原因之一。此外,遗传免疫改变可能会增加肝硬化 BI 的风险。NOD2 风险变异的存在是代偿期肝硬化[25]中 BI 的主要危险因素。

综上所述,系统性炎症、肠道生态失调、PH 和遗传因素等综合因素可能促进代偿期肝硬化发生 BI。

代偿期肝硬化 BI 的流行病学研究

在一项 1 672 例既往无失代偿病史的代偿性病毒性肝炎肝硬化患者的大型前瞻性队列研究中,BI 的 5 年累积发病率为 13%[26]。这与近期其他涉及不同病因的代偿期肝硬化患者的研究(在中位随访 20 个月和 36 个月期间,分别有 14% 和 16% 的患者发生 BI 发作)一致[27,28]。此外,在以基于人群的队列[29]中报道了较高的发生率,其中 32% 的代偿期患者在随访期间至少有一次 BI 发作。因此,BI 是代偿期肝硬化患者的常见事件,事实上,在代偿期肝硬化和临床显著门静脉高压中,Villanueva 等[28]描述 BI 与肝硬化中最常见的失代偿事件腹水一样频发。然而,这一流行病学数据可能低估了代偿期肝硬化中 BI 的真实发病率,因为该研究纳入的是来自三级医疗中心的患者,而没有考虑到在初级保健机构就诊的患者。总体来说,尽管 BI 在代偿期肝硬化中很常见,但尚不清楚哪些因素,肝脏相关的(CSPH)或感染相关的(严重程度、位置、微生物)会导致疾病进展。

BI 严重程度的定义

肝硬化患者 BI 的严重程度以全身炎症反应综合征(systemic inflammatory response syndrome,SIRS)、败血症、严重败血症和感染性休克、发生器官衰竭、使用 Child-Pugh 评分和 MELD 评分进行评估[30]为特征。然而,SIRS 标准有一些局限性,特别是在肝硬化中,白细胞减少、呼吸过速和心动过缓可以在没有感染的情况下出现。最近，人们改进了败血症和感染性休克的术语定义。根据新的共识，败血症（败血症 -3）被定义为"由宿主对感染反应失调引起的危及生命的器官功能障碍"[31]。在大多数失代偿期肝硬化患者中，败血症 -3 标准在预测感染[30]的临床结局方面比 SIRS 标准更准确。虽然更严重的感染可能更频繁地导致失代偿，但迄今为止还没有研究探讨这一问题。

代偿期肝硬化中 BI 的部位和微生物类型

代偿期肝硬化研究表明，最常见发生 BI 的部位是泌尿道和肺，其次是血液菌血症和皮肤感染[26-28]。与之形成对比的是，在失代偿期患者中自发性细菌性腹膜炎（spontaneous bacterial peritonitis，SBP）（根据定义，仅在失代偿期患者中可能发生），肺、尿路、菌血症、皮肤和软组织感染更常见[3]。常见感染部位可能因地理位置而改变[32]。

在一项主要包括失代偿期患者的研究中，与其他感染相比，菌血症、SBP 和肺炎患者的生存期更短，生存期分别为 14.2 个月和 20.8 个月[3]。有趣的是，Nahon 等[26]发现，保持代偿的患者主要存在尿路感染，而失代偿的患者在其他部位有 BI。感染部位是否导致失代偿是需要进一步研究的课题。

除了感染的位置，消化道中的微生物种类最终也可能影响代偿期患者的感染结局。微生物学数据与失代偿期患者一致的代偿期患者短期预后更差，并涉及单种或多种葡萄球菌感染或多重耐药（multidrug resistant，MDR）菌院内感染[26]。

肝硬化代偿期中与 BI 相关的因素

肝硬化代偿期患者中一些 BI 相关危险因素已经被发现。一个大型多中心病毒性肝炎代偿期肝硬化队列[26]表明，尽管未针对混杂因素进行调整，质子泵抑制剂（proton pump inhibitor，PPI）与更高的 BI 发生风险相关（HR=1.71，$P=0.003$）。这可能是重新评估肝硬化患者通常采用的长期 PPI 治疗策略的依据。非选择性 β 受体阻滞剂（nonselective beta-blocker，NSBB）与 BT 的改善相关，并且降低了失代偿期肝硬化[24]中包括 SBP 在内的 BI 的发生率[33]。然而，两项涉及代偿期患者的前瞻性研究并未发现 NSBB 治疗后 BI 显著降低[26,28]。有必要在该领域进行进一步研究。

与没有肌肉减少症的患者相比，肌肉减少症导致伴有 BI 的代偿期肝硬化患者的死亡率更高（50% vs.16%；$P=0.01$）[34]。此外，Villanueva 等[28]报告称，较低的 BMI 值与代偿期患者的较高 BI 风险有关。

BI 对肝硬化代偿期自然病程的影响

细菌感染在肝硬化代偿期患者中很常见。在过去 5 年的 6 项队列研究分析了它们对代偿期肝硬化自然病程的影响。这些总结在表 30.1 中。

3 项观察性研究专门评估了 BI 对先前没有失代偿的代偿期患者的预后作用。第一项研究结果表明在随访期间出现 BI 的 HBV 或 HCV 肝硬化患者长期失代偿和死亡的风险更高[26]。在 HCV 肝硬化患者中，首次发生 BI 会增加失代偿的可能性（45.2% vs. 14.7%，$P<0.001$）并降低 5 年生存率（60.2% vs. 90.4%，$P<0.001$）。BI 占据了 16.5% 的直接死亡原因，其余超过 80% 的死亡原因归因于疾病进展（失代偿）和肝细胞癌。

Reichert 等[27]最近对一个前瞻性注册队列进行了二次分析，该队列包括 425 例多种病因的代偿期肝硬化患者。他们表明，基线的孤立 BI（没有并发失代偿或 SBP）对保持代偿的患者的生存期没有影响。然而，与失代偿但没有 BI 的患者相比，患有 BI 和同时发生首次失代偿的患者的无移植存活率显著降低（log-rank $p<0.001$）。然而，这一结果可能受到中位时间为 20 个月的短期随访以及基线时具有 BI 的患者样本量较小（$n=12$）的限制。该数据表明，BI 后死亡率的增加超出了 BI 发作本身，并且与伴随失代偿的存在有关。

最近，Villanueva 等[28]对 201 例代偿期肝硬化合并 CSPH（HVPG≥10mmHg）患者的随机对照试验（PREDESCI 研究）进行了二次分析。细菌感染的发展是该研究预先指定的终点，被详细记录。随访期间 BI 发生的时间 - 事件评估显示失代偿风险较高（HR：2.93；95% CI：1.02～8.42；$P=0.047$）。作者进一步报道 BI 增加了死亡率（HR：6.93；95%CI：2.64～18.18；$P<0.001$），71% 的死亡发生在失代偿后。这一发现与上述其他研究一致，提示 BI 引发失代偿后肝功能恶化可能导致更高的死亡率。

表 30.1　评估代偿性肝硬化中细菌感染对预后影响的研究

作者	设计	肝硬化患者人数	肝硬化的病因	感染的定义	随访时间	BI 作为肝硬化第一事件的发生率		BI 首发对失代偿的影响	BI 对死亡率的影响
						没有 SBP	伴有 SBP		
Villanueva C. 2021	前瞻性	201[a]	酒精性，HCV，NASH，其他	不伴有 SBP 的 BI	36 个月（中位数）	33（16%）		更高风险的 DE HR：2.93；95%CI：1.02～8.42；P=0.047	更高的死亡风险 HR：6.93；95%CI：2.64～18.18；P<0.001[b]
Reichert M. 2021	前瞻性队列研究的次要分析	425	酒精性，NASH，病毒性，其他	用抗生素治疗的 BI	20 个月（中位数）	12/257（4.7%）在基线时	26/180（14%）[c] 在基线时	在基线时孤立 BI 患者随访时缺乏 DE	- 在基线时：孤立 BI 对生存无影响 - 在随访时：BI 伴有首次 DE（HR：1.91,95%CI：0.59～6.21）[d] - 在随访期间：BI 的进展（HR：8.06,95%CI：4.02～16.14）[e]
Nahon P. 2017	前瞻性	1 672	HCV 和 HBV	SBP 和其他感染	43 个月（中位数）	140（8.4%）		在 HCV 患者中，BI 的首次发作增加了 5 年 DE 的概率（45.2% vs. 14.7%，P<0.001）	首次 BI 发作降低了 5 年生存率（在 HCV 患者中：60.2% vs. 90.4%；在 HBV 患者中：69.2% vs. 97.6%，都 P：<0.001）
Hassan EA 2019	回顾性	620[f]	HCV	蜂窝组织炎	住院时间 2～25 天（范围）	—	—	—	代偿组蜂窝组织炎患者的住院死亡率为 0%，而失代偿组为 27.3%
Dionigi E 2017	回顾性	92	酒精性，病毒性，其他	SBP 和其他导致住院的感染	12.7 个月（平均数）	—	—	—	患者（Child-Pugh A）与无感染的和之间的生存率无差异（P=0.165）
Sargenti K 2015	回顾性	332	酒精性，病毒性，NASH，其他	SBP 和其他导致住院的感染	36 个月（中位数）		66（20%）	—	BI 不是死亡率/OLT 的独立预测因子（复合结果）

[a] CSPH 的代偿患者（HVPG≥10mmHg）。

[b] 为了评估 BI 对生存的影响，考虑失代偿前或失代偿后发生的所有事件（将死亡和 OLT 作为竞争事件）。

[c] 对于 BI 的发生率，我们计算了基线代偿患者在随访期间发生 BI 的首次发作：180 例代偿期患者中有 26 例（14%）和随访期间同无失代偿。

[d] BI 是肝移植生存的独立预测因子。

[e] 随访期间 BI 的发展仅考虑基线时没有这些并发症的患者。

[f] 包括代偿期和失代偿代偿性肝硬化患者（无各阶段数据）。

BI，细菌感染；DE，失代偿；HR，危险比；CI，置信区间；NASH，非酒精性脂肪性肝炎；HCV，丙型肝炎病毒；HBV，乙型肝炎病毒；SBP，自发性细菌性腹膜炎；OLT，原位肝移植。

没有一项研究分析代偿期患者的 BI 发生率是否因 CSPH 的存在与否而变化。只有一项研究仅包括 CSPH 患者[28],这些患者可能本身具有更高的疾病进展风险。因此,仍然不确定 BI 在多大程度上影响没有 CPSH 的代偿期患者,需要进一步研究。

其余 3 项回顾性研究并非旨在阐明 BI 对代偿期患者生存的影响。它们显示 BI 事件对代偿患者的生存没有负面影响。虽然 Dionigi 等报道在他们的总体队列中,BI 与生存率下降相关,与肝功能标志物(MELD >15)无关。在 88 名代偿期患者的亚组中,感染和未感染患者的生存率没有差异(P=0.165),但是显著性的缺乏可能只是统计学Ⅱ类错误的反映。Sargenti 等[29]也未能证明 BI 是代偿期肝硬化生存的独立预测因子。此外,最近的一项研究报告失代偿患者的院内死亡率为 27.3%,但代偿患者没有死亡[35]。

对现有文献的评论和进一步的研究方向

当前这个领域的研究需要一些点评和建议,包括设计和结局的不一致性、随访时间短(中位数为 13～43 个月)、代偿期定义不同(根据 Child-Pugh 评分 A 或没有先前的失代偿)、代偿期肝硬化分期混淆(根据 CSPH 的存在)、BI 定义不同(其中一些包括 SBP,但根据定义,SBP 仅可能出现在失代偿腹水患者中)。因此,感染作为失代偿驱动因素的真正影响无法在代偿期肝硬化的所有阶段得到证实,需要更多的数据才能得出明确的结论。然而,最近强有力的证据表明,BI 十分普遍并且会影响代偿期 CSPH 患者的生存,因为发生失代偿的风险更高,随访时的死亡风险更高。因此,BI 作为有利于失代偿和一旦失代偿发生有利于死亡的危险因素,影响伴有 CSPH 的代偿期肝硬化的自然病程。

进行具有足够随访期的大型前瞻性自然史研究,包括代偿期肝硬化的所有亚分期,并评估不同类型感染对该人群的预后影响,是有必要的。此外,未来的研究应评估天然免疫、肠道微生物组、黏膜屏障和全身炎症变化对代偿期肝硬化患者失代偿发展的影响。

(王省 译,吴斌 审校)

参考文献

1. Arvaniti V, D'Amico G, Fede G, Manousou P, Tsochatzis E, Pleguezuelo M, et al. Infections in patients with cirrhosis increase mortality four-fold and should be used in determining prognosis. Gastroenterology. 2010;139(4):1246–56, 56.e1–5.

2. Fernández J, Gustot T. Management of bacterial infections in cirrhosis. J Hepatol. 2012;56(Suppl 1):S1–12.

3. Dionigi E, Garcovich M, Borzio M, Leandro G, Majumdar A, Tsami A, et al. Bacterial infections change natural history of cirrhosis irrespective of liver disease severity. Am J Gastroenterol. 2017;112(4):588–96.

4. Jalan R, Fernandez J, Wiest R, Schnabl B, Moreau R, Angeli P, et al. Bacterial infections in cirrhosis: a position statement based on the EASL special conference 2013. J Hepatol. 2014;60(6):1310–24.

5. Singal AK, Salameh H, Kamath PS. Prevalence and in-hospital mortality trends of infections among patients with cirrhosis: a nationwide study of hospitalised patients in the United States. Aliment Pharmacol Ther. 2014;40(1):105–12.

6. Wong F, Piano S, Singh V, Bartoletti M, Maiwall R, Alessandria C, et al. Clinical features and evolution of bacterial infection-related acute-on-chronic liver failure. J Hepatol. 2021;74(2):330–9.

7. Tilg H, Wilmer A, Vogel W, Herold M, Nölchen B, Judmaier G, et al. Serum levels of cytokines in chronic liver diseases. Gastroenterology. 1992;103(1):264–74.

8. Turco L, Garcia-Tsao G, Magnani I, Bianchini M, Costetti M, Caporali C, et al. Cardiopulmonary hemodynamics and C-reactive protein as prognostic indicators in compensated and decompensated cirrhosis. J Hepatol. 2018;68(5):949–58.

9. Costa D, Simbrunner B, Jachs M, Hartl L, Bauer D, Paternostro R, et al. Systemic inflammation increases across distinct stages of advanced chronic liver disease and correlates with decompensation and mortality. J Hepatol. 2021;74(4):819–28.

10. Ripoll C, Groszmann R, Garcia-Tsao G, Grace N, Burroughs A, Planas R, et al. Hepatic

venous pressure gradient predicts clinical decompensation in patients with compensated cirrhosis. Gastroenterology. 2007;133(2):481–8.

11. Bernardi M, Moreau R, Angeli P, Schnabl B, Arroyo V. Mechanisms of decompensation and organ failure in cirrhosis: from peripheral arterial vasodilation to systemic inflammation hypothesis. J Hepatol. 2015;63(5):1272–84.

12. Albillos A, de la Hera A, González M, Moya JL, Calleja JL, Monserrat J, et al. Increased lipopolysaccharide binding protein in cirrhotic patients with marked immune and hemodynamic derangement. Hepatology. 2003;37(1):208–17.

13. Engelmann C, Clària J, Szabo G, Bosch J, Bernardi M. Pathophysiology of decompensated cirrhosis: portal hypertension, circulatory dysfunction, inflammation, metabolism and mitochondrial dysfunction. J Hepatol. 2021;75(Suppl 1):S49–s66.

14. Trebicka J, Fernandez J, Papp M, Caraceni P, Laleman W, Gambino C, et al. The PREDICT study uncovers three clinical courses of acutely decompensated cirrhosis that have distinct pathophysiology. J Hepatol. 2020;73(4):842–54.

15. Garcia-Tsao G, Abraldes JG, Berzigotti A, Bosch J. Portal hypertensive bleeding in cirrhosis: risk stratification, diagnosis, and management: 2016 practice guidance by the American association for the study of liver diseases. Hepatology. 2017;65(1):310–35.

16. Bernsmeier C, van der Merwe S, Périanin A. Innate immune cells in cirrhosis. J Hepatol. 2020;73(1):186–201.

17. Albillos A, Lario M, Álvarez-Mon M. Cirrhosis-associated immune dysfunction: distinctive features and clinical relevance. J Hepatol. 2014;61(6):1385–96.

18. Van der Merwe S, Chokshi S, Bernsmeier C, Albillos A. The multifactorial mechanisms of bacterial infection in decompensated cirrhosis. J Hepatol. 2021;75(Suppl 1):S82–s100.

19. Bajaj JS, Heuman DM, Hylemon PB, Sanyal AJ, White MB, Monteith P, et al. Altered profile of human gut microbiome is associated with cirrhosis and its complications. J Hepatol. 2014;60(5):940–7.

20. Keshavarzian A, Farhadi A, Forsyth CB, Rangan J, Jakate S, Shaikh M, et al. Evidence that chronic alcohol exposure promotes intestinal oxidative stress, intestinal hyperpermeability and endotoxemia prior to development of alcoholic steatohepatitis in rats. J Hepatol. 2009;50(3):538–47.

21. Bjarnason I, Peters TJ, Wise RJ. The leaky gut of alcoholism: possible route of entry for toxic compounds. Lancet. 1984;1(8370):179–82.

22. Le Roy T, Llopis M, Lepage P, Bruneau A, Rabot S, Bevilacqua C, et al. Intestinal microbiota determines development of non-alcoholic fatty liver disease in mice. Gut. 2013;62(12):1787–94.

23. Pérez-Paramo M, Muñoz J, Albillos A, Freile I, Portero F, Santos M, et al. Effect of propranolol on the factors promoting bacterial translocation in cirrhotic rats with ascites. Hepatology. 2000;31(1):43–8.

24. Reiberger T, Ferlitsch A, Payer BA, Mandorfer M, Heinisch BB, Hayden H, et al. Nonselective betablocker therapy decreases intestinal permeability and serum levels of LBP and IL-6 in patients with cirrhosis. J Hepatol. 2013;58(5):911–21.

25. Reichert MC, Ripoll C, Casper M, Greinert R, Vandieken E, Grünhage F, et al. Common NOD2 risk variants as major susceptibility factors for bacterial infections in compensated cirrhosis. Clin Transl Gastroenterol. 2019;10(1):e00002.

26. Nahon P, Lescat M, Layese R, Bourcier V, Talmat N, Allam S, et al. Bacterial infection in compensated viral cirrhosis impairs 5-year survival (ANRS CO12 CirVir prospective cohort). Gut. 2017;66(2):330–41.

27. Reichert MC, Schneider C, Greinert R, Casper M, Grünhage F, Wienke A, et al. Isolated bacterial infection without decompensation has no impact on survival of compensated patients with cirrhosis. Liver Int. 2021;41(6):1370–8.

28. Villanueva C, Albillos A, Genescà J, Garcia-Pagan JC, Brujats A, Calleja JL, et al. Bacterial infections adversely influence the risk of decompensation and survival in compensated cirrhosis. J Hepatol. 2021;75(3):589–99.

29. Sargenti K, Prytz H, Nilsson E, Kalaitzakis E. Predictors of mortality among patients with compensated and decompensated liver cirrhosis: the role of bacterial infections and infection-related acute-on-chronic liver failure. Scand J Gastroenterol. 2015;50(7):875–83.

30. Piano S, Bartoletti M, Tonon M, Baldassarre M, Chies G, Romano A, et al. Assessment of Sepsis-3 criteria and quick SOFA in patients with cirrhosis and bacterial infections. Gut. 2018;67(10):1892–9.

31. Singer M, Deutschman CS, Seymour CW, Shankar-Hari M, Annane D, Bauer M, et al. The third international consensus definitions for sepsis and septic shock (Sepsis-3). JAMA. 2016;315(8):801–10.

32. Piano S, Singh V, Caraceni P, Maiwall R, Alessandria C, Fernandez J, et al. Epidemiology and effects of bacterial infections in patients with cirrhosis worldwide. Gastroenterology. 2019;156(5):1368–80.e10.

33. Senzolo M, Cholongitas E, Burra P, Leandro G, Thalheimer U, Patch D, et al. Beta-blockers protect against spontaneous bacterial peritonitis in cirrhotic patients: a meta-analysis. Liver Int. 2009;29(8):1189–93.

34. Lucidi C, Lattanzi B, Di Gregorio V, Incicco S, D'Ambrosio D, Venditti M, et al. A low muscle mass increases mortality in compensated cirrhotic patients with sepsis. Liver Int. 2018;38(5):851–7.

35. Hassan EA, Rehim A, Abdel-Malek MO, Ahmed AO, Abbas NM. Are there differences in risk factors, microbial aspects, and prognosis of cellulitis between compensated and decompensated hepatitis C virus-related cirrhosis? Clin Mol Hepatol. 2019;25(3):317–25.

第31章 黄疸在代偿期患者失代偿定义中的作用评价

Vincenza Calvaruso, Cristina Ripoll, Jaime Bosch, Alessandra Dell'Era

　　黄疸的定义是:由于血清胆红素水平显著升高至 3mg/dL 以上引起的皮肤、巩膜和黏膜呈临床表现明显的黄色染色。这个词来源于古法语"jaunice",来自"jaune"(黄色)。

　　胆红素是肝功能障碍的主要标志,已被包括在预测进展期慢性肝病(advanced chronic liver disease, ACLD)患者死亡率的几种评分和模型中,如 Child-Pugh 评分[1]和 MELD 评分[2](及其修订版本)。黄疸的发展传统上被认为是失代偿期肝硬化的典型表现。然而,黄疸并不是特异性的,经常出现在许多不同原因的急性肝损伤患者中。

　　代偿期和失代偿期肝硬化之间的区分是至关重要的,因为它具有预后相关性[3],且死亡风险显著不同。代偿期患者在最终死亡前会先出现失代偿。在代偿期肝硬化的背景下,纵向临床试验应包括相关终点之间的失代偿情况,以及肝细胞癌和叠加性肝损伤/ACLF(慢加急性肝衰竭)的发展。为了能够比较不同研究的结果,对失代偿的同质化定义至关重要。

　　在代偿期肝硬化中,黄疸的发生是一个意义不明确的事件,这可能反映了其潜在原因的异质性。一些人认为,代偿期患者的黄疸本身就是失代偿的标志。事实上,当黄疸与失代偿性疾病的其他表现相关时,并且患者有其他标志物表明肝功能恶化,如白蛋白减少或凝血酶原时间延长,这无疑是进一步失代偿的迹象。

　　然而,代偿期患者可能会出现黄疸,而没有任何其他失代偿的表现。在这种情况下,患者应进行全面评估,以评估所有可能的伴随原因。确定黄疸病因的第 1 步是腹部影像学,通常用腹部超声来排除梗阻性黄疸。然而,在肝硬化患者中,这可能很难评估,因为肝硬化的增加可能会阻止肝内胆管的扩张。在排除胆道梗阻后,必须考虑其他方面,从肝病的病因开始,因为有胆汁淤积症的患者可能会出现黄疸。第 2 步,代偿期患者可能会有肝脏损伤叠加而成黄疸的原因。事实上,临床经验告诉我们,在没有门静脉高压相关并发症的伴有黄疸的 ACLD 患者中,引起黄疸的最常见原因是细菌感染和/或酒精性肝炎,其次是药物性肝损伤(drug-induced liver injury, DILI)或病毒感染。一些轻度的叠加性肝损伤可能仅表现为短暂性黄疸,但更常见的是,叠加性肝损伤发生在 ACLF 的背景下,其特征是多个器官衰竭的发展,包括肝、肾、脑、循环、凝血功能和肺,由引起系统性炎症(来自 CANONIC 研究)[4]的事件触发。在这些患者中,黄疸是常见的,并伴有肝脏疾病失代偿的其他表现。ACLF 也可发生在代偿期肝硬化患者中,尽管发生率低于失代偿期肝硬化患者[4],而且其病程似乎比失代偿期肝硬化患者预后更差。ACLF 被认为具有不同于失代偿的病理生理和自然史,它主要由系统性炎症驱动,而不是由门静脉高压和肝衰竭驱动。由于 ACLF 的特征是近年来才发现的,大多数评价 ACLD 自然史的研究都没有考虑到黄疸。

　　D'Amico 等最近的一篇综述评估了 92 项研究[5],根据失代偿事件的不同组合评估了失代偿的发生率,包括腹水、出血、黄疸、脑病、肝细胞癌、静脉曲张的发展、凝血酶原时间延长恶化、Child-Pugh 评分加重和利尿剂的需要。作者得出结论,在大多数研究中,失代偿是由腹水、静脉曲张出血和肝性脑病的发展来定义的。当黄疸也被认为是定义失代偿的事件之一时,胆红素的界值在整个研究中并不一致。如前所述,黄疸很少被报道为首次失代偿事件。肝硬化黄疸的发展与约 20% 的 5 年生存率相关[3],这一事实强调了其作为终末期疾病标志物的相关性。

　　在 Baveno Ⅶ 的背景下,对 2005—2021 年间发表的涉及首次失代偿的论文进行文献检索,检索到 116 篇文章,其中只有 32 篇将黄疸列为先前代偿期患者的潜在失代偿事件。在这 32 篇文章中,只有 11 篇真正定义了黄疸的含义[3,6-15](表31.1)。不同研究对胆红素的定义是不同的,范围从高于2mg/dL到高于5mg/dL或大于正常上限的3倍。在一篇论文中,该定义还包括超声检查时存在正常胆管。有7篇论文没有定义黄疸[16-21]。没有研究讨论短暂性黄疸是否被认为是失代偿事件。黄疸作为失代偿事件的发生率仅在18项研究中被描述[3,6-22](见表31.1)。

表 31.1　黄疸为失代偿事件

作者	代偿期肝硬化人数	黄疸定义:胆红素水平	黄疸作为首次事件	黄疸和其他事件	失代偿的定义
Chon YE 等[6]	1 126	>2mg/dL		2.9%	黄疸、VB、腹水、HE
D'Amico G 等[3]	377	≥3mg/dL	3%	15%	腹水、VB、HCC、HE、黄疸
Das K 等[16]	253	n.d.	1%		腹水、VB、HE、黄疸
Karagozian R 等[9]	153	临床检查或≥2.5mg/dL		73.9%	黄疸、腹水、HE、VB
Macías J 等[22]	297	n.d.	0.7%		腹水、PHGB、HE、黄疸、SBP
Procopet B 等[12]	280	>3mg/dL		8.2%	腹水、黄疸、VB、HCC、PVT、HE、胸腔积液、感染
Ampuero J 等[13]	135	≥3mg/dL	0.7%		HE、VB、腹水、黄疸
Sangiovanni A 等[17]	214	n.d.	9%	17%	HCC、腹水、黄疸、UGIB
Gomez EV 等[18]	402	n.d.	8.9%		腹水、VB、HE、SBP
Pineda JA 等[19]	154	n.d.	1.9%		腹水、HE、PHGB、HCC、黄疸
Gheorghe L 等[15]	166	>4mg/dL		30.1%	腹水、黄疸、PHGB、HE、HCC、PVT、SBP、HRS
Bruno R 等[20]	69	n.d.		39.1%	腹水、黄疸、HE
Macías J 等[21]	892	n.d.	2.5%(活检)/1.9%(LSM)		腹水、HGB、HCC、SBP、HE、黄疸
Giron-Gonzales J 等[14]	50	≥5mg/dL 并且超声提示胆道正常	0%		腹水、SBP、PHGB、HE、黄疸、HCC
Fartoux L 等[8]	102	>51μmol/L		6.9%	HCC、VB、腹水、HE、黄疸
Kondo T 等[10]	110	>3.0mg/dL		12.7%	VB、腹水、HE、SBP、黄疸
Radu C 等[11]	29	>3.0mg/dL		0%	VB、腹水、HE、黄疸、感染、SBP、HRS、HCC、死亡或肝移植
Reichert M 等[7]	257	>3.0mg/dL		16.7%	VB、HE、腹水、黄疸

n.d.,未明确;VB,静脉曲张出血;HE,肝性脑病;HCC,肝细胞癌;PHGB,门静脉高压性消化道出血;SBP,自发性细菌性腹膜炎;PVT,门静脉血栓形成;UGIB,上消化道出血;HRS,肝肾综合征;LSM,肝硬度值。

在将黄疸列为第1种单一失代偿事件的论文中,其患病率在0.7%~3%[3,13,16-19,21,22]。有2篇论文[11,14]未报道黄疸病例。其余报道黄疸为首次失代偿事件的文章没有具体说明它是单独发生还是与其他传统的失代偿表现联合发生[6,9,10,12,15,20],尽管黄疸的患病率范围更大,从2.9%~30.1%,但这可能是事实。在两篇文章[6,9]中,黄疸是最常见的失代偿事件,而在其他所有文章中,最常见的是腹水[3,12,15,16,18-22],以及在一篇文章[13]中肝性脑病、静脉曲张出血、腹水和黄疸的报道频率相同。

回顾的大多数研究包括与HCV[8,9,17,18]、HBV[6,16]、HBV/HDV[15]单独或HIV合并感染相关的肝硬化患者[14,19-22]。所有将黄疸发病率描述为首次失代偿的研究均未特地排除叠加的肝损伤。

　　总之,代偿期肝硬化患者黄疸的患病率和意义尚不清楚。在发给 Baveno Ⅶ成员的调查中(见第 28 章),对于黄疸是否应该包括在定义既往代偿期患者首次失代偿的事件中,没有达成一致意见。对现有文献的回顾表明,黄疸"本身"通常不包括在失代偿事件中,当它被包括在失代偿事件中时,其患病率往往没有在结果中报告,或者不清楚它是作为孤立事件还是与失代偿的其他表现相关。此外,黄疸缺乏统一的定义,妨碍了对报告其发病率的不同研究的结果进行比较。需要前瞻性研究来评估其作为进展期慢性肝病的第 1 个临床表现的发生率,以及对预后的影响是否证明其为失代偿事件。

(王省 译,吴斌 审校)

参考文献

1. Child CG, Turcotte JG. Surgery and portal hypertension. Major Probl Clin Surg. 1964;1:1–85.

2. Wiesner RH, McDiarmid SV, Kamath PS, Edwards EB, Malinchoc M, Kremers WK, et al. MELD and PELD: application of survival models to liver allocation. Liver Transpl. 2001;7(7):567–80.

3. D'Amico G, Pasta L, Morabito A, D'Amico M, Caltagirone M, Malizia G, et al. Competing risks and prognostic stages of cirrhosis: a 25-year inception cohort study of 494 patients. Aliment Pharmacol Ther. 2014;39(10):1180–93.

4. Moreau R, Jalan R, Gines P, Pavesi M, Angeli P, Cordoba J, et al. Acute-on-chronic liver failure is a distinct syndrome that develops in patients with acute decompensation of cirrhosis. Gastroenterology. 2013;144(7):1426–37, 37.e1–9

5. D'Amico G, Perricone G. Prediction of decompensation in patients with compensated cirrhosis: does etiology matter? Curr Hepatol Rep. 2019;18(2):144–56. https://doi.org/10.1007/s11901-019-00473-1.

6. Chon YE, Jung ES, Park JY, Kim DY, Ahn SH, Han K-H, et al. The accuracy of noninvasive methods in predicting the development of hepatocellular carcinoma and hepatic decompensation in patients with chronic hepatitis B. J Clin Gastroenterol. 2012;46(6):518–25.

7. Reichert MC, Schneider C, Greinert R, Casper M, Grünhage F, Wienke A, et al. Isolated bacterial infection without decompensation has no impact on survival of compensated patients with cirrhosis. Liver Int. 2021;41(6):1370–8.

8. Fartoux L, Degos F, Trépo C, Goria O, Calès P, Tran A, et al. Effect of prolonged interferon therapy on the outcome of hepatitis C virus-related cirrhosis: a randomized trial. Clin Gastroenterol Hepatol. 2007;5(4):502–7.

9. Karagozian R, Grace ND, Qamar AA. Hematologic indices improve with eradication of HCV in patients with cirrhosis and predict decompensation. Acta Gastroenterol Belg. 2014;77(4):425–32.

10. Kondo T, Maruyama H, Sekimoto T, Shimada T, Takahashi M, Okugawa H, et al. Impact of portal hemodynamics on Doppler ultrasonography for predicting decompensation and long-term outcomes in patients with cirrhosis. Scand J Gastroenterol. 2016;51(2):236–44.

11. Radu C, Stefanescu H, Procopet B, Lupsor Platon M, Tantau M, Grigorescu M. Is spleen stiffness a predictor of clinical decompensation in cirrhotic patients? J Gastrointestin Liver Dis. 2014;23:223–4.

12. Procopet B, Farcau O, Balagel M, Crisan D, Stefanescu H, Pop A, et al. The metabolic syndrome is not correlated with the short-term risk of decompensation in patients with cirrhosis. J Gastrointestin Liver Dis. 2014;23(4):397–403.

13. Ampuero J, Montoliú C, Simón-Talero M, Aguilera V, Millán R, Márquez C, et al. Minimal hepatic encephalopathy identifies patients at risk of faster cirrhosis progression. J Gastroenterol Hepatol. 2018;33(3):718–25.

14. Girón-González JA, Brun F, Terrón A, Vergara A, Arizcorreta A. Natural history of compensated and decompensated HCV-related cirrhosis in HIV-infected patients: a prospective multicentre study. Antivir Ther. 2007;12(6):899–907.

15. Gheorghe L, Iacob S, Simionov I, Vadan R, Gheorghe C, Iacob R, et al. Natural history of compensated viral B and D cirrhosis. Rom J Gastroenterol. 2005;14(4):329–35.

16. Das K, Das K, Datta S, Pal S, Hembram JR, Dhali GK, et al. Course of disease and survival after onset of decompensation in hepatitis B virus-related cirrhosis. Liver Int. 2010;30(7):1033–42.

17. Sangiovanni A, Prati GM, Fasani P, Ronchi G, Romeo R, Manini M, et al. The natural history of compensated cirrhosis due to hepatitis C virus: a 17-year cohort study of 214 patients.

Hepatology. 2006;43(6):1303–10.

18. Gomez EV, Rodriguez YS, Bertot LC, Gonzalez AT, Perez YM, Soler EA, et al. The natural history of compensated HCV-related cirrhosis: a prospective long-term study. J Hepatol. 2013;58(3):434–44.

19. Pineda JA, Aguilar-Guisado M, Rivero A, Girón-González JA, Ruiz-Morales J, Merino D, et al. Natural history of compensated hepatitis C virus-related cirrhosis in HIV-infected patients. Clin Infect Dis. 2009;49(8):1274–82.

20. Bruno R, Sacchi P, Puoti M, Maiocchi L, Patruno S, Carosi G, et al. Natural history of compensated viral cirrhosis in a cohort of patients with HIV infection. J Acquir Immune Defic Syndr. 2007;46(3):297–303.

21. Macías J, Márquez M, Téllez F, Merino D, Jiménez-Aguilar P, López-Cortés LF, et al. Risk of liver decompensation among HIV/hepatitis C virus-coinfected individuals with advanced fibrosis: implications for the timing of therapy. Clin Infect Dis. 2013;57(10):1401–8.

22. Macías J, Camacho A, Von Wichmann MA, López-Cortés LF, Ortega E, Tural C, et al. Liver stiffness measurement versus liver biopsy to predict survival and decompensations of cirrhosis among HIV/hepatitis C virus-coinfected patients. AIDS. 2013;27(16):2541–9.

第 32 章　轻度肝周腹水、轻度肝性脑病和门静脉高压性胃肠病出血在失代偿定义中的作用评估

Luis Ibáñez-Samaniego,Rafael Bañares

引言

　　肝硬化是一种复杂且有异质性的疾病,其中已经定义了几个结合不同组织学、血流动力学和临床特征的亚期[1]。从临床的角度来看,疾病自然史中最重要的分界点是从代偿期向失代偿期的转变,这显然与疾病的病理生理机制的变化和预后的恶化有关[2]。

　　然而,哪些临床事件定义为失代偿尚未完全阐明。虽然典型的失代偿形式(临床腹水、明显的肝性脑病和静脉曲张破裂出血)被广泛接受为失代偿的标志,但对于肝硬化其他表现的重要性尚未达成一致,尤其是①仅在影像学检查中检测到的少量腹水/少量肝周腹水,②轻度肝性脑病(minimal hepatic encephalopathy,MHE)和③门静脉高压性胃肠病(portal hypertensive gastroenteropathy,PHG)出血。

　　几篇研究已经解决了这个问题一部分,但是几个重要的方法学问题排除了获得可靠信息的可能性。首先,很少有研究旨在回答这个具体问题。其次,这些研究包括的肝硬化患者存在异质性(在年龄、性别、肝病病因、肝功能方面),并且没有区分代偿期或失代偿期患者。重要的是,这 3 个并发症(轻度肝周腹水、MHE和 PHG 出血)的定义在研究中并不一致。再次,大多数研究都是回顾性的,因此存在更大的偏倚风险。最后,终点(即失代偿、肝病相关死亡等)的评估和定义也存在异质性或未在研究中得到充分证明。应该强调的是,很少有研究包括合适的竞争风险分析。

　　本章旨在批判性地评估关于代偿期肝硬化自然史中,特别是在首次失代偿的定义中轻度肝周腹水、轻度肝性脑病和门静脉高压性胃肠病慢性出血的影响的可用信息。

轻度肝性脑病

　　MHE 与生活质量下降、跌倒、交通事故风险增加以及发展为显性肝性脑病(overt hepatic encephalopathy,OHE)的风险相关[3,4]。此外,与 Child-Pugh B 级或 Child-Pugh C 级相比,Child-Pugh A 级患者 MHE 的患病率随着肝脏疾病严重程度的降低而增加。关于 MHE 对相关结局(即经典失代偿或死亡)的影响,分析的研究显示了不同(或某种程度上相互矛盾)的结果(表 32.1)。不同研究中发现的差异可以用某些偏倚来解释。

　　首先,MHE 的诊断并不总是依赖于相同的诊断标准。尽管先前的建议推荐将至少一项心理测量和一项神经心理测试相结合进行诊断,但根据当地专家意见[5],最近的共识立场文件接受了 MHE 诊断可以基于患者在单一有效(文化上和国家上)神经生理测试中的表现。此外,一些研究将隐匿性肝性脑病患者(包括MHE 和 I 级 HE)一起分析,排除了确定 MHE 具体影响的可能性。

　　其次,研究中纳入的患者群体在年龄、肝病病因、肝功能障碍严重程度、既往肝功能失代偿史、共病史以及可能影响认知功能的伴随药物的使用等方面有很大的异质性。这一事实可能会影响 MHE 的诊断,最重要的是影响生存率。

　　再次,虽然大多数分析的研究是前瞻性的,但随访时间太短,无法证明 MHE 对代偿期患者相关结局(即失代偿和死亡)的影响。

　　最后,这些研究只纳入了少数具有完备 MHE 特征的代偿期患者。

表 32.1　评估轻度肝性脑病对相关结局影响的研究

作者	年份	研究设计	研究人群	MHE 的诊断方式	终点	数据分析	患者特征
Ampuero 等[6]	2018	前瞻性随访的多中心队列	肝硬化患者（排除酗酒者、TIPS、近期消化道出血或 HCC 以及可能干扰 MHE 评估的药物）。既往有失代偿的患者被纳入并分为不同阶段（无静脉曲张代偿、静脉曲张代偿和后续失代偿）	PHES 和 CFF（AASLD 和 EASL 指南中所推荐）	失代偿（腹水、OHE、静脉曲张出血、黄疸）、静脉曲张发展（1 至 2 期）、LT、肝脏相关死亡	竞争风险模型（HCC 导致的非肝脏相关死亡和 LT）	320 名患者 52% 与酒精相关，32% 与 HCV 相关肝硬化
Labenz 等[7]	2020	前瞻性随访的多中心队列	肝硬化患者（排除酗酒者、TIPS、前 6 周的 OHE 以及精神药物或阿片类药物、NYHA III～IV、COPD、肾功能衰竭、神经系统合并症、活动性恶性肿瘤、电解质紊乱）。如果接受利福昔明或乳果糖治疗，则包括有 OHE 病史的患者	PHES、CFF、S-ANT1（动物命名试验）、CCHE 试验（作者先前描述的一种试验）	A）OHE 发作，需要住院治疗或在住院期间因其他原因发生 OHE B）死亡或肝移植（终末期肝功能衰竭）	竞争风险模型（OHE vs. 死亡 /LT）	224 名患者（33% 酒精、20% 病毒性肝炎、33% 混合、14% NAFLD）
Thomsen KL 等[19]	2016	前瞻性随访的单中心队列	18～75 岁肝硬化患者（排除酗酒者，最近 30 天肝硬化严重失代偿，使用益生菌、诺氟沙星 / 抗生素和免疫调节剂）	如果以下测试中至少有一项异常（PHES、CFF 或 EEG），则根据 West Haven 标准考虑 MHE 为 HE 1 级	出现需要住院或死亡的并发症	逻辑回归以确定死亡率的预测因子变量	106 名患者 63% 男性 MELD 15（6）Child-Pugh A:5%, B:67%, C:28%。HE 1 级、MHE 或未受损患者之间的 MELD 相似。98% 的 HE 1 级患者有中度至重度腹水

续表

作者	年份	研究设计	研究人群	MHE 的诊断方式	终点	数据分析	患者特征
Patidar KR 等[20]	2014	前瞻性随访的单中心队列	18~65 岁肝硬化患者（排除过去 6 周内既往存在的 OHE、感染或消化道出血、肝细胞癌、服用精神活性药物以及最近 6 个月内使用过非法药物和酒精	如果患者在≥2 项心理测试[数字连接测试 A（>35 秒）、数字连接测试 B（>99 秒）、数字符号测试（<68 分）和积木设计（<28 分）]得分异常，则诊断为 CHE	OHE 的发作（包括门诊和住院诊断）、住院、移植和死亡	住院和移植/死亡的 Cox 模型	170 患者 58% 男性 55（8）岁 MELD 9.2（3.4） 病因： HCV 60% NASH 20% 酒精 4%
Ampuero 等[4]	2015	前瞻性的单中心估计队列 多中心验证队列	排除 HCC 的肝硬化患者；持续治疗病毒性肝硬化；最近（<3 个月）酗酒；感染；最近（<6 周）使用抗生素或消化道出血；以及近期（<6 周）使用苯二氮草类药物，抗癫痫药或精神药物的病史	PHES 和 CFF	生存 失代偿	Kaplan-Meier 逻辑回归	预测队列： 117 名患者 平均年龄 57.8 岁 74% 为男性 Child-Pugh A:77% B:36% C:4% MELD 9.8（4） 酒精 53% 验证队列:114 名患者 验证队列中更高的 MELD 和更大比例的 Child-Pugh C 患者
Wang 等[21]	2017	前瞻性随访的单中心队列	连续肝硬化患者 18~65 岁（排除：过去 6 个月内发生 OHE，包括肝癌在的恶性肿瘤；TIPS，全身性疾病，严重头部损伤，神经或精神疾病；6 个月内摄入酒精或精神药物；6 周内抗生素、乳果糖、益生菌或氨基-天门冬氨酸或输注白蛋白	每 3 个月使用 PHES 进行系列测试	肝硬化的并发症：OHE，感染，消化道出血，HRS,HCC,需要输注白蛋白的严重腹水 死亡/肝移植	用于检测 OHE 第 1 次发作差异的样本量计算	366 名患者 年龄 47.2（8.6）岁 男性 73% Child-Pugh A:43.2% Child-Pugh B:50.5%

续表

作者	年份	研究设计	研究人群	MHE 的诊断方式	终点	数据分析	患者特征
Dhiman RK 等[22]	2010	前瞻性随访的单中心队列	连续肝硬化门诊患者排除标准:OHE 或显性 HE 病史,近期饮酒,感染,近期(6 周)疝生素使用或胃肠道出血,近期(6 周)使用影响心理表现的药物史,TIPS,电解质失衡,肌酐(>1.5mg/dL),存在 HCC,严重的医学问题,如充血性心力衰竭,肺部疾病,神经或精神疾病等,可能影响神经精神测试的性能。83 名年龄和性别匹配的健康对照	PHES 和 CFF,但使用 Z 值	生存	常规生存分析和 Cox 回归模型	104 名患者 83% 为男性 48 岁 Child-Pugh A:21%, B:61%, C:18% 酒精 59%,HBV11%, HCV9%
Barone 等[23]	2018	前瞻性随访的单中心队列	连续就诊的肝硬化患者,排除当前或既往有显性肝性脑病,过去 6 周内消化道出血和自发性细菌性腹膜炎,明显并发症,如心脏,呼吸或肾功能衰竭;既往经颈静脉肝内门体分流,电解质失衡如低钠血症(Na<125mg/dL),神经系统疾病,非肝脏相关代谢疾病,体重指数<18.5kg/m²,最近 3 个月体重下降超过 5%,文盲,色盲或严重视力障碍(白内障,糖尿病视网膜病变),肝细胞癌或其他恶性肿瘤 150 名健康对照者	仅 CFF(<39Hz)	发生 OHE 和生存情况	Cox 回归模型	134 名肝硬化患者,年龄 62.3(9.9)岁,男性 72% Child-Pugh A:68% B:29% C:3% 150 名对照组的年龄,性别分布和学历与在整个肝硬化人群中观察到的相似
Miwa T 等[24]	2021	前瞻性收集的数据库的单中心回顾性分析	20 岁以上的肝硬化患者。排除:OHE 的存在或病史;痴呆或其他神经精神疾病;过去 6 周内有活动性感染或其他系统性炎症;过去 6 周内有消化道出血,存在急性肝功能衰竭;存在 HCC 或其他恶性肿瘤;存在严重的合并症	计算机辅助简单神经精神测试组成 4 个分测试组成,包括数字连接测试 A 和 B,数字符号测试和积木设计测试 当 2 个或多个测试的结果异常时,患者被诊断为患有 MHE	评估锌水平与 MHE 患者 OHE 发作之间的关系。MHE 患者的死亡率	竞争风险(死亡率/肝移植)	100 名患者 73 岁,61% 男性 酒精:26% HCV:25% HBV:16% Child A:59% Child B:26% Child C:15%

续表

作者	年份	研究设计	研究人群	MHE 的诊断方式	终点	数据分析	患者特征
Hanai 等[25]	2019	单中心回顾性	具有肝硬化的患者排除标准包括在过去 6 周内出现 OHE 或有 OHE 病史;过去 6 周内感染或自发性细菌性腹膜炎;存在不受控制的 HCC 或其他恶性肿瘤;既在提示有;过去 6 周内消化道出血;存在神经系统疾病,例如阿尔茨海默病;存在精神疾病;使用苯二氮䓬类药物,抗癫痫药或精神药物;存在严重的合并症,例如心脏、呼吸和／或肾功能衰竭	计算机辅助神经精神测试:数字连接测试 A 和 B,数字符号测试和块设计测试　当 2 个或多个子测试的结果异常时,患者被诊断为患有 MHE	全因死亡率	倾向评分(年龄、性别、病因、是否存在 HCC、Child-Pugh、MELD、白蛋白、胆红素、INR、氨)	269 名患者　71 岁,64% 男性　HBV14%　HCV39%　酒精 15%　HCC68%　Child-Pugh 5 (IQR 5~7)　A:67%　B:22%　C:11%　MELD 8 (7~10)

作者	年份	研究设计	随访时间	MHE 在研究人群中的流行率	MHE 和发生失代偿的关系	生存率	肝移植	潜在的偏倚	评论
Ampuero 等[6]			每 6 个月随访一次。在肝硬化进展时或 5 年随访时对患者进行检查,平均随访时间为 3.5 (1.8) 年	MHE 在 57/314 例 (18.2%) 中存在。不能在所有患者(文盲,视力缺陷)中研究 MHE	总之,38.1% 存在肝硬化进展 (122/320)。MHE 和肝硬化进展有关 [64.9% (37/57) vs. 31.9% (82/257);log-rank 29 952;P=0.000 1]。MHE 和肝硬化进展较为密切的关系主要发生在阶段 1 (58.3%;7/12 vs. 20.5%;16/78;P=0.005) 阶段 2 (50%;2/4 vs. 44.4%;17/38;P=0.365) 阶段 3 (80%;16/20 vs.38.2%;26/68;P=0.002) 阶段 4 (57.1%;12/21vs. 31.5%;23/73;P=0.005)。在竞争性风险回归中,经其他已知因素 (年龄、Child-Pugh、MELD、血小板) 调整后,MHE 与肝硬化患者的疾病进展独立相关	总共:19.1%(61/320)。没有研究 MHE 对生存的影响	总共:10.9% (35/320)	作者没有探讨受体阻滞剂或利尿剂在 MHE 诊断中的作用。MHE 在随访开始时被认为是一个静态的过程,但患者在随访期间可能接受治疗或恢复。该研究中有 50% 的患者有饮酒史 (这可能会影响认知表现)。19 例 HCV 肝硬化患者在随访期间接受治疗 (9 例达到 SVR)	在短期 (1 年)、中期 (3 年) 和长期 (5 年) 随访中,MHE 的存在表明失代偿患者肝硬化进展的风险更高。在代偿患者中,MHE 仅预测中长期进展风险

续表

作者	MHE 在研究人群中的流行率	随访时间	MHE 和发生失代偿的关系	肝移植	生存率	潜在的偏倚	评论
Labenz 等[7]	MHE 在 10.1% 的患者中存在(但依据分析所使用的每个测试的病理截断点,而不是 MHE 的存在)	每 6 个月随访一次。患者在 OHE、LT/死亡时停止或随访 2 年后进行检查。随访时间中位数为 364 天(IQR:202~508)	17% 的人出现过 OHE 发作。23.6% 出现失代偿	最终肝衰竭的死亡和肝移植被认为是相同的结局(20.1% 的患者)。病理性 PHES,CFF 和 CCHE 与较低的 2 年生存率相关(PHES:48% vs. 90%;$P<0.05$)(CFF:58% vs. 72%;$P<0.05$)(CCHE:45% vs. 88%;$P<0.05$)。在多元 Cox 回归中,PHES、S-ANT 和 CCHE 是死亡率的独立预测因子		代偿和失代偿阶段一起分析,导致无法明确 MHE 在各阶段的可能。13% 的患者失访。作者没有探讨 MHE 的可逆性以及在随访期间开始使用能够影响 MHE 或生存现状措施的治疗效果	PHES 或 CFF 结果正常能够排除在接下来 180 天内出现 OHE 的可能。病理性 PHES 或 CFF 的出现增加了随访期同发生 OHE 的风险。病理的 PHES 和 CFF 与较低的 2 年生存率相关。作者提出,PHES 和 CFF 是能够识别哪些 MELD 患者能够从 LT 获益的有用工具
Thomsen KL 等[19]	研究人群中 37% 是 MHE,42% 是 HE 阶段 1,21% 是 HE 阶段 1 未受损	最多 1 年。中间随访时间 234(99 天)	增加的并发症需要医院确诊(未受损/MHE/HE 阶段 1:依次为 26%/36%/64%;$P=0.02$)。MHE 组与未受损组之间没有显著差异在 HE 阶段 1 的组中,只有感染发生率更高(HE、VB、腹水均无差异)	未评估	3 个组的死亡率有明显差异(未受损 /MHE/ 阶段 1HE:4%/5%/20%;$P=0.04$);相较于 MHE 患者,HE 阶段 1 患者有更高的死亡率($P=0.04$)。HE 阶段 1 和胆红素是死亡率的唯一预测因子	病例数过少,随访时间过短,不足以确定 MHE 患者发生失代偿或高死亡率的风险。该研究中的患者大多数处于失代偿阶段(只有 8% 的 MHE 患者和 4% 的 HE 阶段 1 患者是 Child-Pugh A),28% 的 MHE 患者曾患过 MHE	主要聚焦于 MHE 和 HE 阶段 1 患者的预后不同。HE 阶段 1 患者似乎处于疾病的不同阶段,因为他们有更高的住院和死亡风险。总体来说,短期出现的 MHE 似乎并不预示着更高的失代偿风险或死亡率

续表

作者	MHE 在研究人群中的流行率	随访时间	MHE 和发生失代偿的关系	肝移植	生存率	潜在的偏倚	评论
Patidar KR 等[20]	56% 的患者发生 CHE	中间随访时间 13.0（4.6）个月（IQR:0.1~20.6）	OHE 的发生:CHE 患者中 37.9% 发生 OHE,非 CHE 患者中 17.3% 发生 OHE,P=0.001。CHE 与非 CHE 组相比有更多的肝脏相关（36 vs.16）或非肝脏相关的（35 vs.12）住院人数。多因素 Cox 回归分析表明,CHE 与首次出现 OHE、首次住院、死亡和死亡/移植有显著相关性	CHE 组（17）相较于非 CHE 组（4）有更高的死亡率,最常见的病因是肝脏相关的,随后是败血症和多器官衰竭。2 组的移植物数量没有显著差异（CHE 组和非 CHE 组分别是 8 和 4,P=0.435）		CHE 被认为是与 MHE 一样的单一主体;缺乏丙型肝炎患者关于 DAA 的数据;大部分患者随访时间过短尽管被纳入多因素分析中,肝脏功能紊乱的发生率仍然被低估;CHE 患者中仍然需要死亡,其可能是住院需要或死亡的一个混杂因素。肝硬化代偿期 CHE 患者中的比例出奇得高	主要的信息是,即使在大部分处于稳定期的患者中,CHE 也是一个值得关注的问题。不管肝脏功能紊乱与否,CHE 的发生与临床预后差有关
Ampuero 等[4]	CFF<39Hz:估计队列 36.5%（35/96）验证队列 47.4%（54/114）PHES<-4 分估计队列 25.9%（29/112）;验证队列 29.8%（34/114）	2003—2007 年到 2013 年 12 月。估计队列:5（2.8）年;验证队列:4.4（3.9）年	OHE:估计队列:CFF<39Hz 37.1% vs.CFF>39Hz 24.6%（log-rank 4.896;P=0.027）验证队列:CFF<39Hz 38.9% vs.CFF>39Hz 18.3% 患者（log-rank 9.576;P=0.002）CFF 与其他肝硬化并发症的出现没有相关性		生存率:估计队列:CFF<39Hz 68.6% vs. CFF>39Hz 82%（log-rank,5.073;P=0.024）验证队列:CFF<39Hz 57.4% vs. CFF>39Hz 70%（log-rank 4.752;P=0.029）PHES 与死亡率没有相关性	小样本量（尤其是 MELD>15 的患者）	该研究最突出的特点是 CFF<39Hz 可能有助于识别中等 MELD 评分（10~15）的患者 CFF 的影响在 2 个不同队列中得到了证实

续表

作者	MHE在研究人群中的流行率	随访时间	MHE和发生失代偿的关系	肝移植	生存率	潜在的偏倚	评论
Wang 等[21]	36%的患者发生MHE	11.2(13)个月	因肝硬化并发症住院:CHE 28.2% vs. 未受损 18.3%;$P=0.008$	无	死亡率:CHE 11.5% vs. 未受损 4.7%;$P=0.012$	随访时间短	CHE在达到临床稳定的肝硬化患者中普遍存在,并且与并发症、住院和死亡率的高发生风险相关。短期内没有药物干预,CHE能够进展为OHE,难治或者自发消失
Dhiman RK 等[22]	48%	直到2009年2月(招募时间从2007年1月—2007年12月)			随访结束时的总死亡率:MHE 39.1% vs. non-MHE 22.9%。1年和2年生存率:PHES<-6:68/26% vs. PHES >-6:89/75%	通过计算健康对照组($n=83$)的Z值建立总人群的标准。可是在印度已经有PHES的标准。作者对CF采用了相似的方法(没有使用39Hz为标准截断值)	MHE的诊断与多因素分析中的死亡率无关。PHES评分<-6与死亡率有关
Barone 等[23]	31%的患者发生MHE	随访时间中间值36个月(IQR:12~47)	OHE的发生:MHE 46.3% vs. 未受损 11.8%?	ND	ND		CFF能够预测首次OHE的发生,并且作为肝硬化代偿良好患者生存率的独立预测因子,其独立于MELD和Child-Pugh评分。作者建议,对CFF患者的筛查能够确定需要更谨慎临床检测的人群
Miwa T 等[24]	100%纳入的患者发生MHE	9.9个月(IQR:6.3~23)	OHE:OHE发生率16%;10.5%在1年,23%在3年。锌缺乏的患者发生OHE的风险更高	0%	29%死亡率生存时间中间值:40.2个月 1年,3年和5年生存率分别为83.8%、52.6%和43.4% 锌缺乏患者死亡率更高	随访时间短 回顾性研究 缺乏未受损组 不清楚患者在随访期间是否接受抗病毒治疗	该研究专注于锌水平对MHE患者发生OHE的影响。可是,该研究提供了总队列OHE风险和死亡率的数据

续表

作者	MHE 在研究人群中的流行率	随访时间	MHE 和发生失代偿的关系	肝移植	生存率	潜在的偏倚	评论
Hanai 等[25]	20.8% 的患者发生 MHE	13.4 个月（IQR：4~28）	未评估		总死亡率：MHE 41% vs.non-MHE 20.6%（P=0.02）倾向性评分校正：MHE42% vs. non-MHE 24% 1 年，2 年，3 年 生 存 率：MHE 68%/55%/41% vs. non-MHE 81%/78%/71%	回顾性研究	MHE 增加日本人群的死亡率，并且与肝衰竭和 HCC 无关

IQR，四分位区间；NA，不可用；HCV，丙型肝炎病毒；HBV，乙型肝炎病毒；NASH，非酒精性脂肪性肝炎；PHES，肝性脑病心理测量评分；CFF，临界闪烁频率；CHE，隐性肝性脑病；OHE，显性肝性脑病；DAA，直接抗病毒药物；HCC，肝细胞癌；GI，消化道；HRS，肝肾综合征。

　　尽管存在这些局限性,但恰当识别的 MHE(通过不同的方法诊断:PHE、CFF、计算机辅助神经心理学测试、脑电图等)的存在可能与代偿期患者肝硬化分期进展风险增加(58.3% vs. 20.5%)[6]或与更高的死亡率或肝移植需求[7]相关。然而,为了充分解决这一问题,有必要进行进一步的前瞻性研究,专门评估代偿患者中具有完备特征的 MHE 对预后的影响。重要的是,关于非肝病事件的竞争风险分析是必要的。

轻度肝周腹水

　　影像学技术在评估 cACLD 患者中的广泛应用,增加了识别临床上无法检测到的少量腹腔积液(特别是肝周积液)的可能性。这一发现在肝硬化自然史和失代偿发展或死亡中的意义在已发表的研究中存在争议(表 32.2)。

　　有一些数据可以解释这些相互矛盾的结果。

　　1. 首先,大多数研究根据 EASL 的定义(仅在超声检查中发现腹水)评估 1 度腹水患者。然而,这一概念可能包括真正有少量液体的患者,也包括在临床评估中未检测到相对大量液体的患者。目前的证据还不能区分这两种临床情况。

　　2. 部分可用信息依赖于回顾性研究,其中对诊断和结果的评价可能有偏倚。

　　3. 在患者随访期间,有一些动态因素可能影响进展到其他典型肝失代偿的风险。不足为奇的是,有一些因素可以上调(如系统性炎症的激活)[8]或下调(如充分的病因治疗)[9],即 1 度腹水患者疾病进展的风险。

　　总体来说,亚临床腹水对生存的影响是有争议的。虽然两项回顾性研究[9,10]并未显示 1 度腹水患者的死亡率增加,但最近一项长期随访[8]的前瞻性研究显示 1 度腹水患者的死亡率增加。这一发现与之前的研究结果一致[11,12],其结果显示 1 度腹水的存在与中度死亡风险相关。

　　因此,需要进一步地研究来确定腹腔内液体的微量存在是否可以被认为是进展至失代偿的动态变化的中间(或临床前)阶段。

门静脉高压性胃肠病出血

　　20%～80% 肝硬化患者存在门静脉高压性胃肠病(portal hypertensive gastroenteropathy,PHG),其严重程度和患病率随门静脉高压程度和肝功能障碍严重程度[13]而增加。尽管 PHG 是常见的发病原因(如慢性胃肠失血和缺铁性贫血),但由于缺乏统一的诊断标准和分类,它经常被漏诊。此外,目前的治疗效果并不是最佳的。PHG 的主要临床表现为慢性消化道出血(定义为 6 个月内血红蛋白下降 2g/dL 而无明显出血),有 3%～60% 的患者[14]报道有 PHG。PHG[15]患者中发生急性消化道出血的比例为 2%～12%。PHG 大出血导致的死亡罕见,尤其是代偿期肝硬化[14,16]。在 2 个小型临床试验中,PHG 已被确定为胃静脉曲张出血的独立危险因素[17,18]。除了这些发现,没有关于 PHG 对肝功能失代偿、肝移植需要或死亡的影响的信息。然而,大多数可用的数据来自旧的、横断面的、回顾性的、单中心的研究,这些研究包括了经过高度选择的人群。此外,没有一项已发表的研究在前瞻性、纵向、大型代偿期肝硬化患者队列中专门评估了 PHG 的自然史。因此,需要进一步精心设计地研究来阐明 PHG 的存在是否影响肝硬化患者的预后。

　　表 32.3 总结了关于本章修订的 3 个并发症的现有证据的质量。

表 32.2 评估轻度肝周腹水对肝硬化自然史影响的研究

作者	年份	研究设计	研究人群	1度腹水的定义	终点	数据分析	患者特征	亚临床腹水的流行率
Theodorokapoulos 等[10]	2021	回顾性多中心队列研究	连续性肝硬化患者出现腹水:研究分组:1度 vs. 2/3度 vs. 无腹水 排除标准:HIV+、严重心肺疾病和肾衰竭	ICA-EASL	临床失代偿或死亡	Kaplan-Meier. Cox 和 logistic 回归分析	不同组间年龄相近。MELD 和 CP 随腹水严重程度增加而增加	1度:100 2/3度:145 无腹水:175
Bruno 等[11]	2013	来自意大利的前瞻性多中心队列研究	门诊患者	ICA-EASL	首次失代偿后死亡的定义:①腹水[显性或者超声探测(ultrasound detected, UD)];②胃食管静脉曲张出血(gastroesophageal variceal bleeding, GEVB);③肝性脑病(hepatic encephalopathy, HE);④黄疸;⑤肝肾综合征(hepatorenal syndrome, HRS)	竞争性事件:HCC 生存分析:生存期或失代偿后的LT Cox多因素模型	455名患者(66%男性,平均年龄61岁)CP A:19%,B:61%,C:20% HCV 41%(随访期间未接受抗病毒治疗)酒精30%	73名患者(17.7%)有1度腹水
Shah 等[26]	2018	前瞻性单中心队列研究	首次失代偿后生存的肝硬化患者定义:①腹水(显性或UD);②GEVB;③HE	ICA-EASL	首次失代偿后死亡	生存期或肝移植时间。Cox 回归模型,Kaplan-Meier	110名患者[85%男性,平均年龄:50(11)岁]酒精48%,NASH 26% CP分级 A 3%,B 56%,C41%	1度腹水 19%
Yim 等[9]	2016	多中心回顾性研究	HBV相关性肝硬化并开始抗病毒治疗的患者 排除抗HBV治疗史(n=80),静脉曲张出血(n=37),HCC(n=358),其他恶性肿瘤(n=13) 3组:无腹水 vs. 1度腹水 vs.2/3度腹水+使用利尿药	ICA-EASL	原发:肝脏相关性死亡。继发:HCC进展,病毒学效应,HBeAg血清清除率,HBeAg血清转换率	接受过肝移植的患者在移植的同点被删除。生存曲线使用Kaplan-Meier法构建,并且差异性检验使用log-rank检验进行评估 另附的生存曲线在构建时排除HCC或将纳入人HCC作为竞争风险。Cox回归分析确定死亡的预测因子	501名患者(68%男性,年龄52(10)岁)CPS 7(2),MELD 12(5)	无腹水 67% 1度腹水 10% 2/3度腹水 23%

续表

作者	年份	研究设计	研究人群	1度腹水的定义	终点	数据分析	患者特征	亚临床腹水或腹水的流行率
Zipprich等[12]	2012	单中心回顾性研究	连续性肝硬化患者，并且做过HVPG测量 排除标准包括原发性胆汁性肝硬化，放置过TIPS,HCC,脾或门静脉血栓形成，并发预期寿命少于1年的疾病	ICA-EASL	死亡	Kaplan-Meier，Cox回归分析	443名患者	无腹水35% 1度腹水9%，2/3度腹水56%
Tonon等[8]	2020	回顾性队列研究的Post-hoc分析	2003年3月到2017年9月的所有肝硬化门诊患者 排除标准: 发生HCC或肝外肿瘤；严重肝外疾病，前LT,有细菌感染临床特征	既往无腹水史，或仅在超声探测下可见，未接受利尿药治疗	评估门诊1度腹水患者的流行率，死亡率和并发症率 生存率比较1度腹水患者与无腹水或2/3度腹水患者的自然病史	累积死亡率和发生并发症的可能性 用Kaplan-Meier法估计 用显性腹水的累积发病率函数来分析发病率风险，并把死亡和LT作为腹水发生的竞争事件	547名患者	无腹水47% 1度腹水10%，2/3度腹水43%

作者	随访时间	1度腹水与失代偿的关系	生存率	肝移植	累积衰竭发生率(死亡或LT)	潜在的偏倚	评论
Theodorokapoulos等[10]	从1993年开始纳入患者，直至死亡或LT 平均随访时间:18.9(31)个月 范围:1~241	38%的1度腹水患者在随访期间进展为2/3度 29%的患者腹水消失 与无腹水患者相比,1度腹水患者更有可能出现以下并发症:OHE 23%vs. 5.7%;HRS 10% vs.2.3%;门静脉高压性胃病出血12% vs. 4.6%;感染32% vs. 15.5% 两者在肝癌形成，新的静脉曲张形成上没有差异 2/3度腹水与1度相比仅是出现新的静脉曲张出血的风险增加。两者在发生其他临床表现的风险上相似	总死亡率:39.5% 在多因素分析中,1度腹水与死亡率相关性(1度腹水:36%;2/3度腹水50%;无腹水:32.8%;1度腹水 vs. 无腹水 P=0.68 1度腹水 vs.2/3度腹水 P=0.03;无腹水 vs. 2/3度腹水 P=0.002)	NA	死亡率1度腹水:36% vs.无腹水: 32.8%. P=0.68	未提供数据	该研究未评估随访期间的酒精摄入和肝病的病因治疗。对肝病的长期控制能明显提高生存率

续表

作者	随访时间	1度腹水与失代偿的关系	肝移植	生存率	死亡率 1 度腹水 vs. 无腹水	累积衰竭发生率(死亡或 LT)	潜在的偏倚	评论
Bruno 等[11]	平均随访时间:33个月(范围:1~48),65名患者失随访(已纳入生存分析),每3个月评估一次	因患者已经失代偿而未评估	24名患者	总死亡率:27.5%;1度腹水死亡率:21% 累积衰竭发生率(死亡或 LT):1年10%,2年18%,3年25%(与把 GEVB 作为首次失代偿的患者相似)在这种情况下,1度腹水患者死于肝衰竭的占85%	NA	1年10%,2年18%,3年25%(死亡或 LT)	不清楚1度腹水患者是否使用利尿药	1度腹水患者的3年死亡率大概比之前其他关于代偿性疾病的研究所报道数据高出了8倍
Shah 等[26]	12个月	因患者已经失代偿而未评估	2名患者	1年无移植存活率:78%;1度腹水:20%死亡 1年内累积衰竭发生率(死亡或 LT):28%(比 HE,GEVB 或显性腹水高)	1度腹水20% vs. 无腹水	1年:28%	小样本量,单中心研究 不清楚1度腹水患者是否使用利尿药 1度腹水患者的死亡率与显性腹水相比出乎意料的高	首次失代偿出现后,肝硬化患者即使没有新的事件出现,仍死于起初的2~3个月 出乎意料的是,不同类型失代偿的生存率曲线相似 1度腹水者死亡率高

续表

作者	随访时间	1度腹水与失代偿的关系	肝移植	生存率	死亡率 1度腹水 vs. 无腹水	累积衰竭发生率（死亡或 LT）	潜在的偏倚	评论
Yim 等[9]	平均随访时间：58（24）个月 患者开始抗病毒治疗后即开始随访，直至随访结束，死亡或 LT	抗病毒治疗 1 年后，1 度腹水患者的肝功能检查（INR，白蛋白，胆红素和 CTP 评分）有明显改善，并且与无腹水组相比没有明显差异 肝癌发生：累积发生率：1 年，2 年，3 年，5 年内分别为 3%，7.2%，12.2% 和 21.2% 1 度腹水与无腹水组之间没有明显差异	14 名患者在随访间接受肝移植，剔除这部分数据（2.8%） 无腹水：2.4% 1 度腹水：2% 2/3 度腹水：4.4%	总死亡率（9%；n=45）。无腹水组与 1 度腹水组生存率无明显差异（P=0.444），然而 2/3 度腹水组生存率显著低于无腹水组（P<0.001）和 1 度腹水组（P=0.001）。无腹水组，1 度腹水组 5 年生存率分别为 95.7%，93% 和 74.6%	原始数据未提供	5 年时，无腹水 4.3% 1 度 7% 2/3 度 25.4%	回顾性研究 不清楚随访期间利尿药的使用情况和对限制盐摄入的依从性 数据分析方法没有考虑竞争事件	作者提出，1 度腹水的出现是肝病临床过程的重要转折点，在这时点之前开始抗病毒治疗能够改善患者预后，在这之后开始则没有效果
Zipprich 等[12]	平均随访时间 18.6（21.1）个月	1 度腹水：随访期间同 14 名患者使用利尿药治疗（9 名患者病情平稳没有腹水进展，6 名患病情进展，并且 3 名患者因腹水增多接受 TIPS 治疗 随访期间，5 名患者未接受利尿剂或 TIPS 治疗，4 名病情稳定没有腹水进展 治疗组和非治疗组之间的生存率用 Kaplan-Meier 曲线没有明显差异		1 度腹水患者生存期与无腹水相比更短（P<0.01，但比 2/3 度腹水患者年长（P=0.01）。在多因素分析中，1 度腹水患者 HVPG（P=0.009；HR：1.11；95% CI：1.03~1.21）和 Child-Pugh 评分（P=0.031；HR：0.75；95% CI：0.58~0.97）都是生存率的独立预测因子	原始数据未提供	数据未提供	单中心回顾性研究。不清楚随访期间对饮食中钠限制的依从性和其他疾病的情况	与无腹水相比，1 度腹水的出现后 HVPG 更高。1 度腹水与 2/3 度无腹水相比，其死亡风险相似居中。1 度腹水患者中，使用利尿剂者，治疗与未治疗组相比，死亡率没有差异

续表

作者	随访时间	1度腹水与失代偿的关系	肝移植	生存率	死亡率 1度腹水 vs. 无腹水	累积衰竭发生率(死亡或LT)	潜在的偏倚	评论
Tonon 等[8]	至少6个月或直至死亡、LT或随访结束。平均随访时间29(IQR:13~60)个月	显性腹水患者26名无腹水患者(10.0%)和7名1度腹水患者(13.0%)之间没有差异。1度腹水的出现不是发生显性腹水的独立预测因子。当把死亡和LT作为发生显性腹水的竞争事件时,60个月发生显性腹水的可能性在无腹水和1度腹水组中相似。其他肝硬化并发症:在1度腹水组中,只有ACLF的发生率是高的。其他并发症的发生,比如肝癌、胃肠道出血、肝性脑病等,在无腹水与1度腹水组中都是相似的	102名患者	5年死亡率:1度腹水 36% vs. 2/3 级腹水 43%,P=NS。1度腹水死亡率比无腹水组高。多因素分析中,1度腹水与死亡率没有相关性	1度腹水 27.8% vs. 无腹水 9.3%		1度腹水组样本量小	与无腹水组相比,1度腹水组死亡风险更高。可是,除了 ACLF(这可能解释高死亡率),1度腹水与死亡不会导致其他临床并发症的发生风险增高,包括显性腹水。作者也提出 C 反应蛋白水平随失代偿程度增加而增加(无腹水<1度腹水<2/3度腹水)。作者提示系统性感染的发生先于显性腹水。1度腹水不会进展为显性腹水,但却与 ACLF 发生的高风险和低生存率有关。

ICA,国际腹水协会;EASL,EASL指南;CP,Child-Pugh;NA,不可用;HCV,丙型肝炎病毒;HBV,乙型肝炎病毒;NASH,非酒精性脂肪性肝炎。

表 32.3　证据质量总结

疾病	对定义的一致性	文章数量	研究设计的质量	主要结果	评论
轻度肝性脑病	低	10	低	MHE 的正确诊断可能与预后相关	需要前瞻性研究和竞争风险分析
轻度肝周腹水	低	6	低	肝周腹水的相关性是有争议的	需要前瞻性研究。病原学治疗或系统性感染影响肝周腹水的转归竞争风险分析是必需的
门静脉高压性胃肠病导致的慢性出血	差	2	差	不清楚门静脉高压性胃肠病慢性出血对生存率或肝移植的影响	需要前瞻性研究

（王省　译，吴斌　审校）

参考文献

1. Garcia-Tsao G, Friedman S, Iredale J, Pinzani M. Now there are many (stages) where before there was one: in search of a pathophysiological classification of cirrhosis. Hepatology. 2010;51(4):1445–9.
2. Engelmann C, Claria J, Szabo G, Bosch J, Bernardi M. Pathophysiology of decompensated cirrhosis: portal hypertension, circulatory dysfunction, inflammation, metabolism and mitochondrial dysfunction. J Hepatol. 2021;75(Suppl 1):S49–66.
3. Bajaj JS, Pinkerton SD, Sanyal AJ, Heuman DM. Diagnosis and treatment of minimal hepatic encephalopathy to prevent motor vehicle accidents: a cost-effectiveness analysis. Hepatology. 2012;55(4):1164–71.
4. Ampuero J, Simon M, Montoliu C, Jover R, Serra MA, Cordoba J, et al. Minimal hepatic encephalopathy and critical flicker frequency are associated with survival of patients with cirrhosis. Gastroenterology. 2015;149(6):1483–9.
5. Bajaj JS, Lauridsen M, Tapper EB, Duarte-Rojo A, Rahimi RS, Tandon P, et al. Important unresolved questions in the Management of Hepatic Encephalopathy: an ISHEN consensus. Am J Gastroenterol. 2020;115(7):989–1002.
6. Ampuero J, Montoliu C, Simon-Talero M, Aguilera V, Millan R, Marquez C, et al. Minimal hepatic encephalopathy identifies patients at risk of faster cirrhosis progression. J Gastroenterol Hepatol. 2018;33(3):718–25.
7. Labenz C, Toenges G, Schattenberg JM, Nagel M, Huber Y, Marquardt JU, et al. Outcome prediction of covert hepatic encephalopathy in liver cirrhosis: comparison of four testing strategies. Clin Transl Gastroenterol. 2020;11(6):e00172.
8. Tonon M, Piano S, Gambino CG, Romano A, Pilutti C, Incicco S, et al. Outcomes and mortality of grade 1 ascites and recurrent ascites in patients with cirrhosis. Clin Gastroenterol Hepatol. 2021;19(2):358–66. e8
9. Yim SY, Lee JH, Ahn H, Kim SU, Kim SG, Kim YS, et al. Subclinical ascites does not affect the long-term prognosis in hepatitis B virus-related cirrhosis patients receiving antivirals. J Clin Gastroenterol. 2016;50(8):676–85.
10. Theodorakopoulos T, Kalafateli M, Kalambokis GN, Samonakis DN, Aggeletopoulou I, Tsolias C, et al. Natural history of grade 1 ascites in patients with liver cirrhosis. Ann Gastroenterol. 2021;34(1):93–103.
11. Bruno S, Saibeni S, Bagnardi V, Vandelli C, De Luca M, Felder M, et al. Mortality risk according to different clinical characteristics of first episode of liver decompensation in cirrhotic patients: a nationwide, prospective, 3-year follow-up study in Italy. Am J Gastroenterol. 2013;108(7):1112–22.
12. Zipprich A, Seufferlein T, Dollinger MM. Subclinical ascites defines an intermediate stage between compensated and decompensated cirrhosis. Z Gastroenterol. 2012;50(9):996–1001.
13. Ripoll C, Garcia-Tsao G. Management of gastropathy and gastric vascular ectasia in portal hypertension. Clin Liver Dis. 2010;14(2):281–95.

14. Primignani M, Carpinelli L, Preatoni P, Battaglia G, Carta A, Prada A, et al. Natural history of portal hypertensive gastropathy in patients with liver cirrhosis. The new Italian endoscopic Club for the study and treatment of esophageal varices (NIEC). Gastroenterology. 2000;119(1):181–7.

15. Rockey DC. An update: portal hypertensive Gastropathy and Colopathy. Clin Liver Dis. 2019;23(4):643–58.

16. Merli M, Nicolini G, Angeloni S, Gentili F, Attili AF, Riggio O. The natural history of portal hypertensive gastropathy in patients with liver cirrhosis and mild portal hypertension. Am J Gastroenterol. 2004;99(10):1959–65.

17. Mishra SR, Chander Sharma B, Kumar A, Sarin SK. Endoscopic cyanoacrylate injection versus beta-blocker for secondary prophylaxis of gastric variceal bleed: a randomised controlled trial. Gut. 2010;59(6):729–35.

18. Mishra SR, Sharma BC, Kumar A, Sarin SK. Primary prophylaxis of gastric variceal bleeding comparing cyanoacrylate injection and beta-blockers: a randomized controlled trial. J Hepatol. 2011;54(6):1161–7.

19. Thomsen KL, Macnaughtan J, Tritto G, Mookerjee RP, Jalan R. Clinical and pathophysiological characteristics of cirrhotic patients with grade 1 and minimal hepatic encephalopathy. PLoS One. 2016;11(1):e0146076.

20. Patidar KR, Thacker LR, Wade JB, Sterling RK, Sanyal AJ, Siddiqui MS, et al. Covert hepatic encephalopathy is independently associated with poor survival and increased risk of hospitalization. Am J Gastroenterol. 2014;109(11):1757–63.

21. Wang AJ, Peng AP, Li BM, Gan N, Pei L, Zheng XL, et al. Natural history of covert hepatic encephalopathy: an observational study of 366 cirrhotic patients. World J Gastroenterol. 2017;23(34):6321–9.

22. Dhiman RK, Kurmi R, Thumburu KK, Venkataramarao SH, Agarwal R, Duseja A, et al. Diagnosis and prognostic significance of minimal hepatic encephalopathy in patients with cirrhosis of liver. Dig Dis Sci. 2010;55(8):2381–90.

23. Barone M, Shahini E, Iannone A, Viggiani MT, Corvace V, Principi M, et al. Critical flicker frequency test predicts overt hepatic encephalopathy and survival in patients with liver cirrhosis. Dig Liver Dis. 2018;50(5):496–500.

24. Miwa T, Hanai T, Toshihide M, Ogiso Y, Imai K, Suetsugu A, et al. Zinc deficiency predicts overt hepatic encephalopathy and mortality in liver cirrhosis patients with minimal hepatic encephalopathy. Hepatol Res. 2021;51(6):662–73.

25. Hanai T, Shiraki M, Watanabe S, Imai K, Suetsugu A, Takai K, et al. Prognostic significance of minimal hepatic encephalopathy in patients with liver cirrhosis in Japan: a propensity score-matching analysis. J Gastroenterol Hepatol. 2019;34(10):1809–16.

26. Shah AS, Amarapurkar DN. Natural history of cirrhosis of liver after first Decompensation: a prospective study in India. J Clin Exp Hepatol. 2018;8(1):50–7.

第 33 章　肌肉减少症在代偿期患者中界定失代偿的作用评估

Susana G. Rodrigues, Chiara Becchetti

引言

　　进展期慢性肝病（advanced chronic liver disease, ACLD）是一种动态演变的病症：患者可以从代偿状态过渡到失代偿状态。近年来，人们越来越关注身体成分和营养状况的作用，特别是其在慢性肝病失代偿患者人群的预后方面。肌肉减少症（sarcopenia）这个术语最初被定义为与年龄相关的骨骼肌损失[1]。如今，它更普遍地应用于肌肉量减少和肌肉质量下降，从而影响身体机能和临床预后[2]。肌肉减少症被广泛认为是肝硬化的常见现象，并且被证实对失代偿期肝硬化患者的自然病程有负面影响[3,4]。这已在等待肝移植（liver transplant, LT）的患者中进行了深入探讨[5]。由于不同测量方法之间存在高度异质性，因此难以估计其真实流行率。然而，在失代偿期肝硬化中，其患病率在 25%～50% 波动[4,5]。

　　另一个相关的新兴概念是衰弱（frailty）。衰弱是一种生理储备减少和对健康应激源的脆弱性增加的生物综合征[6]。在肝病学领域，大多数注意力都放在身体衰弱及其在肌肉质量的功能反映方面上与肌肉减少症的联系[7]。据报道，代偿患者衰弱的患病率在 10%～25%[8,9]。

　　然而，尽管肌肉减少症和衰弱是死亡率的确定的预后危险因素[10,11]，更准确地说，是肝移植等待名单患者[12]、肝性脑病[13]、进一步失代偿患者[14]的死亡率的确定预后危险因素，但其在代偿期肝病的作用不太清楚。事实上，最近的研究强调即使在 ACLD 的早期无症状阶段也可能存在肌肉减少症[15]。然而，肌肉减少症在多大程度上影响代偿期肝硬化的自然病程仍然是一个悬而未决的问题。

病理生理学背景：肌肉减少症作为失代偿驱动因素的潜在作用机制

　　肌肉减少症最近被认为是一种主要由炎症、蛋白水解和肌肉稳态失衡驱动的全身综合征。多种机制导致肝硬化中的肌肉减少症（图 33.1）。这些包括缺乏身体活动、减少饮食摄入、低糖原沉积以及快速过渡到空腹代谢[7]。已知在肌肉减少症中起作用的其他因素包括内毒素血症、芳香酶活性增加从而降低睾酮和线粒体功能障碍[16]。具体而言，在肝病的背景下，高氨血症起着重要作用。在骨骼肌中，氨通过被摄取和转化为谷氨酸和谷氨酰胺，产生对骨骼肌的直接毒性作用，这在动物模型和人类肝脏疾病中均得到证实[18]。此外，高氨血症介导肌肉生长抑制素的上调，这会抑制蛋白质合成，并进一步激活泛素 - 蛋白酶体和自噬[19]。最近，生态失调作为慢性肝病肌肉减少症发展的辅助因素的作用受到更多关注，特别是对于特定的肝病病因，如酒精性肝病[20]和非酒精性脂肪性肝病（nonalcoholic fatty liver disease, NAFLD）[21]，其中，生态失调经常导致内毒素血症[22]。此外，在 NAFLD 的情况下，脂肪肌肉浸润或肌肉脂肪变性已经在肌肉减少症（即肌肉减少性肥胖）的情况下进行了研究[23]。

　　虽然在失代偿期肝硬化中，肌肉减少症经常出现，并被认为是发病率、死亡率和生活质量下降的独立预测因子，但对于肌肉减少症在肝硬化早期的确切作用仍存在多方面的认识空白[7]。尤其是当我们考虑到在肝硬化的背景下，很少有临床前的和人体内的机制研究。然而，新出现的临床观察性研究可能表明，即使在代偿期肝硬化的早期阶段，骨骼肌减少在发展为失代偿和更差的预后方面也起着作用[15,24,25]。

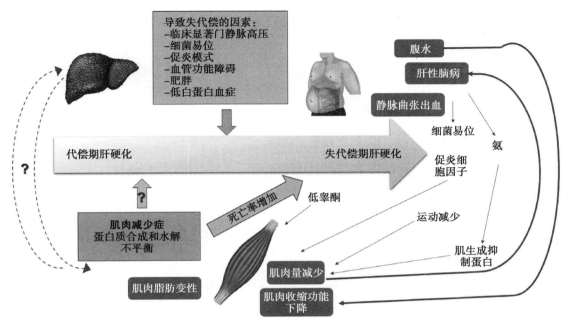

图 33.1　肝硬化代偿性肝病早期肌肉减少症的可能机制

评估肝硬化患者肌肉质量和衰弱性的方法

　　肝病伴肌肉减少症中最具争议的话题之一是理想的评估方法。尽管在老年人群中[26]双能 X 射线吸收法（dual-energy X-ray absorptiometry，DEXA）用于定义肌肉减少症，但在肝脏疾病中，已采用不同的成像技术。随着其他临床环境（例如，肝细胞癌的诊断和分期、门静脉血栓形成）经常性的需要，成像方法如计算机断层扫描（computer tomography，CT）或磁共振（magnetic resonance，MR），已广泛用于肌肉减少症范围内的肝病学。这导致了该领域中不同的定义、测量和研究设计，并产生了混淆因素，限制了现有研究之间的比较。表 33.1A 总结了用于评估肌肉减少症的最常用工具。尽管肝硬化肌肉减少症的"金标准"仍不清楚，但大多数研究已经建立了不同的临界值和技术。骨骼肌指数（skeletal muscle index，SMI）已成为标准方法。使用 CT 扫描图像分析软件评估 SMI，测量第 3 腰椎处腹部骨骼肌的总横截面积（cm^2）。男性 SMI 的临界值＜$50cm^2/m^2$ 和女性的 SMI＜$39cm^2/m^2$ 的临界值可以更好地区分生存等不良结局，已被用于定义肝硬化中的肌肉减少症[26]。这些测量值源自在北美进行的一项研究，该研究旨在使用来自不同肝硬化患者人群的数据来定义肌肉减少症[27]。尽管如此，用于验证这些临界值的大多数研究都是在失代偿患者或等待肝移植的患者中进行的[28]。在这些研究中，有代偿患者包括在内，但他们中的许多人患有 HCC，这本身会影响肌肉减少症的存在。因此，他们在多大程度上可能代表代偿患者肌肉减少症的可靠标准仍不确定。此外，由于 CT 与电离辐射有关，因此它不是连续随访肌肉减少症代偿患者的理想方法。除了评估肌肉质量外，可用的新半自动软件（即 SlicesOmatic、Analytic Morphomics、Fujifilm Synapse 3D 等）还可以重建身体成分，根据基于 Hounsfield 单位的阈值的组织特异性 CT 评估不同的组织类型。这些技术能够区分脂肪和量化不同组织中的脂肪，即皮下脂肪组织、内脏脂肪组织和肌内脂肪组织。最近的研究集中于将这些改变作为肝病的预后因素。

　　关于衰弱，2017 年，Lai 等人[29]基于 3 项简单测验（握力、仰卧起坐和平衡）评估患者对压力、生理储备减少和功能状态缺陷的衰弱性，验证了一项可预测肝移植等待名单上患者死亡率的评分。"肝脏衰弱指数"（liver frailty index，LFI）在肝病的诊断中得到了广泛的验证，并与预后有关[30]。对量化衰弱所采用的其他测量方法见表 33.1B。

表 33.1　在临床和研究中用于评估肌肉减少症(A)和衰弱(B)的工具的特点

A. 评估肌肉减少症

肌肉减少症评估工具	优点	缺点
中臂肌围	便宜、无创、广泛可用	可重复性低,需专业训练,受皮下脂肪组织损失的影响
生物电阻抗分析	便宜、无创、快速	体液过多,受外界环境影响很大
双能 X 射线吸收法	便宜、无创、广泛可用	受下肢水肿、辐射影响
超声波(大腿肌肉厚度)	便宜、无创、简单、无辐射、不受腹水影响	可重复性差,需专业训练
CT/MR	精确、不受腹水或水肿影响、评估脂肪组织	昂贵、辐射暴露,需重复操作(采用不同的软件)

B. 衰弱性

评估衰弱性的工具	测量的种类	优点	缺点
握力	使用 Jamar dynamometer	便宜、无创、根据分数快速分类	需要仪器设备,上肢测试
步态速度	测量时间,患者需要在地板上不同距离的两条条纹之间行走	便宜、无创、快速	需专业训练
衰弱指标[6]	过去 6 个月非自愿体重减轻≥4.5kg 握力下降 启动动作困难 行走速度降低 疲劳	便宜、无创、按三类分类	耗时,需要仪器设备,需专业训练
简易体能测量表(SPPB)	重复椅上站立 平衡测试(并排、半串联和串联平衡测试) 2.4m 步行测试	便宜、无创、广泛可用、根据分数分类	需专业训练
临床衰弱量表(CFS)[47]	基于 9 个阶段的衰弱等级	便宜、无创、快速、无需专业训练	没有对患者进行直接测试,没有明确的功能测量
肝脏衰弱指数[29]	优势手握力 5 次椅上站立时间 保持 3 个位置平衡的秒数	便宜、无创、广泛可用、根据分数和级别分类,在肝病中得到广泛验证	需要仪器设备,专业训练

代偿期肝病中的肌肉减少症

慢性肝病中的肌肉减少症

　　最近在慢性肝病的初始阶段研究了肌肉减少症,首先是 NAFLD,然后是病毒性肝炎,作为纤维化进展的相关因素。

　　肌肉脂肪变性在 NAFLD 中尤为明显[31]。NAFLD 和肌肉减少症的病理生理学重叠使得确定肌肉减少症是 NASH 的危险因素还是 NASH 的并发症具有挑战性。胰岛素抵抗和炎症增加在这两种情况的发展中起着关键作用。此外,骨骼肌分泌的肌细胞因子(IL-6 和鸢尾素)被认为参与某些代谢变量的调节,例如体重增加控制和胰岛素抵抗[32]。因此,肌肉减少症可能在肝硬化早期发挥作用,尤其是与 NASH 相关时[33]。

　　2015 年,一项韩国队列研究(n=2 761)表明,肌肉减少症与 NAFLD 受试者的显著肝纤维化(通过 NAFLD 纤维化评分和 FIB-4 评估定义为纤维化分期≥2)相关,并且该关联独立于肥胖(OR:2.12,95% CI:1.33～3.38,P<0.001)和胰岛素抵抗(OR:2.68,95% CI:2.06～3.50,P<0.001)。12.2% 的 NAFLD 受试者存在肌肉减少症[34]。此外,SMI 与胰岛素抵抗稳态模型评估(HOMA-IR)呈负相关(P<0.001)。在这个肥胖患者队列中,与其他四分位数相比,最低 SMI 四分位数患 NAFLD 的风险高 5 倍(OR:5.16,95% CI:1.63～

16.33)[35]。事实上,另一项研究表明,在 2 型糖尿病(T2DM)患者中,在体重指数(body mass index,BMI)正常的患者中,肌肉减少症患者的 FIB-4 显著高于没有肌肉减少症的患者(1.66 vs. 1.38,P=0.004)[36]。人们可以推测 NAFLD 和肌肉减少症之间存在相互关系,后者在可能易感的环境中作为纤维化进展的促进剂起作用。关于预后,一项来自美国的非终末期 NAFLD 患者的流行病学研究表明,与没有肌肉减少症的 NAFLD 相比,NAFLD 与更高的全因死亡风险相关(HR=1.78,95%CI:1.16~2.73),特别是与心脏和癌症相关的死亡,但与肝脏无关[37]。

关于病毒性肝炎引起的慢性肝病,一项针对慢性乙型肝炎患者的研究表明,肌肉减少症与显著的纤维化有关,使用 FIB-4 评分进行评估,在调整混杂因素后,这种关联仍然显著。这种关联在肥胖、胰岛素抵抗、代谢综合征和肝脂肪变性亚组中更为明显[38]。来自北美 NHANES 队列的数据显示,与未感染者相比,感染丙型肝炎病毒(hepatitis C virus,HCV)的患者中低肌肉质量(计算为中上臂围)的患病率明显更高。这种关联在没有明显纤维化的患者中也仍然有效,这表明,在 HCV 感染的患者中,即使没有进展期肝病,肌肉减少症也非常普遍[39]。

因此,根据现有数据,所描述的发现提示肌肉减少症与慢性肝病之间存在关联,但没有进一步阐明肌肉减少症是否会加速疾病进展。

代偿期肝硬化中的肌肉减少症

在代偿期肝硬化的情况下,数据很少,特别是针对疾病的早期阶段(表 33.2)。根据现有文献,代偿期的肌肉减少症报告有 10%~30%[40,41],定义为 Child-Pugh(CP)A 级或肝硬化,既往无失代偿发作。在一项根据 CP 分级、终末期肝病模型(end-stage liver disease,MELD)评分和肝静脉压力梯度(hepatic venous pressure gradient,HVPG)对 452 名患者进行分层的研究中,作者发现,肌肉减少症(通过 CT 扫描 L3 SMI 评估)与死亡率相关(HR=2.253,P<0.001),特别是在肝硬化代偿期和早期失代偿期。此外,他们还表明,在最低 SMI 四分位数(即严重肌肉减少症)中,经典的预后指标(即 MELD 评分、CP 分级和 HVPG)无法预测死亡率,这表明根据肌肉减少对这些评分进行分层将更好地评估肝硬化的预后,尤其是在早期[41]。来自同一组的另外两项研究通过 MR 扫描腰肌厚度评估了肌肉减少症,旨在分析肌肉减少症对根据代偿期和失代偿期肝硬化分层的患者死亡率和失代偿率的影响。Beer 等人的第 1 项研究[40]表明,肌肉减少症不能预测两组患者首次或进一步的肝脏失代偿。关于死亡率,肌肉减少症在两组中都是一个危险因素,尽管它仅在代偿期肝硬化中是一个独立的预测因子(HR:2.76,95%CI:1.02~7.42)。1 年后,同一组证实了这一发现,表明肌肉减少症的存在使死亡风险增加了 1 倍,独立于代偿期肝硬化的 HVPG 水平[24]。相比之下,另一项研究未能证明 HVPG 水平与肌肉减少症检测之间存在相关性[25]。尽管如此,作者证明了 CT 总脂肪组织面积、内脏脂肪组织面积及其在 L_3 水平测量的比率与代偿人群的失代偿相关。有趣的是,所有上述 3 项研究都根据 D'Amico 分类[42]的第 1 阶段和第 2 阶段考虑了代偿的定义。关于身体成分,Tapper 等人[15]发表了关于通过将身体成分添加到 MELD 以更好地预测死亡率的广泛分析,其中考虑了肌肉密度、肌肉质量面积、内脏脂肪密度、内脏脂肪面积、皮下脂肪密度、皮下脂肪面积和骨矿物质密度。作者不仅对 CP-A 患者进行了子分析,还对代偿患者(n=111)进行了子分析,发现与 CP-A 组相似,包括形态特征的预测模型显著优于 MELD [C 统计量 0.74(0.62~0.87),P=0.001]。因此,有一些证据表明肌肉减少症似乎甚至在代偿期肝硬化中也起作用,这可能与肝病进展的经典驱动因素无关。

代偿期肝病的衰弱性

虽然衰弱在预测失代偿期肝病的死亡率[43,44]和住院率[45]中的作用已经确定,但关于衰弱性对疾病从代偿期向失代偿期过渡的影响的数据极少。一项针对 882 名肝硬化患者的多中心研究表明,衰弱患者肝硬化进展到下一临床阶段(根据 D'Amico 阶段)或死亡的风险仍然显著更高。与强健患者相比,HR:2.47,95%CI:1.63~3.76,P<0.001,与衰弱前(pre-frail)患者相比,HR:2.04,95%CI:1.56~2.65,P<0.001。有趣的是,衰弱与进展风险或死亡风险增加之间的关联在代偿(第 1 阶段或第 2 阶段)和失代偿患者(第 3~5 阶段)中都存在[8]。另一项对既往没有失代偿史的代偿患者(CP-A 或 CP-B)进行的研究表明:与强健组相比,衰弱

表 33.2　代偿期肝硬化和肌肉减少症的主要研究总结

作者	国家	研究类型	研究目的/结果	肌肉减少症的测量工具	纳入的代偿期肝硬化患者 /%	主要发现
Hara 等, 2016[48]	日本	观察性回顾性	死亡率	BIA	82	肌肉减少症或肌肉减少性肥胖预后较差，在分类为 CP-A 的患者亚群中更为明显
Hikoara 等, 2016[49]	日本	观察性前瞻性	肌肉减少症的患病率	腰大肌指数 CT+手握	330	肌肉减少和肌肉减少症前期存在于肝脏疾病的每个阶段（慢性肝炎、CP-A、CP-B-C）。肌肉减少症的发生随着 CLD 的进展而增加
Benjamin 等, 2017[50]	印度	观察性回顾性	肌肉减少症在 ALD 肝硬化中的患病率	L_3 SMI CT 扫描 + 脂肪组织	47(31.8)	与健康对照组相比，代偿期患者具有更高程度的脂肪增多和相当程度的肌肉丢失
Lucidi 等, 2018[51]	意大利	观察性回顾性	死亡率和代偿失调	中臂肌围（MAMC）和三头肌皮褶厚度（TSF）	45(60)	在 CP-A-B 中，与肌肉质量好的患者相比，肌肉质量低的患者死亡率更高。分类为 CP-A-B 的营养不良患者的死亡率和并发症发生率与 CP-C 相似
Kang 等, 2018[41]	韩国	观察性回顾性	死亡率	L_3 SMI CT 扫描（四分位数）	215(47.6)	骨质疏松症与死亡率有关，特别是与代偿期和早期失代偿的肝硬化有关，但与晚期失代偿的肝硬化相似
Rodrigues 等, 2019[25]	瑞士	观察性回顾性	死亡率和失代偿	L_3 SMI CT 扫描	38[45]	在代偿患者中，TATI 改善了失代偿期的无创性预测
Tapper 等, 2019[15]	美国	观察性前瞻性	死亡率、失代偿和无移植存活率（transplant free-survival）	T_{12} SMI CT 扫描	130[47]	降低的正常肌肉质量与死亡率以及内脏和皮脂肪密度有关 使用竞争风险分析，皮下脂肪密度最能预测 CLD 所有阶段的失代偿
Beer 等, 2020[40]	奥地利	观察性回顾性	失代偿和无移植存活率	MR/CT 腰大肌横向厚度	110(42.9)	肌肉减少症不能预测首次或进一步的肝功能失代偿。在 cACLD 和 dACLD 患者中，肌肉减少症是单变量分析中死亡率的危险因素。在多变量中，肌肉减少症仍然是 cACLD 患者死亡的独立危险因素
Paternostro 等, 2021[24]	奥地利	观察性回顾性	失代偿和无移植存活率	MR 腰大肌横向厚度	54(26.6)	肌肉减少症与代偿和失代偿期患者的首次/进一步失代偿显著相关，并且无论 HVPG 是多少，它都是死亡率的重要预测因子

CT, 计算机断层扫描；MR, 磁共振；HVPG, 肝静脉压力梯度；CLD, 慢性肝病；cACLD, 代偿期进展性肝病；dACLD, 失代偿期进展性肝病；BIA, 生物电阻抗分析；CP, Child-Pugh；TATI, 总脂肪组织指数；SMI, 骨骼肌指数。

患者发生失代偿和计划外住院的累积概率明显更高。这对于属于 CP-B 组的受试者更为明显[9]。尚不确定衰弱（和 / 或潜在因素）在多大程度上可能导致疾病进展，或者衰弱是否代表疾病进展的早期表现。

对现有文献的评价和进一步的方向

　　该领域的大多数文献都有一些局限性。首先，肌肉减少症的定义和测量所采用的工具在不同的研究中差异很大。此外，在所分析的大多数研究中，肝硬化的分期没有明确定义。事实上，只有最近的研究才根据代偿 / 失代偿状态对患者进行分层。然而，很少有研究根据 D'Amico 分类或之前没有失代偿发作来具体说明代偿的定义，而大多数研究假定 CP-A 中的患者处于代偿期，而没有提及之前的失代偿发作。因此，无法证明肌肉减少症作为失代偿驱动因素的真正影响。现有证据的另一个局限性是，并非所有研究都排除了肝细胞癌患者，肝细胞癌本身可能与其他几种肿瘤疾病一样，是肌肉减少症的独立危险因素[46]和强大 / 显著 / 明确的预后风险因素。总体而言，需要进行具有足够随访期的更大规模研究，以正确评估身体成分和功能变化对代偿期肝硬化自然病程的影响。未来的研究应该旨在评估身体成分在较长时期内的变化，并确定肌肉减少症和衰弱以及相关生物学过程在肝硬化早期的预后和因果作用，主要是其在疾病进展中的作用。

（王省 译，吴斌 审校）

参考文献

1. Rosenberg IH. Summary comments. Am J Clin Nutr. 1989;50:1231–3.
2. Bhanji RA, Montano-Loza AJ, Watt KD. Sarcopenia in cirrhosis: looking beyond the skeletal muscle loss to see the systemic disease. Hepatology. 2019;70(6):2193–203.
3. Montano-Loza AJ, Meza-Junco J, Prado CM, Lieffers JR, Baracos VE, Bain VG, et al. Muscle wasting is associated with mortality in patients with cirrhosis. Clin Gastroenterol Hepatol. 2012;10(2):166–73, 73.e1
4. Tandon P, Ney M, Irwin I, Ma MM, Gramlich L, Bain VG, et al. Severe muscle depletion in patients on the liver transplant wait list: its prevalence and independent prognostic value. Liver Transpl. 2012;18(10):1209–16.
5. Montano-Loza AJ. Muscle wasting: a nutritional criterion to prioritize patients for liver transplantation. Curr Opin Clin Nutr Metab Care. 2014;17(3):219–25.
6. Fried LP, Tangen CM, Walston J, Newman AB, Hirsch C, Gottdiener J, et al. Frailty in older adults: evidence for a phenotype. J Gerontol A Biol Sci Med Sci. 2001;56(3):M146–56.
7. Tandon P, Montano-Loza AJ, Lai JC, Dasarathy S, Merli M. Sarcopenia and frailty in decompensated cirrhosis. J Hepatol. 2021;75(Suppl 1):S147–S62.
8. Wang S, Whitlock R, Xu C, Taneja S, Singh S, Abraldes JG, et al. Frailty is associated with increased risk of cirrhosis disease progression and death. Hepatology. 2022;75(3):600–9.
9. Siramolpiwat S, Kiattikunrat K, Soontararatpong R, Pornthisarn B, Vilaichone RK, Chonprasertsuk S, et al. Frailty as tested by the liver frailty index is associated with decompensation and unplanned hospitalization in patients with compensated cirrhosis. Scand J Gastroenterol. 2021;56(10):1210–9.
10. Montano-Loza AJ, Angulo P, Meza-Junco J, Prado CM, Sawyer MB, Beaumont C, et al. Sarcopenic obesity and myosteatosis are associated with higher mortality in patients with cirrhosis. J Cachexia Sarcopenia Muscle. 2016;7(2):126–35.
11. Tapper EB, Finkelstein D, Mittleman MA, Piatkowski G, Lai M. Standard assessments of frailty are validated predictors of mortality in hospitalized patients with cirrhosis. Hepatology. 2015;62(2):584–90.
12. Carey EJ, Lai JC, Sonnenday C, Tapper EB, Tandon P, Duarte-Rojo A, et al. A north American expert opinion statement on sarcopenia in liver transplantation. Hepatology. 2019;70(5):1816–29.
13. Bhanji RA, Moctezuma-Velazquez C, Duarte-Rojo A, Ebadi M, Ghosh S, Rose C, et al. Myosteatosis and sarcopenia are associated with hepatic encephalopathy in patients with cirrhosis. Hepatol Int. 2018;12(4):377–86.
14. Barbero-Becerra VJ, Lopez-Mendez I, Romo-Araiza A, Visag-Castillo V, Chavez-Tapia NC, Uribe M, et al. Sarcopenia in chronic liver diseases: a translational overview. Expert Rev

Gastroenterol Hepatol. 2020;14(5):355–66.

15. Tapper EB, Zhang P, Garg R, Nault T, Leary K, Krishnamurthy V, et al. Body composition predicts mortality and decompensation in compensated cirrhosis patients: a prospective cohort study. JHEP Rep. 2020;2(1):100061.

16. Dasarathy S, Merli M. Sarcopenia from mechanism to diagnosis and treatment in liver disease. J Hepatol. 2016;65(6):1232–44.

17. Dasarathy S, Muc S, Hisamuddin K, Edmison JM, Dodig M, McCullough AJ, et al. Altered expression of genes regulating skeletal muscle mass in the portacaval anastomosis rat. Am J Physiol Gastrointest Liver Physiol. 2007;292(4):G1105–13.

18. Kumar A, Davuluri G, Silva RNE, Engelen M, Ten Have GAM, Prayson R, et al. Ammonia lowering reverses sarcopenia of cirrhosis by restoring skeletal muscle proteostasis. Hepatology. 2017;65(6):2045–58.

19. Qiu J, Thapaliya S, Runkana A, Yang Y, Tsien C, Mohan ML, et al. Hyperammonemia in cirrhosis induces transcriptional regulation of myostatin by an NF-kappaB-mediated mechanism. Proc Natl Acad Sci U S A. 2013;110(45):18162–7.

20. Dasarathy S, Brown JM. Alcoholic liver disease on the rise: Interorgan cross talk driving liver injury. Alcohol Clin Exp Res. 2017;41(5):880–2.

21. Mouries J, Brescia P, Silvestri A, Spadoni I, Sorribas M, Wiest R, et al. Microbiota-driven gut vascular barrier disruption is a prerequisite for non-alcoholic steatohepatitis development. J Hepatol. 2019;71(6):1216–28.

22. Nishikawa H, Enomoto H, Nishiguchi S, Iijima H. Liver cirrhosis and sarcopenia from the viewpoint of dysbiosis. Int J Mol Sci. 2020;21(15):5254.

23. Batsis JA, Villareal DT. Sarcopenic obesity in older adults: aetiology, epidemiology and treatment strategies. Nat Rev Endocrinol. 2018;14(9):513–37.

24. Paternostro R, Bardach C, Hofer BS, Scheiner B, Schwabl P, Asenbaum U, et al. Prognostic impact of sarcopenia in cirrhotic patients stratified by different severity of portal hypertension. Liver Int. 2021;41(4):799–809.

25. Rodrigues SG, Brabandt B, Stirnimann G, Maurer MH, Berzigotti A. Adipopenia correlates with higher portal pressure in patients with cirrhosis. Liver Int. 2019;39(9):1672–81.

26. European Association for the Study of the Liver. EASL clinical practice guidelines on nutrition in chronic liver disease. J Hepatol. 2019;70(1):172–93.

27. Carey EJ, Lai JC, Wang CW, Dasarathy S, Lobach I, Montano-Loza AJ, et al. A multicenter study to define sarcopenia in patients with end-stage liver disease. Liver Transpl. 2017;23(5):625–33.

28. Kalafateli M, Mantzoukis K, Choi Yau Y, Mohammad AO, Arora S, Rodrigues S, et al. Malnutrition and sarcopenia predict post-liver transplantation outcomes independently of the model for end-stage liver disease score. J Cachexia Sarcopenia Muscle. 2017;8(1):113–21.

29. Lai JC, Covinsky KE, Dodge JL, Boscardin WJ, Segev DL, Roberts JP, et al. Development of a novel frailty index to predict mortality in patients with end-stage liver disease. Hepatology. 2017;66(2):564–74.

30. Lai JC, Rahimi RS, Verna EC, Kappus MR, Dunn MA, McAdams-DeMarco M, et al. Frailty associated with waitlist mortality independent of ascites and hepatic encephalopathy in a multicenter study. Gastroenterology. 2019;156(6):1675–82.

31. Bhanji RA, Narayanan P, Allen AM, Malhi H, Watt KD. Sarcopenia in hiding: the risk and consequence of underestimating muscle dysfunction in nonalcoholic steatohepatitis. Hepatology. 2017;66(6):2055–65.

32. Dasarathy S. Is the adiponectin-AMPK-mitochondrial axis involved in progression of nonalcoholic fatty liver disease? Hepatology. 2014;60(1):22–5.

33. Li AA, Kim D, Ahmed A. Association of Sarcopenia and NAFLD: an overview. Clin Liver Dis (Hoboken). 2020;16(2):73–6.

34. Lee YH, Kim SU, Song K, Park JY, Kim DY, Ahn SH, et al. Sarcopenia is associated with significant liver fibrosis independently of obesity and insulin resistance in nonalcoholic fatty liver disease: Nationwide surveys (KNHANES 2008-2011). Hepatology. 2016;63(3):776–86.

35. Hong HC, Hwang SY, Choi HY, Yoo HJ, Seo JA, Kim SG, et al. Relationship between sarcopenia and nonalcoholic fatty liver disease: the Korean Sarcopenic obesity study. Hepatology. 2014;59(5):1772–8.

36. Sung MJ, Lim TS, Jeon MY, Lee HW, Kim BK, Kim DY, et al. Sarcopenia is independently associated with the degree of liver fibrosis in patients with type 2 diabetes mellitus. Gut Liver. 2020;14(5):626–35.

37. Golabi P, Gerber L, Paik JM, Deshpande R, de Avila L, Younossi ZM. Contribution of sarcopenia and physical inactivity to mortality in people with non-alcoholic fatty liver disease. JHEP

Rep. 2020;2(6):100171.

38. Han E, Lee YH, Kim BK, Park JY, Kim DY, Ahn SH, et al. Sarcopenia is associated with the risk of significant liver fibrosis in metabolically unhealthy subjects with chronic hepatitis B. Aliment Pharmacol Ther. 2018;48(3):300–12.

39. Gowda C, Compher C, Amorosa VK, Lo Re V 3rd. Association between chronic hepatitis C virus infection and low muscle mass in US adults. J Viral Hepat. 2014;21(12):938–43.

40. Beer L, Bastati N, Ba-Ssalamah A, Potter-Lang S, Lampichler K, Bican Y, et al. MRI-defined sarcopenia predicts mortality in patients with chronic liver disease. Liver Int. 2020;40(11):2797–807.

41. Kang SH, Jeong WK, Baik SK, Cha SH, Kim MY. Impact of sarcopenia on prognostic value of cirrhosis: going beyond the hepatic venous pressure gradient and MELD score. J Cachexia Sarcopenia Muscle. 2018;9(5):860–70.

42. D'Amico G, Garcia-Tsao G, Pagliaro L. Natural history and prognostic indicators of survival in cirrhosis: a systematic review of 118 studies. J Hepatol. 2006;44(1):217–31.

43. Lai JC, Ganger DR, Volk ML, Dodge JL, Dunn MA, Duarte-Rojo A, et al. Association of Frailty and sex with Wait List Mortality in liver transplant candidates in the multicenter functional assessment in liver transplantation (FrAILT) study. JAMA Surg. 2021;156(3):256–62.

44. Haugen CE, McAdams-DeMarco M, Holscher CM, Ying H, Gurakar AO, Garonzik-Wang J, et al. Multicenter study of age, frailty, and waitlist mortality among liver transplant candidates. Ann Surg. 2020;271(6):1132–6.

45. Shah S, Goldberg DS, Kaplan DE, Sundaram V, Taddei TH, Mahmud N. Patient frailty is independently associated with the risk of hospitalization for acute-on-chronic liver failure. Liver Transpl. 2021;27(1):16–26.

46. Argiles JM, Busquets S, Stemmler B, Lopez-Soriano FJ. Cachexia and sarcopenia: mechanisms and potential targets for intervention. Curr Opin Pharmacol. 2015;22:100–6.

47. Rockwood K, Song X, MacKnight C, Bergman H, Hogan DB, McDowell I, et al. A global clinical measure of fitness and frailty in elderly people. CMAJ. 2005;173(5):489–95.

48. Hara N, Iwasa M, Sugimoto R, Mifuji-Moroka R, Yoshikawa K, Terasaka E, et al. Sarcopenia and Sarcopenic obesity are prognostic factors for overall survival in patients with cirrhosis. Intern Med. 2016;55(8):863–70.

49. Hiraoka A, Michitaka K, Ueki H, Kaneto M, Aibiki T, Okudaira T, et al. Sarcopenia and two types of presarcopenia in Japanese patients with chronic liver disease. Eur J Gastroenterol Hepatol. 2016;28(8):940–7.

50. Benjamin J, Shasthry V, Kaal CR, Anand L, Bhardwaj A, Pandit V, et al. Characterization of body composition and definition of sarcopenia in patients with alcoholic cirrhosis: a computed tomography based study. Liver Int. 2017;37(11):1668–74.

51. Lucidi C, Lattanzi B, Di Gregorio V, Incicco S, D'Ambrosio D, Venditti M, et al. A low muscle mass increases mortality in compensated cirrhotic patients with sepsis. Liver Int. 2018;38(5):851–7.

第 34 章　β 受体阻滞剂预防代偿期肝硬化伴临床显著门静脉高压患者失代偿

Càndid Villanueva，Dhiraj Tripathi，Susana G. Rodrigues，Ferran Torres，Cristina Ripoll，Jaime Bosch

缩写

CI	confidence interval	置信区间
CSPH	clinically significant portal hypertension	临床显著门静脉高压
FU	follow-up	随访
HVPG	hepatic venous pressure gradient	肝静脉压力梯度
INR	International normalized ratio	国际标准化比值
MELD	model for end stage liver disease	终末期肝病模型
NSBB	non-selective β-blocker	非选择性 β 受体阻滞剂
OLT	ortothopic liver transplantation	原位肝移植
PH	portal hypertension	门静脉高压
RCT	randomized controlled trial	随机对照试验
SD	standard deviation	标准差
SHR	subdistribution hazard ratio	亚分布危险比

随着时间的推移，肝硬化从代偿期发展到失代偿期决定了预期寿命的显著下降[1,2]。门静脉高压（portal hypertension，PH）是失代偿的主要决定因素[1,3]。临床显著门静脉高压（clinically significant portal hypertension，CSPH）被定义为肝静脉压力梯度（hepatic venous pressure gradient，HVPG）≥10mmHg，因为在达到该阈值之前，失代偿几乎不会发生[4]。因此，CSPH 定义了代偿期肝硬化亚期，其失代偿风险较高。CSPH 也是静脉曲张发展的阈值，它确定了 CSPH 代偿期肝硬化的一个亚阶段，因为已知已经发生静脉曲张的患者会增加失代偿的风险[5,6]。

代偿期肝硬化门静脉高压的进展及失代偿的风险

根据基于噻吗洛尔临床试验的巢氏研究，在代偿期肝硬化中，低蛋白血症、MELD 评分和肥胖是失代偿的预测因素[7,8]。然而，门静脉高压的严重程度仍然是失代偿风险的更强决定因素[5,6]。噻吗洛尔和 PREDESCI 研究证实了这一点，这两项研究都是针对代偿期肝硬化患者失代偿的长期预防的大型试验[7,9]。这些研究表明，一旦 CSPH 进展，失代偿风险会随着 HVPG 值增加而增加（见第 35 章）。

肝血管阻力增加是导致早期代偿期肝硬化门静脉高压的主要因素，并与多种因素有关，包括肝窦重塑、内皮功能障碍、原纤维细胞外基质积聚、血管闭塞和结节形成[10]。在这一阶段，即使是轻微的门静脉压力升高也可能激活血管舒张和血管生成信号，伴随着门静脉系统侧支的发展和进行性内脏血管舒张。随后门静脉血流增加导致高动力循环的发展[11]。病因的持续存在通过促进病原体相关分子模式或损伤相关分子模式的全身传递[12,13]，可能有利于促炎细胞因子的释放[12,13]。这可能进一步增加肝内血管阻力，加剧内脏血管舒张和高动力循环，进入恶性循环，加剧门静脉高压，最终导致失代偿[14]。此外，肝纤维化增加了组织硬度，通过机械感应途径进一步激活肝星状细胞，使窦状内皮细胞和巨噬细胞去分化，这代表了持续纤维化和疾病进展的自我维持机制[15]。

代偿期肝硬化伴 CSPH 患者：NSBB 的理想目标人群

实验和临床研究表明，肝硬化患者的内脏血管舒张和高动力循环在病程中呈进行性发展[11,14]。在代偿期肝硬化中，CSPH 患者的高动力循环比轻度门静脉高压患者（即 HVPG 在 5～10mmHg）[16]更明显。在 CSPH 患者中，已发生静脉曲张的患者比未发生静脉曲张患者的高动力循环更为突出[17,18]。此外，失代偿期肝硬化患者的高动力循环比代偿期患者明显得多，门静脉压力也较高[18]。因此，肝硬化从代偿期进展到失代偿期与 HVPG 增加和内脏血管扩张的发展相关[17,18]。心率和心输出量逐渐增加，直到失代偿末期，此时可能会出现心脏代偿储备减少，这主要表现在感染或 ACLF 等应激情况下，并可能对生存产生负面影响[13,17,18]。

非选择性 β 受体阻滞剂（non-selective beta-blocker，NSBB）通过诱导 β_1 肾上腺素能阻滞（降低心率和心输出量）和 β_2 肾上腺素能阻滞（由于无拮抗的 α 肾上腺素能张力）引起内脏血管收缩，从而降低内脏血流量来降低门静脉压力。与此一致，NSBB 在 CSPH 和高动力循环建立良好的患者中比 HVPG<10mmHg 并持续进展的患者有更好的门静脉压力降低作用[16]。事实上，在 CSPH 患者中，NSBB 降低门静脉压力的效果是亚临床门静脉高压患者的 2 倍（−16%±12% vs.−8%±9%，$P<0.01$）[16]。在轻度门静脉高压患者中，其他疗法可能比 NSBB 更合适。作用于星状细胞激活、内皮功能障碍和／或血管收缩途径的药物可能通过减少肝纤维化和肝内血管抵抗[19]来有效地阻止此类患者疾病进展和发展成为 CSPH。实际上，他汀类药物已经取得了很好的效果[20-22]，抗纤维化药物的研究也在不断进展[23]。另外，NSBB 在无高危静脉曲张的 CSPH 代偿患者中诱导的 HVPG 降低作用与接受静脉曲张出血一级或二级预防治疗的患者相似[24,25]，NSBB 在预防静脉曲张出血方面的疗效已得到很好的证明[26,27]。

据推测，在伴有广泛侧支的进展期肝硬化患者中，由于无拮抗的 α 肾上腺素能血管收缩[28]，对 NSBB 的反应（HVPG 降低）可能会受到伴随的肝和门静脉侧支阻力增加的阻碍。实际上，在 NSBB 的长期治疗下，尽管实现了更大程度的长期 β 阻断（心率和心输出量降低更多），动脉压[18]降低更多，失代偿期患者 HVPG 的降低作用还是略小于代偿期患者。这种对 NSBB 的迟钝反应有部分原因可能是与失代偿患者更严重的血管功能障碍有关，血管活性蛋白[29]的失调导致收缩力降低。无论如何，目前的证据表明，代偿期肝硬化伴 CSPH 患者可能是 NSBB 治疗的最大受益人群。

NSBB 的血流动力学效应对临床结局的影响

观察性研究表明，当患者对 NSBB 表现出满意的血流动力学应答时，失代偿风险有所改善[24,30]。在 PREDESCI 研究中，NSBB 的长期治疗决定了长期随访期间门静脉压力的持续降低，而安慰剂组中没有观察到[9]。与临床相关的 HVPG 下降，如从基线下降>10% 或降至<10mmHg，接受 NSBB 治疗的患者比例更高[9]。研究表明，HVPG 的持续降低与腹水发生率的显著降低相关，这强调了门静脉高压在腹水发生中的致病相关性。这一点已经从会显著降低门静脉压力的门静脉系统衍生手术（如手术分流或 TIPS）的经验中得知[31-33]。此外，PREDESCI 研究表明，这种对腹水的有益作用也可能发生在门静脉压力降低不明显的情况下。与此同时，这项研究表明，在随访期间每一年的对照中，与失代偿患者相比，保持代偿的患者的 HVPG 都较低[9]。

NSBB 预防代偿期肝硬化患者的失代偿

大量 RCT 和荟萃分析都显示 NSBB 可有效预防肝硬化伴高危静脉曲张患者的静脉曲张出血[3,27,34]。最近，PREDESCI 研究进一步证明 NSBB 还可能通过防止腹水的发生来预防代偿期肝硬化伴 CSPH 的失代偿[9]。这是首次临床证明腹水可以通过安全的药物治疗[9]进行有效预防。此前，在噻吗洛尔试验中，NSBB 未能预防代偿期肝硬化[7]患者静脉曲张的发生。然而，只有无静脉曲张的患者被纳入了噻吗洛尔试验，而且很大一部分（近 40%）甚至没有发展成 CSPH。因此，在噻吗洛尔试验中，高动力循环进展、对 NSBB[7]潜在反应能力低的低风险患者比例较高。然而，通过引入 CSPH 的概念，噻吗洛尔试验提供了相关的进一步认知[4]。这被用作 PREDESCI 研究的纳入标准，加强了 NSBB 在代偿期肝硬化[4]中的价值。PREDESCI 研究中每年的 NSBB 对照中 HVPG 显著降低的发现强调了充分选择患者(仅包括 HVPG≥10mmHg 的患者)的重要性,而在噻吗洛尔试验的任何时间点都没有观察到[7,9]。

PREDESCI 研究的亚组分析表明,NSBB 治疗在已经发生静脉曲张的患者(只包括小静脉曲张的患者)中特别成功[9]。总体而言,静脉曲张患者发生主要终点(无失代偿的生存率)的风险高于无静脉曲张患者(SHR:1.67,95%CI:1.0~3.34)。在安慰剂组,主要终点在有静脉曲张的患者中发生 34%,而在没有静脉曲张的患者中仅发生 16%。NSBB 降低了静脉曲张患者(SHR:0.39,95%CI:0.27~0.88)和无静脉曲张患者失代偿的发生率,尽管在无静脉曲张患者中效果不太明显(SHR:0.84,95%CI:0.29~2.44)[9]。然而,在解释这样的亚组分析时应特别注意,以避免错误或误导性的结论[35,36]。PREDESCI 研究证明 NSBB 主要通过预防腹水发生来预防代偿期肝硬化伴 CSPH 患者(包括小静脉曲张或无静脉曲张)失代偿。静脉曲张患者获益更大的事实可能只是反映了他们更大的基线风险。

PREDESCI 研究对于已经出现"高危静脉曲张"的代偿期患者也具有重要意义。到目前为止,指南建议使用 NSBB 或 EVL 进行预防性治疗以防止这些患者出血,因为这两种疗法在代偿期或失代偿期肝硬化患者的 RCT 中均显示出相似的疗效[3,37,38]。然而,PREDESCI 的研究证明 NSBB 也可以预防腹水(一种比出血发生更频繁的失代偿事件),挑战了这一建议。预防腹水的额外好处显然有利于所有无禁忌证或无不耐受的患者使用 NSBB 治疗,因为内镜套扎不能提供这种好处。

Baveno Ⅶ共识研讨会进行的个体患者数据(individual patient data,IPD)荟萃分析进一步支持高危静脉曲张代偿期患者 NSBB 优于 EVL。这项 IPD 荟萃分析精确地调查了 NSBB 在代偿期肝硬化伴高危静脉曲张患者中是否比 EVL 更适合。IPD 荟萃分析提供了一个独特的可能性,允许对随机对照试验中纳入的比较 NSBB 与 EVL 的患者个体水平数据进行再分析,提供了更大的样本量,并允许使用时间 - 事件和竞争风险方法进行分析。IPD 荟萃分析也有助于根据失代偿对风险进行分层,从而将肝硬化作为一种多状态疾病和时间依赖性事件的结果进行适当调查[39]。确定了比较 NSBB 与 EVL(无论是单药治疗还是联合治疗)用于出血一级预防的 RCT,然后使用竞争风险时间 - 事件方法对提供数据的研究进行 IPD 荟萃分析。重要的是,分析是根据以前的肝硬化失代偿进行分层的。最后,11 项研究纳入 1 400 例肝硬化和高危静脉曲张患者的 IPD,其中 656 例代偿期肝硬化。初步数据表明,与 PREDESCI 研究一致,NSBB 在代偿期肝硬化患者中可能比 EVL 更有价值。总体而言,EVL 患者与 NSBB 患者的死亡风险相似(SHR:1.04,95%CI:0.71~1.52,P=0.848),RCT 之间存在异质性(表 34.1)。在考虑代偿期肝硬化患者时,与 EVL 相比,NSBB 的死亡

表 34.1　NSBB 与 EVL 在预防高危静脉曲张患者首次出血方面的对比,根据肝硬化代偿情况进行分层、(竞争风险 IPD 分析)[a]

	EVL[b]	NSBB[b]	SHR(95%CI)[c]	P	Q 统计	I²(95%CI)
死亡[d]						
整体人群	112/30/60 974	115/15/69 238	1.04(0.71~1.52)	0.848	<0.001	77(60~87)
代偿期人群	44/11/16 141	31/5/20 794	1.76(1.11~2.77)	0.016	0.953	0.0(0.0~0.0)
首次出血[e]						
整体人群	62/106/56 243	80/96/63 968	0.85(0.56~1.29)	0.446	<0.001	75(55~86)
代偿期人群	28/36/14 410	40/23/19 103	0.94(0.47~1.87)	0.855	0.088	44(0.0~71)
腹水[e]						
整体人群	142/51/39 338	90/51/50 760	1.6(1.09~2.41)	0.016	<0.001	83(69~91)
代偿期人群	22/14/6 611	13/10/12 190	2.66(1.36~5.19)	0.004	0.626	0.0(0.0~0.0)

[a] 该表显示了 NSBB 与 EVL 比较研究的竞争风险 IPD 荟萃分析的合并值,仅显示 EVL 与 NSBB 的合并值。根据患者是否有代偿期肝硬化进行分层分析。

[b] 描述性统计事件 /(竞争事件)/ 人年。

[c] 表明 EVL 患者与 NSBB 患者的子分布危险比。CI 代表置信区间。

[d] 通过竞争风险分析(OLT 作为竞争事件)。

[e] 通过竞争风险分析(死亡和 OLT 作为竞争事件)。

风险几乎降低了一半（SHR：0.57，95%CI：0.36～0.90，P=0.016），没有显著的异质性（表 34.1）。将 EVL 添加到 NSBB 并没有提供任何进一步的好处。代偿期患者 NSBB 的生存增加主要是由于发生腹水的风险大大降低（SHR：0.38，95%CI：0.19～0.73，P=0.004），首次出血风险相似（SHR：0.94，95%CI：0.47～0.87，P=0.855），两项分析均无显著异质性。与单独使用 NSBB 相比，在 NSBB 中添加 EVL 既没有改善出血风险，也没有改善腹水风险。这些结果有力地支持了这样一个概念，即在代偿期肝硬化伴高危静脉曲张患者中，NSBB 优于 EVL，因为在出血风险相似的基础上，NSBB 还能降低发生腹水的风险，并显著提高生存率。

代偿期肝硬化患者的首选 β 受体阻滞剂：卡维地洛

卡维地洛比普萘洛尔、纳多洛尔等经典 NSBB 具有更强的降低门静脉压力作用，可在既往对经典 NSBB 无应答的患者中实现血流动力学应答[40-42]。在 PREDESCI 试验的急性应答试验[9]中卡维地洛仅给予先前对普萘洛尔无应答的患者。尽管卡维地洛仅用于反应较差的潜在候选者，但其长期降低 HVPG 的效果仍然明显高于普萘洛尔（用于先前应答者）。卡维地洛在 12 个月（16%±3% vs. 10%±2%，P=0.036）和 24 个月（15%±4% vs. 9%±3%，P=0.048）时 HVPG 下降幅度更大。卡维地洛更明显的门静脉压降低作用可能是由于其抗 α 肾上腺素能活性以及增强肝内 NO 释放，从而降低肝内血管阻力[43,44]，这是导致代偿期肝硬化门静脉高压的关键因素[10,15]。这些数据表明卡维地洛在代偿期肝硬化中可能特别适用。PREDESCI 研究显示，与普萘洛尔相比，代偿期患者使用卡维地洛有更好的预后和更好的依从性，这表明患者耐受性更好[9]。此外，实验室研究表明卡维地洛还可能具有抗氧化等多效性作用，并可改善炎症和纤维化[45,46]。这些作用也可能有助于避免失代偿。此外，几个 RCT 的经验提示卡维地洛可以有效防止小静脉曲张扩大[47]，预防高危静脉曲张患者的首次出血[48]，甚至可以改善代偿或失代偿期肝硬化患者的长期生存[49]。

Baveno Ⅶ共识研讨会开展的另一项 IPD 荟萃分析的目的是调查卡维地洛是否有助于预防代偿期肝硬化患者失代偿和改善其生存率[50]。在高危静脉曲张患者比较卡维地洛与未接受积极治疗或接受 EVL 的对照组，使用 RCT 的竞争风险时间 - 事件 IPD 荟萃分析进行研究。该研究仅纳入代偿期患者。死亡和 OLT 是失代偿的竞争事件，OLT 是死亡的竞争事件。使用 IPTW 方法对基线协变量的倾向性评分对模型进行调整。IPD 荟萃分析最终纳入 4 项 RCT，包括 352 例代偿期肝硬化患者，其中 181 例使用卡维地洛治疗，171 例作为对照组[50]。两组间基线特征相似。本研究显示，卡维地洛组肝硬化失代偿的风险较对照组低（SHR：0.506，95%CI：0.289～0.887，P=0.017），且无显著异质性（图 34.1）。这主要是由于卡维地洛可显著降低腹水发生的风险（SHR：0.491，95%CI：0.247～0.974，P=0.042）。与对照组相比，卡维地洛组死亡风险也显著降低（SHR：0.417，95%CI：0.194～0.896，P=0.025），同样无异质性（见图 34.1）。因此，这项 IPD 荟萃分析与 PREDESCI 研究一致，表明卡维地洛长期治疗可以防止肝硬化伴 CSPH 失代偿，显著提高代偿期伴 CSPH 患者的生存率。这表明通过筛查代偿期肝硬化患者的 CSPH 发展来启动卡维地洛治疗可能是有益的。

结论

总而言之，目前的证据表明，在代偿期肝硬化伴 CSPH 患者中，NSBB 可能主要通过改善腹水发生的风险来预防向失代偿方向的进展。这显然可能代表了代偿期肝硬化患者管理的模式转变，因为到目前为止，直到出现高危静脉曲张，代偿期肝硬化患者才有治疗指征。然而，基于 PREDESCI 研究结果显示 NSBB 对无高危静脉曲张的 CSPH 代偿患者的疗效，这种适应证可以扩展。此外，最近的一项 IPD 荟萃分析表明，长期使用卡维地洛治疗除了预防失代偿外，还可以显著提高代偿期 CSPH 患者的生存率。在高危静脉曲张患者中，以前建议用 NSBB 或 EVL 预防首次出血。然而，最近的数据表明，代偿期伴高危静脉曲张患者使用 NSBB 可能有更大的好处，除了出血外，NSBB 还显示出预防腹水的作用，并且在代偿期肝硬化中也显示出比 EVL 更好的生存益处。

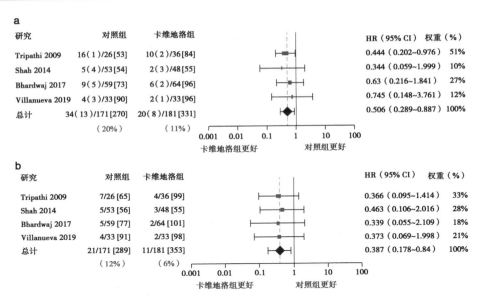

图 34.1　通过竞争风险 IPD 荟萃分析（死亡和 OLT 是失代偿的竞争事件，OLT 是死亡的竞争事件），卡维地洛治疗或对照治疗（安慰剂或 EVL）的代偿期患者中，肝硬化失代偿风险（a）和死亡风险（b）的森林图。（a）卡维地洛组肝硬化失代偿的风险显著低于对照组（P=0.017），无显著异质性（Q=0.67，P=0.880 2；I^2=0.0%，95%CI：0.0%～31.5%）。（b）卡维地洛组的死亡风险显著低于对照组（P=0.016），无显著异质性（Q=0.09，P=0.993 4；I^2=0.0%，95%CI：0.0%～0.0%）

（王省 译，吴斌 审校）

参考文献

1. Tsochatzis EA, Bosch J, Burroughs AK. Liver cirrhosis. Lancet. 2014;383:1749–61.
2. D'Amico G, Garcia-Tsao G, Pagliaro L. Natural history and prognostic indicators of survival in cirrhosis: a systematic review of 118 studies. J Hepatol. 2006;44:217–31.
3. Garcia-Tsao G, Abraldes JG, Berzigotti A, Bosch J. Portal hypertensive bleeding in cirrhosis: risk stratification, diagnosis and management: 2016 practice guidance by the American Association for the Study of Liver Diseases. Hepatology. 2017;65:310–35.
4. Ripoll C, Groszmann R, Garcia-Tsao G, Grace N, Burroughs A, Planas R, et al. Hepatic venous pressure gradient predicts clinical decompensation in patients with compensated cirrhosis. Gastroenterology. 2007;133:481–8.
5. D'Amico G, Pasta L, Morabito A, et al. Competing risks and prognostic stages of cirrhosis: a 25-year inception cohort study of 494 patients. Aliment Pharmacol Ther. 2014;39:1180–93.
6. Garcia-Tsao G, Friedman S, Iredale J, Pinzani M. Now there are many (stages) where before there was one: in search of pathophysiological classification of cirrhosis. Hepatology. 2010;51:1445–9.
7. Groszmann RJ, Garcia-Tsao G, Bosch J, et al. Beta-blockers to prevent gastroesophageal varices in patients with cirrhosis. N Engl J Med. 2005;353:2254–61.
8. Berzigotti A, Garcia-Tsao G, Bosch J, Grace ND, Burroughs AK, Morillas R, et al. Obesity is an independent risk factor for clinical decompensation in patients with cirrhosis. Hepatology. 2011;54:555–61.
9. Villanueva C, Albillos A, Genescà J, Garcia-Pagan J, Calleja JL, Bosch J, et al. β blockers to prevent decompensation of cirrhosis in patients with clinically significant portal hypertension (PREDESCI): a randomised, double-blind, placebo-controlled multicentre trial. Lancet. 2019;393:1597–608.
10. García-Pagán JC, Gracia-Sancho J, Bosch J. Functional aspects on the pathophysiology of portal hypertension in cirrhosis. J Hepatol. 2012;57:458–61.
11. Sikuler E, Groszmann RJ. Interaction of flow and resistance in maintenance of portal hyperten-

sion in a rat model. Am J Physiol. 1986;250:G205–12.

12. Albillos A, de Gottardi A, Rescigno M. The gut-liver axis in liver disease: pathophysiological basis for therapy. J Hepatol. 2020;72:558–77.

13. Bernardi M, Moreau R, Angeli P, Schnabl B, Arroyo V. Mechanisms of decompensation and organ failure in cirrhosis: from peripheral arterial vasodilation to systemic inflammation hypothesis. J Hepatol. 2015;63:1272–84.

14. Iwakiri Y, Groszmann RJ. The hyperdynamic circulation of chronic liver diseases: from the patient to the molecule. Hepatology. 2006;43(Suppl 1):S121–31.

15. Guixé-Muntet S, Ortega-Ribera M, Wang C, Selicean S, Andreu I, Kechagia JZ, Fondevila C, Roca-Cusachs P, Dufour JF, Bosch J, Berzigotti A, Gracia-Sancho J. Nuclear deformation mediates liver cell mechanosensing in cirrhosis. JHEP Rep. 2020;2(5):100145.

16. Villanueva C, Albillos A, Genescà J, et al. Development of hyperdynamic circulation and response to β-blockers in compensated cirrhosis with portal hypertension. Hepatology. 2016;63:197–206.

17. Turco L, Garcia-Tsao G, Magnani I, et al. Cardiopulmonary hemodynamics and C-reactive protein as prognostic indicators in compensated and decompensated cirrhosis. J Hepatol. 2018;68:949–58.

18. Alvarado-Tapias E, Ardevol G-GM, MontañésR PO, Cuyas B, Graupera I, Brujats A, Vilades D, Colomo A, Poca M, Torras X, Guarner C, Concepción M, Aracil C, Torres F, Villanueva C. Short-term hemodynamic effects of b-blockers influence survival of patients with decompensated cirrhosis. J Hepatol. 2020;73:829–41.

19. Bosch J, Abraldes JG, Fernández M, García-Pagán JC. Hepatic endothelial dysfunction and abnormal angiogenesis: new targets in the treatment of portal hypertension. J Hepatol. 2010;53:558–67.

20. Abraldes JG, Villanueva C, Aracil C, Turnes J, Hernandez-Guerra M, Genescan J, Rodriguez M, Castellote J, García-Pagán JC, Torres F, Calleja JL, Albillos A, Boschet J. Addition of simvastatin to standard therapy for the prevention of variceal rebleeding does not reduce rebleeding but increases survival in patients with cirrhosis. Gastroenterology. 2016;150:1160–70.

21. Mohanty A, Tate JP, Garcia-Tsao G. Statins are associated with a decreased risk of decompensation and death in veterans with hepatitis C-related compensated cirrhosis. Gastroenterology. 2016;150:430–40.

22. Kaplan DE, Serper MA, Mehta R, Fox R, John B, Aytaman A, Baytarian M, Hunt K, Albrecht J, Njei B, Taddei TH. Effects of hypercholesterolemia and statin exposure on survival in a large National Cohort of patients with cirrhosis. Gastroenterology. 2019;156:1693–706.

23. Schierwagen R, Klein S, Uschner F, Trebicka J. Novel targets and drug development in portal hypertension. Curr Hepatol Rep. 2019;18:187–96.

24. D'Amico G, Garcia-Pagan JC, Luca A, Bosch J. Hepatic vein pressure gradient reduction and prevention of variceal bleeding in cirrhosis: a systematic review. Gastroenterology. 2006;131:1611–24.

25. Villanueva C, Aracil C, Colomo A, Hernández-Gea V, López-Balaguer JM, Alvarez-Urturi C, et al. Acute hemodynamic response to beta-blockers and prediction of long-term outcome in primary prophylaxis of variceal bleeding. Gastroenterology. 2009;137:119–28.

26. D'Amico G, Pagliaro L, Bosch J. Pharmacological treatment of portal hypertension: an evidence-based approach. Semin Liver Dis. 1999;19:475–505.

27. Rodrigues SG, Mendoza YP, Bosch J. Beta-blockers in cirrhosis: evidence-based indications and limitations. JHEP Rep. 2019;2(1):100063.

28. Kroeger RJ, Groszmann RJ. Increased portal venous resistance hinders portal pressure reduction during the administration of β-adrenergic blocking agents in a portal hypertensive model. Hepatology. 1985;5:97–101.

29. Trebicka J, Von Heydebrand M, Lehmann J, et al. Assessment of response to beta-blockers by expression of βarr2 and RhoA/ROCK2 in antrum mucosa in cirrhotic patients. J Hepatol. 2016;64:1265–73.

30. Hernández-Gea V, Aracil C, Colomo A, et al. Development of ascites in compensated cirrhosis with severe portal hypertension treated with β-blockers. Am J Gastroenterol. 2012;107:418–27.

31. Salerno F, Cammà C, Enea M, Rössle M, Wong F. Transjugular intrahepatic portosystemic shunt for refractory ascites: a meta-analysis of individual patient data. Gastroenterology. 2007;133:825–34.

32. García-Pagán JC, Saffo S, Mandorfer M, Garcia-Tsao G. Where does TIPS fit in the management of patients withcirrhosis? JHEP Rep. 2020;2(4):100122.

33. Bosch J. Small diameter shunts should lead to safe expansion of the use of TIPS. J Hepatol. 2021;74:230–4.

34. Sharma M, Singh S, Desai V, et al. Comparison of therapies for primary prevention of esophageal variceal bleeding: a systematic review and network meta-analysis. Hepatology. 2019;69:1657–75.

35. Peto R. Current misconception 3: that subgroup-specific trial mortality results often provide a good basis for individualising patient care. Br J Cancer. 2011;104(7):1057–8.

36. Ciolino JD, Spino C, Ambrosius WT, Khalatbari S, Cayetano SM, Lapidus JA, Nietert PJ, Oster RA, Perkins SM, Pollock BH, Pomann GM, Price LL, Rice TW, Tosteson TD, Lindsell CJ, Spratt H. Guidance for biostatisticians on their essential contributions to clinical and translational research protocol review. J Clin Transl Sci. 2021;5(1):e161.

37. De Franchis R. Expanding consensus in portal hypertension. Report of the Baveno Ⅵ consensus workshop: stratifying risk and individualizing care for portal hypertension. Revising consensus in portal hypertension. J Hepatol. 2015;63:743–52.

38. European Association for the Study of the Liver. EASL Clinical Practice Guidelines for the management of patients with decompensated cirrhosis. J Hepatol. 2018;69:406–60.

39. Riley RD, Lambert PC, Abo-Zaid G. Meta-analysis of individual participant data: rationale, conduct, and reporting. BMJ. 2010;340:c221.

40. Sinagra E, Perricone G, D'Amico M, et al. Systematic review with meta-analysis: the haemodynamic effects of carvedilol compared with propranolol for portal hypertension in cirrhosis. Aliment Pharmacol Ther. 2014;39:557–68.

41. Reiberger T, Ulbrich G, Ferlitsch A, Payer BA, Schwabl P, Pinter M, et al. Carvedilol for primary prophylaxis of variceal bleeding in cirrhotic patients with haemodynamic non-response to propranolol. Gut. 2013;62:1634–41.

42. Zacharias AP, Jeyaraj R, Hobolth L, Bendtsen F, Gluud LL, Morgan MY. Carvedilol versus traditional, non-selective beta-blockers for adults with cirrhosis and gastroesophageal varices. Cochrane Database Syst Rev. 2018;10(10):CD011510. https://doi.org/10.1002/14651858. CD011510.pub2.

43. Frishman WH. Carvedilol. N Engl J Med. 1998;339:1759–65.

44. Bosch J. Carvedilol for portal hypertension in patients with cirrhosis. Hepatology. 2010; 51:2214–8.

45. Akbas H, Ozden M, Kanko M, et al. Protective antioxidant effects of carvedilol in a rat model of ischaemia-reperfusion injury. J Int Med Res. 2005;33:528–36.

46. Hamdy N, El Demerdash E. New therapeutic aspect for carvedilol: antifibrotic effects of carvedilol in chronic carbon tetrachloride-induced liver damage. Toxicol Appl Pharmacol. 2012;261:292.

47. Bhardwaj A, Kedarisetty CK, Vashishtha C, et al. Carvedilol delays the progression of small oesophageal varices in patients with cirrhosis: a randomised placebo-controlled trial. Gut. 2017;66:1838–43.

48. Tripathi D, Ferguson JW, Kochar N, Leithead JA, Therapondos G, McAvoy NC, Stanley AJ, Forrest EH, Hislop WS, Mills PR, Hayes PC. Randomized controlled trial of carvedilol versus variceal band ligation for the prevention of the first variceal bleed. Hepatology. 2009;50:825–33.

49. McDowell HR, Chuah CS, Tripathi D, Stanley AJ, Forrest EH, Hayes PC. Carvedilol is associated with improved survival in patients with cirrhosis: a long-term follow-up study. Aliment Pharmacol Ther. 2021;53:531–9.

50. Villanueva C, Torres F, Shah HA, Tripathi D, Sarin SK, Brujats A, Rodrigues SG, Azam Z, Hayes P, Bhardwaj A, Abid S, Jindal A, Alvarado E, Bosch J. Carvedilol improves risk of decompensation and survival in compensated cirrhosis. A competing-risk meta-analysis of individual patient data. J Hepatol. 2021;75:S378–9.

第 35 章 临床显著门静脉高压、肝静脉压力梯度降低和其他因素在预测肝硬化首次失代偿中的作用评估

Dhiraj Tripathi, Càndid Villanueva, and Jaime Bosch

缩写

ABIDE	aspartate aminotransferase/alanine, aminotransferase ratio, bilirubin, International normalized ratio, type 2 Diabetes, and oesophageal varice	谷草转氨酶 / 丙氨酸, 转氨酶比值, 胆红素, 国际标准化比值, 2 型糖尿病和食管静脉曲张
ACLD	advanced chronic liver disease	进展期慢性肝病
ACLF	acute on chronic liver failure	慢加急性肝衰竭
APC	abdominal porto-systemic collateral	腹腔门体侧支循环
ARFI	acoustic radiation force impulse	声辐射力脉冲
As	ascites	腹水
BI	bacterial infection	细菌感染
BMI	body mass index	体重指数
CSPH	clinically significant portal hypertension	临床显著门静脉高压
HCC	hepatocellular carcinoma	肝细胞癌
HCV	hepatitis C virus	丙型肝炎病毒
HE	hepatic encephalopathy	肝性脑病
HVPG	hepatic venous pressure gradient	肝静脉压力梯度
IQR	interquartile range	四分位区间
Ja	jaundice	黄疸
LSM	liver stiffness measurement	肝硬度值
LSPS	LSM x spleen diameter/platelet count	LSM × 脾脏直径 / 血小板计数
MELD	model for end stage liver disease	终末期肝病模型
NAFLD	non-alcoholic fatty liver disease	非酒精性脂肪肝
NASH	non-alcoholic steatohepatitis	非酒精性脂肪性肝炎
NSBB	non-selective beta blocker	非选择性 β 受体阻滞剂
PB	portal hypertensive bleeding	门静脉高压出血
RCT	randomised controlled trial	随机对照试验
RNA	ribonucleic acid	核糖核酸
SBP	spontaneous bacterial peritonitis	自发性细菌性腹膜炎
SHR	subdistribution hazard ratio	亚分布危险比
SS	splenic stiffness	脾硬度
SVR	sustained virological response	持续的病毒学反应
SWE	shear wave elastography	剪切波弹性成像
tAUC	time-dependent area under the curve	曲线下随时间变化的面积

| TE | transient elastography | 瞬时弹性成像 |
| VBL | variceal band ligation | 静脉曲张套扎 |

肝硬化分期和临床显著门静脉高压

在 ACLD 中,0~2 期(代偿期)的中位持续时间超过 10 年,进一步进展导致失代偿(图 35.1),伴有静脉曲张出血、腹水和肝性脑病(单独或并发)。一些患者可能会再代偿到 0~2 期,但第 2 次失代偿必然会导致病情螺旋式恶化到肝硬化终末期、ACLF 或死亡。失代偿期肝硬化的死亡率在 1 年、2 年和 5 年分别为 40%、65% 和 80%,而代偿期[1]的死亡率为 1%。

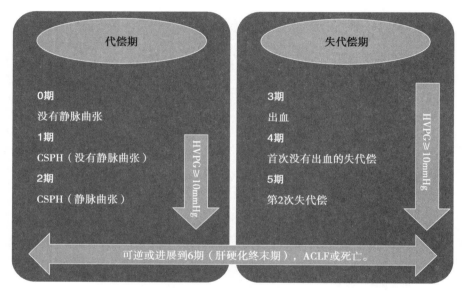

图 35.1　肝硬化的临床分期

肝硬化门静脉高压是由肝内阻力增加引起的,肝窦和窦周围细胞的纤维化和收缩是由有利于血管收缩的血管介质与肝内 eNOS 活性降低的相互作用引起的。一氧化氮(NO)和 sGC-PKG 信号驱动的内脏血管舒张也导致门静脉流入增加,使门静脉压力的初始升高持续存在[2,3]。这些血流动力学的改变导致高动力循环的发展。HVPG 是对窦性门静脉高压中门静脉压力的真实估计,为肝静脉楔压(wedge hepatic venous pressure,WHVP)减去肝静脉游离压(free hepatic venous pressure,FHVP)。准确测量 HVPG 的方法在其他文献[4]中有描述。

正常 HVPG 在 1~5mmHg,CSPH 为 ≥10mmHg。在 HVPG<10mmHg 时,高动力循环尚未完全发展,其中门静脉流入的贡献较小。因此,在 HVPG≥10mmHg[5]时 NSBB 对门静脉高压的治疗效果更为明显。高于此阈值的静脉曲张可发展为腹水或肝性脑病[6,7]。研究一致表明,较常见的首次失代偿事件是腹水[7-9]。

因此,发现预测失代偿的替代标志物是一个重要的临床目标。这些工具可以帮助患者选择治疗方法,如 β 受体阻滞剂(或未来的治疗方法),或密切监测低风险患者。

肝静脉压力梯度预测失代偿

HVPG 作为肝硬化预后和失代偿的标志已被广泛研究。表 35.1 概述了 HVPG 在预测失代偿中的作用的重要研究[6-16]。基线特征存在显著的异质性,如存在 CSPH、肝硬化、静脉曲张、使用 NSBB 预防出

表 35.1　HVPG 预测代偿期肝硬化和失代偿进展的主要研究

研究	设计	失代偿的定义	患者选择和特点	治疗	HVPG 阈值预测临床事件	结论
Groszmann 等,2005[6]	随机对照研究 主要终点:静脉曲张出血或静脉曲张的发展 平均随访时间:每3/12 HVPG 54.9个月	未提供	无静脉曲张且 HVPG≥6mmHg 的患者(n=213) 病因:酒精(24%),HCV(59%),未接受治疗 排除胆汁淤积性疾病	噻吗洛尔 vs. 安慰剂	HVPG≥10mmHg 基线 和 HVPG 增加>10% 与主要终点相关 HVPG 减少>10% 预测无主要终点	对所有患者进行分析时,主要终点无差异 与安慰剂相比,替莫洛尔组 HVPG 反应显著升高
Ripoll 等,2007[7]	随机对照研究中嵌套队列研究 中位随访时间:51.1个月 终点:临床失代偿的发展	As,HE,PB	无静脉曲张且 HVPG≥6mmHg 的患者(n=213,154 例患者重复 HVPG)	噻吗洛尔 vs. 安慰剂	HVPG<10mmHg 与 90%无失代偿相关(腹水 75%,静脉曲张出血 105 例,肝性脑病 27%) HVPG 下降<10% 与失代偿相关 HVPG 每增加 1mmHg,临床失代偿风险增加 19%	29% 在随访期间失代偿 HVPG、MELD 和白蛋白预测失代偿 HVPG 的鉴别能力最强
Villanueva 等,2009[16]	前瞻性分析	未提供	未出血的大静脉曲张患者(n=105)平均随访(25±21)个月 病因:酒精(39%),HCV(42%)代偿和失代偿患者的混合	一级预防: 纳多洛(96 例), VBL(9 例)	急性静脉注射普萘洛尔的 HVPG 应答(定义为降低>10% 或<12mmHg)。应答后开始使用纳多洛尔在 1~3 个月第 2 次 HVPG 静脉曲张出血风险较低,急性(C 统计量,0.83;95% CI:0.75~0.9),慢性(C 统计量,0.83;95% CI:0.72~0.91) 腹水的风险也较低(P=0.001)	在随访期间,有 15% 的患者出现了静脉曲张出血。HVPG 降低≥10% 对预测出血有最大的鉴别能力
Berzigotti 等,2011[11]	回顾性分析 中位随访时间:28个月	As,HE,PB,SBP,Ja	HVPG≥10mmHg 患者(n=86),73%代偿 病因:病毒(54%),酒精(11%)	一级预防:NSBB(33 例) VBL(5 例) 二级预防: NSBB+VB(3 例)	HVPG≥16mmHg 和胆红素预测第 1 次失代偿,HVPG 具有最大的辨别能力	APC 与 HVPG≥16mmHg 相关,有预测失代偿趋势

续表

研究	设计	失代偿的定义	患者选择和特点	治疗	HVPG 阈值预测临床事件	结论
Berzigotti 等, 2011[10]	随机对照研究的事后分析 中位随访时间:59 个月	As,HE,PB	无静脉曲张且 HVPG≥6mmHg 且有 BMI 数据的患者 (n=161)	噻吗洛尔 vs. 安慰剂	HVPG(HR:1.14,95% CI:1.07~1.20)、白蛋白(HR:4.54,95% CI:2.44~8.33)和高基线 BMI(HR:1.06;95% CI:1.01~1.12)独立预测失代偿	30% 的患者失代偿(腹水 69%;脑病 31%;静脉曲张出血 10%)
Hernández-Gea 等,2012[9]	前瞻性分析 中位随访时间:53 个月	As,HE,PB	大静脉曲张,既往无出血或其他失代偿 (n=83,78 例有 HVPG 数据) 病因:酒精(18%),HCV(62%)	用纳多洛尔进行一级预防 a	治疗前(用纳多洛尔)对静脉普萘洛尔的急性 HVPG 反应。HVPG 降低≥10% 定义为有反应。无反应预测失代偿(腹水,出血)和死亡。腹水无反应的独立预测因素,而难治性腹水,肝肾综合征和细菌性腹膜炎则不能独立预测无反应。3 个月时慢性 HVPG 反应预测腹水	在血流动力学应答者中,MELD 提供了额外的预后信息。无对照组,62% 的患者在随访期间失代偿
Ripoll 等,2012[15]	回顾性单中心; 中位随访时间:11 个月(代偿),10 个月(失代偿)	As,HE,PB	代偿 (n=51) 失代偿 (n=66) 29% 的代偿患者(符合米兰标准)患 HCC,48% 有静脉曲张 病因:病毒(62%),酒精(30%)	NSBB 使用:代偿 (50%),失补偿 (73%)	在中位 13 个月(代偿期)和 8 个月(失代偿期)间隔间进行 HVPG×2 测量,HVPG≥10mmHg 和 MELD≥10 是代偿患者失代偿的独立预测因子。MELD≥12 是失代偿患者死亡的独立预测因子。MELD 在代偿期肝硬化中的变化范围比 HVPG 小得多	HVPG 和 MELD 的变化不影响多变量分析后的结果(仅在单变量分析中)。这可能反映了 HVPG 测量之间的时间间隔和患者损失。基线单次测量具有最大的鉴别功能 [C 统计量(95% CI):0.792(0.655~0.893)] NSBB 与终点之间无相关性在随访期间 29% 发生失代偿

续表

研究	设计	失代偿的定义	患者选择和特点	治疗	HVPG 阈值预测临床事件	结论
Rincón 等, 2013[14]	回顾性单中心研究 中位随访时间:27 个月	As,HE,PB	代偿期 1 期 HCV 肝硬化(n=145, 76 例静脉曲张,HCC=26%)	37% 的抗病毒治疗没有达到 SVR(没有 SVR 的除外)	基线 HVPG 测定。HVPG≥10mmHg 独立预测失代偿。HVPG 每增加 1mmHg, 失代偿风险增加 11%。校正良好的 PI[b] 模型可判别失代偿(AUROC:0.77;95% CI:0.64~0.89) 即使在排除 HCC 患者后,PI<2.5 也是代偿状态的高度预测指标	29% 的患者出现失代偿(腹水最常见,尤其是基线静脉曲张)。没有 NSBB 使用的数据
Lens 等, 2015[12]	回顾 4 个中心 中位随访时间:5 年	As,HE,PB	以干扰素为基础的抗病毒治疗的代偿期 HCV 患者(n=100)。74% 的 CSPH(35% 达到 SVR)		抗病毒治疗前基线 HVPG 和 12 周(n=30)和 23 周(n=62)基线 HVPG 而非 SVR 预测失代偿和无移植存活	31% 有静脉曲张(4% 有 NSBB)。19% 的患者出现失代偿。CSPH 在基线时更高
Reiberger 等, 2012[13]	前瞻性非随机研究 中位随访时间:19.5 个月	As,HE(3 级、4 级),PB,Ja	食管静脉曲张和 HVPG≥12mmHg (n=104) 病因:酒精(55%),病毒(33%) 代偿和失代偿患者混合	一级预防:普萘洛尔和卡维地洛(用于血流动力学无反应者) 卡维地洛对卡维地洛无反应者应用 VBL(卡维地洛停止)	基线 HVPG,4 周时(血流动力学反应定义为>降低 20% 或降低至<12mmHg)56% 对普萘洛尔无反应,对卡维地洛有反应。总的来说,72% 的 NSBB 有血流动力学反应	血流动力学应答者出血和病死亡率更低:(a)卡维地洛对普萘洛尔无应答者与 VBL 相比(b)NSBB 应答者与 VBL 相比

续表

研究	设计	失代偿的定义	患者选择和特点	治疗	HVPG 阈值预测临床事件	结论
Villanueva 等, 2019[8]	随机对照试验(PRED-ESCI) 中位随访时间:37 个月	As,HE,PB	轻度食管静脉曲张(57%)或无静脉曲张(43%) HVPG≥10mmHg (n=201) 病因:HCV(56%,无治疗,酒精(16%)	一级前预防: NSBB vs. 安慰剂	根据急性反应分配 NSBB(HVPG>较基线降低 10%。应答者——普萘洛尔(n=67)。无应答者——卡维地洛(n=33) HVPG 每年减少 NSBB 组的失代偿和死亡[HR:0.51(0.26~0.97),P=0.041]。NSBB 组有 51% 的 HVPG 较基线降低 10%,安慰剂组有 29%。卡维地洛比普萘洛尔更能降低 HVPG	一年一度的内镜检查采用静脉曲张套扎术治疗高危静脉曲张 失代偿主要为腹水 NSBB 在 ArLD 中获益更大,如果 HVPG 有反应(>较基线下降 10% 或 <10mmHg)出血仅为 3%
Jinda 等,2020[20]	前瞻性收集资料的回顾性研究 中位随访时间:(1.6±0.4)年	As,HE,PB,Ja	n=741 大静脉曲张(24%),小静脉曲张(10%),或无静脉曲张(66%) HVPG≥6mmHg: • HVPG:6~<12mmHg(A 组; n=163) • HVPG:12~<20mmHg(B 组; n=437) • HVPG:20 mmHg(C 组;n=141)	前期和一级预防:所有基线 HVPG≥12mmHg 的患者都使用卡维地洛	基线 HVPG≥12mmHg 和 HVPG≥20mmHg 是失代偿的独立预测因子(HR 分别为 2.73 和 4.48) 卡维地洛的血流动力学反应与失代偿无关	217(29%)在随访期间发生失代偿 总白细胞计数(HR=1.07)、血清肌酐(HR=1.19)与无代偿期生存相关 MELD 与代偿期无关 C 组 NASH 肝硬化比例高于 A 组(35% vs. 20%) 基线 LSM 与代偿期无关

续表

研究	设计	失代偿的定义	患者选择和特点	治疗	HVPG 阈值预测临床事件	结论
Mandorfer 等, 2020[22]	前瞻性 中位随访时间:35.3 个月（IQR:21.8 个月）	As, HE, PB	$n=90$。静脉曲张占 40%（小,53%；大,47%）。LSM 23.4kPa。HVPG≥6mmHg: • HVPG 6~9mmHg（$n=23$） • HVPG 10~15mmHg（$n=29$） • HVPG≥16mmHg（$n=38$） $n=67$ 进行了第 3 次 HVPG 病因:HCV（100%）——通过抗病毒治疗均实现了 SVR	NSBB（42%）	基线 HVPG 没有进展 HVPG<10mmHg（无失代偿）在那些基线有 CSPH 患者中,76%保持这样,但 HVPG 下降≥10%的患者中 60%发生预测失代偿 基线 HVPG 没有预测失代偿 HVPG 的变化 随访期间 HVPG 的变化预测失代偿 • 绝对变化（AUROC:0.872） • 相对变化（AUROC:0.877） • 在基线有 CSPH,HVPG 减少≥10% 较少发生失代偿（2.5% vs. 40.5%） 第 3 次 HVPG 后 HVPG 变化（$n=67$） • HVPG 下降 24.4% • 46% 患 CSPH 第 2 次测量时维持 HVPG 下降≥10%,并且无失代偿	既往失代偿 14% 3 例患者行肝移植。失代偿与 Child-Pugh 评分、MELD 相关
Turco 等, 2020[23]	一级预防（$n=7$）和二级预防（$n=7$）研究或两者兼有（$n=1$）的荟萃分析 10 个病例系列和 5 个随机对照试验 $n=1\,113$	As, HE, PB	肝硬化患者在 NSBB 治疗前和治疗期间至少有两次 HVPG 测量。大部分分有 ArLD 腹水为 40.6%	使用普萘洛尔或纳多洛尔（在一项研究中使用卡维地洛或普萘洛尔）332 例患者是代偿期	在 14 项研究中,HVPG 反应定义为较基线降低>20% 或<12mmHg 在无腹水和既往无静脉曲张出血的患者中,失代偿率（OR:0.28;95% CI:0.13~0.58）和死亡（OR:0.44;95% CI:0.20~0.98）显著降低	随机对照试验和观察性研究的混合数据 大多数研究是在抗病毒治疗之前进行的

As,腹水;HE,肝性脑病;PB,门静脉高压出血;Ja,黄疸;SBP,自发性细菌性腹膜炎;RCT,随机对照试验;VBL,静脉曲张套扎;APC,腹腔门体侧支循环;LSM,肝硬度值;IQR,四分位区间。

a 9 例患者因不耐受而停用纳多洛尔,并提供 VBL。

b 预后指数（PI）=4+（0.11×HVPG−0.8×白蛋白）。

血、病因学、失代偿的定义和存在肝细胞癌。胆汁淤积性疾病和酒精相关性肝病的失代偿率为 12.8%～33.6%[17]。由于窦前成分的存在，HVPG 可能低估了胆汁淤积性疾病的真实门静脉压力。最近的数据还表明，即使基线 HVPG 稍微<10mmHg[18]，NAFLD 患者在随访时也能失代偿，且给定 HVPG 的失代偿频率高于 RNA 阳性 HCV[19]，尽管这需要进一步验证。抗病毒治疗也存在差异，有人可能会说，在当前直接抗病毒治疗的时代，使用干扰素治疗方案的研究已经过时了。然而，一项研究表明，影响失代偿率的主要是基线 HVPG 水平，而不是基于干扰素的方案[12]。人们可以推断，这一结果将适用于目前的抗病毒疗法。

基线 HVPG 作为失代偿风险的标志

一项研究噻吗洛尔在无静脉曲张且 HVPG≥6mmHg 患者中预防静脉曲张发展和静脉曲张出血的安慰剂对照试验表明，只有在 HVPG≥10mmHg[6]时才会发生静脉曲张。主要终点发生在 213 例患者中的 84 例，在噻吗洛尔和安慰剂之间没有任何差异。基于该随机对照研究的巢式队列研究显示 HVPG<10mmHg 与失代偿的发生减少相关，尤其是腹水[7]。对噻吗洛尔研究的进一步事后分析表明，基线 BMI 是失代偿的预测因子，尽管其与基线 HVPG 和白蛋白[10]的相关性更强。

一项对 ACLD 患者（73% 代偿期）的回顾性分析显示，基线 HVPG≥16mmHg 和胆红素可以预测首次失代偿，HVPG 具有最大的鉴别能力。在本研究中，腹腔门体侧支循环（abdominal portosystemic collateral，APC）只有在 HVPG≥10mmHg 时才会出现，且与 HVPG>16mmHg 具有很强的相关性，提示超声扫描上的 APC 可能是一种非侵入性的工具来区分高 HVPG[11]患者。这需要在前瞻性研究中验证。

一项包括代偿和失代偿患者的单中心回顾性研究显示，基线 HVPG>10mmHg 和 MELD>12 可以预测失代偿[15]。此外，基线单一 HVPG 具有最大的鉴别能力，HVPG<10mmHg 的患者不太可能失代偿。29% 的高失代偿率很可能反映了包括 HCC 和静脉曲张的患者。

另一项回顾性研究确定基线 HVPG 和白蛋白可预测代偿 HCV 感染[14]患者的失代偿。预后指数<2.5 的患者不太可能发生失代偿。Ripoll 等[15]的研究中高失代偿率似乎说明这些患者具有 HCC 和静脉曲张。Lens 和同事们发现，HCV 治疗前的基线 HVPG，而不是持续的病毒应答，可以预测失代偿和无移植存活[12]，前提是这些患者接受了干扰素抗病毒治疗。

最近一项对 741 名肝硬化（主要是 NASH，30.8%）和 HVPG≥6mmHg 的连续入组代偿期患者的大型研究显示，在平均（1.6±0.4）年的随访中，29.2% 的患者出现失代偿。在高 HVPG（≥20mmHg，NASH：35.5%）且死亡率较高的患者中，失代偿发生更早、更频繁。基线 HVPG 独立预测失代偿。本研究的局限性包括回顾性无对照设计，高 HVPG 组患者数量少（n=18），随访时间短。

HVPG 应答可作为失代偿风险的标志

研究表明 HVPG 对药物治疗的反应是预测失代偿的预后标志物。在这些研究中，该方案涉及急性 HVPG 应答，并以不同的时间间隔重复进行 HVPG 测量。后者可以使研究的对比具有挑战性。也可能存在一定程度的选择偏倚，由于失代偿、死亡或移植等失代偿或删失事件，并非所有患者都会重复进行 HVPG 测量。

对 NSBB 的急性 HVPG 应答在预测失代偿方面始终可靠。一项回顾性研究发现，静脉注射普萘洛尔后 HVPG 降低 12% 对再出血和死亡有最大的预测能力[21]。在 105 例患者的前瞻性研究中，急性和慢性（1～3 个月）HVPG 对 NSBB 的应答（定义为降低≥10% 或<12mmHg）与较低的静脉曲张出血和腹水风险相关[16]。另一个具有类似研究设计的前瞻性系列研究调查了纯代偿期肝硬化人群中 HVPG 对 NSBB 应答的作用，也反映了这些发现[9]。基线 MELD>9 和慢性血流动力学无应答与腹水发展相关。MELD 在血流动力学应答者中增加了额外的预后数据。

在噻吗洛尔随机对照试验的嵌套巢式研究中，HVPG 较基线下降<10% 可以预测失代偿[7]。HVPG 每增加 1mmHg，失代偿的风险增加 11%。多因素分析显示，12 个月时缺乏血流动力学应答预示失代偿（HR：2.6；95% CI：1.1～5.6）。一项回顾性研究发现，与基线 HVPG 不同，多变量分析后，1 年的 HVPG 增量不影响结果。此外，NSBB 治疗似乎没有影响临床结局。包括代偿和失代偿患者以及 HCC 患者的异质性，以及低

样本量和回顾性设计都是该研究的局限性。

　　一项对 100 例接受抗病毒治疗超过 24 周的代偿期 HCV 患者的回顾性研究发现,重复测量 HVPG 显著降低,并与高基线病毒载量有关。24 周后,只有 SVR 患者 HVPG 降低[12]。未达到 HVPG<10mmHg 的患者有更高失代偿的趋势。本研究样本量小是有局限性的。在一项前瞻性研究中,90 例接受无干扰素治疗的 HCV 患者进行了血流动力学研究,所有患者均患有门静脉高压(HVPG≥6mmHg),并在 8.79 个月[22] 时接受随访 HVPG 评估。基线时 HVPG<10mmHg 的患者没有进展为 CSPH。随访 HVPG 与失代偿相关 [每升高 1mmHg,HR:1.18(95%CI:1.08～1.28;AUROC:0.819)]。相比之下,基线 HVPG 与随访期间的失代偿无关。

　　一项以普萘洛尔或卡维地洛(在普萘洛尔无应答者中)作为一级预防的前瞻性研究发现,与 VBL 相比,卡维地洛组失代偿更少(P=0.035)[13]。与 VBL 组相比,普萘洛尔或卡维地洛组的血流动力学应答者也较少发生失代偿(腹水,P=0.031)和静脉曲张出血(P=0.012)。10% 的患者既往有腹水病史。在前面提到的来自印度的大型血流动力学研究中,20 例 HVPG≥12mmHg 的患者开始使用卡维地洛,高 HVPG 组[20]的血流动力学应答较低。此外,门静脉压力的降低不影响失代偿的风险。

　　在 PREDESCI 随机对照试验中,比较了代偿期肝病患者的 NSBB 与安慰剂(图 35.2)[8]。严格的方案包括一项基线血流动力学研究,以评估 CSPH 的存在,并确定静脉滴注普萘洛尔的急性血流动力学反应。有应答者给予口服普萘洛尔,无应答者给予卡维地洛。每个给予 NSBB 的患者都需要安慰剂组。HVPG 测量每年重复一次。失代偿与 HVPG 较基线降低 10% 或 1 年后降至<10mmHg 呈负相关。的确,与无应答者相比,这些血流动力学应答者的主要结局显著减少(HR:0.32,95% CI:0.13～0.75;P=0.008)。

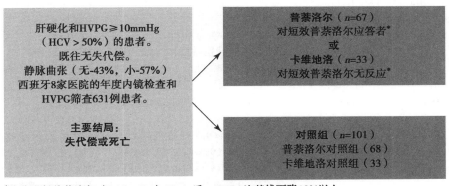

*静脉注射普萘洛尔(0.15mg/kg)20min后,HVPG比基线下降10%以上
NSBB剂量按耐受性和心率55次/min,收缩压90mmHg进行滴定
稳定剂量后1∶1随机分配

图 35.2　PREDESCI 随机对照试验概要图[8]

　　最近对 1 100 多名患者的荟萃分析显示,作为一级或二级预防的一部分,对 NSBB 的 HVPG 反应(<12mmHg 或较基线下降>20%)与显著减少临床事件和减少死亡[23]相关。

其他因素在预测失代偿中的作用

　　虽然 HVPG 仍然是预测失代偿的"金标准",但它是侵入性的,在许多国家的可用性有限。因此,预测失代偿的非侵入性标志物具有重要作用(表 35.2)。

　　Ripoll 发现 MELD、白蛋白和 HVPG 可以预测失代偿[7],并提出了基于该研究的包含血小板计数、MELD、白蛋白和 AST 的列线图[24]。预测失代偿的全身炎症标志物也已被研究。肥胖也与失代偿有关。营养和病因学的作用在其他地方有论述。

　　一些研究评估了纤维化的简单血清标志物[25-29]。对代偿期肝硬化患者的前瞻性研究均未显示 APRI 或 FIB-4 可预测失代偿[28,29]。最近发表的一项回顾性研究发现,FIB-4 和 ALBI 可预测[25]失代偿。最近发表了

表 35.2　预测失代偿的非侵入性标志物候选

研究	标志	失代偿的预测能力	结论
Ripoll，2007[7] n=213	白蛋白 MELD HVPG	C 统计量： 白蛋白（0.66；95% CI：0.58～0.74） MELD（0.64；95% CI：0.55～0.72） HVPG（0.71；95% CI：0.64～0.78）	噻吗洛尔与安慰剂的 RCT 巢式研究（见表 35.1）
Guha，2019[25] 回顾性研究 n=145	FIB-4 和 ALBI，包括以下变量：年龄，AST，白蛋白，血小板，胆红素，ALT[a]	Harell 的 C 统计量：0.805（95% CI：0.718～0.873） 高风险患者危险比为 7.1（95% CI：3.07～16.42）	病因主要为 ArLD（45%）和 NASH（30%），未考虑病因的影响。模型缺乏校准 历时 4.59 年的失代偿率为 19.3%
Colecchia，2014 前瞻性[26] n=92	HVPG，LSM，脾硬度，血小板数 / 脾径，肝硬度 - 脾径与血小板比评分，APRI，肝硬度 × 脾径，MELD	AUROC： HVPG：0.83（95% CI：0.75～0.92） SS：0.85（95% CI：0.77～0.93）（独立于静脉曲张的存在） SS<54kPa：预测失代偿性 MELD 低风险的灵敏度 97%，特异度 63%，LR0.05，NPV 97% 和 SS 预测模型[b]：0.87（95% CI：0.80～0.94）	代偿期 HCV 肝硬化 在基线时没有接受 NSBB 或抗病毒治疗的患者 53%（F1）静脉曲张，33% 的患者在 2 年内失代偿 已校准
Pérez-Latorre，2014[37] 回顾性研究 n=60	LSM，HVPG	预测肝功能失代偿的 AUROC（95% CI）： LSM：0.85（0.69～1.00） 无代偿和有代偿的 LS<25kPa 和 LS>40kPa 的 HVPG 阈值：0.76（0.59～0.93）	HCV 肝硬化伴或不伴 HIV 合并感染 CSPH 53% 静脉曲张 38% 42 个月失代偿 13%
Sebastiani，2015[27] 回顾性队列研究 n=146	HVPG，APRI，FIB-4，NAFLD 纤维分数，病史，影像学	曲线下的区域： • 既往纤维化阶段，0.85（95% CI：0.76～0.93） • HVPG：0.81（95% CI：0.70～0.91） • APRI：0.89（95% CI：0.82～0.96） • FIB-4：0.89（95% CI：0.83～0.95） • NAFLD 纤维化分数：0.79（95% CI：0.69～0.91）	只有 NASH 患者（F3/F4 纤维化占 34%） CSPH 仅占 18.2% 5 年内 16.2% 出现临床结局（失代偿、肝移植、肝细胞癌或死亡） 组织学脂肪变性和非侵入性脂肪变性方法不能预测结果
Kitson，2015[28] n=95 前瞻性	HVPG，LSM，APRI，FIB-4，PSDR	AUROC： • LSM：0.73（95% CI：0.61～0.84） LS>34.5kPa 为存在失代偿的最佳阈值	代偿期肝硬化（既往失代偿占 24%） 75% 有 CSPH 病因：酒精（41%），HCV（33%） 静脉曲张（72%） 肝硬化占 93% NSBB 占 22%
Merchante，2012[29] n=239 前瞻性	LSM，APRI，FIB4	AUROC： • LSM：0.72（95% CI：0.61～0.82） • LS≥40kPa 为预测失代偿的最佳阈值 • Child-Pugh 评分：0.76（95% CI：0.65～0.88） • MELD：0.71（95% CI：0.61～0.81）	所有患者均无失代偿期和 HCV/HIV 合并感染 既往 HCV 治疗，39% 静脉曲张占 100%（93% 为小静脉曲张） 超过 20 个月后 13% 失代偿（最常见的是腹水）

续表

研究	标志	失代偿的预测能力	结论
Merchante，2015[36] n=275 前瞻性	LSM	AUROC（失代偿和 / 或 HCC）： LSM（基线）：0.609（0.471～0.748） LSM 进展：0.680（0.541～0.818） 只有 LSM 进展与终点相关	既往无代偿期肝硬化 基线 LS＜40kPa HCV/HIV 合并感染 SVR 占 31% 无静脉曲张数据 6.9% 在 32 个月的随访中发生失代偿和 / 或 HCC
Robic，2011[35] 前瞻性 n=100	LSM，HVPG	门静脉高压相关并发症的 AUROC（95% CI）： • LSM：0.830（0.751～0.910）。如果 LS＜21.1kPa 则无失代偿 • HVPG：0.845（0.767～0.920）。HVPG＜10mmHg 的患者均无代偿	65% 有肝硬化（72% 有静脉曲张） 51% 有 CSPH 66% 有 ArLD 或病毒性肝炎（无抗病毒药物）
Villaneuva，2019[8] RCT n=201 （见表 35.1） Villanueva 等，2021[46]	LSM HVPG Child-Pugh 评分	失代偿和 / 或死亡的 Cox 比例风险回归（危险比，95% CI）： • 基线 Child-Pugh 评分：4.13（2.03～8.39） • 基线 HVPG：4.72（2.24～9.95） • LSM（AUROC）：0.63（0.51～0.74）。最佳阈值为 22kPa，NPV 为 0.92，但 PPV 仅为 0.31	所有伴有 CSPH 失代偿的代偿期肝硬化患者 37 个月内发生失代偿的比例为 18% 病因学、门体侧支、有无静脉曲张均无影响 细菌感染与失代偿［SHR 2.98（95% CI：1.02～8.42）］和死亡率［SHR 6.93（95% CI：2.64～18.18）］相关
Harrison，2019[30] Sanyal，2019[18] RCT （辛妥珠单抗 vs. 安慰剂） 桥接纤维化（n=219） 代偿期肝硬化（n=258）	HVPG（在代偿期肝硬化中，68% 有 CSPH） ELF FibroSure FibroTest FIB-4 APRI 血清 LOXL2 NAFLD 纤维化评分其他实验室评估	与肝硬化患者临床事件相关的变量（HR 与 95%CI）： • ELF 评分：2.11（1.53～2.90） • FibroSure/FibroTest，每 0.1 个单位：1.21（1.06～1.38） • NAFLD 纤维化评分：1.78（1.43～2.21） • FIB-4：1.24（1.14～1.35） • APRI：1.88（1.45～2.46）sLOXL2，每 10pg/mL 1.02（1.01～1.04） • CSPH（HVPG≥10mmHg）：2.83（1.33～6.02） • HVPG 下降没有达到≥20%：5.38（1.65～17.58） • 没有达到 HVPG＜10mmHg 和 / 或≥20% 下降：5.51（1.69～17.98）	在中位随访 30.9 个月的时间里，42% 的肝硬化患者有静脉曲张，19% 的患者经历了临床事件
Eaton 等，2020[39] 回顾性研究 （n=204，PSC）	用 MRE 测量 LSM（146 例有第 2 次 MRE） APRI	预测失代偿的变量（HR 与 95% CI）： 单 LSM＞4.32kPa（第 2 次 MRE）：60.41（17.85～204.47） LSM 变化 0.34kPa/ 年：13.29（5.23～33.78） APRI 变化 / 年：0.76（0.62～0.93）	LSM 进展与基线 LSM 直接相关（0 期纤维化——0.03kPa / 年 vs. 4 期纤维化——0.31kPa / 年） 所有出现失代偿的患者均出现腹水（n=23）
Osman 等，2021[40] 前瞻性 （n=538，PBC）	瞬时弹性成像（n=286）和 MRE（n=332）测量的 LSM	预测失代偿的 V 变量（HR 与 95% CI）： 瞬时弹性成像：1.14（1.05～1.24）；最佳阈值 10.2kPa MRE：1.68（1.28～2.19）；最佳阈值 4.2kPa	

续表

研究	标志	失代偿的预测能力	结论
Gidener 等，2020[41] 回顾性研究（n=194/829 患肝硬化，NAFLD）	MRE	预测失代偿或死亡的变量（HR 与 95% CI）：在调整年龄、性别、MELD Na 后，每增加 1kPa，MRE 为 1.32（1.13～1.56）	非肝硬化组：基线通过 MRE 测量的 LSM 预测肝硬化风险（HR：2.93，95% CI：1.86～4.62）每增加 1kPa，AUROC 0.86）
Han 等，2020[42] 回顾性研究 [n=39/320 患 NAFLD 肝硬化（代偿期，26）]	MRE	预测失代偿或死亡的变量（OR 和 95% CI）：MRE 为 3.28（2.04～5.28）	MRE 测量的 LSM 在阈值为 3.99kPa 时区分肝硬化和非肝硬化（AUROC 0.986）。MRE 测量的 LSM 在阈值为 6.48kPa 时区分代偿和失代偿期肝硬化（AUROC 0.707）
Calzadilla-Bertot 等，2020[31] 回顾性研究（n=299）病理活检证实 NAFLD 肝硬化	ABIDE NAFLD 纤维化分数 FIB-4 MELD CPS ALBI ALBI-FIB4	5 年失代偿预测（tAUC）：ABIDE（0.80）ABIDE vs. NAFLD 纤维化评分（0.72）FIB-4（0.74）MELD（0.69）CPS（0.72）ALBI（0.72）ALBI-FIB4（0.73）	
Younes 等，2021[32] 前瞻性（n=1 173）病理活检证实 NAFLD	NAFLD 纤维化评分 FIB-4 BARD APRI 肝纤维化评分	预测中位随访 81 个月肝脏事件的变量（内侧 Harrell's c 指数）：NAFLD 纤维化评分（0.796）FIB-4（0.783）BARD（0.728）APRI（0.6）肝纤维化评分（0.729）	F3/F4 纤维化占 24.1%
Costa 等，2021[45] 前瞻性（n=168，78 cACLD）	HVPG MELD CRP IL-6	预测 Baveno 0～Ⅱ 期失代偿（HR 和 95% CI）的变量：IL-6：1.06（1.01～1.1）	在失代偿患者中，IL-6 也独立预测死亡 / 移植 CRP 和 IL-6 仅在失代偿患者中升高
Petta 等，2021[38] NAFLD F3-F4 纤维化和 / 或 LSM > 10kPa 最小 6 个月随访期 1 年内重复 LSM 中位随访时间：35 个月	基线 LSM Delta LSM（> 下降 20% 为改善，与基线相比介于 ±20% 为稳定，增加 20% 或以上为损害）	基线 LSM 独立预测：（a）失代偿（HR：1.03；95% CI：1.02～1.04）（b）肝相关死亡（HR：1.02；95% CI：1.02～1.03）Delta LSM（n=533）预测：（a）失代偿（HR：1.56；95% CI：1.05～2.51）（b）HCC（HR：1.72；95% CI：1.01～3.02）（c）总死亡率（HR：1.73；95% CI：1.11～2.69）（d）肝脏相关死亡率（HR：1.96；95% CI：1.10～3.38）	阈值基线 LSM 21kPa（CSPH）与失代偿独立相关（HR：3.71；95% CI：1.89～6.78）在基线时无 CSPH 的患者中，Delta LSM 与失代偿相关，而在有 CSPH 的患者中则没有年龄和血小板计数也与失代偿相关

　　LSM，肝硬度值；SHR，亚分布危险比；tAUC，曲线下随时间变化的面积；ABIDE，谷草转氨酶 / 丙氨酸，转氨酶比值，胆红素，国际标准化比值，2 型糖尿病和食管静脉曲张。

　　a 公式可在线获得。

　　b 公式：exp.（-11：5+0.107×SS+0.45×MELD）/［1+exp.（-11：5+0.107×SS+0:4 5×MELD）］。

一篇关于非侵入性标志物和 HVPG 在 NASH 肝硬化中的预测价值的研究[18,30]。ELF 是具有较强预后能力的血清标志物。其他大型回顾性[31]和前瞻性研究[32]在 NAFLD 肝硬化中发现非侵入性标志物可高度预测失代偿。

肝硬度（liver stiffness，LS）已被证明能准确反映 HVPG≤12mmHg，但在较高的压力下，与 HVPG 的相关性明显减弱，可能反映门静脉高压发病中的其他因素，特别是门静脉流入量增加[33]。一项大型多中心研究发现，除肥胖 NASH 患者外，LSM≥25kPa 与 cACLD 患者 CSPH 相关。在肥胖 NASH 模型中，提出了基于列线图[34]的 ANTICIPATE-NASH 模型。一项前瞻性研究表明，LSM<21.1kPa 对失代偿的预测精度与 HVPG[35]相似。其他研究也在伴有或不伴有 HIV 合并感染和酒精相关肝病的 HCV 肝硬化患者中证实了这些发现[28,29,36,37]，预测失代偿存在的 LS 阈值在 34.5～40kPa 变化。然而，在 PREDESCI 试验[8]中，基线 LS 在预测失代偿和 / 或死亡方面精度较低。另一项研究证实了这一发现。然而，序贯 LSM 诊断 CSPH[22]是准确的。在 F3～F4 纤维化[38]的 NAFLD 患者的大型回顾性队列中，发现基线（阈值 LSM：21kPa）和重复 LSM 的变化可预测失代偿、HCC 和死亡率。研究表明，MRE 获得的 LSM 与不同病因失代偿的发展密切相关[39-42]。

脾硬度（spleen stiffness，SS）被认为与门静脉高压在较高的门静脉压力下有更好的相关性。在一项前瞻性研究中，对 100 例代偿期 HCV 肝硬化患者，LS 和 SS 在预测 CSPH 方面比其他非侵入性指标（血小板 / 脾脏比值，LSPS）更准确[43]。"Anticipate" 研究显示，LSM× 脾脏直径 / 血小板计数（LSPS）评分值>2.65 与 80% 的 CSPH 风险相关，AUC 为 0.88[44]。在一项对 HCV 代偿期肝硬化患者的研究中，SS 值 54kPa 在预测低风险失代偿[26]的灵敏度和特异度分别为 97% 和 63%。使用 TE 和 2D-SWE，由于脾脏较小，SS 的无效或失败读数可能比 LS 更大。pSWE 技术如 ARFI 更可靠，因为它可以补偿高 BMI、腹水或小脾脏。然而，关于可变性的数据有些有限。

一项前瞻性研究发现 IL-6 水平与失代偿风险相关（HR：1.06，96% CI：1.01～1.10），CRP 和 HVPG 表现出强烈的趋势，突出了系统性炎症标志物[45]的重要性。

在 PREDESCI 试验的一项巢式研究中，36 例出现失代偿[46]的患者出现了细菌感染（bacterial infection，BI）。BI 总是发生在失代偿之前，主要来源是社区获得性呼吸和泌尿系统，主要是革兰氏阴性菌。失代偿，特别是死亡率与 BI 相关，亚分布危险比分别为 2.98（95% CI：1.02～8.42）和 6.93（95% CI：2.64～18.18）。年龄、低白蛋白、低 BMI 和 HCC 被认为是代偿期肝硬化患者 BI 的危险因素。NSBB 的使用显示出降低 BI 风险的趋势。

结论

CSPH 的发展对 ACLD 的自然史产生了深远的影响，许多研究已经开始了解预测失代偿的因素。尽管 HVPG（无论是基线水平还是随时间变化或对药物治疗的反应）仍然是"金标准"，确定 CSPH 和失代偿的无创替代物仍是未满足的需求。肝硬度和脾硬度在这方面都有发展前景，尽管缺乏包括不同病因和延长随访的大型对照研究阻碍了这些工具的普遍使用。

（王省 译，吴斌 审校）

参考文献

1. D'Amico G, Garcia-Tsao G, Pagliaro L. Natural history and prognostic indicators of survival in cirrhosis: a systematic review of 118 studies. J Hepatol. 2006;44:217–31.
2. Newby DE, Hayes PC. Hyperdynamic circulation in liver cirrhosis: not peripheral vasodilatation but 'splanchnic steal'. QJM. 2002;95:827–30.
3. Wiest R, Groszmann RJ. The paradox of nitric oxide in cirrhosis and portal hypertension: too much, not enough. Hepatology. 2002;35:478–91.
4. Groszmann RJ, Wongcharatrawee S. The hepatic venous pressure gradient: anything worth

doing should be done right. Hepatology. 2004;39:280–2.

5. Villanueva C, Albillos A, Genesca J, et al. Development of hyperdynamic circulation and response to beta-blockers in compensated cirrhosis with portal hypertension. Hepatology. 2016;63:197–206.

6. Groszmann RJ, Garcia-Tsao G, Bosch J, et al. Beta-blockers to prevent gastroesophageal varices in patients with cirrhosis. N Engl J Med. 2005;353:2254–61.

7. Ripoll C, Groszmann R, Garcia-Tsao G, et al. Hepatic venous pressure gradient predicts clinical decompensation in patients with compensated cirrhosis. Gastroenterology. 2007;133:481–8.

8. Villanueva C, Albillos A, Genesca J, et al. Beta-blockers to prevent decompensation of cirrhosis in patients with clinically significant portal hypertension (PREDESCI): a randomized, double-blind, placebo-controlled, multicentre trial. Lancet. 2019;393:1597–608.

9. Hernandez-Gea V, Aracil C, Colomo A, et al. Development of ascites in compensated cirrhosis with severe portal hypertension treated with beta-blockers. Am J Gastroenterol. 2012;107:418–27.

10. Berzigotti A, Garcia-Tsao G, Bosch J, et al. Obesity is an independent risk factor for clinical decompensation in patients with cirrhosis. Hepatology. 2011;54:555–61.

11. Berzigotti A, Rossi V, Tiani C, et al. Prognostic value of a single HVPG measurement and Doppler-ultrasound evaluation in patients with cirrhosis and portal hypertension. J Gastroenterol. 2011;46:687–95.

12. Lens S, Rincon D, Garcia-Retortillo M, et al. Association between severe portal hypertension and risk of liver decompensation in patients with hepatitis C, regardless of response to antiviral therapy. Clin Gastroenterol Hepatol. 2015;13:1846–1853.e1.

13. Reiberger T, Ulbrich G, Ferlitsch A, et al. Carvedilol for primary prophylaxis of variceal bleeding in cirrhotic patients with hemodynamic non-response to propranolol. Gut. 2013;62:1634–41.

14. Rincon D, Lo Iacono O, Tejedor M, et al. Prognostic value of hepatic venous pressure gradient in patients with compensated chronic hepatitis C-related cirrhosis. Scand J Gastroenterol. 2013;48:487–95.

15. Ripoll C, Lastra P, Rincon D, et al. Comparison of MELD, HVPG, and their changes to predict clinically relevant endpoints in cirrhosis. Scand J Gastroenterol. 2012;47:204–11.

16. Villanueva C, Aracil C, Colomo A, et al. Acute hemodynamic response to beta-blockers and prediction of long-term outcome in primary prophylaxis of variceal bleeding. Gastroenterology. 2009;137:119–28.

17. D'Amico G, Perricone G. Prediction of decompensation in patients with compensated cirrhosis: does etiology matter? Curr Hepatol Rep. 2019;18:144–56.

18. Sanyal AJ, Harrison SA, Ratziu V, et al. The natural history of advanced fibrosis due to nonalcoholic steatohepatitis: data from the simtuzumab trials. Hepatology. 2019;70:1913–27.

19. Bassegoda O, Olivas P, Turco L, et al. Decompensation in advanced non-alcoholic fatty liver disease may occur at lower hepatic venous pressure gradient levels than in patients with viral disease. Clin Gastroenterol Hepatol. 2021; https://doi.org/10.1016/j.cgh.2021.10.023.

20. Jindal A, Bhardwaj A, Kumar G, et al. Clinical decompensation and outcomes in patients with compensated cirrhosis and a hepatic venous pressure gradient >/=20 mmHg. Am J Gastroenterol. 2020;115:1624–33.

21. La Mura V, Abraldes JG, Raffa S, et al. Prognostic value of acute hemodynamic response to i.v. propranolol in patients with cirrhosis and portal hypertension. J Hepatol. 2009;51:279–87.

22. Mandorfer M, Kozbial K, Schwabl P, et al. Changes in hepatic venous pressure gradient predict hepatic decompensation in patients who achieved sustained Virologic response to interferon-free therapy. Hepatology. 2020;71:1023–36.

23. Turco L, Villanueva C, La Mura V, et al. Lowering portal pressure improves outcomes of patients with cirrhosis, with or without ascites: a meta-analysis. Clin Gastroenterol Hepatol. 2020;18:313–327.e6.

24. Abraldes JG, Garcia-Tsao G. Simple clinical tools to predict decompensation in patients with compensated cirrhosis: an unmet need. Clin Gastroenterol Hepatol. 2019;17:2179–81.

25. Guha IN, Harris R, Berhane S, et al. Validation of a model for identification of patients with compensated cirrhosis at high risk of decompensation. Clin Gastroenterol Hepatol. 2019;17:2330–2338.e1.

26. Colecchia A, Colli A, Casazza G, et al. Spleen stiffness measurement can predict clinical complications in compensated HCV-related cirrhosis: a prospective study. J Hepatol. 2014;60:1158–64.

27. Sebastiani G, Alshaalan R, Wong P, et al. Prognostic value of non-invasive fibrosis and steatosis tools, hepatic venous pressure gradient (HVPG) and histology in nonalcoholic steatohepa-

titis. PLoS One. 2015;10:e0128774.

28. Kitson MT, Roberts SK, Colman JC, et al. Liver stiffness and the prediction of clinically significant portal hypertension and portal hypertensive complications. Scand J Gastroenterol. 2015;50:462–9.

29. Merchante N, Rivero-Juarez A, Tellez F, et al. Liver stiffness predicts clinical outcome in human immunodeficiency virus/hepatitis C virus-coinfected patients with compensated liver cirrhosis. Hepatology. 2012;56:228–38.

30. Harrison SA, Abdelmalek MF, Caldwell S, et al. Simtuzumab is ineffective for patients with bridging fibrosis or compensated cirrhosis caused by nonalcoholic steatohepatitis. Gastroenterology. 2018;155:1140–53.

31. Calzadilla-Bertot L, Vilar-Gomez E, Wong VW, et al. ABIDE: an accurate predictive model of liver decompensation in patients with nonalcoholic fatty liver-related cirrhosis. Hepatology. 2021;73(6):2238–50.

32. Younes R, Caviglia GP, Govaere O, et al. Long-term outcomes and predictive ability of non-invasive scoring systems in patients with non-alcoholic fatty liver disease. J Hepatol. 2021;75(4):786–94.

33. Vizzutti F, Arena U, Romanelli RG, et al. Liver stiffness measurement predicts severe portal hypertension in patients with HCV-related cirrhosis. Hepatology. 2007;45:1290–7.

34. Pons M, Augustin S, Scheiner B, et al. Noninvasive diagnosis of portal hypertension in patients with compensated advanced chronic liver disease. Am J Gastroenterol. 2021;116:723–32.

35. Robic MA, Procopet B, Metivier S, et al. Liver stiffness accurately predicts portal hypertension-related complications in patients with chronic liver disease: a prospective study. J Hepatol. 2011;55:1017–24.

36. Merchante N, Téllez F, Rivero-Juárez A, et al. Progression of liver stiffness predicts clinical events in HIV/HCV-coinfected patients with compensated cirrhosis. BMC Infect Dis. 2015;15:557.

37. Perez-Latorre L, Sanchez-Conde M, Rincon D, et al. Prediction of liver complications in patients with hepatitis C virus-related cirrhosis with and without HIV coinfection: comparison of hepatic venous pressure gradient and transient elastography. Clin Infect Dis. 2014;58:713–8.

38. Petta S, Sebastiani G, Viganò M, et al. Monitoring occurrence of liver-related events and survival by transient elastography in patients with nonalcoholic fatty liver disease and compensated advanced chronic liver disease. Clin Gastroenterol Hepatol. 2021;19:806–815.e5.

39. Eaton JE, Sen A, Hoodeshenas S, et al. Changes in liver stiffness, measured by magnetic resonance elastography, associated with hepatic decompensation in patients with primary sclerosing cholangitis. Clin Gastroenterol Hepatol. 2020;18:1576–83. e1.

40. Osman KT, Maselli DB, Idilman IS, et al. Liver stiffness measured by either magnetic resonance or transient elastography is associated with liver fibrosis and is an independent predictor of outcomes among patients with primary biliary cholangitis. J Clin Gastroenterol. 2021;55:449–57.

41. Gidener T, Ahmed OT, Larson JJ, et al. Liver stiffness by magnetic resonance elastography predicts future cirrhosis, decompensation, and death in NAFLD. Clin Gastroenterol Hepatol. 2021;19(9):1915–1924.e6.

42. Han MAT, Vipani A, Noureddin N, et al. MR elastography-based liver fibrosis correlates with liver events in nonalcoholic fatty liver patients: a multicenter study. Liver Int. 2020;40:2242–51.

43. Colecchia A, Montrone L, Scaioli E, et al. Measurement of spleen stiffness to evaluate portal hypertension and the presence of esophageal varices in patients with HCV-related cirrhosis. Gastroenterology. 2012;143:646–54.

44. Abraldes JG, Bureau C, Stefanescu H, et al. Noninvasive tools and risk of clinically significant portal hypertension and varices in compensated cirrhosis: the "Anticipate" study. Hepatology. 2016;64:2173–84.

45. Costa D, Simbrunner B, Jachs M, et al. Systemic inflammation increases across distinct stages of advanced chronic liver disease and correlates with decompensation and mortality. J Hepatol. 2021;74:819–28.

46. Villanueva C, Albillos A, Genesca J, et al. Bacterial infections adversely influence the risk of decompensation and survival in compensated cirrhosis. J Hepatol. 2021;75(3):589–99.

第 36 章 预防(首次)失代偿:第 5 专家组共识声明

Jaime Bosch,Cristina Ripoll,Rafael Bañares,Vincenza Calvaruso,Alessandra Dell'Era,Susana Gomes Rodrigues,Diraj Tripathi,Càndid Vilanueva

5.1 代偿期肝硬化是指目前或过去没有肝硬化并发症。从代偿期肝硬化到失代偿期肝硬化的转变会导致死亡风险增加。(A1)(新增)

5.2 代偿期肝硬化可基于是否存在临床显著门静脉高压(clinically significant portal hypertension,CSPH)分为两个阶段。CSPH 患者发生失代偿的风险增加。治疗代偿期肝硬化的目的是预防失代偿的并发症。(A1)(修订)

5.3 预防失代偿对代偿期有 CSPH 和 / 或食管或胃底静脉曲张患者尤其重要,因为他们发生失代偿的风险更高。(B1)(新增)

5.4 在代偿期患者中定义失代偿的事件是明显的腹水或 SAAG 升高的胸腔积液(>1.1g/dL),明显的肝性脑病(West Haven 分级≥Ⅱ)和静脉曲张出血。(B1)(新增)

5.5 代偿期肝硬化中其他与肝脏相关的事件包括发生叠加性肝损伤(见 5.12)/ACLF 和肝细胞癌。(B1)(新增)

5.6 关于仅在影像学检查中发现的少量腹水、轻微肝性脑病和门静脉高压性胃肠病的隐匿性出血是否可被认为是失代偿,目前尚无足够的数据。(D1)(新增)

5.7 有限的数据表明,单独的黄疸(在非胆汁淤积病因中)可能是少数患者肝硬化的第一表现;但其定义,究竟是真正的首次失代偿,还是代偿期肝硬化的叠加性肝损伤 /ACLF,尚需进一步研究。(D1)(新增)

5.8 代偿期肝硬化患者非肝脏合并症多发,可影响预后,应特别处理。(A1)(修订)

5.9 关于肌肉减少和衰弱对代偿期肝硬化自然史的影响,没有足够的数据得出明确的结论。(D1)(新增)

5.10 细菌感染在 CSPH 的代偿期患者中很常见,可导致失代偿(腹水、静脉曲张出血、肝性脑病),并因此对自然史产生不利影响。(B1)(新增)

5.11 对于无 CSPH 的代偿期肝硬化患者感染是否频繁,以及感染本身是否会影响预后,目前数据尚不充分。(D1)(新增)

5.12 叠加性肝损伤,如(急性)酒精性肝炎、急性病毒性肝炎(HEV、HAV)、HBV 发作或药物性肝损伤可导致失代偿。(A1)(新增)

5.13 其他因素如 HCC 和大手术可促进 CSPH 患者肝硬化失代偿。(B1)(新增)

5.14 为预防 CSPH 患者失代偿,应考虑使用非选择性 β 受体阻滞剂(nonselective beta-blocker,NSBB)(普萘洛尔、纳多洛尔或卡维地洛)治疗。(B1)(新增)

5.15 卡维地洛是代偿期肝硬化的首选 NSBB,因为它在降低 HVPG 方面更有效(A1),在预防失代偿方面有更大的益处,比传统 NSBB 有更好的耐受性,并且在 CSPH 代偿患者中,与没有积极治疗相比,已显示出生存率的提高。(B1)(修订)

5.16 当临床有指征时,应决定使用 NSBB 治疗,与 HVPG 测量的可能性无关。(B2)(不变)

5.17 为预防失代偿而服用 NSBB 的肝硬化代偿者不需要进行内镜检查筛查静脉曲张,因为内镜检查不会改变治疗。(B2)(新增)

5.18 没有证据表明内镜治疗如 EBL 或组织胶可以预防腹水或肝性脑病。(D1)(新增)

5.19 对于有 NSBB 禁忌证或不耐受的代偿期高危静脉曲张患者,建议内镜套扎以防止首次静脉曲张出血。(A1)(修订)

5.20　目前尚无对无 CSPH 的患者使用 NSBB 的适应证。（A1）（不变）

5.21　虽然一项研究表明，在预防粗大胃食管静脉曲张 2 型或孤立胃静脉曲张 1 型患者首次出血方面，组织胶注射液比普萘洛尔更有效，但两者在生存期上没有差异。然而，NSBB 在这些患者中可用于预防失代偿（B1）。在这些患者中，除了 NSBB 之外，还需要进一步研究使用新的治疗方法。（D1）（修订）

5.22　目前在代偿患者胃静脉曲张出血的一级预防中，BRTO/BATO/BARTO/TIPS 尚无适应证。（D1）（新增）

研究议程

- 在未来关于代偿期肝硬化的研究中，应考虑到来自合并症的竞争风险，以及早期发现和治疗合并症的影响。
- 肌肉减少症和衰弱（及其治疗）对代偿期肝硬化预后和死亡率的影响。
- 仅在影像学检查中发现的轻微腹水、轻微肝性脑病和门静脉高压性胃肠病慢性出血的预后意义。
- 代偿期肝硬化仅存在黄疸的预后意义及其定义。
- 他汀类药物在预防失代偿中的作用。
- 代偿期肝硬化中单纯细菌感染对自然史的影响。
- 非细菌感染对代偿期肝硬化的影响。
- 疫苗接种（肺炎球菌、嗜血杆菌、流感病毒、冠状病毒）对代偿期肝硬化自然史的影响。
- 预防 CSPH 患者的细菌感染及其对失代偿发生率的影响。
- 预测感染会导致失代偿和 / 或不良预后的因素。

（王省 译，吴斌 审校）

第八部分　临床情况 2:急性静脉曲张出血

第 37 章　急性静脉曲张出血的一般处理

Àngels Escorsell

急性静脉曲张出血（acute variceal bleeding, AVB）是肝硬化的严重并发症。多年来,由于病原学治疗和预防措施的有效性,以及在这种危急情况下患者综合管理的改善,其预后有所改善。之前的 Baveno 共识会议确立了一般处理的基础,包括血流动力学目标、输血政策、抗生素和血管活性药物的使用,以及进行准确和安全内镜诊断检查的方法。我们在此回顾自 2015 年最后一次 Baveno 以来,肝硬化患者出现 AVB 的最新数据。

Baveno 共识会议确立了 AVB 的管理方法。在之前的 Baveno 会议上提出的所有建议都有助于 AVB 相关的死亡率的显著下降。事实上,静脉曲张 "本身" 并不是患者生存的决定因素,Ardevol 的研究表明,急性出血的原因（胃食管静脉曲张或消化性溃疡）不会影响肝硬化患者的生存,在急性出血 45 天时,静脉曲张出血者占 81%,急性消化性溃疡出血者占 83%[1]。本文与 Baveno Ⅵ的结论一致,指出肝衰竭（通过 Child-Pugh 或 MELD 评分测量）及其并发症（主要是急性肾损伤、急性慢性肝衰竭、休克或细菌感染）是患者生存或死亡的真正决定因素。当然,正如先前 Baveno 会议中所述,在观察 AVB 时,其他因素如活动性出血、门静脉压力和肝细胞癌的存在,具有重要的预后价值。

但是,尽管个体化指南对先前 Baveno 建议的遵守是正确的（80% 的患者内镜检查<12h,85% 的患者使用抗生素,79% 的患者套扎术,91% 的患者使用血管活性药物）,但只有 63% 的患者接受了符合所有指示标准的治疗[2]。

AVB 的气管插管

在 Baveno Ⅵ中,专家们一致认为,对于意识改变的患者,应在保护气道的情况下进行内镜检查。

值得注意的是,新的数据进一步证实,除非出现严重的意识障碍,如 3～4 级肝性脑病患者或呕血患者,气管插管必须谨慎。Chaudhuri 发表了一项关于所有患者（包括 5 600 多名患者）上消化道内镜检查的荟萃分析,显示预防性插管显著增加了 AVB 患者的死亡风险[3]。此外,Almashhrawi[4] 对上消化道出血进行的荟萃分析也得出结论,在内镜检查前接受预防性气管插管的上消化道出血患者,48h 内肺炎的可能性更大。

最后,Martinez 最近对抗生素预防时代 AVB 患者细菌感染的研究表明,尽管使用了抗生素预防（94%的患者接受了抗生素预防）,仍有 1/5 的患者出现细菌感染[5]。这些感染中有一半是来源呼吸道感染,其发生率不仅与肝功能（Child-Pugh 评分）直接相关,而且与口鼻气管区的操作有关,如气管插管进行上内镜检查、放置鼻胃管或气囊填塞以及 3～4 级 HE。值得注意的是,只有 21% 的患者的手术适应证为严重 HE。因此,研究表明,预防性内镜插管可能会增加 AVB 患者的呼吸道感染风险[5]。所有这些研究的局限性包括其设计和插管适应证未标准化。

因此,根据以往研究的局限性,我们可以得出结论,对于意识改变（严重 HE）和出于实际原因活动性呕血的患者,建议在内镜检查前进行插管。一旦插管,在内镜检查后应尽快拔除。

药物治疗

对于疑似静脉曲张出血,应尽快开始使用血管活性药物（特利加压素、生长抑素、奥曲肽）,并持续 2～5 天。这段不同的时间（2～5 天）,是根据肝功能储备情况比较血管活性药物治疗不同时间的研究结果。

细菌感染

目前,所有出现 AVB 的患者都需要尽快接受抗生素预防治疗。

在 Baveno Ⅵ 共识会议上,建议在 Child-Pugh A 患者中避免预防性使用抗生素,因为他们的细菌感染和死亡发生率非常低。事实上,Tandon 及其同事在一项回顾性研究中调查了这一问题,该研究分析了加拿大 2 家三级医院收治的 381 名肝硬化患者[6]。接受抗生素治疗的患者比例仅为 54%。总体而言,抗生素治疗与较低的感染和死亡风险相关。尽管如此,Child-Pugh A 患者的感染率和死亡率都很低,这在使用抗生素与否的患者中没有区别。Child-Pugh B 患者的感染率为 6%(未接受抗生素预防的患者为 14%),死亡率无显著差异。最后,Child-Pugh C 患者使用抗生素后,感染和死亡的发生率均下降了 50% 以上。

Martinez 等人最近的研究分析了 1 500 多名接受抗生素预防的 AVB 患者的细菌感染发生率和特征[5]。值得注意的是,最常见的细菌感染是入院后早期(中位:3 天)发生的呼吸道感染(近 50%),其发展与 Child-Pugh C、3~4 级 HE、内镜经气管插管、鼻胃管或食管气囊填塞独立相关。

抗生素预防的主要缺点是多药耐药细菌(包括艰难梭菌感染)引起的感染。事实上,Martinez 等人[5]的研究发现,分离出的细菌中有 50% 以上对 3/4 的患者使用的第三代头孢菌素耐药。因此,未来抗生素预防可能仅限于感染风险极高的亚类人群;目前,必须避免抗生素过度使用,应始终牢记早期的降级政策。此外,抗生素处方应始终符合当地耐药性和抗微生物政策。

抗生素并非没有其他严重的不良事件,如与喹诺酮类药物相关的间质性肾炎引起的急性肾损伤。从这个意义上讲,由于口服给药后血液中的生物利用度低(<0.4%),使用利福昔明等非吸收抗生素似乎可以预防感染,同时不会引起抗生素耐药性。但是,在肝衰竭的情况下这种低利用度会增加[5]。这种策略可能很有前途,还需要更多的研究。

营养

38% 的肝硬化和 AVB 患者可能被归类为高风险营养障碍患者[7]。早期营养支持的一个可能副作用是餐后门静脉压力增加;另外,肌细胞减少会增加肝移植后的死亡率、细菌感染、高氨血症、HE 和住院时间[7]。

Sidhu 对内镜下套扎治疗的 AVB 进行了一项研究,以评估与缓慢恢复饮食(4h 开始流食,72h 完成固体饮食)相比,早期饮食(治疗后 1h 开始流食和 4h 后固体饮食)是否对这些患者的结局有影响[8]。结论是,与延迟饮食相比,早期饮食是安全的,其提供了更好的营养,并导致较低的感染发生率。需要更多的研究来证实这些结果。

根据既往研究,肝硬化患者的营养必须是正常热量(35~45kcal/kg),并确保能量充足和蛋白质摄入(每天 1.2~1.5g/kg),同时使用血管活性药物来抵消门静脉压力的增加[9]。

质子泵抑制剂在 AVB 中的应用

肝硬化患者的急性上消化道出血可能是由于消化性病变或静脉曲张。在内镜确定出血来源之前,所有患者都需给予大剂量奥美拉唑,以便于内镜检查[10]。在诊断为 AVB 后,应尽快停用质子泵抑制剂(proton pump inhibitor, PPI)。事实上,PPI 会改变肠道菌群,导致肠道生态失调,失代偿期肝硬化患者的肠道通透性增加,PPI 的肝脏清除率降低,从而导致肠道生态失调加剧。

有证据表明,长期使用 PPI(至少超过 28 天)与 HE 发生率增加相关[11,12],或明显或轻微,以及进一步失代偿的风险增加,主要是 SBP[13]。更长的给药时间(>90 天)会导致长期死亡率显著增加[13,14]。此外,既往研究结果表明,肝功能失代偿的风险随着剂量的增加而增加。

基于这些证据,建议定期审查肝硬化患者使用 PPI 的必要性,以便在没有适应证时停止使用。此外,如果 PPI 有使用指征,剂量应减少到最低剂量。

(王省 译,吴斌 审校)

参考文献

1. Ardevol A, Ibañez-Sanz G, Profitos J, Aracil C, Castellvi JM, Alvarado E, et al. Survival of patients with cirrhosis and acute peptic ulcer bleeding compared with variceal bleeding using current first-line therapies. Hepatology. 2018;67(4):1458–71.
2. Tapper EB, Friderici J, Borman ZA, Alexander J, Bonder A, Nuruzzaman N, et al. A multicenter evaluation of adherence to 4 major elements of the Baveno guidelines and outcomes for patients with acute variceal hemorrhage. J Clin Gastroenterol. 2018;52(2):172–7.
3. Chaudhuri D, Bishay K, Tandon P, Trivedi V, James PD, Kelly EM, et al. Prophylactic endotracheal intubation in critically ill patients with upper gastrointestinal bleed: a systematic review and meta-analysis. JGH Open. 2020;4(1):22–8.
4. Almashhrawi AA, Rahman R, Jersak ST, Asombang AW, Hinds AM, Hammad HT, et al. Prophylactic tracheal intubation for upper GI bleeding: a meta-analysis. World J Metaanal. 2015;3(1):4–10.
5. Martínez J, Hernández-Gea V, Rodríguez-de-Santiago E, Téllez L, Procopet B, Giráldez Á, et al. Bacterial infections in patients with acute variceal bleeding in the era of antibiotic prophylaxis. J Hepatol. 2021;75(2):342–50.
6. Tandon P, Abraldes JG, Keough A, Bastiampillai R, Jayakumar S, Carbonneau M, et al. Risk of bacterial infection in patients with cirrhosis and acute variceal hemorrhage, based on child-pugh class, and effects of antibiotics. Clin Gastroenterol Hepatol. 2015;13(6):1189–1196.e1182.
7. Tsai MH, Huang HC, Peng YS, Chen YC, Tian YC, Yang CW, et al. Nutrition risk assessment using the modified NUTRIC score in cirrhotic patients with acute gastroesophageal variceal bleeding: prevalence of high nutrition risk and its independent prognostic value. Nutrients. 2019;11(9):2152.
8. Sidhu SS, Goyal O, Singh S, Kishore H, Chhina RS, Sidhu SS. Early feeding after esophageal variceal band ligation in cirrhotics is safe: randomized controlled trial. Dig Endosc. 2019;31(6):646–52.
9. Bischoff SC, Bernal W, Dasarathy S, Merli M, Plank LD, Schütz T, et al. ESPEN practical guideline: clinical nutrition in liver disease. Clin Nutr. 2020;39(12):3533–62.
10. Lau JY, Leung WK, Wu JC, Chan FK, Wong VW, Chiu PW, et al. Omeprazole before endoscopy in patients with gastrointestinal bleeding. N Engl J Med. 2007;356(16):1631–40.
11. Nardelli S, Gioia S, Ridola L, Farcomeni A, Merli M, Riggio O. Proton pump inhibitors are associated with minimal and overt hepatic encephalopathy and increased mortality in patients with cirrhosis. Hepatology. 2019;70(2):640–9.
12. Tsai CF, Chen MH, Wang YP, Chu CJ, Huang YH, Lin HC, et al. Proton pump inhibitors increase risk for hepatic encephalopathy in patients with cirrhosis in a population study. Gastroenterology. 2017;152(1):134–41.
13. Hung TH, Lee HF, Tseng CW, Tsai CC, Tsai CC. Effect of proton pump inhibitors in hospitalization on mortality of patients with hepatic encephalopathy and cirrhosis but no active gastrointestinal bleeding. Clin Res Hepatol Gastroenterol. 2018;42(4):353–9.
14. De Roza MA, Kai L, Kam JW, Chan YH, Kwek A, Ang TL, et al. Proton pump inhibitor use increases mortality and hepatic decompensation in liver cirrhosis. World J Gastroenterol. 2019;25(33):4933–44.

第 38 章　静脉曲张出血的危险分层和预后因素

David Patch

风险分层是结合个体预后因素，根据其相对重要性适当加权，将患者人群分为不同风险类别的过程。这一科学领域已经取得了显著的发展，在早期 TIPS 和慢加急性肝衰竭进行肝移植的时代，具有直接的临床影响。

各次 Baveno 会议都反映了这一点——在 Baveno Ⅱ 会议上，人们一致认为通过内镜评估首次出血的风险很重要——但对于早期出血和死亡或晚期再出血和死亡的风险因素没有共识[1]。

在 Baveno Ⅳ（2005）中，有一整章详尽地探讨了门静脉高压的预测模型[2]。共识中描述了失代偿期（出血、黄疸、脑病和腹水）的相对重要性，文献综述确定了＞20 个预后评分，93 个预后研究和 172 个候选变量。Child-Pugh 和 MELD 评分是临床实践中唯一被确定使用的评分[3]。一项调查发现，静脉曲张出血是目前可用预测模型最令人满意的领域，尽管这预测率很低，只有 26%。作者明确指出，Child-Pugh 和 MELD 评分来自经历过上消化道出血的患者，这可能是它们在该领域仍然为有效评分工具的原因之一。然而，出血事件的复杂性意味着这些不是唯一的因素——为什么一个患者在出血前是 CP-A，在出血后使用 ITU 通气后变成了 CP-C？显然，出血发作的严重程度开始起作用，而肝缺血的标志物（AST 升高），由输血需求测量的失血量，以及诸如门静脉血栓形成等解剖变化也被证明与预后相关[4]。

预后标志物的识别，在许多情况下，预后评分，已经成为几乎每一篇临床论文中一个不可避免的结局事件，但这些研究很少直接告知决策，除非可能在无用的领域。快进到 Baveno Ⅵ（2015），预后指标的重要性已经达到了"黄金时代"——即临床决策是基于这些指标做出的[5]。两篇论文报道了早期 TIPS 放置可以提高有预先确定的预后不良标志物的（Monescilio[6] 的论文中 HVPG，Garcia Pagan[7] 的论文中 CP 评分和内镜证据的活动性出血）患者的生存率。这些论文意义重大，不仅因为它们改变了实践结果，还因为它们证明了为什么识别预后标志物实际上很重要，而不仅仅是一项学术活动。

在 Baveno Ⅵ 期间，关于预后研究中检查的时间间隔也进行了长时间的讨论，大多数研究着眼于 6 周生存期。这突出了一个异常现象——大多数患者在 6 周内死亡，因此结果指标需要在出血时间更早的时候准确预测。此外，患者不是死于出血，而是死于多器官衰竭的情况并不少见。控制出血的干预措施可能与管理多器官衰竭的干预措施不同，因此也需要更细致的预后指标。在治疗失败的定义还没有明确的情况下，这是很困难的。尽管如此，死亡率被认为是关键的主要终点。

2021

继 Baveno Ⅵ 发布 6 年和一次疾病大流行之后，基于两项结果相互矛盾的进一步临床试验，预防性的 TIPS 的作用仍在继续争论中。毫无疑问的是，慢加急性肝衰竭（acute on chronic liver failure，ACLF）的概念已经成为一个公认的状态，虽然它不是一种新疾病，但随着肝移植现在被提议作为患有 ACLF 的患者的治疗选择[8]，它已经成为人们关注的焦点。在欧洲或美国，静脉曲张出血不是移植的指征，但有静脉曲张出血并接受 ITU 治疗的 ACLF 患者现在是移植的候选者。

但在探讨这些问题之前，重要的是要记住，大多数静脉曲张出血的患者将到地区综合医院就诊，那里可能没有专科服务，被诊断为消化道出血入院。医生通常会根据非肝脏特异性评分对患者进行风险评估，虽然这些评分具有准确性，但其临床效用值得商榷，因为具体干预没有任何阈值定义。Motola-Kuba 等人的研究比较了不同的非静脉曲张和肝脏特异性评分系统对肝硬化患者[9]的预后准确性。MELD 和 AIMS65 预测死亡率最强，而 Rockall 和 Glasgow-Blatchford 预测再出血能力最好。

辅助治疗的差异性问题也仍然存在。在英国，上消化道出血患者在内镜检查时的常规气道保护——尽管指南中已指出——仍被随意应用。误吸对患者的预后有深远的影响，但大多数研究没有将其纳入预后因素——因为用于气道保护的机械通气与用于呼吸支持的机械通气有很大不同。这一辅助治疗要素的微妙之处在 Hermie 等人的研究中得到了证明，在该研究中，32 名患者被转诊接受早期TIPS[10]。入院时血流动力学不稳定和 MELD 评分≥19 导致 6 周死亡率为 78%。这篇论文没有描述心血管不稳定的原因——一些患者可能正在出血或已经发生败血症——但它对早期 TIPS 在 MELD 评分高和休克患者中的作用提出了质疑。值得一问的是，这种患者的 TIPS 是否属于"挽救性"，而不是"早期" TIPS。

确定不太可能从干预中获益的患者同样重要——避免长时间 ITU 住院，并防止出现无效干预。一项对144 例连续入组病例挽救性 TIPS 的回顾性研究表明，对于 CP 评分为＞13[11]的患者，该手术是无效的。由于 CP 评分在 72h 内不会发生显著变化，这再次为早期 TIPS CP 上限为 13 提供了一些理由。在 2007—2017年对 164 例挽救性 TIPS 患者的回顾性研究中，当 MELD≥30 和乳酸≥12mmol/L[12]时，6 周生存率＜10%。这些是重要的文献，因为它们为"接收"医院以无用为基础拒绝转院请求提供了证据基础——认识到这将是建立这些个例上。

转介早期 TIPS 对临床实践和治疗护理提供有如此重大的影响，因此 Monescillo 和 Garcia Pagan 使用的预后标志物受到了很多学术关注就不足为奇了。Rudler 等人分析了 219 例前瞻性收集的静脉曲张出血患者中特别是与第 6 周死亡率相关的因素[13]。内镜下活动性出血的诊断有很大的变异性，这并不是一个重要的预后因素。重新校准的 MELD 评分准确预测死亡率，肝性脑病的存在也是一个较差的预后指标。CP-B的死亡率较低，为 7%。伴随的一篇述评文章认为，静脉曲张出血反复发生的性质意味着活动性静脉曲张出血的存在将随着时间的推移而变化，但它的存在仍然是一个较差的预后标志[14]。作者指出，仍然需要高质量、前瞻性的预后研究。

第 3 项和第 4 项针对早期 TIPS 的随机对照试验纳入了 CP-B（≥7[15]或≥8[16]，CP-C＜14），并且没有预先指定 CP-B 内镜检查时是否存在活动性出血。在此之前，中国研究小组进行了一项关于确定早期 TIPS的最佳候选者的研究，尽管 CP-B 和活动性出血患者似乎在早期 TIPS 中有生存益处，但根据 Rudler 研究，活动性出血的评估与显著的观察者间误差[17]相关。

根据大家的观点，无论是燃料还是水，都可以通过将移植添加到治疗方案中来加入辩论——不是针对静脉曲张出血，而是针对那些出血并发展为 ACLF3 的病例。关于移植，早期提出移植治疗 ACLF 的论文并没有确定诱发 ACLF 的原因[8,18]。然而值得注意的是，来自 Kings 的 ITU 生存文章，他们发现消化道出血作为急性失代偿的主要原因的患者有更好的生存，而 3 个器官衰竭是一个分水岭，消化道出血组有3 个器官衰竭仍然有 50% 的医院生存率[19]。例如，静脉曲张出血的 ACLF3 与非静脉曲张出血的 ACLF3相同吗？

展望未来，虽然 HVPG 仍然是评估门静脉高压严重程度的"金标准"，但它"使用不方便"，被人们接受程度低。虚拟 HVPG[20]与门静脉高压的血清学标志物（如：血管性血友病因子[21]）是令人激动的研究领域，这些技术的组合可能更好地识别需要在内镜治疗基础上进一步治疗的[22]患者。

结论

MELD 和 Child-Pugh 评分仍然是预测结果和决策的有效工具。CP-B 的生存结局非常好，所以对这类患者实施任何干预，都需要对大量患者进行前瞻性研究。识别并预防陷入多器官衰竭仍然是获得良好结局的关键。

（王省 译，吴斌 审校）

参考文献

1. Pagliaro L, Franchis RD. Where were we. In: Franchis RD, editor. Portal Hypertension 2. Proceedings of The Second Baveno International Consensus Workshop on Definitions, Methadology and Therapeutic Strategies. Oxford: Blackwell Science Ltd; 1996. p. 2.
2. Garcia-Tsao G, et al. Predictive models in portal hypertension. In: Franchis RD, editor. Portal Hypertension 4. Proceedings of the Fourth Baveno International Consensus Workshop on Methadology of Diagnosis and Treatment. Oxford: Blackwell Publishing; 2006. p. 47–100.
3. D'Amico G, Licata A, Pasta L, Rizzuto G, D'Amico M, Mocciaro F. Prognostic indicators in cirrhosis: the role of Child classification. Overview of 93 published studies and validation in a prospective cohort of patients. Dig Liver Dis. 2005;37:S(29).
4. D'Amico G, De Franchis R. Upper digestive bleeding in cirrhosis. Post-therapeutic outcome and prognostic indicators. Hepatology. 2003;38(3):599–612.
5. Villanueva C, O'Beirne J, Bureau C, Tahbut D. A la carte treatment of acute variceal bleeding. In: Franchis RD, editor. Portal Hypertension 6. Proceedings of the SIxth Baveno Consensus Workshop: Stratifying Risk and Individualising Patient Care. Cham: Springer International Publishing; 2016. p. 261–5.
6. Monescillo A, et al. Influence of portal hypertension and its early decompression by TIPS placement on the outcome of variceal bleeding. Hepatology. 2004;40(4):793–801.
7. García-Pagán JC, et al. Early use of TIPS in patients with cirrhosis and variceal bleeding. N Engl J Med. 2010;362(25):2370–9.
8. Thuluvath PJ, et al. Liver transplantation in patients with multiple organ failures: feasibility and outcomes. J Hepatol. 2018;69(5):1047–56.
9. Motola-Kuba M, et al. Validation of prognostic scores for clinical outcomes in cirrhotic patients with acute variceal bleeding. Ann Hepatol. 2016;15(6):895–901.
10. Hermie L, et al. Model for end-stage liver disease score and hemodynamic instability as a predictor of poor outcome in early transjugular intrahepatic portosystemic shunt treatment for acute variceal hemorrhage. Eur J Gastroenterol Hepatol. 2018;30(12):1441–6.
11. Maimone S, et al. Predictors of re-bleeding and mortality among patients with refractory variceal bleeding undergoing salvage transjugular intrahepatic portosystemic shunt (TIPS). Dig Dis Sci. 2019;64(5):1335–45.
12. Walter A, Rudler M, Olivas P, Moga L, Trépo E, Robic MA, et al. Combination of model for end-stage liver disease and lactate predicts death in patients treated with salvage transjugular intrahepatic portosystemic shunt for refractory variceal bleeding. Hepatology. 2021;74(4):2085–101. https://doi.org/10.1002/hep.31913.
13. Rudler M, et al. Recalibrated MELD and hepatic encephalopathy are prognostic factors in cirrhotic patients with acute variceal bleeding. Liver Int. 2018;38(3):469–76.
14. D'Amico G, D'Amico M, Malizia G. Refining early-TIPS criteria requires good quality prognostic studies. Liver Int. 2018;38(3):412–4.
15. Lv Y, et al. Early TIPS with covered stents versus standard treatment for acute variceal bleeding in patients with advanced cirrhosis: a randomised controlled trial. Lancet Gastroenterol Hepatol. 2019;4(8):587–98.
16. Dunne PDJ, et al. Randomised clinical trial: standard of care versus early-transjugular intrahepatic porto-systemic shunt (TIPSS) in patients with cirrhosis and oesophageal variceal bleeding. Aliment Pharmacol Ther. 2020;52(1):98–106.
17. Lv Y, et al. Identifying optimal candidates for early TIPS among patients with cirrhosis and acute variceal bleeding: a multicentre observational study. Gut. 2019;68(7):1297–310.
18. Sundaram V, et al. Factors associated with survival of patients with severe acute-on-chronic liver failure before and after liver transplantation. Gastroenterology. 2019;156(5):1381–1391.e3.
19. McPhail MJ, et al. Increased survival for patients with cirrhosis and organ failure in liver intensive care and validation of the chronic liver failure-sequential organ failure scoring system. Clin Gastroenterol Hepatol. 2015;13(7):1353–1360.e8.
20. Qi X, et al. Virtual hepatic venous pressure gradient with CT angiography (CHESS 1601): a prospective multicenter study for the noninvasive diagnosis of portal hypertension. Radiology. 2019;290(2):370–7.
21. Zou Z, et al. von Willebrand factor as a biomarker of clinically significant portal hypertension and severe portal hypertension: a systematic review and meta-analysis. BMJ Open. 2019;9(8):e025656.
22. Qi X, et al. Emerging non-invasive approaches for diagnosis and monitoring of portal hypertension. Lancet Gastroenterol Hepatol. 2018;3(10):708–19.

第 39 章　内镜治疗：经典与新疗法

Marvin Ryou，Andres Cardenas

急性食管胃底静脉曲张出血（acute esophageal and gastric variceal bleeding，AVB）是门静脉高压患者的可怕并发症，也是肝硬化患者的首发事件，是肝病进展的重要分界点，对预后具有重要意义。内镜套扎（endoscopic band ligation，EBL）在食管静脉曲张引起的 AVB 的治疗中起着关键作用。孤立性胃静脉曲张患者最好的治疗方法是注射氰基丙烯酸酯胶。目前可用的方法，包括结合血管活性药物和抗生素，在 90% 的病例中，可以在首次出血的几天内控制出血。

急性食管静脉曲张出血的内镜治疗

内镜检查是管理 AVB 的一个关键方面，因为它可以确认诊断并同时进行治疗。根据目前的数据，建议在首发 12h 内对 AVB 进行内镜检查，因为在早期进行内镜和 EBL 的患者中 6 周和 3 个月的总死亡率较低[1]。在无禁忌证（即 QT 延长）的情况下，应考虑内镜前输注红霉素，以改善内镜期间胃排空和能见度（内镜前 30～120min 静脉注射 250mg）。内镜检查前的一个重要考虑是选择适当的镇静类型，因为患者需要完全镇静才能使手术成功。异丙酚静脉镇静比苯二氮䓬类药物和阿片类药物更安全，耐受性更好。治疗 AVB 的两种内镜方法是内镜硬化治疗（endoscopic sclerotherapy，ES）和 EBL。ES 包括向静脉曲张腔内或邻近腔内注射硬化剂［鱼肝油酸钠（5%），油酸乙醇胺（5%），或聚乙二醇单十二醚（1%～2%）］。这会引起炎症和血栓形成，在静脉曲张部位形成瘢痕。尽管该手术操作简单，但也有明显的副作用，如食管溃疡、狭窄、胸骨后胸痛、发热、吞咽困难和菌血症，可能在高达 30%～55% 的病例中出现，并可能导致自发性细菌性腹膜炎或远端肢体脓肿[2]。与内镜下静脉曲张套扎术相比，ES 治疗 AVB 的再出血率更高，不良反应更多[3]。临床试验表明，EBL 在初始出血控制、复发出血、副作用、静脉曲张根除时间，甚至生存[4]等所有主要结果上都优于 ES。

食管静脉曲张：内镜套扎

应用 EBL 治疗食管静脉曲张的概念可以追溯到 20 世纪 80 年代。EBL 背后的想法与胃食管交界处静脉回流的解剖结构和区域有关，因此结扎静脉曲张的目的是阻止这种引流。栅栏区向心脏近端延伸至食管下段的静脉易出血，因为这是门静脉和体循环之间的区域，没有黏膜下层的穿通静脉，可以向食管周围静脉引流或减压。因此，消除这些血管的方法是在食管远端静脉曲张处放置橡皮筋。EBL 包括在静脉曲张上放置几个橡皮圈（范围在 4～7）以堵塞静脉曲张并引起血栓形成，最终导致黏膜坏死。橡皮圈在 5～7 天内脱落，留下一个愈合的浅溃疡，随后留下瘢痕。有几种商业上可用的多环设备具有 6～7 个套扎环。这允许在一次治疗中放置足够的套扎环，而不必反复进行用胃镜插管。在静脉曲张被吸入附着在内镜尖端的透明帽后，套扎器允许在静脉曲张上放置套扎环（图 39.1）。在对 AVB 患者进行初次诊断性内镜检查并确定疑似静脉曲张后，拔出内镜，并加载套扎装置。该装置需要牢固地连接到镜身上，镜身与操作旋钮尽量靠近（图 39.1）。在静脉曲张被确定后，透明帽的尖端被推向它并持续吸力，这样静脉曲张的黏膜就会充满透明帽尖端，并导致"满屏红色"的现象：这时套扎环可以释放并且会感觉到一次点击。之后，不应将镜头向远端推进，以防止环脱出。这就是为什么结扎总是从食管靠近胃食管（gastroesophageal，GE）交界处的最远端开始

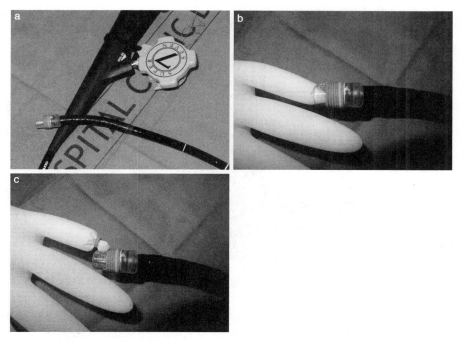

图 39.1 （a）套扎器放置在内镜轴上,旋钮附着在工作通道上。（b）内镜的近端有一个预先安装的透明帽,允许曲张静脉的吸入(在这种情况下用手套代替)。（c）一旦曲张静脉被吸入帽内,套扎器启动,曲张静脉被结扎。

的原因。套扎环沿食管向上呈螺旋状施加,直到食管下 1/3 的所有主要条状静脉曲张(GE 连接上方不超过 10cm)被结扎。如果由于持续出血导致视野受限,可选择大力用水冲洗,并进行抽吸,并开始在 GE 连接处放置套扎环。这减少了严重的出血,并且可以随后释放套扎环。

　　该疗法不能免除不良事件:这些症状包括短暂性吞咽困难和胸痛,它们对液体止痛药(即对乙酰氨基酚)以及口服抗酸剂悬浮液反应良好。套扎部位的浅溃疡很常见,可在高达 4%～5% 的病例中出血。如果 EBL 后患者因溃疡出血,可实施 ES。另一种选择是在出血部位使用止血粉(止血喷雾)。这种粉末用于非静脉曲张的消化道出血,似乎有希望作为出血性门静脉胃病、静脉曲张出血和 EBL 后出血性溃疡[5]的止血技术。EBL 对控制 AVB 非常有效,在 90% 的病例中立即有效。几项比较 EBL 和 ES 在 AVB 中的随机对照试验清楚地表明,与 ES 和血管收缩剂相比,EBL 联合血管收缩剂治疗具有更高的疗效、安全性和改善的死亡率。对 36 项 RCT 的荟萃分析显示,EBL 与出血控制的显著改善相关(与硬化治疗相比,RR:1.08,95% CI:1.02～1.15),并且与更少的不良事件[4]相关。因此,EBL 被认为是治疗 AVB 的首选内镜治疗方法。

胃静脉曲张

　　肝硬化患者胃静脉曲张(gastric varice,GV)的患病率估计为 17%～20%[6]。尽管 GV 出血的发生率低于食管静脉曲张(3 年为 16%～45%),但它往往更严重,死亡率也更高。胃静脉曲张最常见的分类是根据其在胃中的位置:胃食管静脉曲张(gastroesophageal varice,GOV)和孤立性胃静脉曲张(isolated gastric varice,IGV)。GOV 进一步细分为 GOV1 和 GOV2,GOV1 表示食管静脉曲张沿胃小弯延伸,GOV2 表示食管静脉曲张延伸至大弯侧胃底(图 39.2)。IGV 进一步细分为位于胃底的 IGV1 和位于胃其余部分的异位静脉曲张 IGV2。Sarin 等[6]描述了该分类系统,并对出血风险和管理具有重要的临床意义。GOV1 占所有 GV 的 75%,GOV2 占 21%,IGV1 不到 2%,IGV2 占 4%。IGV1 和 GOV2 容易导致明显出血(出血发生率分别为 78% 和 55%),因此具有显著的发病率和死亡率。GOV1 的内镜治疗往往类似于食管静脉曲张(即带

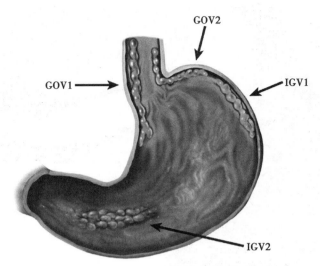

图 39.2　GV 的 Sarin 分型（源自 AGA 研究所胃黏膜 - 肝硬化和门静脉高压）[6]

状），因为它们具有相同的静脉解剖结构。除了胃内的位置，静脉曲张的大小和红斑的存在也会增加出血的风险。建议内镜检查明确确认 GV 出血，并建议内镜治疗初步止血。在大出血的情况下，建议气囊填塞（Linton-Nachlas 优于 Sengstaken-Blakemore 管，尽管两者都是可接受的）以稳定患者并作为血管内治疗（TIPS 或 BRTO）的桥接治疗。

GOV1 的内镜方法：套扎环或组织胶

由于它们与 EV 的相似性，GOV1 倾向于对套扎反应良好。与 EV 相似，套扎最初沿胃小弯（最远侧）进行，并向近端行进。也可以考虑用氰基丙烯酸酯胶（例如，N-2- 氰基丙烯酸酯）进行内镜下封闭，特别是对于较大的 GOV1，其套扎会很困难。针对急性出血的 GOV1 的回顾性研究倾向于氰基丙烯酸酯直接内镜注射（direct endoscopic injection，DEI）而不是结扎。然而，总体来说，相对于其他内镜疗法，氰基丙烯酸酯的 DEI 并没有按 GV 类型进行分层。因此，对于 GOV1，专家们还不能作出内镜治疗的明确建议。考虑到可用性和相对的技术便捷性，大多数中心通常会用套扎治疗 GOV1。

GOV2 和 IGV 的内镜方法

氰基丙烯酸酯的 DEI 或徒手操作技术[7]已成为 GOV2 和 IGV1 的明确内镜治疗方法，特别是对于不可能结扎的大型块状静脉曲张。关于内镜治疗急性 GV 出血的具体高质量数据是有限的，在大多数随机对照试验中，半数纳入试验的患者有 GOV2 和 IGV1。尽管如此，大多数未控制的系列报告使用氰基丙烯酸酯 DEI 止血率高（＞90%）。值得注意的是，在预防早期和晚期再出血以及并发症[8]方面，DEI 已被证明优于基于酒精的硬化疗法和套扎法。

关于氰基丙烯酸酯的配方和辅助剂[9]，已发表的 DEI 方法存在差异。早期的研究使用了正丁基制剂，它的聚合速度比 2- 辛基制剂快。碘油是一种不透光的植物性油，可以延迟氰基丙烯酸酯聚合，也被用于减少过早的针闭塞和 / 或放射定位，尽管它的使用可能会增加远端栓塞的风险。使用时，碘油与胶的典型比例为 1∶1。DEI 的可怕并发症包括栓塞并发症，如肺栓塞和卒中。然而，在 DEI 最大的一项研究中，肺栓塞的发生率为 0.7%[10]，总体而言，需要抗凝甚至导致死亡的症状性肺栓塞极为罕见。该研究中报道的 DEI 的其他并发症包括（预期的）腔内组织胶排出导致（4.4%）再出血、败血症（1.3%）、胃溃疡形成（0.1%）和腹膜炎（0.1%）[10]。DEI 用于内镜下初始止血，特别是在急性出血情况下。在多学科参与的情况下，后续治疗方案可包括每 2~4 周重复注射氰基丙烯酸酯，直至闭塞[9]。如果出血无法控制，有条件的话则采用 EUS 引导治疗（见下文），或血管内治疗（TIPS 或 BRTO）（图 39.3）。

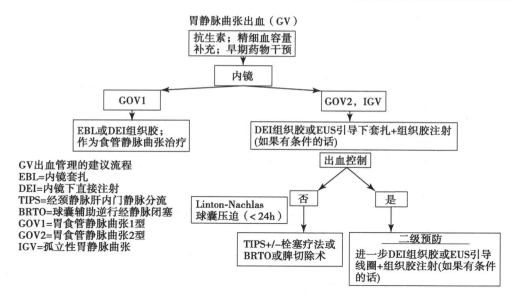

图 39.3　GV 出血管理的建议流程

　　凝血酶将纤维蛋白原转化为纤维蛋白凝块,从而在 GV 内形成凝块并阻塞血流。内镜下注射凝血酶治疗急性胃静脉曲张出血的研究表明,与氰基丙烯酸酯胶相比,初始止血率、5 天治疗失败率和 6 周止血率相似。一项比较内镜下凝血酶注射和组织胶注射的随机研究显示,两者在成功止血方面疗效相似,但组织胶注射不良事件(如溃疡)发生率较高[11]。现有资料表明,凝血酶治疗急性 GV 出血安全有效,止血率为70%~100%[9]。

内镜超声引导注射治疗

　　内镜超声(endoscopic ultrasound,EUS)提高了 GV 注射的精准性,拓宽了 GV 注射的选择。EUS 提供细针抽吸(fine needle aspirate,FNA)血管内通路的超声引导,以及多普勒检查以提供实时止血反馈。基于DEI 的先例,EUS 指导下最初选择的注射剂是氰基丙烯酸酯,至少有一项回顾性比较研究表明 EUS 引导下的氰基丙烯酸酯注射剂优于 DEI[12]。借鉴介入放射学,止血弹簧圈用于 EUS 引导下注射。这些弹簧圈由柔软的铂丝和间隔的合成纤维构成,它们在血管内堆积导致血栓形成。目前最常见的技术是在 GV 内注入1~3 个这样的线圈,形成支架,随后可以在支架上注入氰基丙烯酸酯等辅料,以最大限度地减少栓塞现象[13]。回顾性研究和小型随机对照试验显示技术成功率和控制出血成功率均很高,再出血(0%~16%)和不良事件(0%~7%)发生率低,尽管一项随机对照试验的不良事件发生率为 25%,那是因为 4/16 患者在方案实施前的 CT 上有无症状的肺栓塞。两项荟萃分析表明,EUS 引导下的联合治疗(弹簧圈 + 氰基丙烯酸酯)优于EUS 引导下的单独氰基丙烯酸酯治疗和单独弹簧圈治疗,且优于徒手 DEI[14,15]。表 39.1 总结了基于 EUS的 GV 治疗的文献。

　　图 39.4(彩图见文末彩插)展示了 EUS 引导下 GV 治疗的技术。灌注 100~200mL 的水,如果患者稍微向左滚动,水往往会留在胃底。水增强了从壁外对壁内血管(即胃静脉曲张)的显示。在 EUS 指导下使用22G 或 19GFNA 穿刺针进入胃静脉曲张。当最大轴径>5mm 时,可使用 19GFNA 穿刺针;22GFNA 穿刺针可用于最大轴径<5mm。在可能的情况下,最好采用经食管针入路,以获得最佳的人体工程学(即 EUS 内镜是处于直的配置),而且 X 线透视对早期的操作人员尤其有帮助。多个线圈可以顺序注入。多普勒检查可用于指导治疗参数。当多普勒血流显著减少或几乎不存在时,可以注射辅助剂,如氰基丙烯酸酯。

表 39.1　已发表的研究报告了 EUS 引导下注射治疗急性胃静脉曲张出血的疗效

	研究类型	数量	注射剂	部位，平均数	操作成功率	临床成功率	不良事件发生率	再次出血发生率	全因死亡率
单独使用 EUS CYA									
Lee(2000)	前瞻性	54	CYA，重复注射	2.2(1.7)	52/54(96.3%)	43/54(79.6%)	22/54(40.7%)	19/54(35.2%)	28/54(51.9%)
Lee(2000)	前瞻性	47	CYA，按需注入	1.3(0.5)	45/47(95.7%)	—	9/47(19.1%)	33/47(70.2%)	35/47(74.5%)
Romero-Castro(2013)	回顾性	19	CYA	1.5	17/19(89.5%)	19/19(100%)	11/19(57.9%)	—	—
Gubler(2014)	回顾性	40	CYA	—	40/40(100%)	36/36(100%)	2/40(5%)	6/40(15%)	6/40(15%)
Bick(2018)	回顾性	64	CYA	1.2	—	62/64(96.9%)	13/64(20.3%)	5/56(5.9%)	—
EUS CYA+ 线圈									
Binmoeller(2011)	回顾性	30	Coil+CYA	1	30/30(100%)	29/30(100%)	0/30(0%)	4/24(16.6%)	1/30(3.3%)
Robles-Medranda(2020)	RCT	30	Coil+CYA	1	30/30(100%)	30/30(100%)	2/30(6.6%)	2/30(6.6%)	—
Fujii Lau(2016)	回顾性	3	Coil+CYA	1	3/3(100%)	3/3(100%)	0/3(0)	0/3(0)	—
Lobo(2017)	RCT	29	Coil+CYA	—	16/16(100%)	—	4/16(25%)[a]	—	—
Bhat(2016)	回顾性	152	Coil+CYA	—	151/152(99.3%)	—	9/125(7.2%)	20/125(16%)	—
单独使用 EUS 线圈或不使用 CYA									
Romero-Castro(2013)	回顾性	11	Coil	1.3	10/11(90.9%)	10/11(90.9%)	1/11(9.1%)	—	—
Robles-Medranda(2020)	RCT	29	Coil	—	29/29(100%)	26/29(89.7%)	1/29(3.4%)	5/29(17.2%)	—
Fujii-Lau(2016)	回顾性	3	Coil	1	3/3(100%)	3/3(100%)	0/3(0)	1/3(33%)	—
Bazarbashi(2020)	回顾性	10	Coil+gelfoam	1	10/10(100%)	10/10(100%)	0/10(0)	0/10(0)	1/10(10%)

CYA，氰基丙烯酸酯；RCT，随机对照试验；[a] 在每个个方案的 CT 上都有无症状的肺栓塞。

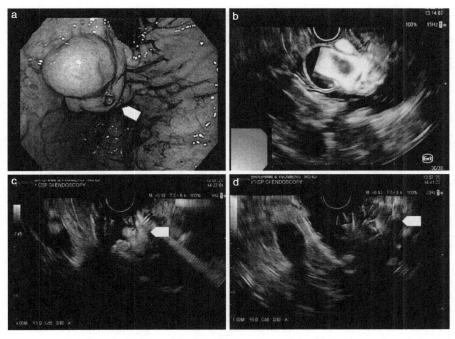

图 39.4 IGV1 出血的内镜和 EUS 图像。(a)带有近期出血征象的 IGV1 的内镜视图;(b)带基线多普勒血流评估的 GV EUS 视图;(c)初始线圈推出,多普勒血流减少;(d)EUS 图像出现血管内线圈 + 组织黏合剂,未见多普勒血流

总结

AVB 是肝硬化和门静脉高压患者可怕的并发症。标准管理要求在初始出血后 12h 内早期给予血管活性药物、抗生素和 EBL 内镜检查。药物和内镜联合治疗失败的患者可能需要暂时放置气囊填塞或食管支架,直到最终治疗(最好是 TIPS)可以开始。建议内镜检查用于出血性 GV 的诊断和初始治疗。GOV1 静脉曲张出血的首选内镜治疗仍然是套扎,但也可以考虑氰基丙烯酸酯 DEI。对于 IGV 和 GOV2 静脉曲张出血,推荐氰基丙烯酸酯或凝血酶的 DEI。在急性出血控制、止血的持久性和并发症发生率方面,越来越多的经验支持急诊治疗,但需要更多可靠的数据。在可行的情况下,应考虑采用 EUS 辅助的治疗进行后续治疗。目前的文献支持弹簧圈联合氰基丙烯酸酯(或其他辅助剂)用于 EUS 治疗。

(王省 译,吴斌 审校)

参考文献

1. Chen PH, Chen WC, Hou MC, Liu TT, Chang CJ, Liao WC, et al. Delayed endoscopy increases re-bleeding and mortality in patients with hematemesis and active esophageal variceal bleeding: a cohort study. J Hepatol. 2012;57(6):1207–13.
2. Rolando N, Gimson A, Philpott-Howard J, Sahathevan M, Casewell M, Fagan E, et al. Infectious sequelae after endoscopic sclerotherapy of oesophageal varices: role of antibiotic prophylaxis. J Hepatol. 1993;18(3):290–4.
3. Laine L, el-Newihi HM, Migikovsky B, Sloane R, Garcia F. Endoscopic ligation compared with sclerotherapy for the treatment of bleeding esophageal varices. Ann Intern Med. 1993;119(1):1–7.
4. Onofrio FQ, Pereira-Lima JC, Valença FM, Azeredo-da-Silva ALF, Tetelbom SA. Efficacy of endoscopic treatments for acute esophageal variceal bleeding in cirrhotic patients: systematic

review and meta-analysis. Endosc Int Open. 2019;7(11):E1503–14.

5. Ibrahim M, Lemmers A, Devière J. Novel application of Hemospray to achieve hemostasis in post-variceal banding esophageal ulcers that are actively bleeding. Endoscopy. 2014;46(Suppl 1 UCTN):E263.

6. Sarin SK, Lahoti D, Saxena SP, Murthy NS, Makwana UK. Prevalence, classification and natural history of gastric varices: a long-term follow-up study in 568 portal hypertension patients. Hepatology. 1992;16(6):1343–9.

7. Soehendra N, Nam VC, Grimm H, Kempeneers I. Endoscopic obliteration of large esophago-gastric varices with bucrylate. Endoscopy. 1986;18(1):25–6.

8. Tan PC, Hou MC, Lin HC, Liu TT, Lee FY, Chang FY, et al. A randomized trial of endoscopic treatment of acute gastric variceal hemorrhage: N-butyl-2-cyanoacrylate injection versus band ligation. Hepatology. 2006;43(4):690–7.

9. Garcia-Pagán JC, Barrufet M, Cardenas A, Escorsell A. Management of gastric varices. Clin Gastroenterol Hepatol. 2014;12(6):919–28.e1. quiz e51–2

10. Cheng LF, Wang ZQ, Li CZ, Lin W, Yeo AE, Jin B. Low incidence of complications from endoscopic gastric variceal obturation with butyl cyanoacrylate. Clin Gastroenterol Hepatol. 2010;8(9):760–6.

11. Lo GH, Lin CW, Tai CM, Perng DS, Chen IL, Yeh JH, et al. A prospective, randomized trial of thrombin versus cyanoacrylate injection in the control of acute gastric variceal hemorrhage. Endoscopy. 2020;52(7):548–55.

12. Bick BL, Al-Haddad M, Liangpunsakul S, Ghabril MS, DeWitt JM. EUS-guided fine needle injection is superior to direct endoscopic injection of 2-octyl cyanoacrylate for the treatment of gastric variceal bleeding. Surg Endosc. 2019;33(6):1837–45.

13. Robles-Medranda C, Oleas R, Valero M, Puga-Tejada M, Baquerizo-Burgos J, Ospina J, et al. Endoscopic ultrasonography-guided deployment of embolization coils and cyanoacrylate injection in gastric varices versus coiling alone: a randomized trial. Endoscopy. 2020;52(4):268–75.

14. McCarty TR, Bazarbashi AN, Hathorn KE, Thompson CC, Ryou M. Combination therapy versus monotherapy for EUS-guided management of gastric varices: a systematic review and meta-analysis. Endosc Ultrasound. 2020;9(1):6–15.

15. Mohan BP, Chandan S, Khan SR, Kassab LL, Trakroo S, Ponnada S, et al. Efficacy and safety of endoscopic ultrasound-guided therapy versus direct endoscopic glue injection therapy for gastric varices: systematic review and meta-analysis. Endoscopy. 2020;52(4):259–67.

第 40 章　优先经颈静脉肝内门体分流术

Pol Olivas，Virginia Hernández-Gea

　　尽管急性静脉曲张出血(acute variceal bleeding，AVB)的治疗方式和管理策略在过去几十年间取得了进步,但即使使用目前标准联合治疗方案(内镜下曲张静脉套扎 + 血管活性药物 + 预防性使用抗生素)初步控制出血后,患者的 6 周死亡率仍高达 20%[1,2]。因此在最近几年,广泛开展了早期识别预后不良的高危 AVB 患者的临床研究,进而指导临床决策。这是优先经颈静脉肝内门体分流术(preemptive transjugular intrahepatic portosystemic shunt,p-TIPS)的理论依据。

　　优先 TIPS(也被称为早期 TIPS)是指对容易发生治疗失败和 / 或再出血的高危 AVB 患者早期预防性地行 TIPS。根据 AVB 的自然病程相关研究表明,临床上 AVB 患者死亡和 / 或治疗失败主要发生的时间窗为出血后 72h 内,尤其是 24h 内[3]。因此,如果我们想改变 AVB 的自然病程并防止治疗失败或死亡的发生,p-TIPS 要尽可能地提早进行,因此它也被称为早期 TIPS。然而,因为"早期 TIPS"这一术语易与难治性出血患者入院早期行挽救性 TIPS 混淆,因此推荐称其为 p-TIPS,这一术语更能体现出该策略蕴含的预防意义。

　　选择恰当的患者是提升 p-TIPS 带来的获益并减少并发症的关键。目前一些预后指标可以用来识别预后不良的高危 AVB 患者(重新校准的 MELD 评分、腹水、ACLF 等)[1,4],但只有 HVPG 和 Child-Pugh 评分 + 内镜相关指标被证实能够有效指导 p-TIPS 治疗。

　　急性静脉曲张出血时,HVPG>20mmHg 会显著增加静脉曲张出血的控制出血失败率(5 倍)、出血死亡率以及 1 年死亡率[5]。因此,首个评估 p-TIPS 疗效的研究是基于 HVPG 来对患者进行危险分层。在该研究中,Monescillo 和同事发现对预后不良的高危 AVB 患者(HVPG ≥20mmHg)在住院期间行 p-TIPS 治疗可以提高其生存率。患者入院后 24h 内接受 HVPG 测定,HVPG>20mmHg 的患者被随机分配到标准治疗组(standard of care,SOC)或 TIPS 组。这项研究首次证明了在住院期间对预后不良的高危 AVB 患者早期予以 TIPS 治疗可以降低患者的治疗失败率和死亡率[6]。

　　由于 HVPG 测定未能广泛应用,后来的研究通过临床标准来识别高危患者。通过这种方式,发表在 2010 年的一项 RCT 研究中,García-Pagan 和同事们通过相关临床指标来定义高危患者:Child-Pugh C 级(CP-C)评分<13 分或 CP-B+ 初次内镜检查时见活动性出血。在该研究中,SOC 的 6 周死亡率为 33%,1 年死亡率为 39%,尽管在定义活动性出血时具有潜在的主观性,以及很难在 AVB 期间准确地评估 CP 分级,该数据仍证明了相关临床指标可以识别高死亡风险患者。这项 RCT 研究也再次证明了 p-TIPS 治疗(<72h)的生存获益(6 周生存率 97% vs. 67%,1 年生存率 86% vs. 61%;P<0.001)[7]。

　　至今为止,已有 4 项研究通过这些临床指标来识别高危患者,评估 p-TIPS 的安全性和有效性(1 项随机对照研究和 3 项观察性研究)。这 4 项研究都表明 p-TIPS 能够很好地预防治疗失败和再出血的发生,但只在 3 项研究发现了 p-TIPS 对患者生存的益处[7-10]。CP-C 的患者和 CP-B+ 活动性出血的患者能否从 p-TIPS 中同等获益,在过去几年里处于争议之中。的确,在欧洲的观察性研究中,生存获益仅局限于 CP-C 组,这可能是由于纳入的 CP-B+ 活动性出血的患者数量较少(只有 19 名患者予以 TIPS 治疗),并且该人群的死亡率相对较低。

　　最近,2 项在中国进行的研究评估了 p-TIPS 的作用,无论 CP 评分如何,都实施了 p-TIPS。研究表明 CP-A 组的患者从 p-TIPS 中获益,在 CP-B 组的患者中,初次内镜检查见活动性出血的患者明显获益,而在没有活动性出血的亚组中则没有获益[11,12]。

　　最近一项个体病例数据荟萃分析仅纳入预后不良的高危患者(HVPG≥20mmHg、CP-C、CP-B+ 活动性出血），对 1 327 例高危患者进行分析，其中有 310 名患者予以 p-TIPS 治疗（138 名是 CP-B+ 活动性出血患者，172 名是 CP-C 患者），结果证实了 p-TIPS 能够使高危患者的生存获益。该研究也表明，在 CP-B+ 活动性出血患者中，生存获益的人群主要为 CP-B＞7 分的患者，因此作者建议重新定义高危的标准：HVPG≥20mmHg，CP-C＜14，CP-B＞7+ 活动性出血。此外，这项研究也证明了优先 TIPS 控制出血、预防再出血以及控制腹水的优势，并且不会增加肝性脑病的发生风险[13]。

在这项荟萃分析之后，有一项新的随机对照研究发表[14]，作者将 CP-C＜14 分，CP-B（包括有或没有活动性出血）患者定义为高危患者，并没有观察到 p-TIPS 的生存获益。出现这些结果的潜在原因可能是高危患者的不恰当定义以及随机化时间过长［（65±37）h］。此外，该研究中 TIPS 组只有 45% 的患者在 72h 内接受 p-TIPS 治疗（其中没有一例患者 24h 接受 p-TIPS），并且被分到 TIPS 组的患者中有 21% 并没有接受 p-TIPS 治疗。该研究对 72h 内接受 p-TIPS 治疗的患者进行亚组分析，证明了 p-TIPS 在控制出血 / 再出血的优势（未提供生存方面的数据），并强调早期 TIPS 干预的必要性。

尽管在所有的研究中都将 p-TIPS 的常规禁忌证当作排除标准（超过米兰标准的 HCC，CP-C＞13 分，严重的慢性肾脏疾病，年龄＞75 岁，心力衰竭以及完全闭塞性 PVT），但对于 p-TIPS 排除标准的进一步明确仍值得深入研究。尽管年龄＞55 岁，CP＞11 分，肌酐＞1.3mg/dL 被认为是 p-TIPS 术后死亡的危险因素，但与标准治疗相比，这些患者仍可从 p-TIPS 中获益[13]。符合高危标准的患者（HVPG≥20mmHg、CP-C、CP-B+ 活动性出血）即使在入院时合并有高胆红素血症、ACLF 和 / 或肝性脑病，其仍能从 p-TIPS 中获益，不应被排除[4,13]。

确保 p-TIPS 能够获益的另一关键问题是开展 p-TIPS 技术的医学中心的专业水平。根据一项美国人口研究，医学中心的专业水平和预后密切相关。的确，在每年 TIPS 的完成数量超过 20 例的医学中心，其患者的生存率会大大提高，因此应当推荐患者去有经验的中心治疗[15]。

总之，AVB 患者死亡主要发生在 72h 内（尤其是 24h 内），因此，为了改变 AVB 的自然病程，应该尽可能早地予以 p-TIPS 治疗。患者的危险分层是明确 p-TIPS 最大获益人群的关键，HVPG≥20mmHg、CP-C＜14 分、CP-B＞7 分 + 活动性出血是目前用于指导治疗的最佳标准。

如上所述，基于 p-TIPS 所带来的生存获益，所有 AVB 的患者都应当评估是否需要接受 p-TIPS 治疗，无法立即予以 p-TIPS 治疗的中心应当建立转诊方案，以确保患者可以获得最佳的治疗策略。

（刘国峰 译，晏玉玲 审校）

参考文献

1. Reverter E, Tandon P, Augustin S, Turon F, Casu S, Bastiampillai R, et al. A MELD-based model to determine risk of mortality among patients with acute variceal bleeding. Gastroenterology. 2014;146(2):412–19.e3. http://www.ncbi.nlm.nih.gov/pubmed/24148622

2. Magaz M, Baiges A, Hernández-Gea V. Precision medicine in variceal bleeding: are we there yet? J Hepatol. 2020;72(4):774–84. http://www.ncbi.nlm.nih.gov/pubmed/31981725

3. Graham DY, Smith JL. The course of patients after variceal hemorrhage. Gastroenterology. 1981;80(4):800–9. http://www.ncbi.nlm.nih.gov/pubmed/6970703

4. Trebicka J, Gu W, Ibáñez-Samaniego L, Hernández-Gea V, Pitarch C, Garcia E, et al. Rebleeding and mortality risk are increased by ACLF but reduced by pre-emptive TIPS. J Hepatol. 2020;73(5):1082–91. http://www.ncbi.nlm.nih.gov/pubmed/32339602

5. Moitinho E, Escorsell A, Bandi JC, Salmerón JM, García-Pagán JC, Rodés J, et al. Prognostic value of early measurements of portal pressure in acute variceal bleeding. Gastroenterology. 1999;117(3):626–31. http://www.ncbi.nlm.nih.gov/pubmed/10464138

6. Monescillo A, Martínez-Lagares F, Ruiz-del-Arbol L, Sierra A, Guevara C, Jiménez E, et al. Influence of portal hypertension and its early decompression by TIPS placement on the outcome of variceal bleeding. Hepatology. 2004;40(4):793–801. http://www.ncbi.nlm.nih.gov/pubmed/15382120

7. García-Pagán JC, Caca K, Bureau C, Laleman W, Appenrodt B, Luca A, et al. Early use of TIPS in patients with cirrhosis and variceal bleeding. N Engl J Med. 2010;362(25):2370–9. http://www.nejm.org/doi/abs/10.1056/NEJMoa0910102

8. Garcia-Pagán JC, Di Pascoli M, Caca K, Laleman W, Bureau C, Appenrodt B, et al. Use of early-TIPS for high-risk variceal bleeding: results of a post-RCT surveillance study. J Hepatol. 2013;58(1):45–50. http://www.ncbi.nlm.nih.gov/pubmed/22940408

9. Hernández-Gea V, Procopet B, Giráldez Á, Amitrano L, Villanueva C, Thabut D, et al. Preemptive-TIPS improves outcome in high-risk variceal bleeding: an observational study. Hepatology. 2019;69(1):282–93. http://www.ncbi.nlm.nih.gov/pubmed/30014519

10. Rudler M, Cluzel P, Corvec TL, Benosman H, Rousseau G, Poynard T, et al. Early-TIPSS placement prevents rebleeding in high-risk patients with variceal bleeding, without improving survival. Aliment Pharmacol Ther. 2014;40(9):1074–80. http://www.ncbi.nlm.nih.gov/pubmed/25230051

11. Lv Y, Zuo L, Zhu X, Zhao J, Xue H, Jiang Z, et al. Identifying optimal candidates for early TIPS among patients with cirrhosis and acute variceal bleeding: a multicentre observational study. Gut. 2019;68(7):1297–310. http://www.ncbi.nlm.nih.gov/pubmed/30415233

12. Lv Y, Yang Z, Liu L, Li K, He C, Wang Z, et al. Early TIPS with covered stents versus standard treatment for acute variceal bleeding in patients with advanced cirrhosis: a randomised controlled trial. Lancet Gastroenterol Hepatol. 2019;4(8):587–98. http://www.ncbi.nlm.nih.gov/pubmed/31153882

13. Nicoară-Farcău O, Han G, Rudler M, Angrisani D, Monescillo A, Torres F, et al. Effects of early placement of transjugular portosystemic shunts in patients with high-risk acute variceal bleeding: a meta-analysis of individual patient data. Gastroenterology. 2021;160(1):193–205. e10. http://www.ncbi.nlm.nih.gov/pubmed/32980344

14. Dunne PDJ, Sinha R, Stanley AJ, Lachlan N, Ireland H, Shams A, et al. Randomised clinical trial: standard of care versus early-transjugular intrahepatic porto-systemic shunt (TIPSS) in patients with cirrhosis and oesophageal variceal bleeding. Aliment Pharmacol Ther. 2020;52(1):98–106. http://www.ncbi.nlm.nih.gov/pubmed/32452561

15. Sarwar A, Zhou L, Novack V, Tapper EB, Curry M, Malik R, et al. Hospital volume and mortality after transjugular intrahepatic portosystemic shunt creation in the United States. Hepatology. 2018;67(2):690–9. http://www.ncbi.nlm.nih.gov/pubmed/28681542

第 41 章　难治性静脉曲张出血的管理

Marika Rudler

缩写

BT	balloon tamponade	气囊填塞
MA	meta-analysis	荟萃分析
p-TIPS	preemptive TIPS	优先 TIPS
SEMS	self-expandable metal stent	自膨胀金属支架
TIPS	transjugular intrahepatic portosystemic shunt	经颈静脉肝内门体分流术

引言

抗生素、血管活性药物和内镜治疗的广泛应用降低了肝硬化静脉曲张出血相关的死亡率。并且,对于药物联合内镜治疗后出血情况暂时稳定的高危患者,研究表明优先 TIPS 可以进一步降低其再出血风险并提高患者的生存情况。然而,即使接受了药物和内镜治疗后,仍有约 15%～20% 的患者可能发展为难治性静脉曲张出血。尽管对这些患者行挽救性 TIPS 治疗,但其死亡率仍然高达 20%～50%;因此,对于难治性静脉曲张出血的管理仍然存在着挑战。这一章旨在对最常见的实际情况进行总结,包括对难治性出血的定义,气囊填塞(balloon tamponade,BT)或食管支架安置适应证以及挽救性 TIPS 治疗进行讨论。

难治性出血的定义(与 Baveno Ⅵ 相同)

临床上控制出血失败包括以下 2 种不同的定义:第 1 种即患者接受常规治疗以及输血后,仍大出血并伴有血流动力学不稳定,根据 Baveno Ⅵ 的建议,这种情况下 TIPS 治疗似乎是最优的选择方案[1]。第 2 种指早期发生再出血,定义为在本次出血事件 5 天内再次出血。如果发生严重的再出血事件,TIPS 治疗可能是最优的选择。严格来讲,经过药物和内镜联合治疗后仍持续出血,则称之为顽固性出血[1]。该定义在 Baveno Ⅵ 会议未修订。而在 Baveno Ⅵ 和 Baveno Ⅴ 会议对其做了轻微修订[2](Baveno Ⅴ 删除了基于患者输血需求所定义的指标 "ABRI";血红蛋白下降应限制在 24h 内;低血容量性休克的引入)。两项不同的研究对 Baveno Ⅵ 和 Baveno Ⅴ 治疗失败标准的定义进行了验证[3,4],与 Baveno Ⅱ/Baveno Ⅲ 标准相比,Baveno Ⅵ 和 Baveno Ⅴ 控制出血失败的定义更加准确。因此,至少满足以下其中一个标准则定义为难治性出血:①药物治疗或内镜治疗 2h 后有新发呕血;②发生低血容量性休克;③未输血的情况下,任何时期内血红蛋白下降 3g(Ht 下降 9%)。

在难治性出血发生的情况下,患者在接受如 TIPS 等更加有效的治疗之前应该接受桥接治疗来进行过渡。

桥接治疗:气囊填塞或自膨胀金属支架

BT 作为挽救性 TIPS 的桥接治疗,是第 1 个被接受用于治疗顽固性静脉曲张破裂出血的措施。BT 在暂时止血方面非常有效。为了防止误吸,BT 的置入要求患者做好充分的准备(镇静和插管)。然后,在胃球囊充气之前,必须通过胃口注射空气来检查球囊是否正确插入。在大多数情况下,食管穿孔/坏死与胃球囊插入食管有关。为防止严重不良事件的发生,如食管破裂或溃疡,BT 只能维持 24~48h[5]。最近,覆膜食管金属支架被提出可以作为食管 BT 的替代方案。镇静和插管有助于食管支架置入,但并非必需。SX-Ella Danis 支架是一种自膨胀金属支架(self-expandable metal stent,SEMS),其具有可拆卸、覆膜、自膨式以及置入时无须内镜引导等特点,可专门用于静脉曲张出血的治疗。其操作简易但也要求操作者接受过专门的训练。该支架的主要优势是能够在食管内保留 7 天以上并维持患者肠内营养。

目前已经发表了 10 多项评价支架效能的研究,其中大多数研究都是观察性/回顾性研究。自 Baveno Ⅵ会议后,又进行了一项随机对照研究(randomized controlled trial,RCT)和 3 项荟萃分析(meta-analysis,MA),这项唯一的 RCT 比较了 BT 和 SEMS 在治疗难治性静脉曲张出血方面的有效性[6]:28 名患者被随机分组(BT 组 15 例,SEMS 组 13 例)。治疗成功率(这是一个复合终点,即前 15 天生存且无出血以及无严重不良事件的发生率)在支架组明显高于 BT 组(66% vs. 40%,P=0.025),相关的严重不良事件的发生率在支架组明显更低(8% vs. 40%,P=0.049)。但在支架组中,生存率并未因此提高,两组的 6 周死亡率都很高(60% vs. 46%,P=0.46),实际的治疗成功率在两组间相似(P=0.056)。

2015 年和 2019 年发表了 3 篇荟萃分析对各项研究中病例数据进行了汇总[7-9]。在第 1 个 MA 中[7],分析了来自 12 项研究的 155 名患者,97% 的患者接受了内镜下 SEMS,其中 96% 的患者出血得到控制,30 天的生存率为 68%。超过 30% 的患者发生了严重不良事件,包括支架移位,食管溃疡或再出血。同时,Marot 等人[8]的 MA 结果发现 SEMS 控制出血失败率为 18%。接受 SEMS 治疗患者中,不超过 40% 的患者在 30 天后死亡,其中只有 12% 死于再出血,因此,SEMS 组生存率比 BT 组明显更高。最近发表的一项比较 BT 和 SEMS 的系统回顾与荟萃分析中[9]:最终分析纳入了 23 项研究,包括 12 项 BT 的研究和 11 项 SEMS 的研究,其中 570 名患者接受了 BT 治疗而 188 名患者接受了 SEMS 治疗。主要的结局包括短期和中期随访中发生出血控制失败和死亡。接受 BT 治疗的短期出血控制失败率为 35.5%,不良事件发生率超过 20%;支架控制出血的短期和中期失败率分别为 12.7% 和 21.5%,不良事件方面,超过 1/4 的患者发生了支架移位。两种治疗的中期死亡率相似。去年,一项回顾性多中心研究表明仅接受食管支架置入而没有接受挽救性 TIPS 治疗的患者[10],出血控制率达到了 79%。最常见的不良事件是支架移位(38.2%)。食管支架移除后的再出血率高达 79%,提示食管支架置入术应仅可以作为确定性治疗如 TIPS 的一种过渡疗法。

总之,SEMS 与 BT 一样有效,尽管所有的研究中 SEMS 和 BT 组的 30 天或 42 天死亡率相似,但 SEMS 作为一种过渡疗法可能更加安全。SEMS 的主要优点是易于放置,能够保持食管腔的通畅(理论上会降低误吸的概率),以及与 BT 相比能维持更长的止血时间;缺点主要体现在相对较高的支架移位率。食管支架是否能取代挽救性 TIPS 这一问题有待进一步研究。迄今为止,评估支架作为难治性出血单一治疗的最大规模研究纳入了 34 名患者[10]。其中出血相关的死亡率约为 50%,支架置入后的中位生存期是 2.1 个月。鉴于生存期极短,在这种情况下,支架置入只能作为一种桥接治疗。目前印度正在进行一项干预性研究,比较 TIPS 和 SEMS 单独治疗肝硬化患者难治性静脉曲张出血的疗效。还有一个关于成本的重要问题(例如,在法国,SEMS 的价格差不多是 BT 的 20 倍),目前许多欧洲国家还没有对此进行报销。目前还没有对其进行成本效益的分析,因此亟需这样的研究。

挽救性 TIPS

根据 Baveno Ⅵ的推荐建议,挽救性 TIPS 是管理难治性出血最优的方法。总共有 13 项研究评估了 TIPS 治疗难治性出血的有效性,其中大多数研究使用的裸支架。自 Baveno Ⅵ以来,已有 6 项关于裸支架或覆膜 TIPS 支架治疗的研究报道。其再出血率(20%~29%)和 6 周生存率(70%~90%)与先前的研究报道类似。

我们应该使用哪种类型的支架:覆膜支架/裸支架?

2 项使用聚四氟乙烯覆膜支架治疗的研究已经正式发表,另外 2 项研究以摘要的形式发表。关于使用覆膜支架在难治性出血的治疗效能的数据很少。最近有 4 项研究纳入了接受覆膜支架治疗的患者[11-14]。

1 项研究纳入了使用覆膜或裸支架的患者,与裸支架相比,覆膜支架能够显著降低再出血率[11]。在大多数病例中,使用 TIPS 裸支架患者的发生再出血主要与支架的失效有关。然而覆膜支架的使用并未提高生存率。在非紧急情况下(难治性腹水,静脉曲张出血的二级预防),我们发现覆膜支架可以降低支架分流道堵塞的风险,并且不会加重 TIPS 术后肝性脑病的发生。因此,在需要行挽救性 TIPS 的紧急情况下,应该使用覆膜支架。

关于行挽救性 TIPS 后的高死亡率证明了防止早期再出血的 p-TIPS 能够避免病情进一步恶化并提高生存率。有趣的是,在 Bouzbib 等人的研究中,在需要行挽救性 TIPS 的患者中超过一半的患者有过出血病史;其中有 1/3 在第 1 次出血时有 p-TIPS 的指征。可以设想,如果这些患者之前行 p-TIPS 治疗,后续出血事件的发生以及挽救性 TIPS 治疗都可以避免。

挽救性 TIPS 对病情最危重的患者无效吗?

尽管数据有限,但挽救性 TIPS 控制出血失败以及多器官衰竭患者的死亡率是非常高的。与高死亡率相关的因素包括感染、肾衰竭、儿茶酚胺的使用、气囊填塞的使用、高 MELD 评分和高 Child-Pugh 评分。有趣的是,在此之前,像 Child-Pugh 14~15 分这样的终末期肝病患者的相关数据很少。这些患者不适合行早期 TIPS 治疗。在 Maimone 的研究中,所有 Child-Pugh 14~15 分的患者(144 名患者中有 10 例)均在出血后 42 天内死亡。在 Bouzbib 等人的研究中,106 例患者中有 16 名患者 Child-Pugh 14~15 分;这些患者的一年无移植生存率为 0。基于这些有限的数据,挽救性 TIPS 对于这类不适合肝移植的 Child-Pugh 14~15 分患者来说可能无效。然而,这类患者在出血控制后可以立即评估行肝移植。小样本研究表明,Child-Pugh 14~15 分患者行挽救性 TIPS 后接受肝移植的存活率为 100%[15]。与上述结果一致,最近发表的一项关于难治性出血和使用挽救性覆膜 TIPS 的最大规模研究发现 MELD 评分>30 或入院时乳酸水平>12mmol/L 患者的 42 天生存率很低(<10%)[14],这也表明 TIPS 对这类患者无效。由于还没有明确的推荐意见,每个病例必须由专家进行个体化评估是否可以行挽救性 TIPS。

挽救性 TIPS 治疗过程中是否栓塞曲张静脉

在最近的研究中,行 TIPS 过程中并未系统性地对每位患者进行曲张静脉栓塞[11-14];有时会栓塞粗大的胃食管静脉曲张的侧支,增加肝脏的血流量。在另一项研究中,当 TIPS 支架放置后造影发现血流仍持续流向曲张静脉时,则行曲张静脉栓塞。到目前为止,尚未有比较 TIPS 联合或不联合曲张静脉栓塞在再出血方面的有效性的研究,因此曲张静脉栓塞应个性化地实施。

总体来说,即使没有明确的推荐建议,TIPS 联合曲张静脉栓塞在某些病例中可能是有效的。

挽救性 TIPS 后发生再出血是否有其他治疗方案?

大多数挽救性 TIPS 后发生再出血的患者将死亡,对此缺乏其他治疗手段的文献数据。在大多数情况下,TIPS 后的再出血与 TIPS 支架堵塞有关。因此,这种情况下必须通过插入导管检查 TIPS 支架的通畅性。必要时,应该考虑栓塞曲张静脉。在最近一项回顾性研究中[16],支架发生急性堵塞时采用球囊扩张血管成形术、补支架术或平行支架术的治疗有效性为 100%。需要进一步研究来评估这些患者的管理策略。最后,对于持续出血且 MELD 评分高的患者,肝移植是最优选择。除了极少数罕见的情况,如内脏静脉血栓形成和 / 或异位静脉曲张,通常,需要行挽救性 TIPS 的患者都处于失代偿期且合并有较高的 Child-Pugh 和 MELD 评分,对于这些患者,可以根据 MELD 评分评估肝移植的优先级。这需要肝移植专家对每个患者进行全面评估,一旦肝移植评估成功,就会缩短移植等待名单上的等待时间。

难治性出血时经球囊导管阻塞下逆行闭塞曲张静脉术处于什么地位?

美国肝病研究协会(American Association for the Study of Liver Disease,AASLD)指南已推荐经球囊导管阻塞下逆行闭塞曲张静脉术(balloon-occluded retrograde transvenous obliteration,BRTO)作为胃静脉曲张出血的二级预防治疗方法。通常情况下,BRTO 推荐用于有 TIPS 禁忌证的患者。BRTO 的传统禁忌证包括门静脉、脾静脉血栓的形成,使得 BRTO 术后没有其他门体静脉侧支来保证肠系膜静脉或脾静脉的血流充分引流。从技术上讲,BRTO 是一种血管介入手段,首先在亚洲用于胃静脉曲张的治疗,其可辅助或者替代 TIPS 治疗胃静脉曲张。BRTO 操作流程包括堵塞门体分流道的流出道,如胃肾分流道,球囊封堵后直接在曲张静脉血管内注射硬化剂。一些研究比较了 BRTO 和 TIPS 在胃静脉曲张下的作用;然而,到目前为止,还没有相关的 RCT 发表。此外,BRTO 治疗难治性出血的有效性尚未明确,仍需进一步地研究。

结论

在难治性出血治疗的最新文献中,即使全面地使用 TIPS 覆膜支架,挽救性 TIPS 患者的 6 周死亡率仍然很高。在过去 10 年里,随着 p-TIPS 等新治疗策略的发展,预计能够显著改善其预后。但 p-TIPS 能否减少对挽救性 TIPS 的需要仍然有待研究。

(何佳佳 译,晏玉玲 审校)

参考文献

1. de Franchis R, Baveno VI Faculty. Expanding consensus in portal hypertension: report of the Baveno VI consensus workshop: stratifying risk and individualizing care for portal hypertension. J Hepatol. 2015;63(3):743–52.
2. de Franchis R, Baveno V Faculty. Revising consensus in portal hypertension: report of the Baveno V consensus workshop on methodology of diagnosis and therapy in portal hypertension. J Hepatol. 2010;53(4):762–8.
3. Thabut D, Rudler M, Dib N, Carbonell N, Mathurin P, Saliba F, Mallet A, Massard J, Bernard-Chabert B, Oberti F, Cales P, Golmard JL, Bureau C, French Club for the Study of Portal Hypertension (CFEHTP). Multicenter prospective validation of the Baveno IV and Baveno II/III criteria in cirrhosis patients with variceal bleeding. Hepatology. 2015;61(3):1024–32.
4. Ahn SY, Park SY, Tak WY, Lee YR, Kang EJ, Park JG, Lee WK, Lee K, Kweon YO. Prospective validation of Baveno V definitions and criteria for failure to control bleeding in portal hypertension. Hepatology. 2015;61(3):1033–40.
5. Cook D, Laine L. Indications, technique, and complications of balloon tamponade for variceal gastrointestinal bleeding. J Intensive Care Med. 1992;7:212–8.
6. Escorsell À, Pavel O, Cárdenas A, Morillas R, Llop E, Villanueva C, Garcia-Pagán JC, Bosch J, Variceal Bleeding Study Group. Esophageal balloon tamponade versus esophageal stent in controlling acute refractory variceal bleeding: a multicenter randomized, controlled trial. Hepatology. 2016;63(6):1957–67.
7. McCarty TR, Njei B. Self-expanding metal stents for acute refractory esophageal variceal bleeding: a systematic review and meta-analysis. Dig Endosc. 2016;28(5):539–47.
8. Marot A, Trépo E, Doerig C, Moreno C, Moradpour D, Deltenre P. Systematic review with meta-analysis: self-expanding metal stents in patients with cirrhosis and severe or refractory oesophageal variceal bleeding. Aliment Pharmacol Ther. 2015;42(11–12):1250–60.
9. Rodrigues SG, Cárdenas A, Escorsell À, Bosch J. Balloon tamponade and esophageal stenting for esophageal Variceal bleeding in cirrhosis: a systematic review and meta-analysis. Semin Liver Dis. 2019;39(2):178–94.
10. Pfisterer N, Riedl F, Pachofszky T, Gschwantler M, König K, Schuster B, Mandorfer M, Gessl I, Illiasch C, Fuchs EM, Unger L, Dolak W, Maieron A, Kramer L, Madl C, Trauner M, Reiberger T. Outcomes after placement of a SX-ELLA oesophageal stent for refractory variceal bleeding—a national multicentre study. Liver Int. 2019;39(2):290–8.
11. Maimone S, Saffioti F, Filomia R, Alibrandi A, Isgro G, Calvaruso V, et al. Predictors of re-bleeding and mortality among patients with refractory variceal bleeding undergoing salvage transjugular intrahepatic portosystemic shunt (TIPS). Dig Dis Sci. 2019;64(5):1335–46.
12. Bouzbib C, Cluzel P, Sultanik P, Bernard-Chabert B, Massard J, Benosman H, Mallet M, Tripon S, Conti F, Thabut D, Rudler M. Prognosis of patients undergoing salvage TIPS is still poor in the preemptive TIPS era. Clin Res Hepatol Gastroenterol. 2021;45(6):101593.
13. Kumar R, Kerbert AJC, Sheikh MF, Roth N, Calvao JAF, Mesquita MD, Barreira AI, Gurm HS, Ramsahye K, Mookerjee RP, Yu D, Davies NH, Mehta G, Agarwal B, Patch D, Jalan R. Determinants of mortality in patients with cirrhosis and uncontrolled variceal bleeding. J

Hepatol. 2021;74(1):66–79.
14. Walter A, Rudler M, Olivas P, Moga L, Trépo E, Robic MA, Ollivier-Hourmand I, Baiges A, Sutter O, Bouzbib C, Peron JM, Le Pennec V, Ganne-Carrié N, Garcia-Pagán JC, Mallet M, Larrue H, Dao T, Thabut D, Hernández-Gea V, Nault JC, Bureau C, Allaire M, Salvage TIPS Group. Combination of MELD and lactate predicts death in patients treated with salvage TIPS for refractory variceal bleeding. Hepatology. 2021;74(4):2085–101.
15. Rudler M, Rousseau G, Thabut D. Salvage transjugular intrahepatic portosystemic shunt followed by early transplantation in patients with Child C14-15 cirrhosis and refractory variceal bleeding: a strategy improving survival. Transpl Int. 2013;26(6):E50–1.
16. Wang X, Luo X, Zhao M, Song J, Li X, Yang L. Prognostic factors for acute transjugular intrahepatic portosystemic shunt occlusion using expanded polytetrafluoroethylene-covered stent. Dig Dis Sci. 2020;65(10):3032–9.

第 42 章 肝性脑病和急性静脉曲张出血

Dominique Thabut,Charlotte Bouzbib,Marika Rudler

消化道出血是肝性脑病（hepatic encephalopathy,HE）主要的诱因,HE 也会影响静脉曲张出血患者的预后。并且,发生 HE 或既往发生过 HE 往往使得内科医生不会考虑行经颈静脉肝内门体分流术（transjugular intrahepatic portosystemic shunt,TIPS）治疗,即使 TIPS 已经很大程度上被证明可以改善门静脉高压相关出血的结局。本章节将阐述肝硬化患者 HE 和消化道出血之间的相互影响,并提出治疗策略,以便更好地管理这类患者。

肝硬化合并消化道出血患者 HE 的发病率及预后

消化道出血是 HE 的典型诱发因素;在这种情况下,HE 通常是多因素导致的:肝功能衰竭,血红蛋白分解引起的高氨血症,系统性炎症和感染。消化道出血和血氨升高之间的相关性[1],以及炎症与 HE 之间的关联都已经得到了充分的证实[2]。关于出血期间 HE 发生率的数据较少,在不同的研究中,HE 的发生率为 8%～40% 不等。一些研究甚至都没有提供静脉曲张出血患者入院时 HE 的相关数据[3]。然而,HE 显著影响患者的临床结局及预后,因此阐明 HE 相关的数据是非常重要的:HE 首次发作的患者,其 1 年生存率为 35%～45%[4]。此外,近期一项关于静脉曲张出血的前瞻性研究表明入院时合并 HE 是死亡的独立危险因素[5]。

消化道出血患者 HE 的治疗与预防

HE 的治疗

尽管尚未证实治疗 HE 能够改善消化道出血合并 HE 患者的结局,然而 HE 的治疗能够改善患者的生存,因此对消化道出血的患者,每次 HE 发作使用乳果糖治疗是合理的[6,7]。乳果糖的治疗可以通过灌肠方式,特别是在出血仍未得到控制的情况下,其他可能的情况下也可以口服。

HE 的预防

最近的一项非盲的单中心随机对照研究表明,乳果糖可以显著降低消化道出血患者 HE 的发生率（14% vs. 40%,$P<0.03$）,但对生存没有影响（8.5% vs. 14%,$P=NS$）[8]。另一项非盲的单中心随机对照研究也表明乳果糖可以显著降低 HE 的发生率（3.2% vs. 16.9%,$P<0.02$）;Child-Pugh 评分和乳果糖是 HE 发生的独立危险因素[9]。基于这两项研究的荟萃分析也证实了乳果糖在消化道出血期间能够预防 HE 的发生（7% vs. 28%,$P<0.01$）,但并没有生存获益[10]。与帕罗霉素联合乳果糖相比,口服甘露醇能够将消化道中的血液迅速清除,同样可以有效预防 HE 的发生[11,12]。因此,对于消化道出血的患者,应迅速地将血液从消化道清除（口服乳果糖或灌肠）来预防 HE 的发生。预防性使用广谱抗生素也有生存获益,尤其是对于 Child-Pugh C 级的肝硬化患者。然而,预防性使用抗生素对 HE 发生的影响还有待研究。

肝硬化消化道出血伴 HE 或有 HE 病史患者的 TIPS 治疗利弊

分流道的形成或伴肝功能恶化,将导致神经有毒物质的堆积,从而促进 HE 的发作。TIPS 相关的 HE 的发病率约35%。目前这方面的研究大多数都是观察性的,没有高水平的证据来支撑推荐意见的制定。值得注意的是,很多随机对照研究已经对比了 TIPS 和其他标准治疗(曲张静脉套扎联合非选择性 β 受体阻滞剂或反复穿刺放腹水),与标准治疗相比,并非所有研究都表明 TIPS 增加 HE 发生的风险。

HE 是 TIPS 的禁忌证吗?

对于肝硬化合并消化道出血患者,以下 3 种情况考虑行 TIPS 治疗:作为难治性出血的挽救性治疗,或作为高危患者的优先 TIPS 治疗;最后,TIPS 作为二级预防的二线治疗方案。

挽救性 TIPS

在静脉曲张出血导致难治性出血的情况下,TIPS 没有禁忌证(被称为挽救性 TIPS),因为没有其他治疗方法。关于这一主题的研究并没有都提供 TIPS 术前、术后 HE 的相关数据。此外,没有一项研究在挽救性 TIPS 背景下评估 TIPS 术后发生 HE 的危险因素。

优先 TIPS

过去 15 年以来,优先 TIPS 是唯一可以改善急性静脉曲张出血(acute variceal bleeding,AVB)患者生存率的方法[13,14]。因此,尽管有悖于常理,但在 AVB 合并 HE 的患者中考虑行 TIPS 似乎是合理的。

在已发表的随机对照试验(randomized controlled trial,RCT)中,入院时合并 HE 或有 HE 的发作史并非 p-TIPS 的禁忌证[3,13,14]。但在其中一项研究中,因 HE 反复入院的患者被排除[3]。在英国的一项研究中,内镜 + 药物治疗组与 p-TIPS 组相比,HE 的发生率更低。然而,内镜 + 药物治疗组的 HE 发生率非常低(17%),并且该组的总体生存率特别高[15]。仔细观察 TIPS 术后发生 HE 的患者,按照 HE 病史和肝病严重程度,将其与没有发生 HE 的患者比较,会发现非常有趣的现象。除上述这项研究外,所有 RCT[13,14]以及观察性研究[16-18]均显示 TIPS 术后和标准治疗后 HE 的发生率相似。最近未发表的数据表明,p-TIPS 能够改善合并有 HE 的高危患者预后。因此,合并有 HE 或 HE 病史不应成为 p-TIPS 的禁忌证。

二级预防标准治疗失败后的 TIPS

对于消化道出血二级预防的择期 TIPS 治疗,所有研究在纳入时都排除了合并有 HE 临床症状的患者。因此,二级预防的患者如果合并有显性 HE,则不应行 TIPS。在基于 TIPS 与标准治疗(反复的腹水穿刺术或内镜下套扎以及 β 受体阻滞剂)的各项观察性队列研究、随机对照研究或荟萃分析中,分析后得出 TIPS 术后 HE 的危险因素[19-21]:显性 HE 病史、年龄、较高的 MELD 评分和 Child-Pugh 评分,较低的肝静脉压力梯度与 TIPS 术后较高的 HE 发生率显著相关。然而,没有证据表明 HE 病史是 TIPS 的绝对禁忌证。

尽管很好地分析出了 TIPS 术后发生 HE 的危险因素,但目前没有方法能够鉴别出 TIPS 后会发生 HE 的患者。TIPS 前通过肝性脑病心理测试评分(psychometric hepatic encephalopathy sum score,PHES)或临界闪烁频率(critical flicker frequency,CFF)测试评估的轻微型 HE 与 TIPS 术后显性 HE 发生风险显著增加相关[22,23]。然而,相关研究较少,并且来自小样本的观察性研究。因此还无法推荐 TIPS 术前常规行 PHES 或 CFF 测试评估。

因此,通过与患者面对面交流(调查显性 HE 病史)来鉴别 TIPS 后发生 HE 的高危患者是非常重要的,对 Child-Pugh 和 MELD 评分进行详尽的检查和评估,然后评估每个患者的获益和风险后再决定是否行 TIPS。根据每个病例的具体情况,选择 TIPS 或其他更加合适的治疗(肝移植)。对于所有具有 TIPS 指征的患者,都应该考虑肝移植的可行性[24]。

应该使用哪种 TIPS 支架?

仅有择期 TIPS 研究中对 TIPS 支架种类和直径的相关数据进行了分析。因此,研究结论不能推广到 p-TIPS 或挽救性 TIPS 中。是否为覆膜支架以及支架直径并不影响 TIPS 术后的 HE 发生率。纳入了 6 项研究的 2 项荟萃分析比较了在非紧急 TIPS 中使用覆膜支架和裸支架的有效性[25,26]。均未发现使用覆膜支架会在短期、中期和长期增加 HE 的发生风险。有 3 项研究评估了 8mm 支架相较于 10mm 支架是否能够降低 TIPS 术后 HE 的发生率[27-29];在 2 项随机试验中,有 1 项研究由于 8mm 支架的失效率较高而不得已停止,另一项研究发现 2 组的 HE 发生率相似。一些前瞻性研究表明支架置入后较低的肝静脉压力梯度是 HE 发生的危险因素。然而,并没有一个确切的临界值,当肝静脉压力梯度超过这个临界值时,HE 发生率为 0。

TIPS 术后 HE 的治疗

仅在择期 TIPS 的研究中收集了关于 TIPS 术后预防 HE 的相关数据。因此,结果不能推广到 p-TIPS 或挽救性 TIPS。当 TIPS 术后发生 HE,应同样地使用乳果糖和 / 或利福昔明等治疗(见第 41 章)。当药物治疗后 HE 症状持续存在时,则被视为是顽固性 HE,可以对分流道进行调整(重新评估,闭塞)。关于这一主题的研究均为回顾性的小样本研究(最多 16 例),证据等级很低[30-32]。据研究报道,降低分流道尺寸后,分别有 48%~100% 和 67% 的患者的 HE 症状得以改善和消退。建议在完全封堵分流道前应考虑减小分流道的尺寸。TIPS 术后如果出现顽固性 HE 应及时考虑行肝移植。

2 项随机试验评估了在 TIPS 术前预防治疗 HE 的有效性。第 1 项试验在 75 例有或无显性 HE 病史的患者中比较了乳果糖、利福昔明和安慰剂之间的疗效差异[33],TIPS 术后 1 个月的 HE 累积发生率在 3 组中无明显差异。第 2 项试验评估了 21 例患者使用 L- 鸟氨酸 L- 天冬氨酸的疗效,在 TIPS 术后 1 周 HE 的发生率并没有低于安慰剂组[34]。后一项研究的患者数量少,且研究终点的时间过短。一项评估 TIPS 术后输注白蛋白的观察性研究中,与先前队列相比(历史对照),1 个月的 HE 的累积发生率没有明显降低[35]。最近一项 RCT 比较利福昔明与安慰剂在行择期 TIPS 患者中对 HE 行一级预防的研究结果显示,术前 2 周行利福昔明治疗组 TIPS 术后 HE 发生率明显低于 TIPS 术后 6 个月才行利福昔明治疗组[36]。因此,在行择期 TIPS 的患者中,应该使用利福昔明预防 TIPS 术后 HE 的发生,但术后的治疗持续时间仍有待确定。

结论

消化道出血是 HE 的一个典型诱发因素,静脉曲张出血时,HE 的发生与患者不良预后有关,死亡率显著增高。如果在出血期间发生 HE,应进行预防和治疗,在出血的情况下,不应将 HE 视为 TIPS 的禁忌证。

(刘国峰 译,晏玉玲 审校)

参考文献

1. Jalan R, Olde Damink SW, Lui HF, Glabus M, Deutz NE, Hayes PC, et al. Oral amino acid load mimicking hemoglobin results in reduced regional cerebral perfusion and deterioration in memory tests in patients with cirrhosis of the liver. Metab Brain Dis. 2003;18(1):37–49.
2. Shawcross DL, Sharifi Y, Canavan JB, Yeoman AD, Abeles RD, Taylor NJ, et al. Infection and systemic inflammation, not ammonia, are associated with grade 3/4 hepatic encephalopathy, but not mortality in cirrhosis. J Hepatol. 2011;54(4):640–9.
3. Dunne PDJ, Sinha R, Stanley AJ, Lachlan N, Ireland H, Shams A, et al. Randomised clinical trial: standard of care versus early-transjugular intrahepatic porto-systemic shunt (TIPSS) in patients with cirrhosis and oesophageal variceal bleeding. Aliment Pharmacol Ther. 2020;52(1):98–106.
4. Jepsen P, Ott P, Andersen PK, Sorensen HT, Vilstrup H. Clinical course of alcoholic liver cirrhosis: a Danish population-based cohort study. Hepatology. 2010;51(5):1675–82.
5. Rudler M, Bureau C, Carbonell N, Mathurin P, Saliba F, Mallat A, et al. Recalibrated MELD and hepatic encephalopathy are prognostic factors in cirrhotic patients with acute variceal bleeding. Liver Int. 2018;38(3):469–76.
6. Gluud LL, Vilstrup H, Morgan MY. Non-absorbable disaccharides versus placebo/no intervention and lactulose versus lactitol for the prevention and treatment of hepatic encephalopathy in people with cirrhosis. Cochrane Database Syst Rev. 2016;4:CD003044.
7. Gluud LL, Vilstrup H, Morgan MY. Nonabsorbable disaccharides for hepatic encephalopathy: a systematic review and meta-analysis. Hepatology. 2016;64(3):908–22.
8. Sharma P, Agrawal A, Sharma BC, Sarin SK. Prophylaxis of hepatic encephalopathy in acute variceal bleed: a randomized controlled trial of lactulose versus no lactulose. J Gastroenterol Hepatol. 2011;26(6):996–1003.
9. Wen J, Liu Q, Song J, Tong M, Peng L, Liang H. Lactulose is highly potential in prophylaxis of hepatic encephalopathy in patients with cirrhosis and upper gastrointestinal bleeding: results of a controlled randomized trial. Digestion. 2013;87(2):132–8.

10. Aires FT, Ramos PT, Bernardo WM. Efficacy of lactulose in the prophylaxis of hepatic encephalopathy in cirrhotic patients presenting gastrointestinal bleeding. Rev Assoc Med Bras (1992). 2016;62(3):243–7.

11. Rolachon A, Zarski JP, Lutz JM, Fournet J, Hostein J. Is the intestinal lavage with a solution of mannitol effective in the prevention of post-hemorrhagic hepatic encephalopathy in patients with liver cirrhosis? Results of a randomized prospective study. Gastroenterol Clin Biol. 1994;18(12):1057–62.

12. Tromm A, Griga T, Greving I, Hilden H, Hüppe D, Schwegler U, et al. Orthograde whole gut irrigation with mannite versus paromomycine + lactulose as prophylaxis of hepatic encephalopathy in patients with cirrhosis and upper gastrointestinal bleeding: results of a controlled randomized trial. Hepato-Gastroenterology. 2000;47(32):473–7.

13. Garcia-Pagan JC, Caca K, Bureau C, Laleman W, Appenrodt B, Luca A, et al. Early use of TIPS in patients with cirrhosis and variceal bleeding. N Engl J Med. 2010;362(25):2370–9.

14. Lv Y, Yang Z, Liu L, Li K, He C, Wang Z, et al. Early TIPS with covered stents versus standard treatment for acute variceal bleeding in patients with advanced cirrhosis: a randomised controlled trial. Lancet Gastroenterol Hepatol. 2019;4(8):587–98.

15. García-Pagán JC, Bosch J, Trebicka J, Abraldes JG, Albillos A, Grønbaek H, et al. Letter: improve survival! Place early pre-emptive TIPSS in high-risk variceal bleeders. Aliment Pharmacol Ther. 2020;52(5):927–8.

16. Hernández-Gea V, Procopet B, Giráldez Á, Amitrano L, Villanueva C, Thabut D, et al. Preemptive-TIPS improves outcome in high-risk variceal bleeding: an observational study. Hepatology. 2019;69(1):282–93.

17. Lv Y, Zuo L, Zhu X, Zhao J, Xue H, Jiang Z, et al. Identifying optimal candidates for early TIPS among patients with cirrhosis and acute variceal bleeding: a multicentre observational study. Gut. 2019;68(7):1297–310.

18. Thabut D, Pauwels A, Carbonell N, Remy AJ, Nahon P, Causse X, et al. Cirrhotic patients with portal hypertension-related bleeding and an indication for early-TIPS: a large multicentre audit with real-life results. J Hepatol. 2017;68(1):73–81.

19. Bai M, Qi X, Yang Z, Yin Z, Nie Y, Yuan S, et al. Predictors of hepatic encephalopathy after transjugular intrahepatic portosystemic shunt in cirrhotic patients: a systematic review. J Gastroenterol Hepatol. 2011;26(6):943–51.

20. Holster IL, Tjwa ET, Moelker A, Wils A, Hansen BE, Vermeijden JR, et al. Covered transjugular intrahepatic portosystemic shunt versus endoscopic therapy + β-blocker for prevention of variceal rebleeding. Hepatology. 2016;63(2):581–9.

21. Sauerbruch T, Mengel M, Dollinger M, Zipprich A, Rössle M, Panther E, et al. Prevention of rebleeding from esophageal varices in patients with cirrhosis receiving small-diameter stents versus hemodynamically controlled medical therapy. Gastroenterology. 2015;149(3):660–668.e661.

22. Nardelli S, Gioia S, Pasquale C, Pentassuglio I, Farcomeni A, Merli M, et al. Cognitive impairment predicts the occurrence of hepatic encephalopathy after transjugular intrahepatic Portosystemic shunt. Am J Gastroenterol. 2016;111(4):523–8.

23. Berlioux P, Robic MA, Poirson H, Métivier S, Otal P, Barret C, et al. Pre-transjugular intrahepatic portosystemic shunts (TIPS) prediction of post-TIPS overt hepatic encephalopathy: the critical flicker frequency is more accurate than psychometric tests. Hepatology. 2014;59(2):622–9.

24. Rudler M, Savier E, Alioua I, Sultanik P, Thabut D. TIPS and liver transplantation should always be discussed together. J Hepatol. 2021;75(4):1000–1.

25. Qi X, Tian Y, Zhang W, Yang Z, Guo X. Covered versus bare stents for transjugular intrahepatic portosystemic shunt: an updated meta-analysis of randomized controlled trials. Ther Adv Gastroenterol. 2017;10(1):32–41.

26. Triantafyllou T, Aggarwal P, Gupta E, Svetanoff WJ, Bhirud DP, Singhal S. Polytetrafluoroethylene-covered stent graft versus bare stent in transjugular intrahepatic portosystemic shunt: systematic review and meta-analysis. J Laparoendosc Adv Surg Tech A. 2018;28(7):867–79.

27. Miraglia R, Maruzzelli L, Tuzzolino F, Petridis I, D'Amico M, Luca A. Transjugular intrahepatic portosystemic shunts in patients with cirrhosis with refractory ascites: comparison of clinical outcomes by using 8- and 10-mm PTFE-covered stents. Radiology. 2017;284(1):281–8.

28. Riggio O, Ridola L, Angeloni S, Cerini F, Pasquale C, Attili AF, et al. Clinical efficacy of transjugular intrahepatic portosystemic shunt created with covered stents with different diameters: results of a randomized controlled trial. J Hepatol. 2010;53(2):267–72.

29. Wang Q, Lv Y, Bai M, Wang Z, Liu H, He C, et al. Eight millimetre covered TIPS does not

compromise shunt function but reduces hepatic encephalopathy in preventing variceal rebleeding. J Hepatol. 2017;67(3):508–16.

30. Fanelli F, Salvatori FM, Rabuffi P, Boatta E, Riggio O, Lucatelli P, et al. Management of refractory hepatic encephalopathy after insertion of TIPS: long-term results of shunt reduction with hourglass-shaped balloon-expandable stent-graft. AJR Am J Roentgenol. 2009;193(6):1696–702.

31. Kochar N, Tripathi D, Ireland H, Redhead DN, Hayes PC. Transjugular intrahepatic portosystemic stent shunt (TIPSS) modification in the management of post-TIPSS refractory hepatic encephalopathy. Gut. 2006;55(11):1617–23.

32. Maleux G, Verslype C, Heye S, Wilms G, Marchal G, Nevens F. Endovascular shunt reduction in the management of transjugular portosystemic shunt-induced hepatic encephalopathy: preliminary experience with reduction stents and stent-grafts. AJR Am J Roentgenol. 2007;188(3):659–64.

33. Riggio O, Masini A, Efrati C, Nicolao F, Angeloni S, Salvatori FM, et al. Pharmacological prophylaxis of hepatic encephalopathy after transjugular intrahepatic portosystemic shunt: a randomized controlled study. J Hepatol. 2005;42(5):674–9.

34. Bai M, He C, Yin Z, Niu J, Wang Z, Qi X, et al. Randomised clinical trial: L-ornithine-L-aspartate reduces significantly the increase of venous ammonia concentration after TIPSS. Aliment Pharmacol Ther. 2014;40(1):63–71.

35. Riggio O, Nardelli S, Pasquale C, Pentassuglio I, Gioia S, Onori E, et al. No effect of albumin infusion on the prevention of hepatic encephalopathy after transjugular intrahepatic portosystemic shunt. Metab Brain Dis. 2016;31(6):1275–81.

36. Bureau C, Thabut D, Jezequel C, Archambeaud I, D'Alteroche L, Dharancy S, et al. The use of rifaximin in the prevention of overt hepatic encephalopathy after transjugular intrahepatic portosystemic shunt: a randomized controlled trial. Ann Intern Med. 2021;174(5):633–40.

第 43 章　急性静脉曲张出血凝血管理

Bogdan Procopet

肝硬化的凝血

在过去几年里,越来越多的证据打破了晚期肝病患者"天然抗凝"这一教条。基于肝脏损害程度,肝硬化患者可表现为常规凝血检查的异常,如血小板计数或凝血酶原时间/国际标准化比值。所有参与复杂止血机制的所有成分都发生了变化,整个止血过程处于不稳定的再平衡状态(图43.1)。在肝硬化患者止血的3个阶段中,同时发生着促进凝血或出血的相关改变。

	倾向血栓形成	倾向出血
初级止血	↑ vWF ↓ ADAMTS 13	↓ 血小板计数
次级止血	↑ Ⅷ ↓ 蛋白C,S,抗凝血酶Ⅲ	↓ Ⅱ,Ⅴ,Ⅶ,Ⅸ,Ⅹ,Ⅺ ↓ 纤维蛋白原/异常纤维蛋白原
纤维蛋白溶解	↑ PAI-1 ↓ 纤溶酶原	↑ t-PA α2抗纤维蛋白溶酶,ⅩⅢ,凝血酶 ↓ 激活纤溶抑制剂

图 43.1　肝硬化患者整体的止血改变促进凝血再平衡的形成(根据 Lisman 等人修改[1])

初级止血阶段以血小板减少为特征,通常在侵入性手术前行预防性血小板输注。然而,该治疗并未考虑到血管性血友病因子(von Willebrand factor,vWF)水平发生相应地增加,vWF 将血小板与凝血因子Ⅷ一起结合到细胞外基质上形成血小板血栓[1]。血管性血友病因子裂解蛋白酶(a disintegrin and metalloprotease with thrombospondin type 1 motif 13,ADAMTS13)作为一种裂解酶,可以限制 vWF 多聚体的作用,肝硬化中 ADAMTS13 水平减少,从而导致 vWF 水平升高[1]。

在次级止血阶段,肝脏合成的所有促凝因子(FⅡ、FⅤ、FⅦ、FⅨ、FⅩ、FⅪ)和天然抗凝因子(蛋白 C、蛋白 S 以及抗凝血酶Ⅲ)均降低。相反地,由于内皮细胞的激活[1],内皮来源的凝血因子Ⅷ,作为一种强力的凝血因子,其含量在肝硬化患者中增加。

在纤溶阶段,纤溶酶原、α2 抗纤维蛋白溶酶、凝血酶激活纤溶抑制剂(thrombin activatable fibrinolysis inhibitor,TAFI)以及ⅩⅢ因子水平都下降。相反,组织型纤溶酶原激活物(tissue plasminogen activator,t-PA)和抑制纤维蛋白溶解的纤溶酶原激活物抑制剂 1 型(plasminogen activator inhibitor type 1,PAI-1)水平升高[1]。促凝和抗凝之间的平衡可以很容易被一些诱因所打破,如细菌感染,进而引起出血或血栓相关并发症。

肝硬化的止血功能评估

通常,常规凝血试验如凝血酶原时间(prothrombin time,PT)/国际标准化比值(international normalized ratio, INR）、活化部分凝血活酶时间（activated partial thromboplastin time, APTT）、血小板计数或纤维蛋白原用来评估止血。PT 或 INR 检测的是凝血酶生成的外源性和最终共同途径，它代表在添加外源性途径激活剂（凝血活酶）和钙后血浆凝固所需的时间。PT/INR 最显著的缺点是，它只计算前 5% 凝血酶的产生，并且只能检测促凝血因子[2]。

在内皮来源的凝血调节蛋白的作用下，蛋白 C 与蛋白 S 一起被激活，通过抑制因子Ⅷ和 V 激活来对抗凝血过程[2]。没有凝血调节蛋白，PT/INR 就无法检测天然抗凝途径。APTT 检测了凝血酶生成的内在和最终共同途径，具有与 PT/INR 相同的缺点。

凝血酶生成潜力（endogenous thrombin potential, ETP）是一项全面的凝血试验，其通过添加组织因子来检测凝血激活后所产生凝血酶的量[2]。通过添加凝血调节蛋白，ETP 也能发挥天然抗凝途径的作用（通过蛋白 C 和蛋白 S），凝血酶产生的数量也将减少。在不添加凝血调节蛋白情况进行 ETP 检测时，肝硬化患者产生的凝血酶明显少于健康对照组。然而，添加凝血调节蛋白后肝硬化患者产生的凝血酶量与健康对照相似[2]。添加和不添加凝血调节蛋白的 ETP 比值让我们能够研究抗凝途径的激活强度。似乎在肝硬化患者中，该比例随着肝功能损害而逐渐增加[3]。换言之，严重肝脏损害患者对凝血调节蛋白产生抵抗，蛋白 C 水平较低，因子Ⅷ水平较高，因此表现出显著的促凝特性[3]。通过常规凝血试验进行检测，这类患者会被错误地认为是自发抗凝。遗憾的是，ETP 测定未能用于临床实践，因此，其运用仅限于研究。

最近，全血整体黏弹性试验（viscoelastic test, VET）已广泛地被用于"即时"地评估复杂的止血功能。其优势在于能够实时、动态地监测整个止血过程，包括初始血凝块形成（凝血酶生成）、血凝块动力学、血凝块强度和血凝块稳定性（溶解）[4]。失代偿期肝硬化患者可能会出现血管内凝血和纤溶亢进，因此对纤溶改变的评估似乎是 VET 的主要优势[5]。VET 的缺点包括无法检测依赖凝血调节蛋白的蛋白 C 的天然抗凝途径以及 vWF 水平。目前市面上可用的 VET 技术包括血栓弹力图（thromboelastography, TEG）和旋转式血栓弹力测定（rotational thromboelastometry, ROTEM），两者都能检测血凝块形成过程中的黏弹性变化并提供相似的信息[4]。

一些随机对照试验发现常规凝血试验不能预测出血风险，而基于 VET 指导下能够减少患者的输血量[4]。这些研究大部分评估肝硬化患者行侵入性操作前通过 VET 指导输注血液制品来纠正止血异常的策略。大多数研究中，用于计算样本量的主要研究终点为减少输血需求。因此，VET 无法预测操作相关出血。同样地，唯一一项关于急性静脉曲张出血的随机对照试验表明与对照组相比，TEG 指导下能减少新鲜冰冻血浆（fresh frozen plasma, FFP）和血小板的输注，两组在控制出血上无显著差异，但 TEG 组 42 天内的再出血率更低[6]。到目前为止，还没有证据表明 VET 能够比常规凝血试验更好地预测出血事件发生，并且 VET 似乎也无法对长期的预后情况（出血、血栓或生存）进行预测。未来研究需要根据相应临床终点对样本量的计算重新校准并发现 VET 指导所带来的差异，从而证明 VET 作为评估止血的方法在肝硬化患者不同临床情况下所起的作用。

急性静脉曲张出血凝血参数的纠正

首先应该强调静脉曲张出血是由门静脉压力升高引发，并非凝血异常。因此，对于肝硬化伴急性静脉曲张出血的患者，采用谨慎和限制性的输血策略能够改善其预后[7]。宽松的输血策略会显著增加由肝静脉压力梯度测量的门静脉压力[7]。门静脉压力的升高与血液制品的种类无关而与快速输血的量有关。由于门静脉压力的升高可能会导致再出血，因此很容易理解为什么过度输血会影响急性静脉曲张出血患者的预后。

除了门静脉压力升高的风险外，还应该考虑输注血液制品的其他副作用，如过敏、输血相关急性肺损伤（transfusion-related acute lung injury, TRALI）、感染，以及循环超负荷。

然而有 1/3 的肝硬化患者至少输注过一种血液制品[8]。在输注 FFP 的患者中，24% 的患者是在没有任何出血或未计划行侵入性操作的情况下接受了输血，31% 的患者在输血前甚至没有检查 PT 或 INR。有 1/4 的患者其输血阈值低于获益阈值[8]。对于临床上 FFP 输注的推荐意见可能还存在很多问题，并未考虑输血带来的实际获益及风险。

新鲜冷冻血浆

FFP 从全血中分离得到的血浆制备而来，其含有各种生理浓度的促凝和天然抗凝剂。每单位约有 250mL，常用的剂量为 10mL/kg。在肝病患者中，还没有随机对照试验来评估 FFP 输注对其纠正凝血的作用，伦理上来说随机对照研究是不可行的。在观察性研究中，对 INR 升高的肝硬化患者输注 FFP 并未能使添加凝血调节蛋白的 ETP 增加，而大多数患者在输注前 ETP 水平就已正常[9]。将 FFP 添加到肝硬化患者的血浆中能够增加血浆内体内凝血激活相关标志物的水平，如凝血酶 - 抗凝血酶复合物（thrombin/antithrombin complex，TAT）和凝血酶原片段 1+2（F1+F2），导致促凝状态[10]。

AVB 患者中 FFP 输注的临床安全性分析的数据相对有限。在一项比较 AVB 患者输注 FFP 和未输注 FFP 的回顾性研究中，接受 FFP 输注的患者的 42 天生存率似乎更低，出血控制失败率更高，住院时间更长[11]。鉴于其回顾性研究的设计，患者选择偏倚可能相对较高。FFP 输注组的肝病患者处于相对更加晚期的病程，腹水和肝性脑病发生率更高。尽管如此，校正 MELD 和 Child-Pugh 评分后，结果仍然同前。

总之，纠正 AVB 患者常规凝血异常（PT/INR）会增加患者门静脉压力，且不能发挥止血作用，使得患者预后更差。

血小板输注

血小板在止血启动阶段中起着重要作用，能够给产生凝血酶的促凝因子复合物提供磷脂表面。血小板通过 vWF 和胶原蛋白黏附在血管壁损伤部位并被激活，通过 vWF 和纤维蛋白原增加血小板之间的黏附，形成血小板血栓。

关于出血并发症和血小板减少症之间的联系目前尚有争议，并没有统一的血小板阈值来预测相关情形或操作时发生的出血风险。Tripodi 等人使用 ETP 证明，血小板数量最低要求达到 56 000/μL 才能保证凝血酶的正常生成[12]。然而，ETP 并没有考虑血小板黏附、激活以及肝硬化中由于血小板数目减少而发生的变化，如 vWF 的增加。血小板输注可能导致血小板（增加 CD40 配体）和凝血（增加凝血酶 - 抗凝血酶复合物）的激活，从而引起促凝状态[10]。

纤维蛋白原

纤维蛋白原是参与初级止血和次级止血过程的重要成分。纤维蛋白原水平可通过冷沉淀或纤维蛋白原浓缩剂纠正。尽管有些研究发现低水平的纤维蛋白原和肝病患者出血并发症的发生存在相关性[13]，然而并未有确切的纤维蛋白原截断值来指导输血[5]。因此，其临床疗效尚不确切。

重组激活因子Ⅶ

肝硬化患者本身的因子Ⅶ水平通常较低，并且重组激活因子Ⅶ（recombinant activated factor Ⅶ，rⅦa）被证实能有效用于治疗因子Ⅶ先天缺陷，因此为肝硬化患者使用 rⅦa 提供了可能性。2 项随机对照研究和 1 项个体病例荟萃分析评估了肝硬化合并上消化道出血患者在标准治疗下使用 rⅦa 的治疗效果。该研究的主要研究终点是复合终点，包括前 24h 出血控制失败率，以及 5 天内的再出血率和死亡率。研究发现 rⅦa 在控制出血或提高生存率方面并不优于安慰剂[14]。尽管 rⅦa 对内镜下活动性出血的晚期肝病患者出血控制方面有潜在的益处，但其会增加动脉血栓事件风险。

氨甲环酸

氨甲环酸（tranexamic acid，TA）是一种抑制纤溶酶原与纤维蛋白相互作用的抗纤溶药物。在肝硬化患者止血过程中，其纤溶水平发生了极大的变化，不同肝脏损害程度可引起纤溶亢进或低纤溶状态（见图 43.1）。虽然在肝硬化患者中不断发现纤溶亢进的标志物，与弥散性血管内凝血（"加速血管内凝血和纤溶"）类似但仍有本质的不同[5]，对于肝硬化患者血浆的纤溶水平尚有争议。尽管在需要输血的肝移植患者中抗纤溶药物有良好的效果，但最近一项关于 TA 与安慰剂在消化道出血患者中比较的 RCT 研究中，TA 未能展现出任何获益。超过 12 000 例患者被纳入了这项试验，约 45% 的患者怀疑为静脉曲张出血。缺乏对纳入人群的明确描述（约 40% 伴有严重的肝脏并发症）以及并非所有患者都接受了诊断性内镜检查（80%）

或内镜下治疗（略大于 40%）是该研究的主要缺陷。然而,对肝硬化静脉曲张出血进行亚组分析也未见 TA 的使用能够获益（HR:0.99,95% CI:0.7～1.4）[15]。

结论

虽然晚期肝病患者凝血状态有很大的改变,但凝血过程发生了再平衡。常规的凝血试验不能准确地反映这一再平衡过程。因此,通过输注血液制品去纠正凝血障碍并不会让患者获益,反而还会增加输血相关并发症的风险。正确理解静脉曲张出血由于门静脉压力增加,这一点至关重要。因此,应该尽力降低门静脉压力而非纠正凝血异常。

（刘国峰 译,晏玉玲 审校）

参考文献

1. Lisman T, Hernandez-Gea V, Magnusson M, Roberts L, Stanworth S, Thachil J, et al. The concept of rebalanced hemostasis in patients with liver disease: communication from the ISTH SSC working group on hemostatic management of patients with liver disease. J Thromb Haemost. 2021;19:1116–22.
2. Tripodi A, Salerno F, Chantarangkul V, Clerici M, Cazzaniga M, Primignani M, et al. Evidence of normal thrombin generation in cirrhosis despite abnormal conventional coagulation tests. Hepatology. 2005;41:553–8.
3. Tripodi A, Primignani M, Chantarangkul V, Dell'Era A, Clerici M, de Franchis R, et al. An imbalance of pro- vs anti-coagulation factors in plasma from patients with cirrhosis. Gastroenterology. 2009;137:2105–11.
4. Mallett SV. Clinical utility of viscoelastic tests of coagulation (TEG/ROTEM) in patients with liver disease and during liver transplantation. Semin Thromb Hemost. 2015;41:527–37.
5. Intagliata NM, Argo CK, Stine JG, Lisman T, Caldwell SH, Violi F. Concepts and contro-versies in haemostasis and thrombosis associated with liver disease: proceedings of the 7th International Coagulation in Liver Disease Conference. Thromb Haemost. 2018;118:1491–506.
6. Rout G, Shalimar, Gunjan D, Mahapatra SJ, Kedia S, Garg PK, et al. Thromboelastography-guided Blood Product Transfusion in Cirrhosis Patients with Variceal Bleeding: A Randomized Controlled Trial. J Clin Gastroenterol. 2020;54:255–62.
7. Villanueva C, Colomo A, Bosch A, Concepción M, Hernandez-Gea V, Aracil C, et al. Transfusion strategies for acute upper gastrointestinal bleeding. N Engl J Med. 2013;368:11–21.
8. Desborough MJR, Hockley B, Sekhar M, Burroughs AK, Stanworth SJ, Jairath V. Patterns of blood component use in cirrhosis: a nationwide study. Liver Int. 2016;36:522–9.
9. Rassi AB, Antonio E, Tripodi A, Ferreira M, Carrilho FJ, Farias AQ. Fresh frozen plasma transfusion in patients with cirrhosis and coagulopathy: effect on conventional coagulation tests and thrombomodulin-modified thrombin generation. J Hepatol. 2020;72:85–94.
10. von Meijenfeldt FA, van den Boom BP, Adelmeijer J, Roberts LN, Lisman T, Bernal W. Prophylactic fresh frozen plasma and platelet transfusion have a prothrombotic effect in patients with liver disease. J Thromb Haemost. 2021;19:664–76.
11. Mohanty A, Kapuria D, Canakis A, Lin H, Amat MJ, Rangel Paniz G, et al. Fresh frozen plasma transfusion in acute variceal haemorrhage: results from a multicentre cohort study. Liver Int. 2021;41:1901–8.
12. Tripodi A, Primignani M, Chantarangkul V, Clerici M, Dell'Era A, Fabris F, et al. Thrombin generation in patients with cirrhosis: the role of platelets. Hepatology. 2006;44:440–5.
13. Giannini EG, Giambruno E, Brunacci M, Torres MCP, Furnari M, Bodini G, et al. Low fibrino-gen levels are associated with bleeding after varices ligation in thrombocytopenic cirrhotic patients. Ann Hepatol. 2018;17:830–5.
14. Bendtsen F, D'Amico G, Rusch E, De Franchis R, Andersen PK, Lebrec D, et al. Effect of recombinant factor VIIa on outcome of acute variceal bleeding: an individual patient based meta-analysis of two controlled trials. J Hepatol. 2014;61:252–9.
15. The HALT-IT Collaborators. Effects of a high-dose 24-h infusion of tranexamic acid on death and thromboembolic events in patients with acute gastrointestinal bleeding (HALT-IT): an international randomised, double-blind, placebo-controlled trial. Lancet. 2020;395:1927–36.

第 44 章　胃静脉曲张和异位静脉曲张

Xuefeng Luo,Li Yang

引言

约 20% 的肝硬化患者存在胃静脉曲张（gastric varices,GV）[1]。GV 相关的出血率可能低于食管静脉曲张出血；然而,GV 破裂出血更严重,与更高的死亡率和更高的再出血风险有关。根据第 39 章[2]中描述的 Sarin 分型,可以将 GV 分为 4 种类型。GOV1 与 EV 具有相似的血管解剖结构,并遵循相似的管理建议。患有 IGV2 的患者,应考虑继发于脾静脉梗阻的左侧区域性门静脉高压[3]。

GV 的血流动力学特征

GV 的影像学评估对指导治疗具有重要意义。一般来说,GV 可通过食管和食管旁静脉曲张、左膈下静脉（inferior phrenic vein,IPV）流入体循环系统[4]。左膈下静脉向下汇入左肾静脉,横向汇入肝静脉或下腔静脉,或向上流入心包旁膈静脉。在大多数情况下,GOV1 引流至食管和食管旁静脉曲张,IGV1 通过 IPV 引流,GOV2 则可以通过两种途径引流。

虽然大的侧支循环可以抵消升高的门静脉压力梯度（portal pressure gradient,PPG）,但不能避免 GV 出血。与 EV 不同的是,GV 患者在 PPG<12mmHg 的情况下仍可出血。一项纳入 292 名患者的研究发现,GV 出血患者的 PPG 比 EV 出血患者的 PPG 更低（15.8mmHg vs. 21.4mmHg）[5]。因此,使用 TIPS 或手术分流对 GV 进行减压治疗的疗效可能不如 EV。

急性胃静脉曲张出血的管理

急性胃静脉曲张出血的管理与 EV 并没有不同。当 GV 患者的血流动力学稳定后,应考虑行影像学检查,最好是增强成像（CT 或 MRI）,以评估门静脉系统的通畅性,筛查肝恶性肿瘤,并检测是否存在大的门体侧支循环。内镜治疗技术包括套扎、组织胶注射和内镜超声引导下注射,在第 39 章都有描述。

TIPS 是在肝静脉和门静脉之间建立一个分流道,以降低门静脉系统的压力。这是一种能有效地控制急性静脉曲张出血的介入治疗方法。在出血治疗失败风险高和 / 或再出血风险高的患者中,72h（理想情况下<24h）内使用早期或优先 TIPS 已被证实可以减少治疗失败率并提高生存率；然而,TIPS 在 GOV2 和 IGV1 急性出血患者中的疗效尚没有专门评估[6]。正在进行的两项随机对照试验评估 p-TIPS 在 GOV2 和 IGV1（NCT02364297 & NCT03705078）中的有效性,将有助于在不久的将来回答这一问题。

与 EV 一样,药物和内镜联合治疗仍无法控制出血的 GV,最好的治疗方案是 PTFE 覆膜支架的挽救性 TIPS 治疗。在急性 GV 出血初步止血后,TIPS 治疗 GV 的疗效同治疗 EV 出血类似。然而,尽管在 TIPS 术后进行了充分的降压（TIPS 术后 PPG≤12mmHg）,GOV1 和 IGV1 仍可能再出血,尤其是在门静脉血流仍流入侧支循环的情况下。TIPS 治疗 GV 疗效降低可能与存在低阻力粗大侧支循环有关,或者是由于侧支血管与肝内分流道的距离较远。栓塞 GV 以提高 TIPS 效率的策略已被提出（图 44.1）。先前的一项研究发现,与单独 TIPS 相比,TIPS 联合栓塞会降低再出血的风险（2 年再出血率 13.4% vs. 28%）[7]。

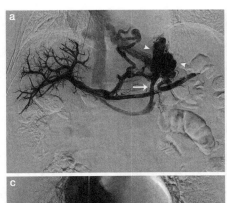
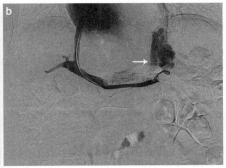
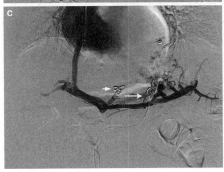

图 44.1 (a)直接门静脉造影显示胃静脉曲张(GV)(无尾箭头)和胃肾分流(GRS,箭头)。(b)第 2 次静脉造影显示,尽管植入了 TIPS 支架,造影剂仍流入 GRS(箭头)。(c)经球囊导管阻塞下逆行闭塞曲张静脉术(长箭头)和弹簧圈栓塞术(短箭头)后的 GV 造影未再显影

　　标准的经球囊导管阻塞下逆行闭塞曲张静脉术(balloon-occluded retrograde transvenous obliteration,BRTO)包括阻塞粗大的引流静脉,通常是胃肾分流或胃腔分流,然后直接向 GV 注射硬化剂(图 44.2)。BRTO 的概念于 1984 年由 Olson 等人首次提出,随后由 Kanagawa 和他的同事们在日本进一步发展[8,9]。BRTO 已经在日本和韩国获得了认可,最近在美国和中国也得到了认可和推广。BRTO 应该作为控制出血失败或反复性 GV 出血的一种挽救性治疗选择。几项研究已经证明挽救性 BRTO 之后的再出血率通常低

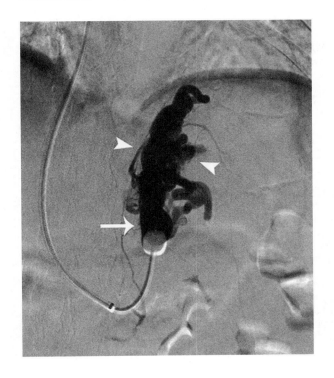

图 44.2 在球囊充气封堵胃肾分流道后(箭头),用泡沫硬化剂填充胃静脉曲张(无尾箭头)

于 5%，GV 根除率高达 97.9%[10]。

BRTO 可以增加门静脉压力，BRTO 术后 EV 和腹水加重是主要需要关注的问题之一。EV 加重的比例从 9.8%～72.2% 不等，平均为 33.3%[11]。导致结果差异这么大的原因可能与对 EV 加重的认知程度、后续内镜随访时间间隔不同相关。应当考虑改进随访策略，通过单独或联合 β 受体阻滞剂的预防性套扎来减少 EV 的发生率和出血的风险。

异位静脉曲张

异位静脉曲张是扩张的门 - 门或门体侧支静脉，发生在常见病理性静脉曲张部位以外，占所有静脉曲张出血的 2%～5%[12]。异位静脉曲张可由全身性或区域性门静脉高压伴或不伴内脏静脉阻塞引起。日本的一项全国性问卷调查收集了 173 例异位静脉曲张患者，大多数位于直肠（44.5%）和十二指肠（32.9%）[13]。异位静脉曲张出血的治疗具有挑战性，目前大多数的认识是来自个案报告和小型系列病例报告，包括内镜治疗（套扎、硬化剂注射治疗）、使用弹簧圈或血管塞栓塞、BRTO、TIPS 和手术。异位静脉曲张的影像学评估、大的侧支循环和静脉血栓形成对治疗计划的制订非常重要。异位静脉曲张患者应考虑血管内介入或内镜下治疗，且治疗应个体化。

目前，内镜治疗是异位静脉曲张出血治疗最常见的方法。内镜套扎、硬化疗法或组织胶注射都是可选择的治疗方案，它们的使用取决于静脉曲张的位置和当地的专业技术水平。尽管病例比较罕见，但内镜控制急性异位静脉曲张出血达到了较高的初步止血率。异位静脉曲张可能发生再出血，可通过额外的内镜治疗或血管内治疗止血。经皮栓塞治疗异位静脉曲张是一种安全易行的治疗方法。弹簧圈、血管塞或液体栓塞材料，包括胶水和硬化剂已有报道[12]。通过顺行或逆行入路进行经静脉闭塞可能更有利于栓塞复杂的多通道血管结构。然而，栓塞而不对门静脉高压进行降压或不对闭塞静脉行再通对防止异位静脉曲张复发或再出血的效果可能较差。

TIPS 是一个可靠的选择，因为异位静脉曲张出血的潜在原因是门静脉压力的升高。然而，TIPS 对异位静脉曲张的减压效果可能较差，根据部位的不同，再出血率为 11%～37%[14,15]。

总结

总而言之，不同部位的胃静脉曲张和异位静脉曲张有不同的血流动力学特征。这类患者最好由多学科团队来管理，在进行适当的影像学和内镜评估后可能会有多种治疗策略可供选择。由于高质量研究有限，病例稀少，无法提出强有力的循证建议。

（黄菊 译，晏玉玲 审校）

参考文献

1. Garcia-Tsao G, Abraldes J, Berzigotti A, Bosch J. Portal hypertensive bleeding in cirrhosis: risk stratification, diagnosis and management—2016 practice guidance by the American Association for the Study of Liver Diseases. Hepatology. 2017;65(1):310–35. https://doi.org/10.1002/hep.28906.
2. Sarin SK, Lahoti D, Saxena SP, Murthy NS, Makwana UK. Prevalence, classification and natural history of gastric varices: a long-term follow-up study in 568 portal hypertension patients. Hepatology. 1992;16(6):1343–9.
3. Luo X, Nie L, Wang Z, Tsauo J, Tang C, Li X. Transjugular endovascular recanalization of splenic vein in patients with regional portal hypertension complicated by gastrointestinal bleeding. Cardiovasc Intervent Radiol. 2014;37(1):108–13.
4. Kiyosue H, Ibukuro K, Maruno M, Tanoue S, Hongo N, Mori H. Multidetector CT anatomy of drainage routes of gastric varices: a pictorial review. Radiographics. 2013;33(1):87–100.
5. Tripathi D, Therapondos G, Jackson E, Redhead DN, Hayes PC. The role of the transjugular

intrahepatic portosystemic stent shunt (TIPSS) in the management of bleeding gastric varices: clinical and haemodynamic correlations. Gut. 2002;51(2):270–4.

6. Garcia-Pagan JC, Caca K, Bureau C, Laleman W, Appenrodt B, Luca A, et al. Early use of TIPS in patients with cirrhosis and variceal bleeding. N Engl J Med. 2010;362(25):2370–9.

7. Yu J, Wang X, Jiang M, Ma H, Zhou Z, Yang L, et al. Comparison of transjugular intrahepatic portosystemic shunt (TIPS) alone and combined with embolisation for the management of cardiofundal varices: a retrospective study. Eur Radiol. 2019;29(2):699–706.

8. Olson E, Yune HY, Klatte EC. Transrenal-vein reflux ethanol sclerosis of gastroesophageal varices. AJR Am J Roentgenol. 1984;143(3):627–8.

9. Kanagawa H, Mima S, Kouyama H, Gotoh K, Uchida T, Okuda K. Treatment of gastric fundal varices by balloon-occluded retrograde transvenous obliteration. J Gastroenterol Hepatol. 1996;11(1):51–8.

10. Mukund A, Rangarh P, Shasthry SM, Patidar Y, Sarin SK. Salvage balloon occluded retrograde transvenous obliteration for gastric variceal bleed in cirrhotic patients with endoscopic failure to control bleed/very early rebleed: long-term outcomes. J Clin Exp Hepatol. 2020;10(5):421–8.

11. Park JK, Saab S, Kee ST, Busuttil RW, Kim HJ, Durazo F, et al. Balloon-occluded retrograde transvenous obliteration (BRTO) for treatment of gastric varices: review and meta-analysis. Dig Dis Sci. 2015;60(6):1543–53.

12. Saad WE, Lippert A, Saad NE, Caldwell S. Ectopic varices: anatomical classification, hemodynamic classification, and hemodynamic-based management. Tech Vasc Interv Radiol. 2013;16(2):158–75.

13. Watanabe N, Toyonaga A, Kojima S, Takashimizu S, Oho K, Kokubu S, et al. Current status of ectopic varices in Japan: results of a survey by the Japan Society for Portal Hypertension. Hepatol Res. 2010;40(8):763–76.

14. Haskal ZJ, Scott M, Rubin RA, Cope C. Intestinal varices: treatment with the transjugular intrahepatic portosystemic shunt. Radiology. 1994;191(1):183–7.

15. Vangeli M, Patch D, Terreni N, Tibballs J, Watkinson A, Davies N, et al. Bleeding ectopic varices--treatment with transjugular intrahepatic porto-systemic shunt (TIPS) and embolisation. J Hepatol. 2004;41(4):560–6.

第45章 特殊情况:肝硬化急性静脉曲张出血和门静脉血栓形成

Yong Lv, Guohong Han

引言

非肿瘤门静脉血栓形成(portal vein thrombosis, PVT)是肝硬化患者一种严重但并不罕见的并发症,患病率为2%~23%[1,2]。PVT的患病率随着肝脏疾病或门静脉高压的严重程度升高而增加[3,4]。门静脉血流降低是PVT主要的危险因素,随访期间获得性或遗传性凝血改变并不能预测PVT的发生[4-9]。由于PVT严重程度(部分或完全闭塞)、临床表现(无症状、肠系膜缺血或门静脉高压)、转归(自发再通、稳定或加重)以及肝硬化阶段(代偿或失代偿)的差异性,PVT对肝硬化的自然病程的影响仍未明确[3,10,11]。闭塞或广泛的PVT使肝移植手术复杂化,并增加了移植术后的患病率和死亡率[2]。鉴于这一不良影响,等待肝移植的患者,建议对PVT进行治疗使门静脉再通和/或防止血栓复发、进展,使其在肝移植手术中能接受生理吻合。

急性静脉曲张出血(acute variceal bleeding, AVB)是肝硬化患者最严重的并发症之一[12]。在某些情况下,AVB发生在肝硬化合并PVT患者中。管理AVB和预防血栓并发症需要评估和权衡不同干预的风险和获益。肝硬化合并PVT患者的AVB治疗数据非常有限,很少能从文献中得出明确的结论。本章基于现有数据进行概述,旨在就肝硬化患者合并PVT的AVB管理得出一些结论。

PVT对肝硬化AVB患者预后的影响

PVT是否会影响肝硬化患者的自然病程仍然是一个有争议的问题。缺乏确凿证据的部分原因是缺乏具有确切人群、PVT分期和终点的前瞻性研究。目前大多数可得到的研究表明PVT是肝硬化严重程度的一个标志,但并不会加速恶化肝硬化的病程进展[3,13,14]。Nery[3]的一项多中心前瞻性纵向研究表明PVT的发展并没有伴随肝功能失代偿的进展和肝硬化死亡率的增加。尽管如此,该文章纳入的大多数患者都是代偿期肝硬化且只有部分/非闭塞性PVT。较高的血管自发再通率(70%)也可能影响结果[3]。因此,闭塞性/进展性PVT对肝硬化自然病程的真正影响需要进一步地评估。

几项研究评估了PVT对AVB患者预后的影响。D'Amico[15]开展的一项多中心前瞻性队列研究评估了肝硬化合并上消化道出血患者的短期结局和预后指标。在多元logistic回归分析中,PVT是5天治疗失败的独立危险因素(对于任何原因的出血,OR:3.19,95%CI:1.53~6.67,P=0.002;对于静脉曲张再出血,OR:3.06,95%CI:1.39~6.68,P=0.005),但PVT不是患者6周死亡率的独立危险因素。Amitrano[16]分析了185例接受一线治疗(92%接受内镜下静脉曲张套扎作为急诊内镜治疗)的肝硬化AVB患者,28%患者有肝细胞癌,17%有门静脉血栓。通过logistic回归分析,PVT、Child-Pugh评分和白细胞计数为5天治疗失败的独立预测因素。Chen[17]研究了101例经内镜证实为活动性食管静脉曲张出血并行食管静脉曲张套扎术的肝硬化患者。在这些患者中,有25名患者有PVT。他们发现PVT、入院内镜检查时间和终末期肝病模型(model for end-stage liver disease, MELD)评分与6周再出血率相关,患者入院时有呕血、MELD评分以及肝细胞癌是6周死亡率的预测因子。最近,在一项分析218例肝硬化AVB患者的回顾性研究中,Gao[18]发现合并PVT患者的14天和6周再出血率要高于无PVT患者(14天:8.26% vs. 1.83%,P=0.03;6周:11.92% vs. 1.83%,P=0.003)。然而,两组患者的5天治疗失败率(3.67% vs. 0.92%,P=0.175)、1年再出血率(21.10% vs. 20.18%,P=0.867),14天、6周和1年的死亡率没有明显差异(14天:3.67% vs. 0.92%,P=0.175;6周:3.67%

vs. 0.92%,P=0.175;1 年:3.67% vs. 1.83%,P=0.408)。多因素 Cox 回归分析发现 PVT 与 14 天(P=0.05,HR:4.622,95%CI:0.99~21.39)和 6 周(P=0.012,HR:6.732,95%CI:1.52~29.84)更高的再出血率相关,但与 1 年死亡率无关。值得注意的是,上述所提及的大多数研究也纳入了肝细胞癌患者,但患者是否有肿瘤性 PVT 并未明确报道,这可能对结果有很大影响。此外,由于 PVT 合并肝硬化患者的肝功能通常比无 PVT 的患者更差,并且在这些研究中调整了有限数量的变量,目前尚不清楚 PVT 对 AVB 预后的影响是真实的还是受更严重的肝功能衰竭的影响。

因此,所有入院的 AVB 患者都应行影像学检查来筛查 PVT。目前来自病例系列报道和观察性研究的证据尚不能为 PVT 对肝硬化 AVB 患者预后的影响提供可靠的数据。基于现有的证据,我们不能推断 PVT 对肝硬化 AVB 患者的预后有不良影响,因为患者的生存没有受到影响。还需要大型的前瞻性研究来阐明这一主题。

肝硬化 AVB 患者合并 PVT 的管理

目前还没有关于 PVT 患者合并 AVB 管理方面的专门报道。血管收缩剂治疗相关的门静脉血流显著减少可能导致 PVT 的具体问题尚未得到解答。对于内镜检查时有活动性出血的 PVT 患者,早期或优先 TIPS(pre-emptive transjugular intrahepatic portosystemic shunt, p-TIPS)的应用也未解答。目前这方面的数据有限,临床实践的建议没有可靠的证据。肝硬化合并 PVT 的 AVB 管理主要基于无 PVT 的 AVB 患者的研究数据,包括以复苏为目的的阶梯式护理方法、限制性输血政策、预防性抗生素使用、血管收缩药物治疗和内镜治疗[18-21]。

TIPS 的好处是它重建门静脉血流,促进 PVT 再通,全面改善门静脉高压,从而降低静脉曲张出血风险。两项随机对照试验表明,在中度失代偿肝硬化合并 PVT 患者中,覆膜 TIPS 支架比内镜曲张静脉套扎联合普萘洛尔能更有效地预防再出血,PVT 的消退率更高且不会增加显性肝性脑病和不良反应发生的风险[35,36]。一项随机对照试验显示,肝硬化合并 PVT 患者 TIPS 术后抗凝治疗不是必要的,因为仅放置 TIPS 即可实现较高的持续再通率[22]。然而,没有专门的随机对照临床试验比较 TIPS 和其他治疗策略在 AVB 合并 PVT 情况下的治疗效果。欧洲肝脏研究协会(European Association for the Study of the Liver, EASL)[23]和美国肝病研究协会(American Association for the Study of Liver Disease, AASLD)[24]的最新指南建议,对于抗凝无效的急性 PVT 或无法使用药物或内镜控制的反复出血的慢性 PVT 患者,可以考虑 TIPS 治疗。进一步的研究应该阐明合并 AVB 和 PVT 的肝硬化患者能否可以从 p-TIPS 中受益,特别是那些等待肝移植的患者[25]。

合并 AVB 和 PVT 患者的抗凝治疗

为了防止血栓向肠系膜上静脉扩展或实现门静脉再通,建议对 PVT 患者进行抗凝治疗[23,24]。在伴有静脉曲张出血和 PVT 的肝硬化患者中,临床医生经常面临这样的两难境地:如果患者未接受抗凝治疗或抗凝治疗延迟至静脉曲张根除后 PVT 可能恶化,而抗凝治疗有可能会增加再出血风险。

一方面,抗凝治疗的时机可能会影响门静脉再通率。一些观察性非随机研究评估了肝硬化患者抗凝治疗 PVT 的安全性和有效性[26-35]。这些研究表明,抗凝治疗后,60%~100% 的患者可以观察到 PVT 的改善,预测 PVT 再通的最重要因素是启动抗凝的延迟。一项纳入 56 名 PVT 患者的前瞻性研究发现在血栓形成后<6 个月开始抗凝可预测血栓再通[34]。一项回顾性研究也得出了相似的结论,与再通显著相关的唯一因素是早期启动治疗,尤其是在 PVT 形成后的 2 周内[32]。

另一方面,在肝硬化患者,尤其是在 AVB 患者中使用抗凝剂的主要担心之一是抗凝剂会增加静脉曲张出血风险。一项在 PVT 背景下静脉曲张出血患者的小型研究中发现接受低分子量肝素(low-molecular-weight heparin, LMWH)治疗的患者出血风险并未增加[36]。一项多中心回顾性配对研究显示:接受抗凝治疗的肝硬化合并上消化道出血患者的预后与多器官衰竭程度和合并症有关(主要是心脏病),而与抗凝治疗本身无关[37]。Loffredo[26]的一项荟萃分析显示,与未接受抗凝治疗的 PVT 患者相比,接受抗凝治疗的 PVT 患者静脉曲张出血率显著降低(OR:0.23)。此外,最近的两项小型回顾性研究表明,LMWH 不会增加行预防性内镜下静脉曲张套扎的肝硬化患者的出血和死亡风险[38,39]。另一项小样本研究表明即使是在 AVB 患者中,内镜止血后立即开始抗凝也不会增加局部出血的风险[36]。因此,当遵循预防肝硬化静脉曲张出血的建议时,接受抗凝治疗患者的静脉曲张出血的风险似乎很低。关于静脉曲张出血,抗凝似乎没有起到主要的有害作用,静脉曲张出血的风险在很大程度上取决于门静脉压力[40]。在我们看来,需要抗凝治疗的肝硬化合并 AVB 的患者,应该尽可能快地在 AVB 充分控制后开始抗凝治疗。

服用抗凝剂治疗 PVT 的患者发生 AVB 的管理引发了关于平衡停药相关的血栓形成风险与出血风险之间的若干难题[41-43]。关于抗凝患者 AVB 问题的研究非常少,并且完全没有比较不同管理策略的随机对照试验。此外,最近引入的直接口服抗凝剂(direct oral anticoagulant,DOAC)仍然缺乏特定的拮抗剂,使决策过程变得更加苛刻。对于 PVT 合并 AVB 的患者,AVB 当下风险可能超过因停止抗凝治疗的血栓形成风险[44]。对于行抗凝治疗的高危患者(如心房颤动、机械心脏瓣膜或肺栓塞),早期治疗性内镜干预在少量或不停止抗凝治疗的情况下实现止血才应该是首要目标[42,43,45]。已有数据告知医生何时恢复抗血栓治疗,通常情况下,一旦确保实现内镜下止血后应尽快重新使用抗凝剂[41,44]。在止血不确切的情况下,与患者的心脏病专家和/或血液科医生讨论对确保每位患者采用个性化方法是非常重要的。

结论

总之,PVT 对肝硬化合并 AVB 患者预后的影响仍存在争议。还没有专门的随机对照临床试验来研究肝硬化合并 PVT 患者的 AVB 管理。现有数据不支持对该亚组患者的 AVB 治疗提出可靠的建议。对这些患者应用为无 PVT 患者制订的建议似乎是合理的。在对消化道出血实施充分预防后,患者如可耐受抗凝治疗,应在患者需要时尽快开始抗凝治疗。未来的研究需要确定血管收缩剂治疗的最佳持续时间,p-TIPS 在治疗此类患者 AVB 和 PVT 的作用,正在接受抗凝治疗的患者发生 AVB 时内镜治疗的最佳时机,最终停止和恢复使用抗凝剂的最佳时机。

(杜蜀梅 译,晏玉玲 审校)

参考文献

1. Qi X, Han G, Fan D. Management of portal vein thrombosis in liver cirrhosis. Nat Rev Gastroenterol Hepatol. 2014;11(7):435–46.
2. Rodriguez-Castro KI, Porte RJ, Nadal E, Germani G, Burra P, Senzolo M. Management of nonneoplastic portal vein thrombosis in the setting of liver transplantation: a systematic review. Transplantation. 2012;94(11):1145–53.
3. Nery F, Chevret S, Condat B, de Raucourt E, Boudaoud L, Rautou PE, et al. Causes and consequences of portal vein thrombosis in 1,243 patients with cirrhosis: results of a longitudinal study. Hepatology. 2015;61(2):660–7.
4. Turon F, Driever EG, Baiges A, Cerda E, García-Criado Á, Gilabert R, et al. Predicting portal thrombosis in cirrhosis: a prospective study of clinical, ultrasonographic and hemostatic factors. J Hepatol. 2021;75(6):P1367–76. https://doi.org/10.1016/j.jhep.2021.07.020.
5. Zocco MA, Di Stasio E, De Cristofaro R, Novi M, Ainora ME, Ponziani F, et al. Thrombotic risk factors in patients with liver cirrhosis: correlation with MELD scoring system and portal vein thrombosis development. J Hepatol. 2009;51(4):682–9.
6. Amitrano L, Brancaccio V, Guardascione MA, Margaglione M, Iannaccone L, D'Andrea G, et al. Inherited coagulation disorders in cirrhotic patients with portal vein thrombosis. Hepatology. 2000;31(2):345–8.
7. Tripodi A, Primignani M, Chantarangkul V, Dell'Era A, Clerici M, de Franchis R, et al. An imbalance of pro- vs anti-coagulation factors in plasma from patients with cirrhosis. Gastroenterology. 2009;137(6):2105–11.
8. Intagliata NM, Caldwell SH, Tripodi A. Diagnosis, development, and treatment of portal vein thrombosis in patients with and without cirrhosis. Gastroenterology. 2019;156(6):1582–99.
9. Stine JG, Wang J, Shah PM, Argo CK, Intagliata N, Uflacker A, et al. Decreased portal vein velocity is predictive of the development of portal vein thrombosis: a matched case-control study. Liver Int. 2018;38(1):94–101.

10. John BV, Konjeti R, Aggarwal A, Lopez R, Atreja A, Miller C, et al. Impact of untreated portal vein thrombosis on pre and post liver transplant outcomes in cirrhosis. Ann Hepatol. 2013;12(6):952–8.

11. Englesbe MJ, Kubus J, Muhammad W, Sonnenday CJ, Welling T, Punch JD, et al. Portal vein thrombosis and survival in patients with cirrhosis. Liver Transpl. 2010;16(1):83–90.

12. Garcia-Tsao G, Bosch J. Management of varices and variceal hemorrhage in cirrhosis. N Engl J Med. 2010;362(9):823–32.

13. Noronha Ferreira C, Marinho RT, Cortez Pinto H, Ferreira P, Dias MS, Vasconcelos M, et al. Incidence, predictive factors and clinical significance of development of portal vein thrombosis in cirrhosis: a prospective study. Liver Int. 2019;39(8):1459–67.

14. Berry K, Taylor J, Liou IW, Ioannou GN. Portal vein thrombosis is not associated with increased mortality among patients with cirrhosis. Clin Gastroenterol Hepatol. 2015;13(3):585–93.

15. D'Amico G, De Franchis R. Upper digestive bleeding in cirrhosis. Post-therapeutic outcome and prognostic indicators. Hepatology. 2003;38(3):599–612.

16. Amitrano L, Guardascione MA, Manguso F, Bennato R, Bove A, DeNucci C, et al. The effectiveness of current acute variceal bleed treatments in unselected cirrhotic patients: refining short-term prognosis and risk factors. Am J Gastroenterol. 2012;107(12):1872–8.

17. Chen PH, Chen WC, Hou MC, Liu TT, Chang CJ, Liao WC, et al. Delayed endoscopy increases re-bleeding and mortality in patients with hematemesis and active esophageal variceal bleeding: a cohort study. J Hepatol. 2012;57(6):1207–13.

18. Garcia-Tsao G, Abraldes JG, Berzigotti A, Bosch J. Portal hypertensive bleeding in cirrhosis: risk stratification, diagnosis, and management: 2016 practice guidance by the American association for the study of liver diseases. Hepatology. 2017;65(1):310–35.

19. de Franchis R. Expanding consensus in portal hypertension: report of the Baveno VI consensus workshop: stratifying risk and individualizing care for portal hypertension. J Hepatol. 2015;63(3):743–52.

20. European Association for the Study of the Liver. EASL clinical practice guidelines for the management of patients with decompensated cirrhosis. J Hepatol. 2018;69(2):406–60.

21. Tripathi D, Stanley AJ, Hayes PC, Patch D, Millson C, Mehrzad H, et al. U.K. guidelines on the management of variceal haemorrhage in cirrhotic patients. Gut. 2015;64(11):1680–704.

22. Wang Z, Jiang MS, Zhang HL, Weng NN, Luo XF, Li X, et al. Is post-TIPS anticoagulation therapy necessary in patients with cirrhosis and portal vein thrombosis? A Randomized Controlled Trial. Radiology. 2016;279(3):943–51.

23. European Association for the Study of the Liver. EASL clinical practice guidelines: vascular diseases of the liver. J Hepatol. 2016;64(1):179–202.

24. Northup PG, Garcia-Pagan JC, Garcia-Tsao G, Intagliata NM, Superina RA, Roberts LN, et al. Vascular liver disorders, portal vein thrombosis, and procedural bleeding in patients with liver disease: 2020 practice guidance by the American Association for the Study of Liver Diseases. Hepatology. 2021;73(1):366–413.

25. Bull-Henry K. Endoscopy in the coagulopathic patient. Curr Opin Gastroenterol. 2019;35(5):401–7.

26. Loffredo L, Pastori D, Farcomeni A, Violi F. Effects of anticoagulants in patients with cirrhosis and portal vein thrombosis: a systematic review and meta-analysis. Gastroenterology. 2017;153(2):480–7.

27. La Mura V, Braham S, Tosetti G, Branchi F, Bitto N, Moia M, et al. Harmful and beneficial effects of anticoagulants in patients with cirrhosis and portal vein thrombosis. Clin Gastroenterol Hepatol. 2018;16(7):1146–52.

28. Pettinari I, Vukotic R, Stefanescu H, Pecorelli A, Morelli M, Grigoras C, et al. Clinical impact and safety of anticoagulants for portal vein thrombosis in cirrhosis. Am J Gastroenterol. 2019;114(2):258–66.

29. Chen H, Liu L, Qi X, He C, Wu F, Fan D, et al. Efficacy and safety of anticoagulation in more advanced portal vein thrombosis in patients with liver cirrhosis. Eur J Gastroenterol Hepatol. 2016;28(1):82–9.

30. Cui SB, Shu RH, Yan SP, Wu H, Chen Y, Wang L, et al. Efficacy and safety of anticoagulation therapy with different doses of enoxaparin for portal vein thrombosis in cirrhotic patients with hepatitis B. Eur J Gastroenterol Hepatol. 2015;27(8):914–9.

31. De Gottardi A, Trebicka J, Klinger C, Plessier A, Seijo S, Terziroli B, et al. Antithrombotic treatment with direct-acting oral anticoagulants in patients with splanchnic vein thrombosis and cirrhosis. Liver Int. 2017;37(5):694–9.

32. Delgado MG, Seijo S, Yepes I, Achecar L, Catalina MV, Garcia-Criado A, et al. Efficacy and safety of anticoagulation on patients with cirrhosis and portal vein thrombosis. Clin

Gastroenterol Hepatol. 2012;10(7):776–83.

33. Lv Y, Bai W, Li K, Wang Z, Guo W, Luo B, et al. Anticoagulation and transjugular intrahepatic portosystemic shunt for the management of portal vein thrombosis in cirrhosis: a prospective observational study. Am J Gastroenterol. 2021;116(7):1447–64.

34. Senzolo M, Sartori TM, Rossetto V, Burra P, Cillo U, Boccagni P, et al. Prospective evaluation of anticoagulation and transjugular intrahepatic portosystemic shunt for the management of portal vein thrombosis in cirrhosis. Liver Int. 2012;32(6):919–27.

35. Senzolo M, Riva N, Dentali F, Rodriguez-Castro K, Sartori MT, Bang SM, et al. Long-term outcome of splanchnic vein thrombosis in cirrhosis. Clin Transl Gastroenterol. 2018;9(8):176.

36. Maruyama H, Takahashi M, Shimada T, Yokosuka O. Emergency anticoagulation treatment for cirrhosis patients with portal vein thrombosis and acute variceal bleeding. Scand J Gastroenterol. 2012;47(6):686–91.

37. Cerini F, Gonzalez JM, Torres F, Puente A, Casas M, Vinaixa C, et al. Impact of anticoagulation on upper-gastrointestinal bleeding in cirrhosis. A retrospective multicenter study. Hepatology. 2015;62(2):575–83.

38. Ponthus S, Spahr L, Casini A, Berney T, Frossard J, Majno P, et al. Safety of variceal band ligation in patients with cirrhosis and portal vein thrombosis treated with anticoagulant therapy: a retrospective study. Eur J Gastroenterol Hepatol. 2020;32(3):395–400.

39. Bianchini M, Cavani G, Bonaccorso A, Turco L, Vizzutti F, Sartini A, et al. Low molecular weight heparin does not increase bleeding and mortality post-endoscopic variceal band ligation in cirrhotic patients. Liver Int. 2018;38(7):1253–62.

40. Nevens F, Bustami R, Scheys I, Lesaffre E, Fevery J. Variceal pressure is a factor predicting the risk of a first variceal bleeding: a prospective cohort study in cirrhotic patients. Hepatology. 1998;27(1):15–9.

41. Radaelli F, Dentali F, Repici A, Amato A, Paggi S, Rondonotti E, et al. Management of anticoagulation in patients with acute gastrointestinal bleeding. Dig Liver Dis. 2015;47(8):621–7.

42. Veitch AM, Vanbiervliet G, Gershlick AH, Boustiere C, Baglin TP, Smith L, et al. Endoscopy in patients on antiplatelet or anticoagulant therapy, including direct oral anticoagulants: British Society of Gastroenterology (BSG) and European Society of Gastrointestinal Endoscopy (ESGE) guidelines. Gut. 2016;65(3):374–89.

43. Chan FKL, Goh K, Reddy N, Fujimoto K, Ho KY, Hokimoto S, et al. Management of patients on antithrombotic agents undergoing emergency and elective endoscopy: joint Asian Pacific Association of Gastroenterology (APAGE) and Asian Pacific Society for Digestive Endoscopy (APSDE) practice guidelines. Gut. 2018;67(3):405–17.

44. Abraham NS. Management of antiplatelet agents and anticoagulants in patients with gastrointestinal bleeding. Gastrointest Endosc Clin N Am. 2015;25(3):449–62.

45. Veitch AM, Baglin TP, Gershlick AH, Harnden SM, Tighe R, Cairns S. Guidelines for the management of anticoagulant and antiplatelet therapy in patients undergoing endoscopic procedures. Gut. 2008;57(9):1322–9.

第46章 临床情景2:急性静脉曲张出血——第6专家组的共识声明

Virginia Hernández-Gea,Dominique Thabut,Andrés Cardenas,Àngels Escorsell,
Guohong Han,Xuefeng Luo,David Patch,Bogdan Procopet,Marika Rudler

6.1 液体复苏目标是保持组织灌注,补充血容量以恢复和维持血流动力学稳定。(D2)(不变)

6.2 应适当输注浓缩红细胞,目标血红蛋白水平为 7～8g/dL,具体输血方案应考虑其他因素,如心血管疾病、年龄、血流动力学状态及是否有活动性出血。(A1)(不变)

6.3 对于意识改变和活动性呕血的患者,应在内镜检查前行气管插管。(D1)(新增)

6.4 完成内镜检查后,应尽快拔除气管插管。(D2)(新增)

6.5 怀疑静脉曲张破裂出血患者,应尽快开始使用血管活性药物(特利加压素、生长抑素、奥曲肽),持续使用 2～5 天。(A1)(修订)

6.6 接受特利加压素治疗的患者(尤其肝功能较好)可能出现低钠血症,应监测血钠水平。(B1)(不变)

6.7 预防性使用抗生素是治疗肝硬化上消化道出血患者的必要手段,应在首诊时开始使用。(A1)(不变)

6.8 Child-Pugh A 级肝硬化患者急性胃食管静脉曲张破裂出血并发细菌感染和死亡的风险极低,需更多的前瞻性研究评估预防性使用抗生素的必要性。(B2)(不变)

6.9 对于耐喹诺酮类抗生素细菌感染发生率高的医院和既往使用喹诺酮类抗生素预防的晚期肝硬化患者应考虑静脉注射头孢曲松 1g/24h(A1),具体方案应始终符合当地的细菌耐药性和抗菌政策。(D2)(修订)

6.10 营养不良会增加肝硬化急性静脉曲张出血(acute variceal bleeding,AVB)患者不良结局的风险,应尽快恢复肠内营养。(D2)(新增)

6.11 涉及气道的医疗操作,包括鼻胃管,有引起肺部感染的风险,应谨慎操作。(D2)(新增)

6.12 如在内镜检查前已使用质子泵抑制剂,应在检查完成后立即停用,除非有继续使用的明确指征。(D2)(新增)

6.13 6 周死亡率应作为 AVB 治疗相关研究的主要终点。(D1)(不变)

6.14 5 天治疗失败定义为 5 天内出血未得到控制或再次出血。(D1)(修订)

6.15 Child-Pugh C 级、更新的 MELD 评分和初次止血失败与 6 周病死率密切相关。(B2)(不变)

6.16 Child-Pugh 分级和 MELD 评分是目前最常用的疾病严重程度评分系统。(D2)(不变)

6.17 一旦血流动力学稳定,疑似 AVB 患者应在就诊 12h 内接受胃镜检查(B1)。如患者病情不稳定,应尽快安全地行内镜检查。(D1)(修订)

6.18 建议安排精通内镜止血的内镜医师及对内镜设备精通的专业技术人员全天值班以确保内镜检查能够随时进行。受训学员应始终在内镜医师的密切监督下进行操作。(D1)(修订)

6.19 在无禁忌证(QT 间期延长)的情况下,应考虑在内镜检查前输注红霉素(内镜检查前 30～120min 静脉注射 250mg)。(B1)(不变)

6.20 AVB 患者应在重症监护室或过渡监护病房进行治疗。(D1)(不变)

6.21 急性食管静脉曲张出血内镜治疗推荐使用套扎术。(A1)(不变)

6.22 对于孤立性胃静脉曲张(isolated gastric varices,IGV)(A1)、胃食管静脉曲张 2 型(gastroesophageal varices type 2,GOV2)导致的急性出血,建议使用组织胶(如 α- 氰基丙烯酸正丁酯 / 凝血酶)进行内镜治疗。(D2)(不变)

6.23 食管静脉曲张套扎术(endoscopic variceal ligation,EVL)和组织胶注射均可用于胃食管静脉曲张 1 型

(gastroesophageal varices type 1,GOV1)出血。(D1)(不变)

6.24   基于目前的证据,不推荐将止血粉作为急性静脉曲张出血的一线内镜治疗。(D1)(新增)

6.25   内镜治疗(氩离子凝固术、射频消融术、门静脉高压性胃病 - 胃窦血管扩张的套扎术或可用于门静脉
        高压性胃病出血的局部治疗)。(C2)(新增)

6.26   AVB 患者均应行腹部影像学检查,推荐造影剂增强横断面成像检查(CT 或 MRI),了解内脏静脉血栓、
        肝细胞癌及门体侧支循环以指导治疗。(D1)(新增)

6.27   食管静脉曲张、GOV1 和 GOV2 出血患者,若符合以下任一标准:①Child-Pugh C 级<14 分;②Child-
        Pugh B 级>7 分且初次内镜检查时见活动性出血;③出血时 HVPG>20mmHg,则应在 72h 内(理想情
        况下 24h 内)予以聚四氟乙烯(polytetrafluoroethylene,PTFE)覆膜支架 TIPS 治疗。(A1)(修订)

6.28   对于符合 p-TIPS 标准的患者,入院时有慢加急性肝衰竭(acute-on-chronic liver failure,ACLF)、肝性脑
        病(hepatic encephalopathy,HE)和高胆红素血症不应被视为禁忌证。(B1)(新增)

6.29   气囊填塞(balloon tamponade,BT)或自膨胀金属支架(self-expandable metal stent,SEMS)应作为难治
        性静脉曲张出血的桥接治疗过渡至更有效的方法(如 PTFE 覆膜支架 TIPS)。SEMS 与 BT 一样有效
        且更安全。(B1)(新增)

6.30   药物和内镜联合治疗仍无法控制静脉曲张出血的情况下,推荐 PTFE 覆膜支架 TIPS 作为挽救性治疗
        手段。(B1)(修订)

6.31   对于 Child-Pugh≥14 分或 MELD 评分>30 且乳酸>12mmol/L 的肝硬化患者,TIPS 可能无效,除非在
        短期内计划进行肝移植(B1)。对此类患者应根据具体情况决定是否进行 TIPS。(D1)(新增)

6.32   推荐使用乳果糖(口服或灌肠)治疗 AVB 伴 HE。(D1)(新增)

6.33   推荐以乳果糖(口服或灌肠)快速清除胃肠道积血,预防 AVB 患者发生 HE。(B1)(新增)

6.34   静脉曲张出血是由门静脉高压所致,治疗的目的应侧重于降低门静脉压力,而不是纠正凝血异常。
        (B1)(新增)

6.35   常规凝血试验,即凝血酶原时间(PT/INR)和活化部分凝血活酶时间(APTT)不能准确反映晚期肝病
        患者的凝血状态。(B1)(修订)

6.36   在急性静脉曲张出血发生时,不建议输注新鲜冷冻血浆,不能纠正凝血异常,并可能导致容量超负荷
        和门静脉高压加重。(B1)(新增)

6.37   在急性静脉曲张出血的情况下,尚无证据表明血小板计数和纤维蛋白原水平与无法控制出血或再出
        血的风险相关。如果出血无法控制,应根据具体情况考虑是否纠正凝血异常。(D2)(新增)

6.38   不推荐重组因子Ⅶa 和氨甲环酸治疗急性静脉曲张出血。(A1)(新增)

6.39   对于正在抗凝治疗的 AVB 患者,应暂停抗凝药物直到出血控制。停药时间以患者抗凝指征强度而
        定。(D2)(新增)

6.40   对于 GOV2、IGV1 和异位静脉曲张患者,BRTO 可作为内镜治疗或 TIPS 的替代方案,前提是患者有
        可用的分流道(分流类型和直径)且当地医生已掌握该技术,因为 BRTO 已被证明是安全有效的。
        (D2)(新增)

6.41   异位静脉曲张患者应考虑血管内或内镜治疗。(D1)(新增)

6.42   TIPS 可与栓塞联合使用从而控制出血或降低胃静脉曲张或异位静脉曲张的再出血风险,尤其是在门
        体静脉压力梯度降低但侧支循环仍然显影的情况下。(D2)(新增)

6.43   对于肝硬化门静脉血栓形成(portal vein thrombosis,PVT)患者,应根据无 PVT 患者的指南对其 AVB
        进行管理。(D1)(新增)

研究议程

- 血管活性药物和抗生素在 Child-Pugh A 级患者中的作用。
- 血管活性药物治疗的最佳短期时限的确定。
- 内镜下高风险活动性出血的定义:评估其主观性和预后价值。
- 止血粉在急性和难治性静脉曲张出血中的作用。

- 凝血酶在胃静脉曲张出血中的作用。
- p-TIPS 在胃静脉曲张患者中的作用。
- 对不符合 p-TIPS 标准的高危患者的管理。
- 自膨胀金属支架使用的成本效益分析。
- 应开发三腔二囊管的替代品,因为目前这方面的产品比较短缺。
- 以临床结局为终点,评价整体凝血试验,如血液黏弹性检测和凝血酶生成试验在评估和纠正肝硬化失代偿合并 AVB 中凝血功能异常的临床价值。
- 凝血酶原复合物、纤维蛋白原或冷沉淀在门静脉高压出血治疗中的潜在作用。
- 低血小板计数降低(降低到何种水平?)或纤维蛋白原降低与静脉曲张出血风险、出血控制失败或内镜下套扎后出血之间是否有关?
- 识别哪些患者可能从 TIPS 术中的栓塞治疗获益。
- 超声内镜引导下组织胶联合或不联合弹簧圈治疗胃静脉曲张出血的作用。
- 明确门静脉血栓对肝硬化 AVB 患者预后的影响。
- 确定肝硬化合并 PVT 和 AVB 的患者接受血管活性药物治疗的最佳疗程。
- p-TIPS 在肝硬化门静脉血栓合并 AVB 患者中的作用。
- 肝硬化合并 PVT 患者的 AVB 管理,包括抗凝管理和内镜 / 有创操作的时机。

(邢闲 译,晏玉玲 审校)

第九部分 临床情况 3：预防进一步失代偿

第 47 章　进一步失代偿及再代偿的概念

Gennaro D'Amico 和 Guadalupe Garcia-Tsao

进一步失代偿

失代偿及进一步失代偿的病理生理学

肝硬化主要包括两种并发症:门静脉高压(最早发生的)和肝功能不全(发生较晚)。在肝硬化相关的失代偿事件中,静脉曲张出血和腹水几乎完全是由门静脉高压和伴随的高动力循环所导致的,而肝性脑病是由门静脉高压(门体静脉分流)和/或肝功能不全(尿素循环代谢途径障碍)共同引起的,黄疸则完全由肝功能不全和/或慢加急性肝功能损伤引起。

肝内血管阻力的增加是肝硬化门静脉高压发生的初始机制。肝脏结构紊乱,特别是纤维化以及肝窦毛细血管化导致的管腔狭窄,血管生成,内皮功能紊乱(血管收缩)和肝内微血栓的形成等因素共同促进肝内血管阻力的增加[1]。

肝内血管阻力增加,导致门静脉压力升高,进而在内脏血管中产生剪切应力,促进血管舒张剂一氧化氮的释放。内脏动脉血管舒张,门静脉系统血流量增加,进一步加重门静脉高压,并发展为临床显著门静脉高压(clinically significant portal hypertension,CSPH),增加腹水、静脉曲张出血以及肝性脑病发生的风险[2]。内脏血管舒张也会影响全身循环,导致平均动脉压下降和有效动脉血量减少,反过来激活神经体液系统(肾素-血管紧张素-醛固酮系统和交感神经系统),从而导致水钠潴留以及心输出量增加。这种典型的高动力循环会进一步增加门静脉压力[3,4]。在胃食管静脉曲张的患者中,门静脉压力和血流量的增加加重曲张静脉并最终导致其破裂出血。肝窦内压力的增加、高血容量以及高动力循环状态共同作用,导致腹水以及门体分流的形成,肝功能失调,进而引起肝性脑病。

这些血流动力学异常在失代偿期肝硬化患者中更为明显,在失代偿阶段,肠道来源的细菌或其产物进入体循环是门静脉高压另一主要的致病机制[5]。肠道细菌的易位引起免疫系统(巨噬细胞、树突状细胞)的激活以及炎症因子的释放,诱发氧化应激反应以及血管舒张物质的释放,进一步加重内脏血管舒张[6]。而且,系统性炎症也能通过损害心脏收缩能力,减少心输出量,进一步改变全身和内脏的血流动力学。

细菌易位并非肝硬化患者系统性炎症的唯一原因,因为肝脏损伤本身就会导致肝细胞释放危险相关分子模式(danger-associated molecular pattern,DAMP),引发炎症反应。系统性炎症贯穿了肝硬化的整个阶段,似乎在失代偿期肝硬化中最为明显,推动了进一步失代偿的发展[7]。实际上,炎症标志物已被证明可以预测代偿期肝硬化患者的失代偿事件的发生和失代偿期患者的死亡[4,7]。

内脏血管扩张等血流动力学的恶化将导致难治性腹水和肝肾综合征(hepatorenal syndrome,HRS)等失代偿事件的发生[4,8]。肝肾综合征是肝硬化相关死亡率最高的并发症[9,10]。失代偿期肝硬化患者特有的自发性细菌性腹膜炎(spontaneous bacterial peritonitis,SBP)和其他自发性感染(例如菌尿或自发性菌血症)是细菌易位最严重的临床表现,与急性炎症状态有关,血流动力学改变大,AKI-HRS 和死亡风险高。

失代偿和进一步失代偿的定义

肝硬化的自然病程可以划分为两个不同的临床阶段:中位生存时间超过 12 年的无症状期(代偿期肝硬化)和中位生存时间为 1～2 年的有症状期(失代偿期肝硬化)[11]。尽管存在争议,根据 Baveno Ⅶ 提出的肝硬化失代偿的定义(第 29 章),包括静脉曲张出血、显性腹水(或肝性胸腔积液)以及显性肝性脑病等任何门静脉高压相关事件的发生。由此形成了只有降低门静脉压力才能预防门静脉高压相关失代偿事件的临床共识。然而,该定义是基于专家共识,并没有相关科学依据支撑,而且黄疸是否属于失代偿事件尚无定论。事实上,在唯一一项通过竞争风险模型分析失代偿发生率的原始队列研究中,腹水发生率最高,其次是出血,黄疸和肝性脑病为首次失代偿事件的累积发生率相近[12]。

已经认识到在肝硬化失代偿之后仍存在一个阶段,处于该阶段的患者死亡率明显高于只合并单个失代偿事件的患者,即"再失代偿",但目前对此还没有明确的定义。如上所述,失代偿期肝硬化患者血流动力学进一步恶化会导致再失代偿的发生。

在以腹水或静脉曲张出血为首次失代偿事件的患者中,为了进一步认识进一步失代偿的病程阶段以及确定这些患者不良预后相关的危险因素,欧洲 - 拉丁美洲研究中心前瞻性地收集了 2 个肝硬化患者队列(包括 12 个意大利中心、4 个西班牙中心、1 个德国中心、1 个英国中心和 1 个阿根廷中心的数据)并进行了分析。总队列包括了 2 996 例患者,其中 402 例在纳入研究前已经处于失代偿期,最终 2 226 例患者被纳入分析。

1. 队列 1 纳入了 1 006 例代偿期肝硬化患者。在长达 2 252 天的随访期间,638 例患者发生了失代偿事件,而 368 例患者仍处于代偿期阶段。

2. 队列 2 纳入了 1 588 例失代偿期肝硬化患者。

2 226 例发生首次失代偿患者(638 例 +1 588 例)被纳入了分析,其中 1 058 例(48%)仅发生了腹水;432 例(19%)仅发生了静脉曲张出血,57 例(3%)仅发生了肝性脑病,98 例(4%)仅发生了黄疸,202 例(9%)患者合并有腹水和出血两种失代偿事件,133 例(6%)患者还合并有急性肾损伤 / 自发性腹膜炎,245 例(11%)患者还合并有肝性脑病或黄疸。

腹水患者的结局

如图 47.1 所示,2 个队列总共纳入了 2 996 例患者,其中有 1 167 例患者有腹水,1 056 例患者在随访期间发生了腹水,534 例患者没有发生腹水,239 例在纳入研究前就已经发生过腹水。为了评估腹水患者的生存情况,该研究进行了如下分析。

第 1 项分析了腹水对生存的影响。该分析对从未出现腹水的患者和需要进行大容量腹腔穿刺(large volume paracentesis,LVP)、出现自发性细菌性腹膜炎(spontaneous bacterial peritonitis,SBP)、急性肾损伤(acute kidney injury,AKI)或同时合并 SBP+AKI 的患者分别进行了生存评估。在出现腹水的患者组,发生腹水的时

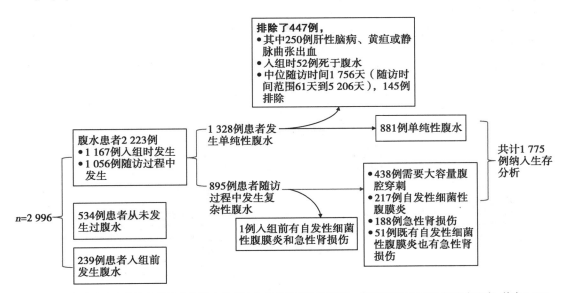

图 47.1　合并或未合并特有并发症的腹水患者纳入生存分析的流程图。该研究共有 2 223 例腹水患者,其中 1 775 例被纳入了生存分析

间为生存分析的时间零点,而在其他组,相关具体并发症的发生时间为生存分析的时间零点。在 2 223 例腹水患者中,1 328 例是单纯性腹水(不需要 LVP 或未合并 SBP 和 / 或 AKI),438 例患者需要 LVP,217 例合并有 SBP,188 例合并有 AKI,52 例既有 AKI 又有 SBP。图 47.2 展示这些不同腹水患者组的 1 年和 2 年累积生存率。

第 2 项分析探究了进一步失代偿事件(出血、肝性脑病和黄疸)的发生以及这些失代偿事件与腹水特有并发症(大容量腹腔穿刺、自发性细菌性腹膜炎、急性肾损伤)之间的相关性。如该研究纳入患者的流程图所示(图 47.3),总共 1 392 例患者被纳入了分析,其中 304 例腹水患者未发生其他失代偿事件和腹水相关并发症;219 例患者发生了腹水特有并发症(大容量腹腔穿刺、自发性细菌性腹膜炎、急性肾损伤);272 例患者发生了除腹水外的另一失代偿事件(出血、肝性脑病或黄疸);597 例患者发生了 2 种及以上的失代偿事件。

图 47.4 表明,与单纯性腹水患者相比,合并了其他 1 种或 2 种失代偿事件的患者预后更差。

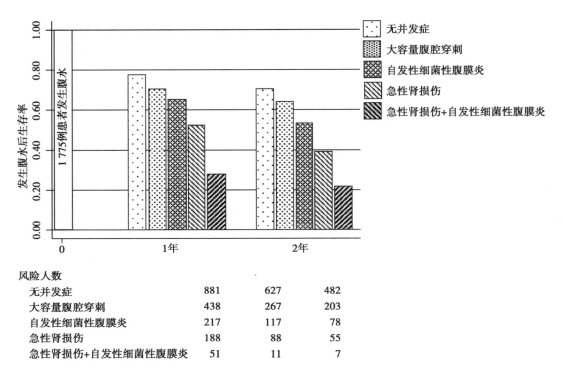

风险人数

无并发症	881	627	482
大容量腹腔穿刺	438	267	203
自发性细菌性腹膜炎	217	117	78
急性肾损伤	188	88	55
急性肾损伤+自发性细菌性腹膜炎	51	11	7

图 47.2　单纯性腹水和合并腹水并发症的患者 1 年和 2 年累积生存率。生存分析的时间零点为相关并发症的发生时间

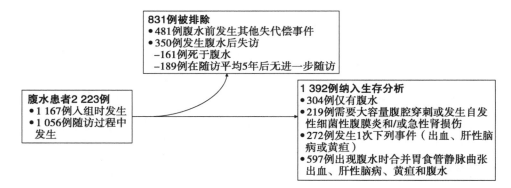

图 47.3　合并另一失代偿事件或腹水并发症的腹水患者生存分析的纳入流程图。总共 2 223 例腹水患者,其中 1 392 例纳入生存分析

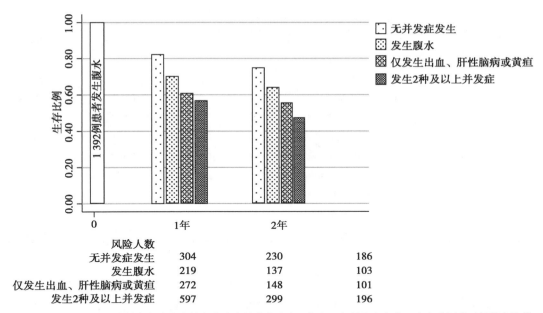

图 47.4　合并其他失代偿事件或腹水特有并发症的腹水患者 1 年和 2 年累积生存率。生存分析的时间零点为其他失代偿事件或腹水相关并发症的发生时间

静脉曲张出血患者的结局

　　静脉曲张出血是第二常见的失代偿事件,与代偿期患者相比,发生静脉曲张出血的患者发生进一步失代偿和死亡的风险更高[11]。

　　为了探究静脉曲张出血后发生进一步失代偿对生存的影响,同样地,在欧洲-拉丁美洲的研究队列中,作者根据患者静脉曲张出血后是否发生进一步的失代偿事件进行分组,对其进行了生存分析。在 2 226 例患者(见上文)中,有 1 005 例表现为静脉曲张出血,其中 214 例患者死于出血,107 例既往发生过其他失代偿事件,有 1 例进一步失代偿的信息缺失,最终共 683 例患者纳入分析。其中,624 例(91%)发生了二次失代偿事件(腹水、肝性脑病或黄疸),在这些患者中,在急性出血期间发生二次失代偿事件有 338 例,在急性出血后 42 天内发生失代偿事件的有 157 例,超过 42 天发生的有 129 例。总之,有 371 例患者在平均(1 027±1 180)天后发生再出血,其中 14 例没有发生进一步失代偿事件,158 例出血时并合并其他失代偿事件,137 例在出血后 6 周内发生了进一步失代偿事件,62 例在出血 6 周后发生了进一步失代偿事件。

　　发生了再出血和/或二次失代偿事件患者的死亡率升高。值得注意的是,虽然在出血 42 天后发生二次失代偿事件的患者生存预后更差,但单纯出血和出血后 42 天内发生二次失代偿事件患者的生存率无差异。

　　为了探讨既往失代偿事件在出血患者中的预后价值,我们用了仍在进行荟萃分析患者的初步数据(表 47.1)。这些数据来自 10 项已发表的随机对照试验或观察性研究,这些研究报道了静脉曲张出血患者的生存情况。总共有 2 631 例患者纳入了这项分析,其中 1 824 例患者既往发生过失代偿事件,807 例未发生过失代偿事件:两组的 2 年生存率分别是 70% 和 58%(P<0.001)。对既往是否发生腹水、肝性脑病及黄疸这些不同类型失代偿事件进行单独分析,证实了既往发生失代偿事件会增加出血患者的死亡率。获取了 2 509 例有既往腹水数据的患者:其中 1 266 例患者未发生过腹水,1 243 例有过腹水,两组患者两年生存率分别为 70% 和 55%(P<0.000 1)。同样地,未发生肝性脑病和腹水患者的生存率明显更高(图 47.5)。

　　尽管是初步的数据,但总体来说,这些来自欧洲-拉丁美洲多中心研究和研究静脉曲张出血后长期结局的 IPD 荟萃分析结果都表明了不管是出血前还是出血后,发生进一步失代偿事件对预后结局的不良影响。

表 47.1 纳入肝硬化患者静脉曲张出血结局相关的荟萃分析的研究列表

作者	参考文献	试验类型	研究例数
Bucsics T	PLoS One 2018;13（1）:e0189414	观察性	286
Garcia-pagan JC	Gut 2009;58:1144-50	RCT	158
Garcia-pagan JC	J Hepatol 2013;58:45-50	观察性	75
Garcia-pagan JC	N Engl J Med 2010;362:2370-9	RCT	63
Sempere L	Rev Esp Enferm Dig 2009;101:236-48	观察性	201
Rout G	Dig Dis Sci 2019. https://doi.org/10.1007/ s10620-019-05557-y	观察性	523
Rudler M	Aliment Pharmacol Ther 2014;40:1074-80	观察性	62
Thabut D	J Hepatol 2018;68:j73-81	观察性	964
Villanueva C	Hepatology 2017;65:1693-707	RCT	170
Lv Y	Lancet Gastroenterol Hepatol 2019;4:587-98	RCT	129

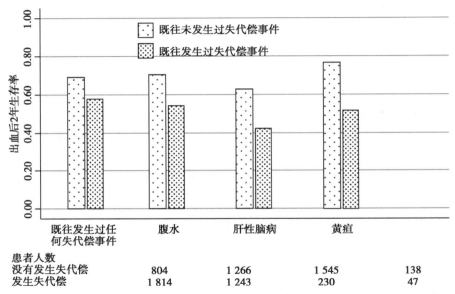

图 47.5 既往发生不同失代偿事件的肝硬化患者静脉曲张出血后的 2 年生存率比较。总共纳入 2 631 例患者进行分析

再代偿

尽管现在普遍认为轻到中度的纤维化可以逆转甚至消退，但“肝硬化逆转”这一概念并不明确。在 1979 年，Perez-Tamayo 在动物模型和患者中都发现了肝纤维化以及肝硬化的逆转改变[13]。后来，Wanless 等人报道了一位乙肝患者接受抗病毒治疗后的连续肝脏活检结果，显示肝硬化程度明显消退，从完全的肝硬化转变为不完全分隔性肝硬化。在这项标志性的研究中，Wanless 等人通过一些能够反映纤维化进展或逆转的组织学指标，对在肝移植时摘除的肝硬化或者不完全分隔性肝硬化的肝脏进行了完整的描述[14]。

后续发表的研究显示，各种病因的肝硬化，包括酒精性肝硬化、丙型病毒性肝炎（hepatitis C，HCV）、乙型病毒性肝炎（hepatitis B，HBV）、自身免疫性肝硬化和血色病，在消除 / 抑制病因后，经活检证实其肝硬化程度都发生了消退[7]。研究进一步分析发现，超过 60% 的 HCV 和 HBV 肝硬化患者基线肝穿刺活检显示晚期，在得到 5～6 年有效的抗病毒治疗后都将逆转为非肝硬化阶段[15-18]。

同时，与安慰剂相比，在晚期肝纤维化 / 代偿期肝硬化患者中持续使用拉米夫定达到乙肝病毒学抑制,可降低失代偿事件和肝脏相关死亡的发生率[19]。同样,与未达到持续病毒学应答(sustained virological response,SVR)的患者相比,达到 SVR 的 HCV 肝硬化患者发生失代偿的发生率、总体死亡率和肝脏相关死亡率都较低[20]。另一项研究发现,无论在治疗前是否存在静脉曲张,HCV 患者达到持续病毒学应答能够进一步降低其失代偿或死亡的发生率[21]。值得注意的是,在这项研究中,与没有静脉曲张的患者相比,抗病毒治疗前合并有静脉曲张的患者发生失代偿/死亡的风险更大,这表明尽管在消除/控制病因后,临床显著门静脉高压也决定着失代偿事件的发生。事实上,也有研究报道了 1 例合并静脉曲张的丙肝患者,在消除丙肝并且肝功能恢复正常后仍然发生了静脉曲张出血[22]。

一些研究通过测定肝静脉压力梯度(hepatic venous pressure gradient,HVPG)来评估抗 HCV 治疗对门静脉高压的影响,这些研究表明 HCV 消除后会显著降低 HVPG[23-25]。其中一项规模最大的研究纳入了 226 例 Child-Pugh A 级或 Child-Pugh B 级且基线 HVPG≥10mmHg 的肝硬化患者[24],这些患者通过使用直接抗病毒药物达到了持续病毒学应答,总体而言,HVPG 从治疗前的 15mmHg 降至实现持续病毒学应答后的 13mmHg,其中 62% 的患者 HVPG 下降了≥10%。而且基线的血清白蛋白水平低于 3.5g/dL 是治疗后 HVPG 不应答的唯一预测因子。

病因治疗对失代偿期肝硬化患者病程进展的影响尚不明确。大约有 1/3 的失代偿期肝硬化患者在病毒根除后,其 MELD 和 Child-Pugh 评分能够恢复。一项纳入了 707 例失代偿期 HBV 肝硬化患者的队列研究发现,治疗组患者的肝功能较未治疗组显著改善,治疗组中 33.9% 患者不需再接受肝移植。早期接受治疗者(失代偿事件发生后 3 个月内)较延迟治疗者临床结局更佳。生存率取决于对抗病毒药物的应答,应答者的生存率显著高于无应答者或未治疗者[26]。这些结果强调了对需要肝移植的患者及时给予抗病毒药物的重要性。或许对失代偿期肝硬化患者来说是"没有退路"的,除非进行肝移植,否则无论治愈/抑制/去除主要病因还是其他支持治疗,都不能阻止病情进展和肝衰竭的发生。然而,必须强调的是,病因治疗是治疗失代偿期肝硬化的基础,是失代偿期肝硬化患者达到临床再代偿的基本要求。

将患者从肝移植名单移除意味着患者病情得到了改善,即不需要肝移植就能够得以继续生存。尽管这在其他病因的肝硬化患者也存在,但大部分证据来源于一些由等候肝移植并接受抗病毒治疗的患者群体组成的研究。一项来自美国的研究发现,接受直接抗病毒药物治疗的丙肝患者,需要肝移植的失代偿患者数量下降了 30%[27]。同样地,欧洲肝移植登记处的数据显示,2007—2014 年,因 HCV 而需要肝移植的患者比例比较恒定(约 23%),然而在 2017 年直接抗病毒药物引入后,其比例急剧下降(至 10.6%)[28]。

表 47.2 显示了最近一些因肝硬化病情得到好转而退出肝移植等待名单的患者相关数据。可以发现,在已经戒酒的酒精性肝硬化患者中,退出肝移植等待名单的患者比例为 8%[29,30],而在接受抗病毒治疗并

表 47.2　患者被退出肝移植名单的近期相关研究数据

第一作者(年份)	肝移植登记人数	退出肝移植人数	肝硬化病因	干预措施	退出肝移植标准
Aravinthan(2017)[29]	935	77(8%)	所有病因(酒精性肝硬化)	无特殊治疗,特殊治疗方法:TIPS	无腹水,肝性胸腔积液,d/c 利尿剂后水肿无 HE,d/c 预防后 tx MELD<15
Pascasio(2017)[33]	49	11(22%)	HBV 肝硬化	抗病毒治疗	患者处于代偿期肝硬化,且 MELD≤15
Perricone(2018)[34]	142	44(31%)	HBV 肝硬化	抗病毒治疗	肝性脑病和腹水消退(可使用低剂量利尿剂)MELD<15
Nabatchikova(2021)[31]	45	26(58%)	HCV 硬化	抗病毒治疗	持续性 MELD 评分<15,CTP 评分<7
Pose(2021)[30]	420	36(8%)	酒精性肝硬化	戒酒	失代偿无或易控制,肝功能明显改善
Kim(2021)[32]	311 Child-Pugh B/C	193(62%)	HBV 肝硬化	抗病毒治疗	Child-Pugh 降至 A 级 5 分

且病毒得到根除的 HCV 或 HBV 肝硬化患者中[31,32]，该比例高达约 60%。目前对于退出肝移植等待名单尚未有一个明确的标准，大部分研究主要基于 MELD 评分，降到 15 分以下可退出肝移植名单[29,31,33,34]。MELD 评分能够很好地反映患者的肝 / 肾功能，但无法反映失代偿事件的消退，因此一些研究也要求退出肝移植名单的患者没有腹水或肝性脑病，或者是"代偿"的状态[29,33]。还有一些研究也表明，只需要低剂量利尿剂或症状轻微并且能够比较容易控制的失代偿期患者也可退出肝移植名单[30,34]。唯一一项使用 Child-Pugh 评分而非 MELD 评分的研究更加明确了等候肝移植名单的退出标准，在该研究中，所有在等候移植名单上的 HBV 肝硬化患者，其肝功能分级为 Child-Pugh B 级或 Child-Pugh C 级，在病毒抑制后一旦这些患者肝功能恢复到 Child-Pugh A 级 5 分，就从肝移植等候名单中退出[32]。Child-Pugh 评分能够对肝硬化病程进行更好地评估（A 表示基本代偿，B 为失代偿，C 则为进一步失代偿），该评分具体内容包括了相关失代偿事件以及反映肝脏合成功能的相关指标，尤其是白蛋白，是继 HVPG 后预测肝硬化失代偿最有效的指标[2,35]。事实上，最近一项关于 HCV 患者的研究（其中 75% 的患者存在肝硬化）表明，无论患者是否达到持续病毒学应答，治疗前的血清白蛋白水平是预测肝脏相关死亡最显著的独立预测因素[36]。因此，在病因消除后，白蛋白恢复至正常水平（未静脉注射白蛋白）是肝硬化再代偿的有力标志。

在 Baveno Ⅶ 会议之前，对参会专家的调查显示，>80% 的专家认为在以下情况下可视为患者发生了再代偿：腹水消退且不再需要利尿剂治疗，无肝性脑病且不再需要特殊治疗。此外，经 TIPS 治疗后的腹水消退和 / 或无静脉曲张再出血不认为是达到再代偿，除非其与病因治疗和肝功能改善有关。对于静脉曲张出血的患者，大多数人认为 12 个月是作为判断达到再代偿的时间范围，即使达到再代偿状态，大多数人也不会停用 NSBB，除非 CSPH 状态缓解。

因此，根据 Baveno 共识，定义肝硬化再代偿需要满足以下所有 3 个标准：

1. 去除 / 抑制 / 治愈肝硬化原发病因（HCV 清除，乙型肝炎的持续病毒抑制，酒精性肝硬化患者持续戒酒）；

2. 腹水消退且无利尿剂治疗、无肝性脑病且未行乳果糖 / 利福昔明治疗，至少 12 个月无静脉曲张再出血；

3. 肝功能（白蛋白、INR、胆红素）持续改善。

（刘国峰 译，晏玉玲 审校）

参考文献

1. Bosch J, Groszmann RJ, Shah VH. Evolution in the understanding of the pathophysiological basis of portal hypertension: how changes in paradigm are leading to successful new treatments. J Hepatol. 2015;62:S121–30.

2. Ripoll C, Groszmann R, Garcia-Tsao G, Grace N, Burroughs A, Planas R, Escorsell A, et al. Hepatic venous pressure gradient predicts clinical decompensation in patients with compensated cirrhosis. Gastroenterology. 2007;133:481–8.

3. Abraldes JG, Trebicka J, Chalasani N, D'Amico G, Rockey DC, Shah VH, Bosch J, et al. Prioritization of therapeutic targets and trial design in cirrhotic portal hypertension. Hepatology. 2019;69:1287–99.

4. Turco L, Garcia-Tsao G, Magnani I, Bianchini M, Costetti M, Caporali C, Colopi S, et al. Cardiopulmonary hemodynamics and C-reactive protein as prognostic indicators in compensated and decompensated cirrhosis. J Hepatol. 2018;68(5):949–58.

5. Wiest R, Garcia-Tsao G. Bacterial translocation (BT) in cirrhosis. Hepatology. 2005;41:422–33.

6. Wiest R, Lawson M, Geuking M. Pathological bacterial translocation in liver cirrhosis. J Hepatol. 2014;60:197–209.

7. Costa D, Simbrunner B, Jachs M, Hartl L, Bauer D, Paternostro R, Schwabl P, et al. Systemic inflammation increases across distinct stages of advanced chronic liver disease and correlates with decompensation and mortality. J Hepatol. 2021;74:819–28.

8. Ruiz-del-Arbol L, Achecar L, Serradilla R, Rodriguez-Gandia MA, Rivero M, Garrido E, Natcher JJ. Diastolic dysfunction is a predictor of poor outcomes in patients with cirrhosis, portal hypertension and a normal creatinine. Hepatology. 2013;58(5):1732–41.

9. Bruno S, Saibeni S, Bagnardi V, Vandelli C, De LM, Felder M, Fracanzani AL, et al. Mortality risk according to different clinical characteristics of first episode of liver decompensation in cirrhotic patients: a nationwide, prospective, 3-year follow-up study in Italy. Am J Gastroenterol. 2013;108:1112–22.

10. Planas R, Montoliu S, Balleste B, Rivera M, Miquel M, Masnou H, Galeras JA, et al. Natural history of patients hospitalized for management of cirrhotic ascites. Clin Gastroenterol Hepatol. 2006;4:1385–94.

11. D'Amico G, Morabito A, D'Amico M, Pasta L, Malizia G, Rebora P, Valsecchi MG. Clinical states of cirrhosis and competing risks. J Hepatol. 2018;68:563–76.

12. D'Amico G, Pasta L, Morabito A, D'Amico M, Caltagirone M, Malizia G, Tine F, et al. Competing risks and prognostic stages of cirrhosis: a 25-year inception cohort study of 494 patients. Aliment Pharmacol Ther. 2014;39:1180–93.

13. Pérez-Tamayo R. Cirrhosis of the liver: a reversible disease? Pathol Annu. 1979;14(Pt 2):183–213.

14. Wanless IR, Nakashima E, Sherman M. Regression of human cirrhosis. Morphologic features and the genesis of incomplete septal cirrhosis. Arch Pathol Lab Med. 2000;124:1599–607.

15. Poynard T, McHutchison J, Manns M, Trepo C, Linday K, Goodman Z, Ling M-H, et al. Impact of pegylated interferon alfa-2b and ribavirin on liver fibrosis in patients with chronic hepatitis C. Gastroenterology. 2002;122:1303–13.

16. D'Ambrosio R, Aghemo A, Rumi MG, Ronchi G, Donato MF, Paradis V, Colombo M, et al. A morphometric and immunohistochemical study to assess the benefit of a sustained virological response in hepatitis C virus patients with cirrhosis. Hepatology. 2012;56:532–43.

17. Marcellin P, Gane E, Buti M, Afdhal N, Sievert W, Jacobson IM, Washington MK, et al. Regression of cirrhosis during treatment with tenofovir disoproxil fumarate for chronic hepatitis B: a 5-year open-label follow-up study. Lancet. 2013;381:468–75.

18. Sun Y, Zhou J, Wang L, Wu X, Chen Y, Piao H, Lu L, et al. New classification of liver biopsy assessment for fibrosis in chronic hepatitis B patients before and after treatment. Hepatology. 2017;65:1438–50.

19. Liaw YF, Sung JJ, Chow WC, Farrell G, Lee CZ, Yuen H, Tanwandee T, et al. Lamivudine for patients with chronic hepatitis B and advanced liver disease. N Engl J Med. 2004;351:1521–31.

20. Nahon P, Bourcier V, Layese R, Audureau E, Cagnot C, Marcellin P, Guyader D, et al. Eradication of hepatitis C virus infection in patients with cirrhosis reduces risk of liver and non-liver complications. Gastroenterology. 2017;152:142–56. e142.

21. Di Marco V, Calvaruso V, Ferraro D, Bavetta MG, Cabibbo G, Conte E, Cammà C, et al. Effects of eradicating hepatitis C virus infection in patients with cirrhosis differ with stage of portal hypertension. Gastroenterology. 2016;151:130–9. e132.

22. Sack J, Garcia-Tsao G. Variceal hemorrhage in a patient with hepatitis C virus cirrhosis in whom liver synthetic function had normalized after viral elimination. Hepatology. 2016;63:1733–5.

23. Afdhal N, Everson GT, Calleja JL, McCaughan GW, Bosch J, Brainard DM, McHutchison JG, et al. Effect of viral suppression on hepatic venous pressure gradient in hepatitis C with cirrhosis and portal hypertension. J Viral Hepat. 2017;24:823–31.

24. Lens S, Alvarado E, Marino Z, Londono MC, Llop E, Martinez J, Fortea JI, et al. Effects of all-oral anti-viral therapy on HVPG and systemic hemodynamics in patients with hepatitis C virus-associated cirrhosis. Gastroenterology. 2017;153(5):1273–1283.e1.

25. Mandorfer M, Kozbial K, Schwabl P, Freissmuth C, Schwarzer R, Stern R, Chromy D, et al. Sustained virologic response to interferon-free therapies ameliorates HCV-induced portal hypertension. J Hepatol. 2016;65:692–9.

26. Jang JW, Choi JY, Kim YS, Woo HY, Choi SK, Lee CH, Kim TY, et al. Long-term effect of antiviral therapy on disease course after decompensation in patients with hepatitis B virus-related cirrhosis. Hepatology. 2015;61:1809–20.

27. Flemming JA, Kim WR, Brosgart CL, Terrault NA. Reduction in liver transplant wait-listing in the era of direct-acting antiviral therapy. Hepatology. 2017;65:804–12.

28. Belli LS, Perricone G, Adam R, Cortesi PA, Strazzabosco M, Facchetti R, Karam V, et al. Impact of DAAs on liver transplantation: major effects on the evolution of indications and results. An ELITA study based on the ELTR registry. J Hepatol. 2018;69:810–7.

29. Aravinthan AD, Barbas AS, Doyle AC, Tazari M, Sapisochin G, Cattral MS, Ghanekar A, et al. Characteristics of liver transplant candidates delisted following recompensation and predictors of such delisting in alcohol-related liver disease: a case-control study. Transpl Int. 2017;30:1140–9.

30. Pose E, Torrents A, Reverter E, Perez-Campuzano V, Campos-Varela I, Avitabile E, Gratacós-Ginès J, et al. A notable proportion of liver transplant candidates with alcohol-related cirrhosis

can be delisted because of clinical improvement. J Hepatol. 2021;75:275–83.

31. Nabatchikova EA, Abdurakhmanov DT, Rozina TP, Nikulkina EN, Tanaschuk EL, Moiseev SV. Delisting and clinical outcomes of liver transplant candidates after hepatitis C virus eradication: a long-term single-center experience. Clin Res Hepatol Gastroenterol. 2021;45:101714.

32. Kim TH, Um SH, Lee YS, Yim SY, Jung YK, Seo YS, Kim JH, et al. Determinants of recompensation in patients with hepatitis B virus-related decompensated cirrhosis starting antiviral therapy. Aliment Pharmacol Ther. 2022;55(1):83–96.

33. Pascasio JM, Vinaixa C, Ferrer MT, Colmenero J, Rubin A, Castells L, Manzano ML, et al. Clinical outcomes of patients undergoing antiviral therapy while awaiting liver transplantation. J Hepatol. 2017;67:1168–76.

34. Perricone G, Duvoux C, Berenguer M, Cortesi PA, Vinaixa C, Facchetti R, Mazzarelli C, et al. Delisting HCV-infected liver transplant candidates who improved after viral eradication: outcome 2 years after delisting. Liver Int. 2018;38:2170–7.

35. Ripoll C, Bari K, Garcia-Tsao G. Serum albumin can identify patients with compensated cirrhosis with a good prognosis. J Clin Gastroenterol. 2015;49:613–9.

36. Calvaruso V, Petta S, Cacciola I, Cabibbo G, Cartabellotta F, Distefano M, Scifo G, et al. Liver and cardiovascular mortality after hepatitis C virus eradication by DAA: data from RESIST-HCV cohort. J Viral Hepat. 2021;28:1190–9.

第 48 章　静脉曲张出血及再出血的预防

Vincenzo La Mura, Laura Turco, Hélène Larrue, Christophe Bureau

缩写

ACLF	acute on chronic liver failure	慢加急性肝衰竭	
AKI-HRS	acute kidney injury-hepatorenal syndrome	急性肾损伤 - 肝肾综合征	
CI	cardiac index	心脏指数	
EVL	endoscopic variceal ligation	内镜下静脉曲张套扎术	
HVPG	hepatic venous pressure gradient	肝静脉压力梯度	
IPD	individual participant data	个体患者资料	
ISMN	isosorbide mononitrate	单硝酸异山梨酯	
LVP	large volume paracentesis	大容量腹腔穿刺	
MAP	mean arterial pressure	平均动脉压	
NSBB	non-selective β-blocker	非选择性 β 受体阻滞剂	
OHE	overt hepatic encephalopathy	显性肝性脑病	
PH	portal hypertension	门静脉高压	
PPF	primary prevention failure	一级预防失败	
PTFE	polytetrafluoroethylene	聚四氟乙烯	
RCT	randomized controlled trial	随机对照试验	
SBP	systolic blood pressure	收缩压	
SOC	standard of care	标准治疗方案	
TIPS	transjugular intrahepatic portosystemic shunt	经颈静脉肝内门体静脉分流	

引言

　　本节的重点是预防肝硬化失代偿的进展,主要涉及 2 个主要问题:①预防腹水患者的首次静脉曲张出血;②预防代偿期和失代偿期肝硬化患者的静脉曲张再出血。在这 2 种情况下,治疗主要依靠非选择性 β 受体阻滞剂(non-selective β-blocker, NSBB)。NSBB 于 1981 年首次被用于二级预防[1],其通过降低心排血量(β₁ 肾上腺素能阻滞剂)和减少内脏血管舒张(β₂ 肾上腺素能阻滞剂)使得门静脉压力降低,从而降低曲张静脉的腔内压力[1]。

　　近期,已经提出在失代偿期肝硬化患者中使用 NSBB 的安全性问题,本章将具体讨论这一问题,同时将探讨应用经颈静脉肝内门体静脉分流(transjugular intrahepatic portosystemic shunt, TIPS)的时机选择问题。

腹水患者首次静脉曲张出血的预防

　　对于代偿期肝硬化患者,当前的治疗目标是预防失代偿,而对于腹水患者(已经发生了失代偿),治疗目标仍然是防止静脉曲张出血。因此,在腹水的患者中,应该进行内镜筛查以明确是否存在高出血风险的曲张静脉，以便采取预防措施。

　　虽然近期有证据表明 NSBB（或卡维地洛）在预防首次静脉曲张出血方面比 EVL 更有效[3]，且与更低的失代偿 / 进展性失代偿和死亡率相关[4,5]，但一级预防仍推荐使用 NSBB 或 EVL。关于推荐应用于腹水患者的 NSBB 类型的详细证据将在后文中呈现。

预防静脉曲张出血复发

　　急性静脉曲张出血患者恢复后 1 年内发生再出血及死亡的风险很高（分别为 60% 和 33%）[6]。因此，对这些患者进行有效的二级预防以防止静脉曲张再出血是至关重要的。比较单一治疗（单用 NSBB 或单用 EVL）和联合治疗（NSBB+EVL）的观察性研究、随机对照试验和荟萃分析[9,10]一致证明了：NSBB 联合 EVL 是预防再出血的一线治疗[2,7,8]。

　　EVL 是一种预防静脉曲张破裂出血的局部治疗。需要注意的是，在 EVL 联合 NSBB 可提高 EVL 的疗效并降低死亡率，但在 NSBB 基础上进行 EVL 并不会明显降低再出血率和死亡率[10]。最近的一项个体患者数据荟萃分析中[11]，作者根据风险等级将患者分为 CP-A 组（除了静脉曲张出血以外没有发生任何失代偿事件的患者）和 CP-B/C 组（除静脉曲张出血外还发生了其他失代偿事件的患者），并分析了联合治疗的益处。有趣的是，在 CP-A 组患者中，联合治疗与较低的再出血率相关，但对死亡率没有任何影响。在 CP-B/C 组患者中，在与单纯 EVL 相比时，联合治疗与较低的再出血率相关。这再次表明 NSBB 是预防再出血的关键因素，尤其是在晚期肝硬化患者中。此外，CP-B/C 组患者的死亡率也较低，这表明：NSBB 不仅降低了再出血的发生率，还提高了生存率[11]，也是与 EVL 联合作为标准治疗方案（standard of care，SOC）的关键因素。

推荐用于预防静脉曲张出血 / 再出血 NSBB 类型

　　关于 NSBB 的类型，大多数预防出血 / 再出血的研究使用了普萘洛尔或普萘洛尔 + 硝酸盐。卡维地洛是一种 NSBB，具有额外的抗 α_1 肾上腺素能活性。它比传统 NSBB（普萘洛尔或纳多洛尔）能够更有效地降低门静脉压力[12-14]，因此应优先选择应用卡维地洛联合 EVL。遗憾的是，这种对门静脉压力的潜在积极影响被它能够导致动脉低血压的更高风险所抵消。此外，长期使用卡维地洛需要考虑减少其剂量甚至停止使用，以及增加利尿剂的使用[12]，因此卡维地洛在晚期肝硬化患者，特别是在伴有难治性腹水患者中的应用受到了质疑[15]。

　　少有研究探讨卡维地洛在腹水患者的一级预防（预防第 1 次出血）或肝硬化患者（无论有无腹水）的二级预防（预防再出血）中的获益风险比。

　　如前所述，一项比较卡维地洛与 EVL 用于一级预防的研究证明了卡维地洛的优越性（该研究中 51% 的患者有腹水）[3]。

　　关于二级预防，最近 Malandris 等人的荟萃分析[16]比较了卡维地洛与以下各项：EVL（3 项研究，包括 112/230 卡维地洛组患者），NSBB+ISMN（2 项研究，包括 108/207 卡维地洛组患者），单独使用普萘洛尔（2 项研究，包括 33/61 卡维地洛组患者）。在这些研究中，只有一项比较了卡维地洛 +EVL（21 例患者）与标准方案，即普萘洛尔 +EVL（17 例患者）。总体来说，卡维地洛在再出血率和死亡率方面与各对照组的有效性一致。有趣的是，在比较卡维地洛和普萘洛尔的亚组分析中，卡维地洛有降低死亡率的趋势（OR：0.39，95%CI：0.15～1.03），这表明卡维地洛（相比于普萘洛尔）在二级预防中具有良好的疗效。综合现有的关于卡维地洛的有效性和安全性的证据，仍然推荐 NSBB 或卡维地洛用于预防腹水患者的首次出血，推荐 NSBB/卡维地洛 +EVL 用于二级预防。

NSBB/ 卡维地洛在腹水患者中的安全性

　　10 多年前，Serstè 等人[17]的一项具有里程碑意义的研究，引发了 NSBB 对难治性腹水患者的潜在有害影响的担忧。这项单中心观察性研究纳入了 151 例难治性腹水患者，其中 77 例使用了 NSBB 预防静脉曲张出血。作者发现,与未使用 NSBB 的患者相比,使用 NSBB 的患者的生存率显著降低(1 年生存率 19% vs. 64%,$P<0.0001$)。由于该研究假设存在一个在临床中使用 NSBB 的治疗窗口,当患者出现静脉曲张时,该窗口将打开,但当患者因肾脏低灌注而出现难治性腹水,甚至发展为 AKI-HRS 时,该窗口将关闭[17],因而引发了一场关于 NSBB 在失代偿期患者中安全性的激烈辩论。在此之后,几项观察性研究给出了截然不同的结果。一些研究人员针对这一假设提供了验证性数据[18],另一些研究人员认为该假设只对自发性细菌性腹膜炎的患者具有警示意义[19],甚至还有一些研究人员在难治性腹水患者的临床治疗中推翻了这一假设[20]。

当门静脉高压相关病理生理学中的重要血流动力学特性改变时,应根据改变的情况重新考虑上述数据。随着肝硬化从代偿期发展到失代偿期,平均动脉压(mean arterial pressure,MAP)逐渐下降;心脏指数(cardiac index,CI)也发生变化,在早期可使用利尿剂控制腹水时最大,在晚期发生难治性腹水时下降[21]。在后一种临床情况下,随着 MAP 的进行性下降,心脏不能进一步代偿,从而对全身血流动力学、器官灌注和生存率产生不利影响。事实上,CI<3.2L/(min·m²)的难治性腹水患者的生存率确实低于 CI 高于此阈值的患者。在这些低 CI 的患者中使用 NSBB 可进一步降低 CI 和缩短生存期。在一项纳入 403 名肝硬化患者(213 例代偿和 190 例失代偿)的研究中,Alvarado-Tapias 等人证明了 NSBB 与 CI<3L/(min·m²)的失代偿期肝硬化患者短期预后不良相关。该结果进一步证实了:当心脏无法再代偿接近极限的全身性血管舒张时,NSBB 可能进一步降低心脏代偿能力,增加死亡风险[22]。因此,Tellez 等人[23]测量了腹水患者在使用 NSBB 前后的心室内射血压差(一种监测心脏收缩功能的无创指标)。作者根据腹水类型将患者分层(利尿剂可控制的腹水 vs. 难治性腹水)并发现:利尿剂可控制的腹水患者使用 NSBB 前后的心脏收缩功能无显著差异,而难治性腹水患者的心脏收缩功能明显下降。重要的是,在难治性腹水患者中,当肾灌注压低于 65mmHg(器官灌注自动调节的关键阈值)时,NSBB 相关的收缩功能下降将对肾功能产生严重影响。该研究中超过一半的患者(11/20,55%)的肾灌注压降低至该临界值下,结果这 11 例患者中有 4 例肌酐升高,达到 AKI-HRS 标准。通过分析作者提供的其他数据发现,使用 NSBB 后,肾灌注压降低至 65mmHg 以下的难治性腹水患者的 MAP(中位数 70mmHg,IQR:65~73mmHg)和收缩压(中位数 74mmHg,IQR:69~78mmHg)明显低于维持肾灌注压高于 65mmHg 的患者(中位 MAP 90mmHg,IQR:85~95mmHg;中位 SBP 80mmHg,IQR:75~85mmHg)。基于该数据,难治性腹水患者安全使用 NSBB 的临界阈值可定为 MAP 65mmHg,并可作为传统建议中收缩压超过 90mmHg 的安全阈值的附加安全标准(90mmHg 这一阈值在此研究中也得到了数据的支持)[2]。这一观察结果与腹水患者使用沙他伐坦(satavaptan)的预后分析(该分析包括根据腹水类型分层的 1 198 名患者)保持一致[20]。在这个利尿剂有应答的腹水患者(n=462)、使用利尿剂和偶尔穿刺放腹水的腹水患者(n=496)和难治性腹水患者(n=240)组成的大型系列研究中,即使是难治性腹水患者,使用 NSBB 对生存也没有产生负面影响。只有在 MAP 低于 70mmHg 的患者中,NSBB 降低了生存率,这证实了 Tellez 等人在上述研究中特别指出的问题[23]。

此外,还应注意其他会影响血压和肾灌注压的事件,比如感染。在 Mandorfer 等人的一项回顾性研究中[19],纳入了 600 多例反复穿刺治疗的腹水患者,与非 NSBB 组比较,使用 NSBB 患者的死亡风险降低了 25%(HR:0.75;95% CI:0.581~0.968,$P=0.027$)。然而,在发生自发性细菌性腹膜炎的患者中,NSBB 的使用与高死亡风险(58%)相关(HR:1.58;95% CI:1.098~2.274,$P=0.014$)。这一结果背后的机制同样是肾脏低灌注,并且肾灌注压在合并感染后会进一步降低,最终导致 AKI-HRS。与未经 NSBB 治疗的患者相比,使用 NSBB 治疗的患者的 HRS 发生率明显更高(分别为 24% 和 11%;$P=0.027$),死亡风险也更高。

如上所述,尽管卡维地洛具有更强的降低门静脉压的作用,在预防静脉曲张出血和再出血方面似乎更有效,但其额外的 α 肾上腺素阻断作用可能导致全身性 / 动脉血压和肾灌注压的进一步下降。因此,应密切监测患者,尤其是腹水患者是否发生低血压。

因此,为了安全地在腹水患者中使用传统 NSBB 或卡维地洛,建议在收缩压持续低于 90mmHg、平均动脉压低于 65mmHg 和 / 或存在 AKI-HRS 的情况下,减少药物剂量或停用。一旦血压恢复到基线和 / 或 AKI-HRS 缓解,应重新启用或评估 NSBB 用量。如果患者仍然对 NSBB 不耐受,则推荐 EVL 以预防静脉曲张出血。另外,TIPS 可能是一种有效的替代方案,特别是在满足难治性 / 利尿剂不耐受性腹水或复发性腹水标准的患者中[24]。

NSBB 不耐受或治疗失败的患者

现在看来,为了预防首次失代偿事件的发生,扩大了在代偿期肝硬化患者中使用 NSBB 的适应证[25],从而导致越来越多的肝硬化患者在服药期间发生首次静脉曲张出血,这就意味着一级预防的临床失败[26]。此外,有相当比例的患者可能无法耐受此类药物的长期治疗(随机对照试验中有高达 15% 的患者退出)或未能达到足够的预防剂量[27]。因此,存在一群无法完全达到标准化治疗保护效力的异质性二级预防患者,且目前没有针对这些患者的 RCT 研究。因此,不耐受 NSBB 的患者可以单用 EVL 进行一级和二级预防,其中的部分患者(见下文)可接受更高级别的治疗(例如 TIPS)。

TIPS 的作用

失代偿患者静脉曲张出血的一级预防

需要注意的是,失代偿期肝硬化患者应进行肝移植评估。这是因为肝移植是肝脏疾病(如失代偿期肝硬化)的最终治疗手段,与良好的长期预后相关,尤其是 MELD 和 / 或 Child-Pugh 评分高的患者和既往反复发作或有慢性显性肝性脑病的患者。在没有任何其他适应证的情况下,将 TIPS 用于出血的一级预防的相关研究尚未见报道,因此,不建议在这种情况下使用 TIPS。但是,考虑到 TIPS 用于复发 / 难治性腹水治疗的效果良好(进一步失代偿发生率较低,包括减少门静脉高压相关出血和生存获益),对于有静脉曲张但未发生过出血且合并复发 / 难治性腹水的患者,TIPS 可有效预防静脉曲张出血的发生(可应用于一级预防)。

静脉曲张出血的二级预防与 进一步失代偿的预防

过去和现在的指南都建议将 NSBB 和 EVL 联合用于静脉曲张再出血的二级预防。几项荟萃分析显示,NSBB 和 EVL 联合治疗在预防再出血方面优于任何一项单独治疗。最新的荟萃分析显示,尽管生存期没有显著差异,但 TIPS 在降低再出血和出血相关死亡的发生率方面优于对照组[28,29]。因此,尽管没有专门评估 TIPS 疗效的 RCT 研究,但在二级预防失败的情况下,或 NSBB 和 / 或 EVL 不耐受或存在禁忌证的情况下,TIPS 仍是二线治疗方案。在再出血发生时,检查患者是否存在高风险因素至关重要,以免错过优先 TIPS 和生存获益的机会。

还须指出,TIPS 也可用于复发性腹水或门静脉血栓形成患者的二级预防。在治疗肝硬化患者时,不仅要求降低出血或再出血的风险,还要求降低进一步失代偿的发生风险,这是因为任何失代偿进展都会导致预后恶化[30]。

一方面,由复发性腹水患者的 TIPS 对照研究可知,TIPS 可减少其他肝脏相关事件。例如,在 Bureau 等人对复发性腹水患者进行的随机对照试验中[24],TIPS 组的住院天数、出血或再出血的发生率(见上文),以及疝相关并发症的数量显著低于大容量腹腔穿刺放腹水组。此外,在接受 TIPS 治疗的患者中,血清肌酐会随着时间的推移而改善,血浆肾素活性(一种相关的预后标志物)也会在 1 年内显著下降。

另一方面,从优先 TIPS 治疗的结果来看,与标准治疗(NSBB+EVL)相比,TIPS 组新发或复发腹水患者的比例较低。这一结果与欧洲的相关研究[31,32]、亚洲的相关研究[33]和最近的 IPD 荟萃分析[34]保持一致。

TIPS 的另一个好处是可实现门静脉血栓形成后的门静脉再通。两项旨在评估门静脉血栓形成患者的门静脉高压相关再出血风险的 RCT 发现[35,36],TIPS 组的血栓再通率显著高于对照组。

上述 RCT 中,TIPS 组和对照组的肝性脑病发生率没有任何差异。然而,两项与二级预防相关的 RCT 显示,与对照组相比,TIPS 组的 OHE 发生率更高:

- 德国研究:TIPS 组为 18%,对照组为 8%(P=0.05)[37]。
- Holster 研究:1 年 OHE 发生率分别为 35% 和 14%(P=0.035)[34]。

最后,TIPS 对生存的益处仍存有争议,但它已经显示出了相关优势:

- 在一项关键的关于优先 TIPS 研究中:TIPS 组的 1 年生存率为 86%,对照组为 61%(P<0.001)[38]。
- 在一项亚洲的随机对照试验中:TIPS 组的 1 年生存率为 86%,对照组为 73%(P=0.046)[33]。

– 一项近期的 IPD 荟萃分析中：TIPS 组的 1 年生存率为 79%，而对照组为 62%（P<0.001）[39]。

预防出血 / 再出血：是时候采用个性化治疗了吗？

NSBB+EVL 是降低静脉曲张再出血风险的标准化治疗，但 20%~25% 的患者在前 6 周治疗中发生再出血甚至死亡[40]。此外，一些患者在使用 NSBB 时可能会发生首次静脉曲张出血或对 NSBB 不耐受，这大大降低了标准化治疗在再出血和生存获益方面的效果[11,26]。因此，任何关于治疗的建议都应基于个体化，对可能无法从标准化治疗获益的患者，则应考虑更高级的治疗方案。TIPS 和肝移植可降低进一步失代偿和死亡的发生风险，是标准化治疗的潜在替代方案。然而，这两者在二级预防中最合适的应用时间仍存在争议。迄今为止，针对肝硬化提出的多阶段风险模型[30]和 HVPG 指导的风险分层可为我们带来有价值的预后信息[41]，从而指导基于个体风险的临床决策。第 1 种模型会在任何一次失代偿事件发生时附加一个相应的预后效应。该模型易于在临床实践中应用，且是非侵入性的。然而，还没有研究来检验该模型在指导患者二级预防中选择更高级治疗的效能。相反，在一项随机对照试验中，Villanueva 等人比较了 84 名根据 HVPG 监测逐步增加治疗门静脉高压药物的患者与 86 名对照组患者，前者在再出血和生存方面的结果更好[41]。该研究证实了 HVPG 的降低对改变肝硬化自然病程的重要性，也表明对于占比高达 44% 的以 HVPG 为导向的患者，还需进行 3 次后续的血流动力学评估。这就使得这种基于 HVPG 方法的可行性和经济性都不高。为了保持临床分期模型和 HVPG 测量的信息价值，最近 La Mura 等人提出了一种新的预后算法。在该算法中，只在出血和其他失代偿事件（例如腹水或肝性脑病）且基线 HVPG 超过 16mmHg 的患者中，进行测量 HVPG 对 NSBB 的反应[42]。该算法具有与经典的慢性 HVPG 检测相同的预后性能，优势在于其所需的血流动力学检测次数减少了一半。在另外一个单独的病理队列中，该算法的预测准确性得到了证实。然而，在得出明确的结论之前，其在临床决策过程中的有效性仍需进一步测试和验证。

总结与结论

所有发生首次失代偿的患者都应该选择任何能降低进一步失代偿事件发生风险的治疗策略。在本章中，我们讨论了关于预防腹水患者首次出血和预防静脉曲张再出血的主要问题。在这两种情况下，传统的 NSBB（普萘洛尔或纳多洛尔）或卡维地洛可以降低门静脉压力，是核心的治疗方案。TIPS 被认为是移植前最适合的高级治疗方案，适用于严谨筛选过的有复发性腹水或预防再出血失败的患者。到目前为止，还没有证据支持有其他治疗方案。因此，对所有首次发作失代偿的患者，都应根据疾病的临床阶段，联合药物 +/- 内镜或 TIPS 来进行治疗。在未来的研究中，应考虑患者间的巨大异质性以防止进一步的失代偿。若要进行新的临床研究，综合本章涉及的各项可用的患者数据，应该优先纳入此类患者：对 NSBB/ 卡维地洛不耐受的患者；采取充分的药物治疗以防止首次出血事件但仍发生出血的患者；在治疗中出血且 HVPG 未降低的腹水 / 肝性脑病患者。对于其中一些研究领域，想要进行足够规模的随机对照试验确实存在很多困难。尽管如此，必须精心设计有效的合作研究，以保证能根据个体化发生进一步失代偿风险制定新的治疗算法。

（伏恬波 译，晏玉玲 审校）

参考文献

1. Lebrec D, Poynard T, Hillon P, et al. Propranolol for prevention of recurrent gastrointestinal bleeding in patients with cirrhosis: a controlled study. N Engl J Med. 1981;305:1371–4.
2. Angeli P, Bernardi M, Villanueva C, et al. EASL clinical practice guidelines for the management of patients with decompensated cirrhosis. J Hepatol. 2018;69:406–60.
3. Tripathi D, Ferguson JW, Kochar N, et al. Randomized controlled trial of carvedilol versus variceal band ligation for the prevention of the first variceal bleed. Hepatology. 2009;50:825–33.
4. Turco L, Villanueva C, La Mura V, et al. Lowering portal pressure improves outcomes of

patients with cirrhosis, with or without ascites: a meta-analysis. Clin Gastroenterol Hepatol. 2020;18:313–27.

5. McDowell HR, Chuah CS, Tripathi D, et al. Carvedilol is associated with improved survival in patients with cirrhosis: a long-term follow-up study. Aliment Pharmacol Ther. 2021;53:531–9.

6. Bosch J, García-Pagán JC. Prevention of variceal rebleeding. Lancet. 2003;361:952–4.

7. De Franchis R, Abraldes JG, Bajaj J, et al. Expanding consensus in portal hypertension report of the Baveno VI consensus workshop: stratifying risk and individualizing care for portal hypertension. J Hepatol. 2015;63:743–52.

8. Garcia-Tsao G, Abraldes JG, Berzigotti A, et al. Portal hypertensive bleeding in cirrhosis: risk stratification, diagnosis, and management: 2016 practice guidance by the American association for the study of liver diseases. Hepatology. 2017;65:310–35.

9. Gonzalez R, Zamora J, Gomez-Camarero J, et al. Meta-analysis: combination endoscopic and drug therapy to prevent variceal rebleeding in cirrhosis. Ann Intern Med. 2008;149:109–22.

10. Puente A, Hernández-Gea V, Graupera I, et al. Drugs plus ligation to prevent rebleeding in cirrhosis: an updated systematic review. Liver Int. 2014;34:823–33.

11. Albillos A, Zamora J, Martínez J, et al. Stratifying risk in the prevention of recurrent variceal hemorrhage: results of an individual patient meta-analysis. Hepatology. 2017;66:1219–31.

12. Bañares R, Moitinho E, Piqueras B, et al. Carvedilol, a new nonselective beta-blocker with intrinsic anti- Alpha1-adrenergic activity, has a greater portal hypotensive effect than propranolol in patients with cirrhosis. Hepatology. 1999;30:79–83.

13. Reiberger T, Ulbrich G, Ferlitsch A, et al. Carvedilol for primary prophylaxis of variceal bleeding in cirrhotic patients with haemodynamic non-response to propranolol. Gut. 2013;62:1634–41.

14. Sinagra E, Perricone G, D'Amico M, et al. Systematic review with meta-analysis: the haemodynamic effects of carvedilol compared with propranolol for portal hypertension in cirrhosis. Aliment Pharmacol Ther. 2014;39:557–68.

15. Reiberger T, Mandorfer M. Beta adrenergic blockade and decompensated cirrhosis. J Hepatol. 2017;66:849–59.

16. Malandris K, Paschos P, Katsoula A, et al. Carvedilol for prevention of variceal bleeding: a systematic review and meta-analysis. Ann Gastroenterol. 2019;32:287–97.

17. Sersté T, Melot C, Francoz C, et al. Deleterious effects of beta-blockers on survival in patients with cirrhosis and refractory ascites. Hepatology. 2010;52:1017–22.

18. Kalambokis GN, Christodoulou D, Baltayiannis G, et al. Propranolol use beyond 6 months increases mortality in patients with child-Pugh C cirrhosis and ascites. Hepatology. 2016;64:1806–8.

19. Mandorfer M, Bota S, Schwabl P, et al. Nonselective β blockers increase risk for hepatorenal syndrome and death in patients with cirrhosis and spontaneous bacterial peritonitis. Gastroenterology. 2014;146:1680–90.

20. Bossen L, Krag A, Vilstrup H, et al. Nonselective β-blockers do not affect mortality in cirrhosis patients with ascites: post hoc analysis of three randomized controlled trials with 1198 patients. Hepatology. 2016;63:1968–76.

21. Turco L, Garcia-Tsao G, Magnani I, et al. Cardiopulmonary hemodynamics and C-reactive protein as prognostic indicators in compensated and decompensated cirrhosis. J Hepatol. 2018;68:949–58.

22. Alvarado-Tapias E, Ardevol A, Garcia-Guix M, et al. Short-term hemodynamic effects of β-blockers influence survival of patients with decompensated cirrhosis. J Hepatol. 2020;73:829–41.

23. Téllez L, Ibáñez-Samaniego L, Pérez del Villar C, et al. Non-selective beta-blockers impair global circulatory homeostasis and renal function in cirrhotic patients with refractory ascites. J Hepatol. 2020;73:1404–14.

24. Bureau C, Thabut D, Oberti F, et al. Transjugular intrahepatic portosystemic shunts with covered stents increase transplant-free survival of patients with cirrhosis and recurrent ascites. Gastroenterology. 2017;152:157–63.

25. Villanueva C, Albillos A, Genescà J, et al. β blockers to prevent decompensation of cirrhosis in patients with clinically significant portal hypertension (PREDESCI): a randomised, double-blind, placebo-controlled, multicentre trial. Lancet. 2019;393:1597–608.

26. De Souza AR, La Mura V, Reverter E, et al. Patients whose first episode of bleeding occurs while taking a β-blocker have high long-term risks of rebleeding and death. Clin Gastroenterol Hepatol. 2012;10:670–6.

27. Tandon P, Saez R, Berzigotti A, et al. A specialized, nurse-run titration clinic: a feasible option for optimizing beta-blockade in non-clinical trial patients. Am J Gastroenterol.

2010;105:1917–21.

28. Miao Z, Lu J, Yan J, et al. Comparison of therapies for secondary prophylaxis of esophageal variceal bleeding in cirrhosis: a network meta-analysis of randomized controlled trials. Clin Ther. 2020;42:1246–75.

29. Jing L, Zhang Q, Chang Z, et al. Nonsurgical secondary prophylaxis of esophageal Variceal bleeding in cirrhotic patients: a systematic review and network meta-analysis. J Clin Gastroenterol. 2021;55:159–68.

30. D'Amico G, Pasta L, Morabito A, et al. Competing risks and prognostic stages of cirrhosis: a 25-year inception cohort study of 494 patients. Aliment Pharmacol Ther. 2014;39:1180–93.

31. Garcia-Pagán JC, Di Pascoli M, Caca K, et al. Use of early-TIPS for high-risk variceal bleeding: results of a post-RCT surveillance study. J Hepatol. 2013;58:45–50.

32. Hernández-Gea V, Procopet B, Giráldez Á, et al. Preemptive-TIPS improves outcome in high-risk variceal bleeding: an observational study. Hepatology. 2019;69:282–93.

33. Lv Y, Yang Z, Liu L, et al. Early TIPS with covered stents versus standard treatment for acute variceal bleeding in patients with advanced cirrhosis: a randomised controlled trial. Lancet Gastroenterol Hepatol. 2019;4:587–98.

34. Holster IL, Tjwa ETTL, Moelker A, et al. Covered transjugular intrahepatic portosystemic shunt versus endoscopic therapy + β-blocker for prevention of variceal rebleeding. Hepatology. 2016;63:581–9.

35. Lv Y, Qi X, He C, et al. Covered TIPS versus endoscopic band ligation plus propranolol for the prevention of variceal rebleeding in cirrhotic patients with portal vein thrombosis: a randomised controlled trial. Gut. 2018;67:2156–68.

36. Luo X, Wang Z, Tsauo J, et al. Advanced cirrhosis combined with portal vein thrombosis: a randomized trial of TIPS versus endoscopic band ligation plus propranolol for the prevention of recurrent esophageal Variceal bleeding. Radiology. 2015;276:286–93.

37. Sauerbruch T, Mengel M, Dollinger M, et al. Prevention of Rebleeding from esophageal Varices in patients with cirrhosis receiving small-diameter stents versus Hemodynamically controlled medical therapy. Gastroenterology. 2015;149:660–8.

38. García-Pagán JC, Caca K, Bureau C, et al. Early use of TIPS in patients with cirrhosis and variceal bleeding. N Engl J Med. 2010;362:2370–9.

39. Nicoară-Farcău O, Han G, Rudler M, et al. Effects of early placement of Transjugular Portosystemic shunts in patients with high-risk acute Variceal bleeding: a meta-analysis of individual patient data. Gastroenterology. 2021;160:193–205.

40. Villanueva C, Balanzó J, Novella MT, et al. Nadolol plus isosorbide mononitrate compared with sclerotherapy for the prevention of variceal rebleeding. N Engl J Med. 1996;334:1624–9.

41. Augustin S, Muntaner L, Altamirano JT, et al. Predicting early mortality after acute variceal hemorrhage based on classification and regression tree analysis. Clin Gastroenterol Hepatol. 2009;7:1347–54.

42. La Mura V, Garcia-Guix M, Berzigotti A, et al. A prognostic strategy based on stage of cirrhosis and HVPG to improve risk stratification after Variceal bleeding. Hepatology. 2020;72:1353–65.

第 49 章　预防肝硬化伴腹水患者的进一步失代偿

Salvatore Piano, Thomas Reiberger, Hélène Larrue, Christophe Bureau

腹水及其作为首次失代偿事件的进一步失代偿

　　腹水是失代偿期肝硬化患者最早出现、最常见的失代偿事件,大约 2/3 的肝硬化失代偿患者表现为腹水[1,2]。腹水与生活质量较差和高再住院风险相关,重要的是,腹水与生存率降低也息息相关[3,4]。腹水发生后 1 年和 5 年的生存率分别为 85% 和 57%[5]。就发生腹水后最突出的短期风险而言,患者经常会出现进一步的失代偿事件,这些事件既可以是非腹水性门静脉高压相关的事件(如静脉曲张出血、肝性脑病),也可以是与腹水有关的事件[如发展为复发性/难治性腹水、自发性细菌性腹膜炎(spontaneous bacterial peritonitis,SBP)或肝肾综合征(hepatorenal syndrome,HRS)]。腹水发生的病理生理机制和腹水后进一步失代偿的驱动因素如图 49.1 所示。有 3 种主要机制:①门静脉高压;②内脏血管舒张;③系统性炎症,这 3 种机制紧密相关,并被认为与腹水发展及其进一步失代偿相关[6]。

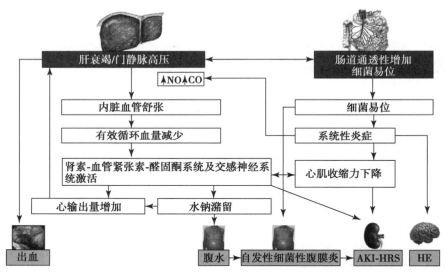

图 49.1　肝硬化患者腹水发生及进一步失代偿的病理生理机制。NO,一氧化氮;CO,一氧化碳;HE,肝性脑病;AKI-HRS,急性肾损伤 - 肝肾综合征

　　门静脉高压(portal hypertension,PH)是代偿期肝硬化患者发生失代偿的主要驱动因素之一[7],可引起胃肠道淤血和肠道屏障异常[8],并分别导致内脏血管舒张,肠黏膜对肠道微生物的通透性增加[9]。血管扩张物质(如一氧化氮、一氧化碳)释放增加,使得内脏血管扩张,并进一步导致有效循环血量减少,全身血压降低,激活内源性血管收缩系统,包括肾素 - 血管紧张素 - 醛固酮系统(renin angiotensin aldosterone system,RAAS),交感神经系统(sympathetic nervous system,SNS)和抗利尿激素(antidiuretic hormone,ADH),以前称为精氨酸加压素(arginine vasopressin,AVP)的非渗透性分泌,导致明显的水钠潴留。此外,交感神经系统的激活可诱导肾上腺

素释放,心输出量增加,抵消全身血管阻力的下降,以维持动脉血压。高动力循环和内脏血流增加导致门静脉压力增加(即由内脏高灌注驱动),同时由于交感神经系统过度活化,胃肠道动力下降,导致肠道细菌过度繁殖和菌群失调。最终,肠道通透性增加、肠道细菌过度生长和菌群失调共同作用,促进细菌或细菌片段(即病原体相关分子模式,pathogen-associated molecular pattern,PAMP)从肠道病理性易位到体循环和肠系膜淋巴结[10]。细菌易位会导致免疫系统(巨噬细胞、树突状细胞)激活,炎症因子释放,引起氧化应激,进一步加重内脏血管舒张[10]。在晚期肝硬化中,系统性炎症还可导致心脏收缩能力下降[11]。心肌收缩力及心输出量降低加重了循环障碍,并与进一步失代偿事件如难治性腹水[12]和急性肾损伤 - 肝肾综合征[13,14]的发生相关。自发性细菌性腹膜炎是病理性细菌易位最严重的临床表现,与急性肾损伤 - 肝肾综合征和死亡风险升高相关。

细菌易位不是肝硬化炎症的唯一原因,因为肝脏损伤本身也会导致肝细胞释放危险相关分子模式(danger-associated molecular pattern,DAMP),从而引发炎症反应。系统性炎症反应贯穿 ACLD 各发展阶段,但在失代偿期肝硬化阶段最为显著,因为它会进一步加重失代偿[15]。

细菌感染、大量饮酒或 HBV 急性期等引起急性炎症反应事件,也可促进肝硬化伴腹水患者发生进一步失代偿。

有趣的是,上述所有的病理生理机制都可作为预防肝硬化患者进一步失代偿的潜在治疗靶点。

腹水分类

腹水可分为单纯性腹水和复杂性腹水。单纯性腹水是指未受感染,且没有发展为急性肾损伤 - 肝肾综合征(acute kidney injury-hepatorenal syndrome,AKI-HRS)的腹水[16]。

此外,腹水可以根据腹腔中腹水的量分为 3 个渐进等级:①仅能通过超声检测到的轻度腹水;②腹部均匀膨胀的中等量腹水;③大量 / 腹部明显紧张的腹水。轻度腹水的自然史定义尚不明确,轻度腹水也不意味着失代偿期肝硬化。然而,最近有研究表明轻度腹水与一定程度的系统性炎症有关,更重要的是,与代偿期肝硬化及无腹水患者相比,轻度腹水患者的生存率较低[17]。因此,轻度腹水的预后价值有待进一步研究,也应更密切地监测这类患者。

Baveno Ⅶ共识中阐述了与腹水相关的进一步失代偿事件自发性细菌性腹膜炎、急性肾损伤 - 肝肾综合征和复发 / 难治性腹水——这些都有复杂性腹水的特征。当腹水经利尿剂治疗后无缓解或无法预防其早期(1 个月内)复发时被认为是顽固性的。复发性腹水是指在 1 年内至少需要进行 3 次大容量腹腔穿刺(large-volume paracentesis,LVP)[18]。但复发性腹水的诊断并不需要 1 年的时间窗,在更短的时间间隔内需要进行 3 次 LVP,也可以诊断为复发性腹水。但有一点需要强调,虽然发生急性失代偿事件时(例如静脉曲张出血)需要多次 LVP,但对肾功能和体循环可能只有"短期"影响,这并不是真正意义上的复发性腹水,需要结合临床综合判断大量腹水的"可逆性"。另外,因为 TIPS 是一种治疗复发性腹水有效的手段,同时可以预防进一步失代偿事件(如静脉曲张出血)的发生,甚至提高无肝移植生存率[19],因此复发性腹水的诊断(即 TIPS 的适应证)不应该等待观察一整年(和反复的 LVP)。

腹水治疗模式的转变:从控制腹水到预防进一步失代偿

过去肝硬化患者腹水的治疗方式主要是通过腹腔穿刺缓解压力和减轻水钠潴留[16]。尽管这些方式可以短期内控制腹水,但对患者预后没有任何益处,失代偿期肝硬化患者的治疗应该以防止进一步失代偿事件发生和提高生存率为目标。肝硬化进一步失代偿的潜在驱动因素包括肝病病因的持续存在 / 活跃 / 进行性加重、严重的门静脉高压(HVPG)、肠 - 肝轴异常、严重的系统性炎症和内脏血管舒张。以这些驱动机制为靶点治疗可预防进一步失代偿的发生,提高生存率。值得注意的是,所有肝硬化伴腹水患者都应在肝移植中心进行肝移植指征评估。

利尿剂和腹腔穿刺治疗腹水

对于所有首次出现中 / 重度腹水的患者,都应进行诊断性穿刺。事实上,腹水分析可以分析腹水是否与门静脉高压（腹水血清白蛋白梯度≥1.1g/dL）、自发性细菌性腹膜炎（多核细胞计数＞250 /μL）相关以及在以后的随访期间发生自发性细菌性腹膜炎的风险（腹水总蛋白含量＜1.5g/dL）[20,21]。此外，对于所有因进一步失代偿事件（如黄疸、肝性脑病、静脉曲张出血、复发性腹水、急性肾损伤）和 / 或临床症状恶化而住院的腹水患者，均应进行诊断性腹腔穿刺以排除自发性细菌性腹膜炎[20,21]。

对于大量腹水患者，建议进行 LVP，因为它可以快速控制腹水[22]。LVP（特别是当腹水引流量＞5L 时）可引起腹腔穿刺后循环功能障碍（post-paracentesis circulatory dysfunction，PPCD），PPCD 是一种以内源性血管收缩系统过度激活为特征的综合征，与腹水早期复发、顽固性腹水、AKI-HRS 和预后不良相关[23]。输注白蛋白（每放 1L 腹水输注 8g 白蛋白）可预防 PPCD。进行腹腔穿刺后，所有患者均应接受利尿剂治疗并适度限钠以预防腹水复发[20]。利尿剂中首选醛固酮类受体拮抗剂[24]，祥利尿剂（呋塞米）联合抗醛固酮类药物可治疗复发性腹水[25]。利尿剂可减少水钠潴留，且对肝硬化进一步失代偿影响较小。

病因治疗

病因治疗在肝硬化患者管理中至关重要，因为它已被证明可以预防失代偿事件的发生和改善预后。然而，病因治疗对已经发生失代偿的肝硬化患者的临床病程的影响是难以预测的。达到持续性病毒应答后，约 1/3 的失代偿期肝硬化患者 MELD 和 Child-Pugh 评分有所改善。但是丙肝相关失代偿期肝硬化患者临床显著门静脉高压的缓解可能性更小，进一步失代偿事件发生风险和肝脏相关死亡率也更高[26-28]。重要的是，失代偿的 HCV 肝硬化患者在达到持续性病毒应答后并没有实现 HVPG 下降≥10%，且进一步失代偿的风险更高[29]。此外，关于戒酒对失代偿期酒精性肝硬化患者的获益存在争议，一些研究表明长期戒酒患者的生存率有所提高[30]，但在其他研究中并未得到证实[31]。可以推测，在失代偿期肝硬化中存在某个特定的"不可逆点"，在这些超过不可逆点的患者中，无论是治愈 / 抑制 / 清除原发性病因，还是其他的治疗手段，都无法阻止疾病进展，且如果不进行肝移植，会不可避免地走向肝衰竭。但必须强调的是，病因治疗是失代偿期肝硬化治疗的基石，也是实现失代偿期肝硬化患者临床再代偿的必要条件。

β 受体阻滞剂改善门静脉高压

传统的非选择性 β 受体阻滞剂（non-selective beta-blocker，NSBB）或卡维地洛治疗门静脉高压是静脉曲张出血一级预防（也用于失代偿期肝硬化 / 腹水患者中）和二级预防的标准治疗方案，这意味着 NSBB 和卡维地洛能够预防出血相关进一步失代偿事件的发生，这一点在 Baveno Ⅶ指南的另一章节中有详细描述。然而，NSBB 降低进一步失代偿风险的非血流动力学效应尚有待研究，因此，目前尚不推荐 NSBB 用于预防非出血相关的进一步失代偿事件。

抗生素

如前所述，细菌感染是肝硬化患者进一步失代偿的常见诱因[32]。事实上，细菌感染与急性肾损伤[33]、肝性脑病[34]、静脉曲张再出血[35]和生存率低[36]相关。总体来说，肝硬化患者细菌感染发病率高，约 40% 失代偿期肝硬化的住院患者会发生细菌感染[37]，感染患者的死亡率增加了 4 倍。最常见的感染为自发性细菌性腹膜炎、尿路感染、肺炎、血源性感染、皮肤和软组织感染，可以占到所有感染的 80% 以上[37-39]。在肝硬化患者中，感染的发生有时是隐匿的，失代偿的开始可能是感染的唯一迹象。这就是为什么在所有首发或新发失代偿事件和 / 或临床恶化的患者中应该排除感染因素。至少也应该完善诊断性腹腔穿刺、胸部 X 线检查、血、腹水和尿液微生物培养及皮肤检查。感染患者应及时给予抗生素。抗生素的选择应综合考虑感染的严重程度、当地流行病学和细菌耐药情况（如院内感染、既往抗生素使用等）[40]。抗生素治疗无效或有特定高危因素的患者，如先前有细菌感染、糖尿病、AKI、中心静脉置管、肠外营养、近 1 个月内接受过胃肠镜检查等患者，应考虑真菌感染可能[41,42]。

有腹水和腹水中蛋白低的患者发生自发性细菌性腹膜炎的风险较高。在腹水蛋白＜15g/L、晚期肝衰竭（Child-Pugh 评分≥9 分且血清胆红素水平≥3mg/dL）或肾功能损害（SCr≥1.2mg/dL，血尿素氮≥25mg/dL 或血钠≤130mmol/L）的患者中，诺氟沙星（400mg/d）与安慰剂相比，显著降低了 1 年内自发性腹膜炎（7% vs. 61%）[43]的发病率。同时，诺氟沙星也降低了 1 年内 HRS 的发生率（28% vs. 48%），并提高了 3 个月生存率（94% vs. 62%），但是两组之间的 1 年生存率没有显著差异（60% vs. 48%）。最近的 NORFLOCIR 试验显示，在肝硬化且 Child-Pugh C 级的患者中，与安慰剂相比，诺氟沙星既不能降低自发性细菌性腹膜炎的发病率，也不能提高生存率[44]。然而，一项回顾性分析中，在腹水蛋白<15g/L 的亚组中，诺氟沙星组的死亡率明显低于安慰剂组。此外，发生过自发性细菌性腹膜炎的患者极易复发，而诺氟沙星可显著降低复发率[45]。

利福昔明是一种肠道吸收率极低的抗生素，目前用于预防肝性脑病的复发[46]。在接受 TIPS 术的患者中，相较于安慰剂组，利福昔明组（TIPS 术前 14 天开始使用）168 天内肝性脑病发生率（34% vs. 53%）显著降低[47]。一项关于肝性脑病的小型随机对照试验显示，利福昔明可减少肠源性感染，并与感染发生率降低相关[48]。利福昔明可能是一种能够替代诺氟沙星预防自发性细菌性腹膜炎的药物[49]，但需要进一步的研究来支持这一发现。

TIPS

总体来说，TIPS 可以降低门静脉压力，恢复门静脉血流，进而显著减少张力性腹水的复发和再出血的发生。

既往以复发性 / 难治性腹水患者为研究对象的随机对照试验[50-54]显示，TIPS 比 LVP 能更有效地降低腹水的复发率。但是，各研究一致发现 TIPS 组患者术后肝性脑病发病风险有所增加，而不同研究对于 TIPS 是否带来生存获益结论不一致。几项比较腹水患者接受 TIPS 和 LVP 治疗的荟萃分析也陆续发表。这些研究发现 TIPS 在预防腹水复发方面更有效，但会增加肝性脑病发生风险且与 LVP 相比生存率没有变化[55,56]。但在 Salerno 等人发表的个体病例数据荟萃分析[57]中发现，TIPS 组患者经过精确计算的无肝移植生存率高于 LVP 组（1 年生存率分别为 63% vs. 52%）。最近的一项随机对照试验[19]（未纳入前述荟萃分析）比较了复发性腹水患者接受 PTFE 覆膜支架和 LVP 联合白蛋白治疗的预后情况，发现 TIPS 组 1 年无肝移植生存率明显更高（TIPS 组为 93%，LVP+ 白蛋白组为 52%）。这表明，对于纳入研究的复发性腹水患者，TIPS 不仅可以降低发生张力性腹水的风险，而且可以改善生存。在 C Bureau 等人的研究中，72% 的患者基线时无静脉曲张相关出血史。1 年后观察到 6/33（18%）LVP 组的患者发生门静脉高压相关静脉曲张出血，而 TIPS 组为 0/29（0）。此外，与 LVP 组相比，TIPS 组的疝相关并发症发生率明显更低，且随着时间的推移，血清肌酐有所下降，血浆肾素活性在术后 1 年内也明显下降。

近期印度一项回顾性研究[58]分析了失代偿期肝硬化患者"早期"使用 TIPS 的情况。比较了 3 组患者：①第 1 组：有 TIPS 适应证且接受 TIPS 治疗的患者（标准 TIPS 组：复发性腹水 / 胸腔积液 n=23；预防再出血 n=7）；②第 2 组：单纯内科 / 内镜治疗患者（腹水 / 胸腔积液 n=20；预防再出血 n=15）；③第 3 组（预期治疗组）：首发腹水（n=15）或首次出血（n=12）后接受 TIPS 的实验组。研究发现，与标准 TIPS 组相比，预期治疗组 1 年生存率显著提高（81% vs. 40%，P<0.001）。此外，与预期治疗组相比，标准内科治疗组 1 年内的静脉曲张发生率（26% vs. 0%）、新发或复发性腹水发病率（49% vs. 11%）和住院率（46% vs. 19%）较高，但在 1 年生存率方面没有差异（81% vs. 82%）。由于这是一项小型、非随机、回顾性研究，不同组之间的可比性有限，结论可能并不准确。但是，有一点值得进一步研究，即使用最小直径的可控扩张支架，并进行潜在的顺序"微调"干预，以优化手术获益和 / 或减少门静脉系统"过度分流"。使用非选择性 β 受体阻滞剂和利福昔明可能进一步帮助改善患者预后。

另外，TIPS 分流手术的一个主要问题是可能引发显性肝性脑病（overt hepatic encephalopacy，OHE）。但在最近的研究中没有观察到 TIPS 组和对照组之间有显著差异。
- 肝硬化伴复发性腹水患者：在一项法国的随机对照试验中[19]，两组的 1 年 OHE 发生率均为 35%，而在另一项奥地利的大型观察性研究中[59]，TIPS 组和对照组的 1 年 OHE 发生率分别为 43% 和 32%。
- 门静脉血栓患者的二级预防：Luo 等人研究[60]发现 TIPS 组和对照组的 OHE 发生率分别为 16% 和 18%，Lv 等人研究[61]发现 TIPS 组和对照组的 OHE 发生率分别为 25% 和 16%。
- 优先 TIPS 相关研究：在一关键试验中[62]，TIPS 组和对照组的 OHE 发生率分别为 19% 和 10%；Lv 等人研究[63]发现 TIPS 组和对照组的 OHE 发生率分别为 35% 和 36%，一项个体病例数据荟萃分析[64]发现 TIPS 组和对照组的 OHE 发生率分别为 35% 和 26%。

为了回答 TIPS 能否预防进一步失代偿这个问题（进一步失代偿定义为发生门静脉高压相关性出血、大量腹水或 OHE），Baveno Ⅶ会议进行了一项个体病例数据荟萃分析。该分析纳入了比较 TIPS（仅覆膜支架）和标准药物治疗（standard medical treatment，SMT）的对照、随机或非随机研究。最终纳入 12 项有效研究（选自 14 项符合条件的研究）。主要终点是 1 年内进一步失代偿的发生率（进一步失代偿定义为肝硬化失代偿后发生门静脉高压相关出血、大量腹水或 OHE），次要终点为 1 年生存率和失代偿事件的发生情况。

研究结果初步显示 TIPS 可降低 1 年内发生以下事件的概率：

– 进一步失代偿：与 SMT 组相比，发生率分别为 55% vs. 40%（$P<0.000\ 1$）；
– 出血：与 SMT 组相比，发生率分别为 91% vs. 69%（$P<0.000\ 1$）；
– 张力性腹水：与 SMT 组相比，发生率分别为 89% vs. 78%（$P<0.000\ 1$）。

与 SMT 组相比，TIPS 组的 1 年 OHE 发病率有所增加：35% vs. 29%（$P=0.004$），但 TIPS 组的总生存率高于 SMT 组：78% vs. 73%（$P=0.000\ 3$）。

通过综合分析比较复发性/难治性腹水、复发性出血或高再出血风险患者间 TIPS 覆膜支架和标准药物治疗的预后，可以得出 TIPS 能够预防进一步失代偿的结论。因此，有上述情况的患者都应考虑接受 TIPS，将该推荐意见应用于所有符合随机对照试验所使用的适应证标准的患者至关重要。然而，要确定 TIPS 的最佳适应证，还需要更多研究来合理地评估分流手术的风险及 TIPS 术后的并发症。

白蛋白

输注人血白蛋白（human albumin，HA）不仅能抵消有效循环容量的降低，还能发挥抗炎、抗氧化和免疫调节功能[65]。目前，建议接受大量腹腔穿刺放液的患者均应使用 HA 来预防 PPCD[23]。此外，也建议自发性细菌性腹膜炎患者使用白蛋白以预防 AKI-HRS[66]。由于白蛋白可以增强血管收缩剂的作用，它还可联合血管收缩剂用以治疗 AKI-HRS[67]。对于因失代偿期肝硬化的住院患者，不应该把达到正常的白蛋白水平作为 14 天白蛋白治疗的目标，因为这可能对患者无益甚至有害[68]。相反，单纯腹水患者长期使用 HA 是有争议的。在 ANSWER 研究中，440 名肝硬化腹水患者随机接受 HA（每周输注 2 次白蛋白，每次 40g，持续 2 周，此后每周输注 1 次白蛋白，1 次 40g）或标准药物治疗[69]。与标准治疗相比，长期 HA 治疗可提高 18 个月生存率，降低顽固性腹水、AKI-HRS、肝性脑病、SBP 和其他感染的发生率。在 MACHT 研究中，196 名等待肝移植的腹水患者随机接受 HA（每 15 天输注白蛋白 40g）联合米多君（15~30mg/d）或安慰剂[70]。研究发现 HA 和米多君并不能预防肝硬化相关并发症或提高存活率。两项研究结果的差异可能与患者群体的差异（MACHT 研究的患者肝病更重）、白蛋白使用的剂量不同（ANSWER 研究中白蛋白剂量更大）、米多君治疗的持续时间不同（MACHT 研究疗程更短）相关，或与 ANSWER 试验的研究方法（非盲法）会使实验组得到更多的医疗关注相关。而另一项开放标签试验[71]和一项病例对照研究[72]发现 HA 组生存率较高，腹水控制更好。因此，虽然长期 HA 治疗可以预防部分腹水患者发生进一步失代偿，但还需要进一步的研究来证实这些发现。

结论

综上所述，失代偿期肝硬化患者应考虑进行肝移植。预防进一步失代偿发生的基础措施包括：治疗病因、正确预防 SBP 和 AKI-HRS，对特定患者使用 TIPS 覆膜支架，以及早期识别和治疗进一步失代偿的危险因素和诱发因素（图 49.2）

肝硬化腹水患者应使用 NSBB 或卡维地洛来预防出血。但如果患者有持续性低血压（收缩压<90mmHg 或平均动脉压<65mmHg）和/或合并 AKI-HRS，NSBB 或卡维地洛应减量或停用；一旦血压恢复到基线和/或 AKI-HRS 恢复，可以重新启用 NSBB。

管理肝硬化腹水患者应考虑治疗肝病的病因，往往需要利尿剂和 LVP 联合治疗。如果肝硬化腹水患者出现并发症，如 SBP 和/或 AKI-HRS，应酌情使用合适的抗生素和输注白蛋白治疗。抗生素和白蛋白在预防进一步失代偿中的作用仍有待进一步研究。另一点重要的是，对于有复发性腹水的患者［定义为 1 年内（或更短的时间内）需要≥3 次 LVP］，应考虑采用 TIPS 来预防进一步失代偿，因为 TIPS 可以提高无肝移植生存率。

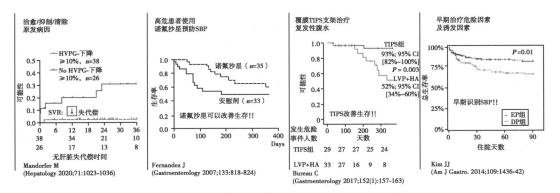

图 49.2　预防肝硬化进一步失代偿的基础治疗。SVR,持续病毒应答;TIPS,经颈静脉肝内门体分流;SBP,自发性细菌性腹膜炎;LVP+HA= 大容量腹腔穿刺 + 白蛋白治疗

（杜蜀梅 译，晏玉玲 审校）

参考文献

1. Ginés P, Quintero E, Arroyo V, Terés J, Bruguera M, Rimola A, et al. Compensated cirrhosis: natural history and prognostic factors. Hepatology. 1987;7:122–8.
2. D'Amico G, Pasta L, Morabito A, D'Amico M, Caltagirone M, Malizia G, et al. Competing risks and prognostic stages of cirrhosis: a 25-year inception cohort study of 494 patients. Aliment Pharmacol Ther. 2014;39:1180–93.
3. Solà E, Watson H, Graupera I, Turón F, Barreto R, Rodríguez E, et al. Factors related to quality of life in patients with cirrhosis and ascites: relevance of serum sodium concentration and leg edema. J Hepatol. 2012;57:1199–206.
4. Volk ML, Tocco RS, Bazick J, Rakoski MO, Lok AS. Hospital readmissions among patients with decompensated cirrhosis. Am J Gastroenterol. 2012;107:247–52.
5. Planas R, Montoliu S, Ballesté B, Rivera M, Miquel M, Masnou H, et al. Natural history of patients hospitalized for management of cirrhotic ascites. Clin Gastroenterol Hepatol. 2006;4:1385–94.
6. Bernardi M, Moreau R, Angeli P, Schnabl B, Arroyo V. Mechanisms of decompensation and organ failure in cirrhosis: from peripheral arterial vasodilation to systemic inflammation hypothesis. J Hepatol. 2015;63:1272–84.
7. Ripoll C, Groszmann R, Garcia-Tsao G, Grace N, Burroughs A, Planas R, et al. Hepatic venous pressure gradient predicts clinical decompensation in patients with compensated cirrhosis. Gastroenterology. 2007;133:481–8.
8. Reiberger T, Ferlitsch A, Payer BA, Mandorfer M, Heinisch BB, Hayden H, et al. Nonselective betablocker therapy decreases intestinal permeability and serum levels of LBP and IL-6 in patients with cirrhosis. J Hepatol. 2013;58:911–21.
9. Engelmann C, Clària J, Szabo G, Bosch J, Bernardi M. Pathophysiology of decompensated cirrhosis: portal hypertension, circulatory dysfunction, inflammation, metabolism and mitochondrial dysfunction. J Hepatol. 2021;75(Suppl 1):S49–66. https://doi.org/10.1016/j.jhep.2021.01.002.
10. Wiest R, Lawson M, Geuking M. Pathological bacterial translocation in liver cirrhosis. J Hepatol. 2014;60:197–209.
11. Yang Y-Y, Liu H, Nam SW, Kunos G, Lee SS. Mechanisms of TNFalpha-induced cardiac dysfunction in cholestatic bile duct-ligated mice: Interaction between TNFalpha; and endocannabinoids. J Hepatol. 2010;53:298–306.
12. Turco L, Garcia-Tsao G, Magnani I, Bianchini M, Costetti M, Caporali C, et al. Cardiopulmonary hemodynamics and C-reactive protein as prognostic indicators in compensated and decompensated cirrhosis. J Hepatol. 2018;68:949–58.
13. Ruiz-del-Arbol L, Monescillo A, Arocena C, Valer P, Ginès P, Moreira V, et al. Circulatory function and hepatorenal syndrome in cirrhosis. Hepatology. 2005;42:439–47.
14. Krag A, Bendtsen F, Henriksen JH, Møller S. Low cardiac output predicts develop-

ment of hepatorenal syndrome and survival in patients with cirrhosis and ascites. Gut. 2009;59:105–10.

15. Costa D, Simbrunner B, Jachs M, Hartl L, Bauer D, Paternostro R, et al. Systemic inflammation increases across distinct stages of advanced chronic liver disease and correlates with decompensation and mortality. J Hepatol. 2021;74:819–28.

16. Moore KP, Wong F, Gines P, Bernardi M, Ochs A, Salerno F, et al. The management of ascites in cirrhosis: report on the consensus conference of the international ascites Club. Hepatology. 2003;38:258–66.

17. Tonon M, Piano S, Gambino CG, Romano A, Pilutti C, Incicco S, et al. Outcomes and mortality of grade 1 ascites and recurrent ascites in patients with cirrhosis. Clin Gastroenterol Hepatol. 2021;19:358–366.e8.

18. Arroyo V, Ginès P, Gerbes AL, Dudley FJ, Gentilini P, Laffi G, et al. Definition and diagnostic criteria of refractory ascites and hepatorenal syndrome in cirrhosis. Hepatology. 1996;23:164–76.

19. Bureau C, Thabut D, Oberti F, Dharancy S, Carbonell N, Bouvier A, et al. Transjugular intrahepatic portosystemic shunts with covered stents increase transplant-free survival of patients with cirrhosis and recurrent ascites. Gastroenterology. 2017;152:157–63.

20. Angeli P, Bernardi M, Villanueva C, Francoz C, Mookerjee RP, Trebicka J, et al. EASL clinical practice guidelines for the management of patients with decompensated cirrhosis. J Hepatol. 2018;69:406–60.

21. Biggins SW, Angeli P, Garcia-Tsao G, Ginès P, Ling SC, Nadim MK, et al. Diagnosis, evaluation, and management of ascites, spontaneous bacterial peritonitis and hepatorenal syndrome: 2021 practice guidance by the American Association for the Study of Liver Diseases. Hepatology. 2021;74:1014–48.

22. Ginés P, Arroyo V, Quintero E, Planas R, Bory F, Cabrera J, et al. Comparison of paracentesis and diuretics in the treatment of cirrhotics with tense ascites. Results of a randomized study. Gastroenterology. 1987;93:234–41.

23. Ginès A, Fernández-Esparrach G, Monescillo A, Vila C, Domènech E, Abecasis R, et al. Randomized trial comparing albumin, dextran 70, and polygeline in cirrhotic patients with ascites treated by paracentesis. Gastroenterology. 1996;111:1002–10.

24. Pérez-Ayuso RM, Arroyo V, Planas R, Gaya J, Bory F, Rimola A, et al. Randomized comparative study of efficacy of furosemide versus spironolactone in nonazotemic cirrhosis with ascites. Relationship between the diuretic response and the activity of the renin-aldosterone system. Gastroenterology. 1983;84:961–8.

25. Angeli P, Fasolato S, Mazza E, Okolicsanyi L, Maresio G, Velo E, et al. Combined versus sequential diuretic treatment of ascites in non-azotaemic patients with cirrhosis: results of an open randomised clinical trial. Gut. 2010;59:98–104.

26. Krassenburg LAP, Maan R, Ramji A, Manns MP, Cornberg M, Wedemeyer H, et al. Clinical outcomes following DAA therapy in patients with HCV-related cirrhosis depend on disease severity. J Hepatol. 2021;74:1053–63.

27. Lens S, Baiges A, Alvarado-Tapias E, LLop E, Martinez J, Fortea JI, et al. Clinical outcome and hemodynamic changes following HCV eradication with oral antiviral therapy in patients with clinically significant portal hypertension. J Hepatol. 2020;73:1415–24.

28. D'Ambrosio R, Degasperi E, Anolli MP, Fanetti I, Borghi M, Soffredini R, et al. Incidence of liver and non-liver-related outcomes in patients with HCV-cirrhosis after SVR. J Hepatol. 2022;76(2):302–10. https://doi.org/10.1016/j.jhep.2021.09.013.

29. Mandorfer M, Kozbial K, Schwabl P, Chromy D, Semmler G, Stättermayer AF, et al. Changes in hepatic venous pressure gradient predict hepatic Decompensation in patients who achieved sustained Virologic response to interferon-free therapy. Hepatology. 2020;71:1023–36.

30. Alvarez MA, Cirera I, Solà R, Bargalló A, Morillas RM, Planas R. Long-term clinical course of decompensated alcoholic cirrhosis: a prospective study of 165 patients. J Clin Gastroenterol. 2011;45:906–11.

31. Lackner C, Spindelboeck W, Haybaeck J, Douschan P, Rainer F, Terracciano L, et al. Histological parameters and alcohol abstinence determine long-term prognosis in patients with alcoholic liver disease. J Hepatol. 2017;66:610–8.

32. Piano S, Angeli P. Bacterial infections in cirrhosis as a cause or consequence of Decompensation? Clin Liver Dis. 2021;25:357–72.

33. Huelin P, Piano S, Solà E, Stanco M, Solé C, Moreira R, et al. Validation of a staging system for acute kidney injury in patients with cirrhosis and association with acute on chronic liver failure. Clin Gastroenterol Hepatol. 2017;15:438–45.

34. Merli M, Lucidi C, Pentassuglio I, Giannelli V, Giusto M, Di Gregorio V, et al. Increased risk of

cognitive impairment in cirrhotic patients with bacterial infections. J Hepatol. 2013;59:243–50.

35. Chavez-Tapia NC, Barrientos-Gutierrez T, Tellez-Avila FI, Soares-Weiser K, Uribe M. Antibiotic prophylaxis for cirrhotic patients with upper gastrointestinal bleeding. Cochrane Database Syst Rev. 2010;2010:CD002907. https://doi.org/10.1002/14651858.CD002907.pub2.

36. Dionigi E, Garcovich M, Borzio M, Leandro G, Majumdar A, Tsami A, et al. Bacterial infections change natural history of cirrhosis irrespective of liver disease severity. Am J Gastroenterol. 2017;112:588–96.

37. Fernández J, Prado V, Trebicka J, Amoros A, Gustot T, Wiest R, et al. Multidrug-resistant bacterial infections in patients with decompensated cirrhosis and with acute-on-chronic liver failure in Europe. J Hepatol. 2019;70(3):398–411. https://doi.org/10.1016/j.jhep.2018.10.027.

38. Piano S, Singh V, Caraceni P, Maiwall R, Alessandria C, Fernandez J, et al. Epidemiology and effects of bacterial infections in patients with cirrhosis worldwide. Gastroenterology. 2019;156:1368–1380.e10.

39. Bajaj JS, O'Leary JG, Reddy KR, Wong F, Biggins SW, Patton H, et al. Survival in infection-related acute-on-chronic liver failure is defined by extrahepatic organ failures. Hepatology. 2014;60:250–6.

40. Piano S, Brocca A, Mareso S, Angeli P. Infections complicating cirrhosis. Liver Int. 2018;38:126–33.

41. Bajaj JS, Reddy RK, Tandon P, Wong F, Kamath PS, Biggins SW, et al. Prediction of fungal infection development and their impact on survival using the NACSELD cohort. Am J Gastroenterol. 2018;113(4):556–63.

42. Bartoletti M, Rinaldi M, Pasquini Z, Scudeller L, Piano S, Giacobbe DR, et al. Risk factors for candidaemia in hospitalized patients with liver cirrhosis: a multicentre case-control-control study. Clin Microbiol Infect. 2021;27:276–82.

43. Fernández J, Navasa M, Planas R, Montoliu S, Monfort D, Soriano G, et al. Primary prophylaxis of spontaneous bacterial peritonitis delays hepatorenal syndrome and improves survival in cirrhosis. Gastroenterology. 2007;133:818–24.

44. Moreau R, Elkrief L, Bureau C, Perarnau J-M, Thévenot T, Saliba F, et al. Effects of long-term norfloxacin therapy in patients with advanced cirrhosis. Gastroenterology. 2018;155:1816–1827.e9.

45. Ginès P, Rimola A, Planas R, Vargas V, Marco F, Almela M, et al. Norfloxacin prevents spontaneous bacterial peritonitis recurrence in cirrhosis: results of a double-blind, placebo-controlled trial. Hepatology. 1990;12:716–24.

46. Bass NM, Mullen KD, Sanyal A, Poordad F, Neff G, Leevy CB, et al. Rifaximin treatment in hepatic encephalopathy. N Engl J Med. 2010;362:1071–81.

47. Bureau C, Thabut D, Jezequel C, Archambeaud I, D'Alteroche L, Dharancy S, et al. The use of rifaximin in the prevention of overt hepatic encephalopathy after transjugular intrahepatic portosystemic shunt: a randomized controlled trial. Ann Intern Med. 2021;174:633–40.

48. Patel V, Lee S, McPhail M, Da Silva K, Guilly S, Zamalloa A, et al. Rifaximin reduces gut-derived inflammation and mucin degradation in cirrhosis and encephalopathy: RIFSYS randomised controlled trial. J Hepatol. 2021;76(2):332–42. https://doi.org/10.1016/j.jhep.2021.09.010.

49. Assem M, Elsabaawy M, Abdelrashed M, Elemam S, Khodeer S, Hamed W, et al. Efficacy and safety of alternating norfloxacin and rifaximin as primary prophylaxis for spontaneous bacterial peritonitis in cirrhotic ascites: a prospective randomized open-label comparative multicenter study. Hepatol Int. 2016;10:377–85.

50. Lebrec D, Giuily N, Hadengue A, Vilgrain V, Moreau R, Poynard T, et al. Transjugular intrahepatic portosystemic shunts: comparison with paracentesis in patients with cirrhosis and refractory ascites: a randomized trial. French Group of Clinicians and a Group of Biologists. J Hepatol. 1996;25:135–44.

51. Rössle M, Ochs A, Gülberg V, Siegerstetter V, Holl J, Deibert P, et al. A comparison of paracentesis and transjugular intrahepatic portosystemic shunting in patients with ascites. N Engl J Med. 2000;342:1701–7.

52. Ginès P, Uriz J, Calahorra B, Garcia-Tsao G, Kamath PS, Del Arbol LR, et al. Transjugular intrahepatic portosystemic shunting versus paracentesis plus albumin for refractory ascites in cirrhosis. Gastroenterology. 2002;123:1839–47.

53. Salerno F, Merli M, Riggio O, Cazzaniga M, Valeriano V, Pozzi M, et al. Randomized controlled study of TIPS versus paracentesis plus albumin in cirrhosis with severe ascites. Hepatology. 2004;40:629–35.

54. Narahara Y, Kanazawa H, Fukuda T, Matsushita Y, Harimoto H, Kidokoro H, et al.

Transjugular intrahepatic portosystemic shunt versus paracentesis plus albumin in patients with refractory ascites who have good hepatic and renal function: a prospective randomized trial. J Gastroenterol. 2011;46:78–85.

55. Albillos A, Bañares R, González M, Catalina M-V, Molinero L-M. A meta-analysis of transjugular intrahepatic portosystemic shunt versus paracentesis for refractory ascites. J Hepatol. 2005;43:990–6.

56. D'Amico G, Luca A, Morabito A, Miraglia R, D'Amico M. Uncovered transjugular intrahepatic portosystemic shunt for refractory ascites: a meta-analysis. Gastroenterology. 2005;129:1282–93. https://doi.org/10.1053/j.gastro.2005.07.031.

57. Salerno F, Cammà C, Enea M, Rössle M, Wong F. Transjugular intrahepatic portosystemic shunt for refractory ascites: a meta-analysis of individual patient data. Gastroenterology. 2007;133:825–34.

58. Rajesh S, Philips CA, Betgeri SS, George T, Ahamed R, Mohanan M, et al. Transjugular intrahepatic portosystemic shunt (TIPS) placement at index portal hypertensive decompensation (anticipant TIPS) in cirrhosis and the role of early intervention in variceal bleeding and ascites. Indian J Gastroenterol. 2021;40:361–72.

59. Bucsics T, Hoffman S, Grünberger J, Schoder M, Matzek W, Stadlmann A, et al. ePTFE-TIPS vs repetitive LVP plus albumin for the treatment of refractory ascites in patients with cirrhosis. Liver Int. 2018;38:1036–44.

60. Luo X, Wang Z, Tsauo J, Zhou B, Zhang H, Li X. Advanced cirrhosis combined with portal vein thrombosis: a randomized trial of TIPS versus endoscopic band ligation plus propranolol for the prevention of recurrent esophageal variceal bleeding. Radiology. 2015;276:286–93.

61. Lv Y, Qi X, He C, Wang Z, Yin Z, Niu J, et al. Covered TIPS versus endoscopic band ligation plus propranolol for the prevention of variceal rebleeding in cirrhotic patients with portal vein thrombosis: a randomised controlled trial. Gut. 2018;67:2156–68.

62. García-Pagán JC, Caca K, Bureau C, Laleman W, Appenrodt B, Luca A, et al. Early use of TIPS in patients with cirrhosis and variceal bleeding. N Engl J Med. 2010;362:2370–9.

63. Lv Y, Yang Z, Liu L, Li K, He C, Wang Z, et al. Early TIPS with covered stents versus standard treatment for acute variceal bleeding in patients with advanced cirrhosis: a randomised controlled trial. Lancet Gastroenterol Hepatol. 2019;4:587–98.

64. Nicoară-Farcău O, Han G, Rudler M, Angrisani D, Monescillo A, Torres F, et al. Effects of early placement of transjugular portosystemic shunts in patients with high-risk acute variceal bleeding: a meta-analysis of individual patient data. Gastroenterology. 2021;160:193–205.e10.

65. Bernardi M, Angeli P, Claria J, Moreau R, Gines P, Jalan R, et al. Albumin in decompensated cirrhosis: new concepts and perspectives. Gut. 2020;69:1127–38. https://doi.org/10.1136/gutjnl-2019-318843.

66. Sort P, Navasa M, Arroyo V, Aldeguer X, Planas R, Ruiz-del-Arbol L, et al. Effect of intravenous albumin on renal impairment and mortality in patients with cirrhosis and spontaneous bacterial peritonitis. N Engl J Med. 1999;341:403–9.

67. Ortega R, Ginès P, Uriz J, Cárdenas A, Calahorra B, De Las HD, et al. Terlipressin therapy with and without albumin for patients with hepatorenal syndrome: results of a prospective, nonrandomized study. Hepatology. 2002;36:941–8.

68. China L, Freemantle N, Forrest E, Kallis Y, Ryder SD, Wright G, et al. A randomized trial of albumin infusions in hospitalized patients with cirrhosis. N Engl J Med. 2021;384:808–17.

69. Caraceni P, Riggio O, Angeli P, Alessandria C, Neri S, Foschi FG, et al. Long-term albumin administration in decompensated cirrhosis (ANSWER): an open-label randomised trial. Lancet. 2018;391:2417–29.

70. Solà E, Solé C, Simón-Talero M, Martín-Llahí M, Castellote J, Garcia-Martínez R, et al. Midodrine and albumin for prevention of complications in patients with cirrhosis awaiting liver transplantation. A randomized placebo-controlled trial. J Hepatol. 2018;69:1250–9.

71. Romanelli R-G, La Villa G, Barletta G, Vizzutti F, Lanini F, Arena U, et al. Long-term albumin infusion improves survival in patients with cirrhosis and ascites: an unblinded randomized trial. World J Gastroenterol. 2006;12:1403–7.

72. Di Pascoli M, Fasolato S, Piano S, Bolognesi M, Angeli P. Long-term administration of human albumin improves survival in patients with cirrhosis and refractory ascites. Liver Int. 2019;39:98–105.

第 50 章 肌肉减少症、衰弱和营养不良对进一步失代偿的影响

Sarah Wang，Puneeta Tandon

缩写

ACLF	acute on chronic liver failure	慢加急性肝衰竭
ADL	activities of daily living	日常生活能力
BIA	bioelectrical impedance analysis	生物电阻抗分析法
CFS	Clinical Frailty Scale	临床衰弱量表
CP	Child-Pugh	Child-Pugh 分级
CT	computed tomography	计算机断层扫描
DEXA	dual X-ray absorptiometry	双能 X 射线吸收法
ECOG	Eastern Cooperative Oncology Group	东部肿瘤协作组
ESPEN	European Society for Clinical Nutrition and Metabolism	欧洲临床营养与代谢学会
FFC	Fried frailty criteria	Fried 衰弱标准
FFMA	fat-free muscle area	无脂肪肌肉面积
HE	hepatic encephalopathy	肝性脑病
HGS	handgrip strength	握力
HPVG	hepatic venous portal gradient	肝静脉压力梯度
KPS	Karnofsky performance status	Karnofsky 体能状态
LFI	liver frailty index	肝脏衰弱指数
LT	liver transplant	肝移植
MAMC	mid-arm muscle circumference	上臂中部肌围
MELD	model for end-stage liver disease	终末期肝病模型
MRI	magnetic resonance imaging	磁共振成像
RA	refractory ascites	难治性腹水
RCT	randomized control trial	随机对照试验
RFH-NPT	ROYAL Free Hospital-nutritional prioritizing tool	皇家自由医院 - 营养优先工具
SMI	skeletal muscle index	骨骼肌指数
SPPB	short physical performance battery	简易体能测量表
TIPS	transjugular intrahepatic portosystemic shunt	经颈静脉肝内门体分流术
TPMT	transversal psoas muscle thickness	腰大肌横截面积
US	ultrasound	超声

引言

　　肌肉减少症、衰弱和营养不良在肝硬化患者中很常见[1,2]。越来越多的证据证实了他们对肝硬化预后的影响,与肝移植(liver transplant,LT)等待名单上患者死亡率[3-5]、更长的住院时间、更高的住院频率[6-9]、

生活质量的下降[10]和 LT 更差的预后相关[11,12]。由于证据越来越多，目前重要的指南推荐临床医生在肝硬化患者的常规管理中使用经过验证的标准检查来评估肌肉减少症、衰弱和营养不良[13-15]。

虽然肌肉减少症、衰弱和营养不良通常被视为晚期肝硬化的并发症，但从生物学角度来看，这些表型也可在疾病进展中发挥作用。这一过程最有力的病理生理学依据是肝性脑病（hepatic encephalopathy，HE）。例如，高血氨症可表现肌肉毒性作用，导致肌肉损耗。肌肉损耗反过来又会导致骨骼肌氨代谢降低，从而使患者容易发生 HE[16,17]。肌肉减少症、衰弱和营养不良的治疗或预防能否逆转或延缓进一步失代偿是一个有待进一步研究的领域。

肌肉减少症、衰弱和营养不良的定义和评估

虽然肌肉减少症、衰弱和营养不良的表现可能互不相同，但它们密切相关且常常并存[14]。没有单一的"金标准"来识别他们。考虑不同种群独有的临界值，现有研究已经采用各种工具和一系列临界值来区分不同人群[18-20]。

在老年医学文献中，肌肉减少症通常被定义为肌肉质量和功能的丧失[21]。然而，在肝硬化患者中，大部分研究基于肌肉质量损失定义肌肉减少症[14]。多种用于评价肝硬化患者肌肉减少症的工具如表 50.1 所示。这些工具包括：人体测量指标，如上臂中部肌围（mid-arm muscle circumference，MAMC）[12,16]、基于 CT 或 MRI 的肌肉质量测量[5,22,23]、双能 X 射线吸收法（dual X-ray absorptiometry，DEXA）[24,25]、大腿超声（ultrasound，US）检查[26,27]和生物电阻抗分析法（bioelectrical impedance analysis，BIA）[28-30]。在这些工具中，基于 CT 的 L_3 椎体水平的骨骼肌指数（skeletal muscle index，SMI）是最常用和经过充分验证的指标之一[1]。一些研究也推荐腰大肌横截面积，因其无需额外的图像处理即可评估肌肉减少症[31,32]。在北美人群中，腰大肌横截面积和 L_3-SMI 相比与死亡率的相关性欠佳[33]。除了肌肉的数量，肌肉的质量也越来越被视为一种预后相关因素[34]。肌肉脂肪变性反映了肌肉组织中的脂肪蓄积程度，与死亡率和 HE 发生相关[35,36]。

表 50.1   肝硬化肌肉减少症的测量工具

工具	描述	设备
横断面成像[5,22,23,59]	各种测量肌肉质量的技术，包括按身高标准化的 L_3 骨骼肌指数（SMI）、腰大肌横截面积（TPMT）和竖脊肌的无脂肪肌肉面积（FFMA）	CT 或 MRI
超声[26,27]	髂腰肌或大腿肌群测量	US
相角[28-30,60]	根据 BIA 计算的指标，反映组织抗性和电抗	阻抗分析仪
人体测量[16]	MAMC、TSF 测量	N/A
DEXA[24,25]	通过 DEXA 扫描测定的总体身体组分	DEXA 扫描仪

BIA，生物电阻抗分析法；DEXA，双能 X 射线吸收法；FFMA，无脂肪肌肉面积；MAMC，上臂中部肌围；SMI，骨骼肌指数；TPMT，腰大肌横截面积；TSF，肱三头肌皮肤皱褶。

衰弱是体能储备下降和抵抗能力下降的临床综合征[37,38]。在肝硬化患者中，衰弱通常被定义为肌肉收缩功能受损[14]。衰弱的定义也考虑有氧能力下降甚至身体残疾的相关指标[14,39]。测量工具[14,39]包括从总体评分（无客观测量），如临床衰弱量表（Clinical Frailty Scale，CFS）[6,40]、日常生活能力（activity of daily living，ADL）[8,41]和 Karnofsky 体能状态（karnofsky performance status，KPS）[42-44]，至更客观的测量，包括 Fried 衰弱标准（fried frailty criteria，FFC）[9,45,46]、握力（handgrip strength，HGS）[47,48]、短步速[7]、6min 步行试验[49]、简易体能测量表（short physical performance battery，SPPB）[45,50]、肝脏衰弱指数（liver frailty index，LFI）[4,51,52]和心肺运动试验[53,54]（表 50.2）。

肝硬化患者营养不良的评估手段可能是最复杂多样的。关于营养不良的筛查工具，皇家自由医院 - 营养优先工具（Royal Free Hospital-nutritional prioritizing tool，RFH-NPT）已被证明可以预测肝硬化并发症和无肝移植生存率，并被指南推荐使用[13,14,55,56]。关于评估工具，最近的一项荟萃分析表明，在 47 项研究中有 32 种工具用于评估营养不良[57]。定义上，营养不良是导致可测量的身体成分、组织功能和 / 或临床结局改

表 50.2　肝硬化中衰弱的测量指标

工具	描述
临床衰弱量表[6]	快速、主观的量表分为 9 类,范围从非常健康至终末期疾病
日常生活能力[8]	6 项被认为对家庭生活至关重要具有依赖性或独立性的任务
Karnofsky 体能状态[43,44]	功能状态的整体评估范围从 100(正常)、50(需要大量帮助或频繁医疗护理)至 0(死亡)
东部肿瘤协作组量表[61,62]	功能限制量表范围为 0～5,0= 无限制,2= 能够自理,自理能力约提高超过 50%;4= 完全失能
Fried 衰弱标准[9,45]	5 个组成部分:握力、步速、疲惫、体重减轻和体力活动
握力[63-65]	用惯用手握住测力计,平均 3 次
短步速[7]	以常规步行速度步行 5m 的时间
6min 步行试验[49]	以常规速度步行 6min
简易体能测量表[45,50]	三部分:平衡测试、步态速度、坐站
肝脏衰弱指数[3,4]	三部分:握力、坐站和平衡测试
心肺运动试验[53,54]	静息和运动时气体交换的非侵入性测量

变的营养失衡综合征[58]。实际上,营养不良可表现为衰弱和肌肉减少症,通常可以用这两种表现重叠指标来评估[14]。因此,为了研究营养不良在进一步失代偿中的作用,应考虑将表现为肌肉减少和衰弱的营养不良纳入研究中。

衰弱、肌肉减少症和营养不良在肝硬化和肝硬化进展中的病理生理学

在肝硬化中,摄入不足或过量、主要营养素代谢改变和吸收不良综合征均可导致营养不良[14,56,66]。蛋白质分解代谢增加、蛋白质合成减少、糖异生增加及胰岛素抵抗均可加速饥饿状态[2,56,66]。即使在适当的营养和体力活动刺激的情况下,此类变化也可导致蛋白质合成减少[1]。

肝硬化本身可进一步导致肌肉减少症。高血氨症、炎症、内毒素血症和激素变化(如低睾酮和胰岛素抵抗)均可能是肝硬化肌肉减少症的诱因[1]。腹水可引起摄入减少,而腹腔穿刺放腹水可引起蛋白质丢失。此外,肝硬化的病因也可能导致肌肉减少症[14]。相关研究发现酒精可导致肌肉减少症[67]。炎症和胰岛素抵抗可能在非酒精性脂肪性肝炎患者的肌肉减少症中发挥作用[68]。在胆汁淤积性肝病患者中,胆汁酸也可能导致骨骼肌萎缩[69]。

衰弱、肌肉减少症和营养不良导致肝硬化进一步失代偿的发病机制尚不清楚。微量营养素缺乏与失代偿相关,如与认知功能障碍相关的锌和镁缺乏[14]。肌肉功能障碍导致的氨解毒减少以及支链氨基酸减少与 HE 的发生有关[70]。肌肉减少症和衰弱也可诱发感染[36],这是许多慢性疾病(包括肝硬化)中预后不佳的预测因素[71-73]。此外,有证据表明,衰弱可能与全身炎症相关,这可能与肝硬化患者的进一步失代偿有关,这一点值得进一步研究[74-76]。

肌肉减少症、衰弱和死亡

通过一系列的测量,多项研究发现肌肉减少症是肝硬化患者死亡的独立预测因子。L₃-SMI 是最常用的指标之一,肌肉减少症会增加正在评估肝移植患者[5,35,77]和肝移植等待名单上患者[22,78,79]的死亡风险。其他指标,包括通过不同方式测量的腰大肌质量[26,59,80]、BIA 相角[60,81]和 DEXA 身体成分扫描[25]均与死亡率相关,尤其是在失代偿期肝硬化患者中。此外,研究发现 L₃-SMI 的预后预测效能显著优于主观全面评定,这表明了肌肉减少症客观指标的重要性[78,82]。

肌肉减少症的预测效能可能因临床背景和纳入的患者人群而有差异。虽然在基于接受肝移植评估的患者队列中开发的 MELD- 肌肉减少症评分比单独的 MELD 评分更能准确地预测死亡[5],但在另一个等待

肝移植的患者队列中，MELD- 肌肉减少症评分与单独的 MELD 相比并不能提高预测的准确性[79]。不同的结果可能是源于队列间的差异（例如，与肝移植评估队列相比，等待移植组的移植率更高，死亡率更低）。重要的是，在 2 个队列中，MELD- 肌肉减少症评分在 MELD<15 的患者中具有更好的表现，这与其他研究结果一致，表明肌肉减少症可预测代偿期或早期失代偿期肝硬化和无临床显著门静脉高压患者的生存[77]，但对慢加急性肝衰竭患者（肝功能障碍最严重的人群）无预测价值[83]。另一项研究发现在进展期慢性肝病患者中，通过 TPMT 测量的肌肉减少症与 HVPG 之间没有相关性[32]。总之，肌肉减少症与预后相关性可能在肝硬化早期阶段更显著。

在前瞻性 FrAILT 队列中，当衰弱联合 MELD-Na 且加 9 分时，MELD- 衰弱指数评分优于单独使用 MELD-Na 评分能更好地预测肝移植等待名单上患者的死亡率[3]。同样，CFS、KPS、SBBP、FFC 和 6min 步行试验都是预测肝硬化门诊患者死亡率的有效工具[6,40,44,45,49,50]。在肝硬化住院患者的研究中，ADL 和 KPS 可预测患者出院后死亡率[8,43]。此外，肝移植等待名单上患者衰弱的变化与死亡率有关，突出表明了衰弱的动态性和纵向评估的必要性[84]。衰弱已被认定是代偿期和失代偿期肝硬化死亡的独立预测因子，表明衰弱在肝硬化疾病进展中是一个可靠的预测因子[52]。

肌肉减少症、衰弱和肝硬化进一步失代偿

肌肉减少症对肝硬化进一步失代偿影响的证据有限，主要是基于回顾性和横断面的研究。与骨骼肌在氨解毒作用中的假设一致，几项研究已证实肌肉减少症和 HE 发生率增加有关[16,28,48,85,86]。这也在一个前瞻性队列中得到了进一步证实，其中通过 CT 评估的肌肉减少症和肌肉脂肪变性与轻微和明显 HE 的发生独立相关（这些患者中有 2/3 有 Child-Pugh B 级或 Child-Pugh C 级肝功能）[87]。另一项使用腰大肌直径 / 高度比的研究发现，肌肉减少症可预测因失代偿事件的住院治疗[26]。此外，在一个接受肝移植评估的患者队列中，肌肉功能受损与 6 个月无失代偿生存（定义为急性肾衰竭、新发腹水或腹水恶化）和 HE 发生有关[88]。相反，在一项对接受了常规临床 MRI 检查的患者中，Beer 等人证实了 TPMT/ 身高的比值不能预测肝硬化首次或进一步失代偿（静脉曲张出血、自发性细菌性腹膜炎、新发腹水、腹水恶化或 HE）[80]。上述研究间的差异可能与研究中患者类型（移植候选者与常规门诊者）、研究设计的局限性（回顾性、横断面、缺乏竞争风险分析）以及肌肉减少症测量方法的差异相关。因此，需要进一步研究确定肌肉减少症对肝硬化进一步失代偿的影响。

同样地，仅有少量的研究评估了衰弱对肝硬化进一步失代偿的影响。一项横断面研究发现衰弱与更高的失代偿发生率相关[42]。2005 年著名的 Alvares-da-Silva 研究分析了 50 名握力异常的患者与失代偿事件的相关性。该研究主要纳入了肝硬化代偿期患者（88% Child-Pugh A 级），因此该研究结论对肝硬化患者发生进一步失代偿的借鉴意义有限[64]。最近一项纳入 822 名患者的多中心回顾性队列研究中，根据 D'Amico 肝硬化分期，LFI 与代偿期和失代偿期肝硬化患者的进展均直接相关[52]。在失代偿肝硬化患者中，LFI>4.5 时，衰弱与疾病进展或死亡独立相关（HR：2.6）。在敏感性分析中，当死亡作为结局被移除时，这种关系仍然显著。这些可喜的发现表明衰弱可能不仅仅是晚期肝病的结果，而是可能在进一步失代偿中发挥作用进而导致更差的预后。

肌肉减少症和经颈静脉肝内门体分流术

肌肉减少症对 TIPS 术后患者结局的影响是另一个值得被关注的研究领域（表 50.3）。现有的研究中，TIPS 术后肌肉减少症逆转的比例（6%～72%）[89-91] 和 TIPS 术前肌肉减少症与 TIPS 术后预后的关系[23,92-94]，这两方面的结果都不一致。

一些研究表明，肌肉减少症可预测 TIPS 术后 HE[93,94]、更慢的腹水缓解[23]、ACLF 和死亡[95] 的发生风险；而且肌肉减少症的改善程度与 HE 发生率和死亡率降低相关[89,91]。相反地，最近的一项研究发现在因难治性腹水行 TIPS 治疗的患者中，肌肉减少症不能预测 HE 的发生或死亡[92]。因此，需要进一步研究以确定如何最佳地优化接受 TIPS 的肌肉减少症患者的选择和管理。重要的是，在没有其他典型适应证的情况下，肌肉减少症本身不是 TIPS 的适应证。

表 50.3　肌肉减少症对 TIPS 患者的影响

作者,年份	工具	n	CP B/C/%	设计	RA/%	研究结论
Artru 2020[90]	TPMT/身高	179		回顾性	53	肌肉减少症与 6 个月死亡率独立相关。94% 的患者在第 6 个月时仍存在肌肉减少症
Benmassaoud 2020[92]	L₃-SMI	107	100	回顾性	100	肌肉减少症无法预测死亡或新发 HE
Cai,2021[93]	腰大肌密度	251		回顾性	5.2	肌肉减少症是肝性脑病的独立预测因子
Gioia 2019[91]	L₃-SMI	35	52	回顾性	54	63% 的肌肉减少症有所改善。如果肌肉减少症得到改善,明显的 HE 发作就会减少
Nardelli,2017[94]	SMI	47	76	前瞻性	50	MELD 和肌肉减少症是 TIPS 后 HE 的独立预测因子
Praktiknjo,2018[23]	FFMA	116		回顾性	53	肌肉减少症与 TIPS 术后 ACLF 和死亡风险相关,以及持续性失代偿
Praktiknjo,2019[95]	TPMT/身高	186	78	回顾性	52	TIPS 术后 1 年,肌肉减少症与非肌肉减少症患者的死亡率、腹水、明显 HE 和 ACLF 发生率较高
Tsien 2013[89]	各种 CT 测量	57		回顾性	72	肌肉减少症改善 72%。无法逆转肌肉减少症与死亡率增加相关(44% 与 10%)

肌肉减少症、衰弱、营养不良的治疗对进一步失代偿的影响

目前治疗肌肉减少症、衰弱和营养不良的主要方法是充足的营养支持和体力活动。尽管指南各不相同,但通常建议非肥胖患者蛋白质摄入量为 1.2~1.5g/d,每日热量摄入量至少为 35kcal/kg,而肥胖患者则采用定制的低热量方法[1]。建议避免长时间禁食,清醒时每 3~4h 应定时摄入营养[1];推荐进行有氧运动和阻力训练,间隔时间和初筛运动的安全性建议详见近期综述[1,14]。最值得注意的是,鉴于运动可能导致门静脉压力急剧升高[96],在开始中等强度运动计划之前,必须采取适当的一级或二级静脉曲张预防措施[97,98]。

需要精心设计前瞻性随机对照试验(randomized control trial,RCT)来确定营养和运动疗法对肝硬化失代偿进程的影响。一项小型没有对照组的研究发现定期与营养师进行营养咨询(推荐每天摄入能量 30~35kcal/kg 和蛋白质 1.0~1.5g/kg)可改善轻微 HE[99]。Maharshi 等人的一项随机对照试验发现根据欧洲临床营养与代谢学会指南(European Society for Clinical Nutrition and Metabolism,ESPEN)营养治疗改善了基于心理测量 HE 评分的轻微 HE[100]。此外,Gioia 等人的研究表明,TIPS 术后身体成分的改善与 HE 发作减少有关[91]。从理论上说,腹水的最佳管理可通过改善食欲和提高摄入,甚至可能通过影响静息时的能量消耗来改善肌肉减少症和营养不良[101,102]。Vidot 等人(n=14)在有营养不良和腹水患者中进行了一项非对照研究,通过持续管饲法提供营养支持使腹水程度改善,腹腔穿刺需求减少[103]。这些发现尽管非常有趣,但需要更大型的随机对照试验来证实。

运动对肝硬化失代偿的影响在很大程度上是未知的。门静脉高压和炎症的病理生理机制对失代偿的驱动作用可能通过运动减轻。由于剧烈运动与 HVPG 升高相关,因此有必要进行适当的预防以降低静脉曲张出血的风险[97,98],但在慢性疾病中,两项研究证实运动与 HVPG 降低相关[104,105]。除肝硬化相关文献外,其他研究也证明运动可以降低全身炎症指标[106]。综上,除了提高肌肉质量和增强功能外,运动对肝硬化的有益作用还有待进一步研究。

未来方向

虽然我们对肌肉减少症、衰弱和营养不良及其对肝硬化自然病程影响的了解正在增加,但远未完成。这些表现与肝硬化失代偿之间的因果关系问题,包括营养和运动治疗对它们的影响,需要开展精心设计的

病理生理学研究,并在精心挑选患者的 RCT 中进行进一步探索。TIPS 正在成为治疗肝硬化门静脉高压越来越重要的方法,如何更好地对接受 TIPS 的肌肉减少症患者进行风险分层并优化预后还需等待深入的研究。

（黄菊 译，晏玉玲 审校）

参考文献

1. Tandon P, Montano-Loza AJ, Lai JC, Dasarathy S, Merli M. Sarcopenia and frailty in decompensated cirrhosis. J Hepatol. 2021;75(Suppl 1):S147–62.
2. Cheung K, Lee SS, Raman M. Prevalence and mechanisms of malnutrition in patients with advanced liver disease, and nutrition management strategies. Clin Gastroenterol Hepatol. 2012;10(2):117–25.
3. Lai JC, Covinsky KE, Dodge JL, Boscardin WJ, Segev DL, Roberts JP, et al. Development of a novel frailty index to predict mortality in patients with end-stage liver disease. Hepatology. 2017;66(2):564–74.
4. Lai JC, Rahimi RS, Verna EC, Kappus MR, Dunn MA, McAdams-DeMarco M, et al. Frailty associated with waitlist mortality independent of ascites and hepatic encephalopathy in a multicenter study. Gastroenterology. 2019;156(6):1675–82.
5. Montano-Loza AJ, Duarte-Rojo A, Meza-Junco J, Baracos VE, Sawyer MB, Pang JXQ, et al. Inclusion of sarcopenia within MELD (MELD-sarcopenia) and the prediction of mortality in patients with cirrhosis. Clin Transl Gastroenterol. 2015;6:e102.
6. Tandon P, Tangri N, Thomas L, Zenith L, Shaikh T, Carbonneau M, et al. A rapid bedside screen to predict unplanned hospitalization and death in outpatients with cirrhosis: a prospective evaluation of the clinical frailty scale. Am J Gastroenterol. 2016;111(12):1759–67.
7. Dunn MA, Josbeno DA, Tevar AD, Rachakonda V, Ganesh SR, Schmotzer AR, et al. Frailty as tested by gait speed is an independent risk factor for cirrhosis complications that require hospitalization. Am J Gastroenterol. 2016;111(12):1768–75.
8. Tapper EB, Finkelstein D, Mittleman MA, Piatkowski G, Lai M. Standard assessments of frailty are validated predictors of mortality in hospitalized patients with cirrhosis. Hepatology. 2015;62(2):584–90.
9. Sinclair M, Poltavskiy E, Dodge JL, Lai JC. Frailty is independently associated with increased hospitalisation days in patients on the liver transplant waitlist. World J Gastroenterol. 2017;23(5):899–905.
10. Tapper EB, Baki J, Parikh ND, Lok AS. Frailty, psychoactive medications, and cognitive dysfunction are associated with poor patient-reported outcomes in cirrhosis. Hepatology. 2019;69(4):1676–85.
11. Bhanji RA, Takahashi N, Moynagh MR, Narayanan P, Angirekula M, Mara KC, et al. The evolution and impact of sarcopenia pre- and post-liver transplantation. Aliment Pharmacol Ther. 2019;49(6):807–13.
12. Kalafateli M, Mantzoukis K, Choi Yau Y, Mohammad AO, Arora S, Rodrigues S, et al. Malnutrition and sarcopenia predict post-liver transplantation outcomes independently of the model for end-stage Liver disease score. J Cachexia Sarcopenia Muscle. 2017;8(1):113–21.
13. European Association for the Study of the Liver. EASL Clinical Practice Guidelines on nutrition in chronic liver disease. J Hepatol. 2019;70(1):172–93.
14. Lai JC, Tandon P, Bernal W, Tapper EB, Ekong U, Dasarathy S, et al. Malnutrition, frailty, and sarcopenia in patients with cirrhosis: 2021 practice guidance by the American Association for the Study of Liver Diseases. Hepatology. 2021;74(3):1611–44.
15. Bischoff SC, Bernal W, Dasarathy S, Merli M, Plank LD, Schütz T, et al. ESPEN practical guideline: Clinical nutrition in liver disease. Clin Nutr. 2020;39(12):3533–62.
16. Merli M, Giusto M, Lucidi C, Giannelli V, Pentassuglio I, Di Gregorio V, et al. Muscle depletion increases the risk of overt and minimal hepatic encephalopathy: results of a prospective study. Metab Brain Dis. 2013;28(2):281–4.
17. Chen H-W, Dunn MA. Muscle at risk: the multiple impacts of ammonia on sarcopenia and frailty in cirrhosis. Clin Transl Gastroenterol. 2016;7:e170.
18. Zeng X, Shi Z-W, Yu J-J, Wang L-F, Luo Y-Y, Jin S-M, et al. Sarcopenia as a prognostic predictor of liver cirrhosis: a multicentre study in China. J Cachexia Sarcopenia Muscle. 2021;12(6):1948–58. https://doi.org/10.1002/jcsm.12797.

555

355

5553

19. Nishikawa H, Shiraki M, Hiramatsu A, Moriya K, Hino K, Nishiguchi S. Japan Society of Hepatology guidelines for sarcopenia in liver disease (1st edition): recommendation from the working group for creation of sarcopenia assessment criteria. Hepatol Res. 2016;46(10):951–63.
20. Chen L-K, Woo J, Assantachai P, Auyeung T-W, Chou M-Y, Iijima K, et al. Asian Working Group for Sarcopenia: 2019 consensus update on sarcopenia diagnosis and treatment. J Am Med Dir Assoc. 2020;21(3):300–7.e2.
21. Cruz-Jentoft AJ, Bahat G, Bauer J, Boirie Y, Bruyère O, Cederholm T, et al. Sarcopenia: revised European consensus on definition and diagnosis. Age Ageing. 2019;48(4):601.
22. Carey EJ, Lai JC, Wang CW, Dasarathy S, Lobach I, Montano-Loza AJ, et al. A multicenter study to define sarcopenia in patients with end-stage liver disease. Liver Transpl. 2017;23(5):625–33.
23. Praktiknjo M, Book M, Luetkens J, Pohlmann A, Meyer C, Thomas D, et al. Fat-free muscle mass in magnetic resonance imaging predicts acute-on-chronic liver failure and survival in decompensated cirrhosis. Hepatology. 2018;67(3):1014–26.
24. Giusto M, Lattanzi B, Albanese C, Galtieri A, Farcomeni A, Giannelli V, et al. Sarcopenia in liver cirrhosis: the role of computed tomography scan for the assessment of muscle mass compared with dual-energy X-ray absorptiometry and anthropometry. Eur J Gastroenterol Hepatol. 2015;27(3):328–34.
25. Sinclair M, Hoermann R, Peterson A, Testro A, Angus PW, Hey P, et al. Use of dual X-ray absorptiometry in men with advanced cirrhosis to predict sarcopenia-associated mortality risk. Liver Int. 2019;39(6):1089–97.
26. Hari A, Berzigotti A, Štabuc B, Caglevič N. Muscle psoas indices measured by ultrasound in cirrhosis—preliminary evaluation of sarcopenia assessment and prediction of liver decompensation and mortality. Dig Liver Dis. 2019;51(11):1502–7.
27. Kobayashi K, Maruyama H, Kiyono S, Ogasawara S, Suzuki E, Ooka Y, et al. Application of transcutaneous ultrasonography for the diagnosis of muscle mass loss in patients with liver cirrhosis. J Gastroenterol. 2018;53(5):652–9.
28. Ruiz-Margáin A, Macías-Rodríguez RU, Ampuero J, Cubero FJ, Chi-Cervera L, Ríos-Torres SL, et al. Low phase angle is associated with the development of hepatic encephalopathy in patients with cirrhosis. World J Gastroenterol. 2016;22(45):10064–70.
29. Pirlich M, Schütz T, Spachos T, Ertl S, Weiss ML, Lochs H, et al. Bioelectrical impedance analysis is a useful bedside technique to assess malnutrition in cirrhotic patients with and without ascites. Hepatology. 2000;32(6):1208–15.
30. Belarmino G, Gonzalez MC, Torrinhas RS, Sala P, Andraus W, D'Albuquerque LAC, et al. Phase angle obtained by bioelectrical impedance analysis independently predicts mortality in patients with cirrhosis. World J Hepatol. 2017;9(7):401–8.
31. Paternostro R, Lampichler K, Bardach C, Asenbaum U, Landler C, Bauer D, et al. The value of different CT-based methods for diagnosing low muscle mass and predicting mortality in patients with cirrhosis. Liver Int. 2019;39(12):2374–85.
32. Paternostro R, Bardach C, Hofer BS, Scheiner B, Schwabl P, Asenbaum U, et al. Prognostic impact of sarcopenia in cirrhotic patients stratified by different severity of portal hypertension. Liver Int. 2021;41(4):799–809.
33. Ebadi M, Wang CW, Lai JC, Dasarathy S, Kappus MR, Dunn MA, et al. Poor performance of psoas muscle index for identification of patients with higher waitlist mortality risk in cirrhosis. J Cachexia Sarcopenia Muscle. 2018;9(6):1053–62.
34. Ebadi M, Bhanji RA, Tandon P, Mazurak V, Baracos VE, Montano-Loza AJ. Review article: prognostic significance of body composition abnormalities in patients with cirrhosis. Aliment Pharmacol Ther. 2020;52(4):600–18.
35. Bhanji RA, Moctezuma-Velazquez C, Duarte-Rojo A, Ebadi M, Ghosh S, Rose C, et al. Myosteatosis and sarcopenia are associated with hepatic encephalopathy in patients with cirrhosis. Hepatol Int. 2018;12(4):377–86.
36. Montano-Loza AJ, Angulo P, Meza-Junco J, Prado CMM, Sawyer MB, Beaumont C, et al. Sarcopenic obesity and myosteatosis are associated with higher mortality in patients with cirrhosis. J Cachexia Sarcopenia Muscle. 2016;7(2):126–35.
37. Xue Q-L. The frailty syndrome: definition and natural history. Clin Geriatr Med. 2011;27(1):1–15.
38. Fried LP, Tangen CM, Walston J, Newman AB, Hirsch C, Gottdiener J, et al. Frailty in older adults: evidence for a phenotype. J Gerontol A Biol Sci Med Sci. 2001;56(3):M146–56.
39. Williams FR, Milliken D, Lai JC, Armstrong MJ. Assessment of the frail patient with end-stage liver disease: a practical overview of sarcopenia, physical function, and disability.

Hepatol Commun. 2021;5(6):923–37.

40. Kremer WM, Nagel M, Reuter M, Hilscher M, Michel M, Kaps L, et al. Validation of the clinical frailty scale for the prediction of mortality in patients with liver cirrhosis. Clin Transl Gastroenterol. 2020;11:e00211. https://doi.org/10.14309/ctg.0000000000000211.

41. Lai JC, Dodge JL, McCulloch CE, Covinsky KE, Singer JP. Frailty and the burden of concurrent and incident disability in patients with cirrhosis: a prospective cohort study. Hepatol Commun. 2020;4(1):126–33.

42. McCabe P, Hirode G, Wong R. Functional status at liver transplant Waitlisting correlates with greater odds of encephalopathy, ascites, and spontaneous bacterial peritonitis. J Clin Exp Hepatol. 2020;10(5):413–20.

43. Tandon P, Reddy KR, O'Leary JG, Garcia-Tsao G, Abraldes JG, Wong F, et al. A Karnofsky performance status-based score predicts death after hospital discharge in patients with cirrhosis. Hepatology. 2017;65(1):217–24.

44. Orman ES, Ghabril M, Chalasani N. Poor performance status is associated with increased mortality in patients with cirrhosis. Clin Gastroenterol Hepatol. 2016;14(8):1189–95.e1.

45. Lai JC, Feng S, Terrault NA, Lizaola B, Hayssen H, Covinsky K. Frailty predicts waitlist mortality in liver transplant candidates. Am J Transplant. 2014;14(8):1870–9.

46. Román E, Parramón M, Flavià M, Gely C, Poca M, Gallego A, et al. Frailty in outpatients with cirrhosis: a prospective observational study. Liver Int. 2021;41(2):357–68. https://doi.org/10.1111/liv.14694.

47. Tapper EB, Derstine B, Baki J, Su GL. Bedside measures of frailty and cognitive function correlate with sarcopenia in patients with cirrhosis. Dig Dis Sci. 2019;64(12):3652–9.

48. Miwa T, Hanai T, Nishimura K, Maeda T, Ogiso Y, Imai K, et al. Handgrip strength stratifies the risk of covert and overt hepatic encephalopathy in patients with cirrhosis. JPEN J Parenter Enteral Nutr. 2022;46(4):858–66. https://doi.org/10.1002/jpen.2222.

49. Carey EJ, Steidley DE, Aqel BA, Byrne TJ, Mekeel KL, Rakela J, et al. Six-minute walk distance predicts mortality in liver transplant candidates. Liver Transpl. 2010;16(12):1373–8.

50. Essam Behiry M, Mogawer S, Yamany A, Rakha M, Awad R, Emad N, et al. Ability of the short physical performance battery frailty index to predict mortality and hospital readmission in patients with liver cirrhosis. Int J Hepatol. 2019;2019:8092865.

51. Lai JC, Covinsky KE, McCulloch CE, Feng S. The liver frailty index improves mortality prediction of the subjective clinician assessment in patients with cirrhosis. Am J Gastroenterol. 2018;113(2):235–42.

52. Wang S, Whitlock R, Xu C, Taneja S, Singh S, Abraldes JG, et al. Frailty is associated with increased risk of cirrhosis disease progression and death. Hepatology. 2022;75(3):600–9. https://doi.org/10.1002/hep.32157.

53. Prentis JM, Manas DMD, Trenell MI, Hudson M, Jones DJ, Snowden CP. Submaximal cardiopulmonary exercise testing predicts 90-day survival after liver transplantation. Liver Transpl. 2012;18(2):152–9.

54. Bernal W, Martin-Mateos R, Lipcsey M, Tallis C, Woodsford K, McPhail MJ, et al. Aerobic capacity during cardiopulmonary exercise testing and survival with and without liver transplantation for patients with chronic liver disease. Liver Transpl. 2014;20(1):54–62.

55. Borhofen SM, Gerner C, Lehmann J, Fimmers R, Görtzen J, Hey B, et al. The Royal Free Hospital-Nutritional Prioritizing Tool is an independent predictor of deterioration of liver function and survival in cirrhosis. Dig Dis Sci. 2016;61(6):1735–43.

56. Tandon P, Raman M, Mourtzakis M, Merli M. A practical approach to nutritional screening and assessment in cirrhosis. Hepatology. 2017;65(3):1044–57.

57. Ney M, Li S, Vandermeer B, Gramlich L, Ismond KP, Raman M, et al. Systematic review with meta-analysis: nutritional screening and assessment tools in cirrhosis. Liver Int. 2020;40(3):664–73.

58. Lochs H, Allison SP, Meier R, Pirlich M, Kondrup J, Schneider S, et al. Introductory to the ESPEN guidelines on enteral nutrition: terminology, definitions and general topics. Clin Nutr. 2006;25(2):180–6.

59. Durand F, Buyse S, Francoz C, Laouénan C, Bruno O, Belghiti J, et al. Prognostic value of muscle atrophy in cirrhosis using psoas muscle thickness on computed tomography. J Hepatol. 2014;60(6):1151–7.

60. Ruiz-Margáin A, Xie JJ, Román-Calleja BM, Pauly M, White MG, Chapa-Ibargüengoitia M, et al. Phase angle from bioelectrical impedance for the assessment of sarcopenia in cirrhosis with or without ascites. Clin Gastroenterol Hepatol. 2021;19(9):1941–9.e2.

61. Vouche M, Habib A, Ward TJ, Kim E, Kulik L, Ganger D, et al. Unresectable solitary hepatocellular carcinoma not amenable to radiofrequency ablation: multicenter radiology-pathology

correlation and survival of radiation segmentectomy. Hepatology. 2014;60(1):192–201.

62. Hsu C-Y, Lee Y-H, Hsia C-Y, Huang Y-H, Su C-W, Lin H-C, et al. Performance status in patients with hepatocellular carcinoma: determinants, prognostic impact, and ability to improve the Barcelona Clinic Liver Cancer system. Hepatology. 2013;57(1):112–9.

63. Sinclair M, Chapman B, Hoermann R, Angus PW, Testro A, Scodellaro T, et al. Handgrip strength adds more prognostic value to the model for end-stage Liver disease score than imaging-based measures of muscle mass in men with cirrhosis. Liver Transpl. 2019;25(10):1480–7.

64. Alvares-da-Silva MR, Reverbel da Silveira T. Comparison between handgrip strength, subjective global assessment, and prognostic nutritional index in assessing malnutrition and predicting clinical outcome in cirrhotic outpatients. Nutrition. 2005;21(2):113–7.

65. Hanai T, Shiraki M, Imai K, Suetsugu A, Takai K, Moriwaki H, et al. Reduced handgrip strength is predictive of poor survival among patients with liver cirrhosis: a sex-stratified analysis. Hepatol Res. 2019;49(12):1414–26.

66. Bunchorntavakul C, Reddy KR. Review article: malnutrition/sarcopenia and frailty in patients with cirrhosis. Aliment Pharmacol Ther. 2020;51(1):64–77.

67. Thapaliya S, Runkana A, McMullen MR, Nagy LE, McDonald C, Naga Prasad SV, et al. Alcohol-induced autophagy contributes to loss in skeletal muscle mass. Autophagy. 2014;10(4):677–90.

68. Bhanji RA, Narayanan P, Allen AM, Malhi H, Watt KD. Sarcopenia in hiding: the risk and consequence of underestimating muscle dysfunction in nonalcoholic steatohepatitis. Hepatology. 2017;66(6):2055–65.

69. Abrigo J, Gonzalez F, Aguirre F, Tacchi F, Gonzalez A, Meza MP, et al. Cholic acid and deoxycholic acid induce skeletal muscle atrophy through a mechanism dependent on TGR5 receptor. J Cell Physiol. 2021;236(1):260–72.

70. Ooi PH, Gilmour SM, Yap J, Mager DR. Effects of branched chain amino acid supplementation on patient care outcomes in adults and children with liver cirrhosis: a systematic review. Clin Nutr ESPEN. 2018;28:41–51.

71. Arvaniti V, D'Amico G, Fede G, Manousou P, Tsochatzis E, Pleguezuelo M, et al. Infections in patients with cirrhosis increase mortality four-fold and should be used in determining prognosis. Gastroenterology. 2010;139(4):1246–56, 1256.e1–5.

72. Kochar B, Cai W, Cagan A, Ananthakrishnan AN. Pretreatment frailty is independently associated with increased risk of infections after immunosuppression in patients with inflammatory bowel diseases. Gastroenterology. 2020;158(8):2104–11.e2.

73. Villanueva C, Albillos A, Genescà J, Garcia-Pagan JC, Brujats A, Calleja JL, et al. Bacterial infections adversely influence the risk of decompensation and survival in compensated cirrhosis. J Hepatol. 2021;75(3):589–99.

74. Soysal P, Stubbs B, Lucato P, Luchini C, Solmi M, Peluso R, et al. Corrigendum to "inflammation and frailty in the elderly: a systematic review and meta-analysis" [Ageing Res Rev. 31 (2016) 1–8]. Ageing Res Rev. 2017;35:364–5.

75. Franceschi C, Garagnani P, Parini P, Giuliani C, Santoro A. Inflammaging: a new immune-metabolic viewpoint for age-related diseases. Nat Rev Endocrinol. 2018;14(10):576–90.

76. Bhanji RA, Montano-Loza AJ, Watt KD. Sarcopenia in cirrhosis: looking beyond the skeletal muscle loss to see the systemic disease. Hepatology. 2019;70(6):2193–203.

77. Kang SH, Jeong WK, Baik SK, Cha SH, Kim MY. Impact of sarcopenia on prognostic value of cirrhosis: going beyond the hepatic venous pressure gradient and MELD score. J Cachexia Sarcopenia Muscle. 2018;9(5):860–70.

78. Tandon P, Ney M, Irwin I, Ma MM, Gramlich L, Bain VG, et al. Severe muscle depletion in patients on the liver transplant wait list: its prevalence and independent prognostic value. Liver Transpl. 2012;18(10):1209–16.

79. van Vugt JLA, Alferink LJM, Buettner S, Gaspersz MP, Bot D, Darwish Murad S, et al. A model including sarcopenia surpasses the MELD score in predicting waiting list mortality in cirrhotic liver transplant candidates: a competing risk analysis in a national cohort. J Hepatol. 2018;68(4):707–14.

80. Beer L, Bastati N, Ba-Ssalamah A, Pötter-Lang S, Lampichler K, Bican Y, et al. MRI-defined sarcopenia predicts mortality in patients with chronic liver disease. Liver Int. 2020;40(11):2797–807.

81. Saueressig C, Glasenapp JH, Luft VC, Alves FD, Ferreira PK, Hammes TO, et al. Phase angle is an independent predictor of 6-month mortality in patients with decompensated cirrhosis: a prospective cohort study. Nutr Clin Pract. 2020;35(6):1061–9.

82. Moctezuma-Velazquez C, Ebadi M, Bhanji RA, Stirnimann G, Tandon P, Montano-Loza

AJ. Limited performance of subjective global assessment compared to computed tomography-determined sarcopenia in predicting adverse clinical outcomes in patients with cirrhosis. Clin Nutr. 2019;38(6):2696–703.

83. Li T, Xu M, Kong M, Song W, Duan Z, Chen Y. Use of skeletal muscle index as a predictor of short-term mortality in patients with acute-on-chronic liver failure. Sci Rep. 2021;11(1):12593.

84. Lai JC, Dodge JL, Kappus MR, Dunn MA, Volk ML, Duarte-Rojo A, et al. Changes in frailty are associated with waitlist mortality in patients with cirrhosis. J Hepatol. 2020;73(3):575–81. https://doi.org/10.1016/j.jhep.2020.03.029.

85. Badran H, Elsabaawy MM, Ragab A, Aly RA, Alsebaey A, Sabry A. Baseline sarcopenia is associated with lack of response to therapy, liver decompensation and high mortality in hepatocellular carcinoma patients. Asian Pac J Cancer Prev. 2020;21(11):3285–90.

86. Hanai T, Shiraki M, Watanabe S, Kochi T, Imai K, Suetsugu A, et al. Sarcopenia predicts minimal hepatic encephalopathy in patients with liver cirrhosis. Hepatol Res. 2017;47(13):1359–67.

87. Nardelli S, Lattanzi B, Merli M, Farcomeni A, Gioia S, Ridola L, et al. Muscle alterations are associated with minimal and overt hepatic encephalopathy in patients with liver cirrhosis. Hepatology. 2019;70(5):1704–13.

88. Oey RC, Aarts P, Erler NS, Metselaar HJ, Lakenman PLM, Riemslag Baas-van der Ree S, et al. Identification and prognostic impact of malnutrition in a population screened for liver transplantation. Clin Nutr ESPEN. 2020;36:36–44.

89. Tsien C, Shah SN, McCullough AJ, Dasarathy S. Reversal of sarcopenia predicts survival after a transjugular intrahepatic portosystemic stent. Eur J Gastroenterol Hepatol. 2013;25(1):85–93.

90. Artru F, Miquet X, Azahaf M, Labreuche J, Ntandja Wandji LC, Sergent G, et al. Consequences of TIPSS placement on the body composition of patients with cirrhosis and severe portal hypertension: a large retrospective CT-based surveillance. Aliment Pharmacol Ther. 2020;52(9):1516–26.

91. Gioia S, Ridola L, Cristofaro L, Merli M, Faccioli J, Riggio O, et al. The improvement in body composition including subcutaneous and visceral fat reduces ammonia and hepatic encephalopathy after transjugular intrahepatic portosystemic shunt. Liver Int. 2021;41(12):2965–73. https://doi.org/10.1111/liv.15060.

92. Benmassaoud A, Roccarina D, Arico F, Leandro G, Yu B, Cheng F, et al. Sarcopenia does not worsen survival in patients with cirrhosis undergoing transjugular intrahepatic portosystemic shunt for refractory ascites. Am J Gastroenterol. 2020;115(11):1911–4.

93. Cai W, Lin H, Qi R, Lin X, Zhao Y, Chen W, et al. Psoas muscle density predicts occurrences of hepatic encephalopathy in patients receiving transjugular intrahepatic portosystemic shunts within 1 year. Cardiovasc Intervent Radiol. 2022;45(1):93–101. https://doi.org/10.1007/s00270-021-02961-8.

94. Nardelli S, Lattanzi B, Torrisi S, Greco F, Farcomeni A, Gioia S, et al. Sarcopenia is risk factor for development of hepatic encephalopathy after transjugular intrahepatic portosystemic shunt placement. Clin Gastroenterol Hepatol. 2017;15(6):934–6.

95. Praktiknjo M, Clees C, Pigliacelli A, Fischer S, Jansen C, Lehmann J, et al. Sarcopenia is associated with development of acute-on-chronic liver failure in decompensated liver cirrhosis receiving transjugular intrahepatic portosystemic shunt. Clin Transl Gastroenterol. 2019;10(4):e00025.

96. García-Pagàn JC, Santos C, Barberá JA, Luca A, Roca J, Rodriguez-Roisin R, et al. Physical exercise increases portal pressure in patients with cirrhosis and portal hypertension. Gastroenterology. 1996;111(5):1300–6.

97. Tandon P, Ismond KP, Riess K, Duarte-Rojo A, Al-Judaibi B, Dunn MA, et al. Exercise in cirrhosis: translating evidence and experience to practice. J Hepatol. 2018;69(5):1164–77.

98. Bandi JC, García-Pagán JC, Escorsell A, François E, Moitinho E, Rodés J, et al. Effects of propranolol on the hepatic hemodynamic response to physical exercise in patients with cirrhosis. Hepatology. 1998;28(3):677–82.

99. Kato A, Tanaka H, Kawaguchi T, Kanazawa H, Iwasa M, Sakaida I, et al. Nutritional management contributes to improvement in minimal hepatic encephalopathy and quality of life in patients with liver cirrhosis: a preliminary, prospective, open-label study. Hepatol Res. 2013;43(5):452–8.

100. Maharshi S, Sharma BC, Sachdeva S, Srivastava S, Sharma P. Efficacy of nutritional therapy for patients with cirrhosis and minimal hepatic encephalopathy in a randomized trial. Clin Gastroenterol Hepatol. 2016;14(3):454–60.e3; quiz e33.

101. Aqel BA, Scolapio JS, Dickson RC, Burton DD, Bouras EP. Contribution of ascites to impaired gastric function and nutritional intake in patients with cirrhosis and ascites. Clin Gastroenterol Hepatol. 2005;3(11):1095–100.
102. Dolz C, Raurich JM, Ibáñez J, Obrador A, Marsé P, Gayá J. Ascites increases the resting energy expenditure in liver cirrhosis. Gastroenterology. 1991;100(3):738–44.
103. Vidot H, Bowen DG, Carey S, McCaughan GW, Allman-Farinelli M, Shackel NA. Aggressive nutrition intervention reduces ascites and frequency of paracentesis in malnourished patients with cirrhosis and ascites. JGH Open. 2017;1(3):92–7.
104. Macías-Rodríguez RU, Ilarraza-Lomelí H, Ruiz-Margáin A, Ponce-de-León-Rosales S, Vargas-Voráckóva F, García-Flores O, et al. Changes in hepatic venous pressure gradient induced by physical exercise in cirrhosis: results of a pilot randomized open clinical trial. Clin Transl Gastroenterol. 2016;7(7):e180.
105. Berzigotti A, Albillos A, Villanueva C, Genescá J, Ardevol A, Augustín S, et al. Effects of an intensive lifestyle intervention program on portal hypertension in patients with cirrhosis and obesity: the SportDiet study. Hepatology. 2017;65(4):1293–305.
106. Kelley GA, Kelley KS. Effects of aerobic exercise on C-reactive protein, body composition, and maximum oxygen consumption in adults: a meta-analysis of randomized controlled trials. Metabolism. 2006;55(11):1500–7.

第51章　预防进一步失代偿：第7专家组共识声明

Guadalupe Garcia-Tsao, Thomas Reiberger, Christophe Bureau, Gennaro D'Amico,
Vincenzo La Mura, Salvatore Piano, Puneeta Tandon, and Laura Turco

"进一步失代偿" 的定义

7.1　与肝硬化首次失代偿相比，肝硬化进一步失代偿的死亡率更高。进一步失代偿的定义包括发生以下任何一项事件（B1）（新增）：

（a）再次发生门静脉高压相关的失代偿事件（腹水、静脉曲张出血或肝性脑病）和/或黄疸。

（b）静脉曲张反复出血、复发性腹水（1年内需要≥3次大容量腹腔穿刺）、反复肝性脑病、自发性细菌性腹膜炎（spontaneous bacterial peritonitis，SBP）和/或肝肾综合征（hepatorenal syndrome，HRS）。

（c）在仅发生静脉曲张出血的患者中，出血停止后而在未出血期间出现腹水、肝性脑病或黄疸。

预防合并腹水的肝硬化患者发生进一步失代偿

7.2　失代偿期肝硬化患者应考虑进行肝移植。（A1）（新增）

7.3　未使用非选择性β受体阻滞剂（NSBB，即普萘洛尔或纳多洛尔）或卡维地洛的腹水患者必须接受内镜筛查。（B1）（新增）

7.4　对于复发性腹水患者（1年内需要≥3次大容量腹腔穿刺），无论是否有静脉曲张或静脉曲张出血史，必须考虑进行经颈静脉肝内门体分流术（TIPS）。（A1）（新增）

7.5　对合并低危静脉曲张（静脉曲张直径<5mm，无红色征，非Child-Pugh C级）的腹水患者，可使用NSBB或卡维地洛预防首次静脉曲张出血。（B2）（更新）

7.6　对高危静脉曲张（静脉曲张直径≥5mm，或红色征，或Child-Pugh C级）合并腹水的患者，需要预防首次静脉曲张出血，NSBB或卡维地洛优于内镜下静脉曲张套扎术（endoscopic variceal ligation，EVL）。（B1）（修订）

7.7　如果腹水患者发生持续性低血压（收缩压<90mmHg或平均动脉压<65mmHg）和/或AKI-HRS，NSBB或卡维地洛应减量或停用。当血压恢复至基线水平和/或AKI-HRS消退，可重新启动NSBB。（B1）（新增）

预防静脉曲张再出血（二级预防）

7.8　NSBB或卡维地洛联合EVL是预防静脉曲张再出血的一线治疗方案。（A1）（修订）

7.9　对于NSBB或卡维地洛联合EVL治疗后再出血的患者，可选择TIPS治疗。（B1）（不变）

7.10　对于无法接受/耐受EVL或卡维地洛或NSBB的患者，可以单独使用这些治疗中的任何一种（A1），复发性腹水患者应考虑行TIPS。（B1）（修订）

7.11　对于规律使用NSBB或卡维地洛作为一级预防但仍发生再出血的患者，建议联合EVL使用，复发性腹水患者应考虑TIPS。（B1）（新增）

预防门静脉高压性胃病导致的再出血

7.12　由于治疗方法不同,需鉴别 PHG 和门静脉高压相关的胃或小肠息肉样病变与胃窦血管扩张症。(B1)(修订)

7.13　NSBB 是预防 PHG 相关再出血的一线治疗方案。(A1)(不变)

7.14　内镜治疗(如氩等离子体凝固术或止血喷剂)可用于治疗 PHG 相关再出血。(D1)(新增)

7.15　NSBB 或卡维地洛 + 内镜联合治疗失败且依赖输血的 PHG 患者,应考虑行 TIPS。(C1)(修订)

感染在失代偿期肝硬化中的影响

7.16　细菌感染在失代偿期肝硬化患者中很常见,并可导致进一步失代偿。(A1)(新增)

7.17　失代偿期肝硬化住院患者应排除细菌感染。感染检查至少应包括诊断性腹腔穿刺、胸部 X 线检查、血培养、腹水和尿液培养,以及皮肤检查。(A1)(新增)

7.18　细菌感染患者应及时使用抗生素治疗。经验性抗生素治疗应根据当地流行病学、多重耐药菌的危险因素和感染严重程度进行调整(A1)。如果抗生素治疗无效,则应考虑病毒和真菌感染。(C1)(修订)

肌肉减少症和衰弱在进一步失代偿中的作用

7.19　衰弱、营养不良和肌肉减少症对失代偿期肝硬化患者的生存率有影响。应使用现有标准化工具对其进行评估。(B1)(新增)

7.20　所有失代偿期肝硬化患者均应接受营养咨询,并被告知定期运动的益处。(B1)(新增)

7.21　TIPS 术后部分患者的肌肉减少症有所改善,但术前肌肉减少症也与预后不良(如肝性脑病、腹水消退较慢)和死亡率较高相关。因此,肌肉减少症本身不应作为行 TIPS 的指征。(C2)(新增)

肝硬化再代偿的定义

7.22　再代偿意味着肝硬化病因去除后,肝硬化的结构和功能改变至少有部分好转。(A1)(新增)

7.23　临床上"再代偿"的定义是基于专家共识,需要满足以下所有标准(C2)(新增):

(d)消除 / 抑制 / 治愈肝硬化的病因(丙型肝炎病毒消除、乙型肝炎病毒持续抑制、酒精性肝硬化戒酒)。

(e)腹水消退(停用利尿剂的情况下)、肝性脑病(停用乳果糖 / 利福昔明的情况下)消退,且无静脉曲张再出血(至少 12 个月)。

(f)肝功能(白蛋白、INR、胆红素)稳定改善。

7.24　达到再代偿后,临床显著门静脉高压(CSPH)仍可能持续存在,因此除非 CSPH 改善,否则不应停用 NSBB。(B1)(新增)

7.25　在未清除 / 抑制 / 治愈原发致病因素且未改善肝脏合成功能的情况下,腹水消退(使用利尿剂或 TIPS 术后)和 / 或无静脉曲张再出血(使用 NSBB+EVL 或卡维地洛 +EVL 或 TIPS 术后)不作为再代偿的证据。(B1)(新增)

研究议程

进一步失代偿和再代偿

- 探讨发生进一步失代偿的时间对预后的影响。
- 收集支持肝硬化再代偿这一概念的数据,特别是考虑患者真正再代偿所需的时间范围。
- 再代偿与 CSPH 改善的关系。

- 除戒酒和抗病毒治疗外的病因治疗对再代偿的影响。

NSBB 与进一步失代偿

- 评估 NSBB 治疗是否能预防失代偿期患者发生进一步失代偿（非再出血）的前瞻性研究。
- 评估 HVPG 指导的（NSBB/ 卡维地洛）治疗与无 HVPG 指导的治疗策略预防进一步失代偿方面有效性的前瞻性研究。
- 确定 NSBB/ 卡维地洛治疗的安全性，以及确定减量（与停药相比）是否安全的最佳血压临界值（平均动脉压 / 收缩压）。
- 停用 NSBB 对失代偿期肝硬化自然病程的影响。
- 评估卡维地洛与传统 NSBB 在静脉曲张出血二级预防中的作用。

TIPS 和进一步失代偿

- 对于不符合复发性腹水"严格"标准的腹水患者，应评估 TIPS 在 NSBB 不耐受 /NSBB 不应答患者的二级预防中的作用。
- 超过优先 TIPS 72h 时间窗后再放置的 TIPS 支架是否仍然有益？
- TIPS 术后 NSBB 对患者血流动力学和非血流动力学的影响。

肌肉减少症、衰弱和营养与进一步失代偿

- 营养干预对失代偿期肝硬化患者自然病程的影响。
- 针对肌肉减少症和衰弱的治疗对失代偿期肝硬化患者自然病程的影响。
- 确定肌肉减少症在 TIPS 指征评估中的作用。

（邢闲　译，晏玉玲　审校）

第十部分 肝脏血管病1:内脏静脉血栓

第52章　门静脉血栓的抗凝与介入放射治疗

Fanny Turon，Anna Baiges，Marta Barrufet，Patricia Bermudez

引言

　　门静脉血栓形成（portal vein thrombosis，PVT）定义为门静脉主干和／或肝内门静脉分支内存在的血栓形成，有时可延伸至脾静脉或肠系膜上静脉。本章将重点关注非肿瘤性非肝硬化性门静脉血栓的管理，这是一种独立的疾病，与肝硬化性 PVT 和肿瘤性 PVT 并不同。非肿瘤性非肝硬化性 PVT（以下简称 PVT）可急性发病（有或无症状），也可在门静脉高压并发症的慢性阶段被发现。区分急性和慢性 PVT 至关重要，因为这两个阶段的管理方式不同。

诊断

　　急性和慢性 PVT 的诊断都可通过非侵入性影像学检查而实现[1,2]。常因患者表现为腹痛、腹泻和／或缺血性结肠炎等症状而考虑急性症状性 PVT 的诊断。相反地，无临床症状的慢性 PVT 常通过超声筛查而被偶然发现，超声显示血管腔内有高回声物质，伴有门静脉及其分支扩张。多普勒成像显示完全或部分管腔内无血流，并可用于估计血流量。门静脉区域存在多个小血管是门静脉海绵样变性的特征。然而，脾静脉和肠系膜静脉很难通过超声观察。因此，对于评估内脏血管系统内的血栓蔓延，CT 或 MRI 血管造影比多普勒超声更敏感[2,3]。

明确是否存在肝硬化

　　由于 PVT 患者的预后和长期管理的不同，因此明确是否存在肝硬化至关重要。值得注意的是，慢性非肝硬化性 PVT 也可能存在轮廓结节，因此仅凭影像学检查结果不应推断为肝硬化[4]。瞬时弹性成像、肝静脉压力梯度和活检可以可靠地有助于排除伴有 PVT 的肝硬化患者。

病因

　　PVT 的病因可分为局部因素和全身因素。非肝硬化性 PVT 最常见的局部危险因素是腹腔内手术、感染或腹部炎症。大约 30% 的病例可能存在腹腔感染／炎症，这是因为凝血激活是宿主防御感染的重要反应，其可防止微生物传播[5]。小儿患者中，既往脐插管是最常见的局部因素[6,7]。关于 PVT 的全身性病因，多达 60% 的患者存在潜在的促血栓形成因素[8,9]，并且超过 15% 的患者同时存在多种病因。凝血系统天然抑制剂的遗传性缺陷、凝血因子水平升高以及凝血因子的基因突变与 PVT 风险增加有关。此外，骨髓增殖性肿瘤（myeloproliferative neoplasm，MPN）是以粒细胞、红细胞和／或血小板过度生成为特征的慢性克隆性造血干细胞疾病[10,11]，是非肝硬化性 PVT 最常见的病因（30%～40% 的病例），患者患动脉和静脉血栓并发症的风险很高。很难评估 PVT 患者天然抗凝因子的其他遗传性缺陷，如抗凝血酶、蛋白 C 或蛋白 S 缺陷[12]，这主要是因为这一人群肝功能障碍不明显，肝脏合成凝血因子和抗凝因子也会出现非特异性减少[13]。全面评估抗凝因子缺陷是发现 PVT 病因的关键，应包括在诊断性检查中。总而言之，诊断 PVT 的潜在病因很重要,因为它可能具有治疗和预后意义(需要长期抗凝)。

急性门静脉血栓

及时诊断和处理急性症状性 PVT 至关重要。未能及时诊断或未能有效治疗血栓将可能导致肠系膜缺血、败血症,甚至可能致死。重要的是,即使急性 PVT 已被成功治疗,医生也必须意识到它可以演变成慢性 PVT,伴有海绵样变性和隐匿性门静脉高压并发症。因此,急性 PVT 治疗的目的是预防缺血性并发症,实现血栓再通,并防止其进展为慢性 PVT。

急性 PVT 临床表现的严重程度主要取决于血栓形成的程度。诊断时,需要通过 CT 扫描或 MRI 成像评估急性 PVT,以评估血栓程度、评估病因并提供相关并发症(如肠缺血)的信息。急性广泛肠系膜上静脉血栓形成更可能导致肠缺血和梗死,这与急性 PVT 致病率和死亡率高有关。

管理

抗凝

急性 PVT 无需任何治疗即可自行消退的情况很少见[8,14]。抗凝是急性非肿瘤性 PVT 的标准的一线治疗,应在诊断后立即开始。急性 PVT 的早期治疗对于预防血栓进展和恢复足够的静脉流出以预防肠梗死和门静脉高压的后遗症至关重要[8,15]。事实上,有关抗凝疗效的研究表明,抗凝时间与再通率相关。具体而言,如果诊断后立即开始抗凝治疗,大约 50% 的病例会实现门静脉完全再通[8,14-16],然而,如果延迟启动抗凝治疗,再通的可能性会显著下降[8]。重要的是,诊断时存在腹水和脾静脉血栓已被认为是无法再通的独立因素[8]。

对于所有急性非肝硬化性 PVT 患者,推荐抗凝持续时间至少 6 个月[8,14],但对于具有高危促凝状态或肠梗死病史的患者,应无限期维持抗凝治疗。一项前瞻性多中心研究纳入了 95 例接受抗凝治疗的急性 PVT 患者,若血栓限于门静脉主干,则在治疗第 6 个月后再通率无改善;相反,当血栓蔓延至肠系膜上静脉或脾静脉时,在 6 个月后发生再通。在所有报道中,抗凝的主要并发症相对少见,不到 5%[8,15]。

低分子量肝素(待行侵入性手术者需使用普通肝素)是急性 PVT 的首选初始治疗,一旦腹痛得到缓解,且未行侵入性手术,随后可使用维生素 K 拮抗剂或直接口服抗凝剂(direct oral anticoagulant,DOAC)进行口服抗凝治疗。最近的观察性研究支持 PVT 患者使用 DOAC,非肝硬化急性 PVT 使用 DOAC 有效且安全[17,18]。

溶栓和介入血管手术

有或无药物溶栓(局部或全身)的介入血管放射治疗已被建议作为一种紧急治疗方法。一方面重建生理性内脏静脉流出道,防止海绵样变性,避免门静脉高压并发症;另一方面,在急性 PVT 和即将出现的肠缺血迹象的情况下,作为抗凝治疗的辅助手段。

现已描述了几种通过直接或间接进入门静脉系统治疗急性 PVT 的血管内技术,包括导管引导的纤溶治疗、伴或不伴纤溶治疗的机械 / 抽吸血栓切除术:

- 直接经皮通路可通过经肝或经脾入路实现,但会增加出血风险,且可能需要对通路进行栓塞。门静脉系统也可通过经颈静脉肝内体分流术(transjugular intrahepatic portosystemic shunt,TIPS)而直接进入。
- 间接进入门静脉系统包括将溶栓剂注入肠系膜上动脉(superior mesenteric artery,SMA),通过小肠毛细血管将门静脉血栓暴露于纤溶剂。
- 机械取栓涉及使用球囊取栓、流变取栓或血栓抽吸术以恢复门静脉主干内的血流。机械取栓辅助溶栓的成功应用已被既往文献所报道,但尚缺乏前瞻性数据比较不同的技术和结局。
- 溶栓治疗:如无禁忌证,可考虑将纤溶药物直接被动输注到急性血栓中。

然而,可用数据很少,仅发表了病例报告和小样本的病例系列研究。由于这种情况的罕见性和严重性,尚无随机对照试验比较血管介入手术与标准抗凝治疗之间的差异。已报道了不同的再通成功率,且手术相关并发症和死亡率显著(表 52.1)。

表 52.1　急性非肝硬化性 PVT 介入再通的主要研究

	Hollingshead 2005	Smalberg 2008	Wang 2009	Liu 2009	Cao 2013	Rosenqvist 2016	Klinger 2017	Wolter 2018	Benmassaoud 2019	Rössle 2020	Li 2021	Oguslu 2021
样本量	20	4	2	32	12	4	17	11	22	39	23	9
随访时间，月（平均）	NA	NA	40	NA	NA	NA	28	24	17	19	12	23
肠缺血	20	NA	2	NA	NA	4	10	11 腹痛	22	NA	23 腹痛	9
TIPS 放置	0	1	0	26	0	3	8	7	11	10	23	0
再通												
完全	3	1	2	26	10	0	9	7	11	22	6	8
部分	12	1	0	6	1	4	7	2	8	9	15	1
失败	5	2	0	0	1	0	1	2	3	8	2	0
肠切除术	0	NA	0	NA	NA	1	2	NA	1	4	NA	0
并发症	60%	50%	0	3%	8%	75%	17%	18%	40%		95%	11%
	12 主要（出血、败血症）	2 次大出血		1 腹腔脓肿和 MOF	1 次剧痛	2 肝血肿 1 血胸	2 HIT 1 肝动脉假性神经症	1 HE 1 金属有机骨架	8 轻微出血 1 肝血肿和 HE 1 颈部血肿	3 腹膜内出血 4 皮肤出血 4 肝血肿	2 肝血肿 18 血红蛋白尿 2 HE	1 DVT 和肺栓塞
死亡	1	0	0	1	1	1	0	0	0	1	0	1
血栓再形成	NA	NA	0	3	5	3 TIPS 闭塞	2 PVT 3 TIPS 闭塞 1 门静脉海绵样变性	3 TIPS 闭塞 2 海绵状血管瘤	3	NA	NA	1

NA，不可用；HIT，肝素诱导的血小板减少症；MOF，多器官功能衰竭；HE，肝性脑病；DVT，深静脉血栓形成。

如果进行了药物治疗但血栓症状仍有进展,且存在即将发生肠梗死的特征,则应考虑溶栓和介入手术[19]。最近,小型病例系列报告了经颈静脉溶栓联合 TIPS 置入的结局良好(如表 52.1 中总结)。

有趣的是,最近的一项研究提出了逐步管理的策略,其中包括 22 例急性 PVT 患者[19],他们尽管进行了全身抗凝治疗,但仍有即将发生肠缺血且症状持续的证据。使用低剂量全身性阿替普酶进行初步治疗;对于持续腹痛且 48~72h 后影像学表现无改善的患者,随后进行 TIPS 局部溶栓(阿替普酶局部输注)和机械溶栓。通过这种逐步治疗方案,91% 的患者症状缓解,86% 的患者实现了再通,而只有 1 例患者因肠缺血需要切除,2 例患者(9%)发生了严重并发症,但无死亡。

最近,Rössle 等[20]发表了一项观察性研究,比较了接受标准药物治疗的 30 例急性 PVT 患者与接受介入治疗的 35 例患者,介入治疗提高了部分和完全再通率,但增加了出血并发症。实际上,每组有 4 例患者因肠坏死而需行肠切除术。

遗憾的是,这些研究存在几个问题阻碍了它们的适用性。纳入患者的选择是不同的,不同研究的治疗和技术方法也大不相同。此外,主要不足是抗凝治疗无应答的定义不明确,因此缺乏患者从额外放射治疗干预中获益的最佳时间的定义。

然而,尽管无强烈的推荐,但在经过抗凝治疗(持续性严重腹痛、血性腹泻、乳酸酸中毒、肠袢扩张……)后肠梗死风险增加的患者中,可考虑早期放射干预。理想情况下,需要在转诊中心采用多学科治疗方案。

慢性门静脉血栓

急性 PVT 事件发生至少 6 个月后被定义为慢性。由于无症状的急性 PVT 可能未被注意到和未被诊断,因此与先前的影像学检查进行仔细比较可能有助于确定慢性化。在没有再通的情况下,可能发生海绵样变性。虽然门静脉海绵样变性常是慢性的征兆,但重要的是,要注意有报道称海绵样变性仅需短短 6 天[21],因此不要假设所有海绵样变性都是慢性 PVT。由于确定慢性 PVT 对临床管理有一定意义,因此这很重要。基于详细的临床病史,寻找可能的应激事件(手术、腹部感染)或标志着急性 PVT 的相关症状(腹痛、新发腹水等)也许有助于确定时间线。

管理

慢性 PVT 的管理涉及与门静脉高压相关的问题以及避免血栓复发或进展。

门静脉高压并发症

在存在门静脉海绵样变性的情况下,最相关和最常见的并发症与门静脉高压有关,而肝功能常完好。这些并发症的治疗类似于肝硬化门静脉高压。

- **胃食管静脉曲张和 / 或异位静脉曲张。**1 年、3 年和 5 年发生胃食管静脉曲张需要一级预防的可能性分别为 13%、40% 和 50%[22];与肝硬化一样,中等或粗大曲张静脉以及伴有红色征的患者静脉曲张出血风险更高。由于 PVT 的患病率低,少有研究阐明内镜筛查和静脉曲张管理的适当策略。目前,遵循与肝硬化门静脉高压患者的静脉曲张筛查一致的建议。
- **腹水和肝性脑病。**腹水、显性肝性脑病及细菌感染比肝硬化更罕见。急性期,40% 的患者会受腹水影响,但这种影响通常是短暂的。然而,在慢性期,其比肝硬化更罕见,但窦前性门静脉高压可能导致慢性非肝硬化性 PVT 的复杂特征。慢性 PVT 腹水和肝性脑病的治疗与肝硬化遵循相同的建议。
- **门静脉胆管病。**门静脉海绵样变性患者常出现门静脉胆管病的影像学表现,例如胆管外压痕。磁共振胆道造影是诊断门静脉胆管病的"金标准"。门静脉胆管病常无症状,偶尔(5%~30%)可表现为胆管炎、阻塞性黄疸或胆囊炎。只有在出现症状(瘙痒、胆管炎)时才应考虑对门静脉胆管病行特殊治疗,并应在胆总管严重狭窄和胆结石的情况下行内镜检查。重要的是,手术前,还必须考虑胆管静脉曲张出血的高风险。熊去氧胆酸也被证明可能治疗黄疸和胆管炎。

抗凝

如上所述,在急性 PVT 的情况下,约 50% 的患者可通过抗凝实现完全再通,而其中一半会演变为门静脉海绵样变性和慢性 PVT。一旦 PVT 发展为门静脉海绵样变性,抗凝治疗将不太可能实现有效再通,但抗凝仍是有益的。事实上，抗凝治疗已被证明可以延缓血栓进展和血栓复发的速度[14,16,23]。最近的一项随机对照试验的数据显示，与未接受抗凝治疗的患者相比，无血栓形成风险的非肝硬化性 PVT 患者接受利伐沙班 15mg/d 后的免于血栓复发的生存率有所提高[24]。抗凝治疗也与生存率提高有关[23]。关于出血风险，多项研究表明抗凝治疗是安全的，不会增加静脉曲张出血风险。事实上，即使在发生静脉曲张出血的情况下，抗凝治疗对出血的严重程度也无影响[25,26]。

目前的指南指出，若无可用的新数据，慢性 PVT 患者的长期抗凝治疗仅推荐用于那些具有潜在血栓形成危险因素和 / 或既往血栓事件史和 / 或既往肠梗死病史的个体。

门静脉再通

静脉曲张破裂出血和腹水是影响 PVT 患者的主要门静脉高压并发症，其管理基于针对肝硬化患者的建议。然而，尽管采用这种方法，患者仍可能出现复发性并发症。对标准治疗无应答者的二线治疗尚无明确定义。TIPS 可有效降低门静脉高压，使门静脉再通以获得持续通畅，但当存在门静脉海绵样变性时，放置 TIPS 可能具有挑战性，有时甚至不可行。尽管采取了保守治疗（非选择性 β 受体阻滞剂、静脉曲张套扎和 / 或抗凝治疗），但新的门静脉再通（portal vein recanalization，PVR）技术已成为有症状患者的成功治疗方法[27-36]。经肝和经脾门静脉再通术——TIPS（portal vein recanalization——TIPS，PVR-TIPS）最初用于肝硬化患者，作为增加患者移植候选资格和降低移植后发病率的工具[37,38]，但其用途已扩展至非肝硬化性非肿瘤性 PVT，也消除了该人群中门静脉高压相关并发症。为评估 PVR 的可行性，必须注意术前 CT 扫描或 MRI 成像缺乏诊断准确性，术前门静脉造影可更好地评估其可行性。在非肝硬化性 PVT 患者中，对无肝内门静脉高压的患者进行肝内分流的好处还需商榷，因此，置入 TIPS 的必要性必须单独评估。然而，对于肝内广泛阻塞的患者，可能需要 TIPS 以确保足够的血液流出。同样地，对于系统性复发性门静脉阻塞的患者，应考虑 TIPS 以改善预后。

表 52.2 总结了慢性 PVT 进行 PVR-TIPS 的主要研究，并详细说明了其结果和主要结论。Knight 等[28]报道了迄今为止发表的最大队列研究，包括 39 例非肝硬化性肝外门静脉血栓患者。大多数患者（77%）表现出潜在的血栓形成倾向，而在其余患者中，PVT 与局部因素相关或为特发性。所有患者均出现海绵样变性，大多数病例累及肠系膜上静脉和脾静脉。在所有病例中，PVR-TIPS 的指征是门静脉高压相关并发症，其中最常见的是静脉曲张出血（61.5%）。该队列使用了几种方法，包括经脾通路、经肝通路和经肠系膜静脉通路。只有 31% 的患者接受单纯的经颈静脉通路手术。重要的是，这项研究表明，在 36 个月的随访中，63% 的患者没有原发性 TIPS 血栓形成，并通过密切随访以及血管成形术或再支架植入等额外干预措施，可将这一比例提高到 81%，严重不良事件的发生率很低。

总而言之，已发表的研究表明 PVR-TIPS 是一项具有挑战性但会提高生活质量的手术。PVR-TIPS 目前适用于已出现难治性门静脉高压并发症的患者。在将 PVR-TIPS 的适应证扩大到无症状代偿性门静脉海绵样变性患者之前，需要更多的证据来评估该手术的风险 / 益处。

表 52.2　慢性 PVT 门静脉再通——经颈静脉肝内门体分流术（PVR-TIPS）的主要研究

技术	Bilbao B 2004	M Senzolo 2006	Fanelli 2011	Luo X 2014	Kallini 2016	Klinger 2018	Enterazi 2020	Kobe A 2021	Knight 2021	Abud A 2021
	经脾经肝	经颈静脉	经颈静脉	标准 TIPS	经颈静脉经脾	经颈静脉	经肠系膜通路	经脾	经颈静脉经肝经脾肠系膜	经颈静脉
样本量	6	15	12	15	5	17	3	10	39	1
随访时间，月	23.3	18.1	17.4	45.2	8	22.8	NA	19.3	36	4
指征	难治性 PH 并发症	难治性 PH 并发症	难治性 PH 并发症	难治性 PH 并发症	难治性 PH 并发症	难治性 PH 并发症	难治性 PH 并发症	难治性 PH 并发症	难治性 PH 并发症	难治性 PH 并发症
TIPS 放置	是	是	是	是	是	是	是	是	是	是
再通	100%	83.3%	83.3%	73.3%	100%	76.5%	100%	80%	81%	100%
主要并发症	0	0	25%	13%	NA	11.8%	100%	10%	10%	0
死亡	0	6%	0	13%	0	6%	0	10%	0	0
血栓再形成	33%	30%	25%	13%	0	23%	0	3.3%	30%	0

（丁敏　邓晗　尧登华 译，杨丽　祁兴顺 审校）

参考文献

1. Haddad MC, Clark DC, Sharif HS, al Shahed M, Aideyan O, Sammak BM. MR, CT, and ultra-sonography of splanchnic venous thrombosis. Gastrointest Radiol. 1992;17(1):34–40. http://www.ncbi.nlm.nih.gov/pubmed/1544556

2. Kreft B, Strunk H, Flacke S, Wolff M, Conrad R, Gieseke J, et al. Detection of thrombosis in the portal venous system: comparison of contrast-enhanced MR angiography with intraarterial digital subtraction angiography. Radiology. 2000;216(1):86–92. http://www.ncbi.nlm.nih.gov/pubmed/10887231

3. Ueno N, Sasaki A, Tomiyama T, Tano S, Kimura K. Color Doppler ultrasonography in the diagnosis of cavernous transformation of the portal vein. J Clin Ultrasound. 1997;25(5):227–33. http://www.ncbi.nlm.nih.gov/pubmed/9314103

4. Vilgrain V, Condat B, Bureau C, Hakimé A, Plessier A, Cazals-Hatem D, et al. Atrophy-hypertrophy complex in patients with cavernous transformation of the portal vein: CT evaluation. Radiology. 2006;241(1):149–55. http://www.ncbi.nlm.nih.gov/pubmed/16908681

5. Hernández-Gea V, De Gottardi A, Leebeek FWG, Rautou P-E, Salem R, Garcia-Pagan JC. Current knowledge in pathophysiology and management of Budd-Chiari syndrome and non-cirrhotic non-tumoral splanchnic vein thrombosis. J Hepatol. 2019;71(1):175–99. http://www.ncbi.nlm.nih.gov/pubmed/30822449

6. El-Karaksy H, El-Raziky M. Splanchnic vein thrombosis in the mediterranean area in children. Mediterr J Hematol Infect Dis. 2011;3(1):e2011027. http://www.ncbi.nlm.nih.gov/pubmed/21869913

7. Sarin SK, Agarwal SR. Extrahepatic portal vein obstruction. Semin Liver Dis. 2002;22(1):43–58. http://www.ncbi.nlm.nih.gov/pubmed/11928078

8. Plessier A, Darwish-Murad S, Hernandez-Guerra M, Consigny Y, Fabris F, Trebicka J, et al. Acute portal vein thrombosis unrelated to cirrhosis: a prospective multicenter follow-up study. Hepatology. 2010;51(1):210–8. http://www.ncbi.nlm.nih.gov/pubmed/19821530

9. Denninger MH, Chaït Y, Casadevall N, Hillaire S, Guillin MC, Bezeaud A, et al. Cause of portal or hepatic venous thrombosis in adults: the role of multiple concurrent factors. Hepatology. 2000;31(3):587–91. http://www.ncbi.nlm.nih.gov/pubmed/10706547

10. Marchetti M, Castoldi E, Spronk HMH, van Oerle R, Balducci D, Barbui T, et al. Thrombin generation and activated protein C resistance in patients with essential thrombocythemia and polycythemia vera. Blood. 2008;112(10):4061–8. http://www.ncbi.nlm.nih.gov/pubmed/18768782

11. Chait Y, Condat B, Cazals-Hatem D, Rufat P, Atmani S, Chaoui D, et al. Relevance of the criteria commonly used to diagnose myeloproliferative disorder in patients with splanchnic vein thrombosis. Br J Haematol. 2005;129(4):553–60. http://www.ncbi.nlm.nih.gov/pubmed/15877740

12. Janssen HL, Meinardi JR, Vleggaar FP, van Uum SH, Haagsma EB, van Der Meer FJ, et al. Factor V Leiden mutation, prothrombin gene mutation, and deficiencies in coagulation inhibitors associated with Budd-Chiari syndrome and portal vein thrombosis: results of a case-control study. Blood. 2000;96(7):2364–8.

13. Klinger C, Riecken B, Schmidt A, De Gottardi A, Meier B, Bosch J, et al. Transjugular local thrombolysis with/without TIPS in patients with acute non-cirrhotic, non-malignant portal vein thrombosis. Dig Liver Dis. 2017;49(12):1345–52. http://www.ncbi.nlm.nih.gov/pubmed/28733177

14. Condat B, Pessione F, Helene Denninger M, Hillaire S, Valla D. Recent portal or mesenteric venous thrombosis: increased recognition and frequent recanalization on anticoagulant therapy. Hepatology. 2000;32(3):466–70. http://www.ncbi.nlm.nih.gov/pubmed/10960436

15. Turnes J, García-Pagán JC, González M, Aracil C, Calleja JL, Ripoll C, et al. Portal hypertension-related complications after acute portal vein thrombosis: impact of early anticoagulation. Clin Gastroenterol Hepatol. 2008;6(12):1412–7. http://www.ncbi.nlm.nih.gov/pubmed/19081529

16. Amitrano L, Guardascione MA, Scaglione M, Pezzullo L, Sangiuliano N, Armellino MF, et al. Prognostic factors in noncirrhotic patients with splanchnic vein thromboses. Am J Gastroenterol. 2007;102(11):2464–70.

17. De Gottardi A, Trebicka J, Klinger C, Plessier A, Seijo S, Terziroli B, et al. Antithrombotic treatment with direct-acting oral anticoagulants in patients with splanchnic vein thrombosis and cirrhosis. Liver Int. 2017;37(5):694–9.

18. Nery F, Valadares D, Morais S, Gomes MT, De Gottardi A. Efficacy and safety of direct-acting oral anticoagulants use in acute portal vein thrombosis unrelated to cirrhosis. Gastroenterology Res. 2017;10(2):141–3. http://www.ncbi.nlm.nih.gov/pubmed/28496539

19. Benmassaoud A, AlRubaiy L, Yu D, Chowdary P, Sekhar M, Parikh P, et al. A stepwise thrombolysis regimen in the management of acute portal vein thrombosis in patients with evidence of intestinal ischaemia. Aliment Pharmacol Ther. 2019;50(9):1049–58. http://www.ncbi.nlm.nih.gov/pubmed/31489698

20. Rössle M, Bettinger D, Trebicka J, Klinger C, Praktiknjo M, Sturm L, et al. A prospective, multicentre study in acute non-cirrhotic, non-malignant portal vein thrombosis: comparison of medical and interventional treatment. Aliment Pharmacol Ther. 2020;52(2):329–39. http://www.ncbi.nlm.nih.gov/pubmed/32506456

21. De Gaetano AM, Rinaldi P, Barbaro B, Mirk P, Di Stasi C, Gui B, et al. Intrahepatic portosystemic venous shunts: color Doppler sonography. Abdom Imaging. 2007;32(4):463–9. http://www.ncbi.nlm.nih.gov/pubmed/17334878

22. Noronha Ferreira C, Seijo S, Plessier A, Silva-Junior G, Turon F, Rautou P-E, et al. Natural history and management of esophagogastric varices in chronic noncirrhotic, nontumoral portal vein thrombosis. Hepatology. 2016;63(5):1640–50. http://www.ncbi.nlm.nih.gov/pubmed/26799606

23. Orr DW, Harrison PM, Devlin J, Karani JB, Kane PA, Heaton ND, et al. Chronic mesenteric venous thrombosis: evaluation and determinants of survival during long-term follow-up. Clin Gastroenterol Hepatol. 2007;5(1):80–6. http://www.ncbi.nlm.nih.gov/pubmed/17142105

24. Plessier A, Goria O, Al E. Prophylaxis of recurrent thrombosis by rivaroxaban in patients with non-cirrhotic portal vein thrombosis a multicentre randomized controlled study testing rivaroxaban vs no anticoagulation. J Hepatol. 2021;75(Suppl 2):S191–865.

25. Condat B, Pessione F, Hillaire S, Denninger MH, Guillin MC, Poliquin M, et al. Current outcome of portal vein thrombosis in adults: risk and benefit of anticoagulant therapy. Gastroenterology. 2001;120(2):490–7. http://www.ncbi.nlm.nih.gov/pubmed/11159889

26. Spaander MCW, Hoekstra J, Hansen BE, Van Buuren HR, Leebeek FWG, Janssen HLA. Anticoagulant therapy in patients with non-cirrhotic portal vein thrombosis: effect on new thrombotic events and gastrointestinal bleeding. J Thromb Haemost. 2013;11(3):452–9. http://www.ncbi.nlm.nih.gov/pubmed/23289370

27. Abud A, Maddur H, Salem R. Management of symptomatic portal cavernoma cholangiopathy with transplenic portal vein recanalization and transjugular intrahepatic portosystemic shunt. Hepatology. 2021;73(1):456–9. http://www.ncbi.nlm.nih.gov/pubmed/32500579

28. Knight GM, Clark J, Boike JR, Maddur H, Ganger DR, Talwar A, et al. TIPS for adults without cirrhosis with chronic mesenteric venous thrombosis and EHPVO refractory to standard-of-care therapy. Hepatology. 2021;74(5):2735–44. http://www.ncbi.nlm.nih.gov/pubmed/34021505

29. Kobe A, Puippe G, Müllhaupt B, Pfammatter T. Recanalization of chronic noncirrhotic, non-malignant splanchnic thromboses is feasible: a transsplenic assisted patient-tailored approach. J Vasc Interv Radiol. 2021;32(9):1377–85. http://www.ncbi.nlm.nih.gov/pubmed/34462082

30. Entezari P, Riaz A, Thornburg B, Salem R. Percutaneous ultrasound-guided superior and inferior mesenteric vein access for portal vein recanalization-transjugular intrahepatic portosystemic shunt: a case series. Cardiovasc Intervent Radiol. 2021;44(3):496–9. http://www.ncbi.nlm.nih.gov/pubmed/33230650

31. Klinger C, Riecken B, Schmidt A, De Gottardi A, Meier B, Bosch J, et al. Transjugular portal vein recanalization with creation of intrahepatic portosystemic shunt (PVR-TIPS) in patients with chronic non-cirrhotic, non-malignant portal vein thrombosis. Z Gastroenterol. 2018;56(3):221–37. http://www.ncbi.nlm.nih.gov/pubmed/29113006

32. Kallini JR, Gabr A, Kulik L, Ganger D, Lewandowski R, Thornburg B, et al. Noncirrhotic complete obliterative portal vein thrombosis: Novel management using trans-splenic transjugular intrahepatic portosystemic shunt with portal vein recanalization. Hepatology. 2016;63(4):1387–90. http://www.ncbi.nlm.nih.gov/pubmed/2670923

33. Luo X, Nie L, Zhou B, Yao D, Ma H, Jiang M, et al. Transjugular intrahepatic portosystemic shunt for the treatment of portal hypertension in noncirrhotic patients with portal cavernoma. Gastroenterol Res Pract. 2014;2014:659726. http://www.ncbi.nlm.nih.gov/pubmed/24868203

34. Fanelli F, Angeloni S, Salvatori FM, Marzano C, Boatta E, Merli M, et al. Transjugular intrahepatic portosystemic shunt with expanded-polytetrafuoroethylene-covered stents in non-cirrhotic patients with portal cavernoma. Dig Liver Dis. 2011;43(1):78–84. http://www.ncbi.nlm.nih.gov/pubmed/20637712

35. Senzolo M, Tibbals J, Cholongitas E, Triantos CK, Burroughs AK, Patch D. Transjugular intrahepatic portosystemic shunt for portal vein thrombosis with and without cavernous transformation. Aliment Pharmacol Ther. 2006;23(6):767–75. http://www.ncbi.nlm.nih.gov/pubmed/16556179

36. Bilbao JI, Elorz M, Vivas I, Martínez-Cuesta A, Bastarrika G, Benito A. Transjugular intra-

hepatic portosystemic shunt (TIPS) in the treatment of venous symptomatic chronic portal thrombosis in non-cirrhotic patients. Cardiovasc Intervent Radiol. 2004;27(5):474–80. http://www.ncbi.nlm.nih.gov/pubmed/15383850

37. Salem R, Vouche M, Baker T, Herrero JI, Caicedo JC, Fryer J, et al. Pretransplant portal vein recanalization-transjugular intrahepatic portosystemic shunt in patients with complete obliterative portal vein thrombosis. Transplantation. 2015;99(11):2347–55.

38. Thornburg B, Desai K, Hickey R, Hohlastos E, Kulik L, Ganger D, et al. Pretransplantation portal vein recanalization and transjugular intrahepatic portosystemic shunt creation for chronic portal vein thrombosis: final analysis of a 61-patient cohort. J Vasc Interv Radiol. 2017;28(12):1714–1721.e2. https://linkinghub.elsevier.com/retrieve/pii/S1051044317307546

第 53 章 门静脉血栓分期:非肝硬化性非肿瘤性门静脉血栓的血栓复发及其预测因子

A. Plessier, A. Shukla

缩写

DVT	deep vein thrombosis	深静脉血栓形成
LT	liver transplantation	肝移植
PV	portal vein	门静脉主干
PVT	portal vein thrombosis	门静脉血栓形成
SMV	superior mesenteric vein	肠系膜上静脉
SV	splenic vein	脾静脉

引言

门静脉血栓是门静脉主干(portal vein,PV)或左、右分支形成的完全或部分非肿瘤性血栓,也可延伸至脾静脉(splenic vein,SV)和/或肠系膜上静脉(superior mesenteric vein,SMV)[1,2]。PVT 是肝硬化或肝细胞癌(hepatocellular carcinoma,HCC)的一种并发症。HCC 患者的肿瘤也可浸润门静脉。由于这些临床疾病在发病机制、治疗和预后等方面是不同的,故本文并未讨论。我们仅讨论了非肝硬化性非肿瘤性 PVT。非肝硬化性 PVT 被分为急性(称近期或急性)和慢性阶段。同一疾病的这两个阶段有相似的病因[3]。门静脉海绵样变性是门静脉阻塞导致的门静脉侧支形成的结局。门静脉海绵样变性常指的是慢性 PVT,但它也可以出现在 PVT 发生后的早期。非肝硬化性非肿瘤性 PVT 的患病率在一般人群中约为 2.5‰。PVT 的自然病程可能因潜在疾病而有所不同(肝硬化与非肝硬化、癌症和其他血栓形成的主要或低危因素)[4]。作为病程评估的起点,需要对初始部位、范围、管腔阻塞程度和血栓形成的时期进行标准化记录。

PVT 的分期 / 分类

PVT 有多种分类标准,主要基于解剖位置、阻塞程度、有无侧支循环、功能情况或这些组合。最初的分类主要用于肝硬化,它是基于解剖位置而制定的(表 53.1)[5-10]。最初描述的用于肝移植外科处理的 Yerdel 分类在肝移植(liver transplantation,LT)中普遍应用[5]。缺乏肝移植的长期数据。其他分类标准也考虑了侧支和海绵样变性的形成。第 3 类包括额外的功能性变量,如凝血持续时间、存在的症状、潜在的肝脏疾病和门静脉高压程度。以下分类根据解剖学(表 53.1)[5-10]或功能(表 53.2)[2,11-13]进行描述。

AASLD 指南最近推荐的分类旨在对内脏静脉阻塞进行简单的系列评估,以评估治疗的意义[2]。

表 53.1　PVT 的解剖学分类[5-10]

作者 年份	分级	新纳入
Stieber 1991	A 型:门静脉主干 B 型:门静脉主干和 SMV C 型:门静脉主干和 SV,或门静脉主干、SMV、SV 和 IMV	
Nonami 1992	1 级:肝内门静脉分支血栓形成 2 级:左、右门静脉分支或门静脉分叉处血栓形成 3 级:门静脉主干部分血栓 4 级:门静脉主干完全血栓	考虑了血栓累及门静脉分支
Gayowski 1996	1 级:门静脉主干附壁血栓(±下方延伸)伴残余血流 2 级:门静脉主干完全血栓,未延伸至汇合处 3 级:门静脉主干完全血栓,延伸至汇合处 4 级:门静脉主干完全血栓,延伸至汇合处以下	考虑了血栓累及汇合处以下的血管
Yerdel 2000	1 级:门静脉极少或部分血栓形成,其中血栓是轻微的,或最多局限于<50% 的血管腔内,伴或不伴极少血栓延伸至 SMV 2 级:>50% 的门静脉形成血栓,包括完全血栓,伴或不伴极少血栓延伸至 SMV 3 级:门静脉和 SMV 近端完全血栓,远端 SMV 开通 4 级:门静脉和 SMV 近端和远端完全血栓	管腔阻塞 最小 vs. 完全
Jamieson 2000	1 型:血栓形成于门静脉,超出 SV 和 SMV 的汇合处 2 型:血栓延伸至 SMV,但肠系膜血管未闭 3 型:内脏静脉系统弥漫性血栓形成,但侧支广泛 4 型:广泛的内脏静脉血栓形成,但侧支少	
Bhangui 2019	简单 vs. 复杂取决于解剖因素和是否有侧支 简单:Yerdel 1~3 级;部分或完全受累于门静脉和 / 或 SV 远端和 / 或 SMV 复杂:Yerdel 4 级以及 Jamieson 和 Charco 3 级和 4 级	新增概念: – 简单 vs. 复杂 – 侧支 – 门静脉内重建的分层策略

表 53.2　门静脉血栓的解剖功能分类[2,11-13]

PVT 的解剖和功能方面	包括非肝硬化性 PVT	
Bauer 2006	肠系膜静脉、脾静脉和门静脉血栓形成,并根据闭塞程度分级 Ⅰ级:少于 25% Ⅱ级:26%~50% Ⅲ级:51%~75% Ⅳ级:76%~100% 也可根据血栓位置和海绵样变性进行分层	用于 TIPS 术
Ma 2014	1. 出现症状　腹胀或腹痛、恶心、呕吐、腹泻、厌食和发热 2. 血栓持续时间　如果症状发生在 60 天内,且无门静脉海绵样变性和门静脉高压,则为急性 PVT 3. 门静脉高压的并发症包括脾大、胃食管静脉曲张出血和腹水	基于增强计算机断层成像(computed tomography,CT)
Sarin 2016	PVT 部位(1 型、2a 型、2b 型、3 型) 1 型:只有门静脉主干 2 型:只有门静脉分支;2a,一个分支;2b,两个分支 3 型:门静脉主干和分支 门静脉系统闭塞程度 O(闭塞性):影像学 / 多普勒显示门静脉腔内未见血流 NO(非阻塞性):影像学 / 多普勒显示门静脉腔内可见血流	

续表

PVT 的解剖 和功能方面	包括非肝硬化性 PVT	
Sarin 2016	**持续时间和表现（R，C）** **R：近期**（在既往开通的门静脉中首次发现，影像学上存在高密度血栓，侧支循环 缺失或受限，闭塞部位的门静脉扩张） 无症状（as） 有症状（S），急性 PVT 特征（伴或不伴 ABI） **C：慢性**（无高密度血栓、既往诊断为 PVT、门静脉海绵样变性及 PH 的临床特征） 无症状 有症状：门静脉高压的特点（伴或不伴 PH） **门静脉系统闭塞程度** 脾静脉、肠系膜静脉或两者均有（S、M、SM） **潜在肝病的类型和存在情况** 肝硬化、非肝硬化肝病、肝移植后、HCC、局部恶性肿瘤及相关疾病	
Northup 2021	**时间进程** 近期（＜6 个月） 慢性（＞6 个月） **门静脉主干闭塞程度** 完全闭塞，管腔中断 部分闭塞性血块＞管腔的 50% 轻微闭塞性血块＜管腔的 50% 海绵样变性，粗大的门 - 门侧支血管，未见原始门静脉 **对治疗的应答或间隔变化** 进展：体积增大或进展至更严重的闭塞 稳定：大小或闭塞程度无明显变化 改善：大小或闭塞程度减少	包括临床结局与治 疗的相关性

非肝硬化性非肿瘤性门静脉血栓的血栓复发及其预测因子

复发性深静脉血栓

　　研究评估了永久抗凝与 3 个月抗凝对 DVT 的影响，这是基于评估复发性 DVT 的减少与大出血的增加之间的平衡。对这两个指标的评估将决定永久抗凝的建议。新诊断的 DVT 每年发生率约 5/10 000（即 1/2 000），其中 2/10 000 是特发性的。创伤的风险增加 13 倍、恶性肿瘤的风险增加 5 倍、口服避孕药或激素替代疗法与未使用相比风险增加 2±4 倍。先天性或获得性血栓形成倾向可能会大大增加风险。在一项对 738 例连续 DVT 患者的前瞻性随访研究中，首次和第 2 次诊断 DVT 后，5 年内复发静脉血栓栓塞事件的累积发生率分别为 21.5%［95% 置信区间（confidence interval, CI）：17.7%～25.4%］、27.9%（95%CI：19.7%～36.1%）[14]。8 年随访后，血栓复发的年发生率逐渐增加至 30%[15,16]。目前有几种评分和模型用于预测 DVT 的复发[17-20]。此外，表 53.3 列举了预测 DVT 和肺栓塞复发的各种因素。

　　以下情况 DVT 的复发风险较高：

- 特发性事件：前 2 年每年 10%，优势比（odds ratio, OR）为 2.4。
- 男性受试者：60 岁之前，OR 为 2～4。
- D- 二聚体水平持续升高的患者（与正常水平相比，OR 为 2.3）[21]。
- 停止治疗后的前 2 年内。
- 癌症和凝血抑制受损会增加静脉血栓栓塞的复发风险[15]。

　　当确定一个短暂的风险因素时，静脉血栓栓塞的复发风险似乎会降低[15,16]。

　　因此，DVT 的诱发因素、部位、既往个人或家族史、男性和 D- 二聚体、血栓形成倾向以及与出血风险平

表 53.3　DVT 和肺栓塞复发的预测因素

因子	描述	特征
D- 二聚体	在诱发静脉血栓栓塞患者中，停用抗凝药至少 3 个月后，阴性的 D- 二聚体每年有 3.5% 的复发风险，而阳性的 D- 二聚体每年有 8.9% 的复发风险[27]	停止抗凝后至少 4 周评估 D- 二聚体水平。随机对照试验和荟萃分析得出了一致的结果[28]
Ⅷ因子	在特发性 VTE 患者中，高水平Ⅷ因子的复发 RR 为 5.43。RR 随着血浆Ⅷ因子水平的升高而升高[29-31]	延长抗凝时间（如果Ⅷ因子水平高）可降低复发风险[32]
D- 二聚体 + 凝血酶原片段 1 和 2（1+2+ 残余静脉阻塞）	异常高的 1+2 水平与 VTE 复发风险增加相关（OR：2.4），这与高的 D- 二聚体水平（OR：3.1）和联合升高的 1+2、D- 二聚体（OR：4.3）相类似[33]	残余静脉阻塞和易栓症与 VTE 复发无关[33]
凝血酶生成（thrombin generation，TG）	内源性凝血酶电位 >960nmol/L-min（ETP；存在和不存在血栓调节蛋白的校正 HR 为 3.27 和 2.37），凝血酶 > 峰值为 193nmol/L-min（HR 为 4.36 和 2.56），滞后时间 <14.5min（HR 为 3.11 和 2.91）[34]	在复发和无复发的患者之间，可以看到 TG 的大量重叠[35]。基于 TG 对个别患者的抗凝建议是不可靠的
凝块表型	密集的纤维网络显示纤溶酶诱导的溶解性降低，凝块渗透性低，凝块溶解时间增加[36]	机制仍未阐明。复发性 VTE 患者的血栓弹性和黏性更差[37]
纤维蛋白原	在 HDL-C 低于 1.08mmol/L 的情况下，高纤维蛋白原（>4.00g/L）水平仅在基线预测复发性脑静脉血栓形成（HR：4.69）[38]	这是该研究发现的唯一预测因素
Ⅸ因子（factor Ⅸ，FⅨ）水平	升高 FⅨ的患者 3 年静脉血栓栓塞的复发率为 23%。FⅨ水平每上升 10IU/dL，校正 RR 为 1.08[39]	FⅨ预测复发的 RR 为 1.6
基因标志物	酰基辅酶 A 合成酶家族成员 2（acyl-CoA Synthetase family member 2，ACSF2）的编码基因在复发性 DVT 患者中低表达，这在不同性别的患者均一致[40]	这是一项经过概念验证的研究，需要进行验证
补体	补体在触发血栓形成和复发中的作用越来越多地被认识。在静脉血栓形成过程中，纤溶酶，而不是凝血酶，能有效地产生 C5a[41]	经典补充途径中最高五分位的活性可触发 VTE[42]

衡的残余血栓是影响 3 个月后继续或停止抗凝治疗决定的指标[22-26]。

非肝硬化性 PVT 的复发

　　60%～75% 的非肝硬化性 PVT 患者存在凝血障碍[1,2,43-45]。大约 10%～50% 的病例存在先天性或获得性血栓形成倾向（表 53.1），大约 6%～30% 的病例存在静脉血栓形成的外源性风险因素（激素、局部原因等）。在 10% 的病例中，几个因素可共存于同一个患者，这比单纯的偶然事件更频繁。在针对 DVT 的专家推荐中，主要的危险因素是骨髓增殖性肿瘤（myeloproliferative neoplasms，MPN）、抗磷脂综合征或 G20210A 因子Ⅱ和 G1691A 因子Ⅴ纯合或复合杂合突变、个人或直系亲属无诱因的静脉血栓家族史。对于伴有血栓形成低危因素的患者，永久抗凝治疗的益处尚不清楚。在无严重出血禁忌证的情况下，近期或急性 PVT 患者可接受 6 个月的抗凝治疗[44,46]。目前，对于存在主要危险因素或有肠系膜坏死而进行肠切除术史的患者，建议永久抗凝治疗[1,2,47]。

　　抗凝治疗的持续时间也与内脏静脉血栓（splanchnic vein thrombosis，SVT）复发风险相关。在一项多中心前瞻性研究中，177 例偶然发现的 SVT 患者中有 138 例存在 PVT，而 420 例临床怀疑的 SVT 患者中有 322 例存在 PVT[48]。177 例偶然发现的 SVT 患者中有 20 例存在复发 SVT。治疗期间，血栓发生率为 3.9（1.6～9.5）/100 人年；停止治疗后，血栓发生率为 11.9（5.0～28.7）/100 人年；从未接受治疗的患者中，血栓发生率为 11.5（6.2～21.3）/100 人年。在 420 例临床怀疑的 SVT 患者中，有 21 例复发 SVT。每接受 1 个月的抗凝治疗都会降低血栓发生率（HR：0.85；95%CI：0.76～0.96，$P=0.0084$）。

　　伴有主要危险因素的 PVT 患者实施永久抗凝治疗的理论依据源于骨髓增殖性肿瘤的相关研究，但它们均为非对照的回顾性研究。

- 在一项由 604 例 SVT 患者(包括 28% 的肝硬化患者)组成的欧洲队列研究中,血栓发生率为 7.3/100 人年。在 465 例接受抗凝治疗的患者中,血栓发生率为 5.6/100 人年。该研究发现,停止抗凝后,血栓复发率高,为 10.5(6.8~16.3)/100 人年,而在接受 VKA 治疗时,复发率仍为 3.9/100 人年。该人群发生 SVT 的常见危险因素为 20% 的 MPN、22% 的癌症和 18% 的肝硬化。血栓事件的病死率为 13.2%(95%CI:6.60%~24.15%)。男性、实体癌、骨髓增殖性肿瘤和自发性 SVT 与血管事件风险增加相关[49]。
- 在一项由 181 例 MPN 和 SVT 患者组成的欧洲队列研究中,血栓复发率为 4.2/100 人年。在接受 VKA 治疗的患者中,血栓发病率降至 3.9/100 人年,而在一小部分(15%)未接受 VKA 治疗的患者中,血栓发病率高达 7.2/100 人年[50]。
- 在一项对 44 例 PVT/MPN 患者进行了中位时间为 5.8(0.4~21)年随访的队列中,12 例患者(24%)发生了复发性血栓。这也是 18% 的患者死亡的原因[51]。
- 在 Condat 等的回顾性研究中,包括 136 例急性或慢性 PVT 患者,随访 4 年,84 例患者接受抗凝治疗,其中 30 例仅接受短期治疗。52 例患者未接受抗凝治疗。在 26 例患者中,报告了 36 例血栓事件,包括 18 例下肢静脉血栓、5 例肺栓塞、8 例肠系膜静脉梗死和 1 例脾梗死。在多因素分析中,只有无血栓形成倾向和接受抗凝治疗与免于新发血栓形成事件的生存率显著相关。血栓形成史、年龄、性别和血栓形成年龄均不能预测血栓复发。对于存在易栓症的患者,接受和未接受抗凝的患者门静脉系统血栓复发和肠系膜或脾梗死比率分别为 0.82/100 人年和 5.19/100 人年(RR:6.3;95%CI:1.3~30.4;P=0.01)。只有 2 例患者在接受抗凝后出现肠系膜梗死。总体来说,这项研究表明,在不增加出血风险的情况下,抗凝可降低伴有血栓形成倾向的患者的血栓风险(表 53.4)[52]。
- 一项来自爱尔兰的小型队列研究纳入了 14 例 SVT 患者,SVT 常复发在肝脏介入手术人群。28.5% 的患者出现内脏静脉系统外的复发性血栓,主要是由于停用抗凝治疗[53]。
- 类似地,活动期癌症患者 VTE 复发的风险增加(HR:3.06;95%CI:1.14~8.17)。

表 53.4　两项研究血栓事件的复发情况

血栓复发率每 100 人年	Ageno n=604[49]	Condat n=136a[52]
总计	7.3	5.5
抗凝治疗	5.6	3.8/0.82a
停止抗凝	10.5	6.3/5.19a

a 有记录的易栓症。

到目前为止,关于具有低复发风险因素的患者 PVT 复发风险的数据有限。最近一项未发表的多中心、开放标签、随机对照试验评估了利伐沙班 15mg/d 对慢性 PVT 患者静脉血栓复发风险的影响;在纳入的 111 例患者中,无血栓形成的主要危险因素。利伐沙班组的血栓发生率为 0/100 人年,非抗凝组为 19.71/100 人年(95%CI:7.49~31.92)(log-rank P=0.000 8)。在中位时间为 30.3 个月的随访后(95%CI:29.8~35.9),2 例接受利伐沙班治疗的患者和 1 例未接受抗凝治疗的患者发生了大出血。D- 二聚体浓度被确定为预测复发风险的特异性生物标志物,阴性预测值为 94%。无患者死亡[54]。来自 RIETE 注册中心的数据包括 521 例 SVT 患者,其中 212 例(41%)有症状,其余被偶然发现[55]。7 例患者在抗凝治疗中复发 SVT。多因素分析显示,偶发 SVT 患者的症状性 VTE 复发风险略高,但并未达到统计学意义(HR:2.04;95%CI:0.71~5.88)。

结论

需对肝硬化和非肝硬化性 PVT 进行同质分期,包括病程、血栓直径的延伸、长度和随时间的转归,以评估自然史和治疗应答。目前,急性 PVT 治疗包括病因治疗和 6 个月的抗凝治疗。当复发性血栓风险超过出血风险时,可能需要长期抗凝治疗,并应定期重新评估。在具有主要促凝风险因素的患者中,血栓复发率似乎较高,在低风险 / 特发性 PVT 患者中甚至更高,后者可通过利伐沙班 15mg/d 的抗凝治疗降低风险。当明确一个短暂的风险因素(局部或含雌激素的药物)后,静脉血栓栓塞的复发风险似乎会降低。

(郑晓杰　彭颖　綦灵宇 译,朱强　祁兴顺 审校)

参考文献

1. European Association for the Study of the Liver. EASL Clinical Practice Guidelines: vascular diseases of the liver. J Hepatol. 2016;64:179–202. https://doi.org/10.1016/j.jhep.2015.07.040.

2. Northup PG, Garcia-Pagan JC, Garcia-Tsao G, Intagliata NM, Superina RA, Roberts LN, et al. Vascular liver disorders, portal vein thrombosis, and procedural bleeding in patients with liver disease: 2020 practice guidance by the American Association for the Study of Liver Diseases. Hepatology. 2021;73:366–413. https://doi.org/10.1002/hep.31646.

3. Condat B, Pessione F, Helene Denninger M, Hillaire S, Valla D. Recent portal or mesenteric venous thrombosis: increased recognition and frequent recanalization on anticoagulant therapy. Hepatology. 2000;32:466–70. https://doi.org/10.1053/jhep.2000.16597.

4. Plessier A, Rautou P-E, Valla D-C. Management of hepatic vascular diseases. J Hepatol. 2012;56(Suppl 1):S25–38. https://doi.org/10.1016/S0168-8278(12)60004-X.

5. Yerdel MA, Gunson B, Mirza D, Karayalçin K, Olliff S, Buckels J, et al. Portal vein thrombosis in adults undergoing liver transplantation: risk factors, screening, management, and outcome. Transplantation. 2000;69:1873–81. https://doi.org/10.1097/00007890-200005150-00023.

6. Jamieson NV. Changing perspectives in portal vein thrombosis and liver transplantation. Transplantation. 2000;69:1772–4. https://doi.org/10.1097/00007890-200005150-00006.

7. Bhangui P, Lim C, Levesque E, Salloum C, Lahat E, Feray C, et al. Novel classification of non-malignant portal vein thrombosis: a guide to surgical decision-making during liver transplantation. J Hepatol. 2019;71:1038–50. https://doi.org/10.1016/j.jhep.2019.08.012.

8. Gayowski TJ, Marino IR, Doyle HR, Echeverri L, Mieles L, Todo S, et al. A high incidence of native portal vein thrombosis in veterans undergoing liver transplantation. J Surg Res. 1996;60:333–8. https://doi.org/10.1006/jsre.1996.0053.

9. Nonami T, Yokoyama I, Iwatsuki S, Starzl TE. The incidence of portal vein thrombosis at liver transplantation. Hepatology. 1992;16:1195–8.

10. Stieber AC, Zetti G, Todo S, Tzakis AG, Fung JJ, Marino I, et al. The spectrum of portal vein thrombosis in liver transplantation. Ann Surg. 1991;213:199–206. https://doi.org/10.1097/00000658-199103000-00003.

11. Bauer J, Johnson S, Durham J, Ludkowski M, Trotter J, Bak T, et al. The role of TIPS for portal vein patency in liver transplant patients with portal vein thrombosis. Liver Transpl. 2006;12:1544–51. https://doi.org/10.1002/lt.20869.

12. Ma J, Yan Z, Luo J, Liu Q, Wang J, Qiu S. Rational classification of portal vein thrombosis and its clinical significance. PLoS One. 2014;9:e112501. https://doi.org/10.1371/journal.pone.0112501.

13. Sarin SK, Philips CA, Kamath PS, Choudhury A, Maruyama H, Nery FG, et al. Toward a comprehensive new classification of portal vein thrombosis in patients with cirrhosis. Gastroenterology. 2016;151:574–577.e3. https://doi.org/10.1053/j.gastro.2016.08.033.

14. Hansson PO, Sörbo J, Eriksson H. Recurrent venous thromboembolism after deep vein thrombosis: incidence and risk factors. Arch Intern Med. 2000;160:769–74. https://doi.org/10.1001/archinte.160.6.769.

15. Prandoni P, Lensing AW, Cogo A, Cuppini S, Villalta S, Carta M, et al. The long-term clinical course of acute deep venous thrombosis. Ann Intern Med. 1996;125:1–7. https://doi.org/10.7326/0003-4819-125-1-199607010-00001.

16. Baglin T, Luddington R, Brown K, Baglin C. Incidence of recurrent venous thromboembolism in relation to clinical and thrombophilic risk factors: prospective cohort study. Lancet. 2003;362:523–6. https://doi.org/10.1016/S0140-6736(03)14111-6.

17. Timp JF, Braekkan SK, Lijfering WM, van Hylckama VA, Hansen J-B, Rosendaal FR, et al. Prediction of recurrent venous thrombosis in all patients with a first venous thrombotic event: the Leiden thrombosis recurrence risk prediction model (L-TRRiP). PLoS Med. 2019;16:e1002883. https://doi.org/10.1371/journal.pmed.1002883.

18. Eichinger S, Heinze G, Jandeck LM, Kyrle PA. Risk assessment of recurrence in patients with unprovoked deep vein thrombosis or pulmonary embolism: the Vienna prediction model. Circulation. 2010;121:1630–6. https://doi.org/10.1161/CIRCULATIONAHA.109.925214.

19. Tosetto A, Iorio A, Marcucci M, Baglin T, Cushman M, Eichinger S, et al. Predicting disease recurrence in patients with previous unprovoked venous thromboembolism: a proposed prediction score (DASH). J Thromb Haemost. 2012;10:1019–25. https://doi.org/10.1111/j.1538-7836.2012.04735.x.

20. Rodger MA, Kahn SR, Wells PS, Anderson DA, Chagnon I, Le Gal G, et al. Identifying unpro-

voked thromboembolism patients at low risk for recurrence who can discontinue anticoagulant therapy. CMAJ. 2008;179:417–26. https://doi.org/10.1503/cmaj.080493.

21. Avnery O, Martin M, Bura-Riviere A, Barillari G, Mazzolai L, Mahé I, et al. D-dimer levels and risk of recurrence following provoked venous thromboembolism: findings from the RIETE registry. J Intern Med. 2020;287:32–41. https://doi.org/10.1111/joim.12969.

22. Douketis J, Tosetto A, Marcucci M, Baglin T, Cushman M, Eichinger S, et al. Patient-level meta-analysis: effect of measurement timing, threshold, and patient age on ability of D-dimer testing to assess recurrence risk after unprovoked venous thromboembolism. Ann Intern Med. 2010;153:523–31. https://doi.org/10.7326/0003-4819-153-8-201010190-00009.

23. Adeboyeje G, Sylwestrzak G, Barron JJ, White J, Rosenberg A, Abarca J, et al. Major bleeding risk during anticoagulation with Warfarin, Dabigatran, Apixaban, or Rivaroxaban in patients with nonvalvular atrial fibrillation. J Manag Care Spec Pharm. 2017;23:968–78. https://doi.org/10.18553/jmcp.2017.23.9.968.

24. Marchiori A, Mosena L, Prins MH, Prandoni P. The risk of recurrent venous thromboembolism among heterozygous carriers of factor V Leiden or prothrombin G20210A mutation. A systematic review of prospective studies. Haematologica. 2007;92:1107–14. https://doi.org/10.3324/haematol.10234.

25. Bounameaux H, Perrier A. Duration of anticoagulation therapy for venous thromboembolism. Hematology Am Soc Hematol Educ Program. 2008:252–8. https://doi.org/10.1182/asheducation-2008.1.252.

26. Kearon C, Akl EA, Comerota AJ, Prandoni P, Bounameaux H, Goldhaber SZ, et al. Antithrombotic therapy for VTE disease: antithrombotic therapy and prevention of thrombosis, 9th ed: American College of Chest Physicians Evidence-Based Clinical Practice Guidelines. Chest. 2012;141:e419S–96S. https://doi.org/10.1378/chest.11-2301.

27. Verhovsek M, Douketis JD, Yi Q, Shrivastava S, Tait RC, Baglin T, et al. Systematic review: D-dimer to predict recurrent disease after stopping anticoagulant therapy for unprovoked venous thromboembolism. Ann Intern Med. 2008;149:481–90., W94. https://doi.org/10.7326/0003-4819-149-7-200810070-00008.

28. Palareti G, Cosmi B, Legnani C, Tosetto A, Brusi C, Iorio A, et al. D-dimer testing to determine the duration of anticoagulation therapy. N Engl J Med. 2006;355:1780–9. https://doi.org/10.1056/NEJMoa054444.

29. Cristina L, Benilde C, Michela C, Mirella F, Giuliana G, Gualtiero P. High plasma levels of factor Ⅷ and risk of recurrence of venous thromboembolism. Br J Haematol. 2004;124:504–10. https://doi.org/10.1046/j.1365-2141.2003.04795.x.

30. Kyrle PA, Minar E, Hirschl M, Bialonczyk C, Stain M, Schneider B, et al. High plasma levels of factor Ⅷ and the risk of recurrent venous thromboembolism. N Engl J Med. 2000;343:457–62. https://doi.org/10.1056/NEJM200008173430702.

31. Timp JF, Lijfering WM, Flinterman LE, van Hylckama VA, le Cessie S, Rosendaal FR, et al. Predictive value of factor Ⅷ levels for recurrent venous thrombosis: results from the MEGA follow-up study. J Thromb Haemost. 2015;13:1823–32. https://doi.org/10.1111/jth.13113.

32. Eischer L, Gartner V, Schulman S, Kyrle PA, Eichinger S, AUREC-FⅧ Investigators. 6 versus 30 months anticoagulation for recurrent venous thrombosis in patients with high factor Ⅷ. Ann Hematol. 2009;88:485–90. https://doi.org/10.1007/s00277-008-0626-1.

33. Poli D, Antonucci E, Ciuti G, Abbate R, Prisco D. Combination of D-dimer, F1+2 and residual vein obstruction as predictors of VTE recurrence in patients with first VTE episode after OAT withdrawal. J Thromb Haemost. 2008;6:708–10. https://doi.org/10.1111/j.1538-7836.2008.02900.x.

34. Tripodi A, Legnani C, Chantarangkul V, Cosmi B, Palareti G, Mannucci PM. High thrombin generation measured in the presence of thrombomodulin is associated with an increased risk of recurrent venous thromboembolism. J Thromb Haemost. 2008;6:1327–33. https://doi.org/10.1111/j.1538-7836.2008.03018.x.

35. Chaireti R, Jennersjö C, Lindahl TL. Is thrombin generation at the time of an acute thromboembolic episode a predictor of recurrence? The LInköping study on thrombosis (LIST)—a 7-year follow-up. Thromb Res. 2013;131:135–9. https://doi.org/10.1016/j.thromres.2012.11.015.

36. Undas A. Prothrombotic fibrin clot phenotype in patients with deep vein thrombosis and pulmonary embolism: a new risk factor for recurrence. Biomed Res Int. 2017;2017:8196256. https://doi.org/10.1155/2017/8196256.

37. Baker SR, Zabczyk M, Macrae FL, Duval C, Undas A, Ariëns RAS. Recurrent venous thromboembolism patients form clots with lower elastic modulus than those formed by patients with non-recurrent disease. J Thromb Haemost. 2019;17:618–26. https://doi.org/10.1111/jth.14402.

38. Ma X, Ji X-M, Fu P, Ding Y-C, Xue Q, Huang Y. Coexistence of high fibrinogen and low high-density lipoprotein cholesterol levels predicts recurrent cerebral venous thrombosis. Chin Med

J. 2015;128:1732–7. https://doi.org/10.4103/0366-6999.159345.

39. Weltermann A, Eichinger S, Bialonczyk C, Minar E, Hirschl M, Quehenberger P, et al. The risk of recurrent venous thromboembolism among patients with high factor Ⅸ levels. J Thromb Haemost. 2003;1:28–32. https://doi.org/10.1046/j.1538-7836.2003.00038.x.

40. Montes R, Guruceaga E, González-Porras JR, Reverter JC, Marco P, Pina E, et al. Identification of new markers of recurrence in patients with unprovoked deep vein thrombosis by gene expression profiling: the retro study. Eur J Haematol. 2016;97:128–36. https://doi.org/10.1111/ejh.12692.

41. Foley JH, Walton BL, Aleman MM, O'Byrne AM, Lei V, Harrasser M, et al. Complement activation in arterial and venous thrombosis is mediated by plasmin. EBioMedicine. 2016;5:175–82. https://doi.org/10.1016/j.ebiom.2016.02.011.

42. Høiland II, Liang RA, Hindberg K, Latysheva N, Brekke O-L, Mollnes TE, et al. Associations between complement pathways activity, mannose-binding lectin, and odds of unprovoked venous thromboembolism. Thromb Res. 2018;169:50–6. https://doi.org/10.1016/j.thromres.2018.06.019.

43. Denninger MH, Chaït Y, Casadevall N, Hillaire S, Guillin MC, Bezeaud A, et al. Cause of portal or hepatic venous thrombosis in adults: the role of multiple concurrent factors. Hepatology. 2000;31:587–91. https://doi.org/10.1002/hep.510310307.

44. Plessier A, Darwish-Murad S, Hernandez-Guerra M, Consigny Y, Fabris F, Trebicka J, et al. Acute portal vein thrombosis unrelated to cirrhosis: a prospective multicenter follow-up study. Hepatology. 2010;51:210–8. https://doi.org/10.1002/hep.23259.

45. Janssen HL, Meinardi JR, Vleggaar FP, van Uum SH, Haagsma EB, van Der Meer FJ, et al. Factor V Leiden mutation, prothrombin gene mutation, and deficiencies in coagulation inhibitors associated with Budd-Chiari syndrome and portal vein thrombosis: results of a case-control study. Blood. 2000;96:2364–8.

46. Spaander MCW, Hoekstra J, Hansen BE, Van Buuren HR, Leebeek FWG, Janssen HLA. Anticoagulant therapy in patients with non-cirrhotic portal vein thrombosis: effect on new thrombotic events and gastrointestinal bleeding. J Thromb Haemost. 2013;11:452–9. https://doi.org/10.1111/jth.12121.

47. de Franchis R, Baveno Ⅵ Faculty. Expanding consensus in portal hypertension: report of the Baveno Ⅵ consensus workshop: stratifying risk and individualizing care for portal hypertension. J Hepatol. 2015;63:743–52. https://doi.org/10.1016/j.jhep.2015.05.022.

48. Riva N, Ageno W, Schulman S, Beyer-Westendorf J, Duce R, Malato A, et al. Clinical history and antithrombotic treatment of incidentally detected splanchnic vein thrombosis: a multicentre, international prospective registry. Lancet Haematol. 2016;3:e267–75. https://doi.org/10.1016/S2352-3026(16)30020-5.

49. Ageno W, Riva N, Schulman S, Beyer-Westendorf J, Bang SM, Senzolo M, et al. Long-term clinical outcomes of splanchnic vein thrombosis: results of an international registry. JAMA Intern Med. 2015;175:1474–80. https://doi.org/10.1001/jamainternmed.2015.3184.

50. De Stefano V, Vannucchi AM, Ruggeri M, Cervantes F, Alvarez-Larrán A, Iurlo A, et al. Splanchnic vein thrombosis in myeloproliferative neoplasms: risk factors for recurrences in a cohort of 181 patients. Blood Cancer J. 2016;6:e493. https://doi.org/10.1038/bcj.2016.103.

51. Hoekstra J, Bresser EL, Smalberg JH, Spaander MCW, Leebeek FWG, Janssen HLA. Long-term follow-up of patients with portal vein thrombosis and myeloproliferative neoplasms. J Thromb Haemost. 2011;9:2208–14. https://doi.org/10.1111/j.1538-7836.2011.04484.x.

52. Condat B, Pessione F, Hillaire S, Denninger MH, Guillin MC, Poliquin M, et al. Current outcome of portal vein thrombosis in adults: risk and benefit of anticoagulant therapy. Gastroenterology. 2001;120:490–7. https://doi.org/10.1053/gast.2001.21209.

53. Greenfield G, McMullin MF. Splanchnic venous thrombosis in JAK2 V617F mutation positive myeloproliferative neoplasms—long term follow-up of a regional case series. Thrombosis J. 2018;16:33. https://doi.org/10.1186/s12959-018-0187-z.

54. Plessier OG, Cervoni JP, Ollivier I, Bureau C, Poujol-Robert A, Minello A, Houssel-Debry P, Rautou PE, Payancé A, Scoazec G, Bruno O, Corbic M, Durand F, Vilgrain V, Paradis V, Boudaoud L, de Raucourt E, Roy C, Gault N, Valla DA. Rivaroxaban prevents thrombosis recurrence in non-cirrhotic portal vein thrombosis: a multicentric randomized controlled trial. J Hepatol. 2021;(Suppl 2):S191–865.

55. Tufano A, Ageno W, Di Micco P, Niglio A, Rosa V, Ballaz A, et al. Outcomes during anticoagulation in patients with symptomatic vs. incidental splanchnic vein thrombosis. Thromb Res. 2018;164:69–74. https://doi.org/10.1016/j.thromres.2018.02.143.

第 54 章　骨髓增殖性肿瘤与内脏静脉血栓形成

Lina Benajiba, Jean-Jacques Kiladjian

引言

内脏静脉血栓形成（splanchnic vein thrombosis，SVT）是严重的血管事件，包括门静脉血栓形成（portal vein thrombosis，PVT）和肝静脉血栓引起的巴德 - 基亚里综合征（Budd-Chiari syndrome，BCS）[1]。原发性 SVT 主要与促凝状态有关，如遗传或获得性易栓症、阵发性睡眠性血红蛋白尿或骨髓增殖性肿瘤（myeloproliferative neoplasm，MPN）。其中，MPN 是 BCS 和 PVT 最常见的病因，约占 30%～40%[2]。据报道，所有亚型的 MPN 都可引起 SVT，最常见的是真性红细胞增多症（polycythemia vera，PV），其次是原发性血小板增多症（essential thrombocythemia，ET），而骨髓纤维化（myelofibrosis，MF）很少涉及。门静脉高压是 SVT 亘古不变的特征，脾功能亢进和血液稀释使 MPN 的诊断变得更加困难，这是因为 MPN 常见的关键诊断特征发生了改变，如高血细胞计数、脾大等。长期以来，MPN 是基于骨髓活检结果和内源性红系集落（endogenous erythroid colony，EEC）形成进行诊断的，但两者均存在不足[3-5]。JAK2V617F 突变的发现，以及 MPL（血小板生成素受体）和钙网蛋白基因突变作为导致 MPN 的驱动突变，明显改进了这些疾病的诊断流程[6]。一些研究表明，筛查这些突变可以提高 SVT 患者诊断 MPN 的准确性。目前已明确指出，筛查这些突变应该作为 SVT 患者病因学检查的标准实践方法。然而，MPN 的正确诊断和分类不能仅仅依赖于驱动突变的存在，而仍需要根据世界卫生组织（World Health Organization，WHO）分类的一系列附加标准[7]。这种分类非常重要，因为不同的 MPN 亚型，血栓复发风险、长期血液学并发症［包括演变为 MF 或急性髓系白血病（acute myeloid leukemia，AML）］的发生率是不同的。例如，与 PV 相比，ET 的长期风险似乎更低。此外，这些 MPN 的治疗也有所不同，PV 需要减少红细胞数量，而对于高危 ET 患者，血小板计数即可作为治疗效果的标志[8]。

我们还应该使用旧的诊断工具吗？

在没有促红细胞生成素的情况下，30 年来，EEC 一直被认为是 PV 的诊断标志物，尽管在一些 ET 和 MF 患者中也能检测到 EEC，它也被用于 SVT[5]。EEC 培养的可用性有限，这是因为它的培养方式难以标准化、昂贵且费力。然而，EEC 在 WHO 分类中是一个重要的诊断标准，直到 2008 年，该诊断工具在 WHO 诊断分类中仍然是一个次要标准。2005—2015 年期间，分子标记的出现和发展使 EEC 检测受到质疑，这是因为 JAK2 突变与 EEC 形成有关。由于其成本，JAK2V617F 分子标记检测标准化，以及从功能检测到分子检测的转变，EEC 作为诊断标记从 WHO 2016 的分类诊断标准中被去除[7]。

2016年最新的 WHO MPN 分类中，骨髓活检术（bone marrow biopsy，BMB）仍然是诊断 MPN 的主要工具，在一定程度上是因为它对新的疾病分类的描述，如隐蔽性 PV（masked PV，mPV）和纤维化前 MF（prefibrotic MF，pMF）。两者都类似于 ET，患者常表现为孤立的血小板增多[9]。在 mPV 中，鉴别诊断可以通过测量红细胞质量来确定绝对红细胞增多[10]，或通过仔细分析骨髓组织学来显示红细胞数和造血祖细胞分布的差异。事实上，这种新的疾病分类可能与伴有 PV 的 SVT 患者相关，因为他们的血红蛋白或血细胞比容值所评估的红细胞增多症常被门静脉高压和脾功能亢进"掩盖"。除了 MPN 亚型的鉴定和分类外，BMB 还可以提供重要的预后信息。例如，在诊断 PV 或 pMF 时，识别出某种程度的纤维化与预后不良和演变为显性 MF 的风险较高相关[11]。

分子标记

总之，目前已明确所有 SVT 患者都应进行 MPN 检查，首先是检测外周血中 JAK2V617F 突变、其他促凝状态和全身性疾病[12]。从这一角度来看，肝病学家、血液学家和内科专家密切合作，强调采用多学科方法对这些复杂的疾病进行最佳管理。目前为止，JAK2V617F 突变是伴有潜在 MPN 的 SVT 患者中发现的最常见的基因突变[13]。在 BCS 中，80% 的 MPN 患者 JAK2V617F 阳性，JAK2V617F 突变的患病率约为 40%[2]。此外，对于外周血没有典型 MPN 特征的患者，筛查 JAK2V617F 突变能够诊断出 17% 的 MPN。在 PVT 中，86% 的 MPN 患者 JAK2V617F 阳性，JAK2V617F 突变的患病率略低，约为 30%[2]。在这种情况下，筛查 JAK2V617F 突变可以在 15% 的患者中诊断出被忽视的 MPN。少数情况下，JAK2 外显子 12 的突变可能导致红细胞增多症，但 JAK2 外显子 12 突变的 PV 在 SVT 患者的诊断检查中很少被发现，最近的两份报告表明在 SVT 患者中，该突变的 PV 患病率约为 1%[14,15]。

对于 MPN 的诊断，血液学家常在 JAK2V617F 阴性的患者中寻找另外两个驱动突变 MPL 和钙网蛋白[13,16]。事实上，这些激活血小板生成素信号的突变仅在 ET 和 MF 中可以观察到：约 20%～25% 的 ET 和 MF 患者中可以检测到钙网蛋白突变在，而不到 5% 的 ET 和 MF 患者中可以检测到 MPL 突变。SVT 患者中，MPL 和钙网蛋白突变筛查作为 MPN 标志物的诊断性能较低，仅在已发表的大型系列研究中，约 1% 的患者中发现了 MPL 和钙网蛋白突变[2,16]。

自从 JAK2V617F 突变被发现以来，在 MPN 患者中发现了一系列额外的非驱动体细胞突变，这些突变针对的基因涉及调控各种细胞内通路，如表观遗传学、mRNA 剪接、信号化和转录[17]。这些突变可能存在于 3 个驱动突变之外，或独立于 3 个驱动突变之外，它们可能是缺乏任何驱动突变的 ET 和 MF 患者亚组（通常称为"三阴性"患者）的一个有用的克隆标记（即 MPN 诊断标准）[18]。值得注意的是，大多数这些非驱动突变也可以在其他血液髓系恶性肿瘤中发现，如 AML 和骨髓增生异常综合征。此外，在健康个体中也有报道，其患病率随着年龄的增长而增加，现在许多研究着眼于这些不确定潜能克隆造血（clonal hematopoiesis of indeterminate potential，CHIP）或与年龄相关的克隆造血（age-related clonal hematopoiesis，ARCH）的临床意义[19]。总而言之，尽管发现这些额外的非驱动突变中的一个或几个可能是诊断 MPN 的有用工具，但它们的临床和病理生理影响仍存在争议。我们最近评估了使用靶向二代测序（next-generation sequencing，NGS）筛查这些突变在 SVT 诊断中的作用。Magaz 及其同事认为，这种方法可以提高对 SVT 患者 MPN 诊断的准确率[14]。在一项 80 例患者（包括"三阴性"患者）的队列研究中，NGS 能够检测 37.8% 特发性 NC-SVT 患者的非驱动基因变异。我们对伴有 NGS 的 MPN-SVT 患者进行分子分析，发现了一系列与免于事件生存期和总生存率相关的突变[15]。特别是分子谱可以预测 MPN 演变为 MF 或急性白血病的风险，有助于为这些患者选择最佳的细胞减灭治疗。总之，这两项研究提示，所有 SVT 患者的诊断工作均应该进行 NGS 分析，因为它可以为潜在 MPN 的诊断和预后提供关键信息[20]。

SVT 背景下的 MPN 诊断

在 Baveno Ⅶ共识会议上，专家们就门静脉系统或肝静脉流出道原发性血栓形成中 MPN 的病因学研究达成一致。首先，在所有成年患者中，应通过检测外周血 JAK2V617F 突变来探查 MPN（A1 级）。对于无法检测到 JAK2V617F 突变的患者，考虑对 MPN 进行额外的筛查，包括钙网蛋白和 JAK2 外显子 12 突变，以及下一代测序（A1 级）。对于没有任何 MPN 生物标志物的原发性 SVT 患者，建议 BMB 诊断 MPN，与外周血细胞计数无关（B2 级）。

再次强调，MPN 诊断在 SVT 的特定情况下并不明显，需要一定的血液学专业知识[18]。为这些患者建立多学科的特殊护理路径对于确保最佳管理（包括正确的诊治策略）并最终获得最佳结局至关重要。在这方面，无论在何种情况下都应将患者介绍给专门的血液学家。当发现患者 JAK2V617F 阳性时，仍需通过精确的 MPN 亚型更好地诊断该病，并讨论具体的治疗和随访策略[7,8]。在这方面，BMB 和 NGS 分析的决定必须在专业的治疗中心进行，以便进行充分的解释。如果患者 JAK2V617F 阴性，进一步的分子分析和 BMB 也应在有经验的中心进行讨论。

SVT 背景下 MPN 的治疗

除了在特定的治疗中心,抗凝仍是治疗的基石,还必须讨论 MPN 定向的细胞减灭治疗[21]。目前尚无 MPN 特异性治疗 SVT 患者的随机前瞻性试验。然而,在 MPN 患者中,血栓形成史是国际指南中细胞减灭治疗的明确指征[8]。这种治疗的主要目的是降低血栓复发和肝脏并发症的风险[22]。另一个长期目标是降低血液学演变为更严重疾病(如急性白血病)的风险。对于血细胞计数升高的患者,开始细胞减灭治疗很简单,治疗的目标通常是使这些计数正常化。然而,由于脾功能亢进和血液稀释,大多数 PV 患者的血红蛋白和血细胞比容水平在正常范围内。一项随机试验表明,保持血细胞比容低于 45% 的 PV 患者发生血管事件的风险较低[23],这一阈值适用于 SVT 患者。是否应该在这一特殊人群中应用较低的阈值是个重要的问题,应该通过前瞻性研究进行评估。

可能用于治疗 SVT 患者 MPN 的主要潜在的细胞减灭药物包括羟基脲、干扰素和鲁索利替尼。羟基脲是一种被批准用于治疗 PV 和 ET 的抗代谢物,在 MPN 中具有长期的有效性和安全性,且仍是世界上最常用的细胞减灭疗法。一方面,它缺乏疾病修饰活性[24],与"标准"MPN 人群相比,年轻患者的比例较高,这一问题在伴有 SVT 的 MPN 患者中特别相关。另一方面,α 干扰素经常被证明靶向 MPN 突变细胞[25-28],这可能导致较低的血液学转化风险,特别是对于由 NGS 分析识别的分子风险较高的患者[15]。最近,JAK 抑制剂鲁索利替尼在与 SVT 相关的 MPN 患者的 2 期研究中被证明是安全有效的,该药物可减少脾脏大小和疾病相关症状[29]。

结论

自从确定 MPN 为原发性 SVT 的主要病因以来的 30 年里,诊治方法进展缓慢。体外红系集落形成已被抛弃,BMB 对 MPN 的诊断和预后仍有重要作用。同时,识别 *JAK2V617F* 突变之外的许多分子标志物,为 MPN 和 SVT 患者提供了重要的诊断和预后工具。总之,我们相信肝脏学家和血液学家在 MPN 和 SVT 患者的特殊表现和疾病进展方面的密切合作和讨论是改善患者预后的关键。

(高方博　吕勇　张峰 译,诸葛宇征　祁兴顺 审校)

参考文献

1. Plessier A, Rautou PE, Valla DC. Management of hepatic vascular diseases. J Hepatol. 2012;56(Suppl 1):S25–38.
2. Smalberg JH, Arends LR, Valla DC, Kiladjian JJ, Janssen HL, Leebeek FW. Myeloproliferative neoplasms in Budd-Chiari syndrome and portal vein thrombosis: a meta-analysis. Blood. 2012;120(25):4921–8.
3. Chait Y, Condat B, Cazals-Hatem D, Rufat P, Atmani S, Chaoui D, et al. Relevance of the criteria commonly used to diagnose myeloproliferative disorder in patients with splanchnic vein thrombosis. Br J Haematol. 2005;129(4):553–60.
4. De Stefano V, Teofili L, Leone G, Michiels JJ. Spontaneous erythroid colony formation as the clue to an underlying myeloproliferative disorder in patients with Budd-Chiari syndrome or portal vein thrombosis. Semin Thromb Hemost. 1997;23(5):411–8.
5. Valla D, Casadevall N, Lacombe C, Varet B, Goldwasser E, Franco D, et al. Primary myeloproliferative disorder and hepatic vein thrombosis. A prospective study of erythroid colony formation in vitro in 20 patients with Budd-Chiari syndrome. Ann Intern Med. 1985;103(3):329–34.
6. Vainchenker W, Delhommeau F, Constantinescu SN, Bernard OA. New mutations and pathogenesis of myeloproliferative neoplasms. Blood. 2011;118(7):1723–35.
7. Arber DA, Orazi A, Hasserjian R, Thiele J, Borowitz MJ, Le Beau MM, et al. The 2016 revision to the World Health Organization classification of myeloid neoplasms and acute leukemia. Blood. 2016;127(20):2391–405.
8. Barbui T, Tefferi A, Vannucchi AM, Passamonti F, Silver RT, Hoffman R, et al. Philadelphia chromosome-negative classical myeloproliferative neoplasms: revised management recom-

mendations from European LeukemiaNet. Leukemia. 2018;32(5):1057–69.

9. Barbui T, Thiele J, Carobbio A, Guglielmelli P, Rambaldi A, Vannucchi AM, et al. Discriminating between essential thrombocythemia and masked polycythemia vera in JAK2 mutated patients. Am J Hematol. 2014;89(6):588–90.

10. Maslah N, Soret J, Dosquet C, Vercellino L, Belkhodja C, Schlageter MH, et al. Masked polycythemia vera: analysis of a single center cohort of 2480 red cell masses. Haematologica. 2020;105(3):e95–e7.

11. Barbui T, Thiele J, Carobbio A, Passamonti F, Rumi E, Randi ML, et al. Disease characteristics and clinical outcome in young adults with essential thrombocythemia versus early/prefibrotic primary myelofibrosis. Blood. 2012;120(3):569–71.

12. Valla DC. Budd-Chiari syndrome/hepatic venous outflow tract obstruction. Hepatol Int. 2018;12(Suppl 1):168–80.

13. Kiladjian JJ, Cervantes F, Leebeek FW, Marzac C, Cassinat B, Chevret S, et al. The impact of JAK2 and MPL mutations on diagnosis and prognosis of splanchnic vein thrombosis: a report on 241 cases. Blood. 2008;111(10):4922–9.

14. Magaz M, Alvarez-Larrán A, Colomer D, López-Guerra M, García-Criado M, Mezzano G, et al. Next-generation sequencing in the diagnosis of non-cirrhotic splanchnic vein thrombosis. J Hepatol. 2021;74(1):89–95.

15. Debureaux PE, Cassinat B, Soret-Dulphy J, Mora B, Verger E, Maslah N, et al. Molecular profiling and risk classification of patients with myeloproliferative neoplasms and splanchnic vein thromboses. Blood Adv. 2020;4(15):3708–15.

16. Poisson J, Plessier A, Kiladjian JJ, Turon F, Cassinat B, Andreoli A, et al. Selective testing for calreticulin gene mutations in patients with splanchnic vein thrombosis: a prospective cohort study. J Hepatol. 2017;67(3):501–7.

17. Vainchenker W, Kralovics R. Genetic basis and molecular pathophysiology of classical myeloproliferative neoplasms. Blood. 2017;129(6):667–79.

18. Cassinat B, Giraudier S, Kiladjian JJ. How much does 2016 WHO classification of myeloproliferative neoplasms affect the clinic? Expert Rev Hematol. 2019;12(7):473–6.

19. Cassinat B, Harrison C, Kiladjian JJ. Clonal hematopoiesis and atherosclerosis. N Engl J Med. 2017;377(14):1400–1.

20. Kiladjian JJ, Debureaux PE, Plessier A, Soret-Dulphy J, Valla D, Cassinat B, et al. Benefits of molecular profiling with next-generation sequencing for the diagnosis and prognosis of myeloproliferative neoplasms in splanchnic vein thrombosis. J Hepatol. 2021;74(1):251–2.

21. Stein BL, Martin K. From Budd-Chiari syndrome to acquired von Willebrand syndrome: thrombosis and bleeding complications in the myeloproliferative neoplasms. Blood. 2019;134(22):1902–11.

22. Soret J, Debray D, Fontbrune FS, Kiladjian JJ, Saadoun D, Latour RP, et al. Risk factors for vascular liver diseases: vascular liver diseases: position papers from the francophone network for vascular liver diseases, the French Association for the Study of the liver (AFEF), and ERN-rare liver. Clin Res Hepatol Gastroenterol. 2020;44(4):410–9.

23. Marchioli R, Finazzi G, Specchia G, Cacciola R, Cavazzina R, Cilloni D, et al. Cardiovascular events and intensity of treatment in polycythemia vera. N Engl J Med. 2013;368(1):22–33.

24. Kiladjian JJ, Chevret S, Dosquet C, Chomienne C, Rain JD. Treatment of polycythemia vera with hydroxyurea and pipobroman: final results of a randomized trial initiated in 1980. J Clin Oncol. 2011;29(29):3907–13.

25. Kiladjian JJ, Cassinat B, Chevret S, Turlure P, Cambier N, Roussel M, et al. Pegylated interferon-alfa-2a induces complete hematologic and molecular responses with low toxicity in polycythemia vera. Blood. 2008;112(8):3065–72.

26. Verger E, Cassinat B, Chauveau A, Dosquet C, Giraudier S, Schlageter MH, et al. Clinical and molecular response to interferon alpha therapy in essential thrombocythemia patients with CALR mutations. Blood. 2015;126(24):2585–91.

27. Verger E, Soret-Dulphy J, Maslah N, Roy L, Rey J, Ghrieb Z, et al. Ropeginterferon alpha-2b targets JAK2V617F-positive polycythemia vera cells in vitro and in vivo. Blood Cancer J. 2018;8(10):94.

28. Gisslinger H, Klade C, Georgiev P, Krochmalczyk D, Gercheva-Kyuchukova L, Egyed M, et al. Ropeginterferon alfa-2b versus standard therapy for polycythaemia vera (PROUD-PV and CONTINUATION-PV): a randomised, non-inferiority, phase 3 trial and its extension study. Lancet Haematol. 2020;7(3):e196–208.

29. Pieri L, Paoli C, Arena U, Marra F, Mori F, Zucchini M, et al. Safety and efficacy of ruxolitinib in splanchnic vein thrombosis associated with myeloproliferative neoplasms. Am J Hematol. 2017;92(2):187–95.

第 55 章　内脏静脉血栓形成:第 8 专家组共识声明

Shiv K. Sarin,Dominique-Charles Valla,Anna Baiges,Marta Barrufet,Lina Benajiba,
Jean Jacques Kiladjian,Aurelie Plessier,Massimo Primignani,Fanny Turon

门静脉系统或肝静脉流出道原发性血栓形成的病因学检查

8.1　对于没有肝硬化的原发性内脏静脉血栓形成患者,建议与亚专科医生密切合作以完成促血栓形成因素和全身性疾病的检查。(A1)(修订)

8.2　可能存在多个血栓形成危险因素,因此确定一个危险因素不会影响全面检查。(A1)(新增)

8.3　在所有成年患者中,应通过检测外周血 *V617FJAK2* 突变来寻找骨髓增殖性肿瘤(myeloproliferative neoplasm,MPN)。(A1)(不变)

8.4　对于检测不到 *V617FJAK2* 突变的患者,应考虑对 MPN 行其他检查,包括体细胞钙网蛋白和 JAK 外显子 12 突变、二代测序

8.5　无论血细胞计数如何,都应与血液学家合作讨论骨髓活检以排除 MPN。对于没有血栓形成主要危险因素的患者,尤其应考虑进行骨髓活检。(B2)(修订)

巴德 - 基亚里综合征——定义

8.6　巴德 - 基亚里综合征(Budd-Chiari syndrome,BCS)是肝静脉流出道受阻的结果。阻塞可位于从小肝静脉水平到下腔静脉进入右心房的入口水平。(A1)(不变)

8.7　BCS 是任何原发性肝静脉流出道阻塞(hepatic venous outflow tract obstruction,HVOTO)的首选名称。(D1)(新增)

8.8　当静脉阻塞的机制是外部压迫时,例如良性或恶性肿瘤,BCS 被认为是继发性的。否则 BCS 被认为是原发性的。(A1)(修订)

巴德 - 基亚里综合征——诊断

8.9　BCS 的表征和临床表现极其多样,因此必须考虑对任何急性、慢加急或慢性肝病患者可能诊断为 BCS。(A1)(修订)

8.10　BCS 的诊断依据是静脉腔阻塞的表现,或存在肝静脉侧支但未见肝静脉闭塞。(A1)(不变)

8.11　当血管造影显示肝静脉流出道阻塞时,不应进行肝脏活检以诊断 BCS。(B1)(不变)

8.12　如果影像学上未发现小肝静脉阻塞,则必须进行肝脏活检以诊断 BCS。(B1)(修订)

8.13　在 BCS 患者中,肝结节很常见,且常是良性的。然而,仍具有发生 HCC 的可能,因此应通过定期影像学检查和甲胎蛋白测量来监测患者。(B1)(修订)

8.14　建议每隔 6 个月复查影像学。(C1)(新增)

8.15　目前尚不清楚应使用哪种超声检查或磁共振成像进行定期影像学筛查。(C1)(新增)

8.16　出现结节的患者应转诊至处理 BCS 方面经验丰富的中心进行治疗。(D1)(不变)

8.17　结节的表征包括使用肝胆造影剂的磁共振成像。(C1)。病灶活检可明确诊断肝细胞癌。(C1)(新增)

巴德 - 基亚里综合征——管理

8.18　BCS 的管理应在经验丰富的中心采用阶梯式治疗,包括抗凝、血管成形术 / 支架置入术 / 血栓切除术 / 溶栓、TIPS 和原位肝移植。(B1)(不变)

8.19　应对所有原发性 BCS 患者给予长期抗凝治疗。(B1)(修订)

8.20　由于肝素诱导的血小板减少症的风险增加,一般不推荐使用普通肝素,只能在特殊情况下使用(例如肾小球滤过率<30mL/min,等待侵入性手术)。(D2)(新增)

8.21　应积极寻找适合经皮血管成形术 / 支架置入术的狭窄患者(短长度狭窄),并予以相应治疗。(B1)(不变)

8.22　当血管成形术 / 支架置入术 / 血栓切除术 / 溶栓不可行,且患者通过药物治疗(包括抗凝剂)也无改善时,具有 BCS 特定经验的操作者应尝试实施 TIPS。(B1)(不变)

8.23　将改善视为以下几个结果的组合:腹水形成率降低、降低已升高的血清胆红素、血清肌酐和 INR(或接受维生素 K 拮抗剂的患者中 V 因子增加)。(D1)(新增)

8.24　BCS-TIPS 预后指数评分可用于评估考虑置入 TIPS 的患者的结局。(B1)(修订)

8.25　对于采用阶梯式治疗后临床表现仍未改善的患者,或在 TIPS 术前具有高 BCS-TIPS 预后指数评分(>7)的患者,应考虑进行肝移植。(C1)(修订)

8.26　表现为急性肝功能衰竭的 BCS 患者,应考虑紧急肝移植。如果条件允许,应在不考虑肝移植的情况下进行急诊 TIPS。(C1)(新增)

非肝硬化门静脉血栓形成和门静脉海绵样变性——定义

8.27　门静脉血栓形成的特征是门静脉主干及其分支中存在血栓。门静脉海绵样变性是一种门 - 门静脉网络,由先前的门静脉阻塞而发展。(D1)。门静脉海绵样变性在成人中主要与血栓形成有关,儿童和年轻人患病概率较小。(B1)(修订)

8.28　门静脉血栓形成应通过影像学仪器与邻近占位结构对静脉腔的血管外压迫区分开来。(D1)(新增)

8.29　应排除肝硬化和 / 或恶性肿瘤,并检查其他潜在肝病(例如 PSVD 或其他慢性肝病)。(D1)(修订)

非肝硬化门静脉血栓形成和门静脉海绵样变性——诊断

8.30　对于门静脉血栓形成或门静脉海绵样变性的诊断,多普勒超声、CT 或 MR 血管造影分别显示注射血管造影剂后腔内实性物质未显示强化或门 - 门侧支形成。(B1)。如果通过多普勒超声诊断,则需要通过对比增强 CT 或 MR 血管造影进行确认。(D1)(修订)

8.31　目前,需要一份关于初始部位、管腔阻塞程度和血块形成慢性程度的标准化文件(如表 55.1 中所建议的),以便评估自发过程和 / 或对治疗的反应。(D1)(新增)

表 55.1　在临床和研究背景下描述门静脉血栓形成和门静脉海绵样变性的推荐标准化命名法[18]

特征	定义
时期	
近期	假定 PVT 存在时间<6 个月
慢性	PVT 存在或持续>6 个月
血栓栓塞程度	
完全闭塞	持续不通
部分闭塞	血栓阻塞>50% 的原始血管腔
最低限度闭塞	血栓阻塞<50% 的原始血管腔
门静脉海绵样变性	未见原始 PV 的门静脉侧支循环

续表

特征	定义
对治疗或间隔变化的应答	
进展	血栓体积增大或发展为更完全的闭塞
稳定	大小或闭塞程度没有明显变化
好转	血栓大小或闭塞程度减小

8.32　成人门静脉血栓形成和门静脉海绵样变性通常与一种或多种血栓形成危险因素相关,这些危险因素在就诊时可能是隐匿的,应该进行筛查。(B1)(不变)

8.33　对于腹部手术或继发于胰腺炎的门静脉血栓形成的患者,考虑预期诊断率低以及相关并发症的风险,应根据个体情况探讨是否进行侵入性治疗(例如骨髓活检和肝脏活检)。(C2)(新增)

8.34　如果影像学检查显示肝脏变形或肝脏检查持续异常,建议进行肝脏活检和肝静脉压力梯度测量以排除肝硬化或门 - 窦血管病(porto-sinusoidal vascular disorder,PSVD)。(B1)。通过 TE 检测的肝硬度可能有助于排除肝硬化,尽管目前还不能提出精确的截断值。(C2)(修订)

非肝硬化门静脉血栓形成和门静脉海绵样变性——管理

8.35　在无肝硬化的情况下,近期的门静脉血栓形成很少自发消退。因此,应在诊断时立即以治疗剂量开始抗凝治疗。(B1)(修订)

8.36　由于肝素诱导的血小板减少症的风险增加,一般不推荐使用普通肝素,只能在特殊情况下使用(例如肾小球滤过率<30mL/min,等待侵入性操作)。(D2)(新增)

8.37　作为在没有肝硬化的情况下,近期门静脉血栓形成的主要治疗药物选择,从低分子量肝素开始,并在条件允许的情况下改用维生素 K 拮抗剂。(B1)(修订)。在没有所谓的"三阳性"抗磷脂综合征的情况下,直接口服抗凝剂(direct oral anticoagulant,DOAC)可被视为个例的主要选择,尽管相关证据有限。(C2)(新增)

8.38　所有近期门静脉血栓形成的非肝硬化的患者都应给予至少 6 个月的抗凝治疗。(B1)(不变)

近期非肝硬化门静脉血栓形成——管理

8.39　6 个月后,建议对具有永久性潜在血栓形成前状态的患者进行长期抗凝治疗(B1),也应考虑对没有潜在血栓形成前状态的患者进行长期抗凝治疗。(B2)(新增)

8.40　如果停止抗凝,停药后 1 个月 D- 二聚体<500ng/mL 可用于预测低复发风险。(C2)(新增)

8.41　对于没有发生近期门静脉血栓形成并发症的非肝硬化患者,尽管门静脉没有再通,但不需要抗凝以外的干预措施。(B2)(修订)

8.42　应在近期门静脉血栓形成后 6 个月进行随访对比增强 CT 扫描。(C1)(新增)

8.43　由于内脏静脉血栓形成的复发风险,无论是否停止抗凝治疗,都需要对患者进行随访。(C1)(新增)

8.44　近期门静脉血栓形成的患者发生肠梗死和器官衰竭的风险增加和①尽管进行抗凝治疗,仍持续严重腹痛;②血性腹泻;③乳酸性酸中毒;④肠祥的患者发生肠梗塞和器官衰竭的风险增加扩张,或⑤肠系膜上静脉二级神经根闭塞。因此,转诊中心应考虑采用早期影像引导干预、溶栓和手术干预的多学科方法。(C2)(新增)

非肝硬化门静脉血栓形成和门静脉海绵样变性——管理

8.45　对于既往有门静脉血栓形成或门静脉海绵样变性的患者,包括 6 个月内近期门静脉血栓未完全再通患者,建议长期抗凝治疗血栓形成前状态(B1),在没有潜在血栓形成前状态的患者中也应考虑。

（B2）（新增）

8.46 没有可用的数据来推荐或禁止在没有潜在的血栓形成前状态的儿童期发病的既往门静脉血栓形成或门静脉海绵样变性患者中进行抗凝治疗。（C1）（新增）

8.47 对于既往有门静脉血栓形成或门静脉海绵样变性但尚未接受抗凝治疗的患者，对高危静脉曲张患者进行充分的门静脉高压出血预防后，应开始抗凝治疗。（C2）（修订）

8.48 所有患有门静脉海绵样变性并发症的儿童均应考虑肠系膜左门静脉搭桥术（Meso-Rex 手术），并且应将这些患者转诊至具有治疗该病症经验的中心进行治疗。（B1）（不变）

8.49 门静脉血栓形成或门静脉海绵样变性难治性并发症的患者应转诊至专家中心，考虑经皮门静脉再通术或其他血管介入手术。（C1）（新增）

EHPVO 门静脉高压症的治疗

8.50 对于既往门静脉血栓形成或门静脉海绵样变性患者门静脉高压相关出血的初级预防，β 受体阻滞剂或内镜治疗是否为首选尚缺乏证据。应参考肝硬化指南。（C2）（修订）

8.51 无需停用维生素 K 拮抗剂即可安全地进行食管静脉曲张内镜套扎术。（C2）（新增）

8.52 所有血栓未再通的患者都应在急性发作后 6 个月内筛查胃食管静脉曲张。在没有静脉曲张的情况下，应在 12 个月和 2 年后重复进行内镜检查。（B1）（不变）

8.53 对于急性门静脉高压相关出血患者，可应用针对肝硬化患者的建议。（D1）（修订）

8.54 根据针对肝硬化的建议，建议将非选择性 β 受体阻滞剂和套扎术联合用于二级预防。（D1）（新增）

研究议程

巴德 - 基亚里综合征

- BCS 患者肝细胞癌的危险因素。
- BCS 患者肝细胞癌的非侵入性诊断。
- 预测良好的中长期结果的短期（8 天）进展标准（即标准对于 BCS 患者的"治疗应答"）。

非肝硬化门静脉血栓形成

- 门静脉血栓形成、进展和自发再通的预测因素。
- β 受体阻滞剂对 PVT 自然病程的影响。
- 近期 PVT 患者早期介入放射学或 TIPS 与纤溶剂和 / 或抗凝剂的再通效果。
- 儿童 / 青年 PVT 患者抗凝治疗对 PVT 再通和预防进展的疗效。
- 非肝硬化门静脉高压患者血细胞减少的病理生理学和管理。

（高方博　田玉龙　许敏 译，李异玲　祁兴顺 审校）

第十一部分 血管性肝脏疾病 2：
肝脏血管病的其他问题

第 56 章　门 - 窦血管病

Andrea De Gottardi, Valérie Paradis

引言

特发性非肝硬化门静脉高压包括一组不均匀的肝脏血管病,在没有肝硬化的情况下可能导致门静脉高压[1]。它与其他病理组织学命名的疾病相一致,被称为肝门静脉硬化、非肝硬化门静脉纤维化、结节性再生增生或不完全性间隔纤维化 / 肝硬化[2]。直到最近,尚无标准的诊断方法或特征性的病理组织学表现可用于诊断特发性非肝硬化门静脉高压,因此该诊断是在排除所有其他可能的肝脏疾病原因后确定的。特发性非肝硬化门静脉高压的病理生理学尚不清楚,治疗仅限于门静脉高压的表现。在过去的 20 年里,特发性非肝硬化门静脉高压越来越受到关注;与此同时,接受免疫抑制药物治疗的自身免疫性疾病和血液病的患者以及已接受治疗的人类免疫缺陷病毒(human immunodeficiency virus,HIV)感染的患者增加也与特发性非肝硬化门静脉高压患病率升高有关[3,4]。提高认识和广泛使用肝弹性成像进行纤维化评估已允许诊断具有门静脉高压典型特征与肝硬度值偏低的患者[5]。在一些临床特征不明显的门静脉高压患者中,常通过活检发现特定的肝脏病变后作出诊断。肝外内脏静脉血栓形成可能发生在特发性非肝硬化门静脉高压的基础上。最后,之前的定义是基于排除肝硬化的病因而制定的,排除了那些伴有肝病病因(如丙型肝炎、饮酒或代谢综合征)的非肝硬化门静脉高压患者。

鉴于特发性非肝硬化门静脉高压的复杂性及其发病机制不明确,肝脏血管病兴趣小组(vascular liver disease interest group,VALDIG)于 2017 年 2 月组织了一次多学科会议。肝脏血管病专家共同讨论门静脉血管病变的定义和术语,以及特发性非肝硬化门静脉高压的发病机制、病因、诊断检查和治疗。基于明确的标准[6],"门 - 窦血管病"这一术语被提出并作为各种肝脏血管病的总称。本章旨在阐明门 - 窦血管病的新命名,并对其病理生理、诊断和治疗提供一个全面的观点。

定义

根据之前的定义,特发性非肝硬化门静脉高压的特征是直接和 / 或间接的门静脉高压征象,包括肝静脉压力梯度轻度升高、食管静脉曲张、非恶性腹水、脾大或脾功能亢进、门静脉系统侧支、肝脏活检未见肝硬化。此外,所有其他导致肝硬化和非肝硬化门静脉高压(结节病、血吸虫病)以及门静脉或肝静脉血栓形成的慢性肝病病因必须排除。先前对特发性非肝硬化门静脉高压的定义包括基于病理组织学结果命名的闭塞性门静脉病、肝门静脉硬化、结节性再生增生、非肝硬化门静脉纤维化和不完全性间隔肝硬化等。

然而,在 2017 年 VALDIG 会议上讨论了该定义的几个重要的缺陷。首先,这一定义可能存在较大的限制性。由于病变可能存在于疾病早期,而此时尚未发生或不会发生严重的门静脉高压,因此,相应的情况会被错误地排除。其次,上述定义排除了肝静脉系统或门静脉系统的血栓形成,因此,门静脉血栓形成作为潜在肝内血管性肝病并发症将会被错误地排除。最后,之前的定义没有考虑到伴随肝病的存在。众所周知,一些如病毒性肝炎、HIV 感染或酒精性或非酒精性脂肪性肝病等疾病的患者可以同时发生肝脏血管病。

尽管门 - 窦血管病的病理生理学不同,但使用这一术语主要是为了界定那些累及了肝窦和小型门静脉的病变。这个新名称涵盖了特发性非肝硬化门静脉高压、闭塞性门静脉病、不完全性间隔肝硬化和结节性再生增生的全谱系疾病[6]。这一定义主要指的是肝脏活检未发现肝硬化,亦无组织学相关表现,伴或不伴门静脉高压(图 56.1)。

门-窦血管病的定义

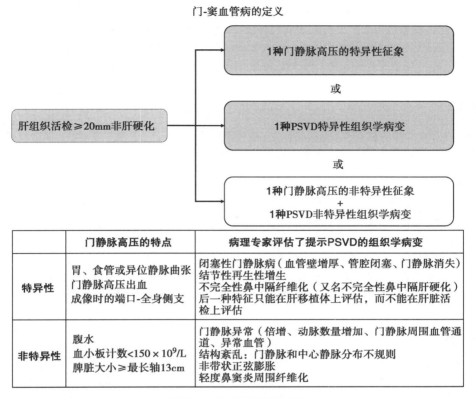

图 56.1　门 - 窦血管病的定义

	门静脉高压的特点	病理专家评估了提示PSVD的组织学病变
特异性	胃、食管或异位静脉曲张 门静脉高压出血 成像时的端口-全身侧支	闭塞性门静脉病（血管壁增厚、管腔闭塞、门静脉消失） 结节性再生性增生 不完全性鼻中隔纤维化（又名不完全性鼻中隔肝硬化） 后一种特征只能在肝移植体上评估，而不能在肝脏活检上评估
非特异性	腹水 血小板计数<150×10^9/L 脾脏大小≥最长轴13cm	门静脉异常（倍增、动脉数量增加、门静脉周围血管通道、异常血管） 结构紊乱：门静脉和中心静脉分布不规则 非带状正弦膨胀 轻度鼻窦炎周围纤维化

与之前定义的标准相反,如果肝脏活检显示门 - 窦血管病的特定表现,那么即便存在肝病的原因(即酒精滥用、代谢综合征或病毒性肝炎),也不能排除门 - 窦血管病。在这种重叠的病例中,门 - 窦血管病和肝脏实质性疾病对门静脉高压的发生或严重程度的相对贡献仍是一个悬而未决的问题。

与之前定义相似,影响肝静脉的状态或已被明确会导致微血管病变(如结节病或先天性肝纤维化)的特定疾病需被排除在外。肝窦阻塞综合征主要发生在造血干细胞移植后,有特定的标准,不属于门 - 窦血管病。肝外门静脉血栓形成本身可导致非肝硬化门静脉高压,然而,一旦肝脏活检显示门 - 窦血管病的特定表现,则不应被排除。这也被门 - 窦血管病患者常会继发肝外门静脉血栓这一事实所证实。

总体来说,这个新名称旨在明确和改进诊断。从研究的角度来看,这一定义有望通过提供统一的标准来简化相关研究。另外,有学者可能会批判这些新标准和术语可能过于简单,降低了定义复杂疾病的精确度,进而造成研究未能集中在同一疾病上并产生偏倚。因此,重要的是要积累有关这一新名称的更多经验并相应地完善定义。

流行病学

全球门 - 窦血管病的总患病率尚不清楚,流行程度和命名因地域而异。因此,制定新名称是为了它能够适用于全球各地。

在印度,相应的病症被称为非肝硬化门静脉纤维化。该地区的患病率虽有所下降,但仍很高,一些研究发现,其占所有门静脉高压病例的34%[7]。目前认为其发展与社会经济地位和卫生 / 个人卫生条件有关。主要影响 30～49 岁的男性群体[8]。

在日本,相应的病症被命名为特发性门静脉高压。门 - 窦血管病的患病率在过去 40 年里急剧下降,这可能是国家卫生服务政策造成的[9]。在日本,伴有门静脉高压的门 - 窦血管病在 40～59 岁女性中最常见,比例为 2 : 1[10]。这可能与女性比男性更常罹患自身免疫性疾病以及与怀孕和绝经前年龄相关的激素因素有关[11]。

在欧洲,门 - 窦血管病似乎很少见,其在门静脉高压病例中所占的比例低于印度或日本的报告。在法国,因各种原因进行的肝脏活检的病例中,有 4% 发现结节性再生性增生[12]。该病症主要影响法国和英国的男性(3 : 1)[13,14]。在美国和加拿大,该病症的患病率为 3%～7%,主要影响 60～69 岁的男性[15-17]。

相关疾病

PVSD 与大约 50% 的患者的罕见疾病有关。这些不同的疾病可分为药物暴露、免疫、凝血障碍、感染以及先天性或家族性缺陷[4,18,19]。这几种病症可能同时出现在同一患者中。

药物暴露

高龄以及去羟肌苷和司他夫定的暴露被证明是 HIV 感染患者发生结节性再生性增生的独立预测因子[20]。在一项荷兰的研究中,门 - 窦血管病患者发生 HIV 感染的总患病率为 4%[4]。Mallet 等报道,与对照组相比,伴有结节性再生性增生的 HIV 感染患者蛋白 S 活性显著降低,但 HIV 患者发生门 - 窦血管病的主要因素是既往药物暴露[21]。目前已不再使用去羟肌苷和司他夫定,如果它们是切实的致病因素,那么预计在未来几十年内 HIV 感染患者中门 - 窦血管病的患病率会有所下降。

门 - 窦血管病还与之前接触过免疫抑制剂或抗肿瘤药物(尤其是硫唑嘌呤和奥沙利铂)以及许多其他药物有关[22]。

免疫性疾病

免疫性疾病包括获得性和先天性免疫缺陷和自身免疫性疾病,已在 10% 的门 - 窦血管病患者中检出[23]。相反,高达 84% 的患有常见变异性免疫缺陷[24]、高免疫球蛋白 M(immunoglobulin M,IgM)综合征、原发性抗体缺陷综合征(如布鲁顿病[25]和费尔蒂综合征[26])的患者伴有门 - 窦血管病。

据报道,在炎症性肠病患者中,门 - 窦血管病的患病率为 6%[27]。然而,很难解释门 - 窦血管病是否主要与潜在的炎症性肠病或硫唑嘌呤暴露有关。成人乳糜泻也与门 - 窦血管病有关[13]。有人提出,免疫功能紊乱患者的窦状改变与窦内细胞毒性 T 淋巴细胞和肉芽肿有关,可引起门静脉或窦状内皮炎。这一概念与门 - 窦血管病患者血液样本中淋巴细胞激活基因的过度表达相一致[28,29]。

血栓形成

越来越多的证据表明,微血栓形成和血小板聚集会促进门 - 窦血管病发展[10,30]。事实上,肝脏活检发现门静脉小静脉增粗或闭塞、阻塞,一般提示既往有血栓形成。此外,蛋白 C 缺乏等促血栓形成状态与门 - 窦血管病风险更高相关[31]。门静脉血栓形成在这些患者中相对常见,进一步表明这些患者存在促凝倾向。未来的研究应阐明门 - 窦血管病促血栓形成危险因素的患病率和影响。

感染

流行病学研究结果表明,卫生生活条件差与门 - 窦血管病有关,这被解释为感染的作用。然而,这种机制无法在实验模型中重现[32]。腹腔内感染可能通过复发性小到中等门静脉分支闭塞触发门 - 窦血管病[33,34]。

遗传性和基因性疾病

门 - 窦血管病与遗传性疾病有关,例如亚当斯 - 奥利弗综合征、特纳综合征、家族性闭塞性门静脉病和囊性纤维化[35-37]。

遗传研究已发现门 - 窦血管病和 HLA-DR3[38]的家族聚集以及端粒酶基因复合体突变[39]有关。有趣的是,HIV 患者使用去羟肌苷与门 - 窦血管病之间的关系与嘌呤代谢途径涉及的基因的某些单核苷酸多态性有关[40]。受门 - 窦血管病影响的家族的全外显子组测序发现了各种突变,但仍然缺乏在其他队列中的独立验证[41,42]。

临床表现

门 - 窦血管病伴门静脉高压

在高收入国家,伴有门静脉高压的门 - 窦血管病患者主要是中年男性,常无症状。大多数情况下,肝脏合成功能正常,约 80% 的患者肝脏生化值、谷丙转氨酶或碱性磷酸酶略有升高(＜正常值的 2 倍上限)。有些是通过非侵入性方法检测到的,血小板减少通常在 $100 \times 10^9/L$ 左右、脾大或超声检查显示肝脏形态不规则。大多数患者的血清白蛋白和胆红素水平在正常范围内,凝血酶原时间略有下降,这有助于与肝硬化患者加以区分。另外,部分患者出现门静脉高压的并发症,主要为静脉曲张破裂出血,约 20%～40% 为首发表现,相比之下,腹水和肝性脑病较少见。

特发性非肝硬化门静脉高压患者的自然病程以存在大静脉曲张为特征,2/3 伴有门静脉高压的门 - 窦血管病患者在初诊时就存在粗大的静脉曲张,或者在诊断后的平均 10 年内,20% 的患者发生粗大的静脉曲张[19]。随着时间的推移,20%～50% 伴有门静脉高压的门 - 窦血管病患者会出现腹水,其中大多数病例存在诱发因素,且常是短暂的[18,19]。在诊断后的 5 年内,约 1/3 的患者发生门静脉血栓,但其中仅 1/3 的患者发生完全阻塞(即血栓阻塞超 80% 的管腔)[4,18,19]。有出血史和相关疾病(即 HIV 感染)的患者血栓形成风险增加。

就长期预后而言,一项针对 69 例患者的研究表明,肝功能标志物的变化很小,表明门 - 窦血管病是稳定的[18]。患者可出现门肺动脉高压、肝肺综合征和肝再生结节,但导致这些并发症的确切危险因素目前尚不清楚。关于死亡率,腹水、年龄和相关疾病是已知的危险因素[4]。先前已发表的系列研究表明,8 年的随访期间,死亡率可达到 15%～20%[4,18,19,43]。肝移植的转诊率(5%～37%)似乎变化很大,这取决于对进展至终末期肝病的风险评估。

无门静脉高压的门 - 窦血管病

在无明确原因且无任何门静脉高压征象(脾大、胃食管静脉曲张、门体侧支循环、腹水或肝性脑病)的情况下,肝脏检查结果的改变可能代表门 - 窦血管病的临床前阶段[18,44],此后可能会出现门静脉高压的明显征象[18]。事实上,无门静脉高压的门 - 窦血管病患病率似乎比以前认为的要高(占隐源性肝病病例的 19%)。此外,Cazals-Hatem 等假设肝功能检查结果轻度受损、促血栓形成率较高和免疫疾病可能导致门静脉高压进展[18]。对肝生化指标有轻微变化的无症状患者,需要进行肝脏活检;只有病理组织学提示特定表现,才能建立诊断。

尚缺乏对无门静脉高压的门 - 窦血管病患者进行的纵向研究,目前没有足够的数据来阐明这种疾病的自然病程和危险因素。

病理组织学结果

门 - 窦血管病的诊断可能是偶然的,可以在多种情况下被考虑,包括不明原因的肝脏生化改变、无肝功能障碍的门静脉高压征象、超声检查结果异常或肝硬度低的门静脉高压。从组织学的角度来看,目前仍无法解释患者存在重要的病变多样性。

结节性再生性增生、闭塞性门静脉病和不完全性间隔肝硬化的特异性强,即使没有其他临床、实验室检查或影像学改变,也可建立门 - 窦血管病的诊断(图 56.2)。

闭塞性门静脉病和肝门静脉硬化 / 静脉硬化的主要特征是中小肝内门静脉分支的不完全或完全狭窄,伴或不伴管壁增厚。此外,已经描述了小门静脉分支的瘢痕和狭窄以及门静脉内小血管通道数量增加和不完整的薄纤维间隔。门静脉分支并不总是闭塞或消失(静脉减少),尽管管腔变窄,但它仍可见[15]。尽管门静脉变化很常见,但分布不均,因此肝脏活检常难以检测到,这也支持获得足够的组织样本(＞20mm,＞7 个门静脉)。

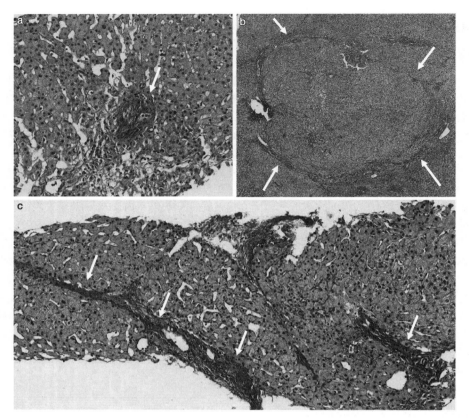

图 56.2　门 - 窦血管病的非特异性组织学特征。（a）闭塞性静脉病，肝脏活检切片（天狼星红染色）显示门静脉轻微硬化（白色箭头），无正常门静脉；（b）结节再生性增生，肝脏活检切片（网状染色）显示小叶内肝实质结节状组织［结节周围有萎缩细胞板（白色箭头），无纤维化］；（c）不完全性间隔纤维化，肝脏活检切片（天狼星红染色）显示非肝硬化实质因薄壁不完整（白色箭头）导致的门静脉束扩大和延长

　　结节再生性增生的定义是弥漫性或局灶性结节再生，肝细胞萎缩区窦样扩张，无或非常轻微窦样前纤维化。与肝硬化相比，这些结节张力较轻，防御性较差。小叶扭曲，被较厚板上排列的增生的肝细胞结节所取代。它们被压缩的萎缩细胞板和致密的网状所包围，但没有明显的纤维化。可发现门静脉残端（小门静脉、门静脉分支不明显或有时无分支）。网状染色是诊断所必需的，对诊断要求常很高，需要病理组织学经验丰富的专家[45]。

　　弥漫性和界限不清的结节与细长的纤维间隔进入实质，而不与其他门静脉管道或小静脉相连接，这说明不完全的间隔纤维化。实质内孤立的胶原束与紊乱的血管关系有关，并可与不完全的间隔纤维化有关。事实上，当肝硬化被认为进展至不可逆阶段且不可恢复时，会存在这些病变。慢性肝病的最新研究进展清楚地表明，作为对组织损伤和修复的应答，肝脏结构在不断重塑。实际上，在某些病例中，不完全的间隔纤维化可能源于逆转的肝硬化[17]。与肝硬化相关的血管病变在纤维化消退多年后仍明显，这可能是门静脉高压持续存在的原因。目前尚不清楚这种血管变化和继发的门静脉高压是如何随时间演变的。

　　此外，这些特殊病变常与其他变化相关，包括横膈穿孔、孤立的厚胶原纤维、薄的门静脉周围纤维突出、门静脉残端、门静脉突出直接毗邻门静脉周围实质、门静脉周围的异常血管转变为门静脉旁区薄壁血管、窦状扩张或上皮灶以及突出的动脉或动脉增生（图 56.3）[46-48]。

影像学

　　伴有门静脉高压的门 - 窦血管病患者表现为脾大和门体侧支循环。在无门静脉高压的患者中，可能存在特殊的影像学特征，但不是门静脉高压相关特征。这些特征包括肝动脉直径增加，这在肝硬化患者中也

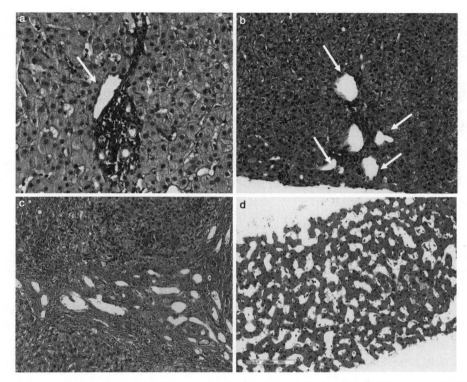

图 56.3　门 - 窦血管病的非特异性组织学特征。(a)门静脉突出(白色箭头),肝脏活检切片(天狼星红染色);(b)脉管化程度高的门静脉,肝脏活检切片(苏木红和伊红染色)显示门静脉内有多个薄壁血管间隙;(c)肝脏活检的门静脉周围异常血管切片(苏木红和伊红染色)显示与门静脉紧密连接的多个薄壁血管间隙(白色箭头);(d)肝窦扩张,肝脏活检切片(苏木红和伊红染色)显示肝细胞板有窦性扩张

很常见。Ⅳ和Ⅰ段肝叶增大和其余肝叶萎缩有助于区分门 - 窦血管病或肝硬化相关门静脉血栓,相比之下,后者有Ⅳ段萎缩和Ⅰ段增大。Ⅳ和Ⅰ段增大和周围肝段萎缩与门静脉血流受损有关,从而导致肝脏中央部分增大和周围萎缩[49,50]。此外,与肝硬化患者相比,门 - 窦血管病患者更常存在口径减少、血栓闭塞或肝内门静脉分支和局灶性结节性增生[50]。

目前,门静脉血栓并不是诊断非肝硬化门静脉高压的排除标准,因为门 - 窦血管病患者可能会继发门静脉血栓。

弹性成像

在过去的 10 年里,肝脾弹性成像的广泛应用有助于区分临床显著门静脉高压患者伴或不伴肝硬化。实际上,门 - 窦血管病患者的肝硬度值常远低于肝硬化患者诊断临床显著门静脉高压的截断值,脾 / 肝硬度比值也高于其他肝脏疾病[51,52]。

目前关于门 - 窦血管病的弹性成像的数据相对有限。报道的肝硬度值在 8.4～11.3kPa,高于无门 - 窦血管病的门静脉血栓患者(6.4～8.4kPa),但明显低于肝硬化患者[5,52]。虽然弹性成像有望对评估门 - 窦血管病合并门静脉高压患者最有用,但数据有限,肝脏活检仍是诊断的基础。

肝静脉压力梯度测量和肝静脉造影

肝静脉压力梯度测量可以记录有明显门静脉高压征象患者的门 - 窦血管病。尽管有明显的门静脉高压迹象,但多数患者的肝静脉压力梯度低于 10mmHg,即临床显著门静脉高压的截断值。此外,在门 - 窦血管病患者中,肝静脉造影在评估门静脉压力时,常显示存在较大的肝静脉 - 静脉交通支,这是迄今为止并未完全了解的[52]。

其他注意事项

局灶性肝病变

与其他肝脏血管病一样,门 - 窦血管病患者也可发生肝细胞结节,但不如巴德 - 基亚里综合征患者常见[53]。这些结节常是良性的,大部分是局灶性结节样增生,很少有肝细胞腺瘤。这些结节被认为是由于扭曲的局部血液灌注,包括血管动脉化增强和门静脉灌注减少,以及其他可能的激素和性别相关因素所导致的。很少进展或发展为肝细胞癌[54,55]。

妊娠

妊娠本身并不是门 - 窦血管病公认的危险因素。从实际的角度来看,在门 - 窦血管病患者中,应常规妊娠,因为约 15% 的门 - 窦血管病患者是育龄妇女,这使得生殖问题尤为重要[56-58]。在考虑妊娠之前,肝脏疾病保持稳定是至关重要的。

3 项小型回顾性系列研究纳入了 40 例女性患者,15% 的病例发生了静脉曲张出血。特利加压素在妊娠期禁用。低分子量肝素与产后生殖器出血相关,但未观察到死亡。然而,对于既往有门静脉血栓形成史的门 - 窦血管病患者,低分子量肝素可以安全使用,建议在分娩 24h 前停用,最好是阴道分娩[56,58-61]。在这些病例系列中,10%～25% 的妊娠导致流产。

应常规使用静脉曲张出血的一级和二级预防,遵循肝硬化患者管理的推荐意见。目前尚无证据支持门 - 窦血管病孕妇使用抗凝治疗血栓的一级预防。

非肝腹部手术

一项 VALDIG 的回顾性研究纳入 47 例伴有门静脉高压的门 - 窦血管病患者,30% 的患者在术后 3 个月内出现门静脉高压相关并发症;这些在肝外合并症患者中更常见。对于肾功能相对正常的患者,6 个月生存率非常好[62]。目前尚缺乏有关无门静脉高压的门 - 窦血管病患者的信息。

管理

治疗

门 - 窦血管病最常见的特征之一是肝内门静脉增厚、狭窄或闭塞。这种狭窄被认为会导致肝细胞的缺血性萎缩,如结节再生性增生。通过观察门 - 窦血管病患者被移植的肝脏,100% 的患者门小静脉消失,67% 的患者存在粗大的门静脉[18]。随访期间,13%～45% 的门 - 窦血管病患者发生门静脉血栓[4,18,43,63]。目前尚不清楚内脏血栓形成风险的增加是否与局部小静脉内皮因子相关,还是与血淤和门静脉高压相关的机械原因,或所有这些因素的组合有关[64]。最后,门 - 窦血管病患者通常合并与血栓形成风险增加相关的潜在疾病(0%～18%)[4,14,18,19]。

此外,在继发门静脉血栓的非肝硬化门静脉高压患者中,只有不到一半的患者在接受早期抗凝治疗后发生再通[19,65]。对于存在门静脉血栓形成风险的门 - 窦血管病患者,采用预防性抗凝治疗可以避免这种不良预后。需要随机试验来评估对门 - 窦血管病患者进行预防性抗凝治疗的效益风险比。目前抗凝治疗被推荐用于高危血栓前疾病或门静脉血栓患者[66]。

门静脉高压的治疗

门 - 窦血管病患者门静脉高压进展的发生率和危险因素尚不清楚,因此,尚不能推荐预防性治疗[18,67]。

对于伴有门静脉高压的门 - 窦血管病患者,目前的实践指南建议根据管理肝硬化的建议治疗静脉曲张[66]。该方法的有效性已得到证实[19,68]。治疗的基础是 β 受体阻滞剂、卡维地洛或普萘洛尔,以及内镜下静脉曲张套扎术。

在存在药物暴露或相关条件的情况下,药物停止或疾病导向治疗理论上可以改善门 - 窦血管病的结局,但尚不确定。筛查静脉曲张等门静脉高压征象的最佳策略和时间间隔目前尚不确定。

经颈静脉肝内门体分流术(transjugular intrahepatic portosystemic shunt,TIPS)可作为伴有静脉曲张出血、难治性腹水等门静脉高压并发症的门 - 窦血管病患者的有效治疗方案。一项针对 41 例伴有门静脉高压的门 - 窦血管病患者的多中心研究描述了与肝硬化和肝功能相似的患者的结局。肾功能正常和无严重的肝外合并症是良好结局的预后因素[69]。

基于有限的数据,伴有门静脉高压的门 - 窦血管病患者接受腹部分流手术治疗的总体结局似乎是有利的[62,70]。门腔分流术以及脾切除术主要报道在来自印度和土耳其的成人或儿童人群中[32,62,70-73]。在大多数患者中,伴有门静脉高压相关并发症或脾大的患者进行了外科门腔分流术和脾切除术[32]。虽然分流手术对降低门静脉高压有效,且无手术死亡率的报道,但延迟的并发症是常见的,发生在 20%～50% 的患者中[70-73]。静脉曲张再出血(10%)、腹水和肝性脑病(高达 18% 的病例)是最常被报道的并发症[71,72]。这一数据强调了外科分流治疗伴有门静脉高压的门 - 窦血管病患者会造成并发症的比例高。部分脾栓塞和脾切除术已用于严重脾功能亢进,但鉴于其相关风险,一定只考虑用于罕见的个别有症状的脾功能亢进的患者[69,74]。

很少有报道表明门 - 窦血管病患者肝移植后的生存是有利的[58]。移植后(复发性)门 - 窦血管病已有报道,但其发病率尚不清楚[2]。

转化和临床研究的当前观点和未来展望

转化

目前有一些动物模型可以模仿人的门 - 窦血管病,其中包括结节再生性增生和静脉闭塞的模型。右旋糖酐和血清牛白蛋白微球血管栓塞动物模型、脾脏提取后的手术模型和门静脉直接注射细菌模型均不能准确建立门 - 窦血管病[75-77]。基因模型,即 *NOTCH1* 基因敲除小鼠模仿了结节再生性增生和门静脉高压的所有组织学特征[78,79]。*JAK1*(IL-6-JAK-STAT 通路)突变的小鼠诱导了一种类似于自身免疫性疾病的表型,具有结节再生性增生的组织学体征[80]。喂食富硒饲料的大鼠在门静脉高压时也产生结节再生性增生[81]。尽管很有前景,但迄今为止,还没有在动物模型中进行专门测试。

临床

建立一个新术语去涵盖影响门窦区的肝脏血管病并对其进行广泛宣传将有助于更好地了解该病的流行病学。此外,针对门 - 窦血管病患者的队列研究将提高对该病的认识,并可能有助于回答重大问题。目前尚不清楚为什么有些患者会出现门静脉高压,而另一些患者则没有。考虑到这些患者的门静脉压力梯度不准确,临床上诊断门静脉高压的最佳方法以及筛查的时间间隔尚不清楚。此外,在门 - 窦血管病合并其他病因的肝病患者中如何从组织学上定义门 - 窦血管病及其相对影响尚不清楚。

最后,基于门 - 窦血管病这一术语去招募患者也将促进开展多中心临床试验,以探索抗凝等导向性治疗的效果。

结论

建立新术语将有助于在明确定义的诊断标准下涵盖不同的疾病状态。肝脏活检仍然是诊断的基础。图 56.4 建议了一种怀疑门 - 窦血管病患者的实用管理方法。将门 - 窦血管病这一术语付诸实践将促进多中心、协作队列研究,以解决有关这类疾病的关键性问题。

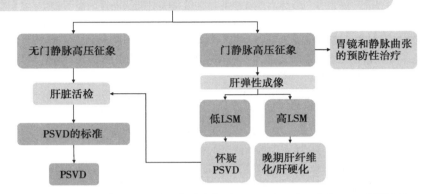

图 56.4　伴或不伴门静脉高压的门 - 窦血管病诊断图。PSVD，门 - 窦血管病；LSM，肝硬度值

（高方博　丁敏　郑晓杰　魏娟 译，汪芳裕　祁兴顺 审校）

参考文献

1. European Association for the Study of the Liver. EASL clinical practice guidelines: vascular diseases of the liver. J Hepatol. 2016;64(1):179–202.
2. Schouten JN, Garcia-Pagan JC, Valla DC, Janssen HL. Idiopathic noncirrhotic portal hypertension. Hepatology. 2011;54(3):1071–81.
3. Chang PE, Miquel R, Blanco JL, Laguno M, Bruguera M, Abraldes JG, et al. Idiopathic portal hypertension in patients with HIV infection treated with highly active antiretroviral therapy. Am J Gastroenterol. 2009;104(7):1707–14.
4. Schouten JN, Van der Ende ME, Koeter T, Rossing HH, Komuta M, Verheij J, et al. Risk factors and outcome of HIV-associated idiopathic noncirrhotic portal hypertension. Aliment Pharmacol Ther. 2012;36(9):875–85.
5. Vuppalanchi R, Mathur K, Pyko M, Samala N, Chalasani N. Liver stiffness measurements in patients with noncirrhotic portal hypertension-the devil is in the details. Hepatology. 2018;68(6):2438–40.
6. De Gottardi A, Rautou PE, Schouten J, Rubbia-Brandt L, Leebeek F, Trebicka J, et al. Porto-sinusoidal vascular disease: proposal and description of a novel entity. Lancet Gastroenterol Hepatol. 2019;4(5):399–411.
7. Dhiman RK, Chawla Y, Vasishta RK, Kakkar N, Dilawari JB, Trehan MS, et al. Non-cirrhotic portal fibrosis (idiopathic portal hypertension): experience with 151 patients and a review of the literature. J Gastroenterol Hepatol. 2002;17(1):6–16.
8. Mukta V, Panicker LC, Sivamani K, Goel A, Basu D, Dhanapathi H. Non-cirrhotic portal fibrosis at a tertiary care Centre in South India. Trop Dr. 2017;47(1):26–30.
9. Imai FKK, Komaba M. Interim report on IPH survey. In: Futagawa S, editor. Report of the Research Committee on Aberrant Portal Hemodynamics 1992. Tokyo: Ministry of Health and Welfare; 1993. p. 107–10.
10. Murai Y, Ohfuji S, Fukushima W, Tamakoshi A, Yamaguchi S, Hashizume M, et al. Prognostic factors in patients with idiopathic portal hypertension: two Japanese nationwide epidemiological surveys in 1999 and 2005. Hepatol Res. 2012;42(12):1211–20.
11. Saito K, Nakanuma Y, Takegoshi K, Ohta G, Obata Y, Okuda K, et al. Non-specific immunological abnormalities and association of autoimmune diseases in idiopathic portal hypertension. A study by questionnaire. Hepato-Gastroenterology. 1993;40(2):163–6.
12. Barge S, Grando V, Nault JC, Broudin C, Beaugrand M, Ganne-Carrie N, et al. Prevalence and clinical significance of nodular regenerative hyperplasia in liver biopsies. Liver Int.

2016;36(7):1059–66.

13. Eapen CE, Nightingale P, Hubscher SG, Lane PJ, Plant T, Velissaris D, et al. Non-cirrhotic intrahepatic portal hypertension: associated gut diseases and prognostic factors. Dig Dis Sci. 2011;56(1):227–35.

14. Hillaire S, Bonte E, Denninger MH, Casadevall N, Cadranel JF, Lebrec D, et al. Idiopathic non-cirrhotic intrahepatic portal hypertension in the west: a re-evaluation in 28 patients. Gut. 2002;51(2):275–80.

15. Mikkelsen WP, Edmondson HA, Peters RL, Redeker AG, Reynolds TB. Extra- and intrahepatic portal hypertension without cirrhosis (hepatoportal sclerosis). Ann Surg. 1965;162(4):602–20.

16. Villeneuve JP, Huet PM, Joly JG, Marleau D, Cote J, Legare A, et al. Idiopathic portal hypertension. Am J Med. 1976;61(4):459–64.

17. Wanless IR, Nakashima E, Sherman M. Regression of human cirrhosis. Morphologic features and the genesis of incomplete septal cirrhosis. Arch Pathol Lab Med. 2000;124(11):1599–607.

18. Cazals-Hatem D, Hillaire S, Rudler M, Plessier A, Paradis V, Condat B, et al. Obliterative portal venopathy: portal hypertension is not always present at diagnosis. J Hepatol. 2011;54(3):455–61.

19. Siramolpiwat S, Seijo S, Miquel R, Berzigotti A, Garcia-Criado A, Darnell A, et al. Idiopathic portal hypertension: natural history and long-term outcome. Hepatology. 2014;59(6):2276–85.

20. Cotte L, Benet T, Billioud C, Miailhes P, Scoazec JY, Ferry T, et al. The role of nucleoside and nucleotide analogues in nodular regenerative hyperplasia in HIV-infected patients: a case control study. J Hepatol. 2011;54(3):489–96.

21. Mallet VO, Varthaman A, Lasne D, Viard JP, Gouya H, Borgel D, et al. Acquired protein S deficiency leads to obliterative portal venopathy and to compensatory nodular regenerative hyperplasia in HIV-infected patients. AIDS. 2009;23(12):1511–8.

22. Ghabril M, Vuppalanchi R. Drug-induced nodular regenerative hyperplasia. Semin Liver Dis. 2014;34(2):240–5.

23. Zuo C, Chumbalkar V, Ells PF, Bonville DJ, Lee H. Prevalence of histological features of idiopathic noncirrhotic portal hypertension in general population: a retrospective study of incidental liver biopsies. Hepatol Int. 2017;11(5):452–60.

24. Pulvirenti F, Pentassuglio I, Milito C, Valente M, De Santis A, Conti V, et al. Idiopathic non cirrhotic portal hypertension and spleno-portal axis abnormalities in patients with severe primary antibody deficiencies. J Immunol Res. 2014;2014:672458.

25. Malamut G, Ziol M, Suarez F, Beaugrand M, Viallard JF, Lascaux AS, et al. Nodular regenerative hyperplasia: the main liver disease in patients with primary hypogammaglobulinemia and hepatic abnormalities. J Hepatol. 2008;48(1):74–82.

26. Stock H, Kadry Z, Smith JP. Surgical management of portal hypertension in Felty's syndrome: a case report and literature review. J Hepatol. 2009;50(4):831–5.

27. Seinen ML, van Asseldonk DP, de Boer NK, Bouma G, van Nieuwkerk CM, Mulder CJ, et al. Nodular regenerative hyperplasia of the liver in patients with IBD treated with allopurinol-Thiopurine combination therapy. Inflamm Bowel Dis. 2017;23(3):448–52.

28. Kotani K, Kawabe J, Morikawa H, Akahoshi T, Hashizume M, Shiomi S. Comprehensive screening of gene function and networks by DNA microarray analysis in Japanese patients with idiopathic portal hypertension. Mediat Inflamm. 2015;2015:349215.

29. Yamaguchi N, Tokushige K, Haruta I, Yamauchi K, Hayashi N. Analysis of adhesion molecules in patients with idiopathic portal hypertension. J Gastroenterol Hepatol. 1999;14(4):364–9.

30. Holmes E, Wijeyesekera A, Taylor-Robinson SD, Nicholson JK. The promise of metabolic phenotyping in gastroenterology and hepatology. Nat Rev Gastroenterol Hepatol. 2015;12(8):458–71.

31. Nayak NC. Idiopathic portal hypertension (noncirrhotic portal fibrosis), thrombosis in portal venous system and protein C deficiency. Hepatology. 1989;10(5):902.

32. Khanna R, Sarin SK. Non-cirrhotic portal hypertension—diagnosis and management. J Hepatol. 2014;60(2):421–41.

33. Omanwar S, Rizvi MR, Kathayat R, Sharma BK, Pandey GK, Alam MA, et al. A rabbit model of non-cirrhotic portal hypertension by repeated injections of E.coli through indwelling cannulation of the gastrosplenic vein. Hepatobiliary Pancreat Dis Int. 2004;3(3):417–22.

34. Sarin SK, Kumar A. Noncirrhotic portal hypertension. Clin Liver Dis. 2006;10(3):627–51. x

35. Besmond C, Valla D, Hubert L, Poirier K, Grosse B, Guettier C, et al. Mutations in the novel gene FOPV are associated with familial autosomal dominant and non-familial obliterative portal venopathy. Liver Int. 2018;38(2):358–64.

36. Girard M, Amiel J, Fabre M, Pariente D, Lyonnet S, Jacquemin E. Adams-Oliver syndrome and hepatoportal sclerosis: occasional association or common mechanism? Am J Med Genet

A. 2005;135(2):186–9.

37. Roulot D, Degott C, Chazouilleres O, Oberti F, Cales P, Carbonell N, et al. Vascular involvement of the liver in Turner's syndrome. Hepatology. 2004;39(1):239–47.

38. Sarin SK, Mehra NK, Agarwal A, Malhotra V, Anand BS, Taneja V. Familial aggregation in noncirrhotic portal fibrosis: a report of four families. Am J Gastroenterol. 1987;82(11):1130–3.

39. Calado RT, Regal JA, Kleiner DE, Schrump DS, Peterson NR, Pons V, et al. A spectrum of severe familial liver disorders associate with telomerase mutations. PLoS One. 2009;4(11):e7926.

40. Vispo E, Cevik M, Rockstroh JK, Barreiro P, Nelson M, Scourfield A, et al. Genetic determinants of idiopathic noncirrhotic portal hypertension in HIV-infected patients. Clin Infect Dis. 2013;56(8):1117–22.

41. Koot BG, Alders M, Verheij J, Beuers U, Cobben JM. A de novo mutation in KCNN3 associated with autosomal dominant idiopathic non-cirrhotic portal hypertension. J Hepatol. 2016;64(4):974–7.

42. Vilarinho S, Sari S, Yilmaz G, Stiegler AL, Boggon TJ, Jain D, et al. Recurrent recessive mutation in deoxyguanosine kinase causes idiopathic noncirrhotic portal hypertension. Hepatology. 2016;63(6):1977–86.

43. Hollande C, Mallet V, Darbeda S, Vallet-Pichard A, Fontaine H, Verkarre V, et al. Impact of Obliterative portal Venopathy associated with human immunodeficiency virus. Medicine. 2016;95(11):e3081.

44. Guido M, Sarcognato S, Sonzogni A, Luca MG, Senzolo M, Fagiuoli S, et al. Obliterative portal venopathy without portal hypertension: an underestimated condition. Liver Int. 2016;36(3):454–60.

45. Jharap B, van Asseldonk DP, de Boer NK, Bedossa P, Diebold J, Jonker AM, et al. Diagnosing nodular regenerative hyperplasia of the liver is thwarted by low Interobserver agreement. PLoS One. 2015;10(6):e0120299.

46. Guido M, Sarcognato S, Sacchi D, Colloredo G. Pathology of idiopathic non-cirrhotic portal hypertension. Virchows Arch. 2018;473(1):23–31.

47. Nakanuma Y, Hoso M, Sasaki M, Terada T, Katayanagi K, Nonomura A, et al. Histopathology of the liver in non-cirrhotic portal hypertension of unknown aetiology. Histopathology. 1996;28(3):195–204.

48. Guido M, Alves VAF, Balabaud C, Bathal PS, Bioulac-Sage P, Colombari R, et al. Histology of portal vascular changes associated with idiopathic non-cirrhotic portal hypertension: nomenclature and definition. Histopathology. 2019;74(2):219–26.

49. Arora A, Sarin SK. Multimodality imaging of primary extrahepatic portal vein obstruction (EHPVO): what every radiologist should know. Br J Radiol. 2015;88(1052):20150008.

50. Glatard AS, Hillaire S, d'Assignies G, Cazals-Hatem D, Plessier A, Valla DC, et al. Obliterative portal venopathy: findings at CT imaging. Radiology. 2012;263(3):741–50.

51. Berzigotti A. Non-invasive evaluation of portal hypertension using ultrasound elastography. J Hepatol. 2017;67(2):399–411.

52. Seijo S, Reverter E, Miquel R, Berzigotti A, Abraldes JG, Bosch J, et al. Role of hepatic vein catheterisation and transient elastography in the diagnosis of idiopathic portal hypertension. Dig Liver Dis. 2012;44(10):855–60.

53. Moucari R, Rautou PE, Cazals-Hatem D, Geara A, Bureau C, Consigny Y, et al. Hepatocellular carcinoma in Budd-Chiari syndrome: characteristics and risk factors. Gut. 2008;57(6):828–35.

54. Montenovo MI, Jalikis FG, Yeh M, Reyes JD. Progression of hepatic adenoma to carcinoma in the setting of Hepatoportal sclerosis in HIV patient: case report and review of the literature. Case Rep Hepatol. 2016;2016:1732069.

55. Sempoux C, Paradis V, Komuta M, Wee A, Calderaro J, Balabaud C, et al. Hepatocellular nodules expressing markers of hepatocellular adenomas in Budd-Chiari syndrome and other rare hepatic vascular disorders. J Hepatol. 2015;63(5):1173–80.

56. Andrade F, Shukla A, Bureau C, Senzolo M, D'Alteroche L, Heurgue A, et al. Pregnancy in idiopathic non-cirrhotic portal hypertension: a multicentric study on maternal and fetal management and outcome. J Hepatol. 2018;69(6):1242–9.

57. Bissonnette J, Durand F, de Raucourt E, Ceccaldi PF, Plessier A, Valla D, et al. Pregnancy and vascular liver disease. J Clin Exp Hepatol. 2015;5(1):41–50.

58. Krasinskas AM, Eghtesad B, Kamath PS, Demetris AJ, Abraham SC. Liver transplantation for severe intrahepatic noncirrhotic portal hypertension. Liver Transpl. 2005;11(6):627–34. discussion 10–1.

59. Aggarwal N, Sawhney H, Vasishta K, Dhiman RK, Chawla Y. Non-cirrhotic portal hypertension in pregnancy. Int J Gynaecol Obstet. 2001;72(1):1–7.

60. Henriksson P, Westerlund E, Wallen H, Brandt L, Hovatta O, Ekbom A. Incidence of pulmo-

nary and venous thromboembolism in pregnancies after in vitro fertilisation: cross sectional study. BMJ. 2013;346:e8632.

61. Sumana G, Dadhwal V, Deka D, Mittal S. Non-cirrhotic portal hypertension and pregnancy outcome. J Obstet Gynaecol Res. 2008;34(5):801–4.

62. Elkrief L, Ferrusquia-Acosta J, Payance A, Moga L, Tellez L, Praktiknjo M, et al. Abdominal surgery in patients with idiopathic noncirrhotic portal hypertension: a multicenter retrospective study. Hepatology. 2019;70(3):911–24.

63. Matsutani S, Maruyama H, Akiike T, Kobayashi S, Yoshizumi H, Okugawa H, et al. Study of portal vein thrombosis in patients with idiopathic portal hypertension in Japan. Liver Int. 2005;25(5):978–83.

64. Rajekar H, Vasishta RK, Chawla YK, Dhiman RK. Noncirrhotic portal hypertension. J Clin Exp Hepatol. 2011;1(2):94–108.

65. Plessier A, Darwish-Murad S, Hernandez-Guerra M, Consigny Y, Fabris F, Trebicka J, et al. Acute portal vein thrombosis unrelated to cirrhosis: a prospective multicenter follow-up study. Hepatology. 2010;51(1):210–8.

66. de Franchis R, Baveno VIF. Expanding consensus in portal hypertension: report of the Baveno VI consensus workshop: stratifying risk and individualizing care for portal hypertension. J Hepatol. 2015;63(3):743–52.

67. Elkrief L, Rautou PE. Idiopathic non-cirrhotic portal hypertension: the tip of the obliterative portal venopathies iceberg? Liver Int. 2016;36(3):325–7.

68. Sarin SK, Gupta N, Jha SK, Agrawal A, Mishra SR, Sharma BC, et al. Equal efficacy of endoscopic variceal ligation and propranolol in preventing variceal bleeding in patients with noncirrhotic portal hypertension. Gastroenterology. 2010;139(4):1238–45.

69. Bissonnette J, Garcia-Pagan JC, Albillos A, Turon F, Ferreira C, Tellez L, et al. Role of the transjugular intrahepatic portosystemic shunt in the management of severe complications of portal hypertension in idiopathic noncirrhotic portal hypertension. Hepatology. 2016;64(1):224–31.

70. Sharma BC, Singh RP, Chawla YK, Narasimhan KL, Rao KL, Mitra SK, et al. Effect of shunt surgery on spleen size, portal pressure and oesophageal varices in patients with non-cirrhotic portal hypertension. J Gastroenterol Hepatol. 1997;12(8):582–4.

71. Karagul S, Yagci MA, Tardu A, Ertugrul I, Kirmizi S, Sumer F, et al. Portosystemic shunt surgery in patients with idiopathic noncirrhotic portal hypertension. Ann Transplant. 2016;21:317–20.

72. Mitra SK, Rao KL, Narasimhan KL, Dilawari JB, Batra YK, Chawla Y, et al. Side-to-side lienorenal shunt without splenectomy in noncirrhotic portal hypertension in children. J Pediatr Surg. 1993;28(3):398–401; discussion −2

73. Pal S, Radhakrishna P, Sahni P, Pande GK, Nundy S, Chattopadhyay TK. Prophylactic surgery in non-cirrhotic portal fibrosis:is it worthwhile? Indian J Gastroenterol. 2005;24(6):239–42.

74. Hirota S, Ichikawa S, Matsumoto S, Motohara T, Fukuda T, Yoshikawa T. Interventional radiologic treatment for idiopathic portal hypertension. Cardiovasc Intervent Radiol. 1999;22(4):311–4.

75. Albini B, Ito S, Brentjens J, Andres G. Splenomegaly and immune complex splenitis in rabbits with experimentally induced chronic serum sickness: immunopathological findings. J Reticuloendothel Soc. 1983;34(6):485–500.

76. Kathayat R, Pandey GK, Malhotra V, Omanwar S, Sharma BK, Sarin SK. Rabbit model of non-cirrhotic portal fibrosis with repeated immunosensitization by rabbit splenic extract. J Gastroenterol Hepatol. 2002;17(12):1312–6.

77. Komeichi H, Katsuta Y, Aramaki T, Okumura H. A new experimental animal model of portal hypertension. Intrahepatic portal obstruction by injecting DEAE-cross-linked dextran microspheres into the portal vein in the rabbit. Nihon Ika Daigaku zasshi. 1991;58(3):273–84.

78. Croquelois A, Blindenbacher A, Terracciano L, Wang X, Langer I, Radtke F, et al. Inducible inactivation of Notch1 causes nodular regenerative hyperplasia in mice. Hepatology. 2005;41(3):487–96.

79. Dubuisson L, Boussarie L, Bedin CA, Balabaud C, Bioulac-Sage P. Transformation of sinusoids into capillaries in a rat model of selenium-induced nodular regenerative hyperplasia: an immunolight and immunoelectron microscopic study. Hepatology. 1995;21(3):805–14.

80. McEntee MF, Wright KN, Wanless I, DeVovo R, Schneider JF, Shull R. Noncirrhotic portal hypertension and nodular regenerative hyperplasia of the liver in dogs with mucopolysaccharidosis type I. Hepatology. 1998;28(2):385–90.

81. Nielsen H, Binder V, Daugharty H, Svehag SE. Circulating immune complexes in ulcerative colitis. I. Correlation to disease activity. Clin Exp Immunol. 1978;31(1):72–80.

第 57 章　伴和不伴基础肝病的内脏静脉血栓的抗凝治疗

Marco Senzolo,Alberto Zanetto

引言

　　肝静脉内血栓是因调节凝血和抗凝的生理平衡失衡所导致的。由于高凝状态在内脏及肝静脉血栓的病理生理学中起主要作用,因此,抗凝是治疗伴或不伴基础肝病(包括肝硬化)的基石。本章回顾了抗凝治疗在内脏及肝静脉血栓中的最新知识。

巴德 - 基亚里综合征

　　随着对巴德 - 基亚里综合征(Budd-Chiari syndrome,BCS)相关血栓形成的了解,从 20 世纪 80 年代中期开始,抗凝的应用变得系统化[1]。早期研究表明,多达 20% 的患者体内存在 V 因子 Leyden[2]。后期研究证实,60%(24/41)的病例存在 *JAK2V617F* 突变[3]。抗凝药物的广泛应用提高了患者的存活率[1]。然而,初步报告显示,只有少数接受抗凝的患者(约 30%)实现了血栓的消退 / 稳定[4,5]。不同的放射治疗和手术治疗被提出,并结合抗凝治疗,最终导致了目前推荐的阶梯式治疗策略[6,7]。

　　根据阶梯式治疗策略,诊断后必须尽快开始抗凝治疗,包括无潜在促血栓疾病及无症状在内的所有患者都应接受抗凝治疗[8]。抗凝旨在恢复肝静脉流出,或至少预防血栓蔓延,在约 15%~25% 的患者中可以实现这一目标,特别是患有轻 / 中度疾病的患者[9,10]。对于未能持续改善及抗凝后血栓仍进展的患者来说,将考虑额外的干预措施。关于如何定义抗凝应答不足尚未达成共识。已有一些标准定义过治疗失败,并明确过患者根据阶梯式治疗策略改变治疗的最佳时机(表 57.1)。然而,它们缺乏前瞻性验证[6]。

　　抗凝应从低分子量肝素(low-molecular weight heparin,LMWH)开始,然后改用长期维生素 K 拮抗剂(vitamin K antagonist,VKA),维持 INR>2.5[8]。骨髓增生性疾病(myeloproliferative disease,MPD)会增加肝素诱导的血小板减少(heparin-induced thrombocytopenia,HIT)的风险(在既往的一项包括 58 例 *JAK2V617F* 阳性患者的研究中,HIT 发生率为 10%[11]),故鉴于 BCS 和 MPD 之间的关系,应避免静脉注射肝素。据报道,肝素治疗患者的血小板活化标志物水平升高,这可能解释了 PF4/ 肝素复合体的形成导致 HIT 的易感性[12]。同样,在真性红细胞增多症(polycythemia vera,PV)和原发性血小板增多症(thrombocythemia,TE)患者中也有 HIT 的报道。Randi 等[13]报道,在 29 例接受肝素治疗的 MPD 患者中,5 例(17%)在开始接受肝素治疗后 11~55 天内出现了新的临床显著的血栓并发症。在这 5 例患者(2 例 PV 患者和 3 例 TE 患者)中,40%有明确的 HIT。

　　建议终身抗凝以减少血栓复发风险[8]。De Stefano 及其同事对首次出现内脏静脉血栓的 181 例患者进行了回顾性分析(67 例 PV、67 例 TE、47 例原发性骨髓纤维化)[14]。BCS 和 PVT 患者分别为 31 例(17%)和 109 例(60%),单纯性肠系膜或脾静脉血栓者分别为 18 例(10%)和 23 例(13%)。标志事件发生之后,被随访了 735 人年,患者经历了 31 次复发,相当于发病率为 4.2/100 人年。与复发风险相关的因素有 BCS(OR:3.03)、血栓病史(OR:3.62)、脾大(OR:2.66)及白细胞增多(OR:2.8)。接受 VKA 治疗的患者(85%)复发率为 3.9/100 人年,而未接受 VKA 治疗的患者(15%)复发率更高(7.2/100 人年)。建议对患有血栓前疾病,如 MPD、阵发性睡眠性血红蛋白尿和白塞综合征的患者,进行特殊治疗,以减少血栓蔓延或复发的风险[15-17]。

表 57.1　BCS 患者治疗反应的评估

	持续治疗反应（2 周）	完全治疗反应
腹水	是	临床检测不到
肌酐	正常或升高	正常
Na+	正常或升高	正常
水钠平衡	负	
NaCl 摄入	中等	中等
V 因子	升高	正常参考值 40% 以上
直接胆红素	升高	低于 15mmol/L
门静脉高压相关出血	–	无
自发性细菌感染	–	无
体重指数	–	>20kg/m²

（Adapted from Plessier et al.[6]）

BCS 相关的 MPD 不是肝移植（liver transplantation, LT）的绝对禁忌证[18-20]。然而，LT 并不能治愈大多数 BCS 相关的促血栓病变，而且 BCS 在 LT 后可能会复发。在先前对 36 例接受 LT 的 BCS 患者的研究中，约 1/3 的患者出现与肝脏相关的血栓并发症，其中 10 例需要再次移植[21]。因此，LT 术后早期抗凝并终生维持是必要的。目前方法是联合使用抗凝（VKA）、阿司匹林和羟基脲（抗增生药物）[22,23]。在之前一系列接受 LT 的 BCS 患者中，接受联合治疗的 MPD 患者（n=12）的复发风险较低（8%），血栓形成与移植物功能障碍或生存率降低无关[23]。对于有出血风险或在抗凝治疗期间发生出血的受者，避免或停止 VKA 并继续使用阿司匹林和抗增生治疗可能是合理的。具有促血栓疾病并经 LT 纠正的受者可考虑在 LT 后接受终身抗凝。

接受抗凝治疗的 BCS 患者可能有出血风险。一项前瞻性研究纳入了 94 例 BCS 患者，中位随访 43 个月后，47 例发生了 92 次大出血事件，其中 40 例与侵入性手术有关，另 52 例源于胃肠道的有 26 例（包括 15 例门静脉高压），源于生殖器的有 10 例；26 例为自发性，26 例为诱发性。在 49 例记录在案的事件中，13 例（27%）被确认为过度抗凝。这些结果表明，侵入性操作和门静脉高压是 BCS 出血的主要驱动因素，过度抗凝起次要作用[24]。

关于直接口服抗凝剂（direct oral anticoagulant, DOAC）治疗 BCS 的数据很少[25,26]。肝功能正常的 BCS 患者可以考虑 DOAC。然而，DOAC 的这一适应证还未被批准，如果使用，应该注意与 BCS 相关的潜在并发症（例如，肾衰竭）。

非肝硬化性门静脉血栓

近期门静脉血栓形成

近期非肝硬化性门静脉血栓（non-cirrhotic portal vein thrombosis, NCPVT）的严重程度不同[27]。大多数 NCPVT 患者只有轻微和非特异性的症状。然而，近期 NCPVT 很少与显著的发病率和死亡率相关。肠系膜静脉梗死是 NCPVT 最严重的急性并发症，可导致穿孔、腹膜炎和多器官衰竭。早期抗凝降低了肠系膜静脉梗死的发生率，肠系膜静脉梗死在抗凝患者中并不常见（在大型多中心研究中为 2%）[28]。对于有梗死风险但没有腹膜炎征象的患者，介入放射学可能是一种选择[29]。对接受了 48～72h 的抗凝治疗但腹痛仍在恶化的患者来说，抗凝治疗可被认为无效。即便放射治疗成功，此后也必须继续抗凝治疗。先前有关局部溶栓的数据显示，大出血发生率为 60%[30]。最近一项包括纳入了 22 例 NCPVT 患者病例系列研究采用阶梯式治疗方案［对于持续腹痛，且 48～72h 全身溶栓后无放射学改善迹象的患者来说，全身注射小剂量阿替普酶，然后通过经颈静脉肝内门体分流术（transjugular intrahepatic portosystemic shunt, TIPS）进行局部血栓溶解治疗］，结果显示，门静脉再通率良好，且未发生颅内出血[31]。出现或发展腹膜炎体征的患者必须接受手术评估。在接受肠切除的患者中，抗凝似乎可改善结局[32]。

NCPVT 的治疗目标是使阻塞静脉再通，进而预防肠梗死和门静脉高压。一项回顾性研究发现，50% 未实现再通的患者发生胃食管静脉曲张，2 年静脉曲张出血的风险为 12%，且 16% 的患者出现腹水[33]。1/3 的 NCPVT 患者在确诊后 1 年内观察到严重的门静脉胆管病变[34,35]。

所有 NCPVT 都应该接受至少 6 个月的抗凝治疗，这是因为未经治疗的患者很少自发再通[33,36]。LMWH 应在诊断后早期开始使用，然后改用 VKA[8]。由于 HIT 的高风险（MPD 患者为 20%），不推荐使用普通肝素[13]。在特殊情况下，如肾小球滤过率＜30mL/min 或等待手术的患者可考虑使用普通肝素。

2 项回顾性研究纳入了接受普通肝素（unfractioned heparin，UFH）或 LMWH 后改用 VKA 序贯治疗的 NCPVT 患者[33,37]。若立即开始抗凝，40%～50% 的患者会再通；出血并发症很少见，且大多很轻微[33,37]。相比之下，推迟抗凝（＞1 周）与再通率（20% vs. 60%）较低相关[33]。在基线因素中，血栓蔓延与抗凝应答差相关[36]，但另一项研究并未观察到这一结果[33]。

Plessier 等于 2010 年报道了一项大型前瞻性多中心研究，首次探讨了抗凝治疗 NCPVT 的安全性和有效性，共纳入了 95 例 NCPVT 患者[28]。患者早期接受 LMWH 治疗，随后接受 VKA 治疗，国际标准化比值（international normalized ratio，INR）目标为 2～3。只有 2% 的患者发生肠梗死。38% 的患者在抗凝 6 个月后达到完全再通。再通失败与腹水（HR：3.8）和脾静脉血栓形成（HR：3.5）独立相关。诊断为 NCPVT 1 年后，40% 的患者门静脉永久性闭塞伴门静脉海绵样变性。9% 的患者发生出血。中位随访 8 个月后，死亡率为 2%，与出血或 NCPVT 无关[28]。

DOAC 已少量用于治疗近期 NCPVT[38,39]。最近一项回顾性研究纳入了 330 例近期 NCPVT 患者，其中，108 例接受了 VKA 治疗、70 例接受了 LMWH、93 例接受了 DOAC、2 例接受了磺达肝癸钠（fondaparinux，FPX）、57 例未接受抗凝治疗[40]。与华法林[40]相比，DOAC 的血栓完全消退率更高（HR：2.91）、大出血发生率更低（HR：0.20）。另一项回顾性研究纳入了 26 例 DOAC 治疗和 23 例依诺肝素治疗的 NCPVT 患者，两组患者在血栓复发和大出血方面无差异。遗憾的是，关于抗凝应答的数据未公布[38]。

对于有潜在血栓形成倾向的患者，延长抗凝治疗时间与血栓消退无关[8]。一项多中心回顾性研究纳入了 109 例 MPD 合并 NCPVT（n=63）或 BCS（n=46）患者，细胞减灭治疗与肝脏相关事件和血管并发症的风险降低相关[15]。在伴有阵发性睡眠性血红蛋白尿的 NCPVT 患者中，依库珠单抗可实现血管再通并防止血栓复发[41]。

肝外门静脉阻塞（慢性门静脉血栓形成）

肝外门静脉阻塞（extrahepatic portal vein obstruction，EHPVO）长期抗凝治疗的目的是防止血栓蔓延或复发、预防相关并发症。一旦实施了胃肠道出血的预防措施，我们建议对伴有促血栓状态、既往肠缺血史或随访期间血栓复发的患者进行永久性抗凝治疗。这延续了欧洲肝脏研究协会先前的建议[8]，该建议认为只有在有强的促血栓状态、既往有肠缺血病史或随访时血栓复发的情况下才考虑永久抗凝。对于没有持续性促发因素的患者，无明确推荐意见。

关于 EHPVO 患者抗凝的证据基于 3 项回顾性研究[37,42,43]和最近 2 项前瞻性队列研究[44,45]，这些研究均表明长期抗凝可以降低血栓蔓延和复发风险。抗凝对患者存活率的影响尚不清楚，在一项研究中抗凝与患者存活率改善独立相关[46]，而另外 2 项研究未得出这一结论[42,43]。

Condat 等指出，EHPVO 的抗凝治疗与肠系膜静脉梗死风险降低相关（84 例接受治疗和 52 例未接受治疗的患者死亡率分别为 0.82/100 人年和 5.2/100 人年）[42]。Amitrano 等发表的结果相似，接受治疗的患者复发血栓的风险低于未接受治疗的患者（0% vs. 46%）[37]。

最近一项国际性研究纳入了 604 例内脏静脉血栓（splanchnic vein thrombosis，SVT）患者，2 年的随访期间内，血栓复发风险几乎是出血风险的 2 倍，且与血栓事件相关的死亡风险是与出血相关的风险的 2 倍以上[44]。由于研究既纳入了肝硬化患者又纳入了非肝硬化患者，人群存在异质性，但在非肝硬化组（n=437）中的多因素分析显示，MPD 和无诱因的 SVT 与血管事件风险增加独立相关（OR：9.02，P=0.01；OR：3.74，P=0.02）。另一方面，抗凝降低了血栓形成的风险（OR：0.88，P＜0.001），且与大出血风险增加无关。

目前指南建议,对偶然发现的 SVT 患者不给予抗凝治疗[47]。Riva 等通过比较来自同一多中心登记研究的偶然诊断 SVT 患者(n=177)和临床疑似 PVT 患者(n=420)发现,两种情况的临床病程和预后相似,间接提示两组应考虑相同的治疗策略[45]。遗憾的是,这项研究未排除肝硬化患者,与临床疑似组相比,偶然发现组的肝硬化患者更多(46% vs. 20%;P<0.000 1),这降低了结果的可信度。

EHPVO 患者最常见的并发症是门静脉高压相关的胃肠道出血[37,42,46]。两项回顾性研究表明,如果开始抗凝前实施预防措施,长期抗凝与出血风险增加无关[37,42]。相反,在另一组未评估预防策略的队列中,抗凝与较高的出血风险相关(OR:2.0,P=0.01)[43]。然而,接受治疗的患者与未接受治疗的患者相比,出血的严重程度和血栓复发风险并未增加,但出血或抗凝与死亡率增加无关(OR:3.1,P=0.02)[43]。

因此,目前建议一旦实施了胃肠道出血的预防措施,就开始抗凝[8]。然而,初步数据表明,EHPVO 患者可以在不停止抗凝的情况下进行内镜下静脉曲张套扎术(endoscopic variceal ligation,EVL)。最近一项双中心研究发现,使用 VKA 期间接受 EVL 治疗与停止抗凝治疗的患者之间,EVL 后出血风险并无差异(与肝硬化患者相似[49],接受 VKA 治疗的 31 例患者在 121 次治疗中有 9 次出血,而在未接受 VKA 治疗的 13 例患者中,130 次治疗中有 6 次出血[48])。

关于 DOAC,SVT 患者被排除在 Ⅲ 期临床试验之外,目前尚无大型前瞻性研究调查 DOAC 在 EHPVO 中的安全性。VALDIG 联盟报告了 38 例无肝病的 PVT 患者接受不同 DOAC 治疗的结果,中位随访约 26 个月后,20%(5/26)的患者出现副作用:3 例出血(1 例 VH、1 例胃溃疡、1 例经期出血),2 例血栓形成(1 例进展性 PVT 和 1 例肠腔分流术血栓形成)。4 例患者停用了 DOAC[50]。一项来自北美的独立研究对 3 组患者进行了比较:63 例非典型部位的静脉血栓栓塞(venous thromboembolism,VTE)患者(其中,26 例 SVT 患者使用利伐沙班和阿哌沙班治疗)、23 例 VTE 患者(其中,22 例 SVT 患者使用依诺肝素治疗)以及 352 例典型部位的 VTE 患者接受 DOAC 治疗。接受 DOAC 治疗患者的血栓复发率和大出血率与接受传统抗凝治疗的患者相当[38]。在前瞻性对照研究数据发表前,这些初步数据将表明 DOAC 可能被考虑用于治疗 SVT 患者。

肝硬化性门静脉血栓形成

肝硬化性 PVT 是一个动态过程,可能发生自发性再通。再通率根据血栓和患者特征而变化。在患有闭塞性 PVT 的代偿期肝硬化患者中,再通率高达 70%[51]。在患有闭塞性 PVT 的失代偿期肝硬化患者中,这一比例要低得多(一项纳入 42 例腹水患者的研究报道为 2%)[52]。在失代偿患者或等待移植的患者中,2 年随访 50%~70% 的患者出现部分 PVT 蔓延[52-54]。

PVT 对肝脏失代偿风险的影响仍存争议[55]。在代偿患者中,部分 PVT 不能预测失代偿[51]。在失代偿患者中,PVT 对进一步失代偿的影响尚不清楚[56]。PVT 可能是无症状的,且在后续超声检查中偶然诊断;PVT 可能与静脉曲张出血(variceal hemorrhage,VH)后早期治疗失败的风险[57]、实现静脉曲张根除的时间更长及根除后静脉曲张复发的风险更高有关[58]。此外,完全 PVT 与 LT 后死亡率显著升高相关[59]。

肝硬化性 PVT 患者可采用不同的治疗策略(表 57.2)[53,54,56,60-70,73-75,77]。使用哪种药物尚无一致意见,基于病例系列研究的证据,再通率约为 50%~75%(表 57.2)[78]。最近的荟萃分析纳入了 8 项研究,共 353 例患者,结果发现,与未抗凝的患者相比,接受抗凝治疗的患者 PVT 再通的比例更高(71% vs. 42%;P<0.000 1)[79]。早期开始抗凝治疗(PVT 诊断后 <6 个月)是预测治疗应答的最重要因素[8]。肠系膜静脉受累和 / 或肝硬化严重程度已被报道为治疗应答差的预测因素[63,75],但结果相互矛盾[56]。当停用抗凝药物时,血栓频繁复发[73,74]。再通后延长抗凝治疗可降低血栓复发风险[53]。

肝硬化常与止血改变相关[80-83],由于担心出血,对这些患者进行抗凝治疗仍有犹豫。然而,目前的证据并未显示抗凝患者的不良结局增加(表 57.3)[53,54,56,60-70,73-75,77]。一项研究纳入 55 例肝硬化性 PVT 患者的研究发现,血小板计数 <50×10^9/L 和 VKA 的使用是与出血相关的独立危险因素[74]。因此,对于血小板计数 <50×10^9/L 的患者,LMWH 可能是最佳选择[84]。

表 57.2   已发表的评估抗凝治疗肝硬化性门静脉血栓形成患者疗效的队列研究

| 研究 | 患者 /n | 抗凝作用 | | PVT 类型 | | 结局 |
		类型	持续时间 / 月	完全 / 部分	蔓延至 SMV/SV	无 / 部分 / 完全再通
回顾性						
Werner,2013[60]	28	VKA	12	NA	15	5/12/11
Chung,2014[61]	14	VKA	3.7	NA	3	3/5/6
Naeshiro,2014[62]	26	达肝素 ±AT	0.5	NA	11	6/16/4
Chen,2016[63]	30[a]	VKA	7.6	NA	20	7/NA/NA
La Mura,2018[64]	63	VKA	23	15/48	32	19/13/31
Artaza,2018[65]	32	LMWH[29] VKA[3]	12	7/25	16	9/6/17
Scheiner,2018[66]	10	VKA	12	6/6	NA	2/1/7
Hayashi,2019[67]	52	达肝素 ±AT	0.5	6/46	9	NA
Noronha-Ferreira, 2019[68]	37	LMWH[15] VKA[22]	NA	NA	14	NA/18
Rodriguez-Castro, 2019[69]	65[b]	LMWH	12	18/47	20	18/15/28
Pettinari,2019[70]	81	LMWH[56] 磺达肝癸钠[15] VKA[10]	13.4	8/51[c]	29	35/15/31
Senzolo,2021[71]	124	磺达肝癸钠[41] LMWH[72]	8/12	43/81	14/41	21/18/61
前瞻性						
Francoz,2005[54]	19	VKA	8.1	18/1	NA	11/0/8
Amitrano,2010[73]	28	LMWH	6	5/23	20	5/14/9
Delgado,2012[74]	55	LWMH[47] VKA[8]	7	14/41	27	22/8/25
Senzolo,2012[53]	33	LMWH	6	11/24	14	12/9/12
Cui,2015[75]	65	LMWH	6	11/54	NA	51/8/6
Senzolo,2018[56]		UFH[6]	6.5	NA	76	45/47[d]
	92	LMWH[76] VKA[32]				
Kwon,2018[77]	91	LMWH	5.7	14/77	38	32/36/20[e]

LMWH,低分子量肝素；VKA,维生素 K 拮抗剂；UFH,普通肝素；AT,抗凝血酶；NA,未知。

[a] 30 例患者接受了治疗,但只有 22 例有随访记录。15 例患者部分或完全再通,但未报告部分和全部的区别。

[b] 4 例患者暂停抗凝治疗。

[c] 包括 22 例肝内血栓的患者。

[d] 包括部分和完全再通。

[e] 2 例患者失去随访。

表 57.3　接受抗凝治疗的肝硬化和门静脉血栓患者的出血事件

研究	患者 /n	Child-Pugh 分级（A/B/C）	抗凝（类型）	抗凝相关不良事件
回顾性				
Werner, 2013[60]	28	NA	VKA	1 例阴道出血
Chung, 2014[61]	14	6/8/0	VKA	无
Naeshiro, 2014[62]	26	13/8/5	达肝素 ±AT	无
Chen, 2016[63]	30	6/7/15	VKA	4 例呕血；1 例鼻出血；1 例牙龈出血
La Mura, 2018[64]	63	28/35[a]	VKA	大[8]:5 例胃肠道出血；1 例颅内出血；1 例血肿；1 例血尿；小[13]:8 例鼻出血；1 例下消化道出血；1 例贫血；2 例血肿
Artaza, 2018[65]	32	18/12/2	LMWH[29] VKA[3]	2 例 EV 出血；1 例颅内出血
Scheiner, 2018[66]	10	NA	VKA	无
Hayashi, 2019[67]	52	13/25/14	达肝素 ±AT	无
Noronha-Ferreira, 2019[68]	37	12/16/9	LMWH[15] VKA[22]	无
Rodriguez-Castro, 2019[69]	65	27/23/15	LMWH	大[2]:1 例颅内出血；1 例充血性胃病；小[2]:1 例鼻出血；1 例血尿
Pettinari, 2019[70]	81	43/33/5	LMWH[56] FPX[15] VKA[10]	4 例静脉曲张出血；6 例痔出血；2 例 GAVE；4 例创伤后出血
Senzolo, 2021[71]	124		FPX[41] LMWH[72]	22 例出血事件，其中 7 例非 PH 相关的 GI；3 例 VH；1 例穿刺术后出血；1 例颅内出血
前瞻性				
Francoz, 2005[54]	19	2/13/4	VKA	1 例 EVL 后 EV 出血
Amitrano, 2010[73]	28	14/14[a]	LMWH	2 例继发于门静脉高压性胃病的贫血，需要输铁
Delgado, 2012[74]	55	25/21/9	LWMH[47] VKA[8]	1 例下 GI 出血；1 例不明原因消化道出血；1 例拔牙后口腔出血；1 例阴道出血；1 例手术伤口出血
Senzolo, 2012[53]	33	11/16/8	LMWH	1 例颅内出血；1 例鼻出血；1 例静脉曲张出血；1 例血尿
Cui, 2015[75]	65	Child-Pugh 7（四分位距 6～8）	LMWH	3 例注射部位；5 例鼻出血；2 例血尿
Senzolo, 2018[56]	92	Child-Pugh 7（四分位距 5～8）	UFH[6] LMWH[76] VKA[32]	大[19]:10 例 EV 出血，3 例 GI，3 例颅内 / 椎管内出血
Kwon, 2018[77]	91	45/42/4	LMWH	大[4]:1 例 EV 出血；2 例颅内 / 椎管内出血；1 例未指明；小[7]:未描述

LMWH,低分子量肝素；VKA,维生素 K 拮抗剂；UFH,普通肝素；FPX,磺达肝癸钠；NA,未知；EV,食管静脉曲张；EVL,食管静脉曲张套扎；GI,胃肠道；GAVE,胃窦毛细血管扩张症；AT,抗凝血因子。

[a] 包括 Child-Pugh B 和 Child-Pugh C。

肝硬化患者使用 LMWH 的一个担忧是血浆抗凝血酶减少，因为 LMWH 需要抗凝血酶来发挥其作用。遗憾的是，抗 X a 试验（一种用于监测 LMWH 活性的试验）不能用于肝硬化患者[85]。对于接受 VKA 治疗的患者，密切监测 INR 对于确定治疗范围至关重要，然而，由于 INR 的升高，VKA 的使用剂量很难掌握。一项评估了 29 000 个 INR 测量值的队列研究发现，肝病和酒精滥用与过度抗凝独立相关[86]。

FPX 的半衰期较长，允许每天给药 1 次，并不与血浆蛋白结合，因此极少发生免疫性血小板减少[87,88]。最近一项回顾性研究纳入了 124 例肝硬化性 PVT 患者，其中 41 例（33%）接受 FPX 治疗、83 例（67%）接受 LMWH 治疗；通过比较发现，36 个月时，FPX 与更高的再通率相关。有趣的是，由于同时存在血小板减少，使用低剂量 FPX 也是有效的。然而，FPX 治疗的患者仍有较高的出血率，这表明肝硬化患者使用 FPX 治疗时应谨慎[71]。

DOAC 是较好的替代品，包括抑制凝血酶（达比加群）或活化因子 X（利伐沙班、阿哌沙班、依度沙班）。DOAC 的优点包括起效快、口服给药、无需常规监测药物水平及疗效。然而，每种药物都具有各自的特性，需要特别注意剂量、吸收和清除。DOAC 在不同程度上依赖于肾清除。因此，肾损害患者使用 DOAC 需谨慎。另一个需要注意的问题是，DOAC 与非选择性 β 受体阻滞剂（non-selective beta-blocker，NSBB）、他汀类药物及质子泵抑制剂（proton pump inhibitor，PPI）存在潜在的药物相互作用，特别是达比加群和依度沙班[89,90]。DOAC 的分布量可根据体重指数而变化，在体重不足和肥胖患者中分布量不同。然而，这些情况常发生在肝硬化患者中[91]，因此，在为这些患者开处方或配伍 DOAC 时应考虑这些情况[92]。事实上，肝硬化患者使用 DOAC 存在过度抗凝的风险，且 DOAC 的血清水平不足以进行监测。然而，Potze 等通过使用总凝血酶生成（thrombin generation，TG）证明了利伐沙班在肝硬化患者的体外作用降低，而达比加群的反应增加。有趣的是，达比加群对 TG 的增强作用与肝硬化的严重程度成正比[93]。同一组检查了阿哌沙班的体外抗凝效力[94]。将 25ng/mL 阿哌沙班或 50ng/mL 利伐沙班加入 11 例健康人和 14 例肝硬化患者（Child-Pugh B 和 Child-Pugh C）的血浆样本中。固定剂量的药物使健康志愿者的 TG 降低了 55%±6%（利伐沙班）和 51%±4%（阿哌沙班），但肝硬化患者的 TG 平均降低幅度较小（利伐沙班为 30%±9%，$P<0.000 1$；阿哌沙班为 32%±10%，$P<0.000 1$）。

尽管目前 DOAC 在标签外使用，但已有一些初步经验（表 57.4）[50,95-98,100]。Intagliata 等报道了第 1 个回顾性病例系列研究，探讨了 11 例接受阿哌沙班和 9 例接受利伐沙班治疗的 20 例肝硬化患者（Child-Pugh A 和 Child-Pugh B）的安全性[95]。抗凝适应证包括 PVT（约 2/3 的患者）、心房颤动和非内脏血栓。抗凝的中位持续时间为 270 天，15 例患者接受全剂量 DOAC（10mg 阿哌沙班或 20mg 利伐沙班），5 例接受较低剂量 DOAC（每天 5mg 阿哌沙班或 10mg 利伐沙班）。5% 的患者发生严重出血：1 例非致命性颅内出血、2 例胃肠道出血、1 例阴道出血。在 36 例 Child-Pugh A 和 Child-Pugh B 肝硬化患者（22 例 PVT 患者）的欧洲队列中发现了类似的结果，这些患者接受了利伐沙班（83%）、达比加群（11%）和阿哌沙班（6%）的治疗。中位随访 15 个月后，报告了 1 例大出血（下消化道）和 4 例小出血（门静脉高压性胃病、下消化道、套扎术后）[50]。最近一项多中心回顾性研究评估了 123 例接受 DOAC 治疗的肝硬化 / 血管性肝病患者与 58 例接

表 57.4　已发表的使用直接口服抗凝剂治疗的肝硬化患者队列研究

研究	患者 /n	患者特征	抗凝				不良反应
			类型	持续时间 / 月	适应证		
Intagliata，2016[95]	20	Child-Pugh A[9] Child-Pugh B[11] MELD 12[10-15]	利伐沙班 10mg 或 20mg[9] 阿哌沙班 2.5mg 或 5mg[11]	9	SVT[12] 非内脏血栓[4] 心房颤动[4]		大[1]：颅内出血；中[1]：GI 出血；轻[2]：GI 出血和阴道出血
De Gottardi，2017[50]	36	Child-Pugh 6（范围 5~8）	利伐沙班 15mg[30] 阿哌沙班 5mg[4] 达比加群 110mg 或 220mg[2]	7	PVT[22] 合并 BCS[5] 心律失常[5] DVT[4]		大[1]：下 GI；小[4]：门静脉高压出血，下 GI，鼻出血；套扎术后

续表

			抗凝			
研究	患者 /n	患者特征	类型	持续时间 / 月	适应证	不良反应
Hum,2017[96]	27	Child-Pugh A[11] Child-Pugh B[12] Child-Pugh C[4]	利伐沙班 15mg 搭配或不搭配初始 20mg 剂量[17] 阿哌沙班 5mg 搭配或不搭配初始 10mg 剂量[10]	7	心房颤动[15] DVT[12] PVT[4]	大[1]; 中[4]; 小[3]; 5/8 出血是与 GI 相关
Nagaoki,2018[97]	20	Child-Pugh A[15] Child-Pugh B[5]	达那肝素 2 周后改用依度沙班 60mg[4] 或 30mg[16]	6	PVT	2 例下 GI 出血和 1 例小肠出血
Hanafi,2019[98]	40	HCV 肝硬化 Child-Pugh A~B MELD 11±1.4	LMWH 3 天后改用利伐沙班 10mg	~3~7	PVT	无
Semmler,2021[99]	104	Child-Pugh A[53] Child-Pugh B[44] Child-Pugh C[7]	59 例依度沙班 16 例阿哌沙班 21 例利伐沙班 2 例达比加群 661 例(58.7% 全剂量)和 43 例(41.3% 减少剂量)序贯治疗	10.5	PVT[74] BCS[9] AF[15] AF 和 PVT[7] DVT/PE[6] 其他[2]	6 例手术相关出血(1 例大出血,5 例小出血) 33 例自发性出血事件

MELD,终末期肝病模型;PVT,门静脉血栓;SVT,脾静脉血栓;DVT,深静脉血栓;PE,肺栓塞;BCS,巴德 - 基亚里综合征;GI,消化道。

ª 剂量未知。

受 LMWH/VKA 治疗的对照组的安全性[99]。Child-Pugh B/C 患者的大出血率高于 Child-Pugh A 患者;DOAC 组与 LMWH/VKA 组之间无显著差异(28.6% vs. 19.0%;P=0.162)[99]。

最近埃及的一项随机对照试验评估了 DOAC 在肝硬化性 PVT 患者中的安全性和有效性[98]。研究人员将 80 例丙型肝炎病毒(hepatitis C virus,HCV)相关 Child-Pugh A/B 型肝硬化合并急性 PVT 的患者随机分为利伐沙班组(低剂量,10mg/d)和 VKA 组(由 INR 监测)。有趣的是,尽管利伐沙班的剂量相对较低,但 85% 的患者实现门静脉再通,而 VKA 治疗组的门静脉再通率为 45%。利伐沙班有效且安全,华法林组出血率(43%)高于利伐沙班组(无出血发作)。

几乎没有报道过利伐沙班导致肝损伤的病例[101]。大多数患者表现出血清转氨酶和胆红素的短暂升高,在利伐沙班停药后自发消退。然而,这强调了需要更多的药物警戒数据。

总之,虽然这些数据是初步的,且大多是回顾性的,但这些数据仍表明,DOAC 在 Child-Pugh A 肝硬化患者中可能是有效和安全的。关于 Child-Pugh B 患者的数据很少,这些患者应谨慎使用 DOAC。在 Child-Pugh C 中,应个体化考虑 DOAC。没有证据表明某一特定的 DOAC 适用于 Child-Pugh A 肝硬化患者。基于药效学特性和良好的药物诱导肝损伤情况,阿哌沙班可能是 Child-Pugh B 患者首选的 DOAC。仍需等待未来的前瞻性研究评估 DOAC 在肝硬化患者中的收益风险比,特别是在失代偿患者中。

(李喆　张笛 译,李良平　祁兴顺 审校)

参考文献

1. Zanetto A, Pellone M, Senzolo M. Milestones in the discovery of Budd-Chiari syndrome. Liver Int. 2019;39:1180–5.
2. Mahmoud AE, Elias E, Beauchamp N, Wilde JT. Prevalence of the factor V Leiden mutation in hepatic and portal vein thrombosis. Gut. 1997;40:798–800.
3. Patel RK, Lea NC, Heneghan MA, Westwood NB, Milojkovic D, Thanigaikumar M, Yallop D, et al. Prevalence of the activating JAK2 tyrosine kinase mutation V617F in the Budd-Chiari syndrome. Gastroenterology. 2006;130:2031–8.
4. McCarthy PM, van Heerden JA, Adson MA, Schafer LW, Wiesner RH. The Budd-Chiari syndrome. Medical and surgical management of 30 patients. Arch Surg. 1985;120:657–62.
5. Wang ZG, Jones RS. Budd-Chiari syndrome. Curr Probl Surg. 1996;33:83–211.
6. Plessier A, Sibert A, Consigny Y, Hakime A, Zappa M, Denninger MH, Condat B, et al. Aiming at minimal invasiveness as a therapeutic strategy for Budd-Chiari syndrome. Hepatology. 2006;44:1308–16.
7. Seijo S, Plessier A, Hoekstra J, Dell'era A, Mandair D, Rifai K, Trebicka J, et al. Good long-term outcome of Budd-Chiari syndrome with a step-wise management. Hepatology. 2013;57:1962–8.
8. European Association for the Study of the Liver. EASL Clinical Practice Guidelines: vascular diseases of the liver. J Hepatol. 2016;64:179–202.
9. Hadengue A, Poliquin M, Vilgrain V, Belghiti J, Degott C, Erlinger S, Benhamou JP. The changing scene of hepatic vein thrombosis: recognition of asymptomatic cases. Gastroenterology. 1994;106:1042–7.
10. Zeitoun G, Escolano S, Hadengue A, Azar N, El Younsi M, Mallet A, Boudet MJ, et al. Outcome of Budd-Chiari syndrome: a multivariate analysis of factors related to survival including surgical portosystemic shunting. Hepatology. 1999;30:84–9.
11. Castelli R, Gallipoli P, Schiavon R, Teatini T, Deliliers GL, Bergamaschini L. High prevalence of heparin induced thrombocytopenia among patients with essential thrombocytemia carrying V617F mutation. J Thromb Thrombolysis. 2018;45:106–13.
12. Bellucci S, Ignatova E, Jaillet N, Boffa MC. Platelet hyperactivation in patients with essential thrombocythemia is not associated with vascular endothelial cell damage as judged by the level of plasma thrombomodulin, protein S, PAI-1, t-PA and vWF. Thromb Haemost. 1993;70:736–42.
13. Randi ML, Tezza F, Scapin M, Duner E, Scarparo P, Scandellari R, Fabris F. Heparin-induced thrombocytopenia in patients with Philadelphia-negative myeloproliferative disorders and unusual splanchnic or cerebral vein thrombosis. Acta Haematol. 2010;123:140–5.
14. De Stefano V, Vannucchi AM, Ruggeri M, Cervantes F, Alvarez-Larran A, Iurlo A, Randi ML, et al. Splanchnic vein thrombosis in myeloproliferative neoplasms: risk factors for recurrences in a cohort of 181 patients. Blood Cancer J. 2016;6:e493.
15. Chagneau C, Roy L, Guilhot J, Gloria O, Ollivier-Hourmand I, Bureau C. Impact o cytoreductive therapy on the outcome of patients with myeloproliferative neoplasms and hepatosplanchnic vein thrombosis. J Hepatol. 2013;58:857A.
16. Desbois AC, Rautou PE, Biard L, Belmatoug N, Wechsler B, Resche-Rigon M, Zarrouk V, et al. Behcet's disease in Budd-Chiari syndrome. Orphanet J Rare Dis. 2014;9:104.
17. Alvarez-Larran A, Pereira A, Magaz M, Hernandez-Boluda JC, Garrote M, Cuevas B, Ferrer-Marin F, et al. Natural history of polycythemia vera and essential thrombocythemia presenting with splanchnic vein thrombosis. Ann Hematol. 2020;99:791–8.
18. Dogrul AB, Yankol Y, Mecit N, Kanmaz T, Acarli K, Kalayoglu M. Orthotopic liver transplant for Budd-Chiari syndrome: an analysis of 14 cases. Exp Clin Transplant. 2016;14:641–5.
19. Mentha G, Giostra E, Majno PE, Bechstein WO, Neuhaus P, O'Grady J, Praseedom RK, et al. Liver transplantation for Budd-Chiari syndrome: a European study on 248 patients from 51 centres. J Hepatol. 2006;44:520–8.
20. Potthoff A, Attia D, Pischke S, Mederacke I, Beutel G, Rifai K, Deterding K, et al. Long-term outcome of liver transplant patients with Budd-Chiari syndrome secondary to myeloproliferative neoplasms. Liver Int. 2015;35:2042–9.
21. Westbrook RH, Lea NC, Mohamedali AM, Smith AE, Orr DW, Roberts LN, Heaton ND, et al. Prevalence and clinical outcomes of the 46/1 haplotype, Janus kinase 2 mutations, and ten-eleven translocation 2 mutations in Budd-Chiari syndrome and their impact on thrombotic complications post liver transplantation. Liver Transpl. 2012;18:819–27.
22. Chinnakotla S, Klintmalm GB, Kim P, Tomiyama K, Klintmalm E, Davis GL, Trotter JF,

et al. Long-term follow-up of liver transplantation for Budd-Chiari syndrome with antithrombotic therapy based on the etiology. Transplantation. 2011;92:341–5.

23. Melear JM, Goldstein RM, Levy MF, Molmenti EP, Cooper B, Netto GJ, Klintmalm GB, et al. Hematologic aspects of liver transplantation for Budd-Chiari syndrome with special reference to myeloproliferative disorders. Transplantation. 2002;74:1090–5.

24. Rautou PE, Douarin L, Denninger MH, Escolano S, Lebrec D, Moreau R, Vidaud M, et al. Bleeding in patients with Budd-Chiari syndrome. J Hepatol. 2011;54:56–63.

25. Husova L. Use of idarucizumab in clinical practice: a case report. Vnitr Lek. 2019;65:377–8.

26. Sharma S, Kumar R, Rout G, Gamanagatti SR, Shalimar. Dabigatran as an oral anticoagulant in patients with Budd-Chiari syndrome post-percutaneous endovascular intervention. J Gastroenterol Hepatol. 2020;35(4):654–62.

27. Singal AK, Kamath PS, Tefferi A. Mesenteric venous thrombosis. Mayo Clin Proc. 2013;88:285–94.

28. Plessier A, Darwish-Murad S, Hernandez-Guerra M, Consigny Y, Fabris F, Trebicka J, Heller J, et al. Acute portal vein thrombosis unrelated to cirrhosis: a prospective multicenter follow-up study. Hepatology. 2010;51:210–8.

29. Kumar S, Sarr MG, Kamath PS. Mesenteric venous thrombosis. N Engl J Med. 2001;345:1683–8.

30. Hollingshead M, Burke CT, Mauro MA, Weeks SM, Dixon RG, Jaques PF. Transcatheter thrombolytic therapy for acute mesenteric and portal vein thrombosis. J Vasc Interv Radiol. 2005;16:651–61.

31. Benmassaoud A, AlRubaiy L, Yu D, Chowdary P, Sekhar M, Parikh P, Finkel J, et al. A stepwise thrombolysis regimen in the management of acute portal vein thrombosis in patients with evidence of intestinal ischaemia. Aliment Pharmacol Ther. 2019;50:1049–58.

32. Brunaud L, Antunes L, Collinet-Adler S, Marchal F, Ayav A, Bresler L, Boissel P. Acute mesenteric venous thrombosis: case for nonoperative management. J Vasc Surg. 2001;34:673–9.

33. Turnes J, Garcia-Pagan JC, Gonzalez M, Aracil C, Calleja JL, Ripoll C, Abraldes JG, et al. Portal hypertension-related complications after acute portal vein thrombosis: impact of early anticoagulation. Clin Gastroenterol Hepatol. 2008;6:1412–7.

34. Franceschet I, Zanetto A, Ferrarese A, Burra P, Senzolo M. Therapeutic approaches for portal biliopathy: a systematic review. World J Gastroenterol. 2016;22:9909–20.

35. Llop E, de Juan C, Seijo S, Garcia-Criado A, Abraldes JG, Bosch J, Garcia-Pagan JC. Portal cholangiopathy: radiological classification and natural history. Gut. 2011;60:853–60.

36. Condat B, Pessione F, Helene Denninger M, Hillaire S, Valla D. Recent portal or mesenteric venous thrombosis: increased recognition and frequent recanalization on anticoagulant therapy. Hepatology. 2000;32:466–70.

37. Amitrano L, Guardascione MA, Scaglione M, Pezzullo L, Sangiuliano N, Armellino MF, Manguso F, et al. Prognostic factors in noncirrhotic patients with splanchnic vein thromboses. Am J Gastroenterol. 2007;102:2464–70.

38. Janczak DT, Mimier MK, McBane RD, Kamath PS, Simmons BS, Bott-Kitslaar DM, Lenz CJ, et al. Rivaroxaban and apixaban for initial treatment of acute venous thromboembolism of atypical location. Mayo Clin Proc. 2018;93:40–7.

39. Nery F, Valadares D, Morais S, Gomes MT, De Gottardi A. Efficacy and safety of direct-acting oral anticoagulants use in acute portal vein thrombosis unrelated to cirrhosis. Gastroenterology Res. 2017;10:141–3.

40. Naymagon L, Tremblay D, Zubizarreta N, Moshier E, Troy K, Schiano T, Mascarenhas J. The efficacy and safety of direct oral anticoagulants in noncirrhotic portal vein thrombosis. Blood Adv. 2020;4:655–66.

41. van Bijnen ST, van Rijn RS, Koljenovic S, te Boekhorst P, de Witte T, Muus P. Possible high risk of thrombotic events in patients with paroxysmal nocturnal haemoglobinuria after discontinuation of eculizumab. Br J Haematol. 2012;157:762–3.

42. Condat B, Pessione F, Hillaire S, Denninger MH, Guillin MC, Poliquin M, Hadengue A, et al. Current outcome of portal vein thrombosis in adults: risk and benefit of anticoagulant therapy. Gastroenterology. 2001;120:490–7.

43. Spaander MC, Hoekstra J, Hansen BE, Van Buuren HR, Leebeek FW, Janssen HL. Anticoagulant therapy in patients with non-cirrhotic portal vein thrombosis: effect on new thrombotic events and gastrointestinal bleeding. J Thromb Haemost. 2013;11:452–9.

44. Ageno W, Riva N, Schulman S, Beyer-Westendorf J, Bang SM, Senzolo M, Grandone E, et al. Long-term clinical outcomes of splanchnic vein thrombosis: results of an international registry. JAMA Intern Med. 2015;175:1474–80.

45. Riva N, Ageno W, Schulman S, Beyer-Westendorf J, Duce R, Malato A, Santoro R, et al. Clinical history and antithrombotic treatment of incidentally detected splanchnic vein thrombosis: a multicentre, international prospective registry. Lancet Haematol. 2016;3:e267–75.

46. Orr DW, Harrison PM, Devlin J, Karani JB, Kane PA, Heaton ND, O'Grady JG, et al. Chronic mesenteric venous thrombosis: evaluation and determinants of survival during long-term follow-up. Clin Gastroenterol Hepatol. 2007;5:80–6.

47. Kearon C, Akl EA, Comerota AJ, Prandoni P, Bounameaux H, Goldhaber SZ, Nelson ME, et al. Antithrombotic therapy for VTE disease: Antithrombotic Therapy and Prevention of Thrombosis, 9th ed: American College of Chest Physicians Evidence-Based Clinical Practice Guidelines. Chest. 2012;141:e419S–96S.

48. Guillaume M, Christol C, Plessier A, Corbic M, Peron JM, Sommet A, Rautou PE, et al. Bleeding risk of variceal band ligation in extrahepatic portal vein obstruction is not increased by oral anticoagulation. Eur J Gastroenterol Hepatol. 2018;30:563–8.

49. Ponthus S, Spahr L, Casini A, Berney T, Frossard JL, Majno P, Elkrief L. Safety of variceal band ligation in patients with cirrhosis and portal vein thrombosis treated with anticoagulant therapy: a retrospective study. Eur J Gastroenterol Hepatol. 2020;32:395–400.

50. De Gottardi A, Trebicka J, Klinger C, Plessier A, Seijo S, Terziroli B, Magenta L, et al. Antithrombotic treatment with direct-acting oral anticoagulants in patients with splanchnic vein thrombosis and cirrhosis. Liver Int. 2017;37:694–9.

51. Nery F, Chevret S, Condat B, de Raucourt E, Boudaoud L, Rautou PE, Plessier A, et al. Causes and consequences of portal vein thrombosis in 1,243 patients with cirrhosis: results of a longitudinal study. Hepatology. 2015;61:660–7.

52. Luca A, Caruso S, Milazzo M, Marrone G, Mamone G, Crino F, Maruzzelli L, et al. Natural course of extrahepatic nonmalignant partial portal vein thrombosis in patients with cirrhosis. Radiology. 2012;265:124–32.

53. Senzolo M, Sartori TM, Rossetto V, Burra P, Cillo U, Boccagni P, Gasparini D, et al. Prospective evaluation of anticoagulation and transjugular intrahepatic portosystemic shunt for the management of portal vein thrombosis in cirrhosis. Liver Int. 2012;32:919–27.

54. Francoz C, Belghiti J, Vilgrain V, Sommacale D, Paradis V, Condat B, Denninger MH, et al. Splanchnic vein thrombosis in candidates for liver transplantation: usefulness of screening and anticoagulation. Gut. 2005;54:691–7.

55. Zanetto A, Garcia-Tsao G. Some answers and more questions about portal vein thrombosis in patients with decompensated cirrhosis. Clin Gastroenterol Hepatol. 2020;18(11):2432–4.

56. Senzolo M, Riva N, Dentali F, Rodriguez-Castro K, Sartori MT, Bang SM, Martinelli I, et al. Long-term outcome of splanchnic vein thrombosis in cirrhosis. Clin Transl Gastroenterol. 2018;9:176.

57. D'Amico G, De Franchis R, Cooperative SG. Upper digestive bleeding in cirrhosis. Post-therapeutic outcome and prognostic indicators. Hepatology. 2003;38:599–612.

58. Zanetto A, Shalaby S, Feltracco P, Gambato M, Germani G, Russo FP, Burra P, et al. Recent advances in the management of acute variceal hemorrhage. J Clin Med. 2021;10(17):3818.

59. Zanetto A, Rodriguez-Kastro KI, Germani G, Ferrarese A, Cillo U, Burra P, Senzolo M. Mortality in liver transplant recipients with portal vein thrombosis—an updated meta-analysis. Transpl Int. 2018;31:1318–29.

60. Werner KT, Sando S, Carey EJ, Vargas HE, Byrne TJ, Douglas DD, Harrison ME, et al. Portal vein thrombosis in patients with end stage liver disease awaiting liver transplantation: outcome of anticoagulation. Dig Dis Sci. 2013;58:1776–80.

61. Chung JW, Kim GH, Lee JH, Ok KS, Jang ES, Jeong SH, Kim JW. Safety, efficacy, and response predictors of anticoagulation for the treatment of nonmalignant portal-vein thrombosis in patients with cirrhosis: a propensity score matching analysis. Clin Mol Hepatol. 2014;20:384–91.

62. Naeshiro N, Aikata H, Hyogo H, Kan H, Fujino H, Kobayashi T, Fukuhara T, et al. Efficacy and safety of the anticoagulant drug, danaparoid sodium, in the treatment of portal vein thrombosis in patients with liver cirrhosis. Hepatol Res. 2015;45:656–62.

63. Chen H, Liu L, Qi X, He C, Wu F, Fan D, Han G. Efficacy and safety of anticoagulation in more advanced portal vein thrombosis in patients with liver cirrhosis. Eur J Gastroenterol Hepatol. 2016;28:82–9.

64. La Mura V, Braham S, Tosetti G, Branchi F, Bitto N, Moia M, Fracanzani AL, et al. Harmful and beneficial effects of anticoagulants in patients with cirrhosis and portal vein thrombosis. Clin Gastroenterol Hepatol. 2018;16:1146–52. e1144

65. Artaza T, Lopes M, Romero M, Gomez AZ, de la Cruz G, Sanchez JJ, Gonzalez C, et al.

Efficacy and safety of anticoagulation in non-malignant portal vein thrombosis in patients with liver cirrhosis. Gastroenterol Hepatol. 2018;41:611–7.

66. Scheiner B, Stammet PR, Pokorny S, Bucsics T, Schwabl P, Brichta A, Thaler J, et al. Anticoagulation in non-malignant portal vein thrombosis is safe and improves hepatic function. Wien Klin Wochenschr. 2018;130:446–55.

67. Hayashi T, Takatori H, Horii R, Nio K, Terashima T, Iida N, Kitahara M, et al. Danaparoid sodium-based anticoagulation therapy for portal vein thrombosis in cirrhosis patients. BMC Gastroenterol. 2019;19:217.

68. Noronha Ferreira C, Reis D, Cortez-Pinto H, Tato Marinho R, Goncalves A, Palma S, Leite I, et al. Anticoagulation in cirrhosis and portal vein thrombosis is safe and improves prognosis in advanced cirrhosis. Dig Dis Sci. 2019;64:2671–83.

69. Rodriguez-Castro KI, Vitale A, Fadin M, Shalaby S, Zerbinati P, Sartori MT, Landi S, et al. A prediction model for successful anticoagulation in cirrhotic portal vein thrombosis. Eur J Gastroenterol Hepatol. 2019;31:34–42.

70. Pettinari I, Vukotic R, Stefanescu H, Pecorelli A, Morelli M, Grigoras C, Sparchez Z, et al. Clinical impact and safety of anticoagulants for portal vein thrombosis in cirrhosis. Am J Gastroenterol. 2019;114:258–66.

71. Senzolo M, Piano S, Shalaby S, Tonon M, Tonello S, Zanetto A, Sacerdoti D, et al. Comparison of fondaparinux and low-molecular-weight heparin in the treatment of portal vein thrombosis in cirrhosis. Am J Med. 2021;134:1278–85. e1272

72. Tripodi A, Primignani M, Braham S, Chantarangkul V, Clerici M, Moia M, Peyvandi F. Coagulation parameters in patients with cirrhosis and portal vein thrombosis treated sequentially with low molecular weight heparin and vitamin K antagonists. Dig Liver Dis. 2016;48:1208–13.

73. Amitrano L, Guardascione MA, Menchise A, Martino R, Scaglione M, Giovine S, Romano L, et al. Safety and efficacy of anticoagulation therapy with low molecular weight heparin for portal vein thrombosis in patients with liver cirrhosis. J Clin Gastroenterol. 2010;44:448–51.

74. Delgado MG, Seijo S, Yepes I, Achecar L, Catalina MV, Garcia-Criado A, Abraldes JG, et al. Efficacy and safety of anticoagulation on patients with cirrhosis and portal vein thrombosis. Clin Gastroenterol Hepatol. 2012;10:776–83.

75. Cui SB, Shu RH, Yan SP, Wu H, Chen Y, Wang L, Zhu Q. Efficacy and safety of anticoagulation therapy with different doses of enoxaparin for portal vein thrombosis in cirrhotic patients with hepatitis B. Eur J Gastroenterol Hepatol. 2015;27:914–9.

76. Russo FP, Zanetto A, Campello E, Bulato C, Shalaby S, Spiezia L, Gavasso S, et al. Reversal of hypercoagulability in patients with HCV-related cirrhosis after treatment with direct-acting antivirals. Liver Int. 2018;38:2210–8.

77. Kwon J, Koh Y, Yu SJ, Yoon JH. Low-molecular-weight heparin treatment for portal vein thrombosis in liver cirrhosis: efficacy and the risk of hemorrhagic complications. Thromb Res. 2018;163:71–6.

78. Northup PG, Garcia-Pagan JC, Garcia-Tsao G, Intagliata NM, Superina RA, Roberts LN, Lisman T, et al. Vascular liver disorders, portal vein thrombosis, and procedural bleeding in patients with liver disease: 2020 practice guidance by the American Association for the Study of Liver Diseases. Hepatology. 2021;73:366–413.

79. Loffredo L, Pastori D, Farcomeni A, Violi F. Effects of anticoagulants in patients with cirrhosis and portal vein thrombosis: a systematic review and meta-analysis. Gastroenterology. 2017;153:480–7. e481

80. Zanetto A, Campello E, Bulato C, Gavasso S, Saggiorato G, Shalaby S, Spiezia L, et al. More pronounced hypercoagulable state and hypofibrinolysis in patients with cirrhosis with versus without HCC. Hepatol Commun. 2021;5(12):1987–2000.

81. Campello E, Zanetto A, Bulato C, Maggiolo S, Spiezia L, Russo FP, Gavasso S, et al. Coagulopathy is not predictive of bleeding in patients with acute decompensation of cirrhosis and acute-on-chronic liver failure. Liver Int. 2021;41:2455–66.

82. Zanetto A, Rinder HM, Senzolo M, Simioni P, Garcia-Tsao G. Reduced clot stability by thromboelastography as a potential indicator of procedure-related bleeding in decompensated cirrhosis. Hepatol Commun. 2021;5:272–82.

83. Zanetto A, Rinder HM, Campello E, Saggiorato G, Deng Y, Ciarleglio M, Wilson FP, et al. Acute kidney injury in decompensated cirrhosis is associated with both hypo-coagulable and hyper-coagulable features. Hepatology. 2020;72:1327–40.

84. Under the auspices of the Italian Association for the Study of Liver Diseases (AISF) and the Italian Society of Internal Medicine (SIMI). Hemostatic balance in patients with liver cirrhosis: report of a consensus conference. Dig Liver Dis. 2016;48:455–67.

85. Lehman CM, Rettmann JA, Wilson LW, Markewitz BA. Comparative performance of three anti-factor Xa heparin assays in patients in a medical intensive care unit receiving intravenous, unfractionated heparin. Am J Clin Pathol. 2006;126:416–21.

86. Brigden ML, Kay C, Le A, Graydon C, McLeod B. Audit of the frequency and clinical response to excessive oral anticoagulation in an out-patient population. Am J Hematol. 1998;59:22–7.

87. Schindewolf M, Steindl J, Beyer-Westendorf J, Schellong S, Dohmen PM, Brachmann J, Madlener K, et al. Use of fondaparinux off-label or approved anticoagulants for management of heparin-induced thrombocytopenia. J Am Coll Cardiol. 2017;70:2636–48.

88. Bauer KA, Hawkins DW, Peters PC, Petitou M, Herbert JM, van Boeckel CA, Meuleman DG. Fondaparinux, a synthetic pentasaccharide: the first in a new class of antithrombotic agents—the selective factor Xa inhibitors. Cardiovasc Drug Rev. 2002;20:37–52.

89. Burnett AE, Mahan CE, Vazquez SR, Oertel LB, Garcia DA, Ansell J. Guidance for the practical management of the direct oral anticoagulants (DOACs) in VTE treatment. J Thromb Thrombolysis. 2016;41:206–32.

90. Steffel J, Verhamme P, Potpara TS, Albaladejo P, Antz M, Desteghe L, Haeusler KG, et al. The 2018 European Heart Rhythm Association Practical Guide on the use of non-vitamin K antagonist oral anticoagulants in patients with atrial fibrillation. Eur Heart J. 2018;39:1330–93.

91. Sciarrone SS, Zanetto A, Russo FP, Germani G, Gambato M, Battistella S, Pellone M, et al. Malnourished cirrhotic patient: what should we do? Minerva Gastroenterol (Torino). 2021;67:11–22.

92. Chen A, Stecker E, Warden BA. Direct oral anticoagulant use: a practical guide to common clinical challenges. J Am Heart Assoc. 2020;9:e017559.

93. Potze W, Arshad F, Adelmeijer J, Blokzijl H, van den Berg AP, Meijers JC, Porte RJ, et al. Differential in vitro inhibition of thrombin generation by anticoagulant drugs in plasma from patients with cirrhosis. PLoS One. 2014;9:e88390.

94. Potze W, Adelmeijer J, Lisman T. Decreased in vitro anticoagulant potency of rivaroxaban and Apixaban in plasma from patients with cirrhosis. Hepatology. 2015;61:1435–6.

95. Intagliata NM, Henry ZH, Maitland H, Shah NL, Argo CK, Northup PG, Caldwell SH. Direct oral anticoagulants in cirrhosis patients pose similar risks of bleeding when compared to traditional anticoagulation. Dig Dis Sci. 2016;61:1721–7.

96. Hum J, Shatzel JJ, Jou JH, Deloughery TG. The efficacy and safety of direct oral anticoagulants vs traditional anticoagulants in cirrhosis. Eur J Haematol. 2017;98:393–7.

97. Nagaoki Y, Aikata H, Daijyo K, Teraoka Y, Shinohara F, Nakamura Y, Hatooka M, et al. Efficacy and safety of edoxaban for treatment of portal vein thrombosis following danaparoid sodium in patients with liver cirrhosis. Hepatol Res. 2018;48:51–8.

98. Hanafy AS, Abd-Elsalam S, Dawoud MM. Randomized controlled trial of rivaroxaban versus warfarin in the management of acute non-neoplastic portal vein thrombosis. Vasc Pharmacol. 2019;113:86–91.

99. Semmler G, Pomej K, Bauer DJM, Balcar L, Simbrunner B, Binter T, Hartl L, et al. Safety of direct oral anticoagulants in patients with advanced liver disease. Liver Int. 2021;41:2159–70.

100. Weinberg EM, Palecki J, Reddy KR. Direct-acting oral anticoagulants (DOACs) in cirrhosis and cirrhosis-associated portal vein thrombosis. Semin Liver Dis. 2019;39:195–208.

101. Russmann S, Niedrig DF, Budmiger M, Schmidt C, Stieger B, Hurlimann S, Kullak-Ublick GA. Rivaroxaban postmarketing risk of liver injury. J Hepatol. 2014;61:293–300.

第58章 丰唐手术患者的医疗方法

Luis Téllez, Antonio Guerrero, Agustín Albillos

引言

丰唐（Fontan）手术是单室生理性先天性心脏畸形外科治疗的最后阶段。这种先天畸形的特点是双循环（肺循环和体循环）系统不能共同作用，从而使缺氧血与含氧血混合于同一心室[1]。丰唐手术的主要目的是恢复双循环系统，避免出现发绀。然而，这种新的循环系统使全身静脉压力逐渐升高，最终使心输出量减少[2]。这些慢性改变会导致循环衰竭、发生长期并发症，主要涉及的脏器包括肺、肾、脑、肠道和肝[3]。

丰唐相关性肝病（Fontan-associated liver disease，FALD）普遍存在于这类人群，包括结构性和功能性肝脏病变[4,5]。FALD 在丰唐手术术后很常见，通过几个阶段可进展到疾病晚期，此时可诱发门静脉高压和肝细胞癌（hepatocellular carcinoma，HCC）等严重并发症。本章节将重点关注 FALD 的病理生理学和疾病分期，进而针对此类人群提出一个综合的医疗方法。

病理生理学和自然史

丰唐手术始于 1971 年，主要用于无法进行双心室修复的先天性心脏畸形患者[6]。简单来讲，丰唐手术是在上腔静脉和下腔静脉构成的全身静脉系统与肺动脉之间建立连接，避免右心室将血液输送到单个心室。丰唐手术的两种类型包括：右房肺动脉连接术和双向腔肺吻合术（图 58.1a，彩图见文末彩插）。无论进行哪种术式，丰唐循环达到的效果均是使血液由于压力梯度的作用由腔静脉被动转运到肺循环系统，最终进入左心房（图 58.1b，彩图见文末彩插）。由此产生的肺动脉输入阻力会阻碍静脉血流向肺血管床，最终导致慢性静脉淤血的发生。从长远来看，在非搏动性肺循环系统中肺泡壁张力的降低和血管重塑不良，会导致血管内膜纤维化增加、血管内皮细胞完整性受损和血管平滑肌细胞减少[7]。这些改变会增加肺血管阻力、促进全身静脉侧支循环的形成并诱发发绀[2]。由此，进入单心室的容量负荷明显下降，从而导致心输出量减少。"丰唐衰竭"常用来描述这类循环衰竭，临床上表现为多系统器官功能衰竭。这些血流动力学变化会导致肝脏损伤，主要与肝脏血供和引流的 3 种机制相关。

- 肝淤血：肝静脉压力升高传递至肝窦会导致肝窦扩张、过度膨胀和肝窦周围水肿。相反，肝星状细胞受到剪切应力改变的影响，使其机械性活化，加剧肝细胞的纤维化。这些变化阻碍氧气和营养物质的扩散，从而促进肝细胞坏死和萎缩，尤其在肝小叶中心区更明显。

- 缺氧和肝缺血：血流动力学的损伤从出生开始逐年累积（新生儿血流动力学不稳定和心脏外科手术）。从长远来看，大部分接受丰唐手术的患者可发展成严重的收缩与舒张功能障碍，从而降低心输出量，这与新陈代谢的需求明显相反。这种循环异常会促进右至左分流的形成，逐渐加重组织缺氧[8]。

- 促血栓状态：由于丰唐循环的解剖和功能特性以及血栓形成的状态，血栓栓塞事件在接受丰唐手术的人群中很常见[9]。高凝状态主要以抗凝血酶Ⅲ、α_2- 抗纤溶酶、血栓调节蛋白、蛋白 C 和蛋白 S 降低和凝血酶 - 抗凝血酶复合物的高度聚集为特征，这和肝硬化是相似的[10]。因此，肝脏微血管血栓形成已成为 FALD 的另一种潜在机制[11]。

FALD 的自然病史

随着时间的推移，丰唐手术术后的肝脏损伤几乎普遍存在且进展缓慢。因此，FALD 的首发表现通常与另一种器官功能衰竭同时发生，例如蛋白丢失性肠病[12]。如表 58.1 所示，FALD 由 3 个阶段组成[13]。第

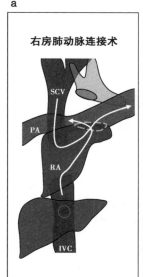

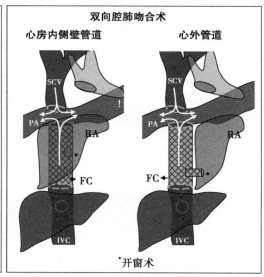

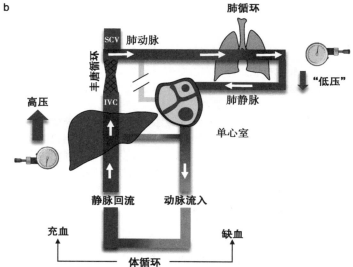

图 58.1　（a）丰唐手术的主要类型。右心房肺动脉连接式丰唐手术(左)：上腔静脉和下腔静脉直接流入右心房，并和肺动脉相连接。心房内侧壁管道(中)：上腔静脉直接流入右侧肺动脉，下腔静脉直接通过心房内侧管道与右侧肺动脉连接。心外管道(右)：上腔静脉直接流入右侧肺动脉，下腔静脉通过心外管道与右侧肺动脉连接。在这两种术式下，开窗术可以在隧道或管道和左心房之间打开通路，以降低中心静脉压，并以轻度发绀为代偿性表现维持更高的心输出量。(b)新的心肺系统将血液从腔静脉流向肺循环最终流向左心房。全身静脉充血和慢性全身缺血导致终末器官损伤，尤其是肝脏。(b)丰唐循环。FC，丰唐管道；IVC，下腔静脉；PA，肺动脉；RA，右心房；SCV，上腔静脉

表 58.1　FALD 的自然病史

	阶段 1	阶段 2	阶段 3
时间	从术前到术后 10 年	术后 10～20 年 [a]	术后 20 年以上 [a]
临床表现	无症状 疼痛伴肝大 肝颈静脉回流征	无症状 疼痛伴肝大 肝颈静脉回流征	腹水 食管静脉曲张 HCC
实验室指标	GGT↑ 间接胆红素↑	GGT↑↑↑ 间接胆红素↑↑ AST-ALT↑	白蛋白↓ 血小板↓ 凝血酶原↓
组织学	肝窦扩张 肝细胞坏死 轻度肝窦周围纤维化	肝窦扩张 肝细胞坏死 中度纤维化 再生性结节	门静脉桥接纤维化 再生性结节 "心源性肝硬化"

ALT,谷丙转氨酶;AST,天冬氨酸转移酶;GGT,γ- 谷氨酰转移酶;HCC,肝细胞癌。

[a] 也可能发生在丰唐衰竭之前。

1 阶段开始于丰唐手术术前并持续至儿童时期;患者常无症状,由于肝窦周围水肿和胆管内充血而出现轻度高胆红素血症和 γ- 谷氨酰转移酶(GGT)升高;第 2 阶段在丰唐手术术后 10～15 年出现,并以肝窦周围纤维化、再生性结节和肝细胞坏死为特征;第 3 阶段通常在成年时期发现,在临床上与其他形式的终末期肝病难以区分:患者可能出现低白蛋白血症、凝血时间延长、典型的血小板减少且肝病相关并发症发生风险增加,如腹水、静脉曲张出血、肝性脑病和 HCC。

　　由上一阶段进展至下一阶段的时长常不一致,表 58.2 列举了与严重肝纤维化发生风险相关的几种变量。在晚期肝损伤的危险因素中,最重要的是丰唐手术持续时间,它是丰唐循环衰竭的替代因素。事实上,手术后 5 年内发生晚期 FALD 的风险很低,手术 15 年后发生晚期 FALD 的风险增加 9 倍[14]。

表 58.2　晚期 FALD 的危险因素

丰唐手术术后晚期肝脏疾病的危险因素
丰唐手术持续时间
心功能下降
心律失常
窦房结功能障碍
丰唐管道内血栓形成或狭窄
右心房肺动脉连接式手术
胺碘酮和其他肝毒性药物的慢性使用
慢性丙型肝炎病毒感染
蛋白丢失性肠病和全身炎症

FALD 的诊断和分期

肝脏活检

　　FALD 和其他病因引起的肝纤维化均以肝脏活检作为严重程度分级的"金标准"。FALD 的典型组织学类型为中度至重度肝窦扩张,且不伴有明显的门静脉周围炎症。肝纤维化在术后可普遍存在。在早期,肝纤维化主要出现在肝窦周围区域,而不是充血性肝病的小叶中心区[15-17]。从长远来看,门静脉和肝窦纤维化常存在 FALD 患者中。因此,过去用于评估门静脉纤维化为主的炎症相关肝脏疾病分级的经典评分(例如 Ishak、Knodell 或 METAVIR),在 FALD 患者中并不适用。最近,用于评估其他充血性肝病的肝纤维化评分已用于 FALD 患者[17,18]。0～4 分为小叶中心型纤维化;0～2 分为低度纤维化;3～4 分为高度纤维化。然而,一项肝组织学的研究对比了肝移植前后的肝组织,结果显示 FALD 患者的斑块状纤维化可能在活检中会被忽略[19]。肝脏活检在预测临床结局方面的可用性见表 58.3。

表 58.3　FALD 患者肝脏活检

作者，年份	纳入患者	年龄（中位数）	途径	评分	严重肝纤维化 /%	临床结局
Cho，2021[74]	22（混合）	14.7	TJ	CHFS	27.3%	纤维化普遍存在，但与中心静脉压或丰唐术后时间无关
Rathgeber，2020[75]	14（儿童）	11.7	TJ	Scheuer	0%	儿童患者普遍存在纤维化
Téllez，2021ª	143（成人）	27.6	TJ，PC	CHFS	55.2%	纤维化与中心静脉压和肝静脉楔压有关
Munsterman，2019[23]	38（成人）	27.0	PC	CHFS	57.9%	–
SilvaSepúlveda，2019[29]	49（混合）	17.8	TJ	CHFS，Ishak	NR	纤维化与中心静脉压有关
Schachter，2018[76]	14（成人）	26.4	PC	CHFS	35.7%	与临床事件无关
Wu，2017[77]	68（混合）		TJ，PC，A			与肝功能或运动能力无关
Goldberg，2017[16]	67（混合）	17.3	PC	%CD	23%	丰唐手术术后并发症与纤维化无关
Surrey，2016[17]	74（混合）	17.7	TJ，PC	CHFS	39.2%	与临床事件无关
Pundi，2016[37]	24（混合）	–	NR	–	～50%	35%——肝硬化诊断后 5 年生存率
Evans，2016[22]	70（混合）	16.0	TJ	0～8	NR	纤维化与 MELD-XI 相关
Wu，2015[35]	68（混合）	23.2	TJ，PC		73%	肝硬化不能预测 3 年无移植生存
Schwartz，2013[78]	13（混合）	19.1	TJ	Scheuer	69.0%	纤维化与血小板计数呈负相关
Kendall，2008[15]	18（混合）	–	TJ	–	–	–
Kiessewetter，2007[44]	12（混合）	24.6	TJ	METAVIR	58%	纤维化与肝脏中心静脉压和食管静脉曲张相关
Ghaferi，2004[79]	9（儿童）	–	尸检	–	–	丰唐手术时间和纤维化相关

TJ，经颈静脉的；PC，介入术；CHFS，充血性肝纤维化评分。

ª 未发表的数据。以摘要形式发表 PQ-7-3-YI（Bleeding，thrombosis，and vascular liver diseases-EASL monothematic conference. Geneva. 1-10 October 2021）。

肝功能试验和血清生物学标志物

血清 GGT 和碱性磷酸酶的轻度升高已成为胆管内充血的重要标志，且在 FALD 患者中很常见。然而，其他重要的肝功能指标（如胆红素、白蛋白或凝血时间）的应用仍有局限性。低血清白蛋白水平可能继发于蛋白丢失性肠病、肾病综合征、营养不良或慢性消耗性疾病[12,20]。高胆红素血症可能继发于肝损伤、溶血、毒性、缺血性损伤或微血管内充血[21]。MELD-XI 终末期肝病模型已克服了 MELD 在这类人群中的限制（MELD-XI 命名源于华法林治疗会使国际标准化比值增加）。MELD-XI 与心脏移植术后肝衰竭和预后不良有显著相关性，但是用于预测临床结局具体的 MELD-XI 截断值还未被明确[22]。FALD 患者常存在进行性血小板减少，主要继发于门静脉高压或全身静脉压升高引起的脾功能亢进。

用于评估其他慢性肝脏疾病肝纤维化的大多数血清学试验已被用于评估 FALD。然而，现有研究常缺乏组织学作为"金标准"，且未考虑这些非侵入性指标的内在局限性[14]。一项小型单中心研究比较了组织学上已明确的轻度和重度肝纤维化两组人群的 ELF 评分、APRI 和 FIB-4 评分，结果显示两者无显著差异[23]。

腹部影像学

肝脏超声主要反映肝静脉流出梗阻。典型的超声表现包括异质性回声、肝大、尾状叶增大、肝静脉扩张、肝表面结节和小型、周边的高回声结节[24,25]。多普勒成像可能显示高阻力、腹腔干搏动指数和门静脉流速降低[40]。多普勒超声提示的肝静脉消失通常在双向腔肺吻合术中普遍存在。存在单相模式可能暗示着晚期肝硬化的发生[26]。

通过三相（动态）评估，肝周围与肝门区相比，由于全身充血，肝实质呈现斑片状、不清晰和不规则的强化[25,27]。横断面成像也提供额外信息，例如存在门体分流术、脾大、腹水和食管胃底静脉曲张。然而，与肝脏活检相比较，超声、CT 和 MRI 不能准确预测肝纤维化的严重程度[26,27]。

弹性成像

肝脏充血一般在丰唐手术术后立即出现，会使肝硬度增加[28]。这阻碍了肝弹性成像在 FALD 患者中的应用，然而在文献中针对此问题仍然是矛盾的[23,29]。随着手术时间的延长，肝硬度和纤维化的程度也在增加，这表明，除了肝脏充血，肝纤维化也会影响肝硬度[30]。在这种特殊人群中，应定义和验证新的肝硬度的临界值，以方便临床医生诊治，更重要的是排除严重肝硬化患者。此外，肝硬度也可以预测非肝脏相关疾病（如蛋白丢失性肠病）和接受丰唐手术患者较差的心功能状态（如中心静脉压和舒张末期压力升高、心脏指数和射血分数降低）[12,31]。因此，肝弹性成像是监测接受丰唐手术患者较为合适的一种非侵入性方法[32]。

肝脏血流动力学

肝静脉楔压与肝静脉游离压的差值为肝静脉压力梯度（hepatic venous pressure gradient，HVPG），现已成为慢性肝脏疾病和窦性门静脉高压的最佳预后指标。HVPG 也有助于门静脉高压的鉴别诊断：肝静脉高压（肝静脉楔压与肝静脉游离压）伴有正常的 HVPG，在晚期 FALD 患者中最常见[33]。HVPG 在 FALD 患者中不会升高，甚至在肝硬化患者中也不会升高，并与肝脏疾病的严重程度或临床结局无关[34]。

FALD 的肝脏并发症

腹水

在接受丰唐手术术后患者中腹水的发病率为 4%～17%[17,35]。然而，在 FALD 患者中，几种引起腹水的原因可同时存在。严重的全身静脉高压（由于丰唐循环衰竭）、低白蛋白血症（继发于蛋白丢失性肠病、肾病综合征、营养不良或肝功能不全）和窦性门静脉高压患者（发生严重肝纤维化）均可发生腹水。

腹水的管理包括改善心功能、营养状态、应用袢利尿剂和抗醛固酮药物[36]。大容量腹腔穿刺是一种急救方法。经颈静脉肝内门体分流术（TIPS）不是丰唐手术术后患者发生难治性腹水的最佳选择，目前对此仍无病例报道。

食管静脉曲张

FALD 患者的食管静脉曲张患病率变化范围较大，在儿童中为 9.4%，在成年人中为 43%[30,37-39]。食管静脉曲张和门静脉高压的其他表现可增加死亡、心脏移植和 HCC 的发生风险[31]。在丰唐循环中，升高的全身静脉压力直接由奇静脉系统传递至食管静脉丛，最终导致食管上段及下段静脉曲张[40]。与继发于肝硬化的典型门静脉高压不同，FALD 患者的门静脉高压通常由于心室收缩功能不足而导致心输出量降低[1]。食管静脉曲张出血风险较低，因此使用非选择性 β 受体阻滞剂作为一级预防是有争议的。然而，鉴于在丰唐手术人群中窦房结功能障碍和低心输出量的发生率较高，故 β 受体阻滞剂应谨慎使用。关于 FALD 仍缺乏具体的研究，根据 Baveno Ⅶ 的推荐意见，静脉曲张出血的急性期应使用血管活性药物和内镜下套扎术。若出现难治性出血，尽管急性前负荷增加可能会加重心力衰竭，仍可选用 TIPS。

肝性脑病

在 FALD 患者中,关于肝性脑病很少有文献记载,可能和患者的肝功能有关,甚至在肝硬化患者中也如此[4,37,41]。然而,由于大多数研究的回顾性性质以及 FALD 患者存在其他神经系统并发症(如缺氧性脑病、心源性卒中和认知功能障碍),因此肝性脑病的真实发病率可能被低估。

肝结节和 HCC

50% 的 FALD 患者可检出肝结节[24-27,35,42-45]。它们通常很小(<2cm)、多发、位于肝脏周围[25]。大多数是局灶性结节性增生(focal nodular hyperplasia,FNH)[42,46],呈现多克隆病变,是由局灶性血管异常引起的血流量增加而诱发的增生性反应[47]。这些结节与丰唐循环继发的灌注缺陷有关:①肝淤血和心输出量减少引起肝脏周围门静脉血流量减少,导致局灶性缺血;②由缺血导致的肝实质消失会触发动脉血管扩张反应,刺激健康的肝细胞增生,导致结节再生性增生[48,49]。

随着时间的推移,FALD 患者发生 HCC 的风险也在增加。术后 10 年、20 年和 30 年发病率分别为 1%、3% 和 13%[50,51]。一项系统评价证实了患者在接受丰唐手术术后 10 年会普遍发生 HCC(患者的中位年龄为 28 岁)[52]。大多数情况下,当治疗无效时,FALD 患者的 HCC 一般在疾病晚期被诊断。有研究报道 FALD 患者的生存率低至疾病诊断后 1 年,这表明针对这类人群进行监测是必要的。

FALD 患者的 HCC 影像学表现与其他类型肝硬化相似(在动脉期的高度强化伴门静脉冲洗)。然而,在 FALD、非肿瘤性结节患者中,可以模拟这种放射学方法,因为延迟退出是由于周围的肝实质充血而保留的造影剂[25,53]。因此,用于肝硬化 HCC 的诊断标准仅仅有助于怀疑诊断,但不能确诊,且需要活检技术的支持。与巴德 - 基亚里综合征一样,血清甲胎蛋白(alpha-fetoprotein,AFP)是诊断 HCC 的一种有价值的补充手段,因为接近 80% 诊断为 HCC 且接受丰唐手术患者 AFP 数值高于正常值上限[54]。相比较而言,在一项大型的针对非肿瘤性结节的前瞻性研究中,在无 HCC 且接受丰唐手术的患者中,未见 AFP 升高[25]。因此,AFP 升高的 FALD 患者应怀疑 HCC。另外,无延迟退出的高度强化结节,且在随访期间病情稳定,AFP 正常的情况下应倾向诊断为良性。因此,FALD 患者中 HCC 的管理应遵循临床实践指南[55],临床医生需根据接受丰唐手术患者的具体特征制订诊治方案[56]。

FALD 的医学管理

预防和改善肝损伤的策略

FALD 尚无明确治疗方法,因此我们应该把重点集中于防止肝脏疾病进一步恶化与早期识别肝脏相关并发症[31]。在儿童期,甚至在丰唐手术术前,应避免围手术期缺血和低氧血症的发生。避免出现“心房 - 肝脏反流”的首选方法是进行双腔肺动脉吻合术时不使用小直径管道;在儿童和青少年时期,甚至在疾病亚临床阶段,早期发现心脏并发症(如心律失常)和非心脏并发症(如蛋白丢失性肠病)可以在疾病早期开始治疗。青少年应该避免肥胖、超重、饮酒、吸烟并进行锻炼[57,58]。此外,应限制接触肝毒性药物,特别是胺碘酮,并建议筛查乙型 / 丁型肝炎和丙型肝炎感染;在成年早期,晚期 FALD 的正确风险分层是不可避免的,若怀疑心脏异常,应进行全面的心脏评估。在未来,应该适当的评估抗纤维化治疗,如血管紧张素转换酶抑制剂和抗凝药物,但不能常规应用。

晚期 FALD 的风险分层及筛查策略

FALD 的进展与丰唐循环的破坏是相平行的。我们缺乏适当的工具来对这种状况下肝损伤的严重程度进行分层[59-62]。晚期肝损伤在前 10 年内很少见,除非有丰唐衰竭的迹象,否则在儿童早期不需要定期进行肝脏评估。一些学者建议在术后 10 年对所有患者采取肝脏活检以进行纤维化分期[4,63,64]。然而,由于缺乏基于肝脏组织学的具体治疗方案,这导致在临床实践中肝脏活检的价值受到了质疑。肝脏活检在心脏移植候选者、病因未明的肝病、肝或心导管插入期间是可行的。在 FALD 患者中,非侵入性诊断方法,如血清学标志物、腹部影像学和肝弹性成像的应用还未被验证。然而,结合多种诊断方法和全面的临床评估可警惕晚期 FALD 和丰唐衰竭的出现。晚期 FALD 患者需要密切监测和治疗干预,以改善肝脏流出道梗阻和肝淤血,如图 58.2 所示。这种复杂的评估和治疗只能在经验丰富的多学科团队进行,包括先天性心脏病和血流动力学专业领域的心脏病专家、腹部和心脏外科医生、放射科医生、肝病医生、营养学家和临床专科护士[65]。

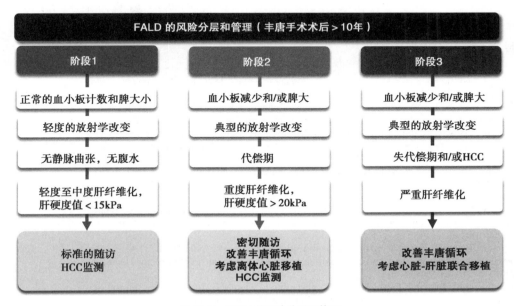

图 58.2　FALD 的风险分层和管理

对于外科手术后超过 10 年的患者,建议进行 HCC 筛查。尽管在 FALD 患者中超声对 HCC 早期诊断的准确性尚不明确,现有证据表明腹部超声能充分识别大多数 HCC 患者[52,64]。因此,一年两次的腹部超声和 AFP 检测可能有助于识别肝结节。对比增强横断面成像(CT/MRI)是鉴别肝结节的必要检查,应强烈考虑用于基线评估。在心脏 MRI 检查时同时进行肝脏 MRI 检查也是可靠的[52]。

遵循当前的临床指南,建议对所有患有慢性肝病、怀疑门静脉高压同时应用非选择性 β 受体阻滞剂或套扎治疗作为一级预防的患者,进行食管静脉曲张筛查。然而,在接受丰唐手术患者中,由于食管静脉曲张小且出血风险低,因此不推荐进行一级预防。然而,预后较差的患者常存在食管静脉曲张[31]。因此,筛查食管静脉曲张用于疾病分期是可取的,但是对行上消化道内镜检查的时机尚无明确建议。

心脏和肝移植

心脏移植是丰唐循环衰竭患者的治疗选择。由于在最近几十年报道称移植效果不佳,故移植率非常低[66]。严重 FALD 成人中主要担心的问题是肝衰竭或心脏移植后失代偿的发生风险,这同样面临着一个两难的问题,即哪部分患者能进行离体心脏移植和哪部分患者可以进行心脏 - 肝脏联合移植[67,68]。由于证据不足,这一争议仍未得到解决。首先,在接受心脏移植的肝硬化和非肝硬化患者之间无明显的生存差异[69]。因此,严重纤维化和代偿期肝硬化不应成为离体心脏移植的绝对禁忌证。然而,预测哪些患者在离体心脏移植术后肝损伤会稳定、恶化或消退是一个有争议的问题。几十年来,肝硬化一直被认为是不可逆的;然而,当前的知识表明,在去除致病因素之后,肝硬化有逆转的可能性[70]。在心源性肝硬化中,实验模型和小型病例系列已经发现,若心功能恢复,肝脏疾病也可能改善,甚至完全恢复[71,72]。一些学者认为心脏 - 肝脏联合移植是最根本的治疗选择,因为它同时消除心脏和肝脏疾病,防止并发症的发生。基于这一假设,

D'Souza 等报道了 7 例丰唐循环患者接受双移植病例系列。心脏 - 肝脏联合移植的指征是在移植前活检中存在桥接纤维化或肝硬化。所有患者在中位随访 4.6 年后均存活[73]。考虑到目前器官的短缺和心脏移植后肝功能和纤维化的改善，失代偿期患者肝损伤的程度不足以证明肝移植的合理性。心脏 - 肝脏联合移植可能只适用于既往有严重肝脏相关并发症的患者。在更有力的证据出现之前，一些经验丰富的组织机构建议多学科委员会对每个案例均进行个性化分析。

（尹宇航　杜创 译，王孟春　祁兴顺 审校）

参考文献

1. Téllez L, Rodríguez-Santiago E, Albillos A. Fontan-associated liver disease: a review. Ann Hepatol. 2018;17:192–204.
2. Hebson CL, McCabe NM, Elder RW, Mahle WT, McConnell M, Kogon BE, et al. Hemodynamic phenotype of the failing Fontan in an adult population. Am J Cardiol. 2013;112:1943–7.
3. Alsaied T, Bokma JP, Engel ME, Kuijpers JM, Hanke SP, Zuhlke L, et al. Predicting long-term mortality after Fontan procedures: a risk score base don 6707 patients from 28 studies. Congenit Heart Dis. 2017;12:393–8.
4. Rychik J, Veldtman G, Rand E, Russo P, Rome JJ, Krok K, et al. The precarious state of the liver after a Fontan operation: summary of a multidisciplinary symposium. Pediatr Cardiol. 2012;33:1001–12.
5. Sessa A, Allaire M, Lebray P, Medmoun M, Tiritilli A, Laria P, et al. From congestive hepatopathy to hepatocellular carcinoma, how can we improve patient management. JHEP Rep. 2021;2:100249.
6. Fontan F, Baudet E. Surgical repair of tricuspid atresia. Thorax. 1971;26:240–8.
7. Gewillig M, Brown SC. The Fontan circulation after 45 years: update in physiology. Heart Br Card Soc. 2016;102:1081–6.
8. Heinemann M, Breuer J, Steger V, Steil E, Sieverding L, Ziemer G. Incidence and impact of systemic venous collateral development after Glenn and Fontan procedures. Thorac Cardiovasc Surg. 2001;49:172–8.
9. Faircloth JM, Roe I, Alsaied T, Palumbo JS, Vinks A, Veldtman GR. Intermediate term thrombotic risk in contemporary total cavo-pulmonary connection for single ventricle circulations. J Thromb Thrombolysis. 2017;44:275–80.
10. Tomkiewicz-Pajak L, Hoffman P, Trojnarska O, Lipczyńska M, Podolec P, Undas A. Abnormalities in blood coagulation, fibrinolysis, and platelet activation in adult patients after the Fontan procedure. J Thorac Cardiovasc Surg. 2014;147:1284–90.
11. Simonetto DA, Yang H, Yin M, de Assuncao TM, Kwon JH, Hilscher M, et al. Chronic passive venous congestion drives hepatic fibrogenesis via sinusoidal thrombosis and mechanical forces. Hepatology. 2015;61:648–59.
12. Rodriguez de Santiago E, Téllez L, Garrido-Lestache Rodríguez-Monte E, Garrido-Gómez E, Aguilera-Castro L, Álvarez-Fuente M, Del Cerro MJ, et al. Fontan protein-losing enteropathy is associated with advanced liver disease and proinflammatory intestinal and systemic state. Liver Int. 2020;40:638–45.
13. Téllez L, Rodríguez de Santiago E, Albillos A. Fontan-associated liver disease. Rev Esp Cardiol (Engl Ed). 2018;71:192–202.
14. Baek JS, Bae EJ, Ko JS, Kim GB, Kwon BS, Lee SY, et al. Late hepatic complications after Fontan operation; non-invasive markers of hepatic fibrosis and risk factors. Heart Br Card Soc. 2010;96:1750–5.
15. Kendall TJ, Stedman B, Hacking N, Haw M, Vettukattill JJ, Salmon AP, et al. Hepatic fibrosis and cirrhosis in the Fontan circulation: a detailed morphological study. J Clin Pathol. 2008;61:504–8.
16. Goldberg DJ, Surrey LF, Glatz AC, Dodds K, O'Byrne ML, Lin HC, et al. Hepatic fibrosis is universal following Fontan operation, and severity is associated with time from surgery: a liver biopsy and hemodynamic study. J Am Heart Assoc. 2017;6:e004809.
17. Surrey LF, Russo P, Rychik J, Goldberg DJ, Dodds K, O'Byrne ML, et al. Prevalence and characterization of fibrosis in surveillance liver biopsies of patients with Fontan circulation. Hum Pathol. 2016;57:106–15.
18. Bosch DE, Koro K, Richards E, Hoch BL, Jalikis F, Koch LK, et al. Validation of a congestive

hepatic fibrosis scoring system. Am J Surg Pathol. 2019;49:766–72.

19. Vaikunth SS, Higgings JP, Concepcion W, Haeffele C, Wright GE, Chen S, et al. Does liver biopsy accurately measure fibrosis in Fontan-associated liver disease? A comparison of liver biopsy pre-combined heart and liver transplant and liver explant post-trasplant. Clin Transplant. 2020;34:e14120.

20. Opotowsky AR, Baraona FR, Mc Causland FR, Loukas B, Landzberg E, Landzberg MJ, et al. Estimated glomerular filtration rate and urine biomarkers in patients with single-ventricle Fontan circulation. Heart. 2017;103:434–42.

21. Fujishiro J, Sugiyama M, Ishimaru T, Watanabe M, Sato K, Hoshino N, et al. Direct hyperbilirubinemia in infants with congenital heart disease. Pediatr Int. 2018;60:179–82.

22. Evans WN, Acherman RJ, Ciccolo ML, Carrillo SA, Galindo A, Rothman A, et al. MELD-XI scores correlate with post-Fontan hepatic biopsy fibrosis scores. Pediatr Cardiol. 2016;37:1274–7.

23. Munsterman ID, Duijnhouwer AL, Kendall TJ, Bronkhorst CM, Ronot M, van Wettere M, et al. The clinical spectrum of Fontan-associated liver disease: results from a prospective multimodality screening cohort. Eur Heart J. 2019;40:1057–68.

24. Bae JM, Jeon TY, Kim JS, Kim S, Hwang SM, Yoo S-Y, et al. Fontan-associated liver disease: Spectrum of US findings. Eur J Radiol. 2016;85:850–6.

25. Téllez L, Rodríguez de Santiago E, Mínguez B, Payancé A, Clemente A, Baiges A, et al. Prevalence, features and predictive factors of liver nodules in Fontan surgery patients: the VALDIG Fonliver prospective cohort. J Hepatol. 2020;72:702–10.

26. Wallihan DB, Podberesky DJ. Hepatic pathology after Fontan palliation: spectrum of imaging findings. Pediatr Radiol. 2013;43:330–8.

27. Bulut OP, Romero R, Mahle WT, McConnell M, Braithwaite K, Shehata BM, et al. Magnetic resonance imaging identifies unsuspected liver abnormalities in patients after the Fontan procedure. J Pediatr. 2013;163:201–6.

28. Deorsola L, Aidala E, Cascarano MT, Valori A, Agnoletti G, Pace NC. Liver stiffness modifications shortly after total cavopulmonary connection. Interact Cardiovasc Thorac Surg. 2016;23:513–8.

29. Silva-Sepulveda JA, Fonseca Y, Vodkin I, Vaughn G, Newbury R, Vavinskaya V, et al. Evaluation of Fontan liver disease: correlation of transjugular liver biopsy with magnetic resonance and hemodynamics. Congenit Heart Dis. 2019;14:600–8.

30. Agnoletti G, Ferraro G, Bordese R, Marini D, Gala S, Bergamasco L, et al. Fontan circulation causes early, severe liver damage. Should we offer patients a tailored strategy? Int J Cardiol. 2016;209:60–5.

31. Elder RW, McCabe NM, Hebson C, Veledar E, Romero R, Ford RM, et al. Features of portal hypertension are associated with major adverse events in Fontan patients: the VAST study. Int J Cardiol. 2013;168:3764–9.

32. Egbe A, Miranda WR, Connolly HM, Khan AR, Al-Otaibi M, Venkatesh SK, et al. Temporal changes in liver stiffness after Fontan operation: results of serial magnetic resonance elastography. Int J Cardiol. 2018;258:299–304.

33. Mori M, Hebson C, Shioda K, Elder RW, Kogon BE, Rodriguez FH, et al. Catheter-measured hemodynamics of adult Fontan circulation: associations with adverse event and end-organ dysfunctions. Congenit Heart Dis. 2016;11:589–97.

34. Egbe AC, Miranda WR, Veldtman GR, Graham RP, Kamath PS. Hepatic venous pressure gradient in Fontan physiology has limited diagnostic and prognostic significance. CJC Open. 2020;2:360–54.

35. Wu FM, Jonas MM, Opotowsky AR, Harmon A, Raza R, Ukomadu C, et al. Portal and centrilobular hepatic fibrosis in Fontan circulation and clinical outcomes. J Heart Lung Transplant. 2015;34:883–91.

36. Hilscher MB, Johnson JN, Cetta F, Driscoll DJ, Poterucha JJ, Sanchez E, et al. Surveillance for liver complications after the Fontan procedure. Congenit Heart Dis. 2017;12:124–32.

37. Pundi K, Pundi KN, Kamath PS, Cetta F, Li Z, Poterucha JT, et al. Liver disease in patients after the Fontan operation. Am J Cardiol. 2016;117:456–60.

38. Tellez L, Rodriguez de Santiago E, Garrido E, Baiges A, La Mura V, Garrido-Lestache E, et al. High risk of esophageal varices in patients with Fontan surgery: The VALDIG Fonliver study. J Hepatol. 2018;68:S715. (Abstract)

39. Isoura Y, Yamamoto A, Cho Y, Ehara E, Jogo A, Suzuki T, et al. Platelet count and abdominal dynamic CT are useful in predicting and screening for gastroesophageal varices after Fontan surgery. PLoS One. 2021;16:e0257441.

40. Machogu E, Balistrieri G, Hehir D, Quintero D. A case of tracheal varices in an adolescent

patient with cyanotic heart disease. Ann Am Thorac Soc. 2013;10:26–30.

41. Koteda Y, Suda K, Kishimoto S, Iemura M. Portal-systemic encephalopathy after Fontan-type operation in patient with polysplenia syndrome. Eur J Cardio-Thorac Surg. 2009;35:1083–5.

42. Bryant T, Ahmad Z, Milward-Sadler H, Burney K, Stedman B, Kendall T, et al. Arterialised hepatic nodules in the Fontan circulation: hepático-cardiac interactions. Int J Cardiol. 2011;151:268–72.

43. Poterucha JT, Johnson JN, Qureshi MY, O'Leary PW, Kamath PS, Lennon RJ, et al. Magnetic resonance elastography: a novel technique for the detection of hepatic fibrosis and hepatocellular carcinoma after the Fontan operation. Mayo Clin Proc. 2015;90:882–94.

44. Kiesewetter CH, Sheron N, Vettukattill JJ, Hacking N, Stedman B, Millward-Sadler H, et al. Hepatic changes in the failing Fontan circulation. Heart. 2007;93:579–84.

45. Horvat N, Rocha MS, Chagas AL, Oliveira BC, Pacheco MP, Binotto MA, et al. Multimodality screening of hepatic nodules in patients with congenital heart disease after Fontan procedure: role of ultrasound, ARFI Elastography, CT, and MRI. AJR Am J Roentgenol. 2018;211:1212–20.

46. Engelhardt EM, Trout AT, Sheridan RM, Veldtman GR, Dillman JR. Focal liver lesions following Fontan palliation of single ventricle physiology: a radiology-pathology case series. Congenit Heart Dis. 2019;14:380–8.

47. Sempoux C, Balabaud C, Paradis V, Bioulac-Sage P. Hepatocellular nodules in vascular liver diseases. Virchows Arch. 2018;473:33–44.

48. Cazals-Hatem D, Vilgrain V, Genin P, Denninger MH, Durand F, Belghiti J, et al. Arterial and portal circulation and parenchymal changes in Budd-Chiari syndrome: a study in 17 explanted livers. Hepatology. 2003;37:510–9.

49. Van Wettere M, Purcell Y, Bruno O, Payancé A, Plessier A, Rautou PE, et al. Low specificity of washout to diagnose hepatocellular carcinoma in nodules showing arterial hyperenhancement in patients with Budd-Chiari syndrome. J Hepatol. 2019;70:1123–32.

50. Sagawa T, Kogiso T, Sugiyama H, Hashimoto E, Yamamoto M, Tokushige K. Hepatol Res. 2020;50:853–62.

51. Nandwana SB, Olaiya B, Cox K, Sahu, Mittal P. Abdominal imaging surveillance in adult patients after Fontan procedure: risk of chronic liver disease and hepatocellular carcinoma. Curr Probl Diagn Radiol. 2018;47:19–22.

52. Rodríguez de Santiago E, Téllez L, Guerrero A, Albillos A. Hepatocellular carcinoma after Fontan surgery: a systematic review. Hepatol Res. 2021;51:116–34.

53. Wells ML, Hough DM, Fidler JL, Kamath PS, Poterucha JT, Venkatesh SK. Benign nodules in post-Fontan livers can show imaging features considered diagnostic for hepatocellular carcinoma. Abdom Radiol (NY). 2017;42:2623–31.

54. European Association for the Study of the Liver. EASL Clinical Practice Guidelines: management of hepatocellular carcinoma. J Hepatol. 2018;69:182–236.

55. Kwon S, Scovel L, Yeh M, Dorsey D, Dembo G, Krieger EV, et al. Surgical management of hepatocellular carcinoma after Fontan procedure. J Gastrointest Oncol. 2015;6:E55–60.

56. Angelico R, Lisignoli V, Monti L, Pariante R, Grimaldi C, Saffioti MC, et al. Laparoscopic liver resection for hepatocellular carcinoma in Fontan-associated chronic liver disease. The first case report. Int J Surg Case Rep. 2019;59:144–7.

57. Scheffers LE, Em Vd Berg L, Ismailova G, Dulfer K, Takkenberg JJ, Helbing WA. Physical exercise training in patients with Fontan circulation: a systematic review. Eur J Prev Cardiol. 2021;28(11):1269–78.

58. Weinreb SJ, Dodds KM, Burstein DS, Huang J, Rand EB, Mancilla E, et al. End-organ function and exercise performance in patients with Fontan circulation: what characterizes the high performers? J Am Heart Assoc. 2020;9:e016850.

59. Warnes CA, Williams RG, Bashore TM, Child JS, Connolly HM, Dearani JA, et al. ACC/AHA 2008 guidelines for the management of adults with congenital heart disease: executive summary: a report of the American College of Cardiology/ American Heart Association task force on practice guidelines (writing committee to develop guidelines for the management of adults with congenital heart disease). Circulation. 2008;118:2395–451.

60. Baumgartner H, Bonhoeffer P, De Groot NMS, de Haan F, Deanfield JE, Galie N, et al. ESC guidelines for the grown-up congenital heart disease (new version 2010). Eur Heart J. 2010;31:2915–57.

61. Daniels CJ, Bradley EA, Landberg MJ, Aboulhosn J, Beekman RH, Book W, et al. Fontan-associated liver disease: Proceedings from the American College of Cardiology Stakeholders Meeting, October 1 to 2, 2015, Washington DC. J Am Coll Cardiol. 2017;70:3173–94.

62. Rychik J, Atz AM, Celermaier DS, Deal BJ, Gatzoulis MA, Gewillig MH, et al. Evaluation

and management of the child and adult with Fontan circulation: a scientific state-ment from the American Heart Association. Circulation. 2019; https://doi.org/10.1161/CIR.0000000000000696.

63. Emamaullee J, Zaidi AN, Schiano T, Kahn J, Valentino PL, Hofer RE, et al. Fontan-associated liver disease: screening, management, and transplat considerations. Circulation. 2020;142:591–604.

64. Téllez L, Rodríguez de Santiago E, Albillos A. Fontan-associated liver disease: pathophysiol-ogy, staging, and management. Semin Liver Dis. 2021;41:538–50.

65. Di Maria MV, Barrett C, Rafferty C, Wolfe K, Kelly SL, Liptzin DR, et al. Initiating a Fontan multidisciplinary clinic: decreasing care variability improving surveillance, and subsequent treatment of Fontan survivors. Congenit Heart Dis. 2019;14:5990–9.

66. Tabarsi N, Guan M, Simmonds J, Toma M, Kiess M, Tsang V, et al. Meta-analysis of the effectiveness of heart transplantation in patients with a failing Fontan. Am J Cardiol. 2017;119:1269–74.

67. D'Souza BA, Fuller S, Gleason LP, Hornsby N, Wald J, Krok K, et al. Single-center outcomes of combined heart and liver transplantation in the failing Fontan. Clin Transplant. 2017;31 https://doi.org/10.1111/ctr.12892.

68. Zhao K, Wang R, Kamoun M, Olthoff K, Hoteit M, Rame E, et al. Liver allograft provides protection against cardiac allograft rejection in combined heart and liver transplantation. Am J Transplant. 2019;19:114.

69. Simpson KE, Esmaeeli A, Khanna G, White F, Turnmelle Y, Eghtesady P, et al. Liver cirrhosis in Fontan patients does not affect 1-year post-heart transplant mortality or markers of liver function. J Heart Lung Transplant. 2014;33:170–7.

70. Ellis EL, Mann DA. Clinical evidence for the regression of liver fibrosis. J Hepatol. 2012;56:1171–80.

71. Crespo-Leiro MG, Robles O, Paniagua MJ, Marzoa R, Naya C, Flores X, et al. Reversal of cardiac cirrhosis following orthotopic heart transplantation. Am J Transplant. 2008;8:1336–9.

72. Bouchardy J, Meyer P, Yerly P, Blanche C, Hullin R, Giostra E, et al. Regression of advanced liver fibrosis after heart transplantation in a patient with prior Fontan surgery for complex congenital heart disease. Circ Heart Fail. 2018;11:e003754.

73. D'Souza BA, Fuller S, Gleason LP, Hornsby N, Wald J, Krok K, et al. Single-center outcomes of combined heart and liver transplantation in the failing Fontan. Clin Transpl. 2017;31 https://doi.org/10.1111/ctr.12892.

74. Cho Y, Kabata D, Ehara E, Yamamoto A, Mizuochi T, Mushiake S, et al. Assessing liver stiff-ness with conventional cut-off values overestimates liver fibrosis staging in patients who received the Fontan procedure. Hepatol Res. 2021;51:593–602.

75. Rathgeber SL, Guttman OR, Lee AF, Voss C, Hemphill NM, Schreiber RA, et al. Fontan-associated liver disease: spectrum of disease in children and adolescents. J Am Heart Assoc. 2020;9:e012529.

76. Schachter JL, Patel M, Horton SR, Mike Devane A, Ewing A, Abrams GA. FibroSURE and elastography poorly predict the severity of liver fibrosis in Fontan-associated liver disease. Congenit Heart Dis. 2018;13:764–70.

77. Wu FM, Earing MG, Aboulhosn JA, Johncilla ME, Singh MN, Odze RD, et al. Predictive value of biomarkers of hepatic fibrosis in adult Fontan patients. J Heart Lung Transplant. 2017;36:211–9.

78. Schwartz MC, Sullivan LM, Glatz AC, Rand E, Russo P, et al. Portal and sinusoidal fibrosis are common on liver biopsy after Fontan surgery. Pediatr Cardiol. 2013;34:135–42.

79. Ghaferi AA, Hutchins GM. Progression of liver pathology in patients undergoing the Fontan procedure: chronic passive congestion, cardiac cirrhosis, hepatic adenoma, and hepatocellular carcinoma. J Thorac Cardiovasc Surg. 2005;129:1348–52.

第 59 章 肝脏血管病的其他问题:第 9 专家组共识声明

Andrea De Gottardi,Pierre-Emmanuel Rautou,Sarwa Darwish Murad,Valerie Paradis,Marco Senzolo,Luis Téllez

抗凝剂在非肝硬化性肝脏血管病中的应用

9.1 低分子量肝素和维生素 K 拮抗剂(vitamin K antagonist,VKA)被广泛接受并用于治疗门静脉系统或肝静脉流出道形成的原发性血栓。(A1)(不变)

9.2 只要肝功能尚可,直接口服抗凝剂(direct oral anticoagulant,DOAC)在非肝硬化性肝脏血管病患者中的安全性就无重大问题。肝功能受损(相当于 Child-Pugh B 级)的患者以及肌酐清除率低于 30mL/min 的患者应谨慎使用 DOAC。除了研究方案之外,不推荐严重肝功能障碍(相当于 Child-Pugh C 级)患者使用 DOAC。(C2)(新增)

肝硬化患者的抗凝与门静脉血栓

9.3 建议所有可能进行肝移植的患者在筛查肝细胞癌时筛查门静脉血栓形成(portal vein thrombosis,PVT)。(D2)(修订)

9.4 在存在肝细胞癌(hepatocellular carcinoma,HCC)的情况下发生 PVT 并不直接意味着血管的恶性侵犯,但建议进一步行影像学检查(CT 扫描和/或磁共振成像和/或超声造影)。(D2)(修订)

9.5 建议以下几类肝硬化患者进行抗凝治疗:①最近(<6 个月)完全或部分闭塞(>50%)的门静脉主干血栓形成,伴或不伴延伸至肠系膜上静脉(superior mesenteric vein,SMV);②有症状的门静脉血栓形成,无论有无血栓蔓延;③肝移植潜在候选者伴有门静脉血栓形成,无论血栓闭塞程度和范围。(C2)(新增)

9.6 在可能的肝移植候选者中,抗凝治疗的目标是防止血栓再发或血栓进展,以促进肝移植过程中充分的门静脉吻合并降低移植后的并发症发生率和死亡率。(C1)(修订)

9.7 若伴有轻微(<50%)门静脉主干血栓的肝硬化患者伴有如下情况,应考虑抗凝治疗:①短期随访(1~3 个月)血栓进展或②累及肠系膜上静脉。(C2)(新增)

9.8 应①维持抗凝直至门静脉再通或至少 6 个月;②等待肝移植的患者再通后继续抗凝;以及③在所有其他血管再通后考虑继续抗凝,同时平衡预防复发和提高生存率以及出血风险之间的益处。(C1)(新增)

9.9 血小板计数低(如<$50×10^9$/L)的患者不仅 PVT 风险较高,而且抗凝治疗出血并发症的风险也较高,需要对病例逐一进行评估。(C2)(修订)

9.10 推荐经颈静脉肝内门体分流术(transjugular intrahepatic portosystemic shunt,TIPS)用于抗凝治疗后门静脉主干血栓未再通的患者,尤其是肝移植患者。(C2)(新增)

9.11 抗凝最好先启动低分子量肝素(low-molecular weight heparin,LMWH),后以 LMWH、VKA 或 DOAC 维持。LMWH 的优势在于它的使用是基于可靠数据而得出的。VKA 在肝硬化患者中 INR 监测方面存在巨大挑战。DOAC 的优点是它们更易于使用,但可用数据较少。(C1)(修订)

9.12 目前可用的数据表明,在 Child-Pugh A 级肝硬化患者中使用 DOAC 无重大安全问题。由于会有蓄积的可能性,在 Child-Pugh B 级患者及肌酐清除率低于 30mL/min 的患者中应谨慎使用 DOAC。除了研究方案之外,不推荐 Child-Pugh C 级患者使用 DOAC。(B2)(新增)

9.13 DOAC 在肝硬化患者中可能具有不同的安全 - 疗效特征，尽管目前尚无指南说明在这种情况下推荐某种 DOAC。（D2）（新增）

门 - 窦血管病

9.14 门 - 窦血管病（porto-sinusoidal vascular disorder，PSVD）具有广泛的临床病理学表现，包括非肝硬化性门静脉纤维化、特发性门静脉高压或非肝硬化性肝内门静脉高压，以及各种重叠的病理学表现，包括结节性再生性增生、闭塞性门静脉病变、肝门静脉硬化和不完全性间隔肝硬化。（B1）（新增）

9.15 若无门静脉高压，则不能排除 PSVD。存在肝病的常见原因（如病毒性肝炎、过量饮酒、代谢综合征等）并不能排除 PSVD，两者可以并存。存在 PVT 也并不能排除 PSVD，两者可以并存。（B1）（新增）

9.16 以下情况时应考虑 PSVD：①门静脉高压的体征与肝硬化的非典型特征形成对比［例如，肝静脉压力梯度（hepatic venous pressure gradient，HVPG）<10mmHg；肝硬度值<10kPa；肝表面光滑且无Ⅳ段萎缩；肝静脉间交通；尽管这些特征均不被认为是 PSVD 特有的特征］；或②患有已知与 PSVD 相关疾病的患者的肝脏血液检查异常或门静脉高压（表 59.1）；③不明原因的肝脏血液检查异常，即使没有门静脉高压征象。（B1）（新增）

表 59.1　与 PSVD 相关的条件

类型	具体情况
血液病	再生障碍性贫血
	骨髓增生性疾病
	霍奇金淋巴瘤
	多发性骨髓瘤，巨球蛋白血症
血栓形成条件	蛋白 C/S 缺乏症
	因子Ⅱ或Ⅴ基因突变
	抗磷脂综合征
	ADAMTS13 缺陷
免疫系统疾病	常见的可变免疫缺陷（不明原因的显著低丙种球蛋白血症，免疫接种后未能产生特异性抗体以及对细菌感染的易感性）
	自身免疫性肝炎
	系统性红斑狼疮
	硬皮病
	类风湿关节炎
	HIV 感染
	乳糜泻
	炎症性肠病
感染	反复胃肠道感染
药源性	去羟肌苷
	硫唑嘌呤
	6- 硫鸟嘌呤
	奥沙利铂
基因性	特纳综合征
	亚当斯 - 奥利弗综合征
	TERT 突变
	囊性纤维化
	家族性病例

PSVD 的诊断

9.17　在没有门静脉高压的临床、实验室或影像学特征的情况下，门 - 窦血管病也可被发现。（B1）（新增）

9.18　诊断 PSVD 需要足够大小（＞20mm）且碎裂最少的肝脏活检标本，或者被病理学专家认为足以诊断该病的标本。（C1）（新增）

9.19　PSVD 的诊断需要排除肝硬化和门静脉高压的其他原因（B1），以及存在以下 3 个标准之一（C2）：①至少有一项门静脉高压特有的特征；②至少一种 PSVD 特异的组织学损伤；③至少一项非门静脉高压特有的特征以及至少一项与 PSVD 不特异但相符的组织学改变。（表 59.2）（新增）

表 59.2　PSVD 定义的标准

	门静脉高压的特点	由专业的病理学家评估的提示 PSVD 的组织学改变
特异性	– 胃、食管或异位静脉曲张 – 门静脉高压出血 – 成像时的门体循环	– 闭塞性门静脉病（血管壁增厚、管腔阻塞、门静脉消失） – 结节性再生性增生 – 不完全性间隔纤维化（也称为不完全性间隔肝硬化）；后一个特征只能在肝外植体上进行评估，而不能在肝脏活检上进行评估
非特异性	– 腹水 – 血小板计数＜150×10⁹/L – 在脾脏的最大轴脾脏大小≥13cm	– 门静脉异常（动脉增生、扩张、门静脉周围血管通道、异常血管） – 结构障碍：门静脉和中央静脉分布不规则 – 非区域正弦扩张 – 轻度窦周纤维化

Adapted from Ref.[1]

PSVD 的管理

9.20　一旦作出 PSVD 的诊断，应筛查患者是否存在相关的免疫疾病、促血栓形成疾病或遗传疾病以及是否接触药物 / 毒素。（D2）（新增）（见表 59.1）

9.21　诊断 PSVD 时需要内镜筛查胃食管静脉曲张。（C1）（新增）

9.22　用于肝硬化患者食管静脉曲张筛查的无创 Baveno Ⅶ标准不适用于 PSVD 患者。（B1）（新增）

9.23　随访期间，内镜筛查静脉曲张的频次尚未确定。推荐根据肝硬化指南进行管理。（D2）（新增）

9.24　关于预防 PSVD 门静脉高压应首选哪种疗法的数据不足。建议根据肝硬化指南进行管理。（D2）（新增）

9.25　诊断 PSVD 时建议行增强 CT 扫描，以评估门静脉系统的解剖结构 / 通畅性和潜在的门体循环。（D2）（新增）

9.26　PSVD 患者筛查门静脉血栓：尚无最佳筛查方法和间隔时间的数据。（D2）（新增）。对于伴有门静脉高压的 PSVD 患者，建议每隔 6 个月进行一次多普勒超声检查。（C1）（新增）。若出现腹痛，应进行多普勒超声或横断面成像以排除内脏静脉血栓。（B1）（新增）

9.27　不推荐抗凝预防 PSVD 门静脉血栓形成和发展。（D2）（新增）

9.28　对于发生 PVT 的患者，应根据针对非肝硬化性 PVT 的指南建议开始抗凝治疗。（C1）（新增）

9.29　TIPS 可考虑应用于治疗门静脉高压的严重并发症。在作出是否进行 TIPS 的个体化决定时，必须把对 TIPS 后的结局产生负面影响的潜在 / 相关条件考虑在内。（C2）（新增）

9.30　对于有严重或难治性门静脉高压并发症或晚期肝功能障碍的特定 PSVD 患者，肝移植是一种选择。应在专家中心讨论适应证。（D2）（新增）

研究议程

肝硬化性 PVT 的抗凝

- 评估肝硬化患者应用每种 DOAC 的安全性和有效性。
- 确定与接受抗凝治疗的肝硬化性 PVT 患者的良好结局相关的指标。
- 肝硬化合并 PVT 患者长期抗凝治疗的停药规则。
- 肝硬化性 PVT 患者预防性抗凝与全剂量抗凝治疗的优缺点。
- 肝硬化性 PVT 患者治疗应答的定义。

PSVD

- 无门静脉高压的 PSVD 的自然史。
- 无创筛查 PSVD 方法的改进（如横断面成像、脾硬度测量）。
- 伴有门静脉高压的 PSVD 患者 PVT 的预防。
- PSVD 患者 PVT 的发生率与预测因子以及抗凝治疗的疗效。

（丁敏　罗雨欣　译，张晓岚　祁兴顺　审校）

参考文献

1. De Gottardi A, Rautou PE, Schouten J, Rubbia-Brandt L, Leebeek F, Trebicka J, Murad SD, Vilgrain V, Hernandez-Gea V, Nery F, Plessier A, Berzigotti A, Bioulac-Sage P, Primignani M, Semela D, Elkrief L, Bedossa P, Valla D, Garcia-Pagan JC, VALDIG group. Porto-sinusoidal vascular disease: proposal and description of a novel entity. Lancet Gastroenterol Hepatol. 2019;4(5):399–411. https://doi.org/10.1016/S2468-1253(19)30047-0. PMID:30957754.

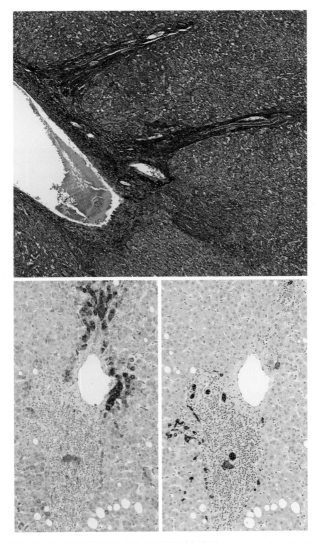

彩图 15.1　早期慢性肝病中的肝实质毁损（parenchymal extinction lesion，PEL）。（上图）4 个独立的汇管区与 1 个大的肝静脉（直径 0.7mm）相连。由于肝实质塌陷，汇管区和肝静脉之间的肝实质不可见（Masson 三色染色）。（下图）累及汇管区和邻近肝静脉的一个小的 PEL 病变（直径 0.1mm）：谷氨酰胺合成酶染色（左）识别肝静脉，CK7 染色（右）识别汇管区中的小胆管

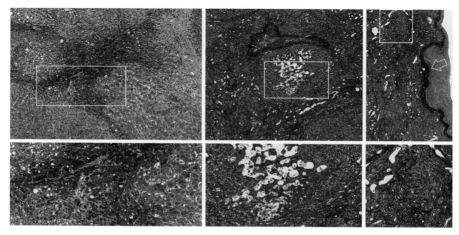

彩图 15.2　肝硬化的组织学成分（Masson 三色染色，左图）。PEL 病变在早期充血阶段表现为局灶性肝窦扩张和肝细胞萎缩，伴有微小的塌陷；该病变叠加了 1 个较陈旧的 PEL（左下方插图所示），表现为汇管区向一个小的闭塞的肝静脉（直径 0.02mm）靠近。2 个较大的汇管区内有门静脉闭塞和间质纤维化（中图），肝脏淤血和肝实质塌陷程度较重，肝细胞几乎完全消失，纤维间隔内有大量靠近的汇管区，其最大的肝静脉（直径 0.35mm）被纤维阻塞；结节中肝细胞萎缩、脱落（下方插图），伴有肝窦扩张，意味着肝实质将进一步消退塌陷。纤维增厚的肝包膜由胶原蛋白和弹性蛋白组成（右图）：在包膜下，肝实质已经完全消失，许多汇管区塌陷在一起，如箭头所示一些来自汇管区的动脉将穿透肝被膜弹性层；下图放大的区域显示了一簇聚集的胆管，胆管周围组织纤维性增厚

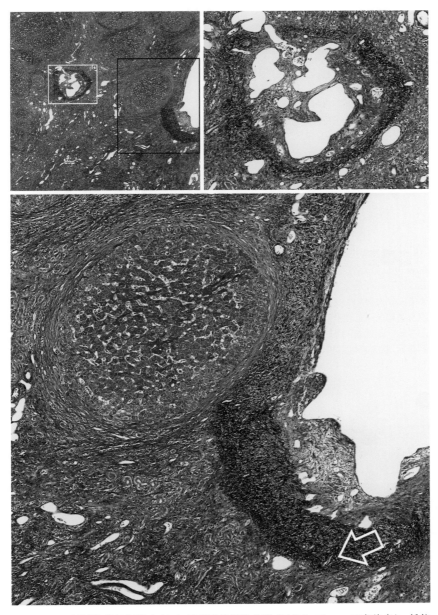

彩图 15.3　肝硬化的组织学改变,包括不同的纤维化形式(左上,Masson 三色染色)。低倍镜下显示肝硬化结节被细的和很宽的纤维间隔分开。肝静脉部分梗阻伴有内膜纤维化(方框所示放大图见下图)。(右上)肝静脉(直径 0.6mm),放大后可见包含多个管腔的复杂的内膜增厚改变,其中一些由从邻近汇管区迁移而来的动脉供血。其中最大的肝静脉(直径 1.0mm)也有类似的内膜改变,管壁内有大量动脉(箭头所示)。在结节周围间质中有一薄的致密胶原环

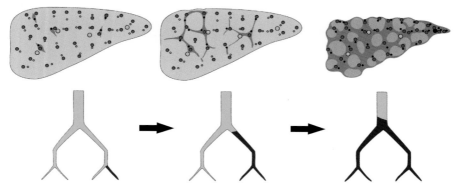

彩图 15.5　慢性肝炎进展过程的解剖特征。图示描绘了从早期到严重肝硬化的进展。深灰色区域代表 PEL,红点表示汇管区动脉压力的部位。蓝点和黑点分别表示开放状态和阻塞状态的肝静脉。阻塞的肝静脉树的分布如下图所示。由于血管损伤的扩大,当相邻结构受损时,较小的 PEL 聚集成较大的 PEL。在硬化肝脏中聚集的 PEL 包含纤维间隔的塌陷组织。肝细胞的巢式丢失和原有结构的塌陷使肝脏变小。在大多数慢性肝病中,阻塞始于小的肝静脉,然后发展到累及更大的静脉。因此,肝实质毁损的概念可以解释纤维间隔如何变细或变宽,包含或多或少的汇管区和肝静脉,取决于相邻 PEL 事件的大小和数量

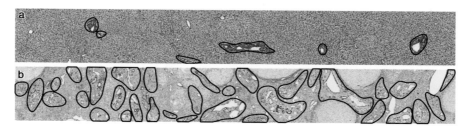

彩图 15.6　肝硬化中的组织塌陷。塌陷可以通过量化原有组织结构成分的密度反映。照片放大倍率相同。(a)正常肝脏,有 6 个汇管区(网织染色)。(b)严重肝硬化(4C 期),有 33 个可见的汇管区(肌动蛋白染色)

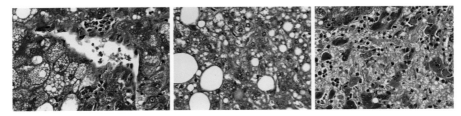

彩图 15.7 结构性基质可能被误认为是获得性基质。以下是早期 NASH 肝脏中 3 个大小相似的肝静脉(直径 65～71μm, Masson 三色染色)。(左图)一个几乎正常的肝静脉显示为大的离散的胶原束。(中图)炎症后肝静脉内膜被吸收,肝细胞在髓腔内迁移。这表明原来的较厚的血管壁纤维比内膜纤维更能抵抗再吸收过程。纤维的环形排列证实了这是静脉壁而不是获得性基质(纤维化)。(右图)这种杂乱无章的散开纤维块可以通过较大束的线性排列识别为肝静脉。右下角的细小的纤维可能是来自该静脉小分支的散开的纤维[35]

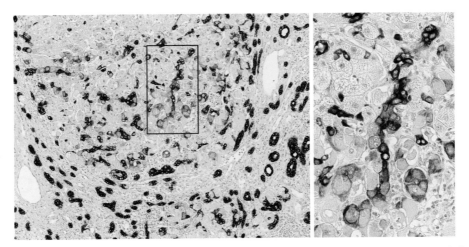

彩图 15.9 出芽来源结节(HCV 肝硬化)中观察到的出芽成熟过程。(左图)肝细胞结节被纤维间隔包绕,纤维间隔内包含许多小胆管和其他汇管区结构。出芽早期阶段,由新的肝细胞组成,这些肝细胞表现为单个或小簇的聚集,靠近起源的胆管。(右图)在较高的放大倍率下,胆管残余物表现为一串胆管细胞,顶端残留的管状结构最小。新生肝细胞 CK7 弱阳性,直到它们成熟为由 3 个或更多细胞组成的细胞簇。少数残留的胆管细胞也表现为短的成串细胞(CK7 染色)

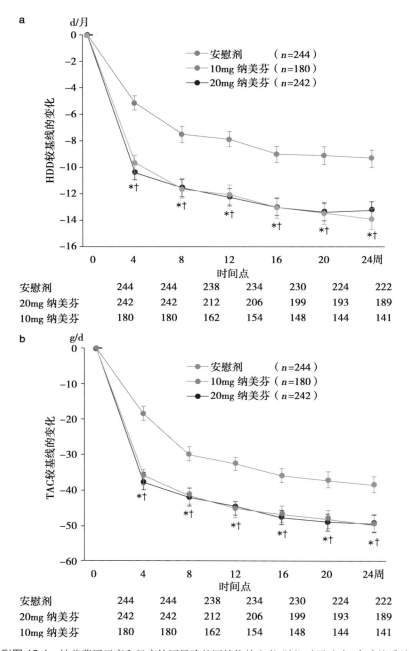

彩图 19.1　纳美芬用于高和极高饮酒风险的酒精依赖患者：随机对照试验。（a）接受纳美芬或安慰剂的研究受试者重度饮酒天数（HDD）较基线的变化。（b）接受纳美芬或安慰剂的研究参与者中总酒精消耗量（TAC）相对于基线的变化（改编自［43］）

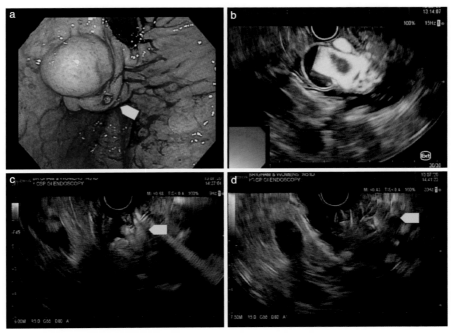

图 39.4 IGV1 出血的内镜和 EUS 图像。(a)带有近期出血征象的 IGV1 的内镜视图;(b)带基线多普勒血流评估的 GV EUS 视图;(c)初始线圈推出,多普勒血流减少;(d)EUS 图像出现血管内线圈 + 组织黏合剂,未见多普勒血流

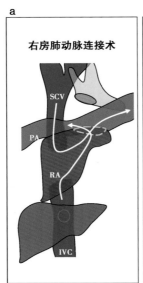

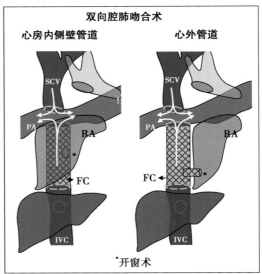

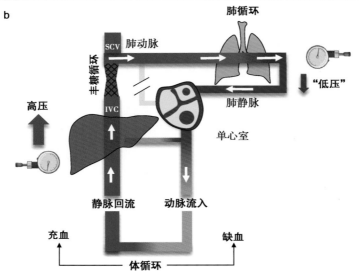

图 58.1 （a）丰唐手术的主要类型。右心房肺动脉连接式丰唐手术（左）：上腔静脉和下腔静脉直接流入右心房，并和肺动脉相连接。心房内侧壁管道（中）：上腔静脉直接流入右侧肺动脉，下腔静脉直接通过心房内侧管道与右侧肺动脉连接。心外管道（右）：上腔静脉直接流入右侧肺动脉，下腔静脉通过心外管道与右侧肺动脉连接。在这两种术式下，开窗术可以在隧道或管道和左心房之间打开通路，以降低中心静脉压，并以轻度发绀为代偿性表现维持更高的心输出量。（b）新的心肺系统将血液从腔静脉流向肺循环最终流向左心房。全身静脉充血和慢性全身缺血导致终末器官损伤，尤其是肝脏。（b）丰唐循环。FC，丰唐管道；IVC，下腔静脉；PA，肺动脉；RA，右心房；SCV，上腔静脉